T. Fethers

1909-10

107 Bd. St Michel

TRAITÉ

D'ANATOMIE HUMAINE

DIJON, IMPRIMERIE DARANTIERE
65, RUE CHABOT-CHARNY, 65

TRAITÉ
D'ANATOMIE HUMAINE

PUBLIÉ SOUS LA DIRECTION DE

PAUL POIRIER

PROFESSEUR AGRÉGÉ A LA FACULTÉ DE MÉDECINE DE PARIS
CHEF DES TRAVAUX ANATOMIQUES, CHIRURGIEN DES HOPITAUX,

PAR MM.

A. CHARPY
Professeur d'anatomie
à la Faculté de Toulouse

A. NICOLAS
Professeur agrégé
à la Faculté de Nancy
Chef des travaux anatomiques.

A. PRENANT
Professeur agrégé
Chef des travaux histologiques
à la Faculté de Nancy.

P. POIRIER
Professeur agrégé
Chef des travaux anatomiques
Chirurgien des Hôpitaux

T. JONNESCO
Prosecteur de la Faculté
de Paris

TOME PREMIER

EMBRYOLOGIE : A. PRENANT. — **OSTÉOLOGIE** : PAUL POIRIER
(Développement et Structure des Os : A. NICOLAS)
ARTHROLOGIE : PAUL POIRIER
Développement et Histologie : A. NICOLAS

612 Dessins originaux par MM. **Ed. CUYER, A. LEUBA**, etc.

ANCIENNE MAISON DELAHAYE
L. BATTAILLE ET Cie, ÉDITEURS
PLACE DE L'ÉCOLE DE MÉDECINE
PARIS

PRÉFACE

Les auteurs de ce traité ont voulu mettre entre les mains des étudiants un ouvrage d'anatomie, à la fois précis et complet dans la mesure possible. Ils se sont efforcés de présenter l'*Anatomie humaine*, telle que l'ont faite les travaux modernes.

Les divers chapitres de ce traité sont disposés dans un ordre qui a paru plus logique que l'ordre ordinairement adopté. Par exemple : des notions générales d'embryologie sont en tête de l'ouvrage, et chaque chapitre est précédé de l'exposé embryologique des tissus, systèmes ou organes qui y sont traités. La raison de cette disposition nouvelle est facile à saisir : l'étude des premières phases devant précéder l'étude de l'être complètement développé. De plus, les descriptions anatomiques malaisées à comprendre, difficiles à retenir, seront plus facilement comprises et retenues à la lumière du développement embryologique qui commande la nature, la disposition, les rapports des éléments et des parties. — On ne retient guère ce que l'on n'a pu comprendre et c'est une mauvaise méthode de s'adresser à la mémoire sans passer par la voie de la raison.

Il n'est guère d'anatomiste à l'heure actuelle qui ne se déclare partisan convaincu du transformisme ; par contre, on n'en trouve guère qui conforment leur langage à la conviction scientifique proclamée. Les auteurs du présent traité se sont efforcés de conformer la langue anatomique aux doctrines évolutives universellement adoptées.

N'étant point convaincus que chaque organe de l'économie humaine est façonné pour tel ou tel but, persuadés, au contraire, que les organes sont subordonnés dans leur forme et dans leur structure à la fonction qu'ils accomplissent, en d'autres termes que la *fonction fait l'organe*, ils ont cherché à éviter la vieille formule, « cet organe est fait pour cette fonction, ceci est là pour cela », formule que l'on retrouve à chaque page de tous les livres d'anatomie, même les plus récents. La réforme est d'importance : il se trouve par surcroît qu'elle est riche de conséquences, car si l'on veut remplacer le « pour » traditionnel, on est obligé de chercher le « parce que ». — On le trouve quelquefois.

L'anatomie comparée et l'embryologie expliquent l'anatomie normale et l'anatomie anormale de l'homme : d'où la nécessité absolue de recourir à ces sciences. Les auteurs l'ont fait dans la mesure indispensable sans perdre de vue le but principal de l'œuvre : exposer et faire comprendre à des médecins l'anatomie de l'homme.

L'anatomie humaine est l'étude de l'homme au repos : le cadavre, toujours plus ou moins déformé, n'est qu'un moyen, une nécessité, pour s'élever à la compréhension de l'être vivant : il faut donc, en écrivant l'anatomie, restituer la forme, animer le cadavre.

Les maîtres de tout temps ont insisté sur cette vérité, banale à l'heure actuelle : l'anatomie est la base principale de toute médecine ; il faut ajouter, et de toute philosophie. L'anatomie de dissection, la plus intelligible et la plus applicable parce qu'elle est à l'échelle de nos sens, doit surtout être familière au médecin. Quoi qu'on fasse, pour concevoir et établir la science de guérir, il faut l'étude du corps humain : c'est la machine que nous avons mission d'entretenir et de réparer. La médecine n'est point chose contemplative ; elle est de son essence agissante et bienfaitrice.

L'Ostéologie est la base de l'instruction anatomique indispensable tant au médecin qu'au chirurgien. De toutes les parties de l'anatomie il n'en est pas de plus importante ; je crois bien qu'il n'en est pas qui présente plus de difficultés. En revanche, la connaissance précise de l'ostéologie facilite étrangement la compréhension de toutes les autres parties : qui sait bien ses os a déjà presque appris muscles et articulations.

Pénétré de cette vérité, par une pratique déjà longue de l'enseignement, j'ai accordé à ce livre du traité une grande importance. Les dessins ont été multipliés dans une proportion inusitée jusqu'à ce jour. De ces planches, la très grande majorité est *originale :* elles ont été dessinées dans mon laboratoire par des artistes dont l'éloge n'est plus à faire : je remercie particulièrement M. Edouard Cuyer, qui a bien voulu me donner tout le temps que lui laissaient ses travaux. M. Leuba nous a apporté un concours précieux dont je lui suis reconnaissant.

Les planches destinées à figurer les insertions musculaires ont été l'objet d'une attention particulière ; je dois prévenir que tous ces dessins représentent un type moyen, établi après que chaque insertion eût été contrôlée un grand nombre de fois. Trouvant que les lignes ponctuées, employées jusqu'à ce jour sont peu distinctes et difficiles à suivre, je les ai remplacées par des plaques rouges, dans lesquelles une teinte plus foncée marque l'insertion des parties tendineuses. Deux de mes élèves, MM. Friteau et Juvara, externes des hôpitaux, ont été pour moi, dans cette partie de la besogne, de véritables collaborateurs. Ils m'ont encore été d'un grand secours pour l'étude des os anormaux dont j'ai pu réunir, grâce à M. Tramond, une très riche collection, depuis que je suis chef des travaux anatomiques à la Faculté de médecine.

Il ne m'appartient pas de juger ici des dessins qui sont ce que j'ai voulu qu'ils fussent ; mais je tiens à constater qu'ils ont été reproduits avec la plus parfaite exactitude par d'habiles photograveurs, MM. Rougeron, Vignerot et Cie.

PAUL POIRIER.

INTRODUCTION

Par L. MANOUVRIER

Professeur à l'École d'Anthropologie.

DÉFINITION, POSITION ET DIVISIONS DE L'ANATOMIE

L'*Anatomie* (de ἀνατέμνειν, couper, disséquer) a pour objet l'étude statique des êtres organisés.

Avant de commencer l'étude d'une science, il est très utile d'en avoir une vue d'ensemble pour se rendre compte de sa position par rapport aux autres connaissances humaines, de son étendue, de ses relations avec les sciences voisines, de sa portée philosophique et pratique.

Méconnaître l'utilité d'idées générales concernant les rapports des sciences entre elles, ce serait agir comme un explorateur qui se cantonnerait dans l'étude d'un pays sans vouloir se préoccuper de la situation de ce pays, de ses rapports géographiques et cosmographiques; ce serait s'exposer à ne pas voir, à ne pas comprendre les faits les plus visibles, les plus intelligibles et les plus importants. Le défaut de vues générales peut être un obstacle même à l'investigation des menus faits, à l'analyse aussi bien qu'à la synthèse. Il peut entraver de toutes façons les progrès d'une science. C'est en grande partie ce défaut qui a fait considérer l'*Anatomie humaine* comme étant à peu près achevée, alors qu'elle en est encore à sa période de début ; c'est lui aussi qui a fait regarder les variations infinies du corps humain comme des détails sans importance ou des « jeux de la Nature », alors que leur connaissance est au contraire du plus haut intérêt au point de vue de la science pure aussi bien qu'au point de vue des applications pratiques ; c'est enfin ce défaut qui a fait classer l'anatomie humaine parmi les « sciences accessoires » (!), dans le programme des études médicales, alors qu'elle doit y figurer au contraire comme la science fondamentale, sans la connaissance approfondie de laquelle il ne peut plus y avoir aujourd'hui de médecin digne du titre de docteur.

Pour se faire une idée bien nette de la position de l'Anatomie et de ses deux principales divisions, il faut l'envisager dans la classification naturelle des sciences.

Il existe deux séries de sciences qui se complètent mutuellement et qui ne sont l'œuvre d'aucun classificateur, car elles se sont formées, on peut le dire, spontanément, en vertu de la double façon dont la nature se présente à l'esprit humain : sous la forme de phénomènes et sous la forme d'êtres qui nous apparaissent comme le *substratum* des phénomènes.

Les *sciences générales* ou *abstraites* s'occupent des phénomènes considérés en eux-mêmes pour en découvrir l'enchaînement et les lois. Chacune d'elles suit un même ordre de phénomènes chez tous les êtres quelconques qui le présentent. Ces sciences, rangées d'après leur degré de généralité décroissante et de complexité croissante (A. Comte), sont : la Mathématique, la Physique, la Chimie, la Biologie et la Sociologie.

Les *sciences particulières* ou *concrètes* étudient monographiquement les différents *êtres* considérés en eux-mêmes afin de connaître le plus complètement possible chacun de ces *êtres* indivis avec lesquels nous sommes en rapport et sur lesquels nous avons à agir. Chacune de ces sciences suit dans une catégorie d'êtres les phénomènes de toute sorte qui se présentent dans cette catégorie. Ces sciences sont : l'Astronomie concrète, la Météorologie, la Géologie, la Géographie, la Minéralogie, la Botanique et la Zoologie.

L'Anatomie rentre dans chacune de ces deux séries de sciences : elle se rattache à la Biologie, d'une part, et, d'autre part, à la Botanique et à la Zoologie.

La *Biologie* s'occupe des faits de toute sorte que présentent les êtres organisés dans le but d'en découvrir l'enchaînement et les lois. Elle se divise en deux parties : l'*Anatomie*, qui étudie les faits d'ordre statique, et la *Physiologie* qui étudie les faits d'ordre dynamique. Le domaine de l'Anatomie comprend la structure, la forme, le développement des êtres organisés et de leurs différentes parties.

La *Botanique* et la *Zoologie* étudient respectivement les végétaux et les animaux pour arriver à la connaissance complète de ces êtres. Elles les décrivent par conséquent au triple point de vue anatomique, physiologique et sociologique. Ces deux sciences sont essentiellement descriptives. Elles fournissent à la Biologie et à la Sociologie des faits dont ces dernières sciences recherchent les lois. Suivant qu'on l'envisage dans la Biologie, science générale, ou dans la Zoologie, science particulière, l'Anatomie diffère, comme ces deux sciences, dans son but et dans sa méthode.

Envisagée comme branche de la Biologie, l'anatomie ne s'attache pas à décrire des êtres, mais des faits qu'elle suit partout où elle les rencontre dans la série, groupant ces faits en plus ou moins grand nombre suivant ses besoins et les comparant entre eux. C'est l'*anatomie comparée*, ou mieux *comparative*.

Comme division de la Zoologie, l'anatomie s'attache au contraire à la description des animaux dans l'unique but de connaître ceux-ci, et sans s'occuper de l'explication des faits constatés séparément dans chaque espèce, explication qui exige toujours des comparaisons méthodiques entre un certain nombre d'espèces : c'est l'*anatomie descriptive*.

Ainsi la classification des sciences nous aide à caractériser et à différencier plus complètement qu'on ne le fait d'habitude l'Anatomie descriptive et l'Anatomie comparative. Ces deux dénominations indiquent seulement des *méthodes* différentes. D'après ce qui précède on pourrait aussi bien appeler l'anatomie descriptive des animaux *Anatomie zoologique*, et l'Anatomie comparative, *Anatomie biologique*, en considérant la différence *des buts* qu'elles poursuivent. La première pourrait encore être appelée *Anatomie concrète* parce qu'elle envisage toujours les faits dans une espèce ou dans une autre ; la seconde pourrait être encore appelée *Anatomie abstraite* parce qu'elle étudie les faits en eux-mêmes.

C'est par suite de l'insuffisance des notions de ce genre que se produit encore très souvent, malgré les protestations d'anatomistes illustres (Gegenbaur, Traité d'anatomie comparée), une confusion regrettable entre l'Anatomie comparée ou comparative et l'Anatomie des animaux autres que l'Homme, comme si la description anatomique de l'espèce humaine était d'un autre ordre que celle d'une espèce quelconque et comme si la description successive d'espèces différentes, même accompagnée de la mention de leurs différences, avait quelque analogie avec l'Anatomie comparée.

Cette confusion provient précisément de ce que l'on a trop exclusivement attiré l'attention sur la différence des méthodes employées par l'Anatomie descriptive sans insister sur la différence de leurs buts. Il est arrivé alors que l'on a cru faire de l'Anatomie comparée par le seul fait que l'on faisait des comparaisons anatomiques. Et il est certain que cela peut arriver sans sortir de l'Anatomie descriptive : par exemple quand on énumère les différences sexuelles dans l'espèce humaine, on fait bien une véritable comparaison entre l'homme et la femme, et l'on a vainement allégué que les comparaisons de ce genre sont de simples rapprochements. Mais ces comparaisons sont faites au point de vue de l'étude des *êtres* et non au point de vue de l'étude de *phénomènes* considérés en eux-mêmes, et ce dernier point de vue contribue à caractériser l'anatomie comparative ou biologique ainsi qu'on l'a vu plus haut.

D'autre part, il n'est pas moins certain de l'on *décrit* en Anatomie comparée à chaque instant. Il est bien rare, en effet, que les matériaux fournis par l'Anatomie descriptive soient suffisamment nombreux ou suffisamment appropriés aux multiples et systématiques rapprochements de l'Anatomie comparée pour que l'on ne soit pas obligé, lorsqu'on se propose d'expliquer un fait, de compléter sa description, de la refaire suivant des vues nouvelles et de décrire d'autres faits à côté, souvent inconnus, dont on a besoin pour les rapprocher de celui-là. Il s'ensuit que l'on décrit alors des faits anatomiques sans sortir pourtant de l'Anatomie comparative parce que le but poursuivi n'est pas de décrire des êtres, mais bien d'expliquer des faits biologiques. La confusion de l'*Anatomie zoologique* avec l'*Anatomie comparée* s'explique donc facilement, mais ne sera plus commise si l'on tient compte des considérations précédentes.

De ce que l'Anatomie comparée envisage spécialement comme but l'explication des faits et non la connaissance des êtres, il n'en résulte pas qu'elle se désintéresse des êtres eux-mêmes chez lesquels se produisent les faits. Il arrive même que des recherches comparatives sur un fait anatomique sont entreprises sous l'influence du désir de mieux connaître un certain être chez lequel on a constaté le fait : mais les recherches entreprises seront faites suivant une méthode différente de celle de l'Anatomie descriptive et dans le but *immédiat* d'expliquer un fait. L'explication une fois trouvée n'en constitue pas moins un progrès dans la connaissance de l'être plus spécialement visé, comme aussi des autres êtres chez lesquels existe le fait expliqué.

L'anatomie descriptive et l'anatomie comparée se complètent et s'entr'aident mutuellement, mais c'est surtout celle-ci qui contribue à l'avancement de la science, car, d'une part, l'on ne décrit bien que ce que l'on comprend, et, d'autre part, ce sont surtout les faits expliqués qui constituent à proprement parler la science.

L'*anatomie transcendante* ou *philosophique,* abstraction faite des élucubrations métaphysiques pour lesquelles il ne saurait y avoir de place dans aucune science, n'est autre chose qu'une partie de l'anatomie comparée ou comparative, comprenant les recherches et les données qui ont le plus d'étendue ou de portée.

Pour arriver à comprendre, à classer, à prévoir les faits dont elle s'occupe, l'anatomie comparée applique sa méthode de mille façons diverses qui dépendent de la sagacité de l'investigateur, mais il s'agit toujours de suivre un même fait dans différentes espèces, dans les races, dans les sexes, dans les catégories d'individus quelconques placées dans des conditions différentes, aux diverses phases du développement, à l'état sain ou pathologique, à l'état normal ou anormal, et au besoin dans des conditions artificielles. C'est à l'anatomiste de combiner ses observations et de coordonner les éléments d'appréciation dont il dispose de la façon la plus favorable à la solution de chaque problème, de suppléer à leur insuffisance, d'apercevoir et d'éviter toutes les causes d'erreur qui le menacent dans l'observation des faits et dans leur interprétation. Il doit presque toujours se livrer à une critique ordinairement très ardue des travaux antérieurs, et être suffisamment familiarisé en outre avec les procédés descriptifs. En somme, les recherches d'anatomie comparative sont toujours difficiles et longues, mais leur attrait est une compensation pour celui qui les entreprend, surtout lorsqu'il s'agit d'expliquer des faits anthropologiques, d'acquérir et d'accroître la connaissance de soi-même et de ses semblables.

C'est principalement par la considération des fonctions des parties du corps étudiées que l'anatomie comparative est guidée dans ses combinaisons. C'est dans la physiologie que les faits anatomiques puisent leur signification. Il en était ainsi déjà lorsqu'on regardait l'organe comme étant créé pour accomplir une certaine fonction et il ne s'agissait alors que de découvrir des relations anatomo-physiologiques réglées une fois pour toutes. L'horizon s'est singulièrement agrandi de ce côté depuis qu'il est devenu évident pour tout anatomiste que l'organe est créé par sa fonction même, par voie de modifications graduelles. Cette vérité est à la base de la théorie transformiste et sert en quelque sorte de boussole en anatomie comparative. Lamarck nous a appris à chercher dans les variations des fonctions l'explication des variations organiques et à chercher dans des conditions extérieures aux organismes les causes des variations fonctionnelles. Darwin a montré, d'autre part, la puissance de la sélection naturelle comme cause de transformations organiques. Et l'on est arrivé à considérer en définitive la formation des espèces comme un fait absolument analogue à la formation des races. Le champ de l'anatomie comparative se trouve considérablement agrandi par la conception transformiste.

On peut envisager les transformations successives des êtres et de leurs parties constituantes non seulement dans le développement de l'individu, ou *développement ontogénique*, mais encore dans le *développement phylogénique* ou de l'espèce. A l'hérédité directe et *atavique rapprochée* des caractères anatomiques, s'ajoute la possibilité d'une transmission *atavique lointaine* de caractères ou même d'organes disparus du type actuel de l'espèce. On comprend alors la véritable signification de ces organes inutiles, rudimentaires et parfois même bien développés quoique inutiles, de ces anomalies si fréquentes, dont l'étude paraissait, il y a peu d'années, dénuée d'intérêt. Tout cela commence à nous apparaître comme des vestiges d'états antérieurs et concourt avec la *paléontologie* à nous mettre sur la voie de la filiation des espèces actuelles.

L'étude des états successifs par lesquels passe un animal depuis le début de sa formation jusqu'à sa mort constitue l'*Anatomie du développement* dont l'*Embryologie* est une partie. Au point de vue de l'anatomie comparative, la connaissance de l'état typique à chaque âge sert à l'explication d'une foule de caractères individuels, souvent très importants au point de vue physiologique, et qui ne sont autre chose que des arrêts ou des excès de développements par rapport au développement typique. — La *Tératologie* est une autre division de l'anatomie, qui concerne les monstruosités ou déviations du type spécifique. C'est l'embryologie surtout qui contribue à l'explication des faits tératologiques en montrant qu'ils résultent de la persistance d'une phase embryonnaire du développement normal ou en indiquant à quelle phase normale de ce développement s'est produite la déviation dont on cherche la cause. L'embryologie appuie aussi fortement la doctrine transformiste puisqu'elle montre l'embryon humain, par exemple, passant par une série de transformations qui semble résumer la phylogénie ou généalogie de l'espèce.

Comme l'ensemble de l'anatomie, l'embryologie et la tératologie peuvent être descriptives ou comparatives suivant qu'il s'agit de décrire simplement des faits ou d'en chercher l'explication et les lois.

Voici maintenant quelques autres divisions importantes de l'anatomie faites à différents point de vue :

L'*Anatomie anormale* comprend la tératologie et aussi l'étude des particularités irrégulières pouvant être considérées non seulement comme s'écartant de la règle générale, mais encore comme troublant plus ou moins la règle et comme étant plus ou moins désavantageuses. Ces particularités sont souvent appelées des *anomalies* bien que le terme *anomal* ne soit pas en réalité synonyme d'*anormal ;* mais il est vrai que la distinction est difficile à établir avec précision. Ce qui est certain, c'est que la confusion sur ce point est complète pratiquement. On donne le nom d'*anomalies* à toutes les monstruosités et en même temps à des variations qui s'écartent de la moyenne sans être pour cela irrégulières. Il y a des anomalies qui sont dites avec raison *régressives* ou *réversives* parce qu'elles rappellent des dispositions normales chez des espèces ou des races moins élevées dans la série, et parce qu'elles sont même considérées comme des faits d'atavisme et de retour vers un état antérieur et inférieur dans l'évolution de l'espèce. Mais on parle aussi d'*anomalies progressives,* constituées par des caractères de *perfectionnement,* ou supposées telles, que leur rareté seule fait classer parmi les anomalies. Il y a sur ces divers points des réformes à faire dans la nomenclature anatomique, dont l'imperfection actuelle provient de ce que l'on s'est occupé jusqu'ici, presque exclusivement, en anatomie descriptive, de décrire des types généraux plus ou moins abstraits en négligeant les innombrables variations englobées dans ces types virtuels.

Les caractères individuels qui ne correspondent pas au type de la catégorie envisagée ne sont point pour ce seul fait des anomalies. Autour de l'état moyen ou typique dont les représentants doivent former dans chaque catégorie le groupe le plus nombreux, il existe d'autres états qui s'en écartent plus ou moins jusqu'à une certaine limite au-dessus et au-dessous. En règle générale, on doit ranger dans l'anatomie normale, tout au moins, l'étude de toutes les variations comprises entre les limites de ce que l'on appelle, en statistique, « l'écart probable ».

L'anatomie anormale est en contact et se confond sur divers points avec l'*anatomie pathologique,* ou étude des altérations morbides des organismes. Ce sont là des points de vue plutôt que des divisions, embrassant l'anatomie tout entière, et qu'il suffit d'indiquer pour faire entrevoir à l'étudiant en médecine, en même temps que l'immense portée de la science anatomique, la nécessité pour lui de ne point considérer comme accessoire l'étude de l'anatomie descriptive et normale de l'homme, qui doit servir de base, non seulement à ses études de physiologie normale, mais encore à ses études pathologiques et cliniques.

Il existe un certain nombre de divisions de l'anatomie établies d'après les parties du corps étudiées. Ces parties sont des *éléments anatomiques* ou des *principes immédiats* qui entrent dans la composition des *tissus* et des *humeurs.* Chaque tissu, envisagé dans l'ensemble du corps, constitue un *système.* Les différents systèmes s'associent entre eux en plus ou moins grand nombre et dans des proportions variables pour former les *organes.* Une réunion d'organes associés servant à une fonction plus générale que celle de chacun d'eux forme un *appareil.*

On a donné le nom d'*anatomie générale* à l'étude des parties élémentaires de l'organisme, et le nom d'*histologie* spécialement à l'étude des tissus et des humeurs entrant dans la composition du corps. On nomme *ostéologie* l'étude du système osseux ou des os considérés séparément; la *squelettologie* étudie plutôt l'ensemble du squelette ou des régions du squelette. Les autres divisions de ce groupe sont l'*arthrologie*, la *myologie*, l'*angéiologie*, la *névrologie*, la *splanchnologie*, etc.

Un dernier groupe de divisions envisage l'anatomie au point de vue des diverses applications qu'elle est susceptible de recevoir. Il y a l'*anatomie médicale* et l'*anatomie chirurgicale*, dont la fusion constitue l'*anatomie médico-chirurgicale*. C'est l'anatomie tout entière envisagée au point de vue de ses applications à la médecine, à la chirurgie, à l'hygiène; sa partie la plus spéciale est l'*anatomie topographique* ou *des régions*.

Il y a l'*anatomie vétérinaire* qui est l'anatomie médico-chirurgicale des animaux, et plus spécialement des animaux domestiques.

Il y a l'*anatomie des formes extérieures*, ou anatomie des peintres et des sculpteurs.

Le nombre des divisions de ce groupe s'accroîtra probablement lorsqu'on comprendra mieux que l'anatomie humaine comporte des applications, non seulement à l'art de prévenir les maladies et de les guérir, mais encore à tous les arts qui ont pour but la direction des hommes: de même qu'il existe un ensemble d'arts ou d'applications scientifiques constituant la zootechnie, de même il doit exister une *anthropotechnie*, à laquelle l'anatomie humaine doit apporter évidemment une contribution fondamentale.

C'est à l'art médical que l'anatomie fournit les applications les plus immédiates. A ce titre, et aussi en vertu de la part prépondérante qu'ont prises les médecins aux progrès de l'anatomie humaine, c'est à juste titre que cette science est appelée une *science médicale*. Cela n'empêche pas que les arts anthropotechniques autres que la médecine, c'est-à-dire l'hygiène, la morale, le droit, l'éducation et même la politique, aient besoin eux aussi de s'appuyer sur la connaissance anatomique des êtres à la direction desquels ils sont affectés. Il est vrai que ces arts ont à s'inspirer plus directement de la physiologie humaine, et plus spécialement de la psychologie, branche de la physiologie.

Mais peut-on, sans connaissances anatomiques sérieuses, acquérir une compétence vraiment scientifique en physiologie, et devenir capable de discerner la vérité, dans la multitude des questions de psychologie désormais soustraites à la métaphysique? Sans doute, il faut se garder de suivre dans leurs excès fantaisistes la phrénologie de Gall et Spurzheim, et aussi les néo-phrénologues qui se sont imaginé trouver dans la conformation des criminels l'explication du crime. Il n'en est pas moins vrai que les innombrables variétés qui existent dans les *aptitudes* humaines sont étroitement liées aux variétés de conformation et que ces variétés entrent pour une part considérable dans le déterminisme *des actes*.

Mais les aptitudes sont-elles modifiables elles-mêmes sous l'influence du milieu, si bien que des individus originellement conformés de la même façon pourront accomplir les actes les plus divers et même les plus opposés quant à la valeur morale et sociale? (Voir L. Manouvrier, Les aptitudes et les actes, Revue scientifique, 1891).

Si l'anatomie humaine est la base de la connaissance de l'homme, elle ne constitue pas cette connaissance tout entière, qui est l'objet d'une science plus complexe, l'*anthropologie*. L'anthropologie est une partie de la zoologie. Comme toutes les sciences qui ont pour but la connaissance particulière et complète d'une classe d'êtres, elle a pour objet l'étude complète des êtres humains, et doit envisager par conséquent ces êtres au triple point de vue anatomique, physio-psychologique et sociologique. C'est la condition nécessaire d'une connaissance complète, et c'est cette connaissance complète qui est la raison d'être de l'anthropologie. Qu'il s'agisse du type humain considéré en général ou bien des variations quelconques de ce type général, l'anatomie humaine descriptive est entièrement de l'anthropologie pure.

Si les variations normales du corps humain tiennent encore peu de place dans nos traités classiques d'anatomie humaine, destinés plus spécialement aux étudiants en médecine, c'est surtout parce qu'elles sont encore très peu connues. A mesure que leur étude progressera davantage, on comprendra de mieux en mieux le haut intérêt qu'elles présentent, même au point de vue des applications médicales qui, on vient de le voir, ne sont pas les seules que comporte l'anatomie humaine.

LIVRE PREMIER

NOTIONS D'EMBRYOLOGIE

Par A. PRENANT

Professeur agrégé à la Faculté de Médecine de Nancy.

---

§ 1. — DÉFINITIONS ET SOMMAIRE

I

Tout être vivant, dès sa production, s'accroît, change de forme et parfait son organisation, évoluant vers un individu de taille plus considérable, de forme plus compliquée et d'organisation plus parfaite, qui est dit *adulte* et qui dès lors a fixé en lui les caractères de l'un des types actuellement existants. Tandis que l'*anatomie* se propose l'examen des dispositions établies chez l'adulte, l'étude des transformations subies par l'être en cours d'évolution pour atteindre un type déterminé s'appelle l'*ontogénie* (genèse de l'être).

Dans les premières phases du développement ontogénique qui sont les plus rapidement parcourues, bien que ce soient celles où l'accroissement est le plus considérable et les métamorphoses les plus profondes, le germe, souvent renfermé dans des enveloppes protectrices que lui constitue l'œuf où il s'est formé, ou bien la mère qui l'a produit, prend le nom d'*embryon* que lui valent ses enveloppes. L'*embryogénie* est l'étude de ces premières phases de l'ontogénie. L'embryon possède alors un certain nombre d'organes primordiaux, aux dépens desquels se constitueront, avec leurs linéaments essentiels, les organes définitifs de l'adulte, dans leur seconde période ontogénique que l'on peut, assez artificiellement d'ailleurs, distinguer de la première, et dont l'étude forme l'*organogénie*. Pendant cette période, l'embryon conquiert, si l'on veut, la dignité de *fœtus*. A l'éclosion ou à la naissance, quand le fœtus sortant de l'œuf ou du sein maternel vient au monde, il n'a parcouru qu'une partie de son évolution, la plus importante, il est vrai, mais d'ailleurs variable selon les cas ; pour atteindre l'état adulte, le *jeune être* doit employer encore les débuts de sa vie post-fœtale, sinon à acquérir de nouveaux organes, du moins à accroître ceux qui existent déjà et à modifier leur forme et leurs rapports. Cette phase de jeunesse, qui marque l'achèvement de l'évolution ontogénique, peut être étudiée comme *ontogénie post-embryonnaire ou post-fœtale*.

La distinction de ces périodes est d'ailleurs tout artificielle. Ni la formation complète des organes primordiaux de l'embryon, qui se produit à un moment variable de l'évolution, ni la naissance ou l'éclosion, qui correspondent à des degrés d'organisation variables suivant les cas, ne peuvent servir de points rigoureusement fixes de démarcation. Toutefois, la naissance ou l'éclosion, faisant véritablement époque dans l'existence de l'individu, ont permis de réunir l'étude des deux périodes embryogénique et organogénique sous la dénomination commune d'*embryologie*, dénomination que, par extension et abus de langage, on faisait synonyme d'ontogénie, sans prendre garde que, pour légitimer cette synonymie, il avait fallu englober dans l'embryologie le développement post-fœtal.

Nous emploierons dans son sens le plus restreint le terme d'embryologie, en le limitant à la connaissance des premiers stades de l'ontogénie, c'est-à-dire de la période embryogénique que nous décrirons dans la présente introduction.

La constitution primordiale de l'embryon une fois connue, l'examen du développement de chaque appareil, de chaque organe, pendant les périodes fœtale et post-fœtale, sera reporté au début de chaque chapitre anatomique correspondant, de façon à pouvoir réaliser, depuis cette constitution primordiale prise comme point de départ, l'histoire continue du développement des appareils et des organes, qui doit mener sans secousse, sauf où des hiatus existent encore dans l'état de nos connaissances, à la compréhension des dispositions définitives.

En face de l'ontogénie se place la *phylogénie* qui est la genèse des phylums, c'est-à-dire des groupes naturels, quelles que soient l'étendue et l'importance numérique de ces groupes, qu'ils soient des espèces, des genres, des familles ou des ordres. Tout groupe d'êtres vivants descend, en commun avec un ou plusieurs groupes voisins, d'un ancêtre de forme habituellement plus simple et d'organisation moins parfaite, et résume en lui les traits d'organisation essentiels de l'ancêtre actuellement disparu. Tandis que l'*anatomie comparée* (et la paléontologie) étudient les organismes animaux vivants ou éteints de nos jours et les répartissent en groupes en les comparant, la phylogénie cherche à donner comme base à ce groupement l'histoire généalogique des organismes à travers les âges.

Or, il est d'observation ancienne déjà que les différents stades A, B, C, D, E, etc., parcourus dans l'ontogénie d'un animal H d'organisation complexe et perfectionnée, tel que l'homme, reproduisent la forme et les dispositions anatomiques d'une série d'organismes A', B', C', D', E', etc., plus simples et moins parfaits que H ; de telle sorte qu'on peut dire que si, dans la série animale, D' représente un poisson, chaque homme à un moment de son évolution passera par un stade poisson. Les organismes A', B', etc., peuvent alors passer soit pour les ancêtres successifs desquels H est descendu, soit pour des êtres contemporains de ces ancêtres et voisins d'eux par leur organisation. Ce fait a été érigé à la hauteur d'un *principe biogénétique* que l'on a exprimé dans cette saisissante formule : « l'*ontogénie est une récapitulation abrégée et incomplète de la phylogénie* ».

Tout organe qui, dans l'ontogénie d'un être supérieur, aboutit à reproduire l'image d'un organe existant chez un être que son organisation inférieure désigne comme l'ancêtre possible de la souche du premier, est dit *palingénétique*. L'ensemble des processus ontogéniques donnant lieu à des organes palingénétiques, et répétant ainsi ce qui se passait auparavant dans le monde animal, est la *palingenèse* ou genèse par répétition (πάλιν, nouveau).

Tout organe, au contraire, qui n'apparaît pas dans l'ontogénie avec ce caractère de copie, est considéré comme s'étant produit sous l'influence de conditions nouvelles d'existence pour l'être vivant ou le groupe d'êtres, par adaptation à ces nouvelles conditions ; il est alors qualifié de *cœnogénétique*. L'ensemble des phénomènes ontogéniques aboutissant à des organes cœnogénétiques est la *cœnogenèse* ou genèse sur de nouveaux faits (κοινὸς, nouveau).

La palingenèse et la cœnogenèse sont respectivement la manifestation de deux facteurs qui, après avoir fait ce qu'elle est l'organisation actuelle des animaux, pourvoient au maintien de cette organisation et la dirigent dans l'avenir : l'*hérédité* et la *variabilité*. L'hérédité tend au maintien du statu quo ante, du type primitif de constitution, dans lequel au contraire la variabilité apporte d'incessantes modifications, soit en introduisant dans le développement des processus pour ainsi dire inédits, et en créant des organes nouveaux, soit en falsifiant les processus anciens et en déformant les organes transmis héréditairement. De la concurrence de ces deux facteurs résultent l'équilibre de chaque forme animale actuellement vivante et l'harmonie dans l'ensemble du règne.

Dans le plan général du développement du vertébré, se retrouvent à chaque pas des exemples de l'influence de l'un et l'autre facteur. Ainsi, il est une période précoce de l'ontogénie des vertébrés où l'on retrouve, avec une signification phylogénétique indéniable, une forme embryonnaire, la *gastrula*, dont l'organisation reproduit fidèlement celle, très répandue jadis, que l'on désigne en phylogénie sous le nom de *gastræa* et qui s'est maintenue chez les animaux inférieurs actuels, les Hydroméduses. La reproduction de cette forme, presque exacte et véritablement palingénétique dans l'ontogénie des vertébrés inférieurs, est altérée chez les vertébrés supérieurs par des phénomènes cœnogénétiques dus à la variabilité, qui ont consisté en l'apparition dans l'œuf de matériaux de réserve, de « vitellus », troublant la pureté du type primitif. — Plus tard encore, dans l'ontogénie des vertébrés, apparaît la reproduction d'une organisation ancestrale qui existait chez les protovertébrés et qu'on retrouve actuellement dans l'embranchement des vers, voisin de celui des protovertébrés disparus. Les protovertébrés, en effet, comme les vers actuels, avaient le corps partagé en segments ou anneaux, placés les uns derrière les autres, et appelés des *métamères*. Chaque métamère comprenait un tronçon de système nerveux, de tube digestif, etc., pareil à ceux que renfermaient les métamères précédent et suivant ; les différents organes étaient donc, à l'intérieur d'un métamère, eux aussi partagés en segments pareils les uns aux autres, eux aussi métamérisés. Le terme d'*homodynamie* consacre cette ressemblance des segments, qui sont dits par conséquent *homodynames*. Les vertébrés les plus inférieurs, les plus voisins de la souche primitive, et ressentant le plus directement les effets de l'hérédité, offrent encore dans leur développement ontogénique et même à l'état adulte l'image de cette disposition ancestrale. Chez les vertébrés supérieurs, au contraire, que l'influence de l'hérédité n'atteint plus que de très loin et d'une façon affaiblie, c'est seulement dans les premières périodes de l'ontogénie que l'on retrouve cette organisation ancienne ; et à l'état adulte, ce sont certaines régions du corps ou même ce ne sont que quelques organes qui en portent encore la trace. D'autres régions, comme la tête des vertébrés, et la plupart des organes ont fini par se soustraire presque totalement à l'arrangement métamérique qui leur était héréditairement imposé et, obéissant à la variabilité, ont pris des caractères nouveaux, d'ordre adaptationnel et cœnogénétique. — C'est encore à l'hérédité qu'il faut attribuer la symétrie bilatérale dans l'organisation du vertébré : symétrie telle que deux organes placés à droite et à gauche du plan médian du corps, deux organes pairs, en un mot, se ressemblent et sont *homotypiques*, cette ressemblance étant caractérisée du nom d'*homotypie*. L'apparition des organes impairs au contraire paraît due à une altération cœnogénétique de la symétrie bilatérale héréditaire.

Quand maintenant, étudiant comparativement les organes de différents vertébrés, on retrouve, sous les déformations causées par la variabilité, une ressemblance héréditaire entre deux organes appartenant à des espèces différentes ou même à des groupes éloignés, et quand on peut appuyer cette ressemblance sur un caractère de constitution identique ou sur une origine commune, on appelle *homologie* la similitude des deux organes, qui sont dits par suite *homologues*. Par exemple, si chez un poisson nous voyons un organe A, la vessie natatoire, provenir d'un bourgeon parti d'un certain point du tube digestif, et que chez un mammifère nous constatons qu'un organe B, le poumon, procède par bourgeonnement d'un point correspondant du tube digestif, nous concluons à l'homologie de ces deux organes, sans tenir compte des différences de leur constitution et de leurs fonctions définitives. Au contraire deux organes, nullement homologues, d'origine absolument différente, peuvent être constitués d'une manière semblable et jouer un rôle identique, parce que la variabilité les a adaptés à une même fonction et dans ce but les a modifiés dans le même sens : ressemblance qu'on nomme *analogie*, les organes étant qualifiés d'*analogues*. C'est ainsi que sont analogues les ailes d'un oiseau et celles d'un insecte, les pattes d'un insecte et celles d'un vertébré.

II

Résumée à très grands traits, la marche du développement ontogénique est régie par les principes généraux suivants.

A la base de tous les phénomènes de développement se trouve la *multiplication cellulaire*, qui est en dernière analyse le moyen qu'on retrouve au fond de tout processus embryologique. La cellule initiale de l'embryon, l'œuf, se divise en effet en deux cellules-filles, puis chacune de celles-ci en deux autres cellules, d'où résultent quatre cellules petites-filles, et ainsi de suite pendant des milliards de générations cellulaires, jusqu'à ce que l'être adulte soit constitué.

Durant cette longue élaboration ontogénique, la multiplication cellulaire peut se manifester par des résultats variés : elle peut créer un *organe ;* elle peut ensuite en déterminer l'*accroissement ;* elle l'épaissit par *apposition cellulaire ;* ou bien encore elle le complique par *segmentation* de sa masse, etc. En tant qu'accroissement, elle se présente de deux façons différentes. Elle peut s'exercer en effet d'une manière régulière sur un organe embryonnaire, en donnant lieu à l'accroissement régulier et égal de cet organe (*principe de l'accroissement égal*). Mais le plus souvent, la multiplication cellulaire, au lieu de se faire d'une manière régulière sur toute l'étendue de l'organe considéré, s'opérera irrégulièrement, se localisant ou bien devenant plus active en certains points de l'organe; la croissance de celui-ci deviendra irrégulière et inégale (*principe de l'accroissement inégal*) (1). Telles sont les lois de la *morphogénèse* (ou organogénèse proprement dite), c'est-à-dire les lois suivant lesquelles, au point de vue morphologique, les *formes* variées des organes, représentées soit à un moment quelconque du développement, soit chez l'adulte, seront produites aux dépens des formes plus simples qu'offrent les organes à une époque antérieure de la vie. La morphogénèse (ou organogénèse) doit ainsi précéder l'anatomie qu'elle prépare, définissant la forme extérieure essentielle et la conformation intérieure grossière des organes et traçant les rapports généraux.

Mais dans un organisme adulte ou même en voie d'évolution, dans un organe même appartenant à cet organisme, tous les éléments constituants ne sont pas des cellules identiques, de forme pareille et de fonction semblable. Ces éléments sont au contraire *différenciés* en plusieurs formes cellulaires bien différentes, épithéliale, conjonctive, musculaire, à chacune desquelles est dévolue une fonction distincte. L'ensemble des cellules de même forme et de même aptitude physiologique que renferme un organisme constitue un *tissu*. La *différenciation* des tissus assure dans les organes et même dans l'organisme entier la *division du travail* entre les cellules composantes de cet organe et de cet organisme, et reconnaît nécessairement pour cause l'*adaptation* de ces cellules *à des fonctions différentes*. L'étude des différenciations qui, dans le cours de l'ontogénie, conduisent des groupes de cellules primitivement indifférentes à prendre les caractères de tissus bien déterminés et de mieux en mieux déterminés avec l'âge, s'appelle l'*histogénèse* et prend place à côté de la morphogénèse. Elle doit précéder l'histologie qu'elle amène insensiblement, précisant toujours davantage, avec les progrès du développement, les caractères structuraux des cellules et leurs connexions (2).

§ 2. — PRODUITS SEXUELS

La première cellule embryonnaire est formée par la conjugaison de deux éléments cellulaires du corps animal : l'*ovule* ou *cellule-œuf* et le *spermatozoïde* ou *cellule spermatique*.

a) **Ovule.** — L'ovule (fig. 1) est une cellule complète dont le noyau (*Vg*), que l'on appelle *vésicule germinative* ou de *Purkinge*, contient d'habitude une masse de *chromatine* plus ou moins considérable, concentrée d'ordinaire en un ou plusieurs nucléoles, les *taches germinatives* ou *de Wagner* (*tg*), dont le corps protoplasmique, que l'on nomme *vitellus* (*V*), présente des caractères

(1) Ces principes généraux une fois indiqués, nous reporterons à plus tard l'examen des modalités les plus importantes suivant lesquelles ils se traduisent dans le développement.

(2) Les notions embryologiques qui suivent sont le résumé de l'ouvrage auquel nous devons renvoyer le lecteur : A. PRENANT, *Eléments d'embryologie de l'homme et des vertébrés*, Paris, Steinheil, 1891.

qu'il est tout particulièrement important de connaître pour l'intelligence des phénomènes embryogéniques. Il est (fig. 1, *d*) remarquablement riche en matériaux de réserve ou *deutoplasmiques* dérivés du protoplasma ; il est nu ou entouré par une ou plusieurs enveloppes. L'œuf humain, par exemple, est enveloppé par une membrane mince, la *membrane vitelline* (fig. 1, *Mv*), autour de laquelle règne une seconde enveloppe beaucoup plus épaisse qui a reçu, à cause de sa transparence et de son aspect, les noms de *zone pellucide* et de *zone radiée.*

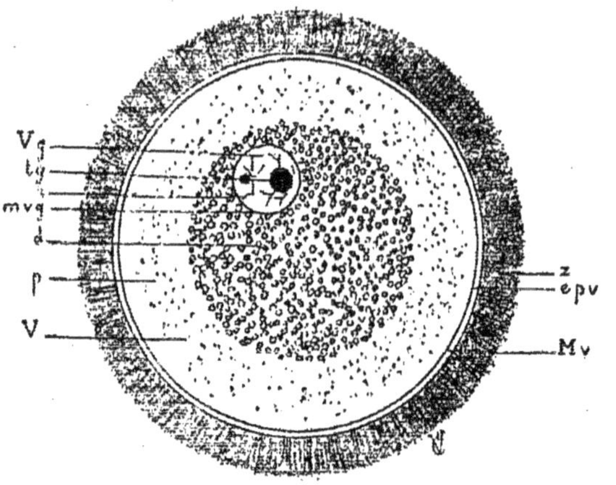

Fig. 1.

Œuf humain (d'après NAGEL). Cette figure est la combinaison de plusieurs dessins de l'auteur.

V, vitellus. — *p*, zone protoplasmique ; *d*, zone deutoplasmique du vitellus. — *Vg*, vésicule germinative ou noyau. — *mvg*, membrane du noyau. — *r*, réticulum nucléaire. — *tg*, tache germinative. — *Mv*, membrane vitelline. — *epv*, espace périvitellin. — *z*, zone pellucide ou radiée.

Deux cas extrêmes, réunis par toutes sortes d'intermédiaires, peuvent se présenter dans le mode de répartition du deutoplasma, suivant que celui-ci est peu ou très abondant. Si le deutoplasma est produit en faible quantité, il est réparti régulièrement ou à peu près dans le vitellus (amphioxus, mammifères) (fig. 2, *A*). Dans le cas contraire (batraciens, poissons, oiseaux), il est distribué irrégulièrement dans la masse vitelline, de telle sorte qu'une région de vitellus s'en surcharge, tandis que l'autre en est à peu près dépourvue (fig. 2, *B*). Celle-ci, riche en protoplasma, jouera dans le développement le rôle actif et formateur ; on l'appelle *vitellus formatif* (fig. 2, *B, vf*). Celle-là, contenant surtout des substances de réserve, n'aura qu'un rôle nutritif ; on la nomme *vitellus* nutritif (fig. 2, *B, vn*), ou simplement, par abréviation et corruption de langage, *vitellus*.

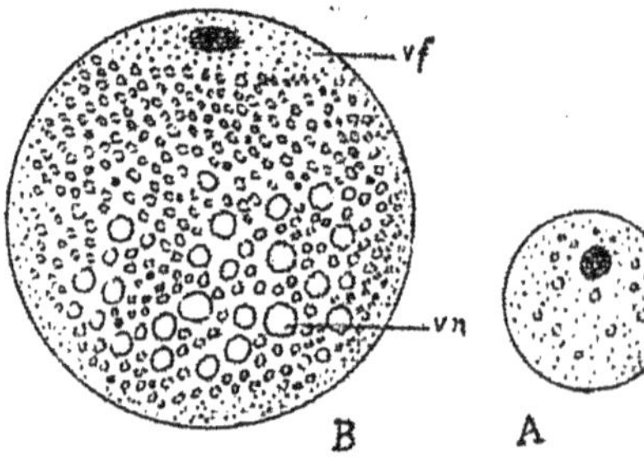

Fig. 2.

Schémas d'un œuf alécithe (A) et télolécithe (B).
vf, vitellus formatif. — *vn*, vitellus nutritif.

Le vitellus nutritif occupe l'un des hémisphères de l'œuf ou *hémisphère animal ;* le vitellus formatif est situé dans l'autre, dit *hémisphère végétatif.* Dans la position naturelle des œufs, l'hémisphère animal est *supérieur,* l'hémisphère végétatif *inférieur*. Il y a ainsi dans nombre d'œufs une *différenciation polaire,* telle que les deux hémisphères et par suite les deux pôles correspondants sont dissemblables. Cette différenciation polaire, bien marquée chez la grenouille, est plus évidente encore chez la poule, où le vitellus nutritif forme l'énorme masse du *jaune de l'œuf*, tandis que le vitellus formatif est réduit à une mince couche protoplasmique, le *disque germinatif* ou *cicatricule*. Les œufs privés de deutoplasma, les *œufs alécithes*, sont, on le conçoit aisément, beaucoup plus petits que les œufs qui renferment une quantité considérable de matériaux deutoplasmiques accumulés vers l'un des pôles de la sphère vitelline, et que l'on appelle *œufs télolécithes* (fig. 2, A et B). Ainsi l'œuf humain, qui n'a que de 0,1 à 0,2 millimètres de diamètre, est à peu près 300 fois moindre que le jaune d'œuf qui, chez la poule, représente l'œuf tout entier débarrassé de ses enveloppes.

b) **Spermatozoïde.** — Le spermatozoïde représente, comme l'ovule, une cellule. Mais cette cellule est très réduite et très modifiée, de sorte que ce n'est

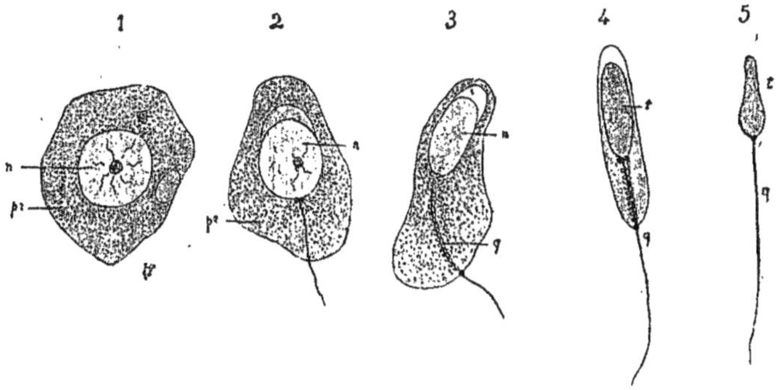

Fig. 3.

Schéma du développement des spermatozoïdes d'un Mammifère.

1, cellule spermatique. — 2-4, stades intermédiaires. — 5, spermatozoïde définitif. — *n*, noyau de la cellule spermatique. — *pr*, son protoplasma renfermant divers corps accessoires. — *t*, tête du spermatozoïde. — *q*, sa queue.

que si l'on étudie le développement du spermatozoïde, c'est-à-dire la spermatogenèse, que l'on peut se convaincre de la nature cellulaire du produit sexuel mâle, et constater alors qu'il est constitué d'un corps protoplasmique représenté par la *queue* et d'un noyau qui n'est autre que la *tête* du spermatozoïde. On voit alors, en effet (fig. 3), le protoplasma de la cellule spermatique se réduire et se transformer peu à peu pour devenir la queue du spermatozoïde, tandis que le noyau, en se rapetissant et s'allongeant, fournira la tête.

§ 3. — PHÉNOMÈNES DE MATURATION ET DE FÉCONDATION

Des œufs tels qu'ils ont été décrits précédemment ne sont pas capables de se développer, alors même qu'ils ont atteint leur taille normale. Si on leur ajoute du sperme mûr, ils demeurent stériles ; en un mot, ils ne sont pas mûrs. Pour pouvoir être fécondés, ils doivent auparavant subir une série de transformations que l'on rassemble le plus souvent sous le nom de *phénomènes de maturation.*

Le plus important de ces phénomènes consiste dans la production de certaines formations empruntées essentiellement à la tache germinative, c'est-à-dire à la chromatine nucléaire, et accessoirement au reste du noyau ainsi qu'au vitellus.

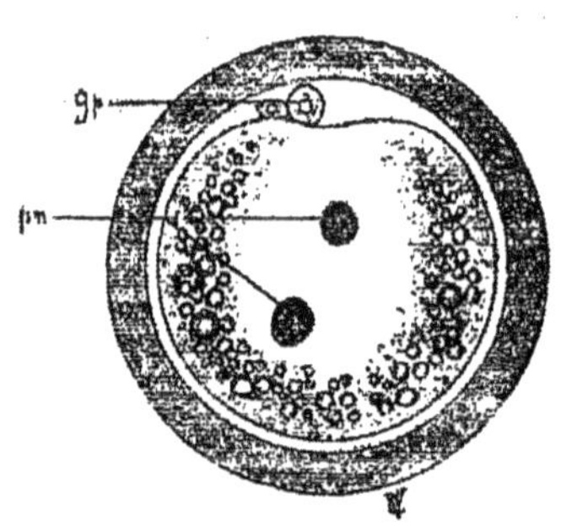

Fig. 4.
Œuf d'une Chauve-Souris (d'après E. VAN BENEDEN).

gp, globules polaires. — *pn*, les deux pronuclei mâle et femelle.

Ces formations étant habituellement rejetées au dehors par l'œuf, la maturation nous apparaît ainsi comme un phénomène de réduction des parties constitutives de l'œuf et principalement de sa masse chromatique. Les corps ainsi éliminés par l'œuf s'appellent les *globules* ou *corpuscules polaires* (fig. 4, *gp* ; fig. 5 *gp*[1], *gp*[2]). Cette élimination se fait au moyen d'une *division indirecte* (d^1, d^2), plus ou moins typique suivant les auteurs, du noyau de l'œuf et du vitellus.

Une fois mûrs, ou même avant que l'œuf ait commencé de mûrir, les produits sexuels viennent au contact l'un de l'autre, c'est l'acte de la *copulation sexuelle* (fig. 5, 1). Il ne pénètre normalement dans l'œuf qu'un seul spermatozoïde. L'acte de la *fécondation* proprement dite consiste essentiellement dans les faits suivants. La tête du spermatozoïde (2, *sp*) se transforme, au sein même du vitellus, en un noyau, le *noyau spermatique* ou *pronucléus mâle* (3, *pm*). Ce pronucléus (5, *pm*) se confond substance à substance ou s'unit par un simple accolement avec le reste du noyau de l'œuf débarrassé des globules polaires, le *noyau de l'œuf mûr* ou *pronucléus femelle*, de manière à former un corps unique, le *noyau de l'œuf mûr et fécondé*, c'est-à-dire la *première cellule embryonnaire* (6, *pm* + *pf*).

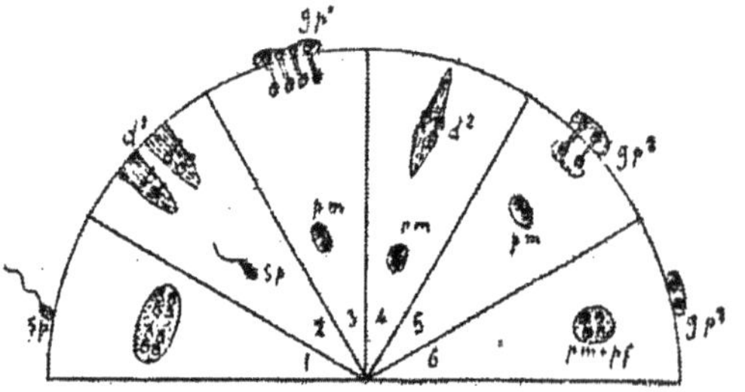

Fig. 5.
Schéma des phénomènes de maturation et de fécondation.

Un hémisphère de l'œuf est divisé en un certain nombre de segments 1-6, dont chacun répond à l'une des phases des phénomènes de maturation et de fécondation.

1. — Copulation des produits sexuels. Le spermatozoïde *sp* est venu au contact de l'œuf, dont *vg* est la vésicule germinative, renfermant 8 nucléoles chromatiques.

2. — d^1, première figure de division indirecte, grâce à laquelle un premier globule polaire sera rejeté. — *sp*, la tête du spermatozoïde.

3. — *gp*[1], premier globule polaire éliminé — *pm*, pronucléus mâle, formé par la division en deux globules chromatiques de la tête du spermatozoïde.

4. — d^2, deuxième figure de division indirecte, pour le rejet d'un deuxième globule polaire.

5. — *gp*[2] deuxième globule polaire éliminé. — Après le départ des deux globules polaires, les deux globules chromatiques qui restent dans l'œuf forment le pronucléus femelle.

6. — *pm*+*pf*, conjugaison ou accolement du pronucléus mâle et du pronucléus femelle (fécondation proprement dite).

Il y a deux manières de concevoir la nature des phénomènes de maturation et la signification de l'expulsion des globules polaires.

Jusque dans ces derniers temps, prenant à la lettre le terme de maturation, on considérait l'œuf, ainsi que toutes les autres cellules de l'organisme, comme une cellule hermaphrodite, qui ne devenait femelle et par conséquent apte à être fécondée qu'en mûrissant, c'est-à-dire en éliminant des parties mâles, les globules polaires, destinées à être remplacées par le spermatozoïde. On a vainement cherché pour le spermatozoïde une maturation correspondante, à la suite de laquelle, ayant expulsé des parties femelles, il prenait le caractère mâle.

Aujourd'hui, on est disposé à comprendre tout autrement les phénomènes dont il s'agit, et à détourner l'expression de maturation de son acception primitive, sinon à l'abandonner tout à fait. Les globules polaires sont considérés comme des œufs abortifs o^1, o^2, o^3, qui se forment en même temps que l'œuf définitif O' aux dépens de la cellule-mère de l'œuf O, de la même façon que les spermatozoïdes s^1, s^2, s^3, s^4 aux dépens d'une cellule-mère séminale S. C'est ce que l'on peut écrire : d'une part $O = O' + (o^1 + o^2 + o^3)$; d'autre part $S = s^1 + s^2 + s^3 + s^4$. Seulement, tandis que dans le cas mâle les produits de division sont tous employés comme spermatozoïdes fécondants, un seul des éléments issus de la cellule-mère de l'œuf devient l'œuf en s'enrichissant de toute la masse vitelline aux dépens des autres produits qui demeurent sous forme rudimentaire et sont les globules polaires. L'œuf et les globules polaires, d'une part, les spermatozoïdes, d'autre part, sont d'ailleurs produits respectivement par deux divisions successives, sans interruption par un stade de repos, des cellules O et S ; ils en sont ainsi directement, non pas les cellules-filles, mais les cellules petites-filles. Grâce à cette division deux fois répétée coup sur coup, on comprend que la quantité de chromatine, primitivement contenue dans les éléments O et S sera réduite au quart dans chacune des quatre cellules petites-filles. S^1 et O' ne pourront égaler en richesse chromatique une cellule-fille quelconque qu'à la condition de s'unir entre elles : union réalisée dans le phénomène de la fécondation.

On peut se représenter de deux façons différentes l'essence même de la fécondation. S'il y a mélange des deux pronuclei, si chacun des quatre globules chromatiques de la masse $pm + pf$ (fig. 4) contient à la fois de la substance mâle et de la substance femelle, la fécondation est un phénomène de conjugaison intime, de fusion. S'il y a au contraire simple accolement, si des quatre globules de $pm + pf$, deux demeurent exclusivement mâles et deux autres exclusivement femelles (ainsi que c'est le cas supposé dans la fig. 4), la fécondation consiste dans le remplacement, par le noyau spermatique, des éléments du noyau de l'ovule expulsés sous forme de globules polaires, et réside dans un échange.

Il est général dans la série animale et avantageux pour l'espèce, mais il n'est nullement constant et nécessaire que la première cellule de l'embryon, et plus tard le corps embryonnaire tout entier, dérivent de la conjugaison de deux cellules sexuellement différenciées, l'œuf et le spermatozoïde. Il est en effet des cas, soit accidentels chez une espèce animale supérieure, la poule, l'homme même, soit habituels chez certains animaux tels que des crustacés, des insectes (les pucerons, par exemple), où l'œuf se développe d'une facon plus ou moins complète sans fécondation. On dit alors qu'il y a *parthénogénèse*. Ce développement parthénogénétique explique alors d'une façon heureuse, en l'absence de toute fécondation, la présence, dans les kystes de l'ovaire, d'embryons incomplets, anormaux.

Au contraire, il peut y avoir fécondation multiple, *polyspermie*, et alors production de monstres doubles ou multiples, ou bien de deux embryons distincts et normaux chacun. C'est ce que l'on observe très rarement à l'état naturel. Le plus souvent, la polyspermie est artificielle et expérimentale.

A la question de la fécondation se rattache étroitement celle de l'*hérédité*, que l'on peut de la manière suivante formuler en une loi. La matière qui supporte les propriétés héréditaires doit être transmise dans l'acte de la fécondation au descendant ; car le descendant ressemble à ses générateurs et hérite de leur manière d'être. Comme dans la fécondation ce sont les noyaux principalement qui se conjuguent ou s'unissent, ce sont nécessairement eux qui sont le support de la matière héréditaire. De plus, le descendant, ressemblant également le plus souvent au père et à la mère, doit recevoir d'eux des quantités égales de propriétés héréditaires : les noyaux mâle et femelle qui se conjuguent doivent donc être équivalents. C'est ce que vérifie l'observation ; car les noyaux, ou mieux les pronuclei mâle et femelle, malgré l'énorme disproportion des cellules desquelles ils dérivent (spermatozoïde et œuf), renferment la même quantité du principe essentiel, la chromatine.

§ 4. — LA SEGMENTATION

L'œuf fécondé représente la *première cellule embryonnaire*. Cette cellule se divise par les procédés habituels de la division indirecte : c'est-à-dire que le noyau se sépare d'abord en deux *(caryodiérèse)*, cette séparation s'effectuant au prix de certains mouvements *(caryocinèse)* dont les éléments du noyau et principalement les éléments chromatiques sont le siège. Vient ensuite la séparation du protoplasma en deux moitiés *(plasmodiérèse)*. Ainsi se forment deux cellules embryonnaires. Chacune d'elles se divise à son tour de la même façon, et ainsi de suite. On donne à l'ensemble de ces divisions successives, soumises à des lois régulières qu'il est facile de déterminer, le nom de *segmentation*. La segmentation partage en définitive l'œuf en une pluralité de *cellules de segmentation* ou *blastomères*. Dans le cas où l'œuf était petit et pauvre en deutoplasma, celui-ci y présentant une distribution régulière, les cellules de segmentation sont toutes égales ou subégales ; la segmentation est dite *égale* ou *subégale* (amphioxus, mammifères) (fig. 6, A, I, II, III, IV). Cependant à y regarder de plus près, on verrait que les cellules de segmentation y sont franchement inégales, celles qui correspondent à l'hémisphère inférieur ou végétatif étant un peu plus grosses. Cette inégalité est beaucoup plus marquée dans les œufs des amphibiens où les cellules de l'hémisphère inférieur, surchargées de matériaux vitellins, sont notablement plus grosses ; la segmentation est dite alors *inégale* (B, I-IV).

Dans les deux cas, la segmentation de l'œuf est *totale* et l'œuf est dit *holo-*

blastique. Dans les œufs des poissons et des oiseaux il arrive au contraire que le volumineux vitellus (*C, v*) (vitellus nutritif) n'est même plus entamé par la

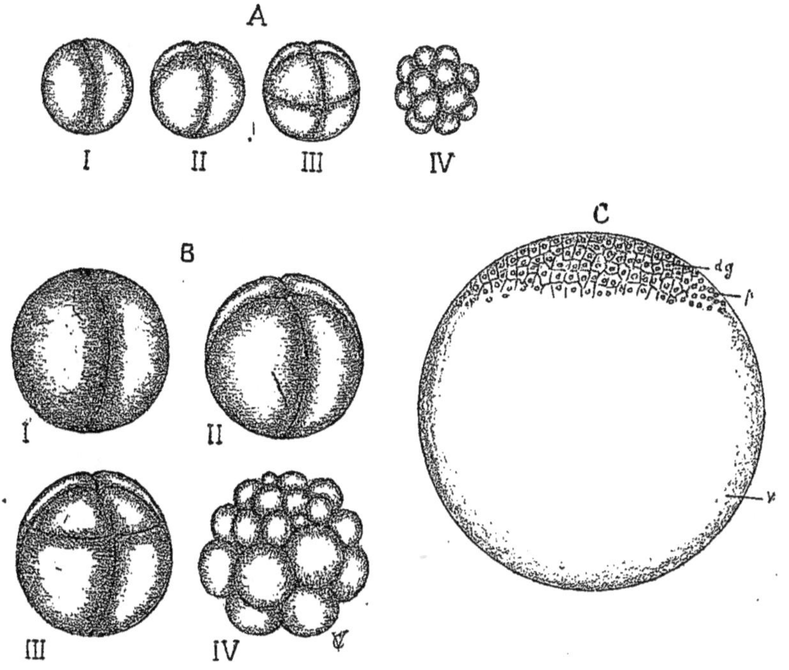

Fig. 6.

Schémas de la segmentation et de ses principaux types.

A, I-IV. — Phases successives de la segmentation égale.
B, I-IV. — Quatre stades successifs de la segmentation inégale.
C, Stade déjà avancé de la segmentation partielle. — *dg*, disque germinatif segmenté. — *p*, parablaste. — *v*, vitellus indivis.

segmentation, et que l'hémisphère animal ou disque germinatif (*dg*) seul se segmente en une foule de petites cellules. La segmentation est dite alors *partielle*, et l'œuf est appelé *méroblastique*. Avec plus d'attention, on peut se convaincre toutefois que si le vitellus formatif a seul éprouvé une division cellulaire complète, portant à la fois sur les noyaux et le protoplasma, le vitellus nutritif n'est pas dans son entier demeuré indivis, mais que, dans une zone voisine du vitellus formatif, les noyaux embryonnaires, mais les noyaux seuls, se sont divisés, plus lentement il est vrai que dans le vitellus formatif et d'autant plus lentement qu'on s'éloigne davantage de ce dernier. Il en résulte que l'œuf segmenté d'un poisson ou d'un oiseau peut être partagé en trois régions superposées, confondues d'ailleurs les unes dans les autres : un disque formé de petites cellules complètement distinctes *(dg)*; une région riche en noyaux *(noyaux vitellins)* plongés dans une masse de vitellus commune non partagée en territoires cellulaires, région appelée *parablaste (p)*; une énorme masse de vitellus indivis *v*).

§ 5. — PRODUIT DE LA SEGMENTATION. — MORULA ET BLASTULA

L'ensemble des cellules embryonnaires qui dérivent de l'œuf segmenté s'appelle *morula* (fig. 7, A). Si la segmentation a été totale, la morula est entièrement formée de cellules égales ou inégales entre elles. Si la segmentation a été partielle, elle est constituée par un disque segmenté reposant sur une masse de vitellus qui, superficiellement, renferme les noyaux du parablaste.

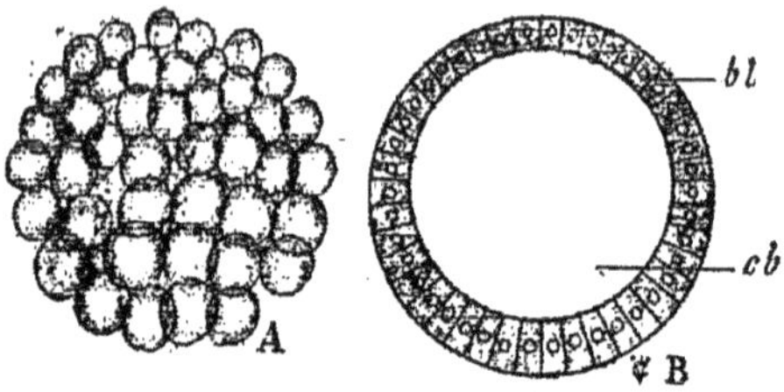

Fig. 7.

Schémas de la morula et de la blastula.

A, morula. — B, blastula. — *bl*, blastoderme. — *cb*, cavité de la blastula ou de segmentation.

Dans la morula apparaît ensuite une cavité, la *cavité de segmentation*. Par l'agrandissement de cette cavité, les cellules de segmentation, qui occupaient une situation centrale, sont refoulées à la périphérie, et la morula primitivement pleine devient une *blastula*, c'est-à-dire une vésicule (fig. 7, B). L'expression de *vésicule blastodermique*, employée à la place de celle de blastula, indique que cette vésicule est limitée par un *blastoderme (bl)*, c'est-à-dire

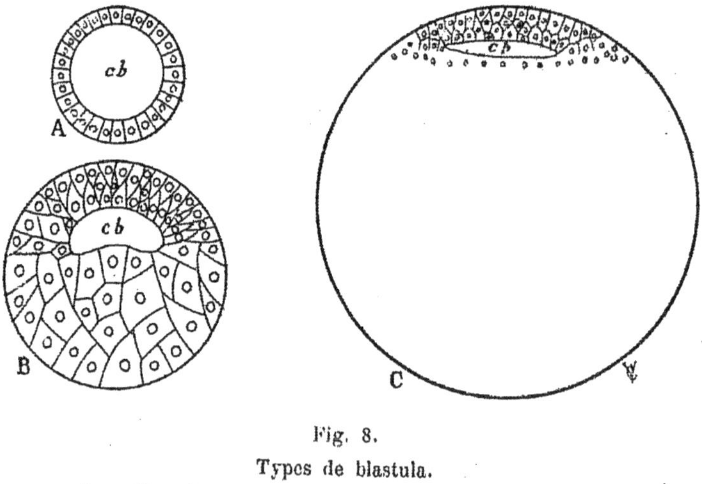

Fig. 8.

Types de blastula.

A. — Blastula d'un œuf holoblastique à segmentation égale.
B. — Blastula d'un œuf holoblastique à segmentation inégale.
C. — Blastula d'un œuf méroblastique.
cb, cavité de la blastula ou de segmentation.

une enveloppe de vésicule, enveloppe que constituent les cellules de segmentation, toutes dès à présent refoulées à la périphérie.

Dans le cas où la blastula dérive d'un œuf holoblastique à segmentation égale ou à peu près, toutes les cellules du blastoderme sont à peu près semblables, et la cavité de la blastula est centrale (fig. 8, A). Si la blastula provient d'un œuf holoblastique à segmentation inégale (fig. 8, B), les cellules du plancher de la cavité blastuléenne, *cellules végétatives* ou *vitellines*, sont plus grosses que celles de la voûte, et la cavité de la blastula est elle-même excentrique, si bien que sa voûte est manifestement plus mince que son plancher. Enfin dans un œuf méroblastique (fig. 8, C), le toit de la cavité blastuléenne est seul cellulaire et constitue à lui seul le blastoderme, tandis que la masse énorme du vitellus avec le parablaste forme le plancher de la cavité ; la blastula offre ainsi une différenciation polaire des plus accusées.

§ 6. — GASTRULA. LES DEUX FEUILLETS PRIMAIRES DU BLASTODERME

La blastula était un germe creux, dont la cavité est limitée par une paroi très diversement conformée, souvent d'une minceur extrême en certains endroits, d'une épaisseur colossale en d'autres.

Si l'on étudie dans un cas typique, celui de l'amphioxus, la transformation de la blastula (fig. 9, A), on observe que l'hémisphère inférieur de la blastula, répondant au pôle végétatif *(pv)* d'une blastula à différenciation polaire, s'invagine dans l'hémisphère supérieur qui correspond au pôle animal *(pa)*. Cette invagination est en voie de s'opérer (fig. 9, B); elle est effectuée en C. Le résultat de cette invagination est l'amoindrissement, puis l'effacement de la cavité de segmentation *(cb)* ; c'est en même temps le développement

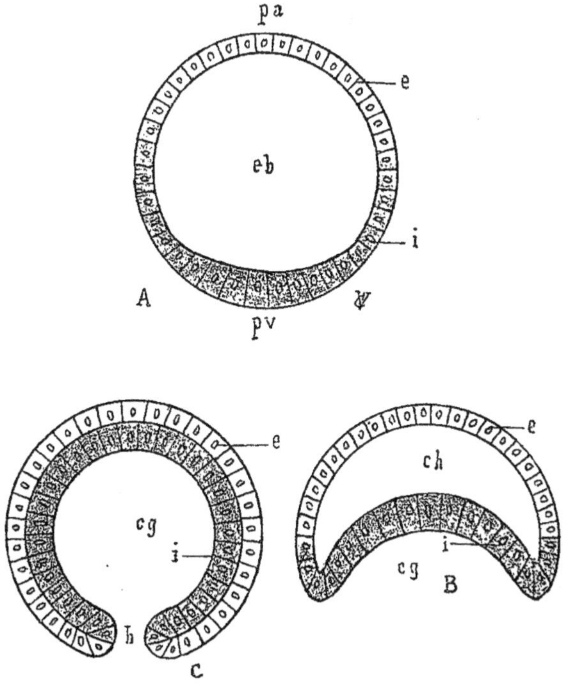

Fig. 9.
Formation de la gastrula chez l'Amphioxus (selon HATSCHEK).

A. — Blastula. — *pa*, pôle animal. — *pv*, pôle végétatif. — *cb*, cavité blastuléenne. — *e*, *i*, futurs feuillets externe et interne.
B. — Début de l'invagination gastruléenne. — *cg*, cavité de la gastrula en train de se former.
C. — Gastrula. La cavité de la blastula a disparu. — *cg*, cavité gastruléenne. — *b*, blastopore. — *e*, feuillet externe ou ectoderme. — *i*, feuillet interne ou entoderme.

d'une nouvelle cavité *(cg)*, que limite une paroi non plus simple mais double, formée qu'elle est par les deux hémisphères de la paroi de la blastula invaginés l'un dans l'autre et intimement juxtaposés. Le germe caliciforme, creux et à double paroi, ainsi constitué, se nomme la *gastrula.*

Le processus qui lui donne naissance est la *gastrulation.* La cavité de la gastrula *(cg)* s'appelle l'*intestin primitif,* ou *mésentéron,* ou encore *archentéron ;* elle s'ouvre au dehors par un large orifice, la *bouche primitive* ou *blastopore (b).* Les deux couches cellulaires *(e, i)*, dont se compose la paroi de la gastrula et qui se continuent l'une par l'autre au niveau des bords de l'orifice ou *lèvres du blastopore,* portent le nom de *feuillets germinatifs* ou *blastodermiques primaires,* et se distinguent par leur situation respectivement en *feuillet germinatif interne,* et *feuillet germinatif externe,* appelés aussi *ectoderme* et *entoderme,* ou *ectoblaste* et *entoblaste* ou encore *épiblaste* et *hypoblaste.*

Cette forme larvaire, la gastrula, qui est une phase transitoire du développement individuel ou *ontogénétique* des différentes espèces de vertébrés et par exemple de l'amphioxus, se retrouve définitivement fixée chez des animaux inférieurs tels que les cœlentérés ; elle représente chez eux, ainsi que l'a formulé Haeckel, conformément à la doctrine de la descendance, dans sa théorie de la *Gastræa,* un des stades de l'évolution spécifique ou *phylogénétique* des animaux supérieurs aux cœlentérés tels que le sont les vertébrés et par exemple l'amphioxus.

La gastrula de l'amphioxus, constituée par un processus de gastrulation, l'invagination, qui est certainement primitif, *reproduit* sans aucun doute un type ancien qui s'est conservé héréditairement ici dans toute sa pureté ; c'est une gastrula *palingénétique.* Chez les autres vertébrés, au contraire, la présence du vitellus dans l'œuf faisant obstacle à la gastrulation par invagination a modifié le processus primitif, a placé la gastrula dans des conditions *nouvelles* de déve-

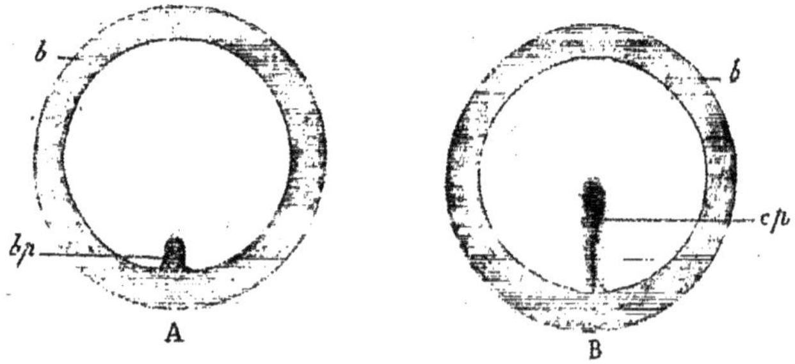

Fig. 10.

Vues de face demi-schématiques de deux œufs au stade de gastrula.

A. — Œuf de sélacien.
B. — Œuf d'un vertébré supérieur.
bp, blastopore. — *cp*, ligne primitive. — *b*, blastoderme.

loppement, si bien que le type ancien transmis héréditairement a été masqué plus ou moins par des déformations secondaires : la gastrula est devenue *cœnogénétique.*

Les mammifères ne font pas exception, bien que leurs œufs soient à peu près dépourvus de vitellus; car ce groupe descend en commun avec les oiseaux et les reptiles, dont les œufs sont obérés de vitellus, d'un même prototype, le protamniote, également à vitellus. On comprend alors que la déformation cœnogénétique, qui s'est exercée jadis sur la gastrula du protamniote, se soit maintenue héréditairement chez les mammifères, quand les œufs de ceux-ci, par suite de circonstances particulières, ont perdu leur vitellus.

L'existence, chez les vertébrés supérieurs à l'amphioxus, d'une gastrulation comparable à celle de l'amphioxus et d'une gastrula homologue à celle de ce dernier est un fait avéré ; mais on ne connaît pas encore tous les termes de la comparaison et l'ensemble des homologies nous échappe encore.

Voici en tout cas ce qui paraît être établi. Il se fait chez les vertébrés supérieurs une invagination très réduite du blastoderme, qui représente la cavité de la gastrula de l'amphioxus; elle communique avec l'extérieur par un orifice comparable au blastopore de l'amphioxus, le plus souvent minime et de forme très variable d'ailleurs. L'invagination en effet tantôt semble consister dans une réflexion des bords du blastoderme, auquel cas le blastopore règne autour d'une partie de la périphérie du blastoderme sous forme d'un sillon semi-lunaire (fig. 10 et 11, A, en *b* ou *bp* et *cg*). D'autres fois (fig. 10 et 11, B, *b* ou *bp* et *cg*), comme c'est le cas pour les vertébrés supérieurs, les mammifères par exemple, l'invagination paraît se faire dans l'intérieur même de la surface blastodermique

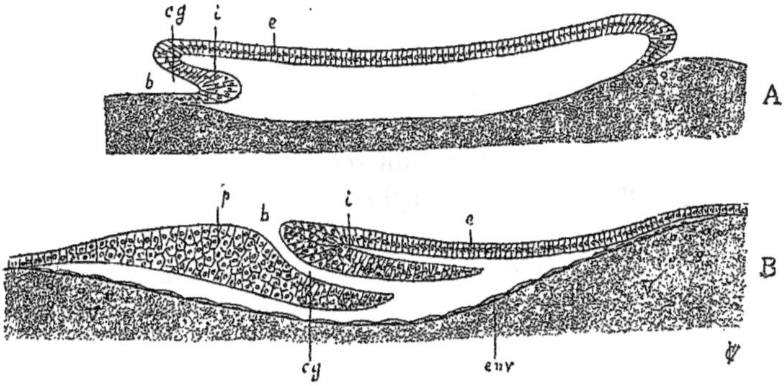

Fig. 11.

Coupes longitudinales de la gastrula des vertébrés (figures demi-schématiques).

A. — Gastrula de sélacien.
B. — Gastrula d'un vertébré supérieur.
cg, cavité de la gastrula. — *b*, blastopore. — *lp*, ligne primitive. — *e*, ectoderme. — *i*, entoderme (entoderme vrai ou gastruléen). — *env*, entoderme vitellin. — *v*, vitellus et noyaux vitellins.

et se montre représentée par un enfoncement en doigt de gant communiquant avec l'extérieur par un orifice étroit. Cet orifice ne correspond d'ailleurs chez ces animaux qu'à une partie du blastopore de l'amphioxus, la majeure partie de ce blastopore étant représentée par une formation particulière, la *ligne primitive* (fig. 11, B, *lp*). Celle-ci, vue en coupe longitudinale dans la figure 11, se montre sur le blastoderme vu de face sous la forme d'une bande antéro-postérieure plus sombre, occupant la ligne médiane du blastoderme (*plaque axiale*) (fig. 12, A, *p*). Elle n'est autre qu'un orifice blastoporique allongé, dont les lèvres se seraient soudées. On a la trace de cette soudure dans une gouttière peu profonde, la *gouttière primitive* (fig. 12, B, *gp*), qui court le long de la ligne primitive ; on en a la preuve dans la constitution même de cette ligne.

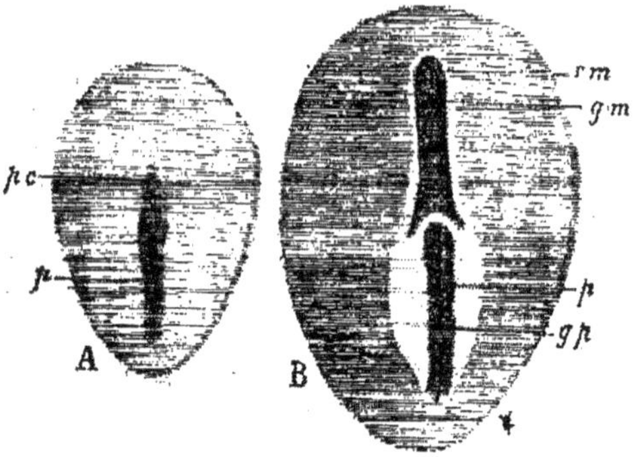

Fig. 12.
Aires embryonnaires du lapin en deux stades successifs du développement (demi-schématiques).

A est le stade le plus jeune. — *pc*, prolongement céphalique (début de l'ébauche embryonnaire). — *gm*, gouttière médullaire bordée par les replis médullaires *rm*. — *p*, ligne primitive. — *gp*, gouttière primitive.

Tout blastopore en effet est caractérisé par la disposition anatomique suivante : à son niveau le feuillet externe se reploie pour former le feuillet interne, paroi de la cavité gastruléenne ; l'ectoderme s'y montre donc continu avec l'entoderme (voyez fig. 9, C). Cette continuité des deux feuillets ne manque pas à la ligne primitive, dont on peut se représenter schématiquement la structure en rapprochant jusqu'à les fusionner les deux lèvres droite et gauche d'un blastopore. L'entoderme qui, formé par la réflexion de l'ectoderme, tapisse la cavité gastruléenne, peut être appelé *entoderme vrai* ou *gastruléen*.

A côté de l'entoderme gastruléen, on est amené à considérer également comme entoderme et à qualifier d'*entoderme vitellin* le vitellus avec les noyaux vitellins de l'œuf des poissons, les cellules vitellines de l'œuf des Batraciens, et tout spécialement la couche cellulaire différenciée à la surface du vitellus chez les vertébrés supérieurs, et nommée le plus souvent « *paraderme* ». La différenciation cellulaire à la surface du vitellus, qui est le seul phénomène dont il sera ici question, constitue un processus en quelque sorte abâtardi et fruste de la gastrulation, qui s'est ainsi trouvée dédoublée chez les reptiles, les oiseaux et les mammifères en deux processus : l'un, l'invagination gastruléenne, est primitif, palingénétique, c'est-à-dire reproduit les dispositions primitives de l'amphioxus ; l'autre, la différenciation cellulaire vitelline, est de nature cœnogénétique, c'est-à-dire commandé par des nécessités nouvelles.

Il est indispensable de fixer ces faits par un exemple que nous nous ferons un devoir d'emprunter aux mammifères, bien que les phénomènes qui succèdent immédiatement à la segmentation y présentent un caractère un peu spécial.

Chez les mammifères, il s'est formé, à la suite de la segmentation, un germe composé d'une assise périphérique de cellules épithéliales, l'*ectoderme primaire* (fig. 13, A, *cp*), à la face profonde de laquelle se montre suspendu un amas cellulaire, qu'on a qualifié improprement d'entoderme primaire, et que l'on doit nommer avec plus de raison *reste vitellin* (fig. 13, A, *rv*) ou mieux encore « *résidu de la segmentation* », le considérant comme représentant en partie la masse des cellules vitellines d'un œuf à vitellus ; ce résidu ne remplit pas toute la cavité de l'œuf et laisse entre l'ectoderme primaire et lui un espace, que l'on appelle la *cavité blastodermique* (fig. 13, A).

Plus tard, la cavité de l'œuf augmentant toujours davantage, le reste vitellin s'étale à la face interne de l'ectoderme primaire, et la cavité blastodermique devient de plus en plus grande (fig. 13, B).

En un stade ultérieur (fig. 13, C), l'ectoderme primaire, appelé aussi « couche recouvrante » ou « couche de Rauber » disparaît, selon la plupart des auteurs,

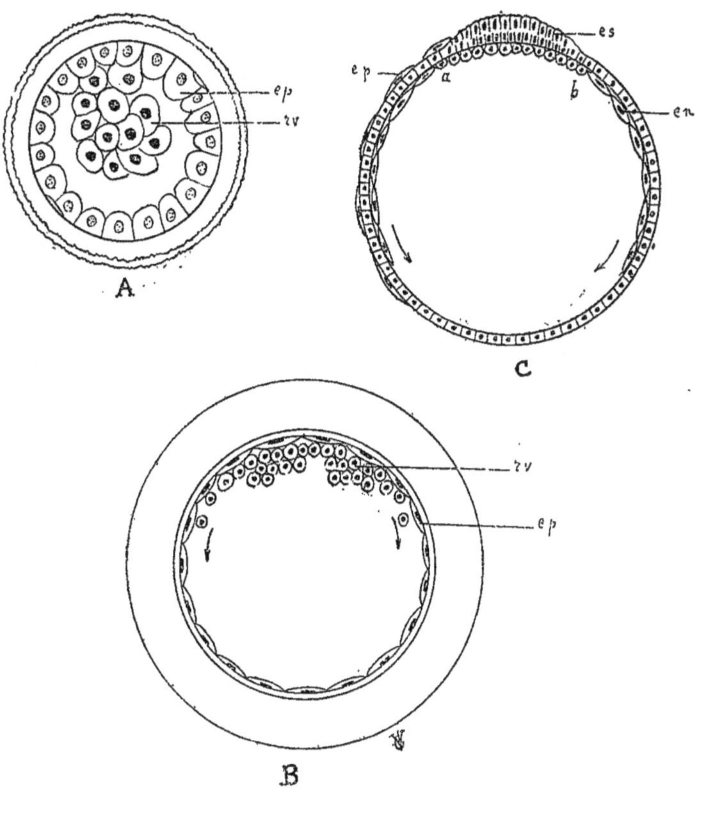

Fig. 13.

Trois stades du développement de l'œuf du Lapin, précédant la gastrulation (d'après E. VAN BENEDEN).

A est le stade le plus jeune; C, le plus âgé.

ep, ectoderme primaire. — *rv*, résidu vitellin, — *es*, ectoderme secondaire. — *en*, entoderme vitellin. — De *a* à *b*, tache embryonnaire avec l'ectoderme et l'entoderme embryonnaires.

sans laisser de traces dans le plus grand nombre de cas, ou ne s'employant en tout cas point à la constitution de l'embryon. Le reste vitellin au contraire s'accroît de plus en plus; il s'étale sur toute la périphérie de l'œuf, au-dessous de la couche de Rauber, en formant l'*ectoderme secondaire* ou définitif (*es*). Ses cellules les plus profondes (*en*) ou *entoderme vitellin* éprouvent une extension moins rapide, et alors que l'ectoderme secondaire est complètement constitué, elles ne sont parvenues encore, par exemple, qu'à recouvrir l'hémisphère supérieur de l'œuf. La *vésicule blastodermique* ainsi limitée est alors monodermique (à un seul feuillet) dans sa moitié inférieure, et didermique (à deux feuillets) dans sa moitié supérieure seulement; elle finira toutefois par être à peu près complètement tapissée aussi par l'entoderme.

La transformation la plus importante du reste vitellin consiste en ce qu'au pôle supérieur de l'œuf il s'épaissit beaucoup pour constituer la *tache* ou *aire embryonnaire*. Cette aire embryonnaire (fig. 14, *ae*), dont la forme est d'abord circulaire, puis ovalaire, enfin de plus en plus allongée, et qui se détache sur le fond transparent et grisâtre de l'œuf comme une tache opaque et blanchâtre, est constituée par les parties suivantes, formées aux dépens du reste vitellin. Superficiellement, on trouve une assise de cellules hautes, cylindriques, formant l'ectoderme embryonnaire; puis au-dessous l'entoderme embryonnaire, formé de cellules dont les caractères diffèrent de ceux du reste de la couche entodermique; entre les deux demeurent quelques éléments, dont on a fait une assise embryonnaire mésodermique, c'est-à-dire moyenne.

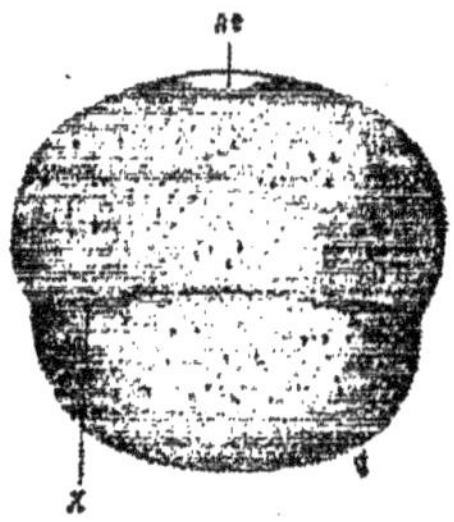

Fig. 14.

Vésicule blastodermique du lapin au 7e jour vue de profil (d'après Koelliker).

ae, aire embryonnaire. — La ligne *x* marque l'endroit jusqu'où la vésicule blastodermique a une paroi formée de deux feuillets (comparez fig. 13, C).

Si maintenant l'on examine, sur un germe parvenu à un stade de développement plus avancé, à la période de gastrula, une série de coupes transversales de l'aire embryonnaire (fig. 15, A-E), et comparativement une coupe longitudinale

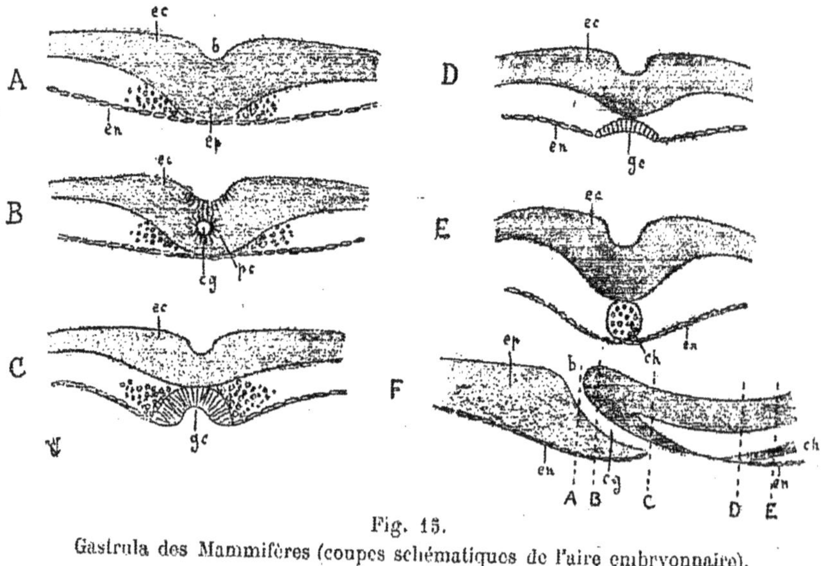

Fig. 15.

Gastrula des Mammifères (coupes schématiques de l'aire embryonnaire).

A-E. Coupes transversales, F, Coupe longitudinale.

Parmi les coupes transversales, A est la plus postérieure. La coupe longitudinale est parcourue par des traits verticaux A-E, indiquant le niveau des diverses coupes transversales. — *b*, blastopore. — *en*, entoderme ou mieux entoderme vitellin. — *cg*, invagination gastruléenne ou intestin primitif. — *pc*, prolongement céphalique. — *lp*, ligne et gouttière primitives. — *gc*, gouttière cordale. — *ch*, corde dorsale. — *ec*, ectoderme.

(fig. 15, F), on constate les faits suivants. En A, la coupe passe par le blastopore *(b)*, c'est-à-dire par la ligne et la gouttière primitives, tapissées profondément par le feuillet entodermo-vitellin *(en)*. Plus en avant, la coupe B offre la section d'un canal, l'invagination gastruléenne *(cg)* ou intestin primitif, dont la paroi, formée par un entoderme vrai ou gastruléen, s'appelle le *prolongement céphalique (pc)*, parce qu'elle figure une sorte de bourrelet longitudinal creux de la face inférieure du blastoderme, effilé en avant et dirigeant sa pointe vers l'extrémité céphalique de l'embryon (fig. 15, F). En *C*, c'est-à-dire sur une coupe antérieure, l'invagination gastruléenne s'est ouverte en-dessous et représente une gouttière déhiscente inférieurement du côté du vitellus : on donne à ce sillon le nom de *gouttière cordale (gc)*, parce que sa paroi dorsale ou son toit constituera plus loin un organe nommé corde dorsale et que l'on retrouvera ultérieurement; la paroi de la gouttière est du reste divisée assez indistinctement en deux moitiés, unies chacune du côté dorsal et vers la ligne médiane à l'ectoderme, du côté ventral et latéralement à l'entoderme vitellin. En D, la gouttière cordale s'est considérablement aplatie et est même totalement effacée, si bien que l'ébauche de la corde dorsale, située sur le même plan que l'entoderme vitellin, est incorporée à ce dernier. Enfin la coupe E montre que l'ébauche de la corde dorsale s'est dégagée de l'entoderme vitellin, et paraît sur la face dorsale de celui-ci sous la forme d'un cordon cylindrique, la *corde dorsale* définitive *(ch)*.

Des faits récents autorisent à penser que les états successifs, réalisés d'avant en arrière dans les coupes A-E, ne sont que les différentes manières d'être du blastopore et des lèvres de cet orifice, qui se déplacent incessamment tout le long de l'axe de l'embryon, se modifient au fur et à mesure d'une manière profonde et ne conservent leur constitution primitive et caractéristique qu'au niveau de l'endroit qui représente, à chaque moment du développement, l'extrémité postérieure ou caudale de l'embryon.

Cela revient à dire, conformément à une opinion formulée autrefois et renouvelée dans ces derniers temps sous le nom de *théorie de la concrescence*, que le germe au stade de gastrula et plus tard l'ébauche embryonnaire qui en dérive se développent d'avant en arrière par coalescence de deux moitiés (fig. 16). Par conséquent dès ce stade, le germe offre une symétrie bilatérale évidente : on peut en effet déjà distinguer les futures extrémités céphalique et caudale, les futures faces ventrale et dorsale de l'ébauche embryonnaire. La bouche ou la ligne primitive indique l'extrémité caudale; la face ventrale est marquée par l'endroit où se trouve le matériel vitellin, ou la vésicule blastodermique qui tient lieu de vitellus chez les mammifères. A cette époque, la ligne primitive et son prolongement céphalique forment ensemble les organes essentiels de l'aire embryonnaire, différenciée elle-même chez les vertébrés supérieurs au sein d'une plage claire, *l'aire transparente*.

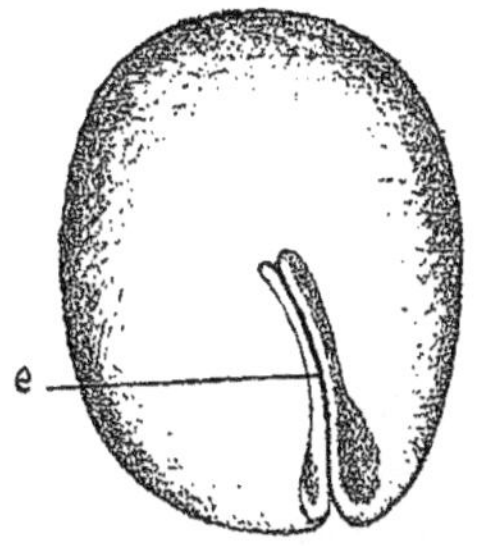

Fig. 16.

Vue de face du disque germinatif d'un Sélacien (la Torpille) montrant que le corps embryonnaire *e* se compose de deux moitiés fusionnées.

§ 7. — LES DEUX FEUILLETS PRIMAIRES DE LA GASTRULA. — LEURS TRANSFORMATIONS, LEUR DESTINÉE

Les transformations ultérieures que subissent les feuillets primaires de la gastrula sont les suivantes :

1° L'ectoderme se différencie en donnant l'*épiderme* et le *système nerveux central*. Pour former ce dernier, l'ectoderme s'épaissit le long de la ligne médiane dorsale de l'ébauche de l'embryon en une *plaque neurale* ou *médullaire* (fig. 17, I) ; celle-ci se déprime en un sillon, la *gouttière neurale* ou *médullaire* bordée par des replis médullaires (II et III), que l'on voit de face (fig. 12, B, *gm*, *rm*) ; cette gouttière, par la coalescence de ses bords, se transforme en un tube, le *tube neural* ou *médullaire* (fig. 17, IV). Tout ce qui de l'ectoderme n'a pas été employé à la constitution du tube médullaire devient l'épiderme avec les *organes des sens* qui en dépendent. Le *système nerveux périphérique* a aussi l'ectoderme pour origine, et particulièrement la région des lèvres de la gouttière médullaire.

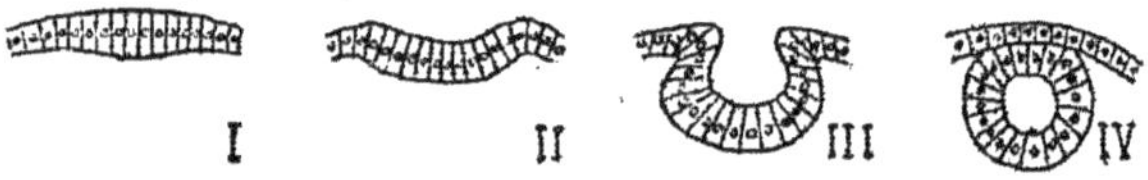

Fig. 17.

Schémas de la formation du tube médullaire chez les vertébrés supérieurs (coupes perpendiculaires à l'axe de l'ébauche embryonnaire).

I, plaque médullaire continue avec le reste de l'ectoblaste. — II, sillon médullaire. — III, tube médullaire presque clos. — IV, tube médullaire complètement fermé et indépendant de l'ectoblaste.

2° Les transformations de l'entoderme sont plus compliquées.

A. — Étudiées chez l'amphioxus comme type (fig. 18, A et B), on voit que la voûte de la cavité intestinale primitive *(ci)* se creuse en gouttières qui sont au nombre de trois, une médiane et deux latérales (fig. 18, A). La première est l'ébauche de la *corde dorsale (ch)* et représente ainsi une *gouttière cordale;* cette gouttière devient ensuite un cordon plein, la corde dorsale. Les gouttières latérales (A, *cg*) s'isolent de même de la cavité intestinale primitive et constituent alors (B, *cg*) des cavités closes, les *sacs cœlomiques*, dont l'ensemble forme le *cœlome* ou *cavité générale*. Ces sacs s'étendent de plus en plus loin entre les feuillets primaires jusqu'à la face ventrale de la larve. Leur paroi, occupant une situation intermédiaire entre l'ectoderme et l'entoderme, peut être appelée *feuillet moyen, mésoderme* ou *mésoblaste* (fig. 18, C, *m*). Le feuillet moyen se compose d'ailleurs de deux lames qui comprennent entre elles le cœlome ; l'une, externe, est le *mésoderme pariétal* ou *somatique* ou encore *feuillet pariétal moyen* (C, m^1) ; l'autre, interne, est le *mésoderme viscéral* ou *splanchnique* ou encore *feuillet viscéral moyen* (C, m^2). L'ectoderme et le mésoderme pariétal accolés forment la *somatopleure;* l'entoderme et le mésoderme viscéral juxtaposés constituent la *splanchnopleure*.

Ce qui reste de l'entoderme primitif après le départ du mésoderme et de la

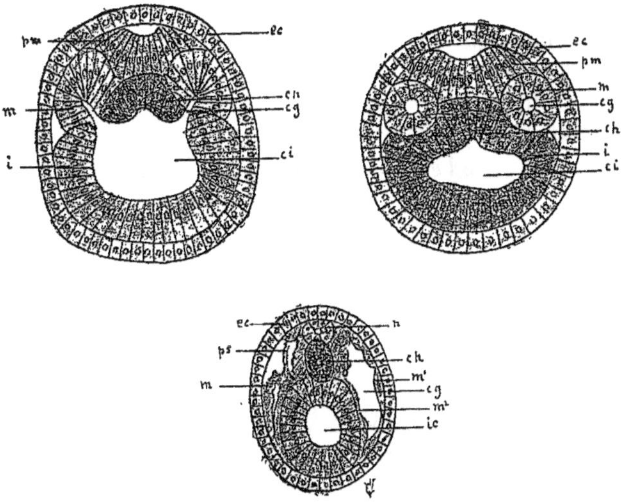

Fig. 18.

Coupes transversales du germe de l'Amphioxus en des stades de développement différents pour montrer les formations dérivées de l'entoderme (d'après Hatschek).

En A et B *ec*, ectoderme — *i*, entoderme. — *pm*, plaque médullaire déprimée en gouttière. — *ch*, corde dorsale. — *m*, mésoderme. — *ci*, cavité intestinale primitive. — *cg*, cavité générale.
En C, mêmes lettres. — *n*, tube nerveux ou médullaire. — m^1, m^2, feuillets pariétal et viscéral du mésoderme. — *ps*, segment primitif. — *ic*, cavité intestinale définitive.

corde dorsale forme l'*entoderme définitif*. Ce qui subsiste de la cavité intestinale primitive après isolement des gouttières de la corde et du cœlome est la *cavité intestinale définitive* (fig. 18, C, *ic*).

B. — Chez les vertébrés supérieurs l'évolution de l'entoderme primaire est passablement différente, bien que directement dérivée de celle que présente le type précédent.

La différence consiste d'abord en ce qu'il n'y a pas production de gouttières du cœlome ; mais le mésoderme naît comme un bourgeon plein, qui ultérieurement seulement se délamine en feuillets pariétal et viscéral par l'apparition dans son épaisseur d'une cavité cœlomique. Tandis que la cavité du cœlome qui doit son origine à un diverticule parti de l'intestin primitif (fig. 19, A, *e*) porte le nom d'*entérocœle*, on appelle *schizocœle* celle qui se forme indépendamment de l'intestin primitif par fissuration du mésoderme (B, *z*). Dans la *théorie du cœlome* des frères Hertwig, le véritable

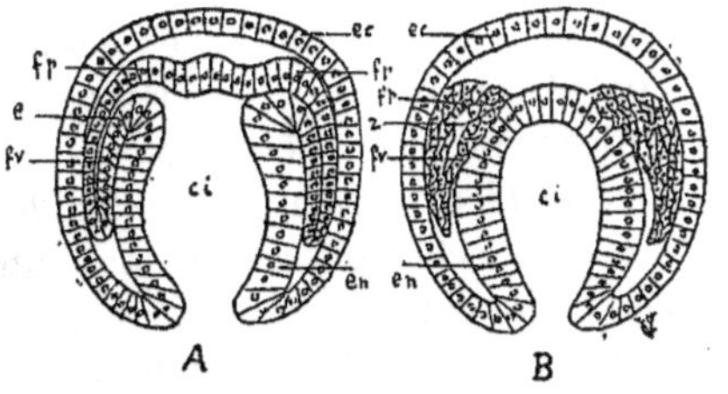

Fig. 19.

Schémas de l'entérocœle et du schizocœle.

A, entérocœle. — B, schizocœle. — *ec*, ectoderme. — *en*, entoderme. — *ci*, cavité intestinale primitive. — *e*, entérocœle. — *z*, schizocœle. — *fp*, *fv*, feuillets pariétal et viscéral du mésoderme.
En A, à gauche, l'entérocœle est une fente perméable ; à droite elle est virtuelle par accolement de ses parois.
En B, à droite, stade où le mésoderme n'est pas encore creux ; la cavité générale existe du côté gauche qui représente un stade plus avancé.

cœlome est celui qui se forme par le mode entérocœlique, et le vrai mésoblaste celui qui se constitue par un plissement creux de l'entoblaste; la dignité de cœlome n'appartient pas au schizocœle, non plus que celle de mésoblaste au feuillet moyen formé par un bourgeon plein de l'entoblaste.

En second lieu et surtout, les vertébrés supérieurs se distinguent de l'amphioxus en ce que chez eux tout l'entoderme primaire vrai, formé par invagination du blastoderme, se transforme pour donner la corde dorsale et le mésoderme, et que par suite l'entoderme définitif, paroi de l'intestin définitif, a une autre origine.

§ 8. — DESTINÉE DU PARABLASTE. FORMATION DU FEUILLET INTESTINAL ET DE L'ÉBAUCHE CONNECTIVO-SANGUINE

Dans les œufs qui sont chargés de vitellus, ou dans ceux qui, comme l'œuf des mammifères, peuvent être considérés comme en ayant contenu, dans ces œufs qui par conséquent possèdent un parablaste, celui-ci forme une membrane dont il a été question déjà et qui a été appelée, en raison de son origine, *entoderme vitellin*, ou encore « *paraderme* ». Le parablaste fournit aussi un ensemble d'éléments, disposés sans ordre et dépourvus de tout arrangement épithélial, qui représentent un *mésoderme vitellin*, un *mésenchyme*. De même qu'au stade de morula le parablaste n'était que l'ensemble des cellules embryonnaires incomplètement différenciées et ne différait pas essentiellement des cellules de segmentation composant le blastoderme, de même actuellement il faut bien se garder de voir, dans les produits du parablaste (l'entoderme vitellin et le mésenchyme), des formations isolées dues à un processus embryologique singulier. Tout au contraire, la différenciation de l'entoderme vitellin et celle du mésenchyme représentent des processus d'invagination apotypiques (dérivés du type) et frustes d'une masse embryonnaire non agencée en feuillets, non différenciée en épithélium et par suite impuissante à s'invaginer; l'entoderme vitellin et le mésenchyme sont l'état imparfait de l'entoderme gastruléen vrai et du mésoderme.

A. — L'entoderme vitellin (fig. 20, *env*) est étalé à la surface du vitellus chez les reptiles et les oiseaux ou tout autour de la cavité blastodermique qui tient lieu de vitellus chez les mammifères; chez les premiers d'ailleurs il ne repose pas directement sur la masse vitelline, mais il est tendu au-dessus d'un espace, la *cavité sous-germinale*, qui représente une partie de la cavité blastodermique des mammifères. Il s'insère au vitellus suivant une zone annulaire qui règne tout autour de la cavité sous-germinale; là, ses cellules deviennent plus élevées, se chargent de matériaux vitellins et forment une région de passage de l'entoderme au vitellus, que l'on appelle *bourrelet entodermo-vitellin* (*bv*). Chez les mammifères cette région, en l'absence de vitellus, est marquée cependant par un changement de forme des cellules de l'entoderme vitellin qui, d'autre part, se chargent de granulations vitellines.

L'entoderme vitellin forme vraisemblablement seul la majeure partie de la paroi du tube digestif des vertébrés supérieurs, c'est-à-dire du feuillet intestinal. Son rôle serait donc considérable dans l'édification du corps embryonnaire.

B. — Quant au mésenchyme, trois opinions différentes ont été soutenues relativement à la place qu'il convenait de lui attribuer à côté des autres formations embryonnaires et particulièrement du mésoderme.

Pour les uns, le mésoderme des vertébrés supérieurs est tout entier un mésenchyme, c'est-à-dire qu'il ne se présente nulle part comme un feuillet épithélial formé par invagination, mais qu'il se montre partout comme une masse cellulaire où les éléments sont disposés sans ordre déterminé et qui se produit par bourgeonnement ou délamination d'une région quelconque de l'entoderme.

Pour d'autres, le mésoderme et le mésenchyme coexistent dans l'ébauche de l'embryon, avec des attributs bien différents tirés de leur origine, de leur situation, de leur destinée.

Enfin la légitimité de l'existence du mésenchyme a été mise en doute par une troisième catégorie d'auteurs. Les trois caractères principaux, en effet, qui permettaient la distinction du mésenchyme d'avec les autres organes primordiaux de l'embryon et spécialement d'avec le mésoderme, et qui paraissaient lui assurer une place à part parmi ceux-ci, lui ont tour à tour été refusés par ces embryologistes. Son origine parablastique en premier lieu a été niée, parce que chez certains animaux on a vu le parablaste s'atrophier. Ensuite on l'a vainement cherché à l'endroit caractéristique où d'autres l'avaient placé, c'est-à-dire à la périphérie du blastoderme (d'où le nom de *mésoderme périphérique* qu'on avait pu lui donner) et entre l'entoderme et le feuillet viscéral du mésoderme (d'où le nom de *feuillet intermédiaire* qu'on lui avait imposé). En troisième lieu, sa destinée, qui consisterait dans la production des tissus conjonctifs et du sang, dont il serait même la source unique, a été également rejetée, et l'on a attribué au mésoderme lui-même la genèse des tissus conjonctifs et du sang, par l'intermédiaire d'une formation secondaire dont il va être question à l'instant.

On n'a rien trouvé toutefois qui pût remplacer complètement le mésenchyme d'origine parablastique. On a établi seulement, par des recherches récentes et multipliées, qu'il se fait tardivement, aux dépens du mésoderme (fig. 20, *m*),

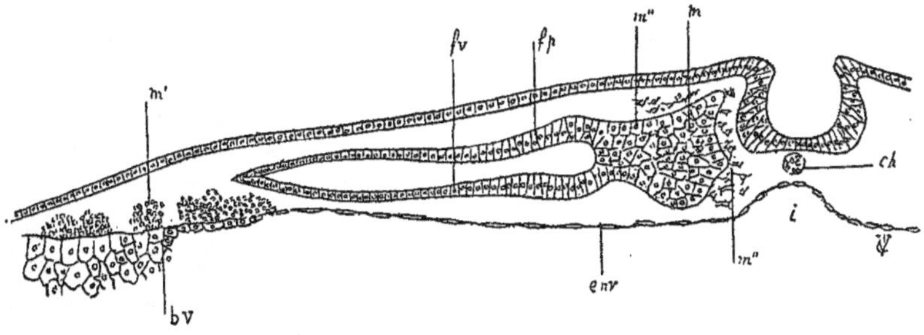

Fig. 20.

Diagramme des formations mésenchymateuses, d'après une coupe transversale schématique du blastoderme du Poulet.

m, mésoderme. — *fp*, son feuillet pariétal. — *fv*, son feuillet viscéral — *m'*, mésenchyme primaire ou périphérique. — *m"*, mésenchyme secondaire. — *env*, entoderme vitellin. — *bv*, bourrelet entodermo-vitellin. — *i*, cavité intestinale. — *ch*, corde dorsale. — *n*, gouttière nerveuse ou médullaire.

une production d'éléments pareils à ceux du mésenchyme (*m'*), et que l'on peut en distinguer comme *mésenchyme secondaire* (*m"*), par opposition au précédent qui serait un mésenchyme primaire. Outre la distinction d'origine, il y a encore, entre le mésenchyme d'origine parablastique et le mésenchyme secondaire que produit le mésoderme, cette autre différence d'ordre topographique, que le premier est situé à la périphérie du blastoderme, en dehors de l'ébauche embryonnaire, tandis que l'autre, formé aux flancs du mésoderme, appartient à l'ébauche même de l'embryon (fig. 20). Il suit de là que le premier doit pénétrer en direction centripète dans le rudiment embryonnaire, en dehors duquel il est primitivement situé, pour y fournir ensuite les tissus connectivo-sanguins ; le second au contraire, pour aboutir à ces tissus, peut se différencier sur place.

Quelque idée que l'on se fasse du mésenchyme, on peut toujours désigner sous ce nom l'ensemble des cellules embryonnaires qui sont destinées à fournir les tissus conjonctifs et le sang : le mésenchyme mérite donc à ce titre les dénominations de « germe connectivo-sanguin », de « desmo-hæmoblaste » et celle plus impropre de « feuillet vasculaire » sous lesquelles on l'a désigné. Etudier la destinée du mésenchyme revient donc à examiner l'origine des tissus conjonctifs et du sang.

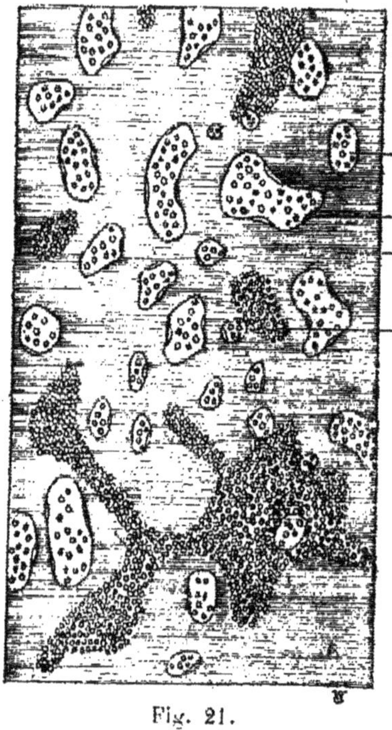

Fig. 21.

Fragment de l'aire vasculaire du disque germinatif du Poulet, vu de face (d'après Disse).

vs, réseau des voies sanguines. — *is*, îles de sang situées dans ce réseau. — *ie*, plages plus claires, comprises dans les mailles du réseau, ou îles de substance. — *ev*, endothélium vasculaire appliqué sur les iles de substance qu'il sépare des vaisseaux.

Ainsi posée, la question est en partie résolue par des faits bien établis.

On a constaté d'abord, chez les batraciens et chez des vertébrés supérieurs, qu'entre le feuillet viscéral du mésoderme, d'une part, et le vitellus ou l'entoderme vitellin d'autre part paraissent çà et là des éléments, que l'on pourrait qualifier de mésenchymateux et qui de bonne heure prennent les caractères de globules sanguins.

D'un autre côté, chez tous les vertébrés, on a vu se détacher des feuillets pariétal et viscéral du mésoderme des cellules, soit isolées, soit groupées en une sorte de bourgeon creux, qui constitueront dans toutes les régions du corps d'abord le tissu conjonctif embryonnaire, puis les diverses formes histologiques qui en dérivent (tissus conjonctif ordinaire et tendineux, tissus osseux, cartilagineux, muscle lisse, etc.); ce sont ces cellules dont l'ensemble a reçu plus haut le nom de mésenchyme secondaire.

Enfin et surtout, à la périphérie du blastoderme des reptiles et des oiseaux, dans la région annulaire appelée bourrelet entodermo-vitellin, suivant laquelle l'entoderme vitellin se confond avec le vitellus, et chez les mammifères dans une région correspondante, on voit se former à la surface de l'entoderme et au dessous du mésoderme viscéral, des amas de cellules, dont l'évolution, depuis longtemps suivie, conduit à la formation des premiers vaisseaux. Ces cellules, tout en se propageant vers le centre du blastoderme et par conséquent

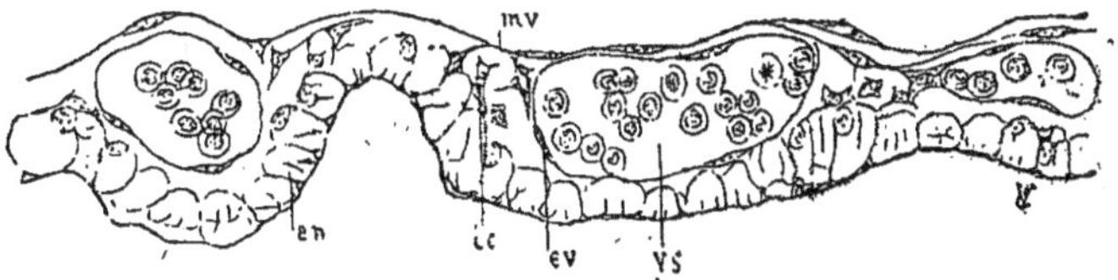

Fig. 22.

Coupe de la partie périphérique (aire vasculaire) du blastoderme d'un embryon de Poulet, vers la 30e heure.

env, entoderme vitellin. — *mv*, mésoderme viscéral. — *vs*, vaisseaux sanguins avec globules sanguins. — *ic*, îlots de cellules connectives. — *ev*, endothélium vasculaire.

vers l'embryon, s'agencent en un réseau de cordons et en îlots cellulaires interposés. Les cordons cellulaires se creusent par sécrétion de liquide ; par ce même fait certains éléments, repoussés à la périphérie du cordon, y deviennent les cellules de la paroi endothéliale des vaisseaux sanguins (fig. 21 et 22, *ev*) ; les autres éléments, réunis en groupes que l'on appelle les *îles de sang* (fig. 21, *is*) fournissent le contenu cellulaire des premiers vaisseaux, c'est-à-dire les globules sanguins. Quant aux îlots compris dans les mailles du réseau de cordons, ou *îles de substance* (fig. 21 et 22, *ic*), ils deviennent la substance conjonctive embryonnaire. La région du blastoderme, dans laquelle se développent les vaisseaux et les îles de substance, s'appelle l'*aire vasculaire*. Elle est limitée extérieurement dans nombre de cas par un vaisseau annulaire, le « sinus terminal »; chez les animaux où l'aire vasculaire prend une extension rapide, le sinus terminal disparaît de bonne heure ou même ne se forme pas.

§ 9. — CONSTITUTION DE LA FORME EXTÉRIEURE DE L'EMBRYON

Pendant que se déroulent ces processus, l'ébauche embryonnaire se sépare, au moyen de replis, du blastoderme qui l'environne, tandis que celui-ci s'étend de plus en plus sur la sphère vitelline et finit par l'envelopper complètement. L'extrémité antérieure de l'ébauche embryonnaire, séparée par un *repli céphalique* de la région correspondante du blastoderme (fig. 23, *gl'*) devient la *tête* de l'embryon ; l'extrémité postérieure se trouve délimitée de la même manière par un repli caudal (*gl''*) et forme la *queue;* des replis latéraux isolent du blastoderme les *flancs* et plus tard la *paroi ventrale* de l'embryon (fig. 24 et 25, *gl*).

Les gouttières qui limitent l'embryon séparent ainsi chacun des divers feuillets en deux régions, l'une *embryonnaire,* l'autre *extra-embryonnaire.* De la sorte se délimite d'abord la somatopleure (ectoderme et mésoderme pariétal) de l'embryon. Le processus de plissement atteignant ensuite la splanchnopleure, il en résulte que la portion d'intestin que renferme la proéminence céphalique s'individualisera sous la forme d'un tube, l'*intestin céphalique* ou *antérieur* (fig. 23, *ia*), de même que la portion d'intestin située dans l'extrémité caudale deviendra l'*intestin terminal* ou *postérieur* (fig. 23, *ip*). Ces deux portions du tube intestinal sont encore fermées du côté de l'extérieur, et ne s'y ouvriront que plus tard, l'une par la bouche, l'autre par l'anus. Mais elles communiquent avec la partie moyenne de l'intestin, demeurée encore à l'état de gouttière, et indistincte de la cavité vitelline, par des orifices qui sont respectivement les *aditus anterior* et *posterior ad intestinum* (*aia*, *aip*).

On donne à la région extra-embryonnaire du blastoderme, étendue tout autour de la sphère vitelline ou ovulaire, le nom de *sac vitellin*, parce que chez les animaux qui ont un vitellus (fig. 26, *v*), celui-ci s'y trouve compris ; et l'on distingue un *sac vitellin externe* ou *cutané* (*svc*) formé par la somatopleure extra-embryonnaire, et un *sac vitellin interne* ou *intestinal* (*svi*) constitué par la splanchnopleure extra-embryonnaire, l'un et l'autre étant séparés par le

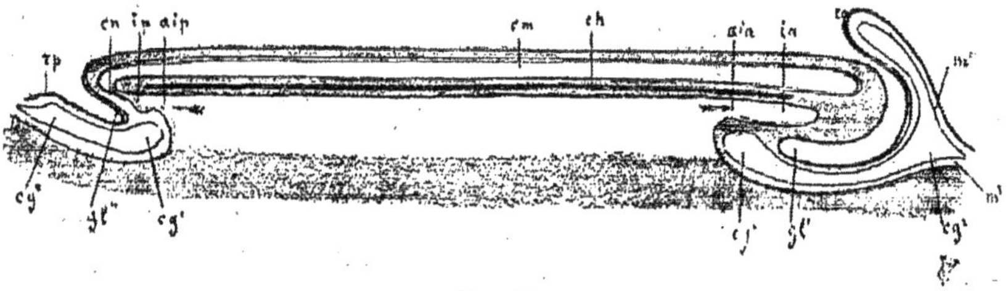

Fig. 23.

Coupe longitudinale schématique d'un embryon de Poulet (d'après O. Hertwig).

cm, canal médullaire. — *ch*, corde dorsale. — *ia*, *ip*, intestins antérieur et postérieur. — *aia*, *aip*, *aditus anterior ad intestinum*, *aditus posterior*. — *gl'*, *gl''*, gouttières limitantes antérieure et postérieure. — *cn*, canal neurentérique. — *cg'*, *cg²*, parties embryonnaire et extra-embryonnaire de la cavité générale. — *m'*, m², feuillets somatique et splanchnique du mésoderme. — *ra*, *rp*, replis antérieur et postérieur de l'amnios. Le feuillet externe est en rouge, le feuillet moyen en noir, le feuillet interne en bleu.

cœlome extra-embryonnaire (cg^2). Par les progrès des gouttières limitantes, il arrive que la région de transition entre l'embryon et le reste de l'œuf devient de plus en plus étroite et se réduit aux dimensions d'un pédicule reliant le sac vitellin à l'embryon (fig. 26). De même que l'on distingue un sac vitellin cutané et un sac vitellin intestinal, de même on peut dire que le pédicule se compose d'un pédicule cutané attaché à l'embryon suivant une insertion circulaire qui est l'*ombilic cutané* (marqué sur les figures de la planche par un double trait courbe rouge et noir), et d'un pédicule intestinal qui est le *conduit vitellin* proprement dit, inséré par un ombilic intestinal (indiqué par un double trait curviligne bleu et noir).

Dans l'extension du blastoderme autour de la sphère ovulaire, le mésoderme, plus tardivement formé, demeure en retard sur les autres feuillets. Il se comporte aussi d'une façon un peu particulière ; ainsi il respecte une région peu étendue, de forme semi-lunaire, située en avant de l'embryon, la *zone amésodermique*, qui demeure uniquement formée par l'ectoderme et l'entoderme.

La *forme* de l'embryon une fois isolé du blastoderme présente des particularités dignes de remarque, et spécialement des flexions de l'axe du corps. Il y a une flexion sur l'axe transverse de l'embryon, consistant en ce que le corps s'incurve à ses deux extrémités sur la face ventrale et se recourbe si fort que la tête et la queue viennent à se toucher. Au 3ᵉ jour de l'incubation chez le poulet, la flexion céphalique est très nette; comme elle porte sur la partie antérieure de la tête, on peut lui donner le nom de « *flexion céphalique antérieure* »; le sommet de la courbure ainsi produite est le *vertex*. A cette première flexion s'en ajoute une autre qui frappe la région postérieure de la tête et peut être appelée « *flexion céphalique postérieure* »; le point culminant de la courbure qu'elle détermine est la *nuque*. Il se fait également une torsion sur l'axe longitudinal, telle que chez le poulet, le tronc restant appliqué par la face ventrale sur le vitellus, la tête se contourne pour venir appliquer sa face gauche sur le même plan. Chez le lapin, il existe de même une torsion spiroïde de l'embryon, surtout marquée pour l'extrémité postérieure du corps qui peut être complètement recourbée en hameçon. L'embryon humain n'échappe pas à ces phénomènes de flexion; mais dans les stades très jeunes, il paraît présenter d'abord, au lieu d'une courbure à concavité ventrale, une flexion transverse en sens opposé, plus ou moins forte, suivant les embryons examinés.

§ 10. — CONSTITUTION ANATOMIQUE DU CORPS EMBRYONNAIRE

La constitution de l'embryon, à l'époque du développement où nous sommes arrivés, doit être étudiée sur des coupes transversales et sur des coupes longitudinales.

Sur des coupes transversales (fig. 24 et 25), on observe d'abord comment l'em-

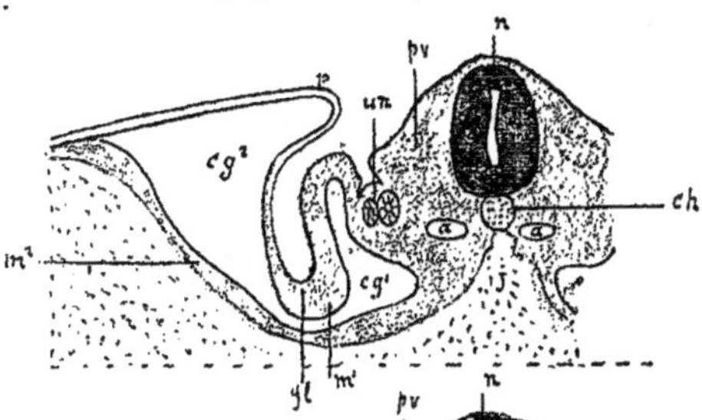

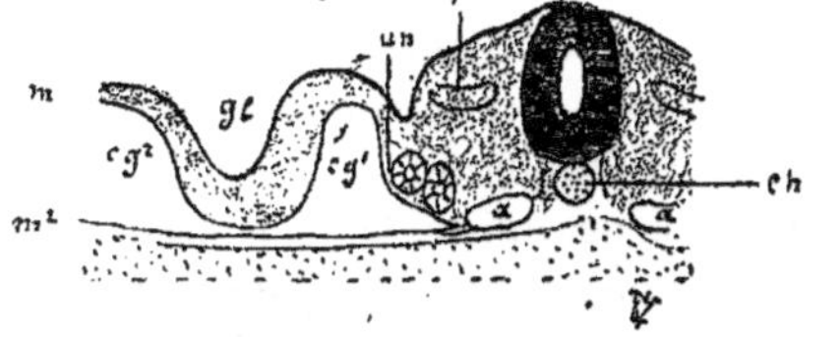

Fig. 24.

Coupe transversale d'un embryon de Poulet du 2ᵉ jour (d'après KOELLIKER, empruntée à O. HERTWIG).

gl, gouttière limitante. — *ep*, épiderme. — *n*, tube nerveux. — *pv*, protovertèbre. — *ch*, corde dorsale. — *a. a*, aortes. — *i*, intestin. — *rp*, rein primitif — *r*, repli latéral de l'amnios. — *cg*¹, *cg*', parties embryonnaire et extra-embryonnaire de la cavité générale. — *m*¹, *m*², feuillets pariétal et viscéral du mésoderme.

Fig. 25.

Coupe transversale d'un embryon de Poulet du début du 3ᵉ jour (d'après KOELLIKER, empruntée à O. HERTWIG).

Même signification des lettres que dans la figure précédente. Feuillet externe, rouge; feuillet moyen, noir; feuillet interne, bleu.

bryon est séparé du blastoderme extra-embryonnaire par des gouttières limitantes (*gl*) et l'on trouve les organes principaux suivants : l'épiderme (*ep*), le tube nerveux (n), constitué par plusieurs assises de cellules; la corde dorsale (ch), cordon arrondi, situé au-dessous du tube nerveux ; le mésoderme avec ses deux feuillets pariétal et viscéral (m^1 m^2), comprenant entre eux la cavité générale ou cœlome (cg^1) ; le tube digestif encore à l'état de gouttière (i) ouverte en dessous dans la cavité vitelline ; enfin, entre tous ces organes, des éléments formant dans leur ensemble le mésenchyme, déjà différencié d'ailleurs en cellules de tissu conjonctif et en vaisseaux remplis de globules.

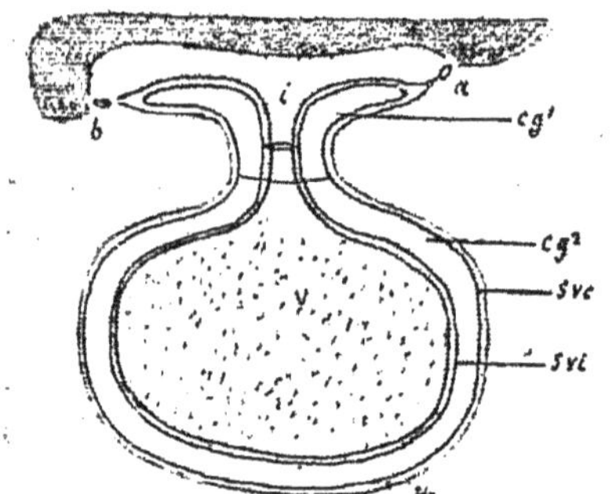

Fig. 26.

Coupe longitudinale schématique d'un germe de Sélacien (d'après O. HERTWIG).

Le sac vitellin s'est en partie séparé du corps de l'embryon, à la face ventrale duquel il pend, et auquel il est rattaché par un pédicule composé de deux tubes emboîtés l'un dans l'autre, le pédicule cutané et le pédicule intestinal (dont l'arc noir et l'arc bleu et noir indiquent respectivement les limites). Par le pédicule intestinal ou conduit vitellin, le sac vitellin communique avec l'intestin, qui débouche d'autre part au dehors par la bouche et par l'anus. La cavité générale de l'embryon se continue avec la cavité générale extra-embryonnaire, entre le sac vitellin cutané ou somatopleure extra-embryonnaire et le sac vitellin intestinal ou splanchnopleure extra-embryonnaire.

i, intestin. — *a*, anus. — *b*, bouche. — *scv*, sac vitellin cutané. — *svi*, sac vitellin intestinal. — cg^1, cg^2, parties embryonnaire et extra-embryonnaire de la cavité générale. — *c*, vitellus.

Les coupes longitudinales sont surtout intéressantes à étudier pour la région postérieure de l'embryon.

Chez l'amphioxus et chez les amphibiens, on voit le blastopore, qui correspond à l'extrémité postérieure de l'ébauche embryonnaire, se rétrécir de plus en plus jusqu'à ne plus représenter qu'une ouverture étroite. Quand maintenant (fig. 27) le sillon médullaire dans cette région s'est fermé en un tube, la bouche primitive ou blastopore (b) et par suite l'intestin (i) arrivent à communiquer avec le tube nerveux (cn). Quand ensuite le blastopore s'est rétréci davantage encore et surtout s'il est complètement obturé (fig. 28), comme on l'a admis pendant longtemps pour les amphibiens, l'intestin n'a plus d'autre débouché que le tube nerveux. Il existe alors un canal en forme de siphon, dont la branche supérieure est représentée par le tube nerveux, la branche inférieure par le tube digestif ; on l'appelle pour cette raison le *canal neurentérique* (fig. 28 et 28, n) ; ce canal finit du reste par s'oblitérer.

La question du canal neurentérique est connexe de celle de la destinée du blastopore. Chez les amphibiens, qui seuls nous occupent en ce moment, on a admis d'une part, comme nous l'avons supposé tout à l'heure, et comme le représente la figure 28, que le blastopore se fermait, tandis qu'il se créait un nouvel orifice intestinal qui est l'*anus* (fig. 28, B, a) que l'on peut distinguer de l'anus primitif ou blastopore sous le nom d'*anus secondaire* ou *cloacal*. Ensuite, on a pensé tout au contraire que le blastopore, sans diminuer d'une façon absolue, devenait en totalité l'anus. Enfin, et c'est l'opinion qui prévaut aujourd'hui, le blastopore dans sa partie antérieure est incorporé au canal neurentérique et s'oblitère avec lui ; dans sa partie postérieure, au contraire, il demeure perméable et n'est autre que le futur anus.

Chez les vertébrés supérieurs on retrouve, déformée il est vrai, la communication neurentérique de l'amphioxus et des amphibiens. Le canal neurentérique appelé aussi *canal cordal,* qui est très fugace, s'ouvre à l'extérieur par l'orifice blastoporique demeuré perméable à l'extrémité antérieure de la ligne primitive, en arrière de l'extrémité la plus reculée de la gouttière dorsale ou médullaire (fig. 12); de là il se dirige obliquement en avant pour s'ouvrir en bec de flûte par la gouttière de la corde dorsale dans la cavité intestinale primitive ménagée entre le blastoderme et le vitellus; il établit ainsi au début une communication entre les gouttières médullaire et cordale. Cette description, qui ne s'applique qu'aux premiers temps de l'existence du canal neurentérique, est aussi celle que nous avons donnée pour le canal gastruléen; le canal neurentérique donc n'est qu'un stade plus avancé de l'évolution et même un vestige du canal gastruléen (fig. 29 B). Plus tard, quand la gouttière médullaire est devenue un canal (C, *cm*), celui-ci ne cesse pas de communiquer avec la cavité intestinale, et il y a réellement alors canal neurentérique (*c*) unissant les deux tubes intestinal et médullaire. Ce canal recule ensuite de plus en plus en arrière, à mesure que s'allongent dans le même sens la corde dorsale (C, de *ch* à *ch'*) et le tube médullaire (de *m* à *m'*). Le canal neurentérique s'oblitérant ensuite, l'extrémité de l'intestin postérieur, qui débouchait dans le tube nerveux, devient un cul-de-sac (D, *ipa*), dont il va être question dans un instant.

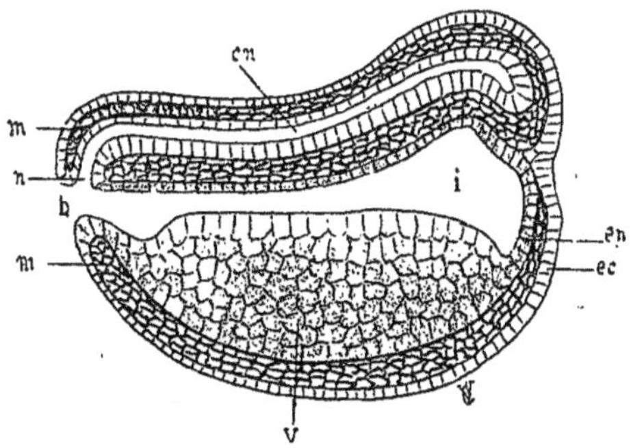

Fig. 27.

Coupe longitudinale d'un embryon de Grenouille (d'après GOETTE).

cn, canal neural. — *n*, canal neurentérique. — *i*, canal intestinal. — *b*, blastopore. — *m*, mésoderme. — *ec*, ectoderme. — *en*, entoderme. — *v*, cellules vitellines. — *ch*, corde dorsale.

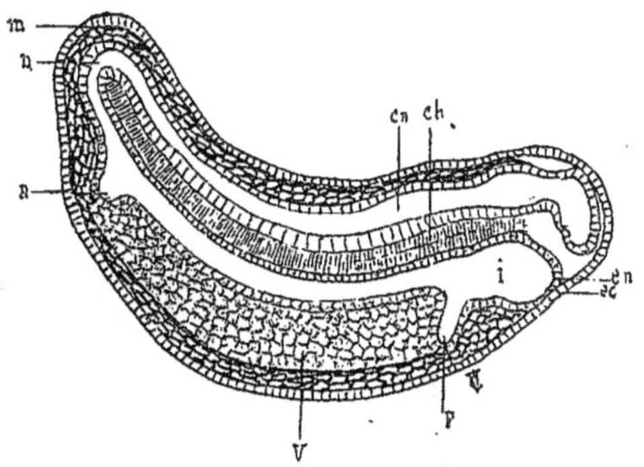

Fig. 28.

Coupe longitudinale d'un embryon de Crapaud, plus âgé que le précédent (d'après GOETTE).

Mêmes lettres que pour la figure 27, de plus: *a*, diverticule de l'intestin au niveau duquel se formera l'anus. — *f*, diverticule de l'intestin qui donnera naissance au foie.

Quant à la destinée du blastopore et à la formation de l'anus, chez les vertébrés supérieurs, le blastopore se comporte essentiellement de la même façon que dans les classes plus inférieures de vertébrés. La partie tout à fait antérieure du blastopore, seule perméable, est en effet absorbée ici comme là par le canal neurentérique. En arrière de l'orifice blastoporique, le blastopore n'a pas à se fermer, ainsi que c'était le cas pour l'amphioxus et les amphibiens, car il l'est déjà sous forme de ligne primitive (fig. 29, *pr*). Au contraire, puisque ce blastopore est obturé dès l'origine, et que sa portion la plus postérieure ne peut par conséquent pas demeurer perméable comme chez les amphibiens pour donner lieu à l'anus, il faut que cette portion la plus reculée se perfore secondairement. C'est ce qui a lieu de la façon suivante. A l'extrémité de la ligne primitive du blastopore, l'ectoderme et l'entoderme sont en contact sans interposition de mésoderme et forment ensemble une sorte de membrane, la *membrane anale* ou *cloacale* (D, *a*, *a*). De la perforation de cette membrane résultera l'anus. Quant à la majeure partie de la ligne primitive, comprise entre l'orifice anal et le cul-de-sac intestinal résultant de l'oblitération du canal neurentérique, elle s'accroît beaucoup et devient la queue de l'embryon. Le cæcum intestinal a reçu le nom d'*intestin post-anal* (D, *ipa*), parce qu'il est placé en arrière de l'anus quand celui-ci, par suite de l'incurvation de l'extrémité postérieure de l'embryon, se sera déplacé du côté ventral et en avant; on lui donne aussi le nom d'*intestin*

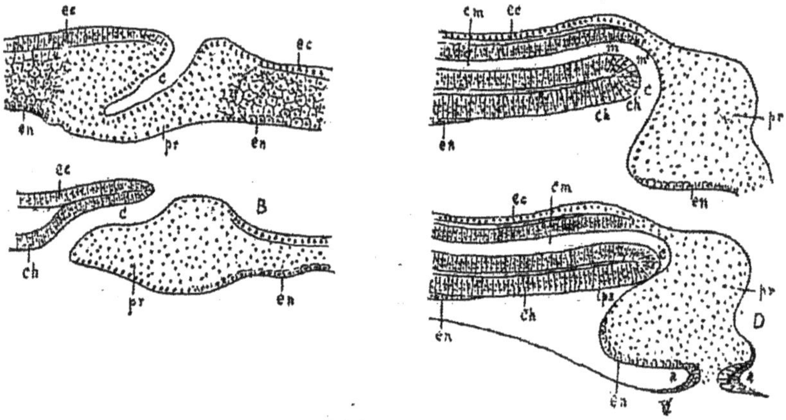

Fig. 29.

Quatre coupes schématiques, longitudinales et médianes, de la partie postérieure de l'ébauche embryonnaire et de la ligne primitive chez des embryons de Lézard d'âge différent (les coupes A et B imitées de STRAHL).

A est le stade le plus jeune. — *c*, invagination et canal neurentérique. — *ipa*, intestin post-anal ou caudal. — *pr*, ligne primitive. — *ec*, ectoderme. — *en*, entoderme. — *ch*, corde dorsale. — *cm*, canal médullaire. — En C, de *m* à *m'*, de *ch* à *ch'*, portions surajoutées du tube médullaire et de la corde. — En D, *a*, *a*, les dépressions ectodermique et entodermique desquelles l'anus prend naissance.

caudal, parce qu'il est situé dans l'épaisseur de la queue, laquelle, on vient de le voir, dérive de la ligne primitive. L'intestin caudal s'allonge dans la suite beaucoup à l'intérieur de la protubérance caudale; puis tantôt il s'oblitère à partir de son extrémité borgne, tantôt au contraire à son embouchure dans l'intestin postérieur; d'autres fois encore il se tronçonne en plusieurs segments indépendants les uns des autres.

La description qui précède, bien qu'elle s'applique plus spécialement aux reptiles (qui, offrant le type le plus schématique, méritaient notre choix), est valable dans ses traits généraux pour tous les vertébrés supérieurs, l'homme même, à qui ne font défaut, d'après les quelques embryons suffisamment jeunes qu'on a pu examiner, ni le canal neurentérique, ni l'intestin post-anal, ni la protubérance caudale.

Pour résumer cette description, on peut dire que le canal neurentérique n'est que la partie la plus antérieure du blastopore demeurée perméable; l'anus en est la portion la plus reculée, laquelle devient perméable secondairement; la partie moyenne du blastopore ou ligne primitive proprement dite, de beaucoup la plus étendue, toujours imperforée, transformée qu'elle est en une masse cellulaire compacte, est le rudiment de la queue.

§ 11. — ENVELOPPES OVULAIRES. ANNEXES EMBRYONNAIRES

Quand l'embryon d'Amphioxus, dit O. Hertwig, a parcouru les premières phases du développement, il s'allonge, s'effile à ses deux extrémités et possède déjà grossièrement l'aspect pisciforme de l'adulte. Plus on s'élève dans la série des vertébrés, plus les embryons, parvenus en un stade de développement comparable à celui de l'embryon d'Amphioxus, diffèrent de l'animal parfait, et plus ils prennent des formes étranges en s'entourant d'enveloppes spéciales et se montrant pourvus de divers appendices destinés à disparaître plus tard. Cette différence est due d'abord à l'accumulation du vitellus chez les vertébrés supérieurs, qui ralentit et modifie le développement. Elle tient ensuite au milieu dans lequel les œufs se développent. Les œufs des animaux aquatiques, les plus inférieurs des vertébrés, se développent d'une façon plus directe et plus simple que ceux des vertébrés supérieurs, qui, pourvus d'enveloppes solides, sont pondus sur la terre, ou que les œufs qui restent enfermés dans les oviductes jusqu'à complète maturité.

Les annexes embryonnaires peuvent être partagées en deux groupes. Dans l'un de ces groupes figure la partie extra-embryonnaire du blastoderme, avec le vitellus qui y est contenu, le *sac vitellin* en un mot. Une telle annexe est tout simplement la portion de l'œuf non employée immédiatement et directement à la constitution du corps embryonnaire, transformée et adaptée à la nutrition de l'embryon. Cette annexe embryonnaire ne fait nulle part défaut dans la série des vertébrés, puisqu'elle n'est autre qu'une partie de l'œuf.

Dans l'autre groupe d'annexes embryonnaires, nous pouvons placer des formations nouvelles, des créations du corps de l'embryon, que réclamaient des besoins nouveaux répondant à un nouveau genre de vie embryonnaire ; tels l'*amnios* et l'*allantoïde*. Ces annexes sont l'apanage exclusif des sauropsidés (oiseaux et reptiles) et des mammifères, chez lesquels l'embryon, se développant dans des conditions spéciales de milieu, avait besoin d'enveloppes protectrices et de moyens de nutrition plus parfaits. Ces différences ont permis de partager les vertébrés en deux grands groupes : les *amniotes* comprenant les reptiles, les oiseaux et les mammifères, et les *anamniotes* (poissons et amphibiens). Cette division des vertébrés coïncide à peu près avec celle qui les distingue en *allantoïdiens* et *anallantoïdiens*.

A. — **Sac vitellin.** — Le sac vitellin se compose, comme on l'a vu déjà, de deux sacs emboîtés l'un dans l'autre (fig. 26). Le plus interne, formé par la splanchnopleure extra-embryonnaire, et renfermant le vitellus, est le sac vitellin intestinal ou sac vitellin proprement dit, ou encore *vésicule ombilicale*. Il est le support de la *circulation vitelline* ou *première circulation fœtale*, puisque les vaisseaux qui constituent l'aire vasculaire sont situés dans l'épaisseur de la splanchnopleure, entre l'entoderme et le mésoderme splanchnique. Le sang est amené et emporté par des vaisseaux dits *omphalo-mésentériques* ou *vitellins* (fig. 30).

Le sac le plus externe, formé par la somatopleure extra-embryonnaire, s'appelle le sac vitellin cutané ou *vésicule séreuse*. L'ectoblaste de cette vésicule

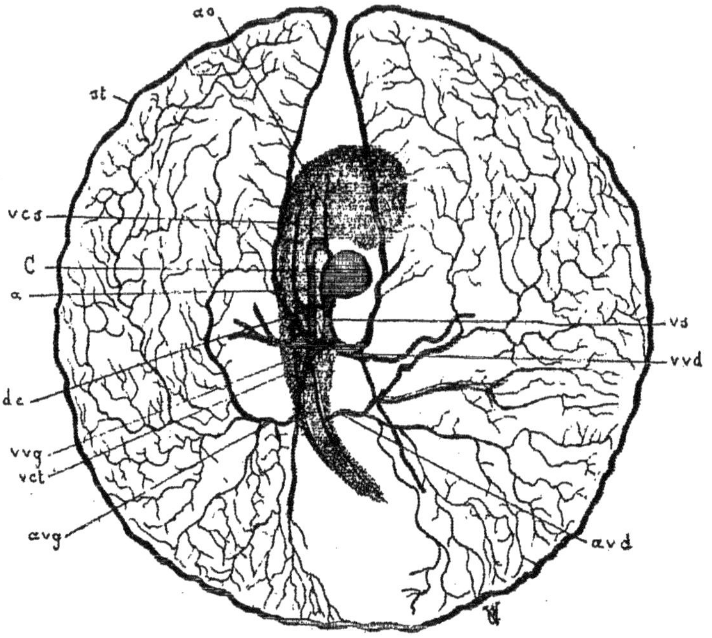

Fig. 30.

Diagramme de la circulation du sac vitellin chez le Poulet à la fin du 3e jour de l'incubation (d'après Balfour).

C, cœur. — *ao*, arcs aortiques. — *a*, artère dorsale. — *avd*, *avg*, artères vitellines droite et gauche. — *st*, sinus terminal. — *vd*, *vg*, veines vitellines droite et gauche. — *sv*, sinus veineux. — *vcs*, veine cardinale supérieure. — *vci*, veine cardinale inférieure. — *dc*, conduit de Cuvier. (Les veines sont indiquées en bleu ; les artères sont en rouge. Le blastoderme tout entier a été détaché de l'œuf et est vu par sa face inférieure).

se couvre chez les mammifères de végétations, de villosités (fig. 32, *eep*, *bc*) qui ont fait donner à la vésicule séreuse les noms de *membrane villeuse* ou de *chorion*.

B. — **Amnios.** — Si l'embryon s'enfonce vers le centre de la cavité de l'œuf, on comprend qu'il entraînera avec lui les parties adjacentes du blastoderme. L'embryon arrivera de la sorte à être situé au fond d'une dépression qui sera surmontée de *replis* ou *capuchons* que l'on peut distinguer en *antérieur* ou *céphalique*, *postérieur* ou *caudal*, et même *latéraux* (fig. 31, *ra*, *rp* ; fig. 31, *r*); ces replis (fig. 24 et 25, *r*) surplombent les gouttières limitantes (*gl*), qui définissent le contour de l'ébauche embryonnaire. L'ensemble de ces replis, que forme le blastoderme et particulièrement la vésicule séreuse, est l'amnios.

Les replis, grandissant et s'élevant de plus en plus au-dessus de l'embryon sous la forme de capuchons, arriveront à se souder (fig. 31), et la dépression amniotique se transformera en une cavité, la *cavité amniotique,* bientôt remplie et de plus en plus distendue par un liquide, le *liquide amniotique.*

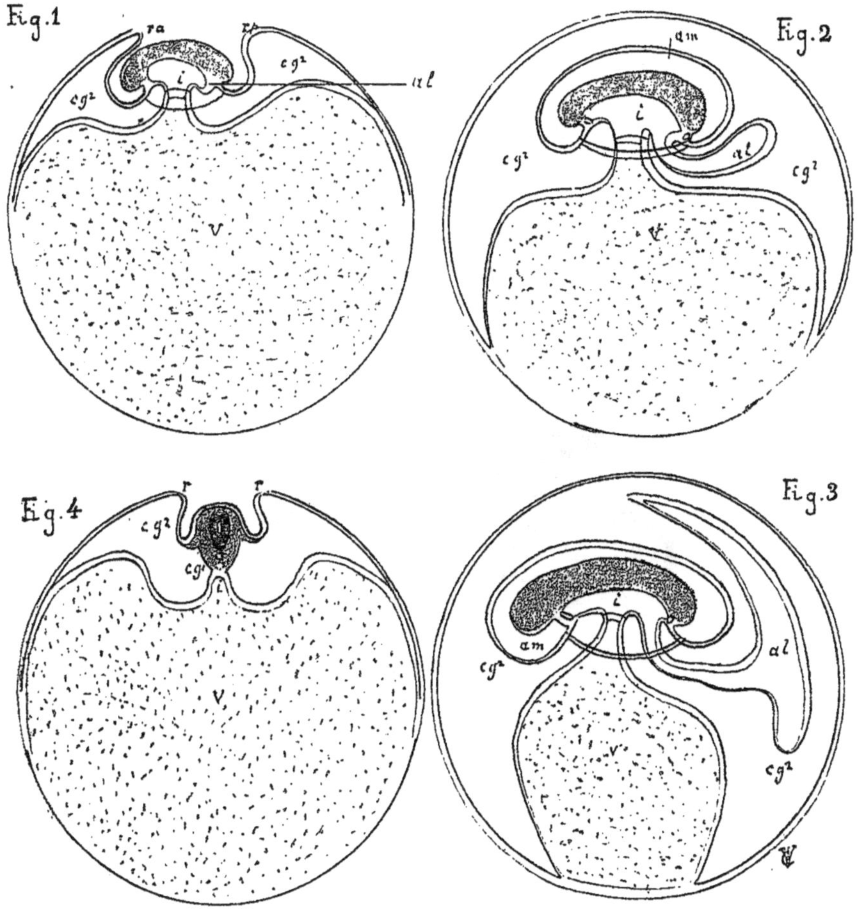

Fig. 31.

Coupes schématiques de l'œuf de Poulet; fig. 1, coupe longitudinale au 3e jour de l'incubation; fig. 2, coupe longitudinale au 4e jour; fig. 3, coupe longitudinale au 7e jour; fig. 4, coupe transversale au 3e jour (d'après O. Hertwig).

Ces coupes sont destinées à faire comprendre comment aux dépens de la région extra-embryonnaire du blastoderme se constituent les enveloppes de l'œuf (sac vitellin, amnios, vésicule séreuse et allantoïde). Dans toutes ces figures l'ectoderme est en rouge, l'entoderme en bleu, le mésoderme en noir; l'arc à double trait rouge et noir indique les limites du pédicule cutané; l'arc plus petit à double trait bleu et noir correspond à celles du pédicule intestinal.
i, intestin. — *al*, allantoïde. — *am*, cavité amniotique. — *ra*, *rp*, replis antérieur et postérieur de l'amnios. — cg^2, partie extra-embryonnaire de la cavité générale. — *v*, vitellus.

On conçoit que la constitution de l'amnios dépendra de celle du blastoderme qui, entraîné avec l'embryon, aura servi à le former. Or comme le blastoderme qui entoure l'extrémité antérieure de l'embryon est une zone amésodermique (fig. 32, 1, *zp*, *pr*), réduite aux feuillets externe et interne, le repli céphalique ou antérieur de l'amnios sera constitué dans nombre de cas par l'ectoderme et l'entoderme seuls, au moins transitoirement; on l'appelle, tant en raison de sa situation que de sa constitution plus primitive et l'entoderme le *proamnios* (fig. 32, 2-4, *pr*). Le repli postérieur, au contraire, qui, s'élevant (fig. 32, 1) au-dessus de l'extrémité caudale de l'embryon, peut être appelé *gaine caudale* (2, *gc*), s'effectue en un endroit où le mésoderme existe et peut être même clivé en ses deux lames somatique et splanchnique (fig. 32, 1); il

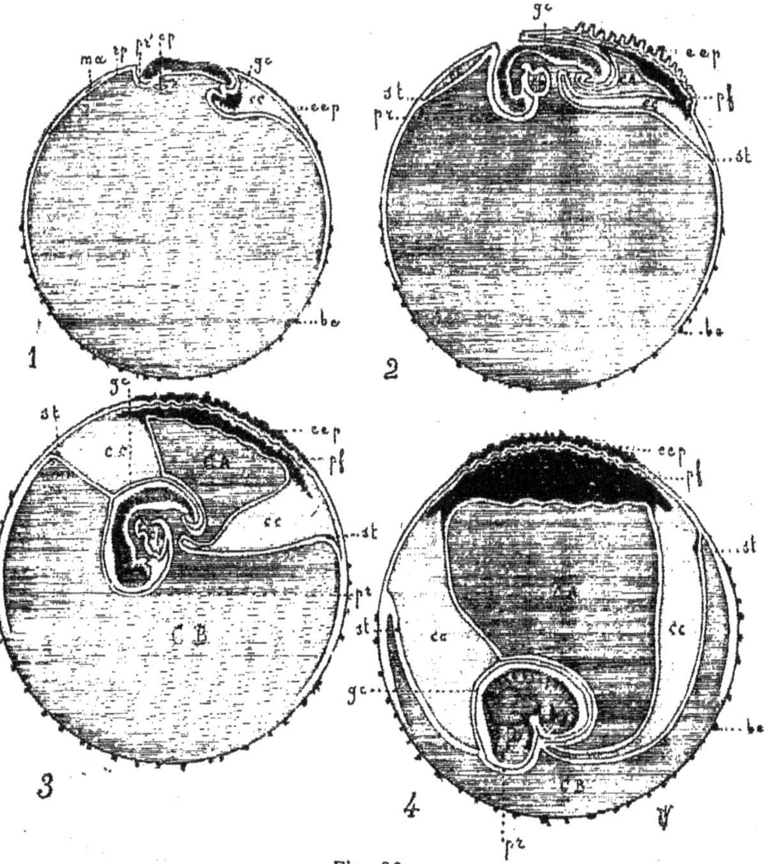

Fig. 32.

Schémas représentant la formation des annexes fœtales chez le Lapin (d'après Van Beneden et Julin).

1. Coupe longitudinale à travers un œuf jeune montrant comment la zone amésodermique *zp* s'infléchit et se déprime peu à peu au-dessous de la tête de l'embryon pour former le proamnios *pr*. A l'extrémité postérieure de l'embryon, le début de la gaine caudale *gc* et celui du diverticule entodermique allantoïdien avec le bourgeon mésodermique allantoïdien. En *ma*, mésoderme antérieur. — *cp*, cavité pariétale. — *cg*, cœlome. — *cep*, épaississements ectodermiques de la zone placentaire. — *be*, bourgeons ectodermiques développés sur l'hémisphère inférieur de l'œuf.

2. Œuf plus âgé. Toute la membrane amésodermique a été employée à la constitution du proamnios. La gaine caudale est très développée et recouvre la presque totalité du dos de l'embryon. — CA, cavité de l'allantoïde. — *st*, sinus terminal. — Les autres lettres comme ci-dessus.

3. La cavité amniotique est fermée. Le proamnios proémine fortement dans la cavité de la vésicule ombilicale CB, considérablement réduite par le développement du cœlome extra-embryonnaire.

4. Le proamnios est très réduit, et l'embryon s'est retiré presque totalement dans la gaine caudale. La cavité ombilicale, très diminuée, présente à la coupe la forme d'un croissant.

sera formé par conséquent par la somatopleure (ectoblaste et mésoblaste somatique réunis). Les deux parties de l'amnios, le proamnios et la gaine caudale, concourent dans des proportions variables suivant les cas à la constitution de l'amnios définitif.

C. — **Allantoïde.** — L'allantoïde est essentiellement constituée par un diverticule entoblastique de l'intestin postérieur (fig. 31, 32), ou plutôt elle représente l'extrémité la plus reculée de l'intestin (fig. 33, I, *al*) à une époque où celui-ci communique encore largement avec la cavité de la vésicule ombilicale. Ce diverticule, qui peut être très minime, se produit dans une masse de tissu mésodermique qui porte le nom de « *bourgeon ou éminence allantoïdienne* » (fig. 32, 1) et qui n'est autre qu'un reste de la ligne primitive. Cette éminence allantoïdienne dérive en effet d'une partie de la ligne primitive plus reculée encore que la membrane anale. Le bourgeon allantoïdien avec le diverticule

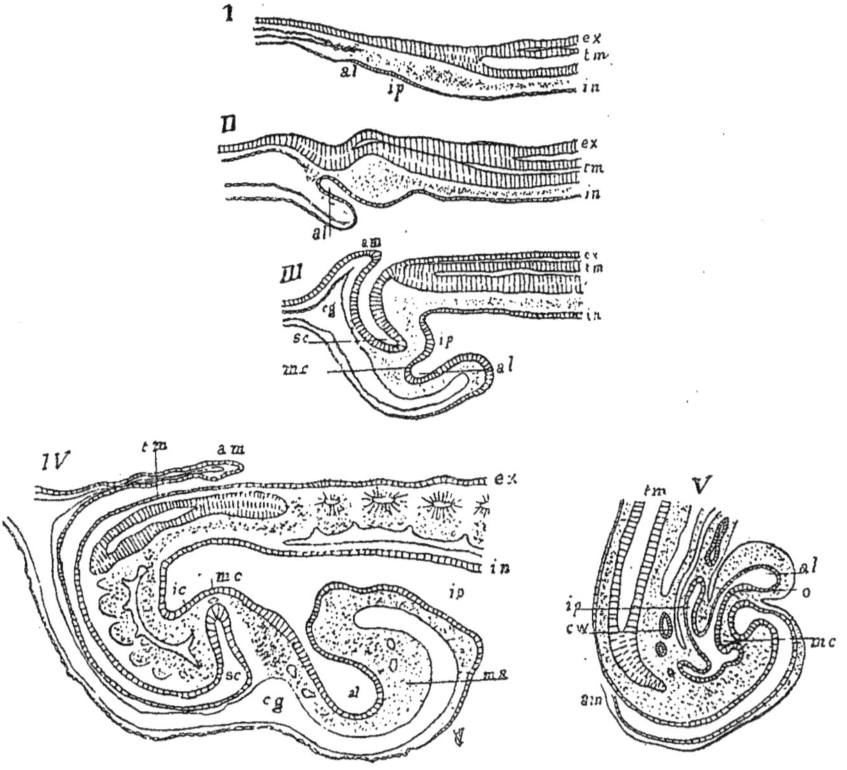

Fig. 33.

Développement de l'allantoïde, observé sur des coupes longitudinales de l'extrémité postérieure d'embryons de Poulet de 46 h., de 48 h., de 52 h., de 72 h., et de 5 jours 1/2 (d'après Duval, un peu simplifiées.)

ex, ectoderme. — *in*, entoderme. — *ip*, intestin postérieur. — *ic*, intestin caudal. — *mc*, membrane cloacale ou anale. — *sc*, dépression sous-caudale. — *am*, amnios. — *ma*, éminence allantoïdienne mésodermique. — *cg*, cavité générale, — *tm*, tube médullaire. — *o*, ouraque. — *cw*, canal de Wolff.

entoblastique qu'il contient s'étend de plus en plus dans la cavité du cœlome extra-embryonnaire (fig. 31, 2 et 3 et fig. 32, 2) et la remplissent en venant finalement s'appliquer à la face interne de la vésicule séreuse ou chorion (fig. 32, 2 et 3). L'extrémité dilatée du diverticule allantoïdien est la « *vésicule allantoïdienne* » ; sa base, rétrécie en un pédicule, s'appelle *ouraque* (fig. 33, V, *o* et *al.*)

Les rapports de l'ébauche de l'allantoïde avec les organes voisins sont intéressants à connaître. Le cæcum entoblastique duquel dérive l'allantoïde fait suite à l'intestin postérieur, en arrière duquel il est d'abord situé, puis en dessous duquel il se placera quand l'incurvation de l'extrémité postérieure de l'embryon se sera opérée (comp. I-IV, fig. 33).

L'allantoïde figure alors un diverticule de l'intestin postérieur et lui est appendue. En arrière et au-dessus du diverticule allantoïdien, l'intestin postérieur (*ip*) se prolonge en un intestin caudal (*ic*). L'endroit où se fera plus tard la perforation cloacale ou anale (*mc*) marque tout à la fois la limite de l'intestin postérieur, de l'allantoïde et de l'intestin caudal, et sépare plus particulièrement l'intestin de l'allantoïde.

L'allantoïde a deux rôles à remplir. Elle sert d'abord, comme l'indique le nom de *sac urinaire* qui lui a aussi été donné, à recevoir les produits d'excrétion rénale de l'embryon; elle fournit en d'autres termes la vessie (du moins dans la plupart des cas). En second lieu elle devient, à cause de sa richesse vasculaire et de la situation superficielle qu'elle acquiert ultérieurement, le plus important organe respiratoire de l'embryon. Le mésoderme de l'allantoïde devenant en effet très vasculaire est le siège d'une circulation que l'on appelle improprement *circulation ombilicale* mais qui serait mieux nommée *circulation allantoïdienne*, et qu'on a opposée à la circulation vitelline sous le nom de *deuxième circulation fœtale*.

D. Placenta. — Chez tous les mammifères, sauf les monotrèmes, il s'établit, entre la surface de l'œuf et la muqueuse de l'utérus dans la cavité duquel l'embryon se développe, des relations intimes, grâce auxquelles la nutrition du fœtus est assurée. Des relations semblables existent d'ailleurs dans des groupes plus inférieurs que les mammifères, chez les sélaciens par exemple.

Les rapports de l'œuf avec la matrice s'établissent par l'intermédiaire des végétations épiblastiques dont l'enveloppe la plus externe de l'œuf, la vésicule séreuse ou chorion, est hérissée (fig. 32, 1-4, *b*, *ecp*).

Ces végétations, dont la forme est du reste très variable, mais qui le plus souvent figurent des éminences coniques et ramifiées, dites *villosités choriales*, sont la première indication du développement de l'organe, le *placenta*, par lequel l'embryon est nourri; en raison de leur origine et de leur destinée, on peut donner à leur ensemble le nom d'*ectoplacenta*. L'ectoplacenta, et plus tard le placenta qui en dérive essentiellement, n'occupe le plus souvent pas toute l'étendue de la surface de l'œuf, mais seulement une région limitée, la région placentaire. C'est dans cette étendue que les villosités acquièrent le plus grand développement, tandis qu'ailleurs elles demeurent petites et ne tardent pas à s'atrophier. De là résulte que, dans la région placentaire, le chorion paraît couvert de villosités arborescentes (*chorion touffu*), au lieu que dans le reste de son étendue, il semble à peu près lisse (*chorion lisse*). Le chorion touffu seul entre en relation avec la muqueuse utérine pour donner naissance au placenta, le chorion lisse n'affectant que des rapports beaucoup moins intimes avec la paroi correspondante de la matrice. A cet effet, l'ectoplacenta, après que l'épithélium utérin et celui des glandes sont détruits, envahit le derme de la muqueuse utérine (fig. 34, I et II) et en entoure les vaisseaux, dont l'endothélium disparaît et qu'il borde dès lors directement (III). Les villosités choriales de l'ectoplacenta sont ensuite pénétrées par le mésoderme vasculaire de l'allantoïde, qui pendant ce temps est venu s'ajouter au chorion, de telle façon que les vaisseaux allantoïdiens du fœtus ne sont plus séparés que par une mince couche de tissu des vaisseaux utérins de la mère, et que de la sorte l'échange osmotique nutritif est des plus faciles entre la mère et le fœtus (IV).

Le plus souvent, c'est l'allantoïde qui est ainsi l'organe nourricier de l'em-

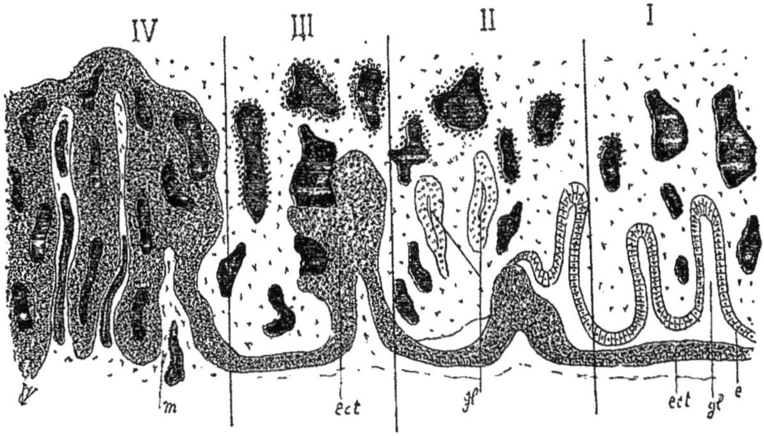

Fig. 34.

Schéma du développement du placenta (d'après les données de Mathias DUVAL).

Le schéma est divisé par des lignes verticales en 4 parties dont chacune correspond à un stade du développement. Vaisseaux maternels en rouge.

I. — Stade où il y a simple accolement de l'ectoplacenta à l'épithélium utérin. — *ect*, ectoplacenta. — *e*, épithélium utérin. — *gl*, glandes. — *v*, vaisseaux utérins.

II. — Stade où l'ectoplacenta forme des végétations villeuses *vi*, qui se soudent au derme utérin dénudé de son épithélium.

III. — L'ectoplacenta entoure bon nombre de vaisseaux utérins dont l'endothélium a dès lors disparu, et qui se transforment ainsi en lacunes sanguines limitées immédiatement par l'ectoplacenta. Dans l'ectoplacenta pénètre, par sa face profonde ou fœtale, du mésoderme allantoïdien *m*.

IV. — Les vaisseaux utérins sont tout entiers compris dans l'épaisseur de l'ectoplacenta. Celui-ci est découpé par l'immigration du mésoderme et des vaisseaux allantoïdiens en colonnes dont chacune contient un vaisseau maternel ou utérin *v*, séparé par une mince couche cellulaire du vaisseau fœtal ou allantoïdien.

bryon ; c'est elle qui vascularise la région ectoplacentaire du chorion, formant avec celui-ci un *allanto-chorion*. Exceptionnellement cependant, c'est la vésicule ombilicale qui joue le rôle habituellement dévolu à l'allantoïde, et qui constitue avec le chorion un *omphalo-chorion* (marsupiaux, hérisson).

Pendant que se passent ces phénomènes du côté de l'œuf, la muqueuse utérine éprouve pour sa part de profondes modifications. De bonne heure, en effet, elle s'épaissit considérablement ; les cellules de son derme s'hypertrophient ; son épithélium se détruit ; ses glandes, après s'être dilatées, disparaissent. De la surface de la muqueuse s'écoule un liquide, le *lait utérin*, contenant en suspension divers éléments cellulaires et des cristalloïdes albumineux en forme de bactéries ; il est vraisemblablement le produit principalement de la desquammation épithéliale des glandes. Mais la transformation la plus importante que subit la muqueuse est l'accroissement de sa vascularisation, en relation avec l'apport de plus en plus considérable des matériaux nutritifs destinés à l'embryon ; les capillaires utérins se dilatent énormément de façon à transformer la muqueuse en un véritable tissu caverneux.

Quant à la forme du placenta, elle est des plus variables. Tantôt le placenta reproduit la forme générale de l'œuf dont il occupe toute la surface ; ce placenta, qu'on appelle *diffus*, est caractérisé par la simplicité des relations chorio-utérines (porc). D'autres fois, le placenta est limité à des champs très circonscrits (les *cotylédons*) de la muqueuse de la matrice et de la région correspondante de l'œuf, ces champs étant d'ailleurs irrégulièrement distribués dans toute l'étendue des surfaces choriale et utérine en rapport; le placenta est dit alors *cotylédoné* (ruminants). Enfin le placenta, le plus souvent, n'occupe qu'une région déterminée de la surface de la matrice et de celle de l'œuf; sa forme est alors indépendante de celle de l'œuf et peut être *zonaire* (carnivores), entourant l'œuf sous forme d'une bande annulaire, ou *discoïde* (rongeurs, cheiroptères, homme).

A la naissance, la muqueuse utérine se détache et tombe le plus souvent en même temps que le placenta; elle est donc une *caduque*.

§ 12. — ANNEXES EMBRYONNAIRES CHEZ L'HOMME, L'ŒUF HUMAIN, L'EMBRYON HUMAIN

Faute de matériaux d'étude suffisamment nombreux et surtout dans un état de conservation convenable, nos connaissances relativement à l'œuf humain, à l'embryon qu'il contient et à ses annexes, sont encore incomplètes. L'histoire du développement des feuillets et par suite du corps embryonnaire est encore à faire chez l'homme ; aussi, en l'absence d'œufs humains assez jeunes pour permettre cette étude, avons-nous dû pour cela nous adresser à d'autres mammifères ou même à des vertébrés plus inférieurs. Les œufs les moins développés que l'on a eus sous les yeux étaient le plus souvent pathologiquement déformés, et l'embryon n'y existait pas ou était devenu méconnaissable, ou encore était manifestement monstrueux. Par contre les annexes embryonnaires ont été bien étudiées, sinon dans leurs premiers développements, sur lesquels des renseignements précis et complets font encore défaut, du moins sous leur état définitif.

Nous examinerons d'abord les premiers stades du développement de l'œuf humain.

Puis nous consacrerons un paragraphe distinct à l'examen des enveloppes ovulaires, à une période de développement plus avancée et à l'état définitif.

I

De l'observation des plus jeunes œufs humains se dégagent les principaux faits suivants :

La membrane qui entoure l'œuf, le chorion, est abondamment pourvue de villosités, qui existent soit sur toute la surface de l'œuf, soit seulement à l'équateur, les pôles de l'œuf demeurant libres (fig. 35). La cavité ovulaire, que circonscrit le chorion, est très spacieuse, incomplètement remplie par l'embryon et ses annexes, ce qui distingue l'œuf humain de ceux des autres mammifères (fig. 35). Dans tous les cas où, à l'intérieur de l'œuf, étaient renfermés un em-

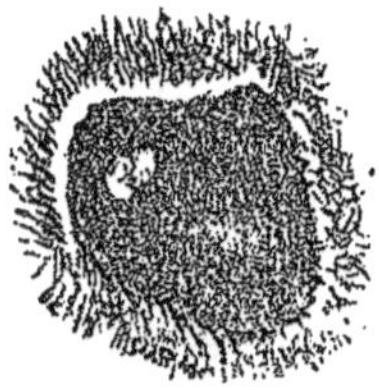

Fig. 35

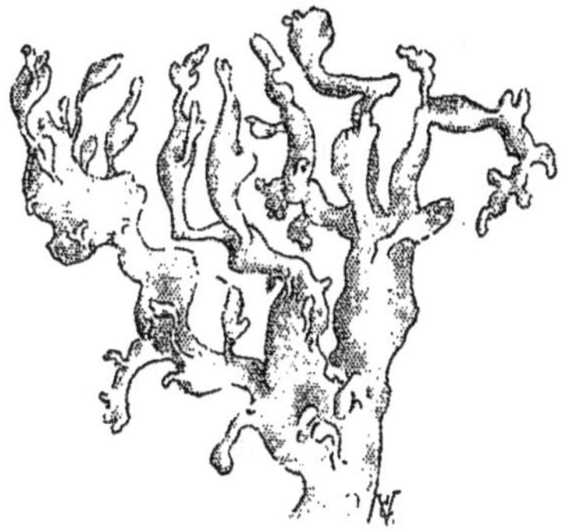

Fig. 36

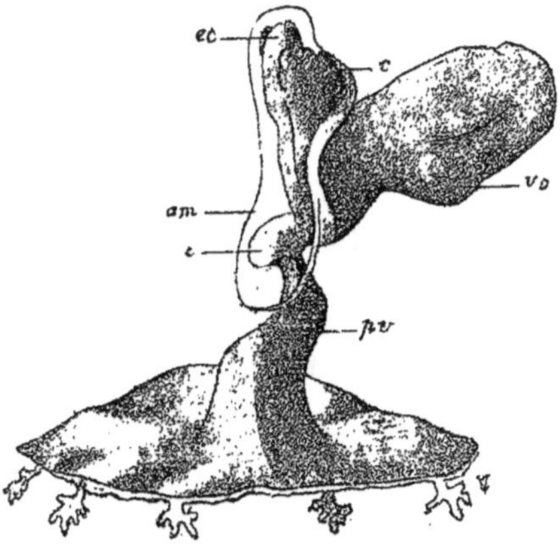

Fig. 37

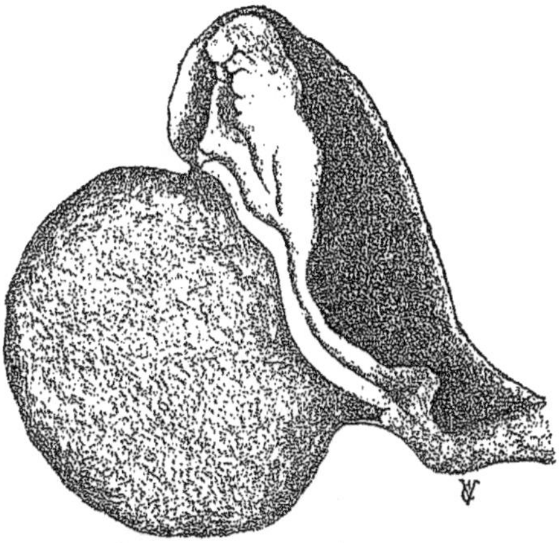

Fig. 38

Fig. 35.

Œuf humain hérissé de villosités, ouvert pour montrer le très petit embryon qu'il contient (d'après Allen Thomson).

Fig. 36.

Villosité choriale d'un embryon humain de trois mois, grossie.

Fig. 37.

Embryon humain de deux semaines (d'après Spee), grossi. Une partie seulement du chorion a été figurée.

ch, chorion. — *am*, amnios. — *vo*, vésicule ombilicale. — *pv*, pédoncule ventral, rattachant l'embryon au chorion. — *ec*, extrémité céphalique. — *ec'*, extrémité caudale.

Fig. 38.

Œuf humain de quinze jours (d'après Coste). Le chorion n'est pas représenté.

bryon et des annexes embryonnaires en bon état de conservation, leurs rapports étaient les suivants. A l'embryon était suspendue une vésicule ombilicale assez peu considérable relativement au volume de l'œuf entier, pourvue de vaisseaux, et communiquant largement avec l'intestin embryonnaire. L'embryon était d'ailleurs complètement entouré par l'amnios, dont la cavité était peu considérable. L'extrémité postérieure de l'embryon était rattachée au chorion par un pédoncule, nommé *pédoncule ventral* à cause de son insertion à la surface ventrale de l'embryon (fig. 37, 38).

Le pédoncule ventral, formation caractéristique de l'embryon humain, sur la genèse et la signification duquel on n'est pas encore complètement fixé, est constitué par les parties suivantes : 1° par le prolongement effilé de l'amnios (fig. 40, *am*); — 2° par une couche abondante de tissu, recouverte du côté de la cavité amniotique par l'ectoderme, partout ailleurs par l'épithélium du cœlome ; cette masse cellulaire est le prolongement de la ligne primitive, et sa face dorsale présente la coupe de la gouttière médullaire *(m)* ; — 3° par l'ébauche de l'allantoïde, réduite à un étroit canal épithélial *(al)* ; — 4° par les vaisseaux ombilicaux ou allantoïdiens, artériels et veineux *(a* et *v)*. En somme, le pédon-

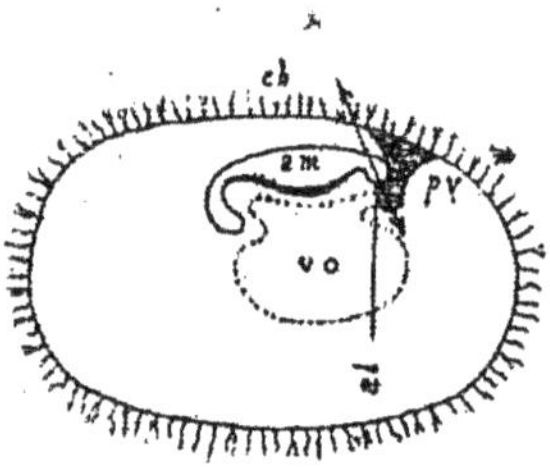

Fig. 39.
Coupe diagrammatique longitudinale d'un œuf humain (d'après His) (comparer avec les figures qui précèdent).

ch, chorion. — *pv*, pédoncule ventral. — *vo*, vésicule ombilicale. — *am*, cavité amniotique. — *al*, allantoïde.

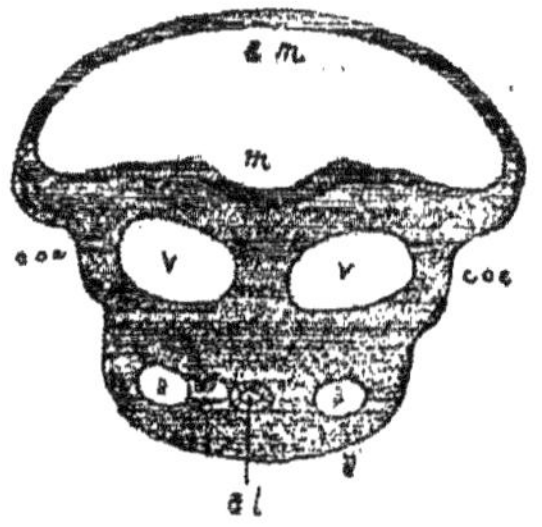

Fig. 40.
Coupe schématique transversale du pédoncule ventral (d'après His, modifiée par S. Minot), menée à travers la flèche de la figure précédente.

am, amnios. — *m*, gouttière médullaire — *al*, allantoïde. — *a*, *a*, *v*, *v*, artères et veines allantoïdiennes ou ombilicales. — *coc*, cœlome.

cule ventral représente un prolongement de l'extrémité postérieure de l'embryon tout entière ; cette extrémité dès le début serait restée en connexion avec le chorion à l'endroit où se forme l'amnios.

La forme des plus jeunes embryons humains observés sera étudiée plus tard, quant aux divers reliefs que présente la surface du corps et qui sont les ébauches d'autant d'organes. Mais il est certains caractères généraux offerts par la forme de l'embryon humain, qu'il est bon de signaler dès à présent. L'embryon humain présente une *flexion crânienne,* une légère *torsion spirale* de l'axe du corps et une *incurvation à convexité dorsale,* pareilles à celles que l'on observe chez les autres mammifères. Chez de très jeunes embryons, il existe cependant, au lieu d'une courbure à convexité dorsale, au contraire une concavité du dos correspondant à l'ouverture de l'intestin dans la vésicule ombilicale (fig. 41).

La constitution anatomique du corps de l'embryon humain est d'ailleurs essentiellement la même que celle que l'on trouve chez d'autres mammifères. L'extrémité postérieure, que l'on croyait pouvoir être distinguée de celle des autres vertébrés par l'absence de tout prolongement caudal, est au contraire prolongée par une queue bien caractérisée (fig. 41). Elle contient la partie terminale du tube médullaire (fig. 42, *m*) et de la corde dorsale (*ch*), un intestin caudal (*ic*) très spacieux, un mésoderme partagé en segments comme il l'est dans toute autre région du corps et chez n'importe quel autre vertébré. Les rapports des différents organes que l'on trouve au niveau de l'extrémité postérieure de l'embryon humain sont les mêmes que chez les autres vertébrés, comme le montre péremptoirement la comparaison de la figure 42 avec la figure 33 D, par exemple.

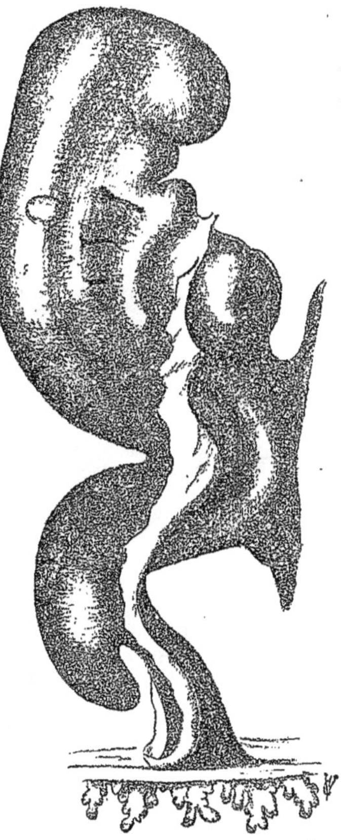

Fig. 41.
Embryon humain de 3mm., 2 (d'après His) montrant la courbure à concavité dorsale, l'extrémité caudale, le pédoncule ventral.

Passant maintenant à l'examen des relations qu'offrent les œufs humains très jeunes avec la muqueuse de la matrice, nous savons que l'œuf, qui est venu se loger dans l'utérus au voisinage de l'orifice tubaire, cesse d'être libre vers la fin de la deuxième semaine et s'entoure d'une capsule particulière, que lui fournit la muqueuse utérine. On pense généralement que cette muqueuse, en se tuméfiant, est arrivée à envelopper l'œuf complètement.

Comme la muqueuse entière doit tomber à la naissance, on lui donne le nom de *caduque*, que nous connaissons déjà, et on distingue : 1° la *caduque vraie*, qui tapisse le corps de l'utérus (fig. 43, *dv*); 2° la *caduque réfléchie*, formée par cette partie de la capsule périovulaire qui recouvre l'œuf et le sépare de la cavité utérine (*dr*) ; la *caduque sérotine* ou *placentaire*, qui est formée par la partie basilaire de la capsule, et au niveau de laquelle s'est faite la fixation de l'œuf à l'utérus (*dp*). Celle-ci est la plus importante à considérer ; car c'est elle qui est destinée à fournir plus tard la partie maternelle du placenta.

A cette époque les rapports intimes de l'enveloppe de l'œuf, c'est-à-dire du chorion hérissé de ses villosités, sont presque nuls avec la muqueuse utérine ; ce qui permet l'énucléation et le décollement de l'œuf.

II

Il nous faut à présent poursuivre, en nous adressant à des stades plus avancés, l'évolution des annexes embryonnaires de l'homme. Nous examinerons rapidement ce qui a trait à l'amnios et à la vésicule ombilicale, puis quelles sont les transformations du chorion. D'autre part nous assisterons aux modifications éprouvées par les diverses régions de la muqueuse utérine. Nous terminerons par l'examen des rapports du chorion avec la muqueuse utérine, et par l'étude du placenta.

A. — Ce qui caractérise surtout l'amnios humain, c'est le développement énorme qu'il prend d'assez bonne heure. L'amnios, qui au début reposait sur l'embryon et l'entourait étroitement, s'en écarte de plus en plus par l'accumulation de liquide dans sa cavité. Ainsi distendu, il finit par remplir la totalité de la vésicule de l'œuf, et par sa face externe vient s'appliquer à la face interne du chorion. Il est constitué par un épithélium pavimenteux (ectodermique), doublé par une couche connective (mésodermique et mésenchymateuse). Le liquide amniotique est faiblement alcalin, renferme de l'albumine, de l'urée et du glucose ; c'est au sixième mois que sa quantité est le plus considérable ; il est vraisemblablement d'origine fœtale, et représente le produit de l'excrétion urinaire du fœtus.

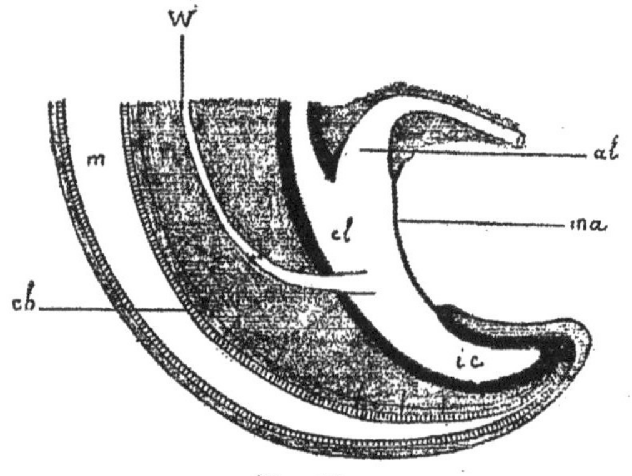

Fig. 42.
Vue de profil schématique de l'extrémité postérieure d'un embryon humain, montrant la constitution de la protubérance caudale.

ma, membrane anale. — *al*, allantoïde. — cloaque *cl* (portion terminale de l'intestin postérieur *ip*). — *ic*, intestin caudal. — *ch*, corde dorsale — *m*, tube médullaire. — Les lignes transversales indiquent la séparation du mésoderme en segments.

B. — La vésicule ombilicale, relativement petite chez l'homme par rapport au diamètre de l'œuf, vascularisée par les vaisseaux omphalo-mésentériques ou vitellins, subit ici une régression comparable à celle qui s'observe chez les autres mammifères. Elle s'allonge en un canal grêle, le *canal vitellin*, qui bientôt se réduit à un cordon plein, sauf à son extrémité qui demeure renflée sous la forme d'une petite vésicule de 0, 01 cm. de diamètre (fig. 44, *vo*).

Comme l'amnios, fortement distendu par du liquide, arrive à remplir toute la cavité ovulaire, il enveloppe et engaine nécessairement tout ce qui est renfermé dans cette cavité. C'est ainsi que le canal vitellin et le pédoncule ventral (ce dernier contenant le pédicule de l'allantoïde) sont entourés d'une gaine amniotique commune. Il en résulte un cordon, le *cordon ombilical*, ou brièvement *cordon*, qui, attaché d'une part à l'embryon et d'autre part à la paroi de l'œuf en un endroit où se développera plus tard le placenta, suspend l'embryon dans la cavité amniotique (fig. 44, *co*). Le cordon comprend dans sa structure: 1° un revêtement membraneux, qui lui est fourni par la gaîne amniotique qui l'entoure; un tissu conjonctif muqueux très abondant appelé *gelée de Wharthon,* qui englobe les autres éléments du cordon; les vaisseaux ombilicaux ou allantoïdiens, allant de l'embryon au placenta ; le pédicule épithélial de l'allantoïde ou ouraque ; les vaisseaux vitellins ou omphalo-mésentériques ; le canal vitellin ou omphalo-mésentérique ; ces trois dernières formations, à la naissance, sont réduites au point d'être le plus souvent méconnaissables. Le cordon ombilical a une longueur considérable (50 cm. chez le nouveau-né) ; cette longueur a pour cause la distension considérable du sac amniotique à travers lequel le cordon doit s'allonger pour continuer à relier l'embryon à la paroi de l'œuf et à la paroi utérine. Il s'insère d'ordinaire au centre du placenta (insertion centrale), plus rarement sur son bord (insertion marginale) ; exceptionnellement il s'attache à la paroi de l'œuf en dehors du placenta, envoyant de ce point de grosses branches vasculaires au placenta (insertion vélamenteuse).

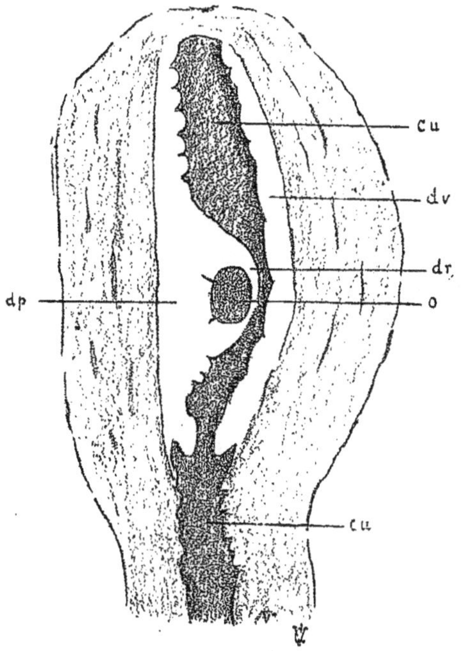

Fig. 43.

Coupe diagrammatique passant par le plan médian de l'utérus pour faire voir la forme de la capsule périovulaire et la saillie de la muqueuse à ce niveau (d'après KOLLMANN).

o, œuf. — *dv*, caduque vraie. — *dr*, caduque réfléchie. — *dp*, caduque placentaire ou sérotine. — *cu*, cavité utérine.

C. — Le chorion est pourvu de bonne heure de villosités abondantes, dont la précocité et le grand développement sont d'ailleurs caractéristiques de l'œuf humain. Il comprend deux couches, l'une superficielle, épithéliale (d'origine ectodermique), l'autre profonde, connective (d'origine mésodermique et mésenchymateuse). L'épithélium du chorion, qui naturellement se prolonge sur les villosités, est formé par deux assises cellulaires différentes. La couche connective est de bonne heure vascularisée par les vaisseaux ombilicaux (dès la quatrième semaine). Au troisième mois, il s'établit des différences importantes entre la partie du chorion qui correspond à la caduque sérotine et celle, d'étendue beaucoup plus considérable, qui est en contact avec la caduque réfléchie. Dans la première région, les villosités se développent beaucoup et deviennent extrêmement rameuses, d'où le chorion qui les porte a reçu le nom de *chorion touffu* (*chorion frondosum*). Dans la seconde au contraire, elles demeurent petites, de telle sorte que le chorion correspondant, conservant un aspect presque lisse par rapport à la région précédente, a été appelé *chorion lisse* (*chorion laeve*). A cette différence s'en ajoute bientôt une autre, qui consiste en ce que le chorion touffu seul reçoit d'importantes branches vasculaires des vaisseaux ombilicaux, tandis que celles du chorion lisse s'atrophient (comp. fig. 44, *chf* et *chl*).

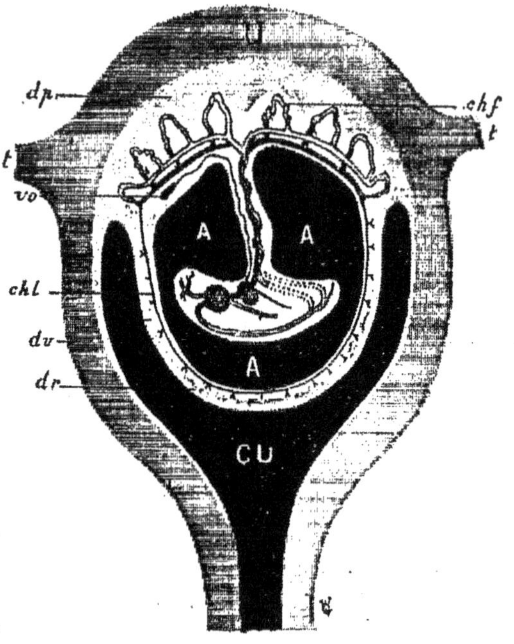

Fig. 44.

Coupe schématique de l'utérus gravide de la femme (d'après Wiedersheim).

U, utérus. — *CU*, cavité utérine. — *t*, *t*. trompes. — *dv*, caduque vraie. — *dr*. caduque réfléchie. — *dp*, caduque placentaire ou sérotine (placenta maternel). — *chf*, chorion touffu (placenta fœtal). — *chl*, chorion lisse. — A, cavité amniotique, remplie par le liquide amniotique. — *vo*, vésicule ombilicale atrophiée. — *co*, cordon avec les vaisseaux ombilicaux ou allantoïdiens.

D. — Les modifications subies par la muqueuse utérine pendant la gestation ne sont que l'exagération de celles qui distinguent la période menstruelle. Alors l'épaisseur de la muqueuse s'accroît considérablement ; les éléments cellulaires s'y multiplient et forment des cellules géantes ; le tissu conjonctif devient plus mou et comme œdémateux ; les glandes s'allongent et leurs culs-de-sac se dilatent ; l'épithélium de la surface muqueuse tombe, ainsi que celui qui tapisse les orifices glandulaires ; enfin et surtout la muqueuse subit une hyperhémie très considérable, et ses vaisseaux s'élargissent énormément.

Les mêmes phénomènes se répètent dans la grossesse, mais beaucoup plus accentués. Au premier mois de la gravidité, la muqueuse utérine augmente considérablement d'épaisseur, comme le montre la comparaison des dessins A et B de la figure 45. La muqueuse se montre en même temps décomposée en deux couches : l'une profonde, appelée *couche spongieuse*, renferme nombre de lacunes qui ne sont autre chose que les extrémités des culs-de-sac glandulaires dilatés (fig. 45, *sp*) ; l'autre, superficielle, ou *couche compacte* (fig. 45, *c*) doit sa consistance à l'existence dans son épaisseur de nombreux éléments de taille considérable, disposés surtout autour des vaisseaux et qui ont reçu le nom des *cellules déciduales* c'est-à-dire cellules de la caduque. La lumière des capillaires utérins s'accroît pendant ce temps d'une façon très notable.

A partir du deuxième mois, les modifications subies par la muqueuse utérine, qui jusqu'alors avaient été subies indistinctement et de la même façon par les diverses régions, vraie, réfléchie et sérotine de la caduque, deviennent plus intenses dans cette dernière.

Les vaisseaux se dilatent beaucoup dans la couche compacte de la sérotine et forment de larges espaces capillaires, qui entreront dans des rapports intimes

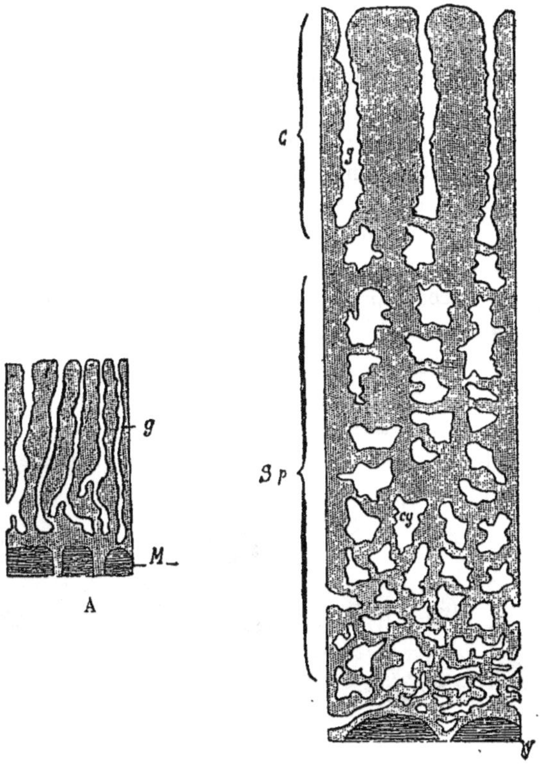

A B

Fig. 45.

Coupes transversales schématiques de la muqueuse utérine. — A, à l'état de repos. — B, au début de la grossesse, pour montrer la différence d'épaisseur de la muqueuse dans les deux cas et les modifications de structure qu'elle a subies en B (d'après KUNDRAT et ENGELMANN).

g, glandes. — *cg*, cavités formées par la dilatation des extrémités des culs-de-sac glandulaires. — *c*, couche compacte. — *sp*, couche spongieuse. — *m*, musculeuse.

avec les villosités choriales, et qu'on peut appeler *sinus intraplacentaires* (quatrième et cinquième mois). Les cellules déciduales se sont multipliées pour donner naissance à des cellules géantes pourvues de nombreux noyaux. Les lacunes glandulaires de la couche spongieuse s'aplatissent de plus en plus sous la pression exercée par l'accroissement en épaisseur de la couche compacte. Dans les derniers mois de la gestation, la dilatation des vaisseaux de la couche compacte a fait des progrès énormes; la couche compacte, de par les espaces sanguins qui la composent presque exclusivement, est devenue très molle et très spongieuse.

Dans la caduque vraie, au lieu que ce soit la couche compacte qui se développe, c'est au contraire la couche spongieuse ; ses lacunes glandulaires toujours spacieuses conservent leur épithélium, et c'est cet épithélium qui, quand la couche compacte se détachera à la naissance, servira à régénérer l'épithélium utérin.

Quant à la caduque réfléchie, ses deux couches, compacte et spongieuse, s'amincissent de plus en plus ; elle s'accole à la caduque vraie et finit par ne plus pouvoir en être distinguée.

E. — A présent que nous connaissons d'une part la structure du chorion et d'autre part les modifications que subit la muqueuse utérine pendant la gestation, nous pouvons examiner comment s'établissent entre l'un et l'autre les dispositions anatomiques du placenta.

Nous savons déjà que la région placentaire est limitée du côté de l'œuf au chorion touffu, du côté maternel à la caduque sérotine ou placentaire.

Le chorion lisse et la caduque réfléchie n'entrent donc pas dans la constitution du placenta. Le chorion lisse se soude seulement et encore d'une manière peu intime à la caduque réfléchie, et par suite à la caduque vraie de bonne heure fusionnée avec la précédente. A la naissance, le chorion lisse entraîne avec lui la caduque réfléchie et la majeure partie de la caduque vraie, qui se

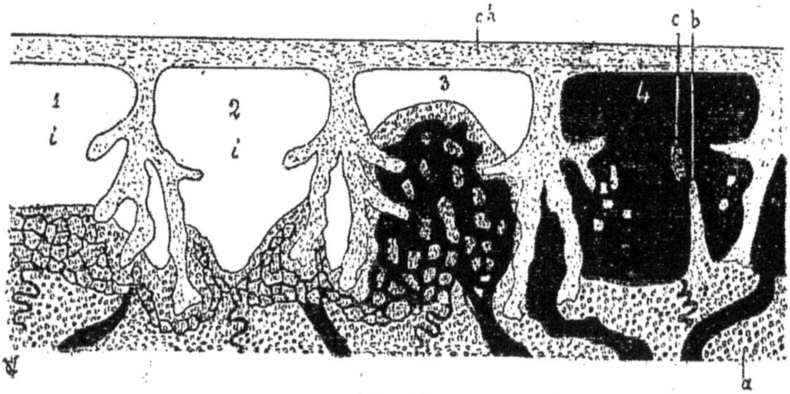

Fig. 46.

Figures schématiques du développement du placenta (faites en partie d'après les données de Léopold).

1-4. Stades successifs du développement.

1. Attache d'une villosité au tissu maternel ; celui-ci renferme un simple réseau capillaire.

2. Le tissu de la caduque prolifère le long des villosités dans l'espace intervilleux qu'il tend à remplir.

3. Le tissu de la caduque, dont le réseau capillaire est fortement dilaté, remplit presque totalement l'espace intervilleux.

4. Tout l'espace intervilleux est occupé par les vaisseaux maternels ; il reste seulement çà et là quelques îlots de tissu maternel.

ch, membrane du chorion. — *v*, villosités. — *a*, reste de la sérotine. — *b*, cloisons placentaires intercotylédonaires. — *c*, îlots placentaires. — *i*, espaces intervilleux.

déchire dans l'épaisseur de sa couche spongieuse ; ce qui reste de la couche spongieuse régénèrera la muqueuse utérine.

Les rapports du chorion touffu avec la caduque sérotine sont bien plus complexes que ceux qu'on vient de voir et encore imparfaitement connus d'ailleurs, si bien que la structure du placenta n'est pas complètement élucidée.

Le chorion touffu se compose d'une membrane, la *membrane du chorion*, supportant des *villosités* extrêmement ramifiées et réunies en bouquets en *cotylédons*. Chaque villosité renferme un axe connectif, dans lequel court une branche des artères ombilicales divisée en capillaires qui se réunissent à leur tour en une veine unique ; la villosité est revêtue d'abord par les deux assises épithéliales que nous lui connaissons, et demeure à la naissance vraisemblablement tapissée au moins par l'une d'elles. A l'extrémité des villosités et de leurs branches, l'épithélium chorial épaissi forme des sortes de boutons, par l'intermédiaire desquels les villosités se fixeront à la muqueuse ; les extrémités des villosités ainsi conformées portent le nom de *crampons*.

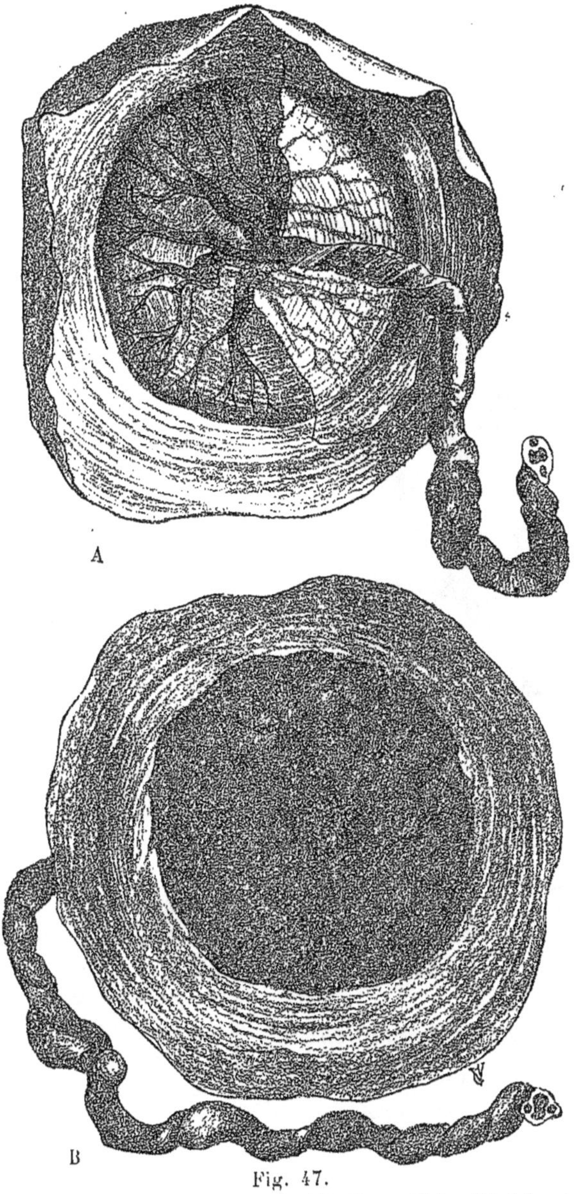

Fig. 47.
Placenta humain. Face fœtale (A). Face utérine (B) (d'après NAEGELE).

De quelle façon maintenant s'établissent les relations du chorion touffu ainsi constitué avec le tissu maternel ? C'est ce que la figure 46 est destinée à faire comprendre.

On conçoit que les villosités en s'accolant par leurs extrémités à la surface de la muqueuse utérine laisseront entre elles et leurs branches d'une part, la muqueuse utérine et la membrane du chorion d'autre part, des espaces qui pourront porter le nom *d'espaces intervilleux* (fig. 46, 1 et 2, *i*). Si maintenant non seulement les villosités vont au-devant du tissu utérin, mais que celui-ci bourgeonne en s'élevant le long des villosités (fig. 46, 2), les villosités et le tissu de la caduque se pénétrant réciproquement comme les doigts étendus des deux mains enlacées, il arrivera que l'espace intervilleux se trouvera de plus en plus complètement rempli par le tissu utérin (fig. 46, 3). Mais nous savons d'autre part que pendant l'évolution gravidique de ce dernier, les capillaires subissent une dilatation de plus en plus considérable (comp. 1, 2, et 3), repoussant devant eux et annihilant le tissu décidual ; les travées du réseau capillaire de plus en plus dilatées deviendront à un moment donné confluentes et le réseau se transformera en de vastes lacs sanguins (fig. 46, 4) que nous avons déjà appelés plus haut sinus placentaires et dans lesquels plongeront les villosités. Il pourra rester toutefois çà et là quelques masses de tissu maternel, épargnées par l'ectasie vasculaire, soit sous forme de prolongements de la caduque figurant des sortes de cloisons placentaires incomplètes (fig. 46, 4, *b*), soit sous l'aspect d'îlots cellulaires (*c*).

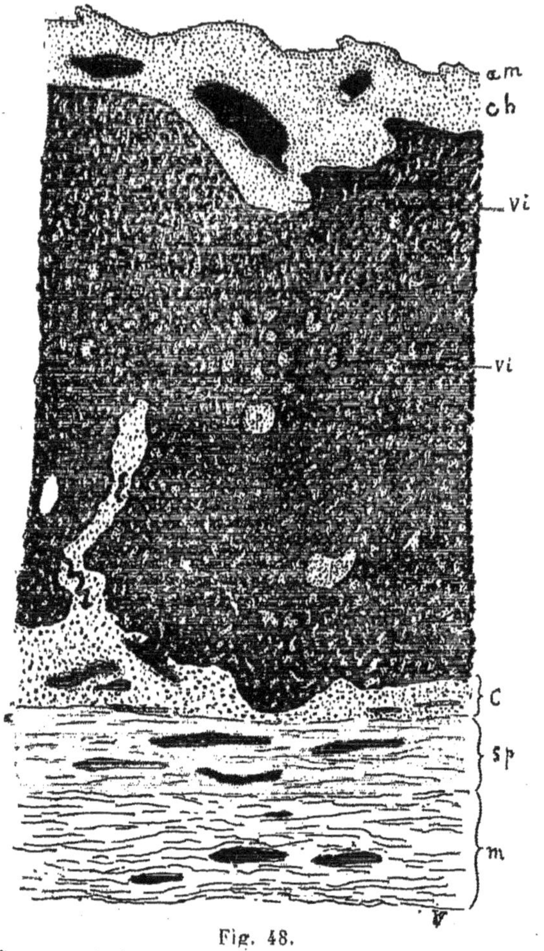

Fig. 48.

Coupe verticale demi-schématique du placenta à terme.

am, amnios. — *ch*, chorion avec les vaisseaux ombilicaux. — *vi*, villosités choriales avec leurs vaisseaux. — *sp*, sinus placentaires ou espaces sangui-maternels. — *c*, reste de la couche compacte de la caduque. — *p*. prolongements ou cloisons intraplacentaires. — *sp*, couche spongieuse. — *m*, musculeuse.

Bien qu'au premier abord ce processus paraisse différer beaucoup de celui que nous avons décrit ci-dessus pour les mammifères en général, toutefois il peut lui être comparé assez aisément. Les couches cellulaires épithéliales qui revêtent les villosités choriales peuvent être comparées à l'ectoplacenta. Les bourgeons ectoplacentaires et les extrémités des villosités se fixent d'une façon essentiellement la même au tissu utérin. Seulement, plus tard, il y a cette différence entre les deux développements, que chez l'homme les villosités se laissent entourer par les sinus placentaires très développés, tandis qu'ailleurs c'est l'ectoplacenta qui va envelopper les vaisseaux maternels. Le résultat final paraît d'ailleurs être le même ; car dans l'un et l'autre cas les vaisseaux de la mère, dépouillés de leur endothélium au moins sur la plus grande partie de leur surface, sont tapissés directement par l'épithélium chorial ou ectoplacentaire.

Le placenta à terme est une masse discoïde, très spongieuse, du diamètre de

15 à 20 cm., épaisse de 3 à 4, et pesant 500 gr. La surface tournée vers le fœtus est lisse, revêtue qu'elle est par l'amnios; la surface utérine est au contraire inégale et partagée par de profonds sillons en lobes ou cotylédons (fig. 47, A et B). La face fœtale présente l'insertion du cordon ombilical.

A la coupe, le placenta offre les couches suivantes : 1° L'amnios (fig. 48, *am*) ; 2° Il est soudé au chorion (*ch*) qui renferme la lumière de gros vaisseaux ombilicaux. 3° Vient ensuite une couche très épaisse, formée par une multitude d'îlots de tissu qui ne sont autres que les sections en tous sens des innombrables villosités choriales, baignées de toutes parts dans le sang maternel des sinus placentaires (*vi* et *sp*) ; cette couche provient de la transformation caverneuse de la majeure partie de la couche compacte primitive, et de son envahissement par les villosités fœtales. 4° Le reste de la couche compacte est représenté par une bande mince (*c*), de laquelle s'élèvent des prolongements ou « cloisons intraplacentaires » (*p*) contribuant à séparer en lobes la face profonde du placenta, et à réunir les villosités en groupes ou cotylédons. 5° Au-dessous se trouve la couche spongieuse primitive (*sp*), très amincie, avec ses lacunes d'origine glandulaire. 6° Elle repose à son tour sur la couche musculeuse (*m*). Ces dernières assises sont riches en vaisseaux puissants, veineux et artériels. Les artères utéroplacentaires, très sinueuses, pénètrent dans les cloisons intraplacentaires, perdent peu à peu leurs tuniques sauf l'endothélium et s'ouvrent en biseau dans les sinus placentaires; les veines utéro-placentaires, très larges fentes dirigées parallèlement à la surface du placenta, rectilignes, paraissent déboucher dans les sinus par l'intermédiaire de nombreux tubes très courts.

A la naissance, la caduque placentaire de même que la caduque vraie se déchirent suivant une ligne passant par la couche spongieuse. Le placenta et les enveloppes de l'œuf (amnios, chorion, caduques vraie et réfléchie) forment ensemble le *délivre*, qui demeure quelque temps dans la cavité utérine et est expulsé un peu après que le fœtus est venu au monde.

§ 13. — PRINCIPES DE L'HISTOGÉNÈSE

A. — D'après ce que nous connaissons des premières périodes de l'ontogénie, nous pouvons nous représenter la marche de la différenciation histologique pendant ces périodes de la façon suivante.

Dans la morula et la blastula, les cellules sont toutes semblables et aucune différence extérieure notable ne les distingue l'une de l'autre. Il n'y a donc qu'un seul tissu, qui coïncide avec le germe tout entier lui-même.

Au stade de gastrula, de ce tissu unique ont pris naissance deux nouveaux tissus, disposés sous forme de feuillets, c'est-à-dire de membranes épithéliales ; ce sont les feuillets externe et interne ou encore l'ectoderme ou l'entoderme. A ces tissus agencés en feuillets épithéliaux et disposés ainsi sous une forme tout à fait primitive (*tissus archiblastiques*) il faut ajouter le *parablaste*, qui a pris une forme nouvelle, non épithéliale.

Aux stades ultérieurs, le nombre de feuillets a été porté à trois, et l'on peut penser qu'à ces trois feuillets correspondent trois tissus, ectodermique, entodermique et mésodermique, auxquels il faut ajouter le tissu mésenchymateux auquel fait défaut l'arrangement en membrane épithéliale. De ces tissus primordiaux dériveront les tissus définitifs, de la façon qui est indiquée dans le tableau ci-dessous :

I. Tissu ectodermique. . .	1° Epiderme avec ses annexes (poils, ongles, plumes, écailles etc.) ; et aussi épithélium de certaines muqueuses, la muqueuse buccale (avec l'émail), la muqueuse anale, etc. 2° Tissu nerveux. 3° Neuro-épithélium des organes des sens (avec le cristallin). 4° Epithélium amniotique.
II. Tissu entodermique. . .	1° Epithélium du canal intestinal et de ses annexes (l'appareil respiratoire, le thymus, la glande thyroïde, le foie, le pancréas). 2° Tissu de la corde dorsale. 3° Epithélium de la vésicule ombilicale et de l'allantoïde.
III. Tissu mésodermique . .	1° Musculature striée. 2° Epithélium des grandes cavités séreuses avec l'épithélium des organes génito-urinaires.
IV. Tissu mésenchymateux.	1° Certains muscles striés (du cœur, par ex.). 2° Musculature lisse en général. 3° Endothélium vasculaire et corpuscules du sang. 3° Tissu conjonctif embryonnaire (avec tous ses dérivés, tissus conjonctifs, cartilage, os).

On pourrait, conformément à ce tableau, dresser une sorte d'arbre généalogique des tissus, renfermant des familles, des genres et des espèces : la famille ectodermique comprendrait par exemple le genre épiderme avec les espèces cellule du poil, cellule de l'émail, etc. Il faut toutefois ajouter immédiatement que cette opération est passible d'objections, parce que de la famille ectodermique, par exemple, peuvent sortir non seulement les espèces cellulaires énumérées plus haut dans cette famille, mais encore des éléments musculaires lisses semblables à ceux qui font partie de la famille mésenchymateuse.

B. — Tous les tissus à l'origine présentent en commun le type épithélial ; c'est celui que nous offrent, au stade où nous quittons l'embryon, les tissus de l'ectoderme, de l'entoderme et du mésoderme. Le mésenchyme lui-même dérive de l'épithélium ; car les éléments mésenchymateux sont ceux qui, à un moment plus ou moins tardif du développement, se détachent d'une membrane épithéliale et perdent les caractères de cellules épithéliales. On peut maintenant montrer comment les différentes formes de tissus de l'adulte proviennent de la forme épithéliale primitive, dans laquelle les cellules, de configuration cubique ou cylindrique, sont serrées les unes contre les autres, réunies par des filaments de substance appelés « ponts intercellulaires » (fig. 49, *e*). Par exemple, une cellule épithéliale de l'ectoderme, différenciant sur sa face superficielle un bâtonnet sensible, deviendra cellule neuro-épithéliale d'un organe des sens (*ne*).

Une autre cellule de l'ectoderme, en poussant de sa face profonde ou base un long prolongement appelé cylindre-axe, et s'écartant fortement de sa voisine jusqu'à rompre les ponts intercellulaires qui les unissaient ensemble, prendra le caractère de cellule nerveuse (n). Un élément du mésoderme, produisant dans l'épaisseur de sa base des fibrilles de constitution chimique spéciale, se transformera en cellule musculaire (m). Un autre élément mésodermique, en s'arrondissant

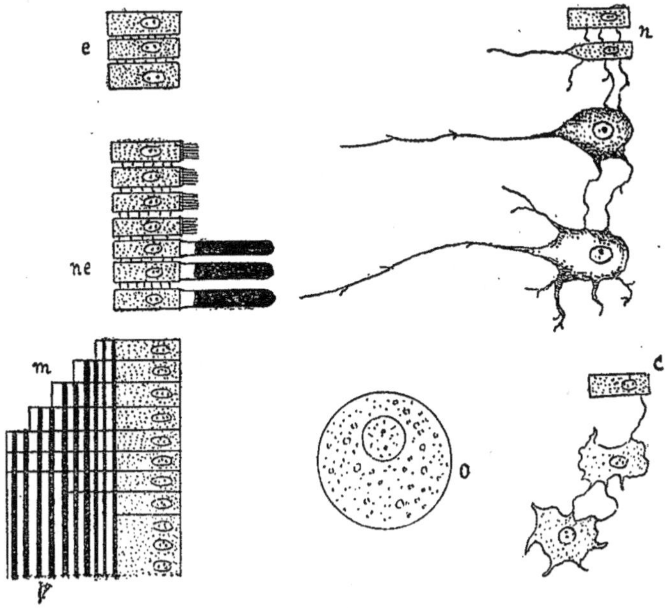

Fig. 49.
Schéma des différenciations possibles de cellules primitivement épithéliales (d'après les données de Rabl).

e, cellules épithéliales. — *ne*, cellule neuro-épithéliale rétinienne. — *n*, cellule nerveuse. — *m*, cellule musculaire. — *o*, œuf. - *c*, cellule conjonctive.

et grossissant beaucoup, deviendra une cellule ovarique, un œuf (o). Enfin, par exemple, par allongement des ponts qui unissent les cellules mésenchymateuses entre elles, prendra naissance une forme cellulaire étoilée (c), qui est le type des cellules soit conjonctives, soit osseuses, soit cartilagineuses; pendant ce temps, la substance molle, répandue entre les cellules et leurs ponts d'union, se durcira de place en place et prendra la forme de fibrilles. Telle est, rapidement esquissée, l'une des manières de se représenter les processus de différenciation des principaux tissus qui entrent dans la constitution de l'organisme développé.

§ 14. — PRINCIPES DE LA MORPHOGÉNÈSE

Nous avons vu que la multiplication cellulaire est la base de tous les phénomènes embryologiques, et nous avons esquissé les principales formes sous lesquelles se présentent ses résultats. Il convient d'entrer ici quelque peu dans le détail des modalités des processus employés en morphogénèse.

A. — Quand l'accroissement est égal et régulier, il en résulte l'*extension* en tous sens d'un organe membraneux, tel que le blastoderme ou l'un de ses feuillets, la *dilatation* et l'*allongement* réguliers d'un organe cylindrique creux comme le tube digestif ou le tube nerveux. Si l'organe ne trouvait pas ensuite la place nécessaire à son expansion, il serait obligé de se *replier en anses*, de se *pelotonner*, comme le fait le tube intestinal (fig. 50, *ig*).

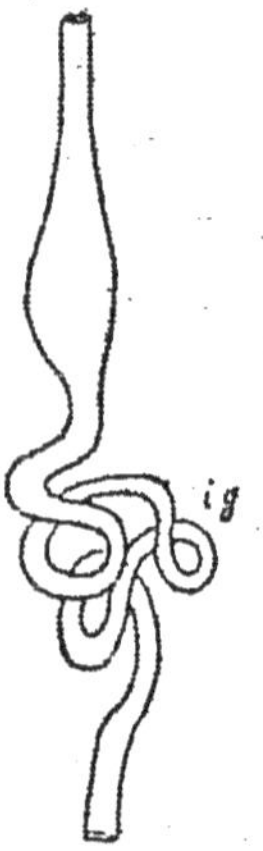

Fig. 50.

Allongement et pelotonnement (tube digestif). — *ig*, intestin grêle.

Lorsque l'accroissement est inégal, cela tient à ce que la multiplication cellulaire est plus active en certains points de l'organe. On voit alors se former sur une membrane, sur un cordon plein ou un tube, soit des bourgeons pleins ou creux de forme variée, soit des replis de la membrane ou de la paroi du tube (fig. 51). On appelle *bourgeonnement*, *plissement*, ces processus. Si le bourgeon est creux et peut être considéré comme un plissement d'une membrane, il y a *invagination* (*i*) ou *évagination* (*e*), selon la direction dans laquelle le bourgeon creux est émis, c'est-à-dire s'il est dirigé, par exemple dans le cas d'un tube, à l'extérieur de ce tube et vers les organes voisins, ou bien au contraire s'il proémine dans sa lumière. Parallèlement à l'invagination et à l'évagination, on peut parler de *bourgeonnement interne* (*bi*) et de *bourgeonnement externe* (*be*), quand le bourgeon est plein au lieu d'être creux. Il n'y a d'ailleurs pas de différence essentielle entre les deux catégories de bourgeons ; car ils peuvent apparaître pleins et se creuser ensuite d'une lumière.

Ces processus de morphogénèse sont très répandus et jouent un rôle considérable dans le développement des organes. C'est ainsi que le tube intestinal s'invagine en beaucoup d'endroits pour produire les glandes annexes (foie, pancréas, glandes de Lieberkühn, etc.), pendant que d'autre part il bourgeonne en dedans pour former les papilles et les villosités qui proéminent dans sa cavité. C'est encore par un processus de bourgeonnement interne ou d'invagination que se constituent, aux dépens de l'épiderme des glandes et des organes des sens tels que l'oreille interne. C'est par le bourgeonnement externe de la somatopleure (ectoderme et feuillet pariétal du mésoderme) que se forment les membres. Dans tous ces cas, le bourgeon constitué peut demeurer en connexion avec sa matrice, comme dans les glandes, ou bien au contraire s'en séparer, ainsi que cela a lieu pour l'oreille interne (fig. 52, 1, 2, 3).

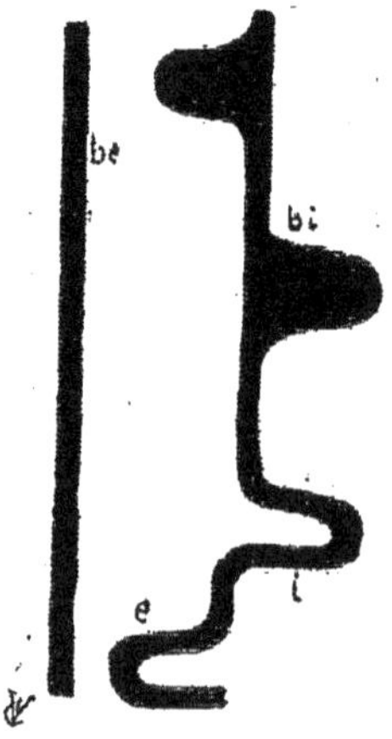

Fig. 51.

Bourgeonnement externe et interne *(be)* et *(bi)*. Evagination *(e)* et Invagination *(i)*.

Le bourgeon plein ou creux peut d'ailleurs se compliquer de plusieurs façons. Il peut en effet à son tour bourgeonner, en se *ramifiant*, en se couvrant de saillies secondaires. Ainsi se forment des glandes rameuses (glandes salivaires, appareil respiratoire) (fig. 52, 4) et des papilles composées ; les membres, avec les rayons digitaux qui les terminent, ne sont que des papilles composées de la somatopleure.

L'*anastomose* des branches de ramification vient encore compliquer quelquefois les dispositions, ainsi que c'est le cas pour le foie (fig. 52, 5).

Dans tous les cas qui précèdent, le bourgeon avait une forme bien déterminée, s'étant produit en une région bien limitée de l'organe considéré. Mais le bourgeonnement, au lieu d'être localisé, peut être *diffus* et donner lieu alors non plus à un organe de forme définie, mais à une masse cellulaire de forme irrégulière. Ce bourgeonnement diffus peut être appelé *végétation* ou *délamination*.

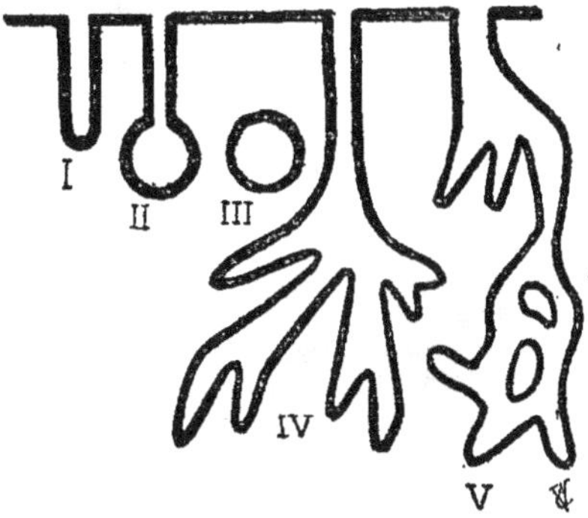

Fig. 52.
Invagination compliquée par plusieurs processus.

1 et 2. Invagination. — 3, séparation de la partie invaginée. — 4, ramification de la partie invaginée (glandes salivaires). — 5, anastomose des branches de ramification (foie).

B. — La multiplication cellulaire, au lieu d'accroître ou de compliquer l'organe qui en est le siège, peut porter ses résultats, c'est-à-dire les nouvelles cellules produites, à un organe voisin. Ce dernier emprunte donc au premier le matériel cellulaire nécessaire à son accroissement. Il y a alors *apposition cellulaire* des éléments fournis par le premier au second. Le contingent cellulaire, dû à la multiplication qui s'est faite dans l'un, vient s'ajouter à la masse des cellules de l'autre, prendre rang parmi elles en revêtant leur forme. C'est ainsi que l'on voit, même chez l'adulte, des cellules lymphatiques, migratrices, s'incorporer à l'épithélium des cavités séreuses.

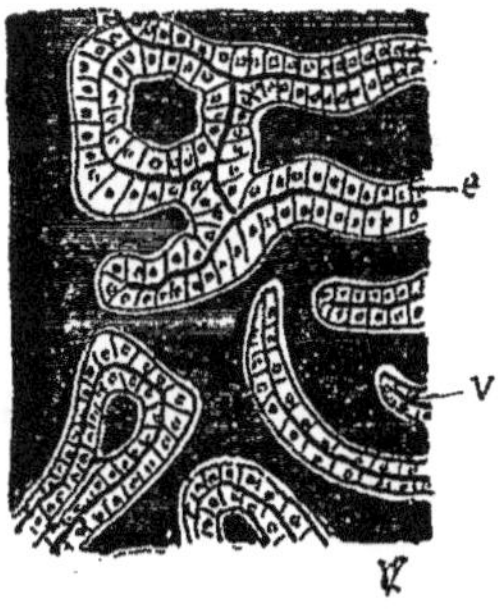

Fig. 53.
Mélange de formations hétérogènes pour constituer un organe complexe. Enchevêtrement de deux réseaux (Formation du foie).

e, réseau épithélial. — *v*. réseau vasculaire.

Il peut même y avoir non seulement apposition cellulaire, mais *apposition organique*, avec accolement, mélange même de deux ébauches organiques primitivement distinctes. Les bourgeonnements en effet sont le plus souvent suivis du mélange des bourgeons produits avec les dérivés d'organes embryonnaires voisins, principalement avec la masse du mésenchyme ou masse connectivo-sanguine, qui comble tous les vides existant entre les organes épithéliaux. Il y aura alors *remaniement* de l'organe épithélial primitif par l'ébauche connectivo-sanguine. C'est ainsi que le foie, un réseau de tubes épithéliaux, s'enchevêtre dans un réseau vasculaire et connectif, qui remplit toutes ses mailles (fig. 53).

Il convient encore de ranger dans les phénomènes de l'apposition organique les cas où des bourgeons épithéliaux, glandulaires, par exemple, partis de deux points différents et allant au-devant l'un de l'autre, viennent au contact et se confondent, leurs lumières, s'ils sont creux, se continuant l'une par l'autre (fig. 54).

C. — Il faut maintenant envisager un résultat de la multiplication cellulaire tout différent des précédents. Si, dans un cordon plein, ou dans un tube, ou même dans un organe creux de forme quelconque, la multiplication est plus active en certains points, tandis qu'elle se ralentit en d'autres ou même cesse tout à fait, il en résultera d'abord des *étranglements*, puis des *cloisonnements* de l'organe considéré, ou même la *séparation* des parties délimitées par ces étranglements et ces cloisonnements. Le processus mérite le nom de *segmentation*, puisqu'il peut aboutir à partager l'organe en *segments* indépendants.

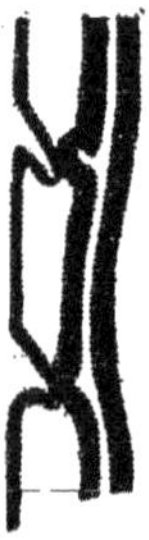

Fig. 54.
Adossement et abouchement de deux bourgeons creux d'origine différente (ouverture des canalicules wolffiens dans le canal de Wolff.

Le meilleur exemple de ce fait nous est fourni par ce qui se passe du côté du cœlome ; nous y insisterons un peu. On peut constater chez les sélaciens et l'on retrouve chez d'autres vertébrés, chez l'homme même, un cloisonnement du cœlome assez compliqué. En effet la cavité générale du sélacien se partage en trois régions, qui sont de haut en bas, en allant de la face dorsale à la face ventrale de l'embryon, « l'épicœlome », le « mésocœlome » et le « métacœlome » (fig. 55, *epc, msc, mtc*). Les régions mésodermiques qui en forment les parois peuvent être appelées d'une façon correspondante « épimère », « mé-

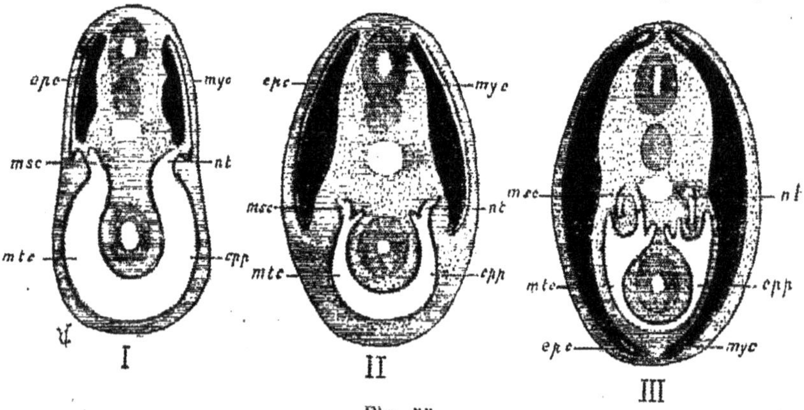

Fig. 55.
Schémas du cloisonnement du cœlome et de la différenciation du mésoderme chez les Sélaciens (d'après VAN WYHE).

I. Stade le plus jeune ; l'épicœlome ou myocœlome est en train de se séparer du mésocœlome ou cavité du néphrotome.
II. L'épicœlome est séparé du mésocœlome.
III. A droite de l'observateur, le mésocœlome est isolé, distinct du métacœlome. — *epc*, épicœlome ou myocœlome (*myc*). — *msc*, mésocœlome ou cavité du néphrotome (*nt*). — *mtc*, métacœlome ou cavité pleuro-péritonéale (*cpp*).

somère », « hypomère » : dénominations auxquelles équivalent à peu près celles de protovertèbre, plaque moyenne, plaque latérale, plus anciennes et plus usitées. Dans le cours du développement, ces différentes régions du cœlome et du mésoderme s'isolent les unes des autres ; d'abord l'épicœlome et l'épimère ou protovertèbre, des deux autres (fig. 55, II ; fig. 56) : puis le mésocœlome et le mésomère ou plaque moyenne, du métacœlome et de l'hypomère ou plaque latérale (fig. 55, III ; fig. 56). Les diverses régions cœlomiques et mésodermiques deviennent d'ailleurs des organes différents du corps de l'animal ; l'épicœlome (*epc*) devient un « myocœlome » (fig. 55, *myc*), c'est-à-dire la cavité d'un segment musculaire ou « myotome » ; le mésocœlome (*msc*) fournit la lumière d'un segment rénal ou « néphrotome » (*np*), ou canalicule rénal ; le métacœlome (*mtc*) devient la cavité générale définitive ou « cavité pleuro-péritonéale » (*cep*).

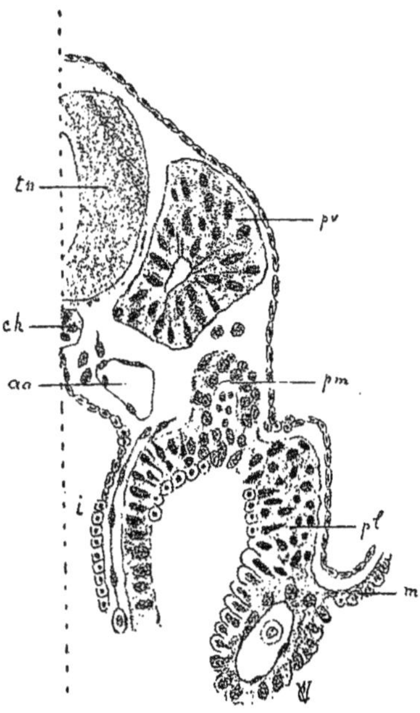

Fig. 56. — Coupe transversale d'un embryon humain possédant treize segments primitifs (un peu modifiée, d'après KOLLMANN).

pv, protovertèbre ou myotome. — *pm*, plaque moyenne. — *pl*, plaque latérale. — *m*, mésoderme extra-embryonnaire. — *tn*, tube nerveux. — *ch*, corde dorsale. — *ao*, aorte. — *i*, intestin.

Outre le cloisonnement dans le sens dorso-ventral, que l'on doit étudier sur des coupes transversales de l'embryon, il se fait parallèlement à l'axe de l'embryon une segmentation longitudinale du cœlome qui, se répétant d'une façon très régulière, donne naissance à des segments tous semblables les uns aux autres (comparez fig. 58, A et B). D'ailleurs, la segmentation peut porter sur toute la hauteur du cœlome, comme chez l'amphioxus (fig. 57, A). Ou bien, elle n'en intéresse que la portion médiane et dorsale, le reste du cœlome demeurant continu. La région segmentée est alors d'étendue variable ; chez les sélaciens, elle comprend l'épicœlome, le mésocœlome et la partie dorsale du métacœlome (B) ; chez les vertébrés supérieurs, chez l'homme par exemple, l'épicœlome et le mésocœlome sont seuls segmentés. Dans tous les cas, on appelle *somite* ou *segment primitif* la région du cœlome et du mésoderme qui est segmentée, quelle que soit son étendue.

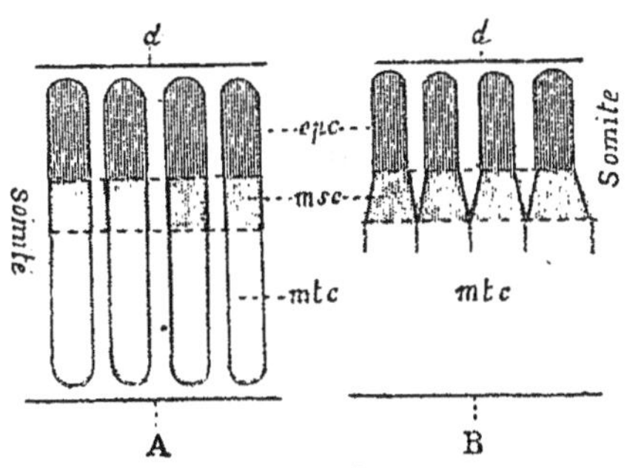

Fig. 57.

Coupes longitudinales schématiques d'embryons d'amphioxus, de sélacien menées à travers le cœlome pour en montrer le cloisonnement (imitées de VAN WYHE).

A, amphioxus. — B, sélacien. — *epc*, épicœlome. — *msc*, mésocœlome. — *mtc*, métacœlome. — *d*, peau dorsale.

Il était intéressant de présenter dès maintenant la question de la segmentation et de la formation des somites, parce qu'elle se rattache à l'histoire phylogénétique des vertébrés, dont il a été question dans le premier article de cette introduction. La segmentation du mésoderme et le cloisonnement du cœlome sont en effet la forme la plus évidente de la métamérisation ; les somites sont des restes tout à fait probants des métamères dont se composait primitivement le corps du vertébré.

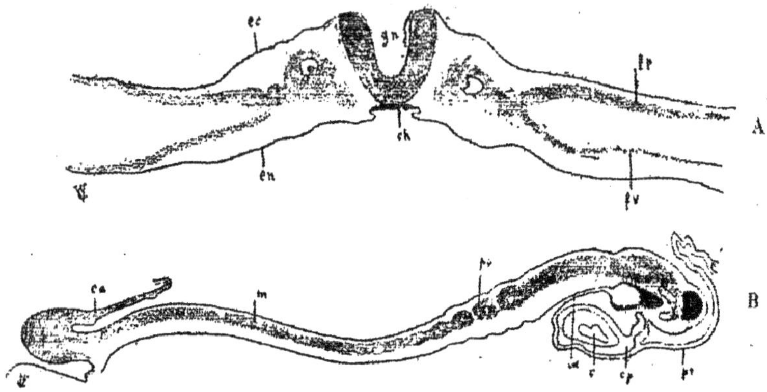

Fig. 58.

Coupes transversale (A) et longitudinale (B) d'un embryon de lapin de huit jours et demi, montrant la segmentation du mésoderme et du cœlome.

pv, somite réduit ici à la protovertèbre. — *m*, mésoderme non segmenté. — *fp*, *fv*, ses feuillets pariétal et viscéral — *ec*, ectoderme. — *gn*, goutière nerveuse. — *en*, entoderme. — *ch*, prolongement céphalique (future corde dorsale). — *pr*, proamnios. — *ca*, capuchon caudal de l'amnios. — *c*, cœur. — *cp*, cavité pariétale (future cavité péricardique). — *ia*, intestin antérieur.

D. — En regard des manifestations diverses de la multiplication cellulaire, qui constituent des phénomènes d'accroissement, et sont de véritables processus, il faut placer, pour les leur opposer, des *phénomènes régressifs*, qui consistent dans une atrophie de parties déjà existantes. Ces phénomènes régressifs, quoi qu'ils puissent paraître au premier abord, sont du reste dans l'ordre normal du développement, et assurent souvent à un organe sa forme typique et définitive. C'est ainsi, pour n'en donner qu'un exemple, que l'os long doit perdre par résorption une partie de sa substance, pour prendre la forme extérieure qu'on lui connaît et acquérir le canal médullaire central qui le caractérise.

LIVRE DEUXIÈME

OSTÉOLOGIE

Par Paul POIRIER

CHAPITRE PREMIER

CONSIDÉRATIONS GÉNÉRALES

Les *os* sont des organes durs, résistants, d'aspect blanc rosé : leur ensemble forme le squelette. Situés au milieu des parties molles et réunis entre eux par des articulations, ils constituent la charpente de l'économie chez les Vertébrés, et l'*appareil passif de la locomotion* dont les muscles, insérés sur les os, sont les organes actifs.

Nous étudierons successivement : 1° le développement général du squelette ; — 2° le développement des os ; — 3° leur accroissement et leur constitution définitive ; — 4° la constitution générale du squelette, la conformation extérieure des os, etc. ; — 5° leur structure.

ARTICLE PREMIER

DÉVELOPPEMENT GÉNÉRAL DU SQUELETTE

Développement morphologique. — Le squelette doit être considéré, ce terme étant pris dans son acception la plus générale, comme un appareil destiné à supporter les autres et à les unir entre eux. Ainsi compris, il devrait renfermer non seulement les parties dures, qui forment la charpente du corps et représentent un *appareil de soutien,* mais encore les parties molles qui s'interposent entre les divers organes et constituent un *appareil conjonctif*. Au sens anatomique habituel du mot, le squelette n'est cependant que le premier de ces appareils ; aussi l'appareil conjonctif est-il décrit d'une façon plus ou moins indépendante du squelette, morcelé en autant de descriptions qu'il y a d'organes unis par lui.

Toutefois la fusion des deux appareils existe, et très intime, dans les premières périodes du développement. L'un et l'autre, en effet, dérivent en commun de ce organe primordial embryonnaire, dont il a été question dans l'introductio embryologique sous le nom de *mésenchyme*. Deux restrictions doivent êtr apportées, il est vrai, à la proposition précédente : l'une relative à la destiné du mésenchyme, l'autre à l'origine des appareils squelettique et conjonctif. E premier lieu, le mésenchyme n'est pas employé dans sa totalité à fournir de organes de sustentation et de connexion ; il donnera encore des muscles e surtout du sang et des vaisseaux. En second lieu, chez les vertébrés supérieurs le squelette et l'appareil conjonctif dérivent essentiellement, sinon exclusive ment, de ce mésenchyme que nous avons distingué comme *mésenchyme secon daire*, dont une partie devient conjonctive, tandis que l'autre se transforme en squelette.

Le mésenchyme squelettogène, le seul dont il sera question ici, a lui-mêm pour squelette, pour tige directrice, un organe, la *corde dorsale*, dont nou connaissons le développement. C'est un organe caractéristique des vertébrés ne manquant à aucun d'eux, et constituant même, chez les plus inférieurs ou même les plus dégradés d'entre eux, chez l'amphioxus par exemple, le plus important ou le seul organe squelettique.

A cet effet, la corde dorsale, étendue depuis l'orifice buccal jusqu'à l'extrémit caudale de l'embryon, subit un certain nombre de modifications structurales. Elle s'entoure d'un étui solide, la *cuticule de la corde* ou *étui cordal*. Ses cellules se vacuolisent ; leur noyau avec ce qui reste du protoplasma est repoussé à la péri phérie de la cellule, et, en s'accolant au proto-plasma et au noyau des cellules voisines, donne naissance à une sorte de tissu étoilé et réticulé très particulier, le *tissu cordal*. Les cellules les plus périphériques cependant ne subissent pas cette transformation, mais se rangent à la façon d'un épithélium, *l'épithélium cordal*, à la face interne de l'étui de la corde (fig. 59). Cet état per-siste toute la vie chez l'amphioxus ; mais, chez tous les autres vertébrés, la corde dorsale subit ensuite une atrophie de plus en plus complète.

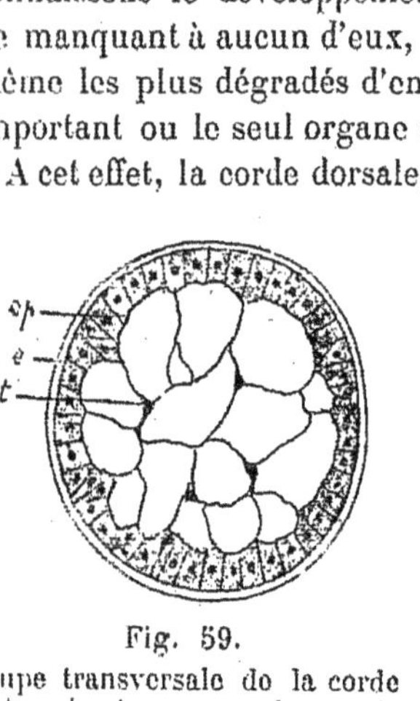

Fig. 59.

Coupe transversale de la corde dorsale chez un embryon de poisson (demi-schématique).

e, étui de la corde. — *ep*, épithélium de la corde. — *t*, tissu de la corde.

Quant au mésenchyme squelettogène, étant une partie du mésenchyme secon-daire, il est un produit de végétation du mésoderme. Il y a d'ailleurs deux lieux de formation principaux de ce mésenchyme : l'un est pour le *squelette axial*, c'est-à-dire la colonne vertébrale et le crâne ; l'autre pour le *squelette appendi-culaire*, c'est-à-dire pour les membres.

La formation du squelette axial se fait, chez des vertébrés inférieurs tels que les sélaciens, par une invagination typique du mésoderme et spécialement de la région du mésomère (1). On voit en effet, au niveau de cette région, le feuil-let viscéral du mésoderme former un repli, une invagination (fig. 60, *sc*), dont les cellules constituantes se désagrégeront ensuite, prendront les caractères

(1) Pour comprendre les descriptions qui suivent, le lecteur est prié de se mettre bien à l'esprit les dispositions du mésoderme décrites dans l'introduction embryologique.

d'éléments conjonctifs embryonnaires et formeront une traînée cellulaire qui se répandra le long de la corde dorsale et du tube médullaire. On appelle cette invagination *sclérotome*, c'est-à-dire segment scléreux, parce qu'il s'en produit une par chaque segment mésodermique et parce que cette invagination est destinée à fournir les tissus durs de l'organisme.

Chez les vertébrés supérieurs (reptiles, oiseaux, mammifères), chez l'homme même, le processus qui, au premier abord, paraît très différent du précédent, est au fond le même ; il semble seulement se passer dans une région du mésoderme différente, la région de l'épimère ou de la protovertèbre. On voit la lame interne ou viscérale de la protovertèbre perdre sa constitution épithéliale et former une masse considérable de cellules connectives embryonnaires qui d'abord fait saillie dans la cavité protovertébrale et la remplit plus ou moins complètement, en constituant le *noyau protovertébral* (fig. 62, *pv*). Cette masse fait ensuite irruption hors de la cavité de la protovertèbre, ouvrant la paroi interne de celle-ci, et laissant à sa place une fente par laquelle la cavité communique au dehors ; puis elle se répand vers la ligne médiane de l'embryon, où elle se comporte comme le sclérotome des sélaciens, c'est-à-dire s'élève le long de la corde dorsale et du tube nerveux (fig. 63). Le noyau protovertébral représente en effet le sclérotome ; la seule différence entre les deux formations, c'est que la seconde doit son origine à un processus d'invagination, au lieu que la première est formée par une végétation assez diffuse du mésoderme.

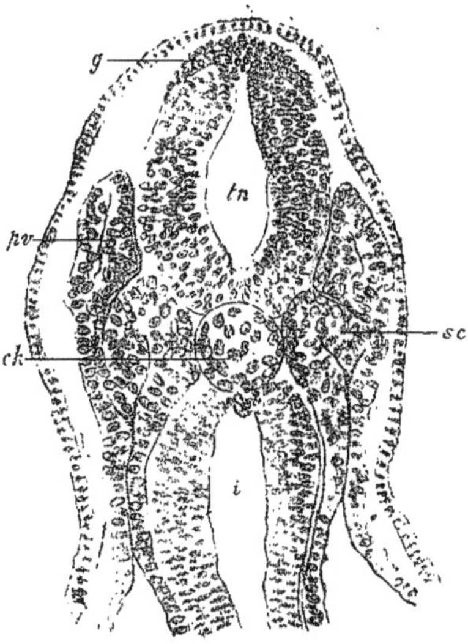

Fig. 60
Coupe transversale d'un embryon de Sélacien (Torpille ocellée) avec le sclérotome.

tn, tube nerveux. — *g*, ébauche ganglionnaire. — *pv*, protovertèbre ou épinière. — *sc*, sclérotome issu de la région du mésomère. — *ch*, corde dorsale. — *i*, intestin.

Il résulte des deux descriptions qui précèdent que dès le début, de par son mode de formation même, le squelette axial est métamérisé, et se décompose en autant de tronçons qu'il y a de segments mésodermiques.

La formation du squelette des membres à son tour s'opère de la façon suivante. La somatopleure, au niveau de la plaque latérale, s'épaissit fortement (fig. 63, *m*). Cet épaississement règne tout le long des flancs de l'embryon comme une crête, appelée *crête* ou *bande de Wolff*. Les extrémités antérieure ou céphalique et postérieure ou caudale de cette crête deviennent plus proéminentes, et constituent des bourgeons qui sont la première indication des membres. C'est dans ce tissu conjonctif embryonnaire, qui forme la masse principale de cette ébauche des membres, que le squelette de ceux-ci prendra naissance.

Développement histologique. — Nous venons de voir, au point de vue morphologique, sous quelle forme organique paraît l'ébauche générale du squelette. Il nous faut examiner rapidement à présent quelle est la marche des différenciations histologiques qui s'accomplissent dans cette ébauche squelettique.

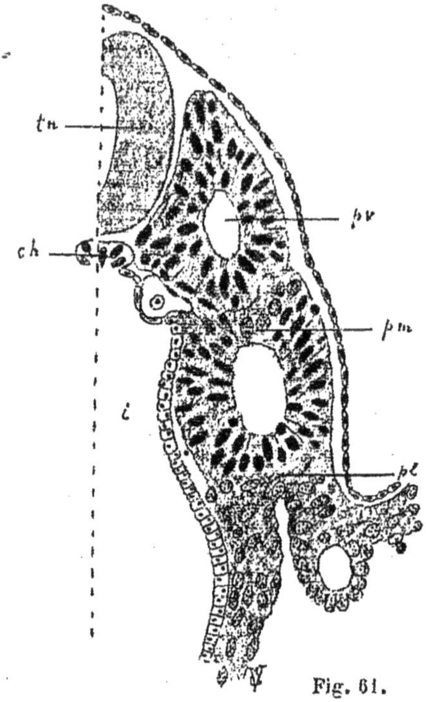

Fig. 61.

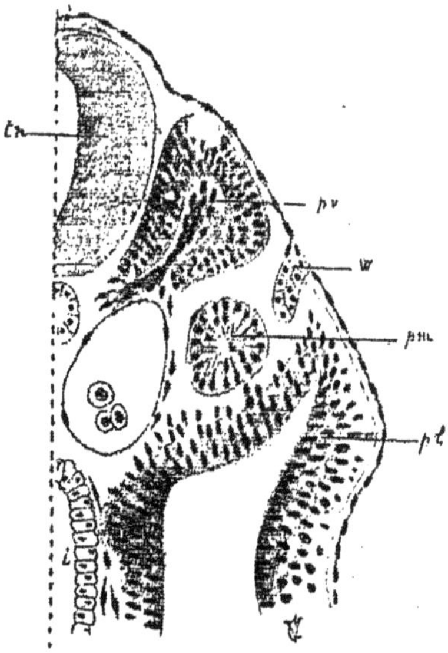

Fig. 62.

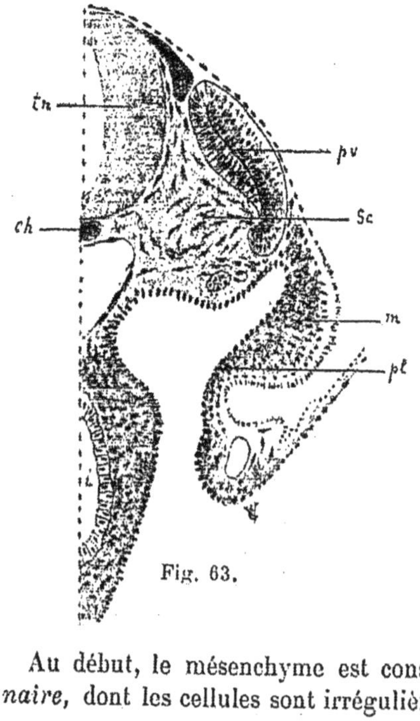

Fig. 63.

Coupes transversales d'embryons humains pour le développement du squelette axial (d'après KOLLMANN).

En 61, stade initial. — En 62, formation du noyau protovertébral. — En 63, issue du noyau protovertébral qui se répand le long de la corde et du tube nerveux. — *tn*, tube nerveux. — *ch*, corde dorsale. — *pv*, protovertèbre ou épimère. — *pm*, plaque moyenne ou mésomère. — *pl*, plaque latérale. — *w*, ébauche du canal de Wolff. — *i*, cavité intestinale. — *m*, crête de Wolff (ébauche des membres).

Au début, le mésenchyme est constitué par un *tissu conjonctif embryonnaire*, dont les cellules sont irrégulièrement étoilées, anastomosées ensemble, et sont plongées dans une substance fondamentale amorphe, riche en *mucine.* La présence de la mucine a valu à ce tissu le nom de *tissu muqueux,* et sa consistance très molle l'a fait nommer, d'une façon impropre, « tissu gélatineux ». Ce qui caractérise ce tissu, c'est l'absence de disposition régulière ; ses cellules, de forme variable, sont disposées sans aucun ordre.

Le tissu conjonctif embryonnaire ou tissu muqueux primitif peut persister en totalité dans de rares endroits de l'organisme; ou bien sa substance fondamentale seule demeure çà et là en se modifiant, sous forme de bandes ou membranes amorphes. Mais le plus souvent il se transforme complètement, et cela dans différents sens.

Tout d'abord, dans la substance fondamentale peut se déposer une matière, la *chondrine,* chimiquement voisine de la mucine, sécrétée par les cellules; par l'accumulation de plus en plus considérable de cette matière entre les cellules, celles-ci seront de plus en plus écartées les unes des autres, et il en résultera que les plages de tissu conjonctif embryonnaire ainsi modifiées seront plus claires que le reste. Un tel tissu prend le nom de *cartilage,* plus spécialement de *cartilage embryonnaire.* La transformation du tissu conjonctif embryonnaire en cartilage se fait sur un grand nombre de points, isolés de toutes parts, qu'on peut appeler *points de chondrification.* Les régions cartilagineuses, outre qu'elles sont indépendantes les unes des autres, offrent encore une forme qui leur est propre, et qui est l'esquisse grossière de la forme que présenteront plus tard les os du squelette. La plupart des segments cartilagineux en effet seront remplacés plus tard par des pièces osseuses. De la sorte, on peut ici parler d'un squelette cartilagineux primordial, qui est comme le moule de la plus importante portion du squelette osseux définitif.

En second lieu, dans la substance fondamentale, jusque-là anhiste (sans structure), du tissu conjonctif embryonnaire, se différencient des *fibres conjonctives,* formées d'une *substance collagène,* qui se gonfle et donne de la gélatine par la coction. On discute encore sur le mode de formation de ces fibres, les uns prétendant qu'elles sont le résultat de la transformation chimique et de l'allongement extrême des cellules du tissu embryonnaire, d'autres auteurs soutenant qu'elles sont directement sécrétées par les cellules, la plupart pensant qu'elles se forment dans la substance fondamentale ne devant qu'indirectement leur origine à l'influence cellulaire. Quoi qu'il en soit, ces fibres augmentant de plus en plus de nombre, le tissu conjonctif embryonnaire prend les caractères d'un *tissu fibreux,* dans lequel le plus souvent l'arrangement des éléments constitutifs (cellules et fibres) n'est plus quelconque, mais caractéristique de diverses variétés de tissu fibreux. De même que le cartilage, le tissu fibreux est remplacé par de l'os en certains points de l'organisme, assez rares d'ailleurs. En ces points donc, le squelette osseux est précédé par un squelette fibreux.

Enfin, le tissu conjonctif embryonnaire peut se transformer çà et là en *tissu élastique,* lorsque dans sa substance fondamentale se constituent, soit par différenciation au sein de cette substance, soit par transformation directe des cellules, des *fibres élastiques* formées d'une matière chimiquement différente des précédentes, l'*élastine.*

ARTICLE DEUXIÈME

DÉVELOPPEMENT DES OS

Le tissu osseux ne se développe jamais d'emblée, ainsi que cela vient d'être indiqué à l'article précédent, dans une matrice d'éléments mésenchymateux indifférents. Toujours il a un précurseur représenté par une ébauche de tissu cartilagineux ou de tissu conjonctif. Il peut alors se constituer suivant deux modes différents : ou bien la substance osseuse se forme aux dépens d'éléments cellulaires spéciaux, et se substitue à l'ébauche cartilagineuse ou conjonctive qui disparaît alors d'une façon plus ou moins complète : c'est l'*ossification néoplastique* (Strelzoff) ; ou bien elle résulte de la transformation directe des éléments préexistants de cette ébauche, ce qui est exprimé par le terme d'*ossification métaplastique*. Dans ce dernier cas, les processus sont peu compliqués : les cellules cartilagineuses deviennent des cellules osseuses et la substance fondamentale du cartilage fournit, après s'être calcifiée et chargée d'osséine, celle de l'os. Les exemples d'ossification métaplastique sont rares chez l'homme : on peut citer comme se développant de cette manière à l'état normal certaines régions du maxillaire inférieur (Brock, Strelzoff), la clavicule (Gegenbaur). Il convient toutefois d'être réservé, car on a nié formellement (Schaffer) l'existence de phénomènes d'ossification métaplastique dans le maxillaire inférieur.

Partout ailleurs le tissu osseux prend naissance selon le mode néoplastique.

Nous ne séparerons point dans la description qui va suivre le développement du tissu osseux de celui des os eux-mêmes, l'apparition du premier étant intimement liée à l'édification des seconds.

Les os, considérés au point de vue de leur développement, peuvent être partagés en deux catégories :

1° *Os précédés d'une ébauche cartilagineuse ;*

2° Os précédés uniquement d'une ébauche limitée de substance conjonctive ostéogène, ou, plus simplement, *précédés d'une ébauche non cartilagineuse.*

§ I. — OS PRÉCÉDÉS D'UNE ÉBAUCHE CARTILAGINEUSE

On a vu ailleurs que le squelette primitif est composé, du moins dans sa presque totalité, par des pièces cartilagineuses dont la configuration extérieure, sans être absolument identique à celle des os adultes, en possède cependant les traits essentiels. Presque toutes seront remplacées par des os ; d'autres ne feront que s'accroître sans se transformer (par exemple les cartilages du nez) ;

d'autres enfin disparaîtront (cartilage de Meckel), etc. Nous ne nous occuperons que des premières.

Ces pièces cartilagineuses (fig. 64) sont formées par du cartilage hyalin revêtu d'une membrane conjonctive vasculaire, le *périchondre*, *ph*, aux dépens de laquelle il se nourrit et se développe. Cartilage et périchondre prennent part à l'édification de l'os. Un os peut dériver en effet d'une ébauche exclusivement conjonctive; mais il n'en est point qui naisse d'une ébauche exclusivement cartilagineuse. Lors donc qu'on parle du développement d'un os aux dépens du cartilage, on doit sous-entendre qu'il s'agit d'un cartilage complet, c'est-à-dire pourvu de sa gaîne périchondrale et que celle-ci joue un rôle. Nous verrons dans la suite combien ce rôle est capital.

Cette remarque faite, on peut, pour simplifier la description, envisager séparément la formation de l'os aux dépens du cartilage proprement dit, c'est-à-dire l'*ossification enchondrale* ou *endochondrale,* et la formation de l'os aux dépens du périchondre, ou *ossification périchondrale*, bientôt remplacée par l'*ossification périostique,* le périchondre devenant périoste par le fait même de l'ossification.

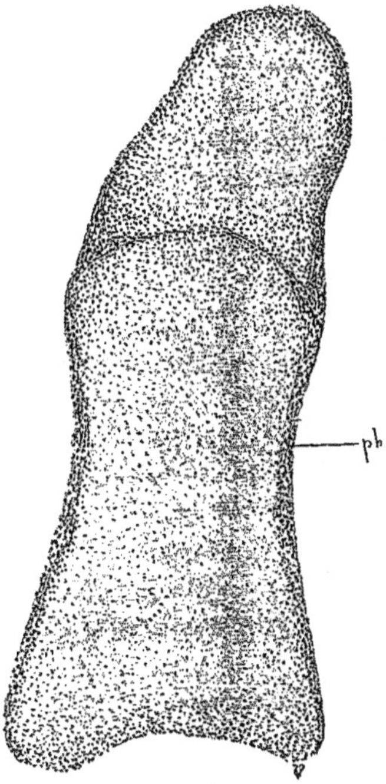

Fig. 64.

Ebauches cartilagineuses des 1re et 2e phalanges du gros orteil. [Embryon humain de 40mm (du vertex au coccyx)].

ph, périchondre.

A. — OSSIFICATION ENCHONDRALE

Les premiers indices du travail ostéogénique au sein du cartilage consistent en certaines modifications survenant en des points déterminés et aboutissant à la formation de zones facilement reconnaissables qui ont reçu le nom de *points d'ossification.* Ce n'est pas qu'à ce moment il y ait de la substance osseuse en ces endroits, mais c'est là qu'elle apparaîtra en premier lieu. Ces modifications sont les suivantes :

1° Les cellules cartilagineuses se multiplient, augmentent de volume et deviennent comme vésiculeuses; la substance fondamentale qui les sépare se trouve réduite à l'état de cloisons étroites.

2° Puis la substance fondamentale et les capsules cartilagineuses sont envahies progressivement par des dépôts de sels calcaires.

A ce *stade de calcification* fait suite le *stade de vascularisation.*

Jusqu'alors en effet, le point d'ossification, pas plus d'ailleurs que le reste du cartilage, ne renfermait de vaisseaux. A cet instant, des bourgeons vasculaires issus des vaisseaux du périchondre pénètrent dans son intérieur. Devant cet envahissement une partie des cloisons calcifiées intercellulaires se résorbent, d'autres résistent. Les cavités capsulaires communiquent dès lors largement entre elles et tout un ensemble de lacunes anfractueuses, limitées par les portions de substance fondamentale calcifiée échappées à la destruction, prend naissance. Au fur et à mesure que ces lacunes se constituent, elles sont remplies par les bourgeons vasculaires. Le point d'ossification se trouve maintenant creusé de cavités occupées par des vaisseaux, cavités que l'on appelle : *espaces médullaires primitifs*.

Commence alors le *stade d'ossification*. Les vaisseaux logés dans les espaces médullaires sont accompagnés d'éléments cellulaires, *cellules médullaires*, dont une partie se différencient en cellules ostéogènes, les *ostéoblastes*, qui se disposent à la surface des parois des espaces médullaires. Autour des ostéoblastes se dépose ensuite de la *substance osseuse* qui les englobe petit à petit de toutes parts. Finalement, ils se transforment en *cellules osseuses*. Le cartilage primitif est, en fin de compte, remplacé par un tissu spongieux vascularisé, dont les trabécules consistent en substance fondamentale osseuse emprisonnant des cellules, et amassée autour des débris de la substance fondamentale cartilagineuse calcifiée. Ce tissu spongieux est de l'*os enchondral*.

Telle est la marche générale des phénomènes de l'ossification enchondrale. Si nous supposons une masse cartilagineuse de forme quelconque (fig. 65),

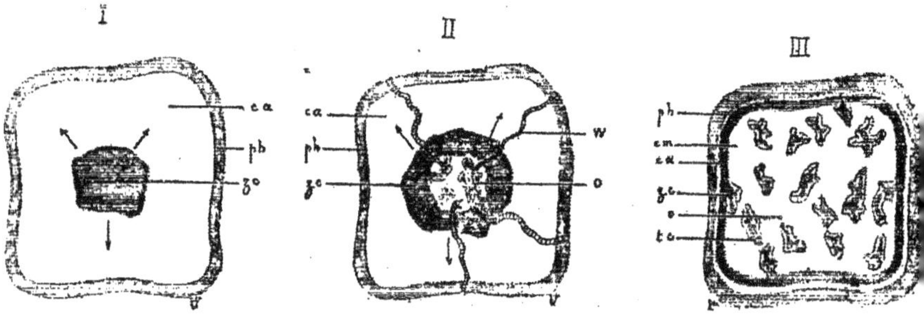

Fig. 65.

Schémas montrant l'ossification progressive d'une ébauche cartilagineuse de volume invariable.

ca, cartilage. — *zc*, zone calcifiée. — *o*, région transformée en os. — *em*, espaces médullaires (supposés vides); le liseré indique le dépôt d'osséine à la surface des travées *tc* de cartilage calcifié. — *v*, vaisseaux. — *ph*, périchondre. Les vaisseaux n'ont pas été figurés dans le dessin III. Les flèches indiquent le sens suivant lequel se fait la substitution de l'os au cartilage.

mais dont le volume ne peut augmenter, nous comprendrons avec la plus grande facilité comment elle va se trouver complètement métamorphosée en os. Pour fixer les idées, imaginons un solide de dimensions immuables : le centre de ce solide se calcifie (*zc*), se vascularise, puis s'ossifie (*o*). Les mêmes processus se succèdent autour de ce point primitif, envahissant des zones de plus en plus excentriques, jusqu'à ce que les couches périphériques de la sphère soient transformées à leur tour. A ce moment l'ossification enchondrale est terminée et s'il survient de nouvelles modifications le cartilage n'y sera pour rien.

Dans la réalité, les choses ne se passent pas ainsi. La calcification d'abord, l'ossification ensuite débutent bien en un point déterminé ; mais à mesure que de nouvelles couches de cartilage sont ossifiées, il s'en reforme d'autres (fig. 66), et cette néoformation continue tant que l'os n'a pas atteint ses proportions définitives. En d'autres termes, l'ébauche cartilagineuse (et c'est aussi le cas pour les ébauches conjonctives) s'accroît progressivement, en reculant pour ainsi dire devant l'os qui tend sans cesse à l'envahir. Lorsqu'elle cesse de grandir, l'équilibre entre la reconstitution du cartilage et la formation de l'os est rompu; celle-ci toujours active empiète de plus en plus sur le cartilage encore non transformé et désormais immobilisé, puis finit par être complète. L'os, à cette période, a acquis ses dimensions qui ne pourront plus être augmentées que par un accroissement de sa propre substance (accroissement interstitiel), ou par l'apposition de nouvelles couches formées aux dépens d'une autre ébauche.

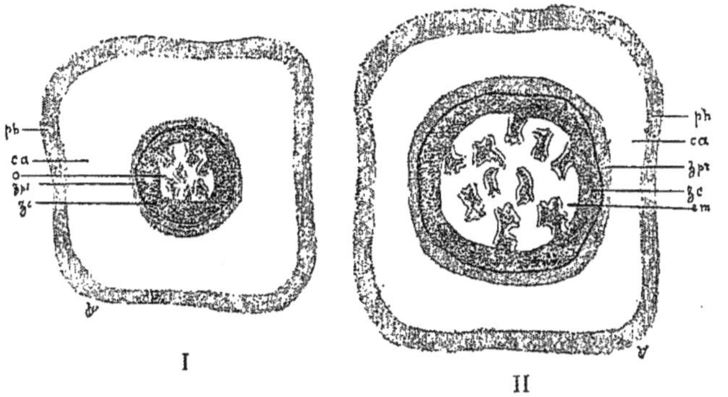

Fig. 66.

Schémas montrant l'ossification dans le cas d'une ébauche cartilagineuse qui continue à s'accroître dans tous les sens.

ca, cartilage. — *zc*, zone calcifiée. — *zpr*, zone de multiplication des éléments cartilagineux. — *o*, région transformée en os. — *em*, espaces médullaires. — *ph*, périchondre. — Les vaisseaux n'ont pas été figurés.

Dans tous les os en voie de développement, la régénération de l'ébauche cartilagineuse se fait dans une zone parallèle à celle où se dépose la substance osseuse, et dont l'orientation variera, on le conçoit, suivant le sens dans lequel l'os grandit. S'il s'agit, par exemple, d'un os qui s'accroît dans toutes ses dimensions (fig. 66) ou à peu près (*os court*), nous trouverons une zone de régénération (*zpr*) tout autour du point d'ossification primitif, puisqu'il va progresser en tous sens. Si au contraire il s'agit d'un os qui s'allonge seulement suivant une seule direction, comme c'est le cas pour les *os longs* (fig. 67), nous observerons une zone de régénération (*zpr*) et d'ossification, perpendiculaire à la direction suivant laquelle se fait l'accroissement.

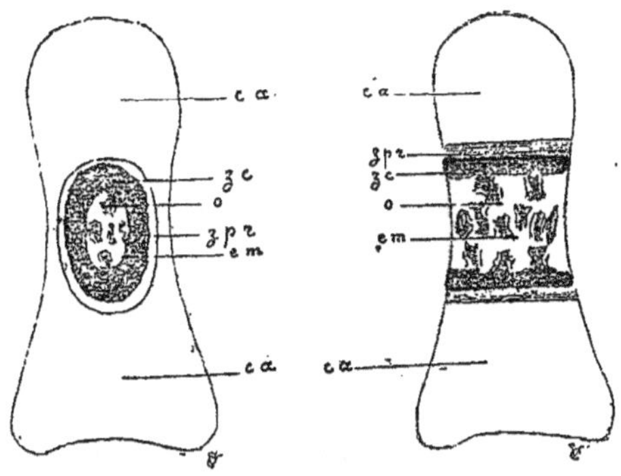

Fig. 67.

Schémas de l'ossification dans le cas d'une ébauche cartilagineuse s'accroissant seulement dans deux directions.

ca, cartilage, — *zc*, zone calcifiée, — *zpr*, zone de prolifération des cellules cartilagineuses. — *o*, région transformée en os. — *em*, espaces médullaires. — Les vaisseaux n'ont pas été représentés.

Dans tous les cas, la succession des transformations reconnaissables au microscope sera la même. En partant de la zone cartilagineuse ossifiée, c'est-à-dire de l'endroit où le point d'ossification a fait sa première apparition, nous rencontrerons : de l'os enchondral creusé de ses cavités médullaires et d'autant moins différencié qu'on considère des régions plus récemment ossifiées ; — la ligne d'ossification, c'est-à-dire la limite extrême atteinte par les bourgeons vasculaires, où la substance osseuse commence à se déposer ; — puis le cartilage : et d'abord une zone calcifiée, de moins en moins calcifiée à mesure qu'on se rapproche de la zone de prolifération, laquelle se continue insensiblement avec la masse de l'ébauche cartilagineuse pour ainsi dire au repos.

Les détails qui précèdent rendent compte à la fois de la manière dont l'os se substitue au cartilage, et du mécanisme par lequel il peut s'accroître suivant certaines directions aux dépens de celui-ci. Il nous faut maintenant reprendre chacune des phases indiquées et pénétrer plus avant dans l'intimité des processus.

Apparition du point d'ossification. — Le nombre et la situation des points d'ossification, l'époque à laquelle ils apparaissent, varient suivant les os, mais

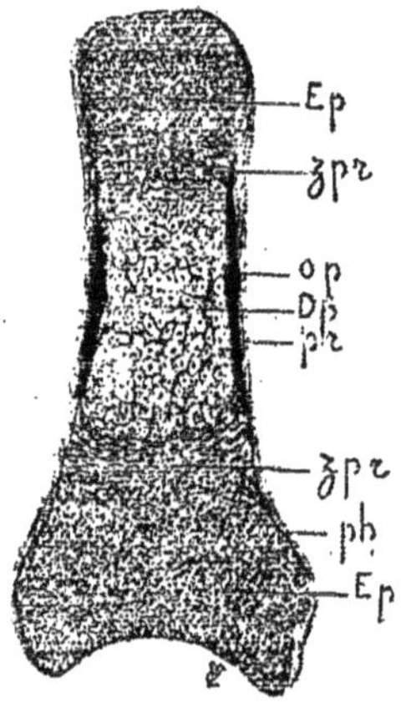

Fig. 68.

Coupe longitudinale de la 2e phalange du médius [Embryon humain de 12cm (du vertex au coccyx)].

Dp, diaphyse. — A ce niveau : agrandissement des capsules cartilagineuses ; calcification de la substance fondamentale. — Les extrémités épiphysaires, *Ep*, sont formées par du cartilage hyalin ; entre elles et la diaphyse on voit la zone d'accroissement du cartilage, *zpr*, avec ses cellules aplaties et disposées en séries longitudinales. — *op*, étui d'os périostique. — *ph*, périchondre, devenu périoste, *pr*, sur le diaphyse.

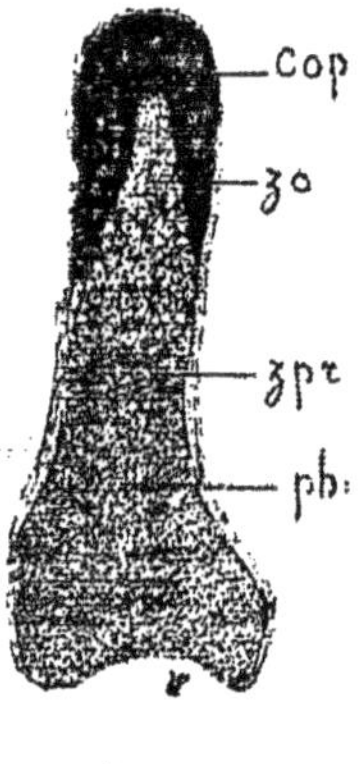

Fig. 69.

Coupe longitudinale de la 3e phalange du médius (Embryon humain de 12cm).

zo, zone calcifiée. — *zpr*, zone de prolifération du cartilage. — *cop*, calotte d'os coiffant l'extrémité de la phalange. — *ph*, périchondre.

sont constants pour un os déterminé. En général, dans les os longs, pour ne citer que ceux-là, il y en a trois : un au milieu de la diaphyse, *point diaphysaire*, et un dans chaque épiphyse, *points épiphysaires*. Le premier apparaît avant les deux autres et fait seul les frais de l'ossification longtemps avant que ceux-ci n'entrent en scène (fig. 68 et 69).

Les os s'ossifient par un ou plusieurs points dits *points* ou *centres d'ossification*, le terme centre étant de préférence réservé aux points qui doivent produire une grande quantité d'os. Envisagés au point de vue de leur apparition, ces centres et points sont divisés en *primitifs* et *secondaires*. On décrit encore des *points accessoires;* mal circonscrits, inconstants, ils sont le point de départ de formations osseuses de peu d'étendue ; ce sont souvent de minces lamelles intervenant pour le modelage de l'os.

On donne le nom de *diaphyse* à la partie d'un os long intermédiaire aux deux extrémités ; sur l'os adulte, cette partie prend le nom de *corps*.

On désigne sous le nom d'*épiphyses* des pièces osseuses qui se développent par des points spéciaux, et sont réunies à la diaphyse par un cartilage ; le cartilage prend le nom de cartilage diaépiphysaire. Les extrémités de la plupart des os longs sont des *épiphyses;* elles sont distinguées en *supérieure* et *inférieure*, ou encore *proximale* et *distale*, ou bien encore d'après leurs connexions. Ainsi l'épiphyse des os de l'avant-bras qui confine au coude est dite supérieure, proximale ou humérale ; l'épiphyse qui confine au carpe est dite inférieure, distale ou carpienne.

Un point d'ossification à son début est caractérisé par l'augmentation de volume graduelle, en un point circonscrit et déterminé, des éléments cartilagineux. Les cellules grossissent et prennent un aspect hyalin. En même temps les capsules s'amincissent, perdent leurs contours anguleux et s'élargissent. La substance fondamentale est disposée entre elles sous forme de cloisons plus ou moins étroites. Ces transformations sont d'autant plus accentuées que l'on considère une région plus centrale du point d'ossification ; à mesure qu'on s'en éloigne le cartilage reprend, par gradations insensibles, ses caractères de cartilage fœtal.

Stade de calcification. — Les sels calcaires se déposent à la fois dans les cloisons de substance fondamentale et dans les capsules cartilagineuses, à l'état de grains anguleux de taille variable (il en est qui mesurent de deux à trois μ). D'abord indépendants, ces grains semblent se fusionner de manière que quand la calcification est complète on ne les distingue plus aussi nettement. La substance fondamentale prend un aspect uniforme, homogène et réfringent ; les cellules cartilagineuses subissent également des transformations, elles paraissent atteintes de dégénérescence, et se désagrègent souvent en ne laissant plus à leur place dans la cavité capsulaire qu'un amas granuleux informe.

La présence des sels calcaires permet de reconnaître facilement, à l'œil nu, les points d'ossification : il suffit pour cela de fendre avec un scalpel des pièces squelettiques cartilagineuses fraîches et l'on aperçoit sur la surface de section bleuâtre, translucide, du cartilage, des plages arrondies, coupes d'un noyau sphérique, d'un blanc-mat.

Stade de vascularisation. — Pendant toute la période qui précède l'apparition des points d'ossification, le cartilage ne renferme pas la moindre trace de vaisseaux, mais à peine ont-ils pris naissance que des bourgeons vasculaires issus du périchondre commencent à y pénétrer. Ces bourgeons déplacent, détruisent peut-être, les éléments cartilagineux qu'ils rencontrent sur leur passage et se creusent des canaux, les *canaux vasculaires du cartilage*. Petit à petit, ils atteignent ainsi le noyau d'ossification et envahissent la zone calcifiée, où nous les retrouverons dans un instant.

Les portions de l'ébauche cartilagineuse, quelle qu'elle soit, situées en dehors des points d'ossification livrent donc passage à des vaisseaux. Ainsi, dans les épiphyses des os longs (fig. 74) on voit de larges canaux, limités par des cellules cartilagineuses plus rapprochées qu'ailleurs et plus ou moins aplaties. Primitivement il n'y a dans leur intérieur que des vaisseaux (1 à 3 généralement) et des éléments médullaires (voir plus loin); plus tard on y trouve du tissu conjonctif. Cette pénétration des vaisseaux dans le cartilage est en rapport non seulement avec l'ossification, mais encore, sans aucun doute, avec les phénomènes d'accroissement dont ce tissu est le siège.

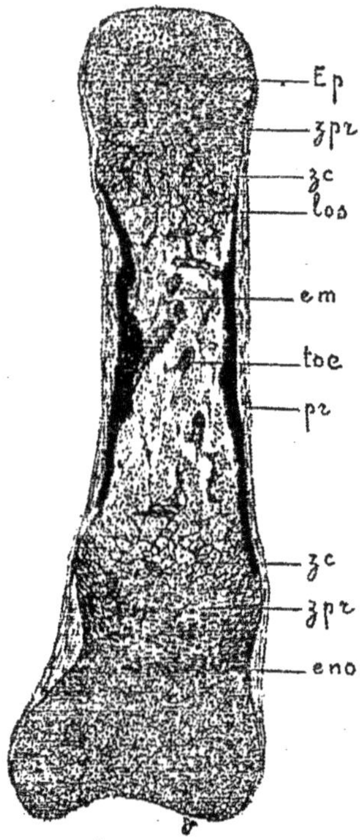

Fig. 70.
Coupe longitudinale de la 1re phalange du médius (Embryon humain de 12cm).

Ep, épiphyse. — *zpr*, zone de prolifération. — *zc*, zone calcifiée. — *los*, ligne d'ossification. — *em*, espaces médullaires. — *toe*, travées d'os enchondral. — *eno*, encoche d'ossification. — *pr*, périoste.

Revenons à la zone calcifiée. Les vaisseaux ne peuvent s'y insinuer, ainsi du reste que cela s'est passé dans le cartilage non transformé, qu'au prix de la destruction de la substance fondamentale. Seulement ici le résultat est un peu différent à cause de l'élargissement considérable des cavités capsulaires; la disparition partielle des étroites cloisons qui séparaient celles-ci crée des cavités spacieuses communiquant largement entre elles et irrégulièrement calibrées.

La question est de savoir sous quelle influence se fait cette destruction, cette sorte d'érosion, de la substance fondamentale calcifiée. A cet égard les avis sont partagés. Les uns font jouer le rôle principal aux vaisseaux eux-mêmes dont la poussée agirait mécaniquement; les autres font intervenir des éléments spéciaux, sous l'action desquels les cloisons seraient résorbées et que Kœlliker a nommés, pour cette raison, *ostoclastes*. Nous aurons l'occasion de parler plus tard de ces éléments.

Quel que soit le mécanisme intime du phénomène, le cartilage calcifié est transformé en un tissu spongieux (fig. 70, *em*), dont les cavités, *espaces médullaires primitifs*, ont pour parois des travées plus ou moins épaisses (*toe*), échancrées capricieusement, de substance fondamentale imprégnée de sels calcaires.

Stade d'ossification. — Les espaces médullaires renferment des vaisseaux ainsi qu'une grande quantité de cellules arrondies, les *cellules médullaires*, munies d'un ou de plusieurs noyaux : vaisseaux et cellules constituent la *moelle fœtale* ou *moelle formative*. L'origine des vaisseaux nous est connue; celle des cellules n'est plus guère discutée aujourd'hui. Elles proviennent de la couche ostéogène du périchondre (devenu périoste) et accompagnent les bourgeons vasculaires. Peut-être, ainsi que l'affirment certains histologistes, quelques cellules cartilagineuses, mises en liberté par l'ouverture des capsules, viennent-elles grossir le nombre des éléments médullaires. Elles doivent être en tout cas bien peu nombreuses, étant donnés les phénomènes régressifs dont la plupart sont atteintes dans la zone calcifiée.

Lorsqu'on examine, sur une coupe (fig. 71 et 72), les bords des travées de cartilage calcifié qui limitent les espaces médullaires les plus récemment formés, on remarque qu'ils sont recouverts par un mince liséré d'une substance homogène qui n'est autre chose, ainsi que le prouvent diverses réactions, que de la substance osseuse. A mesure qu'on considère des parois d'espaces médullaires plus anciens, on constate que cette couche osseuse devient de plus en plus épaisse, et en même temps on voit apparaître dans son intérieur des éléments cellulaires qui prennent peu à peu les caractères de cellules osseuses. D'où proviennent cette substance osseuse et ces cellules ainsi amassées sur les vestiges du cartilage calcifié ?

a) Les cellules dérivent d'éléments médullaires différenciés que l'on nomme *cellules ostéogènes,* ou *ostéoblastes* de Gegenbaur.

Les ostéoblastes (fig. 72, *ost*) ont une forme généralement polygonale ou cylindrique et mesurent en moyenne de 20 à 30 μ. Souvent ils sont munis de prolongements aigus. On les trouve de préférence à la périphérie des espaces médullaires, appliqués sur leurs parois, tantôt en une couche ininterrompue régulière, rappelant par son aspect un épithélium, tantôt en groupes isolés. La

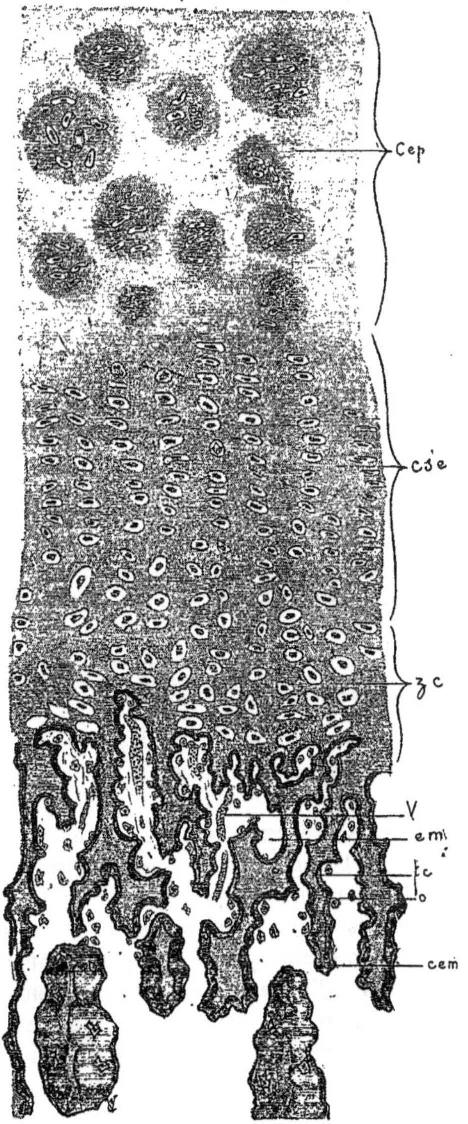

Fig. 71.

Ligne d'ossification, — coupe longitudinale (extrémité supérieure de l'humérus d'un embryon humain de 6 mois).

cep, cartilage hyalin épiphysaire (groupes de cellules cartilagineuses en voie de multiplication). — *cse*, zone de cartilage sérié (quelques éléments sont en voie de division). — *zc*, zone calcifiée (la sériation des cellules n'est plus ici aussi évidente que dans la zone précédente). — *em*, espaces médullaires résultant de la destruction des cloisons de substance fondamentale et renfermant des vaisseaux, V, et des éléments médullaires dont on n'a figuré qu'un petit nombre, — *tc*, travées irrégulières de cartilage calcifié à la surface desquels s'est déposé de l'os, *o* (en rouge). — *cem*, cellules médullaires englobées dans le dépôt et transformées en cellules osseuses.

substance osseuse se dépose autour d'eux d'une façon continue et finit par les envelopper de toutes parts. Puis de nouveaux ostéoblastes sans cesse renouvelés subissent le même sort, et la couche osseuse s'épaissit peu à peu.

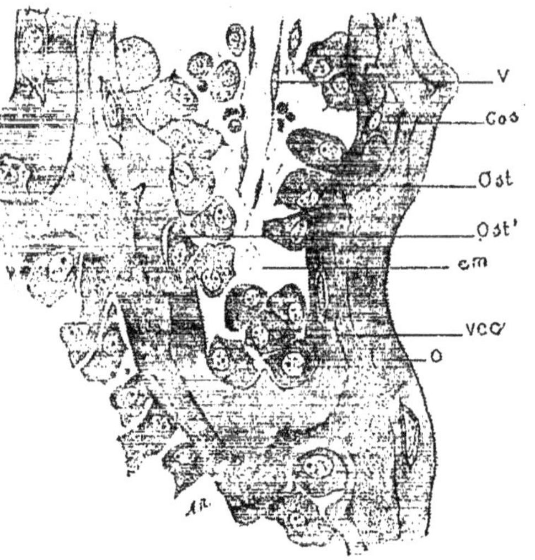

Fig. 72.

Détails, à un fort grossissement, de la formation de la substance osseuse et des cellules osseuses.

em, espace médullaire. — *ost*, ostéoblastes. — *vcc*, vestiges cartilagineux dont la surface est recouverte par le dépôt osseux *o*; quelques ostéoblastes *ost'*, sont à moitié enfouis dans ce dépôt, ailleurs d'autres sont englobés complètement, passés alors à l'état de cellules osseuses, *cos.* — V, vaisseau.

Dès l'instant où ces éléments se trouvent ainsi enfouis dans une masse de substance qui les isole et les immobilise, ils méritent le nom de *cellules osseuses* (*ost*) et la cavité qui les loge celui d'*ostéoplaste* ou de *cavité osseuse*. Ils deviennent ensuite anguleux, poussent des prolongements et acquièrent une forme étoilée. La naissance et l'accroissement de ces prolongements expliqueraient le mode de développement des *canalicules osseux* qui seraient ainsi creusés secondairement dans la substance fondamentale ; il faut avouer toutefois que l'on n'est pas exactement renseigné sur ce point. Certains auteurs admettent, sans expliquer la cause de ce fait que, dès son apparition, la substance osseuse est traversée par de fins canalicules qui n'ont aucun rapport avec les ostéoblastes, et qui seulement plus tard seraient remplis par les prolongements de ceux-ci devenus cellules osseuses.

b) L'origine de la substance osseuse n'est pas encore clairement établie. Personne ne prétend plus qu'elle résulte de la transformation des couches périphériques du protoplasma des ostéoblastes, ainsi que le supposait Waldeyer. Il est plus probable qu'elle se dépose comme toute substance intercellulaire, sous l'influence directe, sans doute spécifique, des ostéoblastes.

Les cellules médullaires qui ne se sont pas différenciées en ostéoblastes persistent autour des vaisseaux et fournissent les éléments de la *moelle des os*.

Le processus d'ossification que nous venons de décrire a eu pour résultat de substituer aux travées de cartilage calcifié, qui limitaient auparavant les espaces médullaires primitifs, des travées beaucoup plus épaisses, dont la partie centrale, axiale si l'on veut, est formée par ce cartilage calcifié (fig. 72, *vcc*) et dont les parties périphériques consistent en substance osseuse vraie (*o*) accumulée en couches superposées.

Ce nouveau tissu est de l'*os enchondral* dont nous verrons plus tard la destinée.

Jusqu'à présent nous avons envisagé les phénomènes de l'ossification enchondrale en eux-mêmes, dans ce qu'ils ont de général, sans tenir compte des particularités qu'ils peuvent présenter dans tel ou tel os. Ces particularités dépendent de la direction suivant laquelle l'ossification se poursuit.

Nous savons que, pendant tout le cours du développement, le cartilage se régénère au fur et à mesure qu'il se transforme en os, et d'autre part qu'il est le siège d'une série de modifications précédant l'ossification proprement dite. Nous avons dit en outre que tous ces phénomènes se manifestent dans une zone étroite, parallèle au front d'envahissement de la substance osseuse, que l'on peut appeler la *ligne d'ossification*. Il y a quelques différences dans les caractères de cette zone suivant que l'accroissement de l'os se fait dans une seule ou dans plusieurs directions, qu'il s'agit, en un mot, d'un os long ou d'un os court.

Os longs. — Sur une coupe longitudinale d'un os long (fig. 74), avant l'apparition des points épiphysaires, on voit que l'os enchondral qui constitue toute la diaphyse se limite du côté de l'épiphyse par un bord rectiligne : ce bord correspond à la ligne d'ossification (*los*). C'est là que les bourgeons vasculaires s'arrêtent et que la substance osseuse commence à se déposer. Dans l'épiphyse elle-même nous rencontrerons successivement, en partant de la ligne d'ossification, la zone de cartilage calcifié (fig. 71, *zc*), la zone de prolifération (*cse*), puis la masse principale de cartilage fœtal au repos. Chacune de ces zones se continue insensiblement l'une avec l'autre, et les deux premières possèdent des caractères spéciaux. Les cellules cartilagineuses, à l'endroit où se fait la transition avec le reste du cartilage épiphysaire, deviennent petit à petit plus volumineuses; elles sont arrondies et se disposent en groupes distincts (*cep*) ; puis, en se rapprochant de la ligne d'ossification, elles s'agencent en files ou séries longitudinales plus ou moins régulières et parallèles. Les éléments qui composent ces files sont aplatis, isolés les uns des autres par de minces cloisons transversales, tandis que chaque série est elle-même séparée de sa voisine par une colonne longitudinale plus épaisse de substance cartilagineuse. C'est cette zone qui a reçu le nom de *cartilage sérié* (*cse*) (Ranvier). Dans toute cette région, zone de transition et zone sériée, la multiplication des cellules cartilagineuses se fait activement; elle est réalisée par le mode bien connu de la division karyocinétique (Retzius, Leser).

Au cartilage sérié fait suite le cartilage calcifié (*zc*). Les cellules qui étaient aplaties se gonflent (cellules hydropiques) et perdent la faculté de se diviser; les cavités qui les renferment s'élargissent. Puis, tout contre la ligne d'ossification, les cellules s'atrophient, dégénèrent, pour la plupart au moins, et se désagrègent.

C'est alors à ce niveau que les vaisseaux font irruption. Les cloisons intercellulaires sont détruites, les cavités se mettent en communication et les espaces médullaires primitifs (*em*) prennent naissance.

On comprend que l'arrangement si particulier des cellules cartilagineuses puisse avoir une certaine influence sur la marche des vaisseaux, les portions les plus minces de substance fondamentale disparaissant plus vite que les plus épaisses ou même à l'exclusion de celles-ci. Or l'arrangement sériaire des cellules découpe, pour ainsi dire, la substance fondamentale en colonnes longitudinales réunies par d'étroites bandes transversales qui résisteront moins qu'elles. La progression des vaisseaux se fera par suite surtout entre les colonnes intersériaires qui, pour cette raison, ont été appelées *cloisons* ou *travées di-*

rectrices. Il faut cependant faire remarquer qu'elles sont, elles aussi, détruites par place, les bourgeons vasculaires longitudinaux s'anastomosant dans le sens transversal, et qu'en outre la sériation des cellules, parfaitement nette dans la zone de prolifération, est souvent méconnaissable dans la zone calcifiée. Comme c'est celle-ci qui est envahie par les vaisseaux et non la première, il s'ensuit que dans bien des cas la marche en avant des vaisseaux n'est pas aussi régulière qu'on le dit communément.

b) *Os courts et os plats*. — Lorsque le noyau osseux s'allonge dans plusieurs directions, les zones adjacentes à la ligne d'ossification se présentent dans le même ordre que dans le cas précédent : la seule différence consiste en ce qu'il n'existe pas de zone aussi nettement sériée. Les cellules cartilagineuses dans la zone de multiplication sont disposées en amas arrondis ou allongés qui se succèdent suivant des directions irrégulièrement radiaires.

B. — OSSIFICATION PÉRICHONDRALE OU PÉRIOSTIQUE

L'enveloppe périchondrale des ébauches cartilagineuses au moment où elle va commencer à former de l'os, est constituée (fig. 73, *pr*) (déjà au 5e mois de la vie fœtale d'après Kœlliker) : 1° par une couche externe de tissu conjonctif mélangé d'abondantes fibres élastiques fines et riche en vaisseaux ; 2° par une couche interne épaisse, *couche ostéogène*, blastème sous-périostal (Ollier), de cellules arrondies ou ovalaires plongées dans une substance fondamentale vaguement fibrillaire.

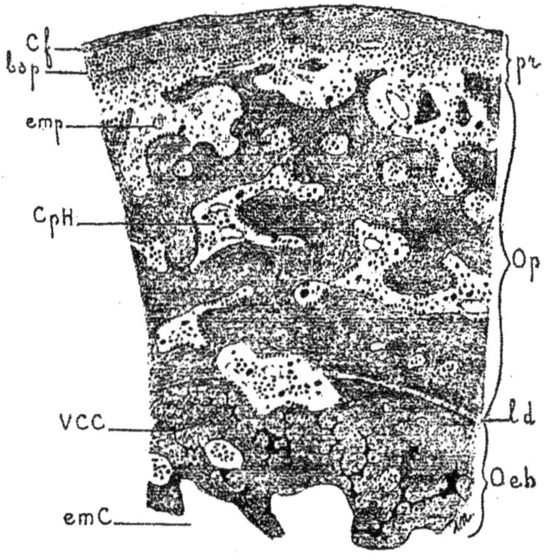

Fig. 73.

Coupe transversale de la diaphyse d'un os long (embryon de veau).

oeh, os enchondral. — *op*, os périostique. — *ld*, ligne de démarcation entre les deux os. — *pr*, périoste formé de deux couches l'une externe fibrillaire, *cf*, l'autre interne essentiellement cellulaire, *bsp* (couche ostéogène, blastème sous-périostal). — *emp*, espaces médullaires, sous-périotiques. — *emc*, espace médullaire central. — *cpH*, canaux primitifs de Havers sur les parois desquels sont déposés des ostéoblastes. — *vcc*, vestiges cartilagineux à bords festonnés.

Dans les os longs, à l'époque où le point d'ossification diaphysaire commence à apparaître, avant même qu'il soit calcifié, la zone la plus interne de la couche ostéogène s'ossifie au niveau même de ce point. Sa substance fondamentale fibrillaire s'infiltre de sels calcaires, puis d'osséine, et ses cellules, véritables ostéoblastes, se transforment en cellules osseuses. De cette façon prend naissance, vers le milieu de la diaphyse, un étui osseux complet (fig. 68, *op*), bien limité du côté du cartilage, plus tard du côté de l'os enchondral quand le cartilage aura disparu. Cet étui s'accroît en épaisseur et en longueur : en épaisseur, grâce au dépôt continu sur sa face externe de nouvelles couches créées comme la toute première aux dépens de la zone ostéogène périchondrale, ou mieux dès ce moment, périostique, sans cesse reconstituée ; — en longueur, parce que l'os tout entier s'allonge et que par suite les dépôts auront une étendue de plus en plus considérable.

Il ne faudrait pas croire cependant que l'os périostique se montre sous l'aspect de lames superposées. Sur des coupes transversales, par exemple (fig. 73), on voit, à la périphérie de l'os enchondral, une écorce spongieuse plus ou moins épaisse, formée de travées osseuses circonscrivant des lacunes diversement contournées. La surface de cette écorce, fortement déchiquetée, est partout enfouie dans la masse cellulaire ostéogène.

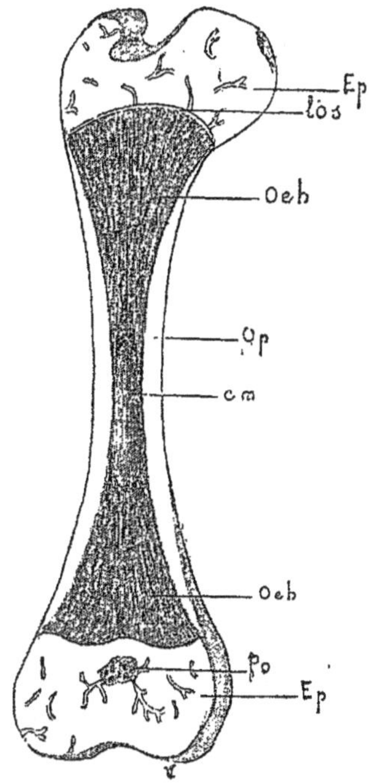

Fig. 74.

Coupe longitudinale du fémur d'un enfant âgé de 2 semaines (d'après Kœlliker).

Cette figure montre les rapports de l'os enchondral et de l'os périostique. — *oeh*, cône d'os enchondral (les deux cônes ne se touchent pas par leur sommet, le canal médullaire, *cm*, ayant déjà fait son apparition) emboîté dans un cône creux d'os périostique, *op*. — *Ep*, épiphyse cartilagineuse renfermant des canaux vasculaires. — *Po*, point d'ossification dans l'épiphyse distale. — *los*, ligne d'ossification.

Ces lacunes ont reçu le nom de *canaux primitifs de Havers* (fig. 73, *cpH*). Leur contenu est identique à celui des espaces médullaires creusés dans l'os enchondral, c'est-à-dire consiste en vaisseaux et en cellules. Celles-ci sont les éléments de la couche ostéogène qui n'ont pas encore pris part à l'ossification. Quant à l'os lui-même, sa structure est bien spéciale et caractérisée par ce fait qu'elle n'est pas lamellaire, contrairement à celle de l'os définitif ; de plus, les cellules osseuses sont irrégulières et volumineuses ; enfin il renferme de nombreux faisceaux de fibres conjonctives, calcifiées ou non, dites *fibres de Sharpey*. C'est, suivant le terme employé par Kœlliker, de l'os « grossièrement fibreux et non lamelleux ».

L'os périostique développé pendant la période fœtale, et aussi un certain temps après la naissance, possède cette structure particulière ; mais, ainsi que nous le verrons, il n'en restera aucune trace chez l'adulte.

A un certain moment le processus formateur se régularise, et l'ossification du périoste se fait par dépôts successifs ; en d'autres termes, l'os périostique définitif aura une structure lamellaire. Les fibres, ou faisceaux de fibres conjonctives subiront encore ou non la calcification et se retrouveront au milieu des lamelles à l'état de fibres de Sharpey ; les cellules ostéogènes (ostéoblastes) agencées en couches régulières seront recouvertes, comme elles le sont dans l'os cartilagineux, par la substance osseuse et deviendront cellules osseuses.

Ces transformations ne seront pas les seules, car l'état dans lequel se trouvait jusqu'alors l'os périostique est transitoire. Une partie des éléments médullaires qui remplissent les canaux primitifs de Havers, différenciés en ostéoblastes, se disposent sur les parois de ceux-ci en même temps que de la substance osseuse s'accumule peu à peu autour d'eux. Puis ces ostéoblastes se métamorphosent en cellules osseuses; les mêmes phénomènes se répètent et finalement le canal primitif se trouve comblé en partie par des couches superposées d'os analogue à celui qui s'était déposé sur les travées calcifiées du cartilage. Un ensemble de lamelles emboîtées et occupant ainsi un espace de Havers constitue ce que l'on nomme un *système de Havers* (fig. 81, SH). Le centre du système est occupé par des vaisseaux et des cellules. On voit immédiatement en quoi la substance osseuse des systèmes de Havers diffère de celle de l'os périostique:

Dans celui-ci sont plongées des fibres conjonctives calcifiées ou non, fibres de Sharpey; dans l'os *Haversien* il ne peut y avoir, et il n'y a pas de pareilles fibres. A part cela, le mode de formation, qu'il s'agisse de l'une ou de l'autre, est le même, puisque dans les deux cas ce sont des éléments médullaires différenciés de la couche ostéogène du périoste, des ostéoblastes, qui se transforment en cellules osseuses, le dépôt de substance osseuse s'effectuant de la même manière autour d'eux.

Dans les os courts ou plats, ainsi que dans les épiphyses des os longs, l'ossification périostique n'intervient qu'assez tardivement. Les phénomènes intimes sont exactement les mêmes que dans le cas précédent et aboutissent à la création d'une croûte osseuse qui recouvre l'os enchondral, partout excepté au niveau des surfaces articulaires.

Après avoir étudié isolément, ainsi que nous venons de le faire, les processus de l'ossification enchondrale et ceux de l'ossification périostique, il nous faut voir avant d'aller plus loin comment ils se sont combinés pour réaliser la formation d'un os fœtal. Pour cela examinons la coupe longitudinale d'un os long (fig. 74). Aux deux extrémités de l'os on aperçoit les épiphyses cartilagineuses (*ep*) avec leurs canaux vasculaires. La diaphyse seule est osseuse et comprend : 1° un axe d'os enchondral (*och*) en forme de sablier dont les bases correspondent aux lignes d'ossification ; 2° une écorce d'os périostique (*op*), plus épaisse au milieu de la diaphyse qu'à ses deux extrémités, qui sont effilées et se prolongent jusqu'à la hauteur de la ligne d'ossification, parfois même plus loin. Cet os périostique dans son ensemble représente en somme deux cônes creux continus par leur sommet, qui emboîtent deux cônes pleins d'os enchondral continus eux aussi par leur pointe. Le périoste enveloppe le tout.

Il convient de signaler ici un détail important. Les extrémités des cônes d'os périostique s'effilent, avons-nous dit, et arrivent au niveau de la ligne d'ossification qu'elles dépassent plus ou moins suivant les cas. Elles se terminent en s'incurvant légèrement en dedans, entre le cartilage et le périoste ; celui-ci se prolonge un peu au delà et ses fibres s'enfoncent dans une dépression (fig. 70, *eno*), sorte de rigole qui fait tout le tour de l'épiphyse et que l'on connaît sous le nom d'*encoche d'ossification* (Ranvier). A cet endroit les fibres conjonctives périostiques se perdent dans la substance fondamentale du cartilage. Elles sont mélangées à des cellules qui dérivent peut-être des éléments cartilagineux et en tout cas deviennent plus loin les cellules mêmes de la couche ostéogène. Cette région paraît représenter un centre formateur présidant à l'accroissement du périoste, spécialement de sa couche ostéogène.

Cet état de l'os fœtal se complique encore à un certain moment par l'apparition dans les épiphyses de points d'ossification qui évoluent comme ceux des os courts, avec cette différence toutefois que les épiphyses continuent pendant longtemps à s'accroître du côté qui correspond à la diaphyse. Il y aura donc là une zone de cartilage susceptible de se reconstituer sans cesse, et aux dépens de laquelle de nouveaux dépôts osseux s'ajouteront aux anciens Cette zone se présente sous l'aspect d'une bande étroite située à l'union de l'épiphyse et de la diaphyse et appelée *cartilage de conjugaison* (fig. 75). Nous connaissons la face diaphysaire de cette bande, c'est la ligne d'ossification que nous avons étudiée jadis. La face opposée est la ligne d'ossification épiphysaire ; elle reproduit absolument les mêmes dispositions que la précédente ; nous y trouverions la couche calcifiée (*zc*), la couche sériée (*zpr*), etc. En un mot la ligne d'ossification primitivement unique s'est doublée. L'os qui se forme sur la face diaphysaire du cartilage de conjugaison tend à rejoindre celui qui se dépose sur la face épiphysaire, mais n'y réussit pas tant que le cartilage se régénère; or il se régénère aussi longtemps que l'os n'a pas atteint ses dimensions définitives, et c'est seulement alors qu'il est envahi par l'ossification. On dit qu'à ce moment l'épiphyse se soude à la diaphyse : l'os ne s'allongera plus.

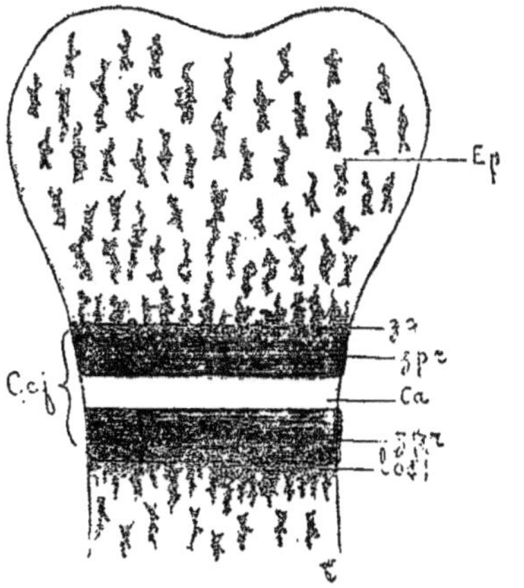

Fig. 75.

Schéma destiné à faire comprendre la disposition des lignes d'ossification au niveau du cartilage de conjugaison.

Ep, épiphyse transformée en os enchondral. — *Ccj*, cartilage de conjugaison. — De part et d'autre d'une bande neutre de cartilage *ca*, on trouve : une zone de prolifération, *zpr* — une zone de calcification, *zc* — puis la ligne d'ossification, *los*. Pour le détail de la ligne d'ossification se reporter aux figures 8 et 9.

Il nous reste à voir les transformations ultérieures des os et à examiner la manière dont ils s'accroissent. Mais comme les phénomènes ne diffèrent pas, que l'ébauche soit ou non cartilagineuse, nous les étudierons après avoir vu le développement des os précédés d'une ébauche non cartilagineuse.

§ II. — OS PRÉCÉDÉS D'UNE ÉBAUCHE NON CARTILAGINEUSE

A cette catégorie appartiennent les os de la voûte du crâne et une partie des os de la face, c'est-à-dire : la moitié supérieure de l'écaille de l'occipital, les pariétaux, le frontal, l'écaille du temporal, les os du nez, les unguis, les os malaires, les maxillaires supérieurs, les palatins, le vomer, l'aile interne des apophyses ptérygoïdes. Tous ces os prennent naissance aux dépens d'une ébauche conjonctive membraneuse qui se différencie au sein du mésenchyme ; les processus d'ossification sont identiques à ceux de l'ossification périostique. Nous prendrons pour exemple les os de la voûte du crâne.

En un point limité, dont la situation varie suivant les os, une partie des faisceaux conjonctifs de l'ébauche se calcifient; à leur surface se disposent des cellules présentant les caractères des ostéoblastes, puis de la substance osseuse s'y amasse à son tour en englobant les ostéoblastes. De cette manière se constitue une mince lamelle (fig. 76) formée de travées osseuses délicates, anastomosées en un réseau, dans les mailles duquel est logé le restant du tissu ostéogène qui n'a pas été employé.

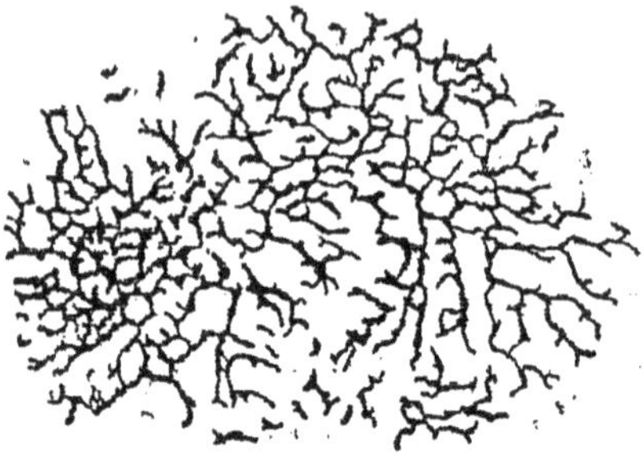

Fig. 76.
Pariétal d'un fœtus humain âgé de 14 semaines (d'après Kœlliker).

Réseau des trabécules osseuses.

L'accroissement en surface de cette lamelle se fait d'une façon très simple, par l'ossification progressive de nouvelles zones de l'ébauche. Des bords de la lamelle partent de fines aiguilles osseuses qui irradient de toutes parts, et ne sont autre chose que des travées osseuses allant se perdre dans la membrane conjonctive qui leur sert de substratum, et aux dépens de laquelle elles s'allongent. Peu à peu le noyau primitif s'est étalé considérablement tout en gardant sa structure réticulée.

A une certaine époque, une lame conjonctive (fig. 77, *pr* et *p'r'*) possédant tous les caractères du périoste se différencie sur chacune des faces de la lamelle osseuse initiale, et, par le mécanisme que nous avons vu présider à la formation de l'os périostique, y dépose des couches successives d'os, assurant ainsi son accroissement en épaisseur.

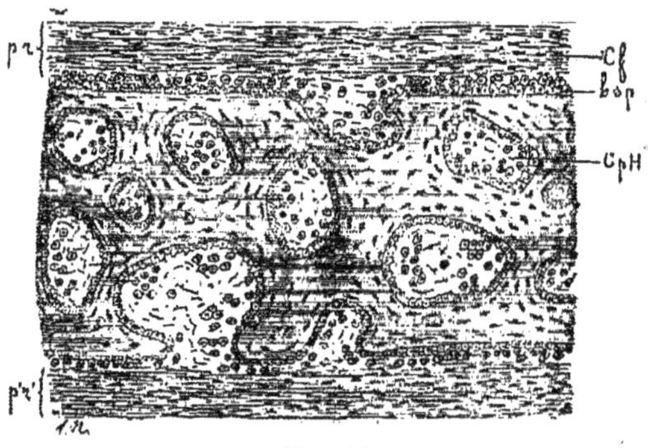

Fig. 77.
Coupe transversale du pariétal d'un fœtus de veau (en partie d'après Kœlliker).

pr, périoste correspondant à la face externe de l'os, avec sa couche fibrillaire, *cf*, et sa couche ostéogène, *bsp.* — *p'r'*, périoste tapissant la face interne et constitué comme le précédent. — *cpH*, canaux primitifs de Havers (quelques-uns s'ouvrent sous le périoste) dont les parois sont recouvertes d'une couche d'ostéoblastes. Les vaisseaux n'ont pas été représentés.

La texture des os de la voûte du crâne est la même au début que celle de l'os périostique ; c'est du tissu osseux grossièrement fibreux, creusé de larges espaces vasculaires, les canaux primitifs de Havers. L'os lamelleux ne prend naissance que plus tard ; les canaux primitifs de Havers seront comblés par des lamelles disposées en couches concentriques. Les transformations ultérieures aboutissant à la constitution de l'état adulte sont d'ailleurs les mêmes que dans les autres os.

ARTICLE TROISIÈME

ACCROISSEMENT DES OS; LEUR CONSTITUTION DÉFINITIVE

L'accroissement des os dans un sens ou dans l'autre peut s'expliquer de deux manières. Ou bien il est *interstitiel,* c'est-à-dire que l'os déjà formé augmente de volume par expansion de sa propre substance, ou bien il se fait par *apposition,* c'est-à-dire grâce à l'addition continue de nouvelles couches. Le premier mode n'est plus guère admis ; du moins les preuves que l'on a fournies pour en établir la réalité sont passibles d'objections sérieuses ; quant au second, il est démontré autant par l'observation histologique que par l'expérimentation.

Nous ne rappellerons pas les célèbres expériences de Duhamel, Flourens, Hunter, Ollier... etc., pas plus que les discussions qu'elles ont soulevées, nous contentant d'indiquer brièvement ce qui est aujourd'hui bien établi.

1° L'accroissement des os en *longueur* résulte, tant que les points d'ossification épiphysaire n'ont pas paru, de la multiplication des éléments cartilagineux de l'épiphyse au voisinage de la ligne d'ossification (zone de multiplication et zone sériée) et de la formation incessante d'os enchondral à ce niveau.

Lorsque les épiphyses sont ossifiées et pendant toute la durée de l'existence du cartilage de conjugaison, l'accroissement en longueur se fait encore de la même façon, mais alors non plus dans une, mais dans deux zones. L'épiphyse s'allonge dans le sens centripète (du côté de la diaphyse), la diaphyse dans le sens centrifuge. Le résultat final est une augmentation de longueur.

Ollier a montré par de mémorables expériences que l'accroissement de l'os en longueur se fait par la production de couches osseuses nouvelles au niveau et sur les deux faces du cartilage de conjugaison ; le savant professeur de Lyon a donné la démonstration directe de ce fait : ayant enlevé un de ces cartilages, il vérifia ultérieurement que *l'os avait cessé de croître en longueur par l'extrémité privée de cartilage.* — Dans une autre expérience, Ollier enleva la plus grande partie de l'épiphyse en laissant intact le cartilage de conjugaison, *l'os continua de croître.* Force est donc de conclure avec Ollier : que l'os augmente en longueur par la production de tissu osseux nouveau, s'effectuant à la foi sur la face diaphysaire et sur la face épiphysaire du cartilage de conjugaison.

2° L'*accroissement en épaisseur* des os longs est dû aux dépôts successifs d'os périostique. C'est là évidemment la cause principale, mais il en est une autre. En effet on se souvient que l'os enchondral se présente sous l'aspect d'un sablier : c'est dire que son épaisseur augmente à mesure qu'on se rapproche de la ligne d'ossification, à mesure précisément que l'os périostique s'amincit et que lui aussi contribue dans une large mesure à agrandir les dimensions de l'os dans le sens transversal. Or, si l'épaisseur de l'os enchondral augmente, c'est que la ligne d'ossification s'élargit, c'est par conséquent que la prolifération du cartilage a pour résultat non seulement un accroissement de l'os dans le sens de la longueur, mais encore un accroissement dans le sens de la largeur.

L'accroissement de l'os en épaisseur par dépôts successifs de couches périostiques a été mis hors de doute par les expériences de Flourens et par celles d'Ollier. Ce dernier ayant enlevé le périoste en prenant soin de ménager sa couche cellulaire profonde et l'ayant transplanté en un point quelconque du corps, a *constaté la production de tissu osseux par ce périoste transplanté.* — Pour mieux démontrer le rôle du périoste dans l'accroissement des os en épaisseur, Ollier a entouré d'un fil de caoutchouc un os en voie de croissance; *plaçant ce fil sous le périoste,* il a pu constater, au bout d'un certain temps, *que l'os n'avait pas augmenté de longueur.*

Dans les os courts, l'accroissement est le fait de l'apposition continue de substance osseuse autour du point d'ossification, marchant de pair avec la régénération du cartilage, et suivie du dépôt des couches périphériques d'os périostique.

Dans les os plats précédés d'une ébauche cartilagineuse, l'accroissement, se faisant surtout en surface, a pour facteur, comme dans le cas précédent, l'extension du cartilage reculant devant l'envahissement de l'os. Enfin dans les os précédés d'une ébauche non cartilagineuse, nous avons vu comment ils s'élargissaient et comment aussi ils augmentaient d'épaisseur.

Phénomènes de résorption. — L'apposition, pas plus que l'accroissement interstitiel s'il existe, ne pourrait expliquer à elle seule comment les os acquièrent leur constitution définitive. L'os fœtal ne possède pas une forme identique à celle de l'os parfait, et surtout il n'en a pas la texture. S'il ne faisait que s'accroître régulièrement, ni cette forme ni cette texture ne changeraient. Les transformations qu'il doit subir pour atteindre l'état adulte sont dues non seulement à des phénomènes d'apposition, mais encore à des phénomènes de *résorption.*

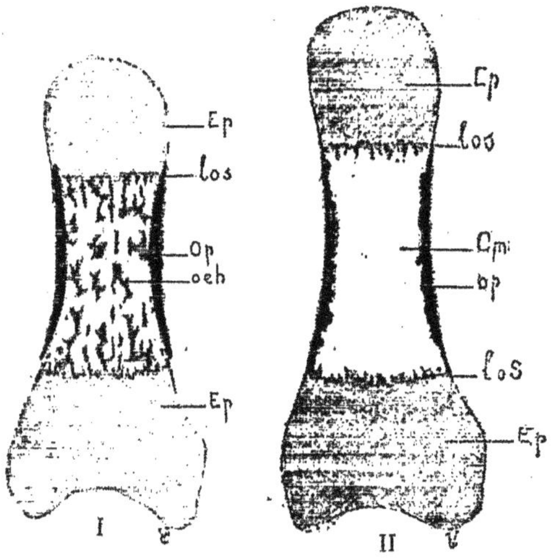

Fig. 78.

Schémas montrant la formation du canal médullaire *cm* (II) par disparition de l'os enchondral *oeh* (I).

los, ligne d'ossification contre laquelle subsiste une couche d'os enchondral sans cesse renouvelée. — *Ep*, épiphyses cartilagineuses. — *op*, os périostique.]

Le fait que certaines parties de l'os se résorbent pendant le cours du développement est connu depuis longtemps (résorption modelante de Hunter), mais la nature et le mécanisme du phénomène ne sont pas encore élucidés complètement, malgré d'importants travaux, parmi lesquels il faut citer en première ligne ceux de Kœlliker.

Nous envisagerons successivement la résorption dans l'os enchondral et dans l'os périostique.

Os enchondral. — Dans l'os enchondral des os longs, la résorption commence par s'attaquer aux travées osseuses vers le milieu de la diaphyse et les détruit. De cette façon prend naissance (fig. 78) un large espace rempli de moelle, le *canal médullaire,* qui s'agrandit toujours davantage. Dans le sens transversal la résorption atteint bientôt les couches qui confinent à l'os périostique;

dans le sens longitudinal elle les fait disparaître jusqu'au voisinage du cartilage de conjugaison. Mais il reste toujours à cet endroit, contre la face diaphysaire de ce cartilage, une zone d'os enchondral sans cesse reconstituée. Le canal médullaire occupe ainsi toute l'étendue de la diaphyse.

Dans les épiphyses et dans les os courts, la résorption détruit également l'os enchondral, mais pas complètement, et des vestiges importants des dépôts osseux primitifs persistent chez l'adulte.

Os périostique. — Les couches les plus anciennement formées d'os périostique, c'est-à-dire les couches internes qui limitent le canal médullaire, disparaissent à mesure qu'il s'en dépose de nouvelles sous le périoste (fig. 79), si bien qu'à un certain moment ces dernières, étant devenues internes par rapport à d'autres plus jeunes, sont détruites à leur tour et ainsi de suite. Grâce à ce mécanisme, le canal médullaire s'élargit et l'os tout entier s'épaissit.

Dans l'épaisseur même de l'os périostique la résorption n'est pas moins active. Les canaux de Havers primitifs s'agrandissent, entrent en communication les uns avec les autres. Ainsi se trouvent constitués de larges espaces, les *espaces de Havers*, qui ne sont que des canaux primitifs confluents.

A la surface de l'os enfin, les mêmes phénomènes destructeurs s'observent, plus ou moins intenses suivant les endroits.

En résumé, on peut dire que, sauf quelques rares exceptions, il n'est pas un point de l'os enchondral et de l'os périostique primitifs qui échappe à la résorption, mais c'est alors qu'intervient l'apposition continuelle de nouvelles couches qui, elles aussi, seront détruites, puis remplacées par d'autres, et toujours ainsi jusqu'à ce que l'os ait acquis tous ses caractères définitifs.

C'est surtout dans l'os périostique que cette succession de phénomènes d'apposition et de résorption est compliquée. Envisageons-les successivement au niveau de sa surface interne, dans son intérieur, et sur sa surface externe.

a) La résorption des couches internes de l'os périostique se continue longtemps, puis à la fin de la période de développement elle s'arrête. Alors la moelle renfermée dans le canal médullaire dépose, sur la face interne de la paroi diaphysaire, une couche plus ou moins épaisse de lamelles, dont l'ensemble constitue le

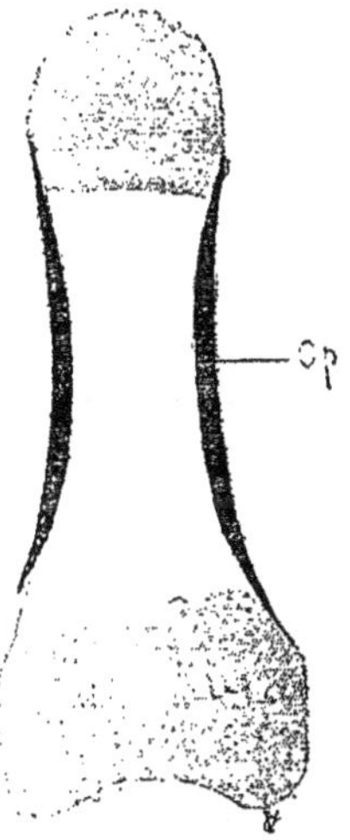

Fig. 79.

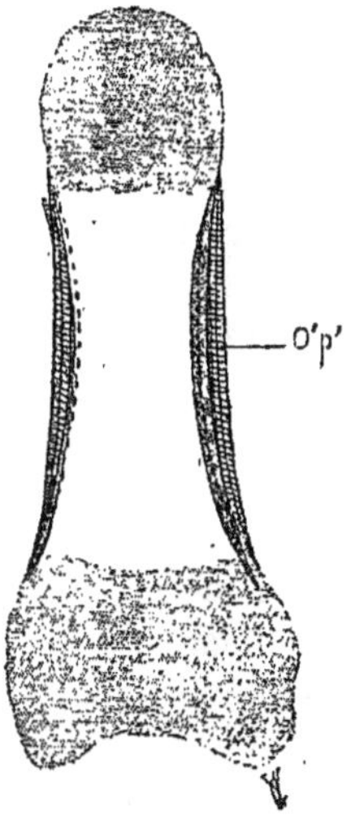

Fig. 80.

Schémas destinés à faire comprendre la résorption progressive de l'os périostique de dedans en dehors et l'apposition continuelle de nouvel os de dehors en dedans.

Fig. 79. — *op*, étui d'os périostique (en rouge). — Fig. 80. — Les couches internes de cet étui (délimité maintenant par une ligne pointillée) ont disparu. Les couches externes sont devenues internes par rapport au nouvel étui *o'p'*.

système lamellaire fondamental interne ou *périmédullaire* (fig. 81, *Sfm*).

b) La masse de l'os périostique est composée d'os grossièrement fibreux creusé d'espaces de Havers primitifs. Ces espaces vont se trouver en partie comblés par des dépôts successifs de lamelles osseuses formées aux dépens de la moelle (ostéoblastes) qu'ils renferment. Ainsi prend naissance une première génération de systèmes de Havers (fig. 82, I). Mais la résorption atteint ces systèmes et l'os périostique qui les sépare, en créant de nouveaux espaces de Havers, limités cette fois non plus seulement par de l'os grossièrement fibreux, mais encore par des vestiges des systèmes de Havers de la première génération. De nouvelles lamelles osseuses s'agencent sur les parois de ces nouveaux espaces de Havers, d'où deuxième génération de systèmes de Havers (fig. 82, II).

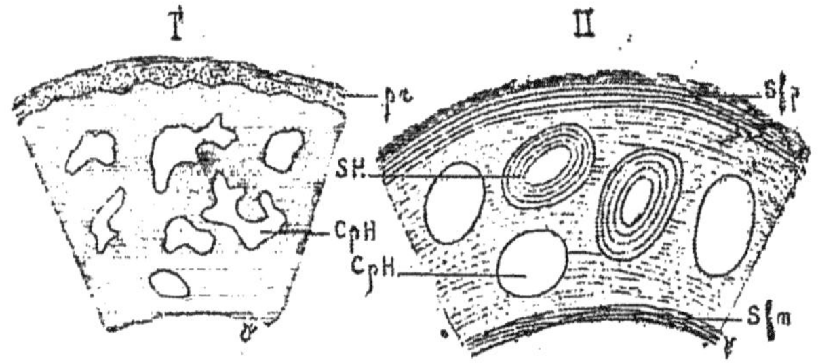

Fig. 81.

Schémas montrant qu'à l'os périostique formé au début (I) se substitue à un certain moment (II) de l'os disposé sous forme de lamelles.

cpH, espaces de Havers. On voit en II que ceux-ci sont comblés en partie par des lamelles concentriques (Systèmes de Havers, *SH*), et d'autre part que le périoste, *pr*, dépose à la surface externe de l'os plusieurs assises de lamelles (Système fondamental périphérique *Sfp*). Sur la face interne se disposent les lamelles du système périmédullaire, *Sfm*.

Puis, résorption partielle de ces sytèmes, formation d'une troisième génération de systèmes de Havers (fig. 83, III), et ainsi de suite jusqu'à la dernière génération, celle que l'on retrouve dans l'os adulte. On comprend qu'entre ces systèmes définitifs seront intercalés des vestiges plus ou moins étendus des systèmes appartenant aux générations qui les ont précédés. Mais il ne faut pas oublier que, pendant toute cette période, de l'os périostique a continué à se développer, et non plus sous la forme grossièrement fibreuse, mais sous la forme lamelleuse, avec des fibres de Sharpey dans son intérieur. Cet os périostique se trouvera naturellement placé entre les systèmes de Havers, et, chez l'adulte, sera mélangé avec les vestiges Haversiens dont il vient d'être question, dans les interstices des systèmes de Havers définitifs. Vestiges Haversiens et lamelles périostiques constituent les *systèmes intermédiaires* (*Si*); seulement les premiers (systèmes intermédiaires de Havers) se distinguent essentiellement des seconds ou systèmes intermédiaires périostiques en ce qu'ils ne contiennent pas de fibres de Sharpey.

c) L'apposition à la surface de l'os périostique se combine à la résorption pour assurer la forme définitive de l'os. En certains endroits c'est la première qui domine, en d'autres c'est la seconde. Certaines autres régions restent indifférentes, du moins pendant un certain temps, c'est-à-dire ne se résorbent ni ne s'accroissent. Il nous est impossible d'entrer dans les détails de ces processus compliqués et de passer en revue tous les os les uns après les autres. D'ailleurs un petit nombre seulement ont été étudiés (Kœlliker, Matschinsky, etc.). Ce que nous avons dit suffira à rendre compte de la marche générale des phénomènes.

Lorsque la surface de l'os a acquis, ou à peu près, sa configuration, la résorption cesse, et le périoste y dépose des lamelles concentriques, dont l'ensemble constitue le *système fondamental externe* ou *périphérique* (fig. 81, *Sfp*). On comprend que ce système doit être par endroits en continuité avec les systèmes intermédiaires (vrais), puisqu'ils ont une origine commune.

La dernière question qui se pose est celle de savoir sous quelle influence se fait la résorption, en un mot quel en est l'agent.

Selon toutes probabilités, elle est due à l'action des éléments cellulaires polynucléés (myéloplaxes de Robin), que Kœlliker a désignés sous le nom significatif d'*ostoclastes* (fig. 83).

Ces cellules sont de forme très capricieuse, et mesurent en moyenne chez l'homme de 43 à 91 μ de long, sur 30 à 40 μ de large et 16 à 17 μ d'épaisseur. Elles sont pourvues d'un nombre variable de noyaux, jusqu'à 50 ou 60 d'après Kœlliker.

Leur origine et leur des-

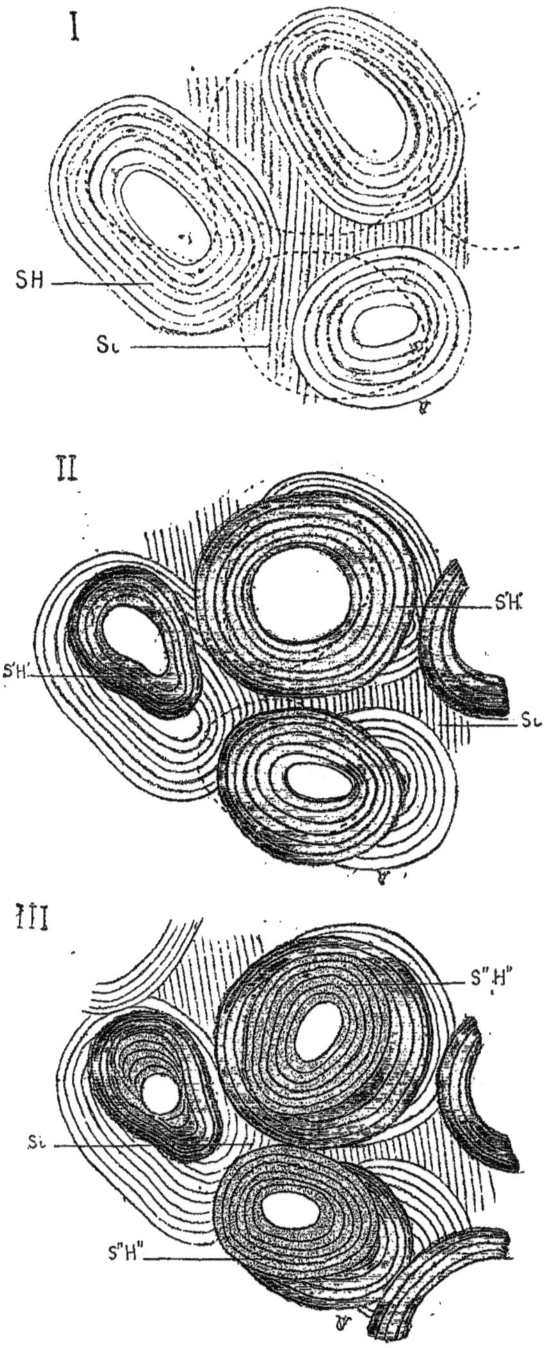

Fig. 82.

Figures schématiques. Constitution définitive de la texture de l'os par des générations successives de systèmes de Havers avec résorption partielle ou complète des systèmes plus anciens.

I. Stade du schéma n° II de la fig. 81. — *SH*, systèmes de Havers d'une première génération.

— *Si*, lamelles intermédiaires d'os périostique. — Les courbes pointillées indiquent les région résorbées qui dans le schéma II seront comblées par des lamelles concentriques formant un deuxième génération, *S'H'*, de systèmes de Havers.

II. *Si*, systèmes intermédiaires formés : 1° par des lamelles d'os périostique, 2° par des vestiges Haversiens de la génération précédente. Les lignes pointillées correspondent aux régions résorbées et comblées dans le schéma III par une troisième génération de lamelles de Havers.

III. *S"H"*, systèmes de Havers (définitifs). — *Si*, systèmes intermédiaires (lamelles périostiques et vestiges de lamelles Haversiennes des générations antérieures).

tinée ne sont pas encore parfaitement élucidées. Kœlliker les fait dériver des cellules médullaires ou des ostéoblastes. Il pense aussi qu'elles peuvent, en se fragmentant, redevenir soit des ostéoblastes soit des cellules médullaires.

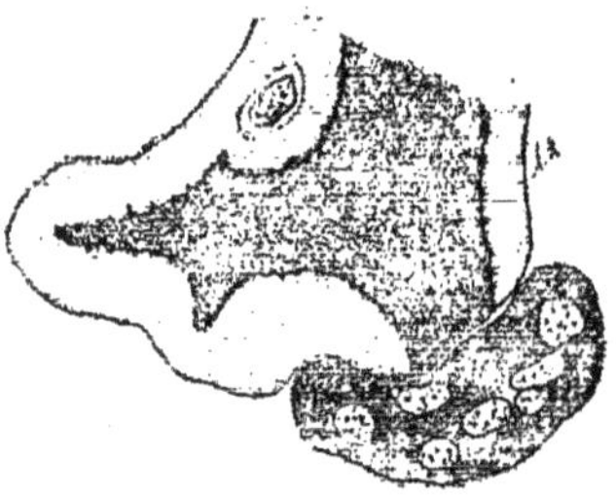

Fig. 83.
Un ostoclaste sur une travée d'os enchondral (embryon humain).

A son niveau la substance osseuse a disparu et le cartilage axial est à nu.

On trouve les ostoclastes à la surface des régions osseuses en voie de résorption, nichés pour ainsi dire dans de petites fossettes généralement arrondies qui paraissent comme taillées à l'emporte-pièce ; ces fossettes se nomment les *lacunes de Howship* (fig. 84). Leur nombre et leur étendue sont proportionnels à l'intensité de la résorption. Dans les régions où il y a des zones d'apposition à côté de zones de résorption, on voit côte à côte les ostoclastes logés dans les lacunes de Howship et les ostéoblastes agencés en couche épithélioïde à la surface de l'os.

Le mode d'action des ostoclastes est encore problématique. On ne sait s'ils agissent mécaniquement, ou, ce qui paraît plus probable, s'ils dissolvent, grâce à des propriétés d'ordre chimique, la substance osseuse (osséine et sels). En tout cas l'os paraît passif. On ne sait pas non plus à quelle cause il faut attribuer leur intervention en certains endroits plutôt qu'en d'autres. On ignore, en un mot, à peu près complètement les conditions qui président à la constitution définitive de la forme et de la texture de l'os adulte.

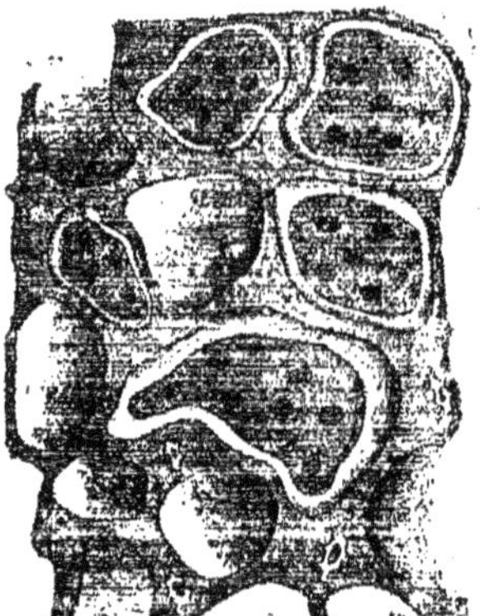

Fig. 84.
Lacunes de Howship (arrangé d'après Kœlliker) du sinus frontal du veau.

Les unes sont vides, les autres renferment encore les ostoclastes qui les ont creusées.

ARTICLE QUATRIÈME

STRUCTURE DES OS

L'étude de la structure des os complètement développés comprend :

1° Celle du *tissu osseux*, partie essentielle et caractéristique de ces organes.

2° Celle des éléments annexes tels que le *périoste*, membrane de tissu conjonctif riche en vaisseaux et en nerfs qui recouvre tous les os, sans exception ;

les *vaisseaux sanguins*, les *lymphatiques* et les *nerfs*, ainsi que la *moelle* qui en remplissent les cavités. A cette énumération il faudrait ajouter les cartilages qui revêtent les surfaces articulaires, mais leur description sera reportée plus loin au chapitre : Articulations.

§ I. — TISSU OSSEUX

L'étude du développement nous a appris que le tissu osseux est formé par des cellules, les *cellules osseuses*, munies de prolongements, enfouies dans une *substance fondamentale* intercellulaire. L'espace occupé par chaque cellule représente une cavité, *cavité osseuse* ou *ostéoplaste*, d'où partent dans tous les sens de nombreux diverticules, les *canalicules osseux*.

La substance fondamentale résulte du mélange (ou de la combinaison) d'une matière organique collagène, *l'osséine*, avec des sels calcaires, notamment des phosphates et des carbonates. On peut par des moyens très simples éliminer à volonté, soit la matière organique et ne garder que les sels (calcination, potasse), soit les substances minérales et ne conserver que l'osséine (acides). Après l'une ou l'autre de ces deux opérations, l'os possède encore exactement sa forme primitive : il reste dur mais devient cassant quand on l'a débarrassé de l'osséine ; quand on l'a privé de ses sels il prend une consistance de cartilage, se laisse ployer comme du caoutchouc et peut être facilement entamé par le couteau. La macération que l'on fait subir aux os pour préparer les pièces sèches d'ostéologie ne modifie pas la substance fondamentale : elle fait disparaître seulement les parties molles, cellules, tissu conjonctif, vaisseaux, etc.

Les propriétés de la substance fondamentale permettent de comprendre que les cavités dont elle est creusée, les ostéoplastes avec leurs canalicules entre autres, conservent leur configuration même quand leur contenu a disparu, à la condition que l'un ou l'autre au moins de ses éléments composants (osséine ou sels) ait été respecté.

Il est rare de trouver, chez l'homme, des os uniquement constitués par ces deux éléments, cellules et substance fondamentale. Le plus souvent cette dernière est envahie, ainsi qu'on l'a vu, par des *vaisseaux* qui creusent dans son épaisseur tout un système de canaux, les *canaux vasculaires*. Ceux-ci, comme les cavités osseuses et pour la même raison, conservent leur forme quand ils sont débarrassés de ce qu'ils renferment.

La présence des vaisseaux, et par suite des canaux vasculaires, ne change en rien les caractères propres au tissu osseux, mais détermine un groupement spécial de ses éléments et contribue dans une très large mesure à donner aux os la structure caractéristique que nous allons décrire.

Nous examinerons successivement :

1° Les *canaux vasculaires*.

2° La *substance fondamentale*.

3° Les *cellules et les cavités osseuses*.

CANAUX VASCULAIRES. — Les canaux vasculaires du tissu osseux connus aussi sous le nom de *canaux de Havers* ou encore sous celui de canaux médullaires (dénomination impropre, car la plupart ne renferment pas de moelle) se rencontrent chez l'homme, dans tous les points du squelette, excepté dans les travées les plus délicates du tissu spongieux, excepté aussi dans certaines lames très minces de tissu compact, telles par exemple que les lamelles papyracées de l'ethmoïde, l'os unguis, quelques régions des os palatins. Ces lames sont formées exclusivement de tissu osseux, c'est-à-dire de cellules avec substance fondamentale, non vascularisé. Il convient toutefois de faire remarquer qu'elles peuvent être, de place en place, traversées par des vaisseaux qui ne leur appartiennent pas en propre.

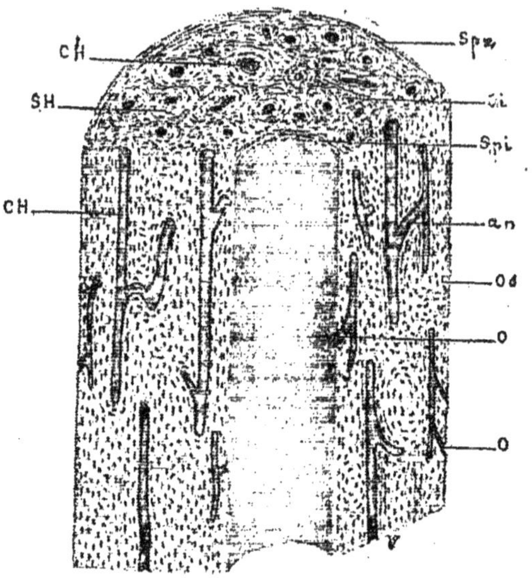

Fig. 85.
Texture de l'os en coupes longitudinale et transversale combinées.

CH, canaux vasculaires de Havers orientés suivant l'axe longitudinal de l'os. — *an*, anastomoses transversales entre ces canaux. — *o,o*, abouchement des canaux de Havers à l'extérieur et dans le canal médullaire. — *SH*, systèmes de Havers. — *Si*, systèmes intermédiaires. — *Spe*, système fondamental externe. — *Spi*, système fondamental péri-médullaire. — *os*, ostéoplastes.

Partout ailleurs il est aisé de constater la présence des canaux de Havers (fig. 85, CH) et, par l'examen de coupes orientées suivant les différents axes des os, de se rendre compte de leur disposition. Considérons une coupe transversale (fig. 85) de la diaphyse d'un os long. Nous verrons immédiatement, en l'examinant avec un grossissement faible, qu'elle est criblée de trous à contours le plus souvent circulaires, séparés les uns des autres par des intervalles variables occupés par la substance fondamentale et les ostéoplastes. Si maintenant, au lieu d'une coupe transversale, nous examinons une coupe du même os pratiquée au même niveau mais parallèle à son axe longitudinal, qu'elle soit radiale ou qu'elle soit tangentielle, nous remarquerons que l'aspect a changé. Nous avons maintenant sous les yeux une série de tubes, de canaux plus ou moins parallèles les uns aux autres, dirigés par conséquent selon le grand axe de la diaphyse. De ci de là (fig. 85) ces canaux parallèles sont réunis entre eux par des canaux obliques ou transversaux (*an*).

La comparaison de ces deux coupes renseigne suffisamment sur l'agencement des canaux vasculaires. Elle montre que ce sont des tubes cylindriques, irrégulièrement calibrés [leur diamètre oscille entre 9 et 400 μ. (Kœlliker)], disséminés dans toute l'étendue de la substance compacte diaphysaire et formant un véritable réseau à larges mailles allongées.

Cette disposition des canaux de Havers se retrouve partout. Les différences d'une région à une autre portent :

1° Sur leur *abondance* qui peut être plus ou moins considérable. A ce point de vue on ne peut poser de règle fixe. Dans la substance compacte le nombre des canaux vasculaires varie de trois à quinze par millimètre carré. Quant à la substance spongieuse nous avons vu qu'elle n'en renferme que là où les lamelles et travées ont quelque épaisseur. Encore dans ce cas sont-ils toujours en petite quantité.

2° Sur leur *orientation générale.*

a) L'examen des coupes représentées par la fig. 85 nous a permis de reconnaître que dans la diaphyse des os longs (os des membres, côtes, clavicules), les canaux de Havers sont dirigés de préférence dans le sens longitudinal et réunis par des anastomoses transversales.

b) Dans les os plats, la plupart des canaux sont parallèles à la surface de l'os. Souvent ils divergent en éventail ou en étoile à partir d'un point (bosses pariétale et frontale, angle antéro-supérieur de l'omoplate).

c) Dans les os courts, leur trajet ne paraît habituellement soumis à aucune loi. Il semble cependant que dans certains cas il y ait une orientation générale prédominante (parallèle à l'axe du membre dans les osselets du carpe et du tarse).

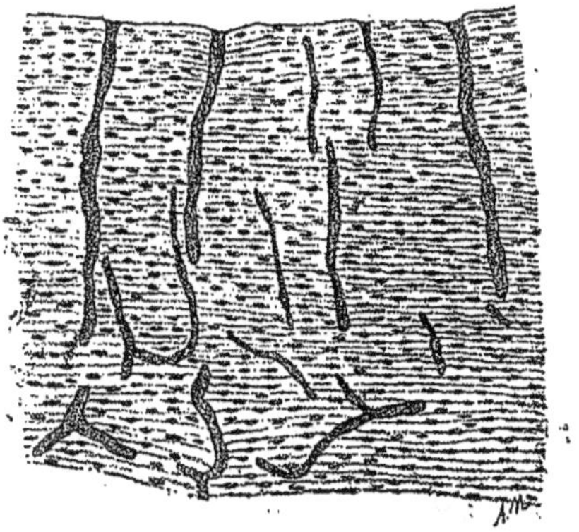

Fig. 86.
Coupe transversale du système fondamental périphérique (Humérus humain).
Canaux perforants de Volkmann.

Les canaux vasculaires qui viennent d'être décrits appartiennent aux groupes bien déterminés de lamelles osseuses dont nous connaissons le développement : les systèmes de Havers ; c'est à eux qu'il convient de réserver le nom de canaux de Havers. Il en existe d'autres, répartis dans des territoires différents des précédents par leur origine et dont il y a lieu de faire une catégorie distincte. Ce sont les *canaux de Volkmann* (fig. 86).

Les canaux de Volkmann caractérisent l'os d'origine périostique et se distinguent des canaux de Havers en ce qu'ils ne sont pas accompagnés de lamelles osseuses. Ils traversent simplement celles qu'ils rencontrent sur leur passage, d'où l'épithète de *perforants* qui leur est appliquée quelquefois. On les trouve surtout dans le système lamellaire périphérique, mais il y en a également dans les systèmes interne et intermédiaires de même que dans les os périostiques du crâne. En général beaucoup moins larges que les canaux de Havers, quelquefois même oblitérés presque complètement, ou même tout à fait, ils se dirigent pour la plupart transversalement, peuvent se ramifier, et sont unis par des anastomoses longitudinales. Au total ils forment un système réticulé à mailles lâches.

Canaux de Havers et canaux de Volkmann étant destinés à loger des vaisseaux doivent nécessairement, on le conçoit, s'ouvrir sur les confins du tissu osseux dans lequel ils sont creusés, pour permettre l'entrée ou la sortie de ces vaisseaux. Les canaux de Havers communiquent (fig. 85) : 1° avec l'extérieur en débouchant sous le périoste; 2° avec les espaces médullaires dans lesquels ils s'ouvrent, soit brusquement soit après s'être élargis progressivement. — Les canaux de Volkmann aboutissent à la surface externe ou à la surface interne de l'os ; ils entrent également en communication avec les canaux de Havers.

Par contre, en certains endroits, les canaux de Havers peuvent se terminer en cul-de-sac, ainsi : au-dessous des cartilages articulaires, au niveau de l'insertion des ligaments ou des tendons.

SUBSTANCE FONDAMENTALE. — La substance fondamentale du tissu osseux se présente, chez l'adulte, sous la forme de *lamelles* épaisses de quatre à dix μ juxtaposées et groupées en systèmes distincts. Chaque lamelle elle-même résulte de l'accolement de fibrilles, ou faisceaux de fibrilles, réunies ou non par un ciment. De plus certains systèmes lamellaires renferment dans leur épaisseur des fibres conjonctives, *fibres de Sharpey*, et des *fibres élastiques*. Ces faits ont permis à Kœlliker de distinguer deux catégories de substance fondamentale : 1° la substance lamelleuse proprement dite ; 2° la substance fibro-lamelleuse (à fibres de Sharpey).

Nous étudierons en premier lieu le *mode de groupement* des lamelles osseuses, puis *leur constitution* qui est la même dans les deux variétés indiquées ci-dessus. Nous verrons ensuite ce qui a trait aux fibres de Sharpey et aux fibres élastiques.

Mode de groupement des lamelles. — Des coupes, transversale et longitudinale, de la diaphyse d'un os long nous montrent d'abord la structure lamelleuse de la substance fondamentale et ensuite la manière dont les lamelles sont agencées.

On voit sur une coupe transversale (fig. 85) que le tissu compact est délimité sur chacune de ses deux faces par une couche continue (ou à peu près) de lamelles superposées. L'une de ces couches est *externe, périphérique* ou encore *sous-périostique (Spe)*; l'autre est *interne*, adjacente au canal médullaire, *périmédullaire (Spi)* par conséquent : ces deux couches constituent les *systèmes fondamentaux externe* et *interne*. Dans l'intervalle compris entre ces deux systèmes on aperçoit, autour de chacun des canaux de Havers, ici coupés en travers, des lamelles circulaires disposées en stratifications concentriques. Chacun de ces groupes est un *système de Havers (SH)*. D'ordinaire les systèmes de Havers étant circulaires et tangents les uns aux autres il reste entre eux des espaces plus ou moins larges, triangulaires ou polygonaux. Ces espaces sont comblés par des groupes lamellaires parfaitement indépendants des *systèmes de Havers* et qui ont reçu le nom de *systèmes intermédiaires* ou *interstitiels (Si)*.

L'aspect d'une coupe longitudinale est complètement différent du précédent. Les lamelles qui étaient sectionnées toutes en travers sont ici atteintes dans le sens de leur longueur. Seuls les systèmes fondamentaux se présentent de la même manière. Les lamelles de Havers forment des bandes étroites, stratifiées, parallèles aux canaux vasculaires. Les systèmes intermédiaires sont les moins nets parce que, à cause même de leur répartition irrégulière, ils sont coupés suivant des sens très différents; avec un peu d'attention on parvient cependant sans peine à les reconnaître.

Grâce à ces coupes, on peut se représenter ainsi la texture de la diaphyse d'un os long : deux cylindres creux concentriques représentent les systèmes fondamentaux. L'espace compris entre eux est rempli, d'une part par des cylindres plus petits, les systèmes de Havers serrés les uns contre les autres comme des tubes de verre groupés en faisceau, d'autre part par des segments de cylindres occupant les insterstices laissés libres entre ces derniers. Enfin chacun de ces cylindres ou segments de cylindres pris isolément est constitué par des lamelles minces, emboîtées les unes dans les autres, ou simplement contiguës.

Tel est le groupement schématique des lamelles osseuses dans la substance compacte. Quelques détails complémentaires méritent d'être signalés.

1° L'existence de systèmes de Havers transversaux ou obliques correspondant aux anastomoses tendues entre les canaux vasculaires longitudinaux complique souvent les images.

2° Les divers systèmes sont nettement séparés les uns des autres, souvent même (systèmes intermédiaires) subdivisés en territoires secondaires par des lignes irrégulières fortement accusées (fig. 87).

Nous savons, grâce à l'étude du développement, que, parmi ces territoires secondaires, les uns sont d'origine périostique, les autres n'étant que des vestiges de systèmes de Havers appartenant à des générations plus anciennes.

3° Les lamelles des systèmes de Havers ne décrivent pas toujours des courbes complètes. Parfois un certain nombre de segments lamellaires courbes (fig. 87) se superposent en un endroit de la périphérie d'un système qui perd ainsi sa configuration circulaire.

4° Les lamelles des systèmes intermédiaires d'origine périostique sont, en certains endroits, en continuité avec les lamelles périphériques. De plus, leur courbure est assez exactement parallèle à celle de ces dernières, ce qui n'a rien d'étonnant puisque ces systèmes, fondamental externe et intermédiaires périostiques, ont une origine commune.

Le nombre des lamelles qui prennent part à la composition des divers systèmes est très variable suivant les os et suivant les régions de chaque os. C'est ainsi que dans les systèmes de Havers, il oscille entre 3 et 20, ou plus. Quant aux systèmes fondamentaux, notons, avant tout, qu'en certains points ils peuvent faire défaut, surtout l'interne. Leur épaisseur est en tout cas soumise à de grandes variations, le nombre des lamelles pouvant être de 100 (Kœlliker).

Les lamelles intermédiaires sont parfois abondantes (8, 10 et plus), ailleurs réduites à 2 ou 3 seulement; et même, en beaucoup d'endroits des diaphyses, les systèmes de Havers sont si serrés les uns contre les autres qu'il n'y a place pour rien entre eux.

Dans les épiphyses des os longs et dans les os courts, l'écorce de tissu compact possède un système fondamental périphérique habituellement très mince. Dans l'intérieur des travées du tissu spongieux, on rencontre des systèmes de Havers formés d'un petit nombre de lamelles, et la surface même de ces travées est limitée par des lamelles qui en suivent les sinuosités.

Enfin dans les os plats, les systèmes fondamentaux périphériques se disposent sur les deux faces de l'os. Pour le reste, la texture est la même que dans le tissu spongieux.

Constitution des lamelles. — L'opinion la plus généralement répandue aujourd'hui, repoussée cependant par un certain nombre d'histologistes, est que les lamelles de la substance fondamentale sont constituées par de fines fibrilles groupées en fascicules délicats, lesquels s'accolent pour former c minces feuillets.

Divers procédés permettent de constater l'existence et l'arrangement de c fibrilles. Par exemple, ur coupe transversale (fig. 87) o longitudinale d'un os sec, ir filtrée de baume du Canad fait voir que les systèmes l mellaires quels qu'ils soie résultent de la superpositic de bandes étroites, dont l' paisseur varie et qui, le pl souvent, se montrent altern tivement claires et sombres. O reconnaît, en faisant usage d'u grossissement suffisant, que l bandes claires sont fineme striées dans le sens de le longueur, *lamelles striées* (*ls* tandis que les bandes sombr sont ponctuées, grossièreme granuleuses, *lamelles ponctué* (*lp*). Ces bandes représente les surfaces de section des feui lets fibrillaires ; les stries, dar les bandes claires, la coupe e long ; les ponctuations, la coup en travers des fibrilles ou fasc cules de fibrilles. Nous verror plus loin que les canalicule

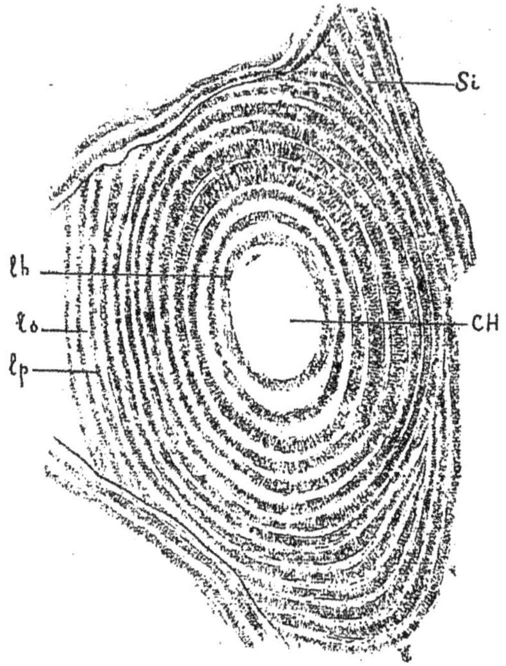

Fig. 87. — Coupe transversale d'os sec (Humérus humain) infiltrée à chaud de baume du Canada.

CH, canal vasculaire de Havers. — *ls*, lamelles claires finement fibrillaires. — *lp*, lamelles ponctuées et striées en travers. — *lh*, lamelle homogène limitant la lumière du canal de Havers. — *Si*, lamelles des systèmes intermédiaires voisins.

osseux passent au travers des lamelles ; par suite, les fibrilles se trouven écartées à leur niveau et, sur les coupes traitées comme il a été dit plus haut, cet écartement se manifeste sous l'aspect d'étroites stries claires, visibles dans les deux ordres de lamelles, mais particulièrement dans les lamelles ponctuées qu'elles découpent en petits champs grenus.

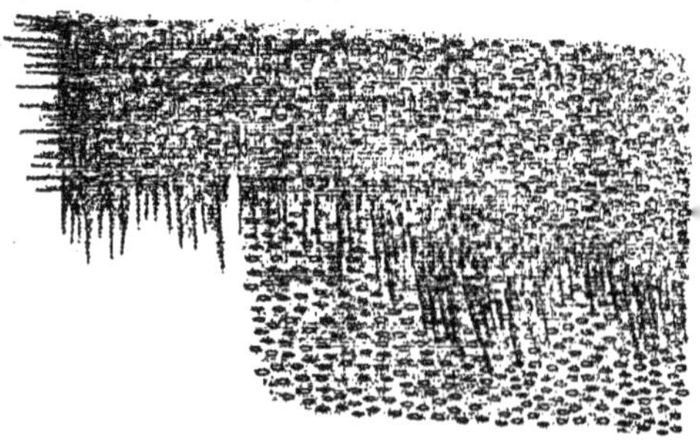

Fig. 88. — Lamelles du système fondamental extern d'un humérus décalcifié.

Les fibrilles osseuses ou faisceaux de fibrilles s croisent à angle droit. Les champs ovalaires représen tent les coupes des canalicules osseux (d'après Kœl liker).

La conclusion qui découle de l'examen d'une coupe telle que celle qui vient d'être décrite est que l'orientation des fibrilles varie d'une lamelle à l'autre. En fait, on observe une foule de combinaisons (Ebner, Kœlliker). Tantôt ce son des couches alternantes de fibrilles longitudinales et de fibrilles transversales (fig. 87); tantôt les fibrilles d'une lamelle croisent celles de la lamelle qui lui est superposée sous un angle plus ou moins aigu ; tantôt enfin il y a un parallélisme presque complet entre les faisceaux de plans successifs. Dans le cas le plus fréquent, selon Kœlliker, les fibres de deux lamelles adjacentes, dans un système de Havers, se recouvrent à angle droit, et celles de chaque lamelle forment avec l'axe du canal de Havers un angle de 45° (fig. 89).

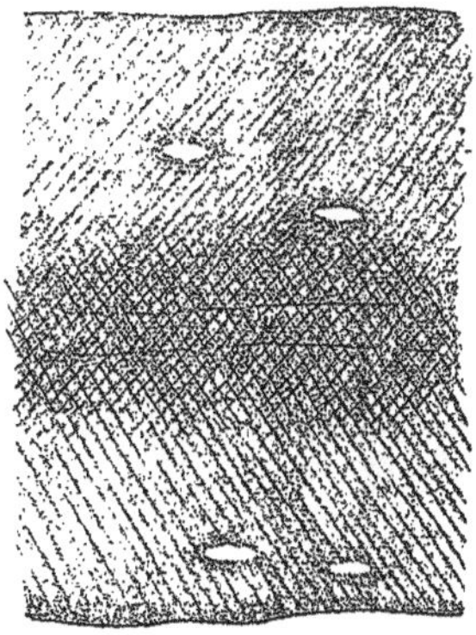

Fig. 89.

Portion d'un système lamellaire de Havers (fémur) isolée et vue de face.

Les fibrilles osseuses se croisent à angle droit. On aperçoit le canal de Havers et quelques ostéoplastes (d'après Kœlliker).

Une question importante, encore à l'étude, est celle de savoir quels sont les rapports des fibrilles entre elles. V. Ebner admet qu'elles sont unies par un ciment interfibrillaire et interfasciculaire qui serait le substratum des sels calcaires, tandis que les fibrilles elles-mêmes, de nature collagène, ne seraient pas calcifiées. Kœlliker paraît au contraire disposé à nier l'existence de ce ciment, auquel cas l'imprégnation calcaire siégerait sur les fibrilles.

Un dernier détail est à noter. La couche la plus interne des systèmes de

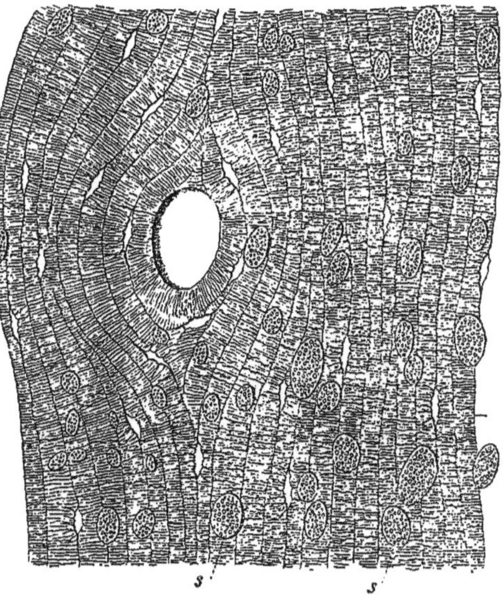

Fig. 90.

Portion d'une coupe d'humérus humain décalcifié.

On a représenté une série de lamelles fondamentales externes, un vaisseau perforant sans système lamellaire, de nombreuses fibres de Sharpey (faisceaux de fibrilles) et des ostéoplastes (d'après Kœlliker).

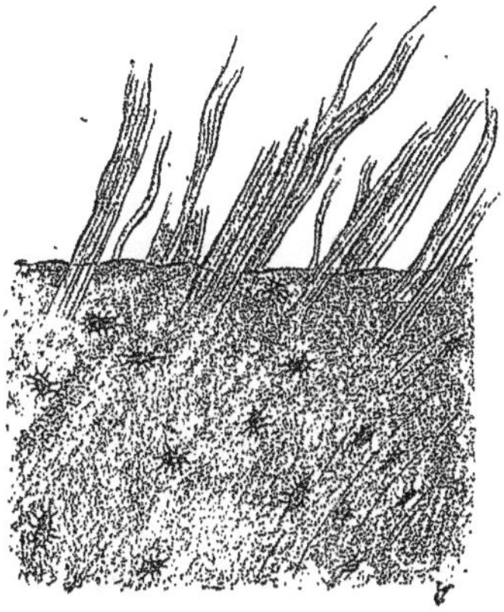

Fig. 91.

Fibres de Sharpey du pariétal (homme adulte) isolées par dissociation (d'après Kœlliker).

Havers, celle qui limite immédiatement la lumière du canal, présente des caractères différents de ceux des autres lamelles (fig. 87, *lh*). Elle est claire, presque homogène et offre une résistance considérable à l'action des réactifs qui modifient ou même détruisent le reste de la substance osseuse.

Fibres de Sharpey. — Les fibres de Sharpey, appelées aussi *fibres perforantes,* sont des fibres de tissu conjonctif logées en certaines régions dans l'épaisseur de la substance fondamentale, au milieu des lamelles qu'elles accompagnent ou traversent ; nous avons vu qu'elles caractérisaient la variété de substance dite fibro-lamelleuse. Nous connaissons leur origine et avons appris qu'elles n'existent que dans l'os périostique. En d'autres termes, on les rencontre, chez l'homme, exclusivement dans le système fondamental externe et dans les systèmes intermédiaires d'origine périostique. Elles font défaut dans les lamelles des systèmes de Havers, ainsi que dans les lamelles fondamentales périmédullaires.

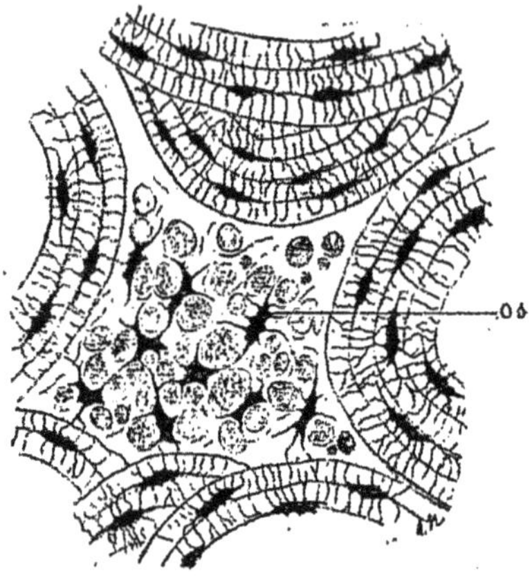

Fig. 92.
Fibres de Sharpey en coupes transversales (fémur humain) dans un système intermédiaire.
Os, ostéoplastes logés dans les interstices des fibres.

La direction de ces fibres varie. Dans les os longs ou plats il y en a de longitudinales, d'autres transversales, la majorité sont obliques. Suivant les cas et suivant le sens des coupes qu'on a pratiquées, on les aperçoit sectionnées en travers (fig. 90) ou étalées sur une certaine longueur (fig. 91). Elles se présentent alors, ou bien sous l'aspect de champs circulaires plus ou moins larges qui sont des coupes transversales de fibres ou de faisceaux de fibres ; ou bien sous celui de fibres tantôt rectilignes, tantôt onduleuses. Il n'est pas rare d'en voir qui se ramifient en formant des sortes d'arborisations. Le diamètre des fibres perforantes oscille entre 1 ou 2 μ et 20 à 30 μ (Kœlliker).

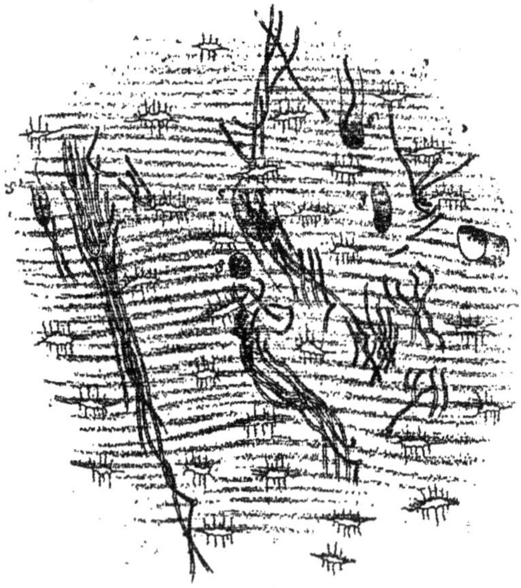

Fig. 93.
Fibres élastiques dans les lamelles fondamentales d'un humérus humain.
La coupe a été traitée par l'acide acétique. Des fibres de Sharpey, *s*, renferment des fibres élastiques ; quelques-unes en sont dépourvues (d'après Kœlliker).

Leur abondance est également soumise à de grandes variations. Très nombreuses dans les points du squelette qui sont recouverts d'un périoste donnant attache à des fibres musculaires, elles manquent au contraire totalement en d'autres endroits. Il y a des régions où elles sont en si grande quantité qu'il ne reste pour ainsi dire plus de place pour la substance osseuse. On ne distingue pas de lamelles et les cellules osseuses, en petit nombre, sont resserrées dans les interstices qu'elles délimitent (fig. 92).

Il reste à connaître maintenant l'état dans lequel se trouvent les fibres de Sharpey. A ce sujet l'accord n'est pas fait entre histologistes. Les uns prétendent qu'elles sont toutes imprégnées de sels calcaires; les autres affirment qu'elles ne sont jamais calcifiées ; d'autres enfin déclarent, ce qui paraît exact, que les unes ne sont pas calcifiées et que les autres le sont partiellement. Les fibres volumineuses, qui semblent plutôt être des faisceaux de fibrilles, appartiendraient à cette dernière catégorie (Kœlliker).

Fibres élastiques. — Les fibres élastiques, constantes dans les os longs, paraissent faire défaut dans les os plats. On les observe exclusivement dans les lamelles fondamentales externes et dans les systèmes intermédiaires. En certains endroits (fig. 93) elles sont très abondantes et forment alors une sorte de réseau assez serré.

Parmi ces fibres, les unes accompagnent les fibres de Sharpey et suivent leur direction ; les autres ont un trajet indépendant.

CELLULES ET CAVITÉS OSSEUSES. — Les coupes qui nous ont servi pour l'étude de la substance fondamentale vont nous renseigner sur les dispositions des cavités osseuses ou ostéoplastes. Les cellules doivent, cela va sans dire, être examinées sur des préparations d'os frais.

Sur une coupe d'un os sec quelconque (fig. 94) on aperçoit, disséminés dans toute l'étendue des divers systèmes lamellaires, de petits corps noirs, allongés, de la périphérie desquels rayonnent en tous sens une quantité considérable de prolongements délicats également noirs. Ce sont là les cavités osseuses. Elles paraissent noires parce qu'elles sont

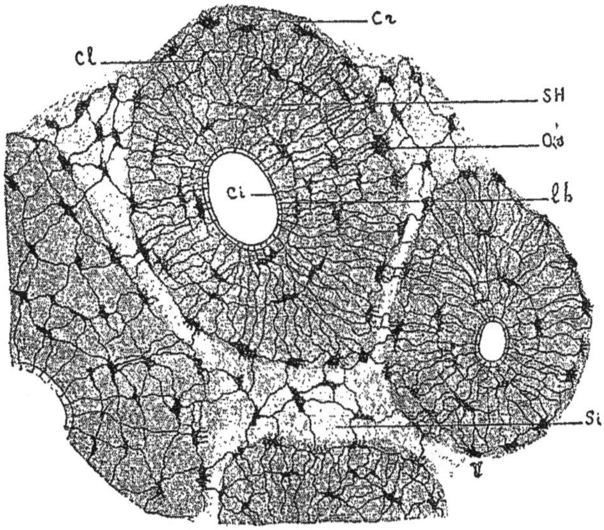

Fig. 94.

Coupe transversale de la diaphyse d'un humérus humain.

SH, système de Havers. — *Si*, système intermédiaire. — *Os*, ostéoplastes et canalicules osseux anastomosés entre eux et avec ceux des ostéoplastes voisins. Les plus internes *ci* s'ouvrent dans le canal vasculaire. — *cr*, canalicules récurrents. — *cl*, confluent lacunaire. — *lh*, lamelle homogène.

remplies d'air qui réfléchit totalement la lumière, d'où leur opacité quand on regarde la coupe par transparence.

Les ostéoplastes ont une forme générale lenticulaire ou ovoïde avec des contours déchiquetés, épineux, par suite de la présence des prolongements canaliculés qui en partent. Ils sont ordinairement situés dans l'épaisseur même des lamelles, quelquefois aussi entre elles, aplatis suivant leur direction. Il y a dans leurs dimensions des écarts notables suivant les régions ; pour ne parler que de leur longueur, elle varie de 22 à 52.

Les canalicules irradient de toutes parts de la périphérie de la cavité, si abondants qu'ils forment une sorte de chevelu. Les uns se dirigent au travers des lames dont ils écartent les fibrilles ; les autres s'insinuent entre elles et courent parallèlement à leur surface.

A côté de canicules très longs, il en existe de très courts. Il en est de rectilignes ; d'autres sont onduleux ; d'autres encore, après un certain trajet, se coudent brusquement, marchent en zigzags ou changent de direction et reviennent sur leurs pas. Beaucoup se divisent, se ramifient d'une façon plus ou moins compliquée. Ils s'anastomosent fréquemment, ceux émanant d'un même ostéoplaste entre eux ; ceux d'un ostéoplaste donné avec les canalicules des ostéoplastes voisins.

En certains endroits, les canalicules osseux se terminent en cul-de-sac, c'est ce qui arrive pour beaucoup de ceux qui sont sous-jacents aux cartilages articulaires. Ailleurs, ils s'ouvrent à l'extérieur : soit à la surface de l'os, soit dans les canaux de Havers (fig. 94, *ci*), soit enfin dans les espaces médullaires.

a) Dans les systèmes de Havers, les ostéoplastes sont disposés suivant des courbes concentriques, ainsi qu'on peut en juger en examinant des coupes transversales de ces systèmes. Sur des coupes longitudinales, ils sont agencés en files parallèles entre elles et au canal de Havers.

Les canalicules émanés de leurs faces passent au travers des lamelles ; ceux qui sont issus de leurs extrémités se glissent entre elles. Les plus rapprochés du canal de Havers s'ouvrent dans son intérieur : ceux qui rayonnent à la périphérie du système, ou bien s'anastomosent avec les canalicules du système de Havers, ou de l'intermédiaire voisin ; ou bien (*cr*) par un trajet rétrograde (canalicules récurrents) rentrent dans le système dont fait partie l'ostéoplaste dont ils proviennent.

b) Dans les systèmes fondamentaux et intermédiaires, les cavités osseuses et leurs canalicules affectent vis-à-vis des lamelles des rapports identiques à ceux que nous venons de signaler dans les systèmes de Havers. Rappelons que quand les lamelles intermédiaires sont très réduites et remplies de fibres de Sharpey, les ostéoplastes sont rares et de forme très irrégulière (fig. 91, *os*).

c) C'est dans le tissu spongieux que les ostéoplastes se montrent avec les dimensions les plus variées et les contours les plus capricieux. Pour le reste, les dispositions sont les mêmes.

Notons en terminant l'existence dans les divers systèmes lamellaires de cavités étroites, fentes presque oblitérées que Ranvier décrit sous le nom de *confluents lacunaires* (fig. 94, *cl*) et considère comme des ostéoplastes atrophiés, peut-être en voie de disparition.

Cellules osseuses. — Au dedans des ostéoplastes sont logées des cellules, *les cellules osseuses* (fig. 95, A), dont l'existence à l'état adulte normal n'est plus aujourd'hui contestée par personne, car les cellules supposent forcément les cavités et inversement. Ce qui est encore l'objet de controverses c'est la forme sous laquelle se présentent ces éléments. On tend cependant de plus en plus à admettre qu'ils remplissent complètement, ou presque, la cavité, et qu'ils envoient des prolongements dans les canalicules. Ces prolongements occupent peut-être toutes les ramifications canaliculaires et s'anastomosent avec ceux des cellules voisines. Le fait toutefois n'est pas clairement démontré.

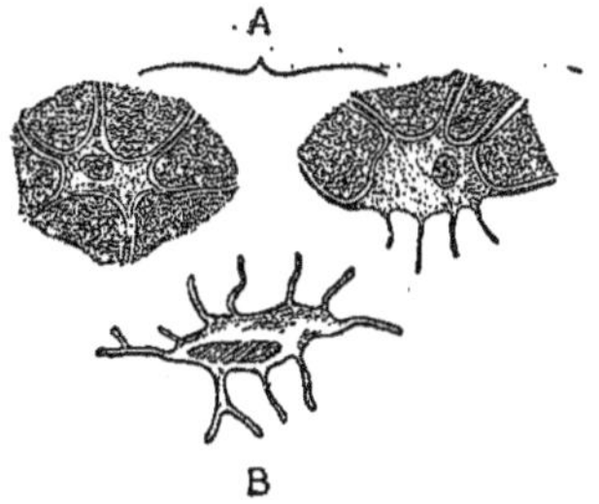

Fig. 95.

A. Cellules osseuses étoilées envoyant des prolongements dans les canalicules osseux ; — à droite les prolongements sont libres d'un côté, la substance osseuse n'ayant pas été figurée à cet endroit.
B. Cellule de Virchow isolée par macération et renfermant un vestige informe de la cellule osseuse proprement dite.

Il ne faut pas confondre ces éléments cellulaires, constitués comme partout ailleurs par un corps protoplasmique et un noyau, avec les formations considérées jadis à tort comme des cellules et connues sous le nom de cellules de Virchow. Ces soi-disant cellules, que l'on peut isoler en dissociant par exemple des os macérés dans des acides concentrés, sont des corps étoilés creux munis de prolongements canaliculés (fig. 95, B), dont on connaît maintenant la véritable signification : la couche de substance fondamentale qui circonscrit directement la cavité de l'ostéoplaste et des canalicules offre une résistance toute spéciale aux réactifs (à peu près du reste comme la zone qui borde les canaux de Havers), de telle sorte qu'on parvient à ramollir et à dissoudre toute la substance osseuse ambiante en gardant intactes ces portions réfractaires. On arrive de cette manière à isoler de véritables coques d'ostéoplastes dont la forme est exactement celle que possèdent ceux-ci, mais qui n'ont rien de commun avec les cellules incluses dans leur intérieur. Cette coque de substance fondamentale différenciée est tout à fait comparable à la capsule d'une cellule cartilagineuse, c'est une *capsule osseuse*.

§ II. — PÉRIOSTE

Le périoste est une membrane fibro-élastique riche en éléments cellulaires, en vaisseaux et en nerfs, qui recouvre toute la surface des os, sauf les endroits revêtus de cartilage. Cette membrane joue un rôle capital dans le développement; par les vaisseaux qu'elle renferme, destinés presque tous à la substance osseuse, elle assure la nutrition de celle-ci.

Les caractères physiques du périoste sont variables suivant les diverses régions du squelette. Tantôt il est épais, blanchâtre et brillant comme une lame tendineuse ; tantôt il est mince et transparent. Son adhérence à l'os sous-jacent n'est pas non plus la même partout : très prononcée au niveau des aspérités, des crêtes, etc., elle devient telle en certains points, notamment là où se fixent des tendons ou des ligaments, qu'il est très difficile de le détacher. Elle est plus faible au niveau de la diaphyse des os longs que sur les épiphyses et les os courts.

La surface externe du périoste n'est unie généralement avec les parties molles ambiantes que d'une façon assez lâche, mais partout où un ligament, un tendon ou une lame aponévrotique viennent s'attacher, les connexions entre ces organes et le périoste sont intimes. De plus, dans les endroits où une muqueuse tapisse un os, le périoste fait corps avec elle (fibro-muqueuse), ainsi qu'on peut le constater par exemple dans les fosses nasales et ses cavités annexes et dans l'oreille moyenne.

Structure du périoste. — Le périoste à l'état adulte est formé de deux couches, externe et interne, souvent il est vrai, mal délimitées l'une vis-à-vis de l'autre. La couche externe, superficielle, est composée de faisceaux conjonctifs orientés suivant diverses directions, de préférence longitudinaux dans le périoste des os longs ; de fibres élastiques ; de vaisseaux abondants et de nerfs. On y rencontre aussi des cellules adipeuses.

La couche interne, moins vasculaire que l'externe, est caractérisée, d'une part par sa richesse en fibres élastiques fines disposées en un réseau dans les mailles duquel sont logés de minces faisceaux conjonctifs et d'autre part par la présence d'éléments cellulaires arrondis, appliqués immédiatement sur la surface de l'os. Ces éléments constituent le blastème sous-périostal (Ollier) ou *couche ostéogène*, et jouent un rôle prépondérant dans l'ossification. Tant que l'os n'a pas atteint son complet développement, ils sont abondants et forment une zone plus ou moins épaisse entre la partie membraneuse du périoste de l'os. Après cette période ils deviennent plus rares, et disparaissent par places. Certains auteurs prétendent même que leur existence, chez l'adulte, est très contestable.

Le tissu conjonctif périostique se continue extérieurement avec celui des organes environnants, muscles, ligaments... etc., ce qui explique l'union plus ou moins solide de ceux-ci avec le périoste. Son adhérence à la substance osseuse est assurée par les fibres de Sharpey et les fibres élastiques qui s'enfoncent dans les lamelles périphériques et aussi par les innombrables vaisseaux qui du périoste pénètrent dans l'os.

§ III. — MOELLE DES OS

La plupart des cavités dont sont creusés les os renferment une substance spéciale, semi-fluide, que l'on appelle la *moelle des os*. On la trouve dans le canal diaphysaire des os longs, dans les aréoles du tissu spongieux et dans les canaux vasculaires du tissu compact, mais seulement dans les plus larges. Un grand nombre de canaux de Havers de calibre moyen ou petit n'en contiennent point.

La moelle se présente sous des aspects différents suivant les os et même, dans le même os, suivant les endroits. On distingue : 1° la *moelle rouge ;* 2° la *moelle jaune* ou *adipeuse ;* 3° la *moelle grise* ou *muqueuse*. Ces variétés de coloration dépendent de la proportion, plus ou moins considérable selon les cas, de sang, de graisse et de matière amorphe, sans qu'il y ait de différence structurale essentielle entre ces trois formes.

Dans tous les os du fœtus et du nouveau-né, la moelle est rouge parce qu'elle est très riche en globules sanguins et dépourvue presque totalement de graisse. Puis elle devient jaune, c'est-à-dire graisseuse, et cette transformation s'opère progressivement.

Chez l'adulte, on ne rencontre de moelle rouge que dans le tissu spongieux des os plats, les corps des vertèbres, les os de la base du crâne, le sternum et les côtes. La moelle jaune s'observe partout ailleurs dans les os longs et courts.

La moelle grise, muqueuse, n'existe, chez l'homme, que dans les os du crâne et de la face en voie de développement.

Structure de la moelle des os. — La moelle des os est constituée : 1° par une charpente de tissu conjonctif servant de support à des vaisseaux et à des nerfs; 2° par des éléments cellulaires, de la graisse libre et un liquide interstitiel.

Le *tissu conjonctif*, surtout abondant dans la diaphyse des os longs, est rare, ou même peut faire défaut, dans les cavités du tissu spongieux. Il accompagne les vaisseaux auxquels il fournit un revêtement plus ou moins épais selon leur importance, et en dehors d'eux forme un réseau assez lâche de fibrilles entre-croisées avec cellules fixes étoilées. Sur la paroi des grands espaces médullaires il est souvent disposé en une couche plus dense que l'on a voulu considérer, à tort du reste, car il n'y a jamais de membrane continue, comme une sorte de périoste interne.

Les *éléments cellulaires* peuvent être partagés en deux catégories : les *cellules adipeuses* et les *cellules médullaires*.

a) Les *cellules adipeuses* extrêmement nombreuses dans la moelle jaune (celle-ci peut renfermer jusqu'à 96 0/0 de graisse) sont disséminées en petits groupes dans la moelle rouge. Leurs caractères sont identiquement ceux des cellules adipeuses que l'on rencontre dans le tissu cellulaire. Quant à leur origine elle est très probablement double. Les unes dérivent des éléments cellulaires de la charpente conjonctive, les autres de la transformation graisseuse de cellules médullaires. — Outre la graisse contenue dans ces cellules, il y aurait aussi dans la moelle, d'après Kœlliker, de la graisse libre sous forme de granulations.

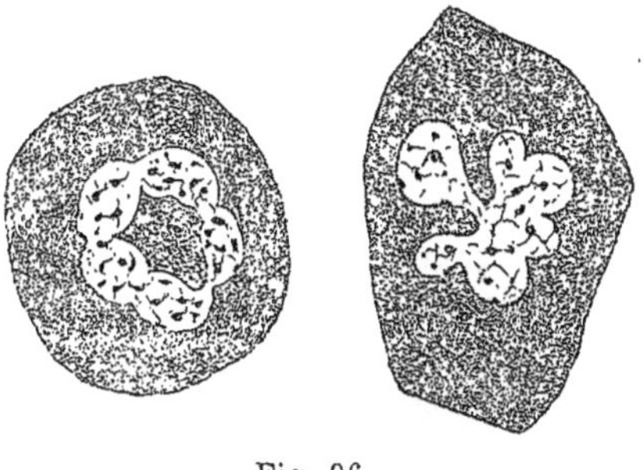

Fig. 96.

Deux cellules à noyau bourgeonnant de la moelle des os.

b) On peut désigner sous le nom générique de *cellules médullaires* tous les éléments qui sont logés dans les mailles du réseau conjonctif. A cet égard les cellules adipeuses non dérivées de cellules conjonctives méritent d'en faire partie; nous n'avons pas à en parler de nouveau. Quant aux autres, elles se subdivisent en plusieurs catégories qui tantôt se distinguent les unes des autres par des caractères morphologiques bien tranchés, tantôt au contraire sont reliées entre elles par des formes de passage insensibles. Toutes ces variétés sont en rapport avec les fonctions de la moelle. Pendant la période du développement elle joue, ainsi que nous l'avons vu, un rôle capital dans l'édification et dans l'accroissement de la substance osseuse. De plus, à un certain moment elle se charge d'une fonction qu'elle conserve chez l'adulte et qu'elle partage avec d'autres organes, celle de fournir les éléments figurés du sang, globules rouges et globules blancs. La moelle des os, en d'autres termes, est un organe *hématopoïétique*, et des plus importants.

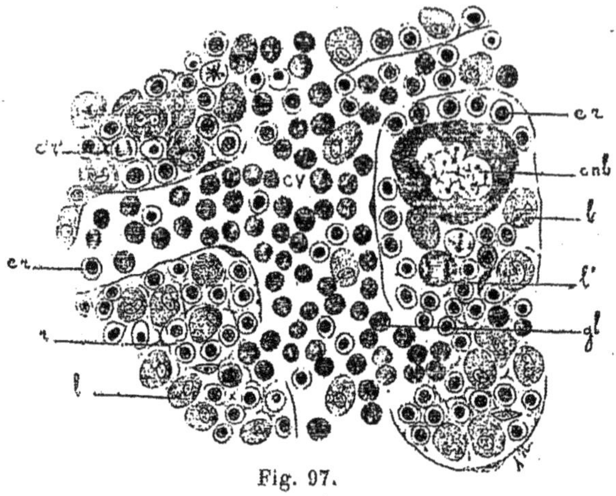

Fig. 97.

Coupe de la moelle épiphysaire du fémur de lapin, âgé de 15 jours (d'après O. van der Stricht).

r, réticulum. — *l*, leucoblaste. — *l'*, id. en division indirecte. — *er*, érythroblaste. — *e'r'*, id. en division. — *gl*, globules sanguins. *cnb*, cellule à noyau bourgeonnant. — CV, capillaire veineux.

Ces attributions différentes indiquent assez que l'on doit trouver dans la moelle des éléments de divers ordre en rapport, les uns avec le rôle qu'elle remplit vis-à-vis de l'os, les autres avec la fonction hématopoïétique. Les premiers ont été décrits à l'article : Développement ; quant aux seconds leur étude sera faite à propos du sang. Ici nous nous bornerons à une simple énumération.

On observe dans la moelle :

1° De petits éléments arrondis, auxquels on réserve d'habitude le nom de cellules médullaires, et que Robin a décrits sous le nom de médullocèles. Beaucoup de ces éléments ne sont autre chose que des globules blancs complètement développés, et en possèdent tous les caractères ; d'autres (fig. 97, *l*) sont des éléments formateurs de globules blancs (leucoblastes) ou de globules rouges (cellules rouges de Neumann, érythroblastes de Lœvit, *er*) ;

2° Des cellules à noyaux multiples, les myéloplaxes de Robin ou ostoclastes de Kœlliker ;

3° Des cellules à noyau bourgeonnant (fig. 97, *cnb*, et fig. 96).

§ IV. — VAISSEAUX ET NERFS DES OS

1° **Artères.** — Les branches artérielles destinées aux os longs sont, les unes superficielles et pénètrent dans l'os par tous les points de sa surface, au niveau de la diaphyse aussi bien qu'au niveau des épiphyses ; les autres, ou mieux l'autre, car il n'y en a généralement qu'une seule, *l'artère nourricière*, s'enfonce dans la diaphyse et se rend directement à la moelle.

Les premières forment d'abord un réseau à mailles serrées dans l'épaisseur du périoste et c'est de ce réseau que partent une multitude de branches délicates qui s'enfoncent dans la substance osseuse par les trous plus ou moins larges qu'on remarque à la surface des épiphyses, et par les orifices des canaux de Havers ou des canaux de Volkmann qui débouchent à la surface de la diaphyse.

Dans les canaux de Havers les artérioles perdent leur tunique musculaire et passent à l'état capillaire, réduites qu'elles sont à un endothélium renforcé par une enveloppe conjonctive. Leur distribution et leur trajet sont les mêmes que ceux des canaux qui les contiennent.

Les branches épiphysaires sont surtout destinées à la moelle des aréoles du tissu spongieux et se comportent comme l'artère nourricière.

Celle-ci pénètre dans la diaphyse par le conduit nourricier et arrive dans le canal médullaire. Dans ce trajet elle fournit de fines ramifications qui s'insinuent dans les canaux de Havers avoisinants et s'anastomosent avec le système artériel de la substance compacte. Une fois dans la moelle, l'artère nourricière se divise en donnant des branches extrêmement nombreuses qui se résolvent en un réseau capillaire très riche qui s'anastomose à la périphérie du canal médullaire avec les vaisseaux de Havers.

Dans les os courts, les dispositions sont à peu près les mêmes que dans les épiphyses, c'est-à-dire que des artérioles issues du réseau périostique s'enfoncent dans l'os et vont se capillariser dans les aréoles du tissu spongieux, fournissant en même temps des branches aux rares canaux de Havers, contenus dans leurs parois.

Dans les os plats (omoplate, os iliaque) on observe plusieurs artères nourricières destinées à la moelle et des branches superficielles venues du périoste et plongeant dans la substance compacte. Dans les os du crâne les vaisseaux nourriciers sont très nombreux mais assez fins. On voit l'orifice par lequel ils s'enfoncent dans l'os au fond des sillons sinueux que les artères se creusent à la face interne du crâne.

2° **Veines.** — Le capillaire artériel contenu dans les canaux de Havers est généralement accompagné d'un vaisseau plus large que lui, constitué également par un endothélium entouré d'une gaîne conjonctive. On considère ce vaisseau comme étant de nature veineuse.

Dans la moelle, c'est-à-dire dans le canal médullaire et dans les cavités du tissu spongieux épiphysaire, les capillaires vont se jeter dans des veines à parois très minces, spacieuses, dépourvues de valvules et disposées elles aussi en un réseau à larges mailles, anastomosé avec les veines de la substance compacte. Faisons remarquer en passant que c'est dans ces veines, parfois dilatées en véritables sinus, que s'accumulent, grâce au ralentissement du courant sanguin, les éléments précurseurs des globules rouges, les érythroblastes. Du réseau veineux partent les veinules efférentes.

Celles-ci, d'après certains auteurs, ne suivraient pas le trajet des artères, sauf les veines nourricières qui accompagnent l'artère du même nom. Quelques anatomistes au contraire prétendent que dans les os comme ailleurs il y a deux veinules pour chaque artériole. Quoi qu'il en soit, dans les os longs c'est principalement au niveau des épiphyses que les veines émergent, qu'elles viennent soit de la moelle, soit du tissu compact. Elles n'acquièrent de valvules qu'une fois arrivées dans le périoste.

Dans les os courts, les veines se comportent de la même façon que dans les épiphyses des os longs. Elles occupent quelquefois, comme c'est d'ailleurs aussi le cas dans les épiphyses, des canaux limités par une couche de tissu compact (vertèbres).

Dans les os plats, presque toutes les veinules vont déboucher dans de larges canaux dont le trajet est indépendant de celui des artères et qui sont en communication avec les veines extérieures à l'os. Les os de la voûte du crâne possèdent des canaux de ce genre particulièrement développés (canaux veineux du diploé).

3° **Lymphatiques.** — La présence de vaisseaux lymphatiques dans les os est problématique, et malgré quelques faits isolés rapportés par d'anciens auteurs, on la nie communément aujourd'hui. Par contre, il semble que l'on doive admettre l'existence d'un système d'*espaces lymphatiques* plus ou moins bien délimités, pourvus par endroits d'une paroi endothéliale et permettant la circulation des sucs nutritifs dans toute l'étendue de la substance osseuse. Les recherches de Budge, Schwalbe et Rauber autorisent à conclure dans ce sens. Ces lymphatiques se rencontreraient de préférence autour des vaisseaux (espaces périvasculaires) et en outre à la surface de l'os ainsi qu'à la périphérie du canal médullaire (espace périmédullaire de Schwalbe).

4° **Nerfs.** — Tous les os, à l'exception peut-être des osselets de l'ouïe et des os sésamoïdes (Kœlliker), possèdent des nerfs.

Dans les os longs, l'artère nourricière est accompagnée d'un tronc nerveux assez volumineux pour être visible à l'œil nu. Ce tronc pénètre dans le canal médullaire et se divise, comme l'artère elle-même, en ramifications de plus en plus fines qui suivent généralement le trajet des artérioles, mais dont le mode de terminaison n'est pas connu.

Au niveau des épiphyses, les nombreux vaisseaux qui s'enfoncent dans l'os sont accompagnés également de filets nerveux qui se ramifient dans la moelle du tissu spongieux.

Outre ces nerfs, il y en aurait aussi d'autres pénétrant dans le tissu compact de la diaphyse avec les artérioles qui se rendent dans les canaux de Havers, mais il ne me semble pas absolument démontré qu'ils se poursuivent dans toute l'étendue de ceux-ci.

Dans presque tous les os courts (vertèbres, astragales, calcanéum, cuboïde, cunéiforme, scaphoïde) et dans les os plats (os coxal, omoplate, sternum, os de la voûte du crâne), on a observé des filets nerveux qui se distribuent au tissu spongieux, en même temps que les vaisseaux.

En somme, on sait aujourd'hui que les os sont relativement riches en nerfs ; on sait également que ces nerfs proviennent, les uns de la moelle épinière, les autres du grand sympathique, qu'ils sont formés de fibres à myéline et de fibres de Remak, mais on n'est pas exactement renseigné sur leur destination (beaucoup sont sans doute des nerfs vaso-moteurs), et l'on ne connaît rien de leur mode de terminaison.

Le périoste renferme une assez grande quantité de nerfs, mais la plupart sont destinés aux os. Les nerfs qui lui appartiennent en propre sont plus ou moins abondants suivant les endroits ; ils sont logés dans le même plan que les vaisseaux dont ils ne suivent pas toujours le trajet. Leur mode de terminaison n'est pas mieux connu que celui des nerfs des os. Kœlliker semble cependant avoir constaté l'existence de terminaisons libres. Enfin on a décrit (Kœlliker, Rauber) des corpuscules de Paccini dans certaines régions du périoste : au niveau des apophyses transverses des première et deuxième vertèbres cervicales, de l'extrémité postérieure de la première côte, et à différents endroits des épiphyses des os longs (Toldt).

ARTICLE CINQUIÈME

CONSTITUTION GÉNÉRALE DU SQUELETTE

Le squelette humain se compose essentiellement d'une série de pièces osseuses, les *vertèbres,* superposées en une colonne qui répond au plan médian du corps, la *colonne vertébrale.* — De la partie moyenne de cette colonne se détachent des arcs osseux, *arcs costaux,* qui s'incurvent et viennent s'unir en avant en un os médian, le *sternum,* circonscrivant ainsi une cage osseuse, le *thorax.* — A la partie supérieure de la colonne, les vertèbres subissent des modifications profondes : leurs arcs postérieurs s'élargissent et se soudent formant ainsi une boîte osseuse, *le crâne,* qui continue en haut le canal médullaire circonscrit par les arcs postérieurs des vertèbres moyennes ; leurs arcs antérieurs s'unissent en un massif osseux, *la face.* — A la partie inférieure de la colonne vertébrale, les vertèbres se soudent en un os impair et médian, le *sacrum,* au delà duquel la colonne se termine par un os composé de quelques vertèbres atrophiées, le *coccyx.*

Toutes ces parties rattachées au *système vertébral* constituent le *squelette du tronc.*

De longues pièces osseuses, placées bout à bout, forment le *squelette des membres,* distingués en *supérieur* (antérieur ou thoracique) et *inférieur* (postérieur ou abdominal). Le squelette des membres est uni au squelette du tronc par des os qui entourent plus ou moins celui-ci, constituant la *ceinture squelettique des membres.* La ceinture squelettique du membre supérieur est formée de deux os : la *clavicule* et l'*omoplate.* Celle du membre inférieur est formée d'un seul os, l'*os iliaque ;* les deux os iliaques, réunis entre eux en avant et articulés en arrière avec la colonne vertébrale, circonscrivent un entonnoir osseux, le *bassin.*

On trouvera à la fin de l'ostéologie tout ce qui a trait au nombre des os, à leur longueur, à leur poids, etc. ; de même les observations relatives à l'ossification de chaque os, à la situation de son conduit nourricier, aux lois qui régissent la nutrition et l'accroissement des os, seront traitées après la description particulière de chaque os. Il nous a paru que ces points seraient étudiés avec plus de fruit, lorsque le lecteur saura reconnaître et placer les os dont il doit être question. — Pour le présent, nous traiterons seulement des généralités qui ont trait à la conformation extérieure et intérieure des os.

CONFORMATION EXTÉRIEURE DES OS

La conformation extérieure des os est variée et irrégulière : on peut cependant, après un rapide examen du squelette, reconnaître que les pièces osseuses qui la composent peuvent être groupées en trois types : les os *longs,* les os *larges,* les os *courts.*

Les *os longs* présentent tous un corps et deux extrémités. — Le corps est ordinairement prismatique ou cylindrique ; les extrémités, généralement plus volumineuses que le corps, présentent des surfaces lisses par lesquelles l'os entre en contact avec les os voisins; ce sont les surfaces articulaires. Le corps est encore appelé *diaphyse;* les extrémités sont aussi désignées sous le nom d'*épiphyses;* la plus rapprochée du tronc est l'*extrémité proximale;* la plus éloignée est l'*extrémité distale.* Nous savons déjà comment le mode de développement de ces os aux dépens de pièces primitivement séparées vient légitimer ces dénominations et ces divisions.

Les os *larges* ou *plats* circonscrivent les cavités du tronc (crâne, thorax, etc.); ils ont deux faces : l'une, qui répond à la cavité, est en général concave : c'est la face interne; — l'autre, répondant à l'extérieur, est dite face externe.

Les *os courts* se rattachent tous plus ou moins à la *forme cubique,* et présentent un plus ou moins grand nombre de facettes articulaires.

La *direction* des os est déterminée par la situation qu'ils occupent relativement à l'axe et aux divers plans du corps.

La *couleur* des os est d'un blanc rosé chez les jeunes sujets, plus mat chez les adultes, jaunâtre chez les vieillards.

Apophyses des os. — On rencontre à la surface des os des éminences affectant des formes très diverses; elles sont désignées sous le nom générique d'apophyses et se présentent sous les formes de protubérance, épine, crête, etc. Bichat les divisait en apophyses d'insertion, d'impression et de réflexion, suivant qu'elles étaient déterminées par (il disait « destinées à », et tout le monde l'a jusqu'ici répété) l'insertion d'un organe, muscle ou ligament, ou par la pression d'un organe ou par sa réflexion.

On doit réserver le nom d'épiphyses à celles de ces éminences qui, à l'exemple des extrémités des os longs, se sont développées par des points osseux primitivement séparés du corps de l'os.

Cavités des os. — Les cavités qui creusent plus ou moins la surface des os peuvent être réparties en deux groupes : les unes, creusées et aplanies par la pression d'un os voisin, constituent les *cavités articulaires,* de formes diverses : on les rencontre surtout aux extrémités des os longs. — Les autres, *non articulaires,* répondent à l'*insertion* ou au *passage* d'un organe, et prennent l'aspect de cavités digitales, de gouttières, de sillons. — Une place spéciale doit être réservée aux cavités qui creusent certains os de la face et du crâne; désignées sous le terme de *sinus* ou *cellules,* elles présentent cette particularité de communiquer plus ou moins directement avec l'air extérieur; on les appelle *cavités d'agrandissement.*

Trous de passage. — Certains os sont perforés par des trous ou canaux qui livrent passage à des vaisseaux ou à des nerfs; ces canaux sont quelquefois formés par plusieurs os.

Conduits de nutrition. — On voit à la surface des os les orifices, plus ou moins gros, de conduits dans lesquels passent les vaisseaux sanguins ou les sucs nourriciers de l'os. Ils sont étagés en trois ordres suivant leur diamètre.

1er ordre. — Sur tous les os longs, on remarque, vers la partie moyenne du corps, l'orifice d'un canal qui s'engage obliquement dans l'épaisseur de l'os; c'est le *trou* ou mieux le *conduit nourricier,* dans lequel passe l'artère nourricière principale de l'os.

2e ordre. — Sur toutes les extrémités des os longs, et sur les faces des os plats, on trouve de nombreux trous, en général larges : ils livrent passage à des veines.

3e ordre. — Les trous de cet ordre, beaucoup plus petits, résultent du passage de vaisseaux sanguins de moindre calibre ; excessivement nombreux, ils sont répandus sur toutes les surfaces osseuses, et ne peuvent guère être vus qu'à la loupe (sur le vivant, après le décollement du périoste, ils se révèlent par un piqueté sanguin).

Nous avons vu (Voy. Structure des os) que les canalicules osseux viennent aussi, en nombre presque infini, s'ouvrir à la surface de l'os.

ARCHITECTURE DES OS

Nous accorderons à ce chapitre, en traitant de chaque os, une importance qui ne lui a point été donnée jusqu'ici, bien qu'il nous paraisse la mériter pleinement. Pour l'instant il nous faut seulement jeter un coup d'œil d'ensemble sur le sujet.

Si l'on vient à couper un *os long* suivant son grand axe, on voit que le corps a une architecture bien différente de celle des extrémités : le *corps* est formé d'un cylindre de substance osseuse compacte (tissu compact), circonscrivant le *canal médullaire*. Celui-ci loge une substance molle, rougeâtre, jaunâtre ou grisâtre, suivant l'os et suivant l'âge des sujets ; cette moelle est comme suspendue à de larges trabécules osseuses qui se détachent de la face interne du cylindre diaphysaire.

Au niveau des *extrémités*, la coupe montre un tissu aréolaire, dont les mailles constituées par de minces lamelles osseuses forment un tissu osseux particulier, le tissu spongieux ; une moelle, d'ordinaire rouge, remplit ces aréoles. Au milieu de ce tissu spongieux, on peut suivre des canaux veineux énormes (vertèbres, os du crâne). Une mince lame de tissu compact entoure la substance spongieuse épiphysaire.

Dans *les os plats*, les coupes révèlent la présence de lames de tissu compact plus ou moins épaisses sur les deux faces de l'os, et, entre elles, une couche de substance spongieuse.

Les *os courts* sont formés en général d'une mince coque de tissu compact enfermant une masse spongieuse.

L'épaisseur du tissu compact sur les différents points des cylindres diaphysaires ou dans les lames des os plats, la direction des travées principales du tissu spongieux sont réglées par ce que nous appellerons la *loi de fonction :* la description de l'architecture spéciale à chaque os démontrera complètement cette loi.

CHAPITRE III

DES MEMBRES

ARTICLE PREMIER

DÉVELOPPEMENT DES MEMBRES

ET SPÉCIALEMENT DE LEUR SQUELETTE

Un des attributs les plus caractéristiques du corps des vertébrés, et ne manquant qu'aux plus inférieurs de ceux-ci, est la présence de deux paires d'appendices destinés à la locomotion, qu'on appelle les *membres*. On les distingue en une *paire thoracique*, qui est antérieure ou supérieure (suivant le genre de station qu'affecte le vertébré considéré), et une *paire abdominale*, laquelle est postérieure ou inférieure. Chaque paire comprend : 1° une partie basilaire, attachée et incorporée au tronc, et formée de deux arcs, la *ceinture basilaire*; 2° deux *extrémités libres* ou *membres proprement dits*, appendus chacun à l'un des arcs qui composent la ceinture basilaire.

Ce qui caractérise à leur tour les membres des vertébrés et ce qui les différencie des membres locomoteurs analogues, que l'on trouve chez les invertébrés, c'est la présence dans leur intérieur d'un squelette osseux. C'est particulièrement le développement de ce squelette qui doit nous occuper dans cet article. Mais auparavant il est nécessaire que nous examinions rapidement le développement de la forme extérieure des membres, et spécialement de leur extrémité libre, puisqu'elle seule paraît au dehors.

§ I. — FORME EXTÉRIEURE DE L'ÉBAUCHE DES MEMBRES

Les membres ont pour ébauche première un bourrelet longitudinal de la somatopleure (ectoderme et mésoderme pariétal réunis), que l'on appelle la *crête* ou *bande de Wolff*. Ce bourrelet s'épaissit à ses deux extrémités en un bourgeon duquel dérive l'un des quatre membres. Les deux bourgeons desquels provient la paire thoracique sont placés à la hauteur du cœur ; ceux qui donnent naissance à la paire abdominale sont situés au niveau de l'anus. Toute la portion de la crête de Wolff qui est intermédiaire aux deux bourgeons disparaît plus tard, sauf dans quelques cas exceptionnels où elle laisse des vestiges chez certains vertébrés.

Les bourgeons apparaissent chez l'embryon humain vers la troisième semaine; ils ont une forme triangulaire, présentant une longue base insérée sur la paroi du corps et deux faces, l'une dorsale, l'autre ventrale, qui sont respectivement le prolongement des parois dorsale et ventrale du corps (fig. 98). A la quatrième

Série d'embryons humains montrant la forme des membres (d'après His, grossis 4 fois).

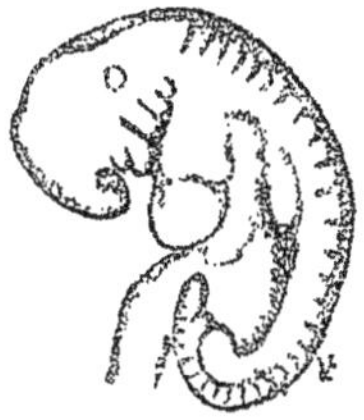

Fig. 98.
Embryon de 5 mm.
de long.

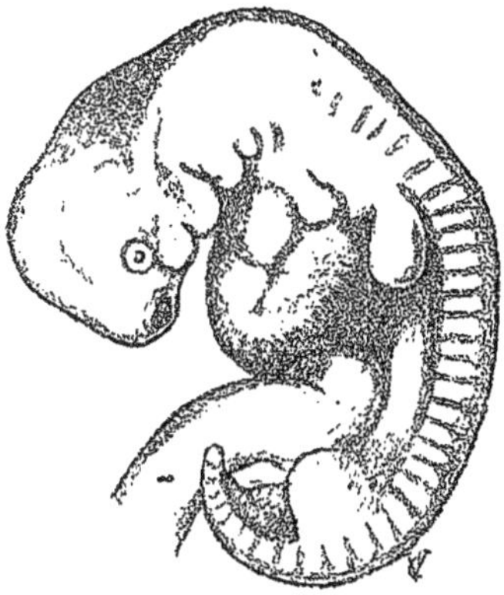

Fig. 99.
Embryon de 10 mm.

semaine, la base d'implantation des membres se rétrécit relativement, d'où résulte un étranglement appparent et la formation d'une sorte de racine du mem-

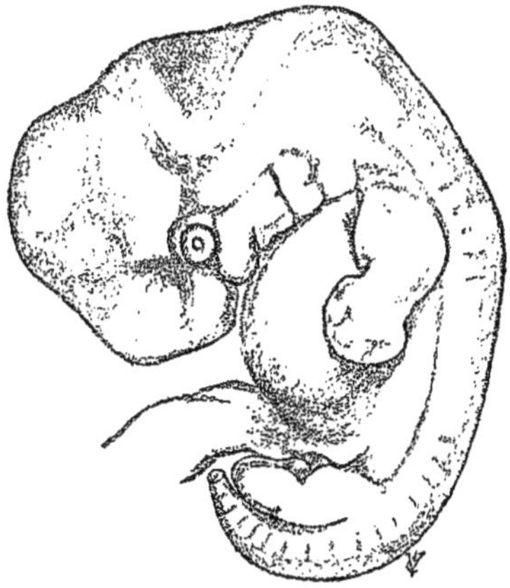

Fig. 100. — Embryon de 11 mm.

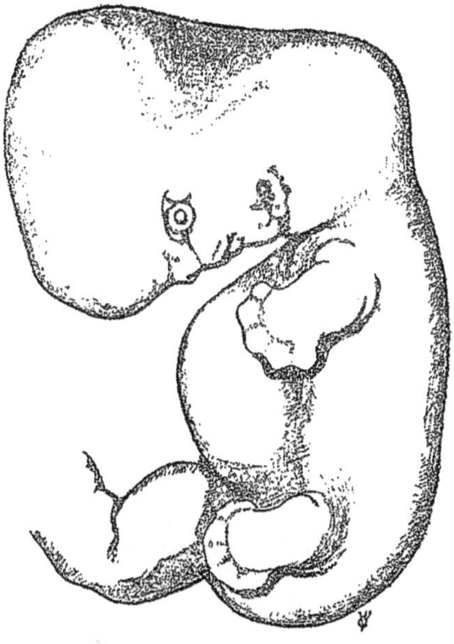

Fig. 101. — Embryon de 14 mm.

bre ; cette modification donne au membre la forme d'une palette montée sur un manche très court et en même temps lui permet de s'infléchir vers la paroi ventrale de l'embryon (fig. 99). A la cinquième semaine, entre la palette terminale et la racine du membre, un processus d'étranglement semblable au précédent délimite une pièce intermédiaire (fig. 100). Dès ce moment, les principaux segments du membre sont distincts : la palette devient la *main* ou le *pied ;* la racine du membre sera le *bras* ou la *cuisse ;* le segment interposé correspond à *l'avant-bras* ou à la *jambe ;* le *coude* et le *genou* deviennent apparents sous forme de deux saillies dirigées en dehors. Le bord de la palette terminale est épaissi en un *bourrelet digital ;* ce bourrelet est à son tour plus saillant à sa partie antérieure ; cette saillie est l'indice du *pouce* ou du *gros orteil*. Peu après paraissent

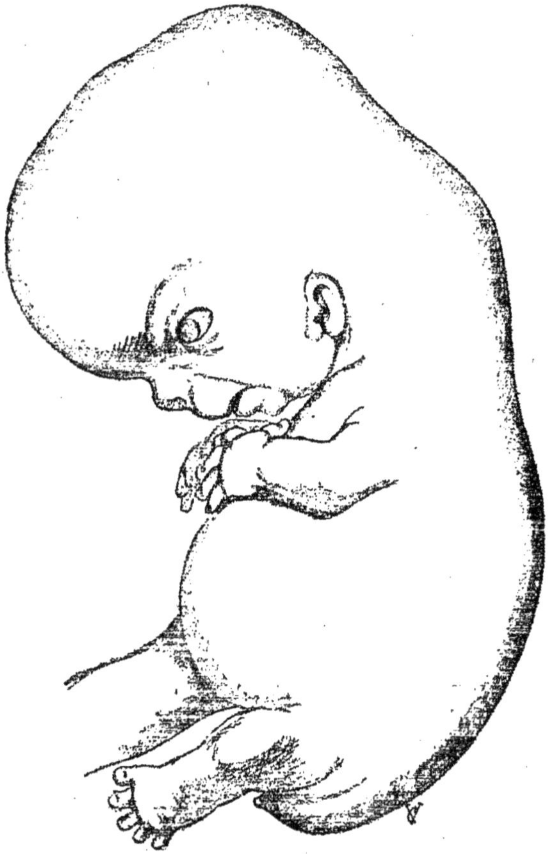

Fig. 102. — Embryon de 18 mm. 5

deux autres angles saillants du rebord de la palette, l'un postérieur sera le *petit doigt* ou le *petit orteil ;* l'autre intermédiaire aux deux précédents marque la situation du *médius ;* les deux autres doigts paraissent ensuite comme deux saillies interposées à celles qui existaient déjà. A ce moment, le bourrelet digital est déprimé longitudinalement par quatre fossettes délimitant cinq élevures qui sont les ébauches des *doigts ;* la main n'est donc pas, à ce stade, décomposée à son extrémité en doigts indépendants, mais ceux-ci sont réunis entre eux par une palmature encore épaisse (fig. 101).

Dans ce développement, le membre abdominal demeure toujours en retard sur le membre thoracique.

Il faut arriver à la fin du deuxième mois de la vie fœtale pour trouver les membres bien constitués offrant essentiellement leur forme définitive et présentant des segments bien distincts. Alors le coude et le genou sont orientés en dehors ; la face de flexion des membres (face palmaire ou plantaire) est tournée en dedans ; la face d'extension (face dorsale) regarde en dehors ; le pouce et le gros orteil sont tournés en haut et en avant, vers l'extrémité céphalique ; le petit doigt et le petit orteil sont dirigés en bas et en arrière, du côté de l'extrémité caudale (fig. 102).

Au troisième mois, l'orientation de ces diverses parties, qui était la même pour le membre supérieur et le membre inférieur, change complètement et devient inverse dans l'un et dans l'autre. Le membre supérieur tourne de 90° en avant, le membre inférieur de 90° en arrière. De la sorte, la face de flexion du membre thoracique regarde en avant, sa face d'extension en arrière ; le pouce est dirigé en dehors, l'auriculaire en dedans, le coude en arrière. Le membre abdominal a sa face de flexion tournée en arrière, la face d'extension en avant ; le gros orteil est en dedans, le petit orteil en dehors, le genou en avant. Il sera question plus loin des causes et des conséquences de ces changements d'orientation.

Les différentes formes par lesquelles nous venons de voir passer les membres, avant d'arriver à la configuration définitive, peuvent être conservées par arrêt de développement, c'est-à-dire qu'à la naissance le membre peut se trouver en l'un des états qu'il a présentés dans le cours de son évolution. Si le développement a cessé dès la première apparition du membre sous forme d'un simple bourgeon, la monstruosité est dite *ectromélie* (avortement du membre). S'il s'arrête alors que la palette palmaire est déjà dessinée, mais s'implante encore largement sur le tronc dont elle semble sortir immédiatement (comme le membre d'un phoque) la monstruosité est appelée *phocomélie*. Il y a enfin *hémimélie* (c'est-à-dire demi-membre ou membre incomplet), quand l'extrémité n'est qu'à moitié et incomplètement séparée en segments distincts. Si maintenant la palette palmaire ne présente aucune division en doigts, la difformité est nommée *ectrodactylie*. La *syndactylie* ou palmature de la main est l'état dans lequel les doigts ne sont pas individualisés ou ne le sont qu'imparfaitement. Nous reviendrons plus loin sur cette question des anomalies.

§ II. — FORMATION DES PIÈCES SQUELETTIQUES DES MEMBRES

1° MEMBRES PROPREMENT DITS

Nous avons vu que le bourrelet de Wolff est un épaississement de la somatopleure : il est composé par conséquent du mésoderme pariétal et de l'ectoderme. Mais surtout il doit son épaisseur à l'interposition entre les deux feuillets précédents d'une masse considérable de tissu mésenchymateux fourni par le mésoderme (voy. fig. C, *m*). Dans cette masse mésenchymateuse, que l'on peut appeler *blastème axial* du membre, s'enfonce un bourgeon de cellules musculaires ou plutôt d'éléments myogènes destinés à devenir cellules de muscles, qui est fourni par le feuillet pariétal mésodermique de la région protovertébrale. Il y pénètre aussi des vaisseaux sanguins; des nerfs enfin y émigrent, venus du tube nerveux et de l'ébauche des ganglions nerveux.

Chez l'embryon humain du 2e mois, dans le blastème axial se différencient un certain nombre de segments cartilagineux, qui apparaissent successivement depuis la base du bourgeon vers son extrémité. On a longtemps discuté sur la question de savoir si le squelette cartilagineux qui se forme dans l'épaisseur du membre est primitivement continu, ou bien décomposé en segments distincts. Il est certain, d'une part, que le tissu embryonnaire, doué de la faculté de se différencier en cartilage, forme une masse continue. Mais il est tout aussi évident, d'autre part, que cette faculté est prédominante en certains points, les *points de chondrification*, au niveau desquels elle s'exerce tout d'abord, et qu'elle va s'affaiblissant en s'éloignant de ces points : d'où cette conséquence que, puisqu'il y a des centres de différenciation, il y a aussi des zones excentriques où la différenciation devient nulle ; d'où enfin ce résultat que, de toute nécessité, les segments cartilagineux doivent naître indépendants. A cette question se rattache celle du mode de développement des articulations, que l'on trouvera plus loin.

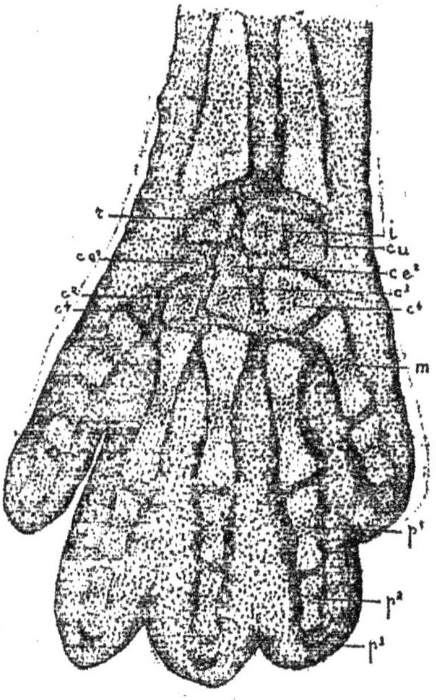

Fig. 103.

Différenciation des segments cartilagineux dans l'extrémité supérieure d'un embryon humain long de 3 cm. 2.

C, cubitus. — *R*, radius. — *i*, intermédiaire. — *r*, radial. — *c*, cubital. — c^1, c^2, premier et deuxième centraux. — 1-4, les quatre carpiens (trapèze, trapézoïde, grand os, et os crochu). — *m*, métacarpiens. — p^1, p^2, p^3, phalange, phalangine et phalangette.

Chacun des segments cartilagineux se compose de cellules rondes, plus grandes et plus âgées dans la région centrale, plus petites et plus jeunes dans la zone périphérique; ces cellules sont plongées dans une substance fondamentale encore peu abondante, caractérisée par la présence de la chondrine. Le cartilage ainsi constitué, dépourvu de vaisseaux sanguins, est un *tissu cartilagineux embryonnaire,* qui se transformera plus tard en *cartilage fœtal* au prix de certaines modifications. Chaque segment est entouré par une couche de tissu conjonctif fibreux, appelée *périchondre,* qui recule excentriquement devant la formation cartilagineuse et qui contribue d'ailleurs à l'alimenter. Dans les segments cartilagineux se montreront ensuite des *points d'ossification* à partir desquels le cartilage se transformera graduellement en os, et qui seront étudiés plus tard.

On voit paraître successivement, en allant de la base à la périphérie des membres, les segments cartilagineux suivants (fig. 103).

a) Dans le *bras* ou la *cuisse* se différencie une pièce basale, allongée, cylindroïde, ébauche de l'**humérus** (membre supérieur) et du **fémur** (membre inférieur) (1).

b) Dans l'*avant-bras* ou la *jambe* paraissent deux segments parallèles, allongés et cylindroïdes ; l'un correspond au bord antérieur ou supérieur du membre et est appelé **radius** (membre supérieur) ou **tibia** (membre inférieur) ; l'autre est placé au bord postérieur ou inférieur et représente le **cubitus** (membre supérieur) ou le **péroné** (membre inférieur).

c) La *main* ou le *pied* offrent d'abord plusieurs pièces, de forme arrondie ou cubique, constituant dans leur ensemble le **carpe** ou le **tarse**, et qui sont disposées sur deux et même trois rangées :

Une *rangée proximale,* c'est-à-dire rapprochée de la racine du membre, comprend les pièces suivantes, en allant du bord antérieur ou radio-tibial vers le bord postérieur ou cubito-péronéal du membre : le *radial* (**corps du scaphoïde** de la main) ou *tibial* (**corps de l'astragale** du pied) ; l'*intermédiaire* (**semi-lunaire** de la main et **ménisque cubito-radial**) ou l'*intermédiaire du tarse* (**trigone** ou **apophyse postérieure externe de l'astragale**) ; le *cubital* (**pyramidal** de la main) ou *péronéal* (**calcanéum** du pied).

Une *rangée centrale,* composée de deux et même trois noyaux cartilagineux, que l'on appelle *centraux,* et qu'on distingue comme premier, deuxième et troisième central. Le premier central, qui est le plus développé, le plus constant et le mieux connu, s'unit avec le radial et forme à la main la **tête du scaphoïde**; il est représenté au pied par une partie du **scaphoïde tarsien**.

La *rangée distale* est formée typiquement par cinq pièces cartilagineuses, que l'on appelle *carpiens* ou *tarsiens,* et que l'on numérote de 1 à 5, en allant du bord radial ou tibial au bord cubital ou péronéal. Habituellement cependant il ne se développe chez l'homme que quatre carpiens ou tarsiens. Le *premier carpien* s'appellera le **trapèze** ; le *premier tarsien* deviendra le **premier cunéiforme.** Le *deuxième carpien* sera le **trapézoïde** ; le *deuxième tarsien* formera un **deuxième cunéiforme.** Le *troisième carpien* constituera le **grand os** ; le *troisième tarsien* donnera un **troisième cunéiforme**. Le *quatrième carpien* sera représenté par l'**os crochu** ou **unciforme** ; le *quatrième tarsien* prendra le nom de **cuboïde** (2).

A cette énumération il faut ajouter, dans la rangée proximale du carpe, une pièce qui ne paraît pas avoir son homodyname dans le tarse (à moins qu'elle ne soit représentée par une partie du calcanéum) ; cette pièce, qui est hors rang dans la rangée proximale, et dont on connaîtra plus loin la signification, s'appelle le **pisiforme**.

d) Le squelette cartilagineux des *doigts* est représenté par cinq segments allongés, les **métacarpiens** ou **métatarsiens**, formant dans leur ensemble le **métacarpe** ou **métatarse**, et que l'on désigne par les numéros 1, 2, jusqu'à 5, en allant du bord radio-tibial vers le bord cubito-péronéal. Aux métacarpiens ou aux métatarsiens font suite des pièces allongées, les **phalanges**, au

(1) Les noms imprimés en caractères gras représentent les segments cartilagineux qui correspondent, en conservant la même dénomination, à des pièces du squelette osseux définitif. Les noms imprimés en italiques désignent des formations transitoires. Le lecteur ne pourra d'ailleurs se rendre exactement compte de cette correspondance des unes et des autres que quand il connaîtra l'anatomie du squelette adulte.

(2) Telle est l'une des nombreuses formules, l'une des plus simples et des plus communément adoptées pour la correspondance des formations squelettiques primitives et typiques avec les pièces définitives du squelette.

nombre de trois pour chaque doigt, et que l'on distingue en allant de la base du membre, c'est-à-dire du métacarpe ou du métatarse vers l'extrémité du doigt, sous les noms de **phalange, phalangine** et **phalangette.** Au métacarpien ou au métatarsien I (pouce ou gros orteil) font suite deux phalanges seulement. Le petit orteil, très souvent (36 0/0 des cas), ne présente que deux phalanges cartilagineuses distinctes.

Pour terminer, notons que, de même que c'était le cas pour le développement de la forme extérieure, le membre supérieur est toujours en avance sur le membre inférieur dans la différenciation des ébauches cartilagineuses des os.

Cette description ne serait pas complète si nous n'ajoutions enfin, qu'en outre des cartilages qui appartiennent au complexus squelettique essentiel des membres, paraissent encore, au voisinage des articulations, des cartilages accessoires, possédant cependant une constance aussi grande et une fixité aussi absolue que les précédents. On peut les appeler des *sésames,* et ils sont destinés à fournir les **os sésamoïdes** vrais de l'adulte. Ceux-ci doivent être distingués, de par leur origine, des autres os sésamoïdes, développés dans l'épaisseur des tendons, c'est-à-dire d'organes de nature fibreuse, et appelés pour cette raison « os sésamoïdes fibreux » (v. plus loin).

2° CEINTURES BASILAIRES

Les ceintures basilaires des membres portent les noms de *ceinture scapulaire* ou *épaule* pour le membre thoracique et de *ceinture pelvienne* ou *bassin* pour le membre abdominal. L'une et l'autre consistent, dans leur première ébauche, en une paire de bandes arquées, dirigées l'une vers l'autre et se rapprochant ou se réunissant même sur la face ventrale de l'embryon. Chacun de ces arcs présente en son milieu la région (future surface articulaire) sur laquelle s'insère l'extrémité libre du membre. Cette insertion divise l'arc en une moitié dorsale, rapprochée de la ligne médiane dorsale, c'est-à-dire de la colonne vertébrale, et en une moitié ventrale dirigée vers la ligne médiane ventrale. La moitié dorsale est simple ; mais la moitié ventrale est bifide et se décompose en deux branches, l'une postérieure, l'autre antérieure, qui divergent l'une de l'autre à partir de la région articulaire (fig. 104). Chacun des arcs de tissu squelettogène dont se compose l'ébauche de l'une et de l'autre ceinture est ainsi constitué par trois segments, que délimite la région de la surface articulaire du membre. La chondrification de ce tissu se fait-elle tout d'une pièce, ou bien au contraire par trois noyaux cartilagineux indépendants qui correspondent aux trois segments primitifs? C'est le second cas qui doit être considéré comme typique ; en réalité c'est celui qui se présente dans le développement de la ceinture pelvienne ; s'il ne

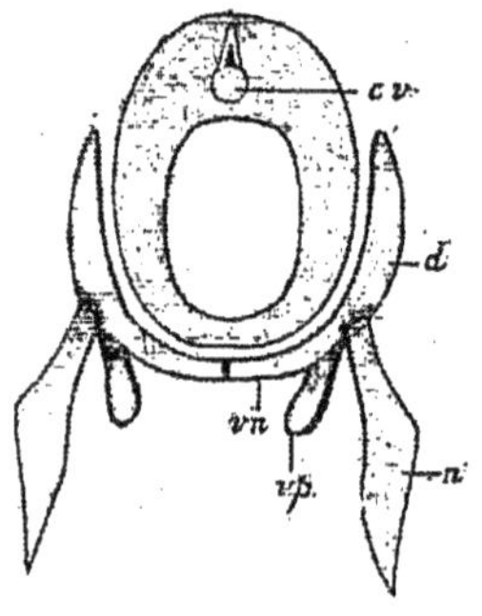

Fig. 104.

Diagramme d'une ceinture basilaire et de l'extrémité libre qui y est appendue (imitée de WIEDERSHEIM).

Cv, colonne vertébrale, — *d,* pièce dorsale de la ceinture basilaire. — *va,* pièce ventrale antérieure. — *vp,* pièce ventrale postérieure. — *m,* extrémité libre du membre (nageoire).

s'observe pas dans la formation de la ceinture thoracique, la cause en est manifestement une déviation du type primitif (1).

A. — **Ceinture pelvienne.** — Dès que le tissu cartilagineux est reconnaissable, on voit que la ceinture pelvienne se compose de chaque côté de trois pièces cartilagineuses distinctes (fig. 106). L'une dorsale, élargie, est le cartilage de l'**ilion** elle est contiguë par son extrémité dorsale avec la région inférieure (sacrée) de la colonne vertébrale. Les deux autres sont ventrales ; l'une antérieure, grêle, en forme de baguette, est le cartilage du **pubis** ; l'autre, postérieure, trapue, en forme de bâton court et épais, est le cartilage de l'**ischion** ; elles sont séparées l'une de l'autre par une échancrure profonde, plus tard convertie en un trou, le **trou sous-pubien.** Au point de convergence de ces trois pièces cartilagineuses se trouve le lieu d'articulation ou cavité articulaire du fémur ; c'est l'**acétabulum** ou **cavité cotyloïde.** Les trois cartilages ne convergent pas l'un vers l'autre avec une égale rapidité d'accroissement, pour se réunir dans la cavité cotyloïde ; en d'autres termes la soudure des trois pièces au fond de cette cavité n'est pas simultanée. Mais le cartilage iliaque et le cartilage ischiatique s'y rencontrent et s'y soudent les premiers de bonne heure ; ce qui a pu faire penser qu'ils naissaient en commun d'une ébauche unique. Au contraire, le cartilage pubien demeure relativement longtemps indépendant des deux autres, si bien que, s'avançant moins vite qu'eux du côté de la cavité cotyloïde, il prend une part plus faible à la constitution de celle-ci (chez certains mammifères autres que l'homme il en est exclu dès l'origine).

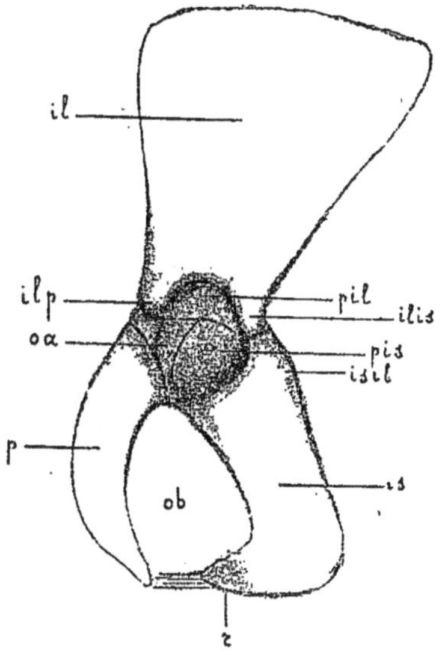

Fig. 105.

Ebauche cartilagineuse de l'une des moitiés de la ceinture pelvienne chez un Mammifère (figure demi-schématique, d'après les données de MEYNERT).

Il, ilion. — *is*, ischion. — *p*, pubis. — *c*, fond de la cavité cotyloïde. — *ilp*, apophyse pubienne acétabulaire de l'ilion. — *ilis*, apophyse ischiatique acétabulaire de l'ilion. — *isil*, apophyse iliaque acétabulaire de l'ischion. — *pil*, plaque acétabulaire de l'ilion, — *pis*, plaque acétabulaire de l'ischion. — *oa*, os acetabuli. — *r*, rameau unissant de l'ischion. — *ob*, trou sous-pubien.

La cavité cotyloïde est entourée en fer à cheval par trois prolongements ou apophyses cartilagineuses ; deux sont fournies par l'ilion : *l'apophyse pubienne acétabulaire de l'ilion* et *l'apophyse ischiatique acétabulaire de l'ilion ;* la troisième, provenant de l'ischion, est *l'apophyse iliaque acétabulaire de l'ischion.* Le fond même de la cavité est formé par deux plaques ; l'une, *plaque acétabulaire de l'ilion,* vient de l'ilion ; l'autre, *plaque acétabulaire de l'ischion,* émane de l'ischion. L'occlusion du fond cartilagineux de la cavité cotyloïde

(1) Tandis que nous pouvions mener parallèlement, à cause de leur homodynamie à peu près parfaite, la description des pièces cartilagineuses dans les extrémités libres du membre supérieur et du membre inférieur, il nous est impossible de faire de même pour les ceintures de ces membres, dont l'étude doit être séparée, en raison des dissemblances que présentent dans l'une et dans l'autre ceinture les détails du développement.

est complétée par des plaques de cartilage dont une, remarquable par son importance, donnera lieu à un os, constant dans la série des vertébrés, l'*os cotyloïde* ou *os acetabuli*. L'échancrure obturatrice est convertie en un trou : en haut par la soudure du pubis avec la plaque acétabulaire de l'ischion ; en bas,

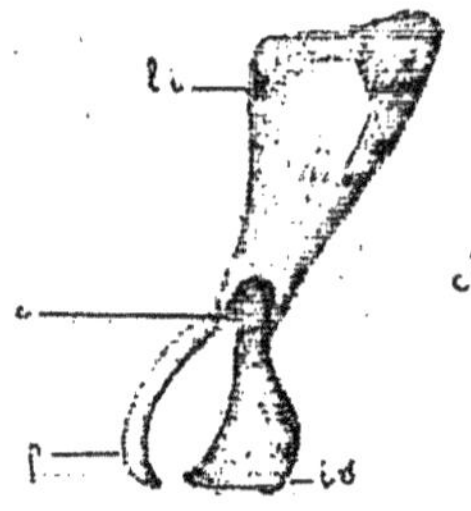

A

Fig. 106.

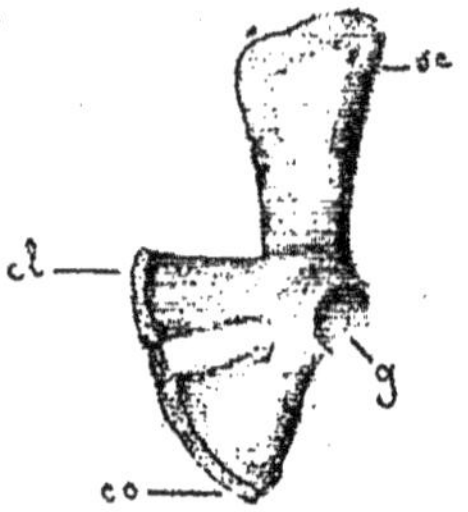

B

Fig. 107.

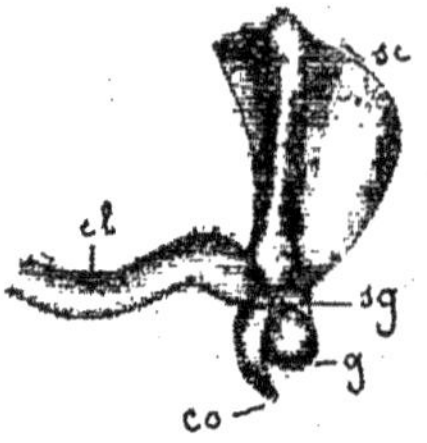

C

Fig. 108.

Fig. 106. Ceinture pelvienne d'un embryon humain (demi-schématique).
il, ilion. — *is*, ischion. — *p*, pubis. — *c*, cavité cotyloïde.

Fig. 107. Ceinture thoracique d'une tortue (imitée de Wiedersheim).
sc, scapulum. — *co*, coracoïde. — *cl*, clavicule. — *g*, cavité glénoïde.

Fig. 108. Ceinture thoracique d'un embryon humain (demi-schématique).
sc, scapulum. — *co*, apophyse coracoïde (coracoïde ou procoracoïde). — *cl*, clavicule. — *sg*, point sus-glénoïdien (coracoïde). — *g*, cavité glénoïde.
Ces trois figures doivent être comparées ensemble.

par la production d'un prolongement, appelé *branche unissante de l'ischion*, qui s'unit à l'extrémité du pubis. Les deux extrémités des pubis de droite et de gauche se joignent sur la ligne médio-ventrale par un tissu fibreux qu'on appelle *symphyse pubienne*.

B. — **Ceinture scapulaire.** — Nous retrouvons ici, de chaque côté, trois pièces cartilagineuses qui se rencontrent au niveau de la cavité articulaire de l'humérus ou **cavité glénoïde** (fig. 107 et 108). La pièce dorsale, appelée **omoplate** ou **scapulum**, présente, de même que l'ilion, une forme aplatie. La pièce ventrale postérieure, correspondante à l'ischion, est constituée par une formation cartilagineuse courte chez l'homme, mais plus longue chez d'autres vertébrés, où elle s'étend jusque vers la ligne médiane ventrale ; elle porte le nom de *portion coracoïdienne* et deviendra, chez la plupart des vertébrés, un *os coracoïde* volumineux, tandis que chez l'homme, elle se réduira à l'état de prolongement de l'omoplate ou *apophyse coracoïde*. La pièce ventrale antérieure, suivant quelques auteurs, est représentée par la **clavicule**, qui correspondrait au pubis et formerait comme lui une baguette cartilagineuse aboutissant jusqu'à la ligne médiane ventrale.

Pour la plupart des anatomistes, l'homodynamie des pièces de la ceinture scapulaire avec celles de la ceinture pelvienne est différente de celle que nous venons d'exposer ; la clavicule, en particulier, aurait une signification toute différente. La clavicule, en effet, ne ferait pas partie de la ceinture thoracique, mais serait un cartilage surajouté, n'ayant pas de représentant au bassin. Les trois segments correspondant à l'ilion, à l'ischion et au pubis seraient respectivement : l'omoplate ; — le coracoïde, représenté seulement plus tard par un point osseux situé au-dessus de la cavité glénoïde, le *point sus-glénoïdien ;* — un *procoracoïde* devenant un os distinct chez beaucoup de vertébrés, qui ne serait autre que l'apophyse coracoïde de l'anatomie humaine.

Nous avons présenté les deux manières de voir, sans vouloir trancher entre elles. La question sera d'ailleurs examinée plus loin sous le nom d'homotypie des membres.

§ III. — DÉVELOPPEMENT PHYLOGÉNIQUE DES MEMBRES

Le schéma auquel on peut ramener la forme extérieure de l'ébauche des membres, schéma qui traduit fidèlement du reste ce qui se passe dans le développement, est celui d'un bourgeon allongé en forme de tige, qui, se ramifiant à son extrémité, se partage en un certain nombre de rayons correspondant aux doigts, les *rayons digitaux.* Ce n'est pas seulement dans le développement de la forme extérieure, mais encore dans la formation squelettique qui s'opère à l'intérieur du membre, que ce type se retrouve. Nous avons vu en effet à une tige simple, l'humérus ou le fémur, faire suite une tige double (radius-cubitus, tibia-péroné), suivie elle-même de rayons digitaux (métacarpo-phalangiens, métatarso-phalangiens). Cependant la disposition radiée régulière est contrariée à la racine de la main et du pied par la présence du carpe et du tarse, formés de cartilages qu'il est bien difficile de sérier en rayons.

Ainsi conformée, l'extrémité locomotrice des vertébrés supérieurs et de l'homme ne fait que reproduire, d'une façon simplifiée, le membre locomoteur, la nageoire des poissons. Celle-ci est constituée de la façon suivante chez un sélacien pris comme type (fig. 109). Une tige principale parallèle à l'axe du corps, le *basipterygium,* supporte un grand nombre de tiges secondaires, sériées en rayons, les *rayons de nageoire.* Le basipterygium est d'ailleurs toujours partagé en plusieurs segments : un postérieur, le *métapterygium ;* un moyen ou *mésopterygium ;* un antérieur ou *propterygium.* Le métaptérygium, plus fort que les autres, supporte aussi les rayons les plus puissants, d'abord un rayon principal postérieur, puis des rayons secondaires insérés sur le métaptéryge en une seule série, unisériés en un mot. Chez certains sélaciens, la nageoire est réduite au métapterygium et à ses rayons.

En quoi maintenant cette forme primitive des poissons servant à la natation, cet *ichthyopterygium* ou extrémité polydactyle, se trouve-t-elle reproduite dans la forme secondaire des vertébrés supérieurs adaptée à la locomotion terrestre ou à la préhension, dans le *chiropterygium* ou extrémité oligodactyle ? On peut répondre que c'est par atrophie unilatérale de la plupart des rayons du métapterygium (Comp. fig. 109 et fig. 110).

Toutefois, la double preuve ontogénique et phylogénique de ce qui vient d'être avancé ne nous est pas catégoriquement donnée. En effet, d'abord dans l'ontogénie du vertébré supérieur, on ne voit à aucun moment un stade où le membre est exactement conformé comme la nagoire du poisson. De plus, phylogénétiquement on ne trouve dans la série des vertébrés aucun intermédiaire entre l'extrémité oligodactyle et l'extrémité polydactyle. Toujours, chez un vertébré normalement conformé, l'extrémité oligodactyle ne renferme que cinq doigts bien constitués ; elle est pentadactyle. Cependant le type est parfois hexadactyle

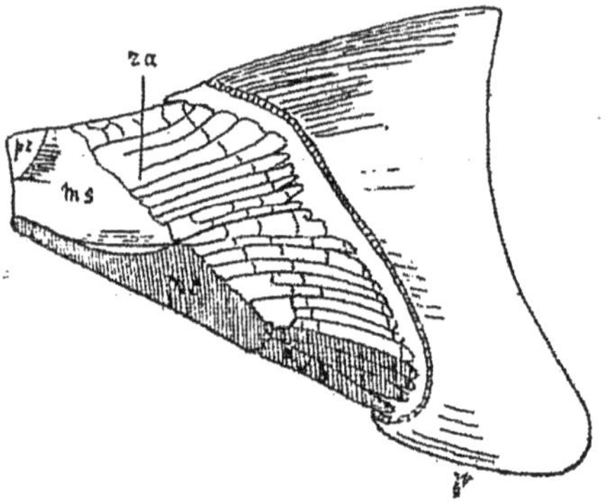

Fig. 109.

Nageoire pectorale de l'Heptanchus (un Sélacien) (d'après WIEDERSHEIM, un peu modifiée.)

mt, métaptérygium. — *a*, *b*, son rayon principal. — *ms*, mésoptérygium. — *pr*, proptérygium. — *ra*, rayons de nageoire. (On a ombré les parties qui en persistant deviendront le chiroptérygium des vertébrés supérieurs).

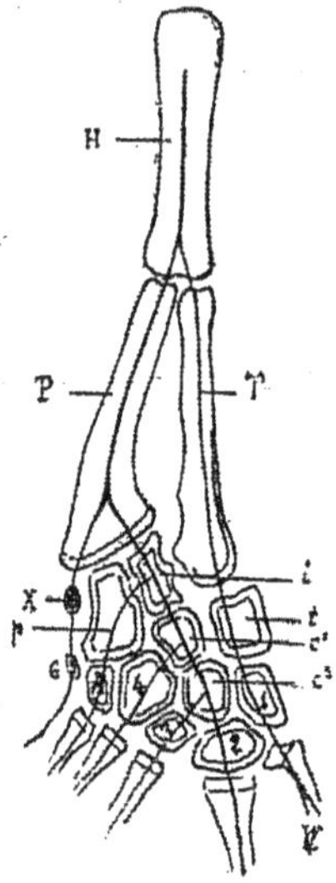

Fig. 110.

Membre postérieur d'un Amphibien (Ranodon) (d'après WIEDERSHEIM)

h, humérus — *p*, péroné. — *t*, tibia. — *i*, intermédiaire.— *pe*, péronéal. — *ti*, tibial. — *ce*, *ce*, les deux centraux. — 1-6, six tarsiens distincts. — *x*, rudiment d'un sixième doigt. — I-V, cinq métatarsiens. De *a* à *b*, axe principal du membre, sur lequel sont branchés des axes secondaires correspondant à des rayons accessoires, *c*, *d*, *e*, *f* ; de *a* à *g*, axe secondaire avec un rayon très important. (Comparer cette figure à la précédente).

d'autres fois même heptadactyle ; mais alors les doigts surajoutés se montrent toujours rudimentaires, ce qui permet de conclure qu'ils ont été transmis déjà à l'état rudimentaire lors du passage de l'ichthyoptéryge au chiroptéryge. Ainsi chez l'homme, le pisiforme représente l'extrémité distale ou digitale, incomplètement constituée, d'un sixième doigt, doigt cubital, dont l'extrémité proximale ou basilaire est incorporée au corps ou même au squelette de l'avant-bras. D'autre part, chez nombre d'animaux, on trouve en outre, du côté radial ou tibial de la main ou du pied, un septième doigt, doigt radial ou tibial, appelé *præpollex* (avant-pouce) ou *præhallux* (avant-gros orteil). Anormalement aussi, et par réversion atavique, on peut voir réapparaître chez l'homme, sous une forme souvent très complète, l'un des deux doigts disparus ou tous les deux, ou même un nombre plus considérable de doigts surnuméraires ; cette malformation est la *polydactylie*. Ces faits permettent d'affirmer l'origine ichthyopsidienne des extrémités des vertébrés supérieurs.

Mais quelle est l'origine de la nageoire des poissons à son tour? Il est établi, par les recherches ontogéniques faites chez les sélaciens, que, du moins quant à leur musculature, les nageoires sont formées par une série de bourgeons issus des segments successifs du tronc ; chaque nageoire est donc métamériquement constituée, et la présence des rayons de nageoire exprime à l'état adulte cette métamérie. Chez l'homme, le membre provient aussi du bourgeonnement de plusieurs segments ; la preuve en sera donnée par l'anatomie, dans ce fait que les nerfs et les muscles, qui animent le membre et le meuvent, tirent leur origine de plusieurs segments du tronc. Chacun des bourgeons, qui sont entrés dans la constitution de la nageoire, et qui représentent l'un de ses rayons, doit être considéré, suivant les plus hardis phylogénistes, comme une branchie transformée. Les branchies, organes de respiration, dont le corps des protovertébrés était couvert, et dont chaque métamère supportait une paire, se sont perdues sur la presque totalité de la surface tégumentaire ; mais elles se sont conservées çà et là, et entre autres ont persisté de chaque côté du corps en deux points également distants chacun de l'extrémité céphalique ou de l'extrémité caudale et du milieu du tronc; en ces points, les plus favorables pour la direction et la propulsion de l'animal, elles se sont adaptées à une nouvelle fonction et sont devenues des organes de locomotion, les rayons des membres.

Quant aux ceintures basilaires, dont il n'a pas encore été question, elles correspondent peut-être à des arcs branchiaux, c'est-à-dire à des pièces supportant les lamelles branchiales, qui auraient changé leur forme et se seraient puissamment développées, en s'adaptant à la fonction locomotrice et pour servir d'attaches aux membres.

ARTICLE II

MEMBRE SUPÉRIEUR OU THORACIQUE

Le *membre supérieur* ou *thoracique* est formé par quatre segments : 1° *l'épaule ;* 2° *le bras ;* 3° *l'avant-bras ;* 4° *la main*.

§ I. — OS DE L'ÉPAULE

L'épaule ou *ceinture scapulaire*, constituée chez l'homme par deux os, la *clavicule* en avant, l'*omoplate* en arrière, rattache le bras au thorax.

CLAVICULE

Placée latéralement à la partie antérieure et supérieure du thorax, la clavicule complète en avant la ceinture thoracique, à laquelle est attaché le membre du même nom.

La direction de la clavicule est à peu près horizontale ; quelquefois son extrémité externe s'abaisse, comme chez les femmes dont les épaules sont tombantes ; plus souvent elle se relève un peu au-dessus de l'horizontale, comme on le voit chez certains individus très musclés. Horizontale, ou à peu près, dans le sens transversal, la clavicule est très obliquement dirigée d'avant en arrière et de dedans en dehors. Son extrémité interne ou antérieure s'appuie sur l'encoche sterno-costale ; l'externe ou postérieure repose sur l'acromion. Ainsi jetée à la façon d'un pont ou d'un arc-boutant du sternum au moignon de l'épaule, la clavicule dessine sous la peau la saillie en forme allongée de sa face supérieure, tandis que par sa face inférieure elle entre en rapport successivement de dedans en dehors avec la première côte, le premier espace intercostal, la seconde côte et l'apophyse coracoïde ; d'ordinaire elle reste à une distance plus ou moins grande de ces parties, mais elle peut aussi entrer en contact avec certaines d'entre elles (1re côte, apophyse coracoïde) ; de là des variations dans les détails de son ostéologie.

La clavicule est un os allongé ; sa forme, difficile à définir, varie sur les divers points de l'étendue de l'os : nettement aplatie de haut en bas dans sa partie externe, la clavicule s'arrondit pour devenir prismatique et triangulaire dans sa moitié interne.

On décrit à la clavicule : *deux faces, deux bords* et *deux extrémités*. Pour trouver et suivre les faces et les bords, il faut partir de l'extrémité externe de l'os où cette division en deux faces est bien accentuée.

Placer en haut la face la plus lisse, en dehors l'extrémité aplatie, et en avant le bord concave de cette extrémité : donner la direction indiquée plus haut et représentée sur nos figures.

CORPS. — **Face supérieure** (*cervicale*). — Large, plate et un peu rugueuse dans le tiers externe de l'os, cette face devient étroite, lisse et convexe d'avant en arrière dans ses deux tiers internes. Sa partie moyenne, lisse, répond au muscle peaucier et à la peau. Ses extrémités portent l'empreinte des muscles auxquels elles donnent insertion : en dedans, vers l'extrémité sternale, deux légères séries de rugosités, à peine visibles, marquent l'insertion claviculaire du sterno-cléido-mastoïdien ; en dehors, vers l'extrémité acromiale, on voit, le

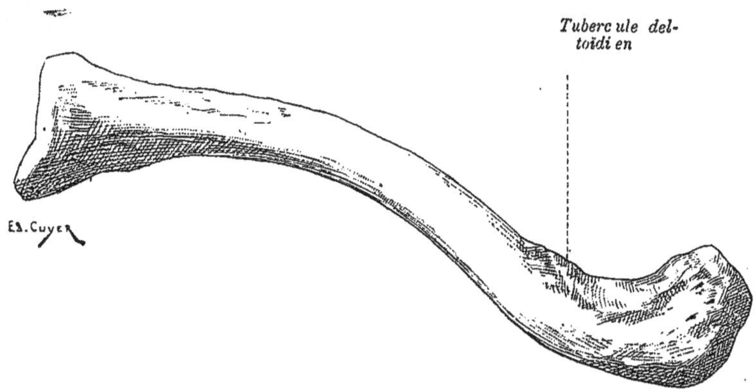

Fig. 111. — Clavicule, face supérieure.

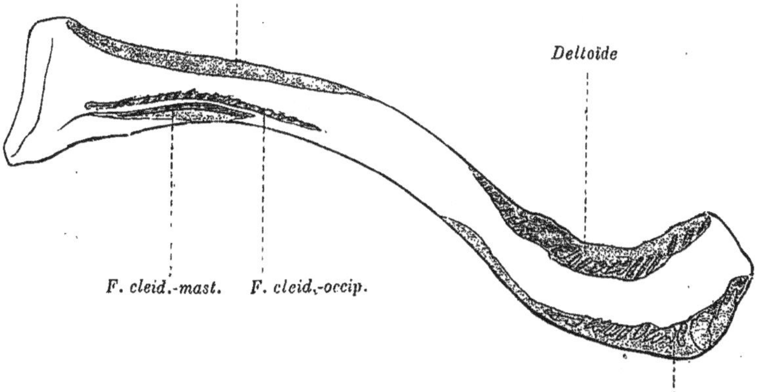

Fig. 112. — Clavicule, face supérieure, insertions musculaires.

long du bord antérieur, l'*encoche rugueuse* large de 3 à 6 millimètres qui répond à l'insertion du faisceau claviculaire du deltoïde; en arrière de celle-ci, vers le bord postérieur, des stries rugueuses parallèles marquent l'insertion claviculaire du trapèze (A).

Face inférieure (*costale ou thoracique*). — Large en dehors, étroite en dedans, la face inférieure de la clavicule est creusée dans sa partie moyenne d'une gouttière allongée suivant le grand axe de l'os, la *gouttière du muscle sous-clavier*. La profondeur de cette gouttière, en rapport avec le développement du muscle qui s'y insère, est très variable: parfois elle est à peine indiquée, comme sur certaines clavicules féminines arrondies ; sa lèvre antérieure est en général assez nette, la postérieure se confond insensiblement avec le bord postérieur de l'os.

Le *conduit nourricier* est d'ordinaire dans la gouttière, vers la lèvre postérieure de celle-ci ; il s'enfonce très obliquement vers l'extrémité externe de l'os ; parfois il y en a deux.

En dedans de la gouttière sous-clavière, vers l'extrémité sternale de l'os, la face inférieure de la clavicule présente l'*empreinte du ligament costo-claviculaire*. Cette empreinte offre des aspects variables : tantôt et le plus souvent, c'est une éminence rugueuse, ovalaire, à contour saillant ; d'autres fois, c'est une fossette ovalaire ; sur quelques clavicules enfin elle est à peine marquée ;

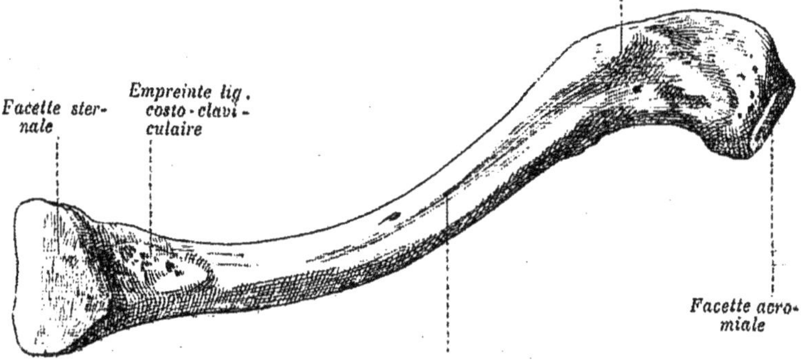

Fig. 113. — Clavicule, face inférieure.

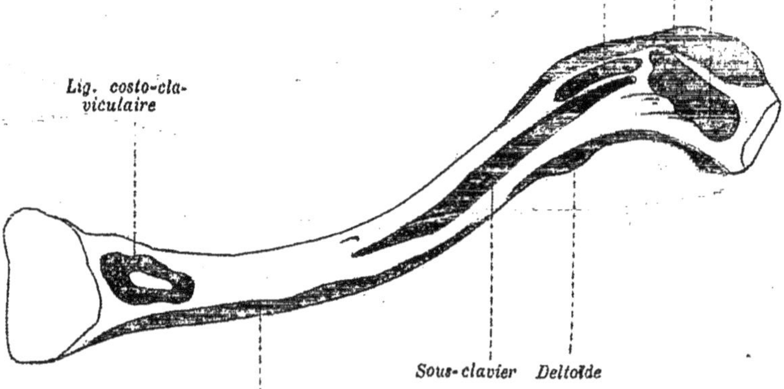

Fig. 114. — Clavicule, face inférieure ; insertions musculaires et ligamenteuses.

ces différences d'aspect tiennent au développement inégal du ligament qui s'y insère.

En dehors de la gouttière, vers l'extrémité acromiale de l'os, la face inférieure de la clavicule présente des rugosités toujours très marquées : ces rugosités commencent en arrière, sur le bord postérieur de l'os, par un gros *tubercule conoïde,* qui donne insertion au ligament conoïde ; de là, elles se dirigent en dehors et en avant et prennent l'aspect d'une surface rugueuse, large de 5 à 8 millimètres, présentant deux ou trois mamelons très saillants, séparés par des dépressions ; cette surface donne insertion au ligament trapézoïde (B).

Bord antérieur. — Il est mince, concave, rugueux et tranchant dans son tiers externe, où il donne insertion au deltoïde ; parfois l'une des rugosités, la plus interne, est beaucoup plus saillante que les autres ; on lui donne le nom de *tubercule deltoïdien.* Il devient convexe, très large et prend l'aspect d'une véritable face dans ses deux tiers internes aplatis et martelés par l'insertion du grand pectoral.

Bord postérieur. — Divisé en deux parties inégales par la saillie toujours appréciable du tubercule conoïde, il est épais, convexe et rugueux dans sa partie externe qui donne insertion au faisceau claviculaire du trapèze; il devient large, concave et remarquablement lisse dans sa partie moyenne, que côtoient des vaisseaux sanguins.

EXTRÉMITÉ EXTERNE (*acromiale, distale*). — Fortement aplatie de haut en bas, l'extrémité externe comprend uniquement une facette assez lisse, moins lisse cependant que ne le sont en général les facettes articulaires sur le squelette; de forme elliptique, à grand diamètre antéro-postérieur, cette facette *regarde en dehors, en bas et un peu en avant ;* elle est taillée en biseau aux dépens de la face inférieure de l'os et *repose* sur une facette semblable de l'acromion.

EXTRÉMITÉ INTERNE (*sternale, proximale*). — Remarquable par son volume, cette extrémité est reçue dans une encoche *sterno-chondrale,* creusée sur les faces latérales de la poignée du sternum et complétée inférieurement par la face supérieure du premier cartilage costal; par son contour, très saillant et irrégulièrement triangulaire, elle déborde l'encoche sternale en avant, en arrière et surtout en haut ; son angle postérieur s'enfonce profondément dans la cavité thoracique. L'extrémité interne de la clavicule n'est articulaire que dans la partie qui répond à l'encoche sternale, c'est-à-dire dans la partie antérieure et inférieure ; dans tout le reste de son étendue elle présente des dépressions et des rugosités pour l'insertion des ligaments et du ménisque articulaire. La facette cartilagineuse, qui se prolonge sur la face inférieure de l'os, est convexe transversalement et très légèrement concave d'avant en arrière (C).

Ossification. — C'est la clavicule qui ouvre la période d'ossification du squelette. οστεον προτογενες, disaient les anciens anatomistes. Elle se développe par deux points d'ossification : un *primitif* et *un secondaire ou complémentaire.* — Le point primitif apparaît du trentième au trente-cinquième jour de la vie fœtale, quelques jours avant ceux de l'humérus et du fémur; il se développe avec une telle rapidité que l'os se trouve en quelque sorte envahi d'emblée, sur toute son étendue, par les sels calcaires : la clavicule acquiert vite une longueur de 5 millimètres. Au deuxième mois de la vie fœtale, la clavicule a déjà 7 millimètres de longueur ; elle est alors plus longue que l'humérus et le fémur ; ce n'est que vers le milieu du troisième mois que ces os présenteront une longueur égale à celle de la clavicule. A la naissance, elle a 4 centimètres (Rambaud et Renault): Ce point primitif forme, en s'étendant, *tout le corps et l'extrémité externe de l'os;* c'est le point *diaphysaire.*

Le point secondaire, ou *complémentaire*, se montre vers vingt à vingt-deux ans : c'est le dernier des points complémentaires des membres ; c'est aussi celui qui se soude le dernier ; cette soudure s'effectue de vingt-deux à vingt-cinq ans. Il apparaît au centre de la facette articulaire de l'extrémité sternale et forme seulement la mince lamelle osseuse qui modèle cette extrémité.

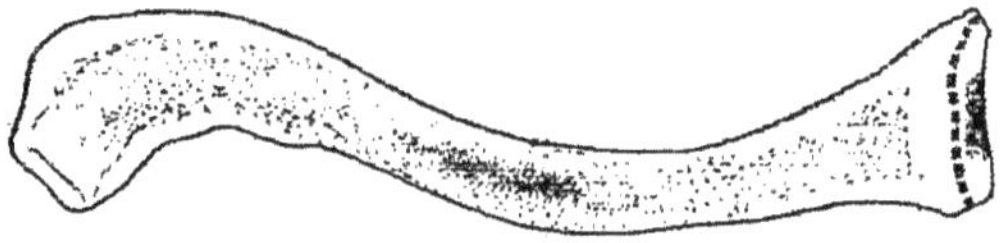

Fig. 115. — Clavicule : ossification.

Le mode de développement de la clavicule diffère de celui des autres os : elle n'est pas précédée d'une ébauche cartilagineuse (Gegenbaur) ; le cartilage se forme seulement après l'apparition du premier point osseux. Ce mode de développement est en rapport avec l'origine à la fois dermique et mésodermique de l'os chez l'homme ; chez les poissons, c'est un os exclusivement dermique ou cutané.

Architecture. — Le corps de la clavicule est formé d'un cylindre remarquablement épais de tissu compact, renfermant un tissu spongieux à larges aréoles : la couche compacte s'amincit graduellement vers les extrémités, constituées essentiellement par du tissu spongieux recouvert d'une mince couche compacte. Vers le tiers moyen de l'os, le tissu spongieux se raréfie, ses aréoles devenues plus grandes sont limitées par des lamelles ou trabécules plus épaisses, dirigées suivant la longueur de l'os ; lorsque cette raréfaction est très accentuée, la clavicule paraît creusée par un canal médullaire qui occupe son tiers moyen et n'a jamais plus de 3 à 5 centimètres de longueur. Sur le corps la couche compacte est un peu plus épaisse le long du bord concave que sur le bord convexe.

Les fractures de la clavicule portent d'ordinaire sur le corps, et le plus souvent à la jonction des deux tiers internes avec le tiers externe ; en ce point la couche compacte est encore très épaisse ; ce ne sont donc point des particularités de structure qui déterminent le lieu ordinaire de ces fractures, non plus que la direction du trait de fracture qui court toujours de haut en bas et de dehors en dedans : je ne trouve que deux exceptions à cette règle sur 30 clavicules fracturées de ma collection.

Connexions. — La clavicule s'articule en dedans avec le sternum et le premier cartilage costal, en dehors avec l'omoplate (acromion et coracoïde).

Insertions musculaires. —

Face supérieure. — Sterno-cléido-mastoïdien ; deltoïde ; trapèze.
Face inférieure. — Sous-clavier.
Bord antérieur. — Grand pectoral ; deltoïde.
Bord postérieur. — Trapèze ; sterno-cléido-hyoïdien.

Varia. — La forme et les dimensions de la clavicule varient suivant les sexes, les individus et les professions. La clavicule de la femme est généralement plus grêle que celle de l'homme ; ses courbures sont moins accentuées, sa longueur absolue est moindre. La profession a autant d'influence que le sexe sur la forme et la force de la clavicule : l'exercice développe l'os, le repos l'atrophie ; après la désarticulation du membre supérieur, la clavicule diminue dans toutes ses dimensions. — L'atrophie ou l'absence congénitales, rarement observées, accompagnent d'ordinaire les arrêts de développement du membre supérieur.

A. — L'étendue de ces surfaces ou empreintes d'insertion varie avec le développement des muscles : parfois elles sont très écartées, parfois elles sont contiguës ; dans ce dernier cas le tiers externe de la clavicule disparaît sous le trapèze et le deltoïde qui se continuent sans interruption apparente.

B. — Anormalement la face inférieure peut encore présenter deux facettes résultant du contact de la clavicule avec la première côte et l'apophyse coracoïde : la *facette costale*, peu marquée, se rencontre alors à côté de l'empreinte costo-claviculaire; la *facette coracoïdienne* se trouve en avant du tubercule du ligament conoïde, elle peut être très saillante et prendre la forme d'une éminence arrondie à contour ovalaire. Ces anomalies, bien étudiées par Grüber et Luschka, sont loin d'être rares ; j'en ai rencontré de nombreux exemples.

C. — Il est difficile et parfois impossible de voir ces détails sur un grand nombre de clavicules, dont l'épiphyse s'est détachée pendant la préparation ; sur ces os, l'extrémité interne montre son tissu spongieux au fond d'une fosse limitée par un contour triangulaire très saillant.

OMOPLATE

L'omoplate est un os plat, fort mince (*schulterblatt, feuille de l'épaule* des anatomistes allemands) ; de forme triangulaire, il présente *deux faces, trois bords* et *trois angles*. Appliqué de chaque côté, sur la partie postéro-supérieure du thorax, l'omoplate répond par son bord supérieur au premier espace intercostal et descend par son angle inférieur ou pointe jusqu'à la septième côte, quelquefois même au delà.

Placer en avant la face concave, en bas l'angle le plus aigu, en dehors le bord le plus épais, celui qui se termine par une facette articulaire concave et ovalaire.

Face antérieure (*thoracique*). — Appliquée sur la cage thoracique, elle est concave transversalement, et surtout de haut en bas, d'où son nom de *fosse sous-scapulaire :* elle ne regarde pas directement en avant, mais en avant et en dedans. A l'union du quart supérieur avec les trois quarts inférieurs, la concavité devient une dépression angulaire, transversalement dirigée; cette dépression répond à la base de l'épine de l'omoplate (voyez face postérieure) ; on dirait que la mince feuille osseuse a été soulevée par les muscles puissants qui s'insèrent sur l'épine. La partie de la face antérieure située au-dessus de cette dépression est plane ou convexe ; la partie située au-dessous est concave et présente trois ou quatre crêtes osseuses, qui montent obliquement du bord interne vers le bord et l'angle externes de l'os : ce sont les crêtes d'insertion de lames tendineuses logées dans l'épaisseur du muscle sous-scapulaire qui s'insère sur presque toute l'étendue de cette face.

La face antérieure est limitée en dehors par une saillie longitudinale, d'ordinaire mousse et arrondie, et, au delà de cette saillie, par une gouttière de même direction et de même étendue. Je décris ces parties (saillie et gouttière) avec la face thoracique de l'omoplate, parce qu'elles donnent insertion au muscle sous-scapulaire, comme toute la face antérieure de l'os ; mais je note que la saillie longitudinale répond à cette portion très épaissie de l'omoplate, qui forme le bord externe, *corps, colonne ou pilier de l'omoplate* (voyez bord externe). — En dedans, la face thoracique est limitée par le bord spinal : aux deux extrémités de ce bord, on trouve deux surfaces, triangulaires, d'étendue et de longueur variables, répondant aux angles supérieur et inférieur de l'omoplate ; ces surfaces, limitées par une ligne courbe qui circonscrit la fosse sous-scapulaire, donnent insertion à des faisceaux du grand dentelé. Un sillon très fin, souvent interrompu et assez difficile à voir, unit les deux surfaces, en suivant le bord spinal de l'omoplate; il marque le lieu d'insertion des faisceaux moyens du grand dentelé.

Face postérieure (*dorsale*). — Cette face regarde en arrière, en dehors, et légèrement en haut. Elle est divisée en deux portions par une forte lame osseuse, *épine de l'omoplate,* qui s'en détache transversalement, à la jonction du quart supérieur avec les trois quarts inférieurs. La portion supérieure de la face dorsale forme avec la face supérieure de l'épine une large gouttière, plus étroite et plus profonde en dehors qu'en dedans; c'est la *fosse sus-épineuse* qui loge

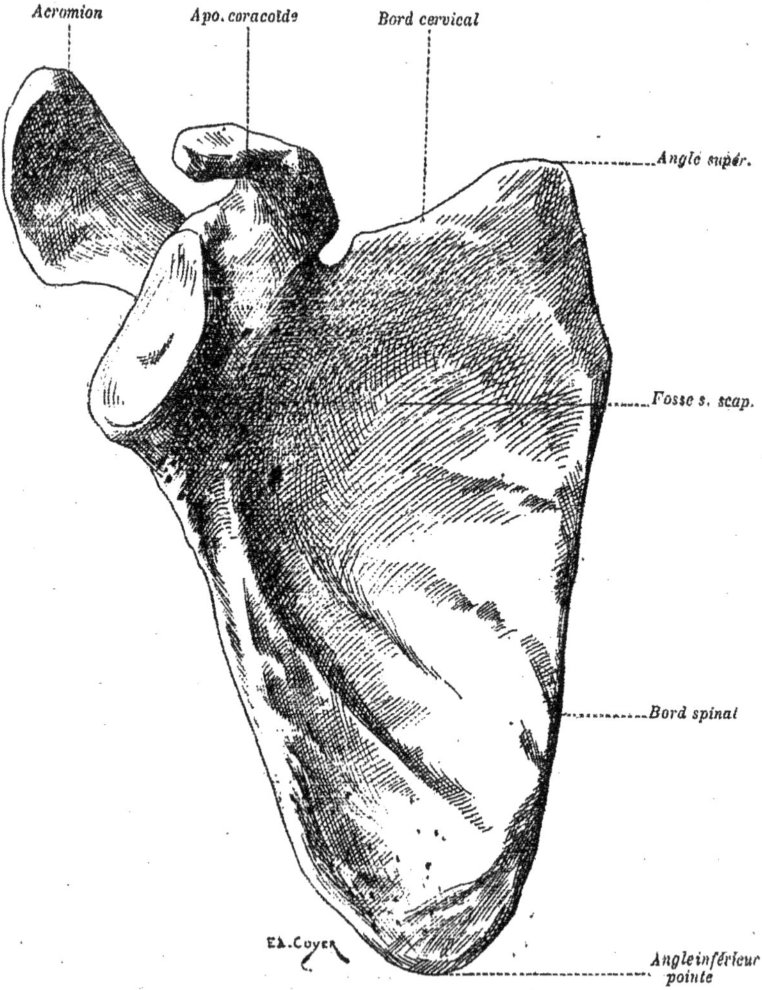

Fig. 116. — Omoplate, face antérieure.

le muscle de même nom. La portion située au-dessous de l'épine forme, avec la face inférieure de celle-ci, une fosse plus étendue et moins profonde, la *fosse sous-épineuse,* d'où naît le muscle sous-épineux. Cette fosse, convexe dans sa partie moyenne, devient concave au-dessous de l'épine; en dehors elle est creusée d'une gouttière large et profonde, parallèle au bord axillaire. Assez souvent on y voit des crêtes rugueuses; moins marquées que celles de la face thoracique, elles montent obliquement vers l'angle externe : elles répondent à l'insertion de lames tendineuses du muscle sous-épineux.

Vers le bord externe ou axillaire de l'omoplate, la face postérieure de l'os présente une gouttière parallèle à ce bord; la lèvre externe de cette gouttière est formée par une crête qui isole de la fosse sous-épineuse une surface étroite en haut, plus large en bas, et descendant de l'angle externe vers l'angle inférieur

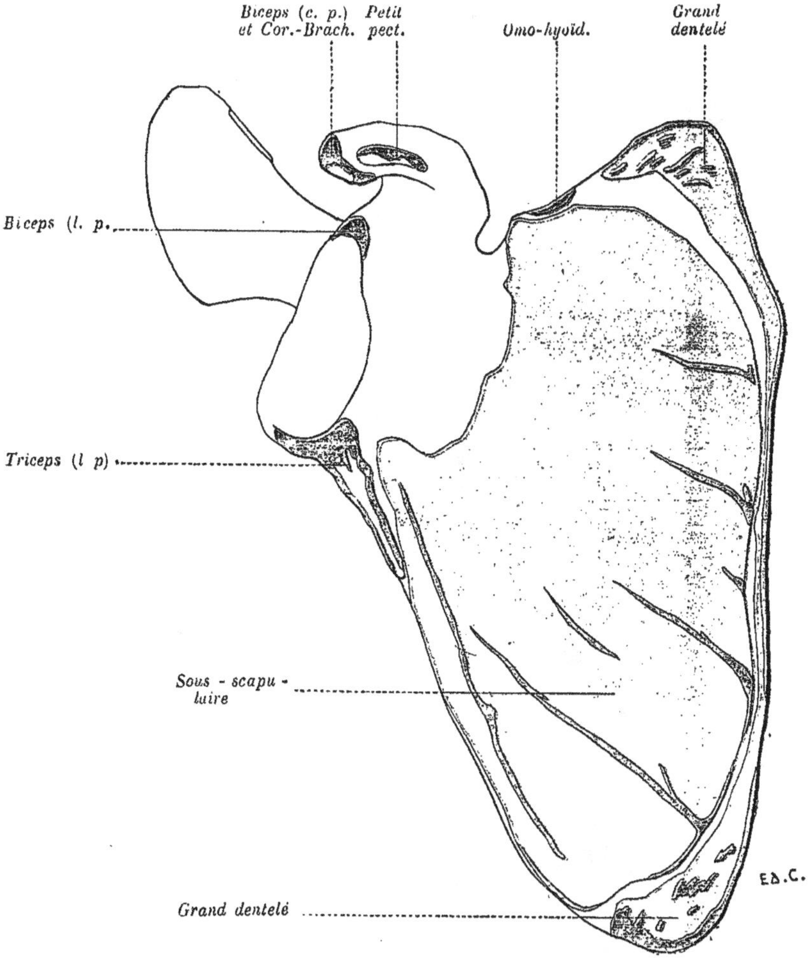

Fig. 117. — Omoplate, face antérieure ; insertions musculaires.

de l'os, tout le long du bord axillaire. Sur cette surface, une crête oblique limite nettement deux champs : l'un inférieur, large et quadrangulaire, donne insertion au grand rond ; l'autre supérieur, plus étroit, souvent creusé en gouttière, reçoit l'insertion du petit rond : ce dernier est d'ordinaire traversé par un sillon vasculaire plus ou moins marqué (branche de l'artère scapulaire postérieure). Souvent aussi, la surface d'insertion du grand rond s'élargit, devient quadrangulaire et fait saillie sur le bord axillaire de l'os: c'est *l'épine du grand rond.* Comme la saillie et le sillon qui limitent en dehors la face thoracique, la bande étroite et plane qui limite en dehors la face postérieure est parfois décrite avec le bord axillaire de l'os.

L'épine de l'omoplate est une apophyse volumineuse, aplatie de haut en

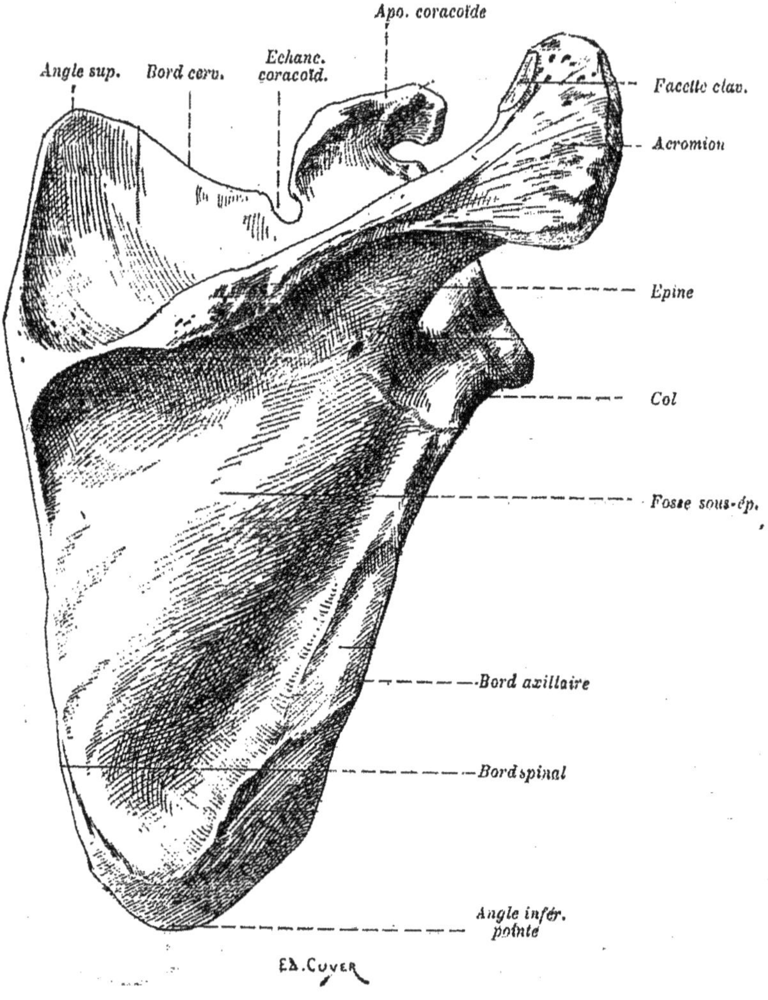

Fig. 118. — Omoplate, face postérieure.

bas; implantée par sa base sur toute la largeur de la face postérieure de l'os, elle s'élève graduellement du bord interne vers le bord externe, en se portant en dehors, en haut et en avant. Parvenue au niveau de l'angle externe ou glénoïdien, cette large lame osseuse subit une sorte de torsion et d'inflexion au delà de laquelle elle s'élargit et prend le nom *d'acromion.* Par le fait de cette torsion, l'épine et l'acromion occupent deux plans perpendiculaires l'un à l'autre.

L'*épine proprement dite* est triangulaire; sa face supérieure répond à la fosse sus-épineuse; sa face inférieure contribue à former la fosse sous-épineuse; son bord antérieur (base du triangle) adhère au corps de l'os; son bord externe,

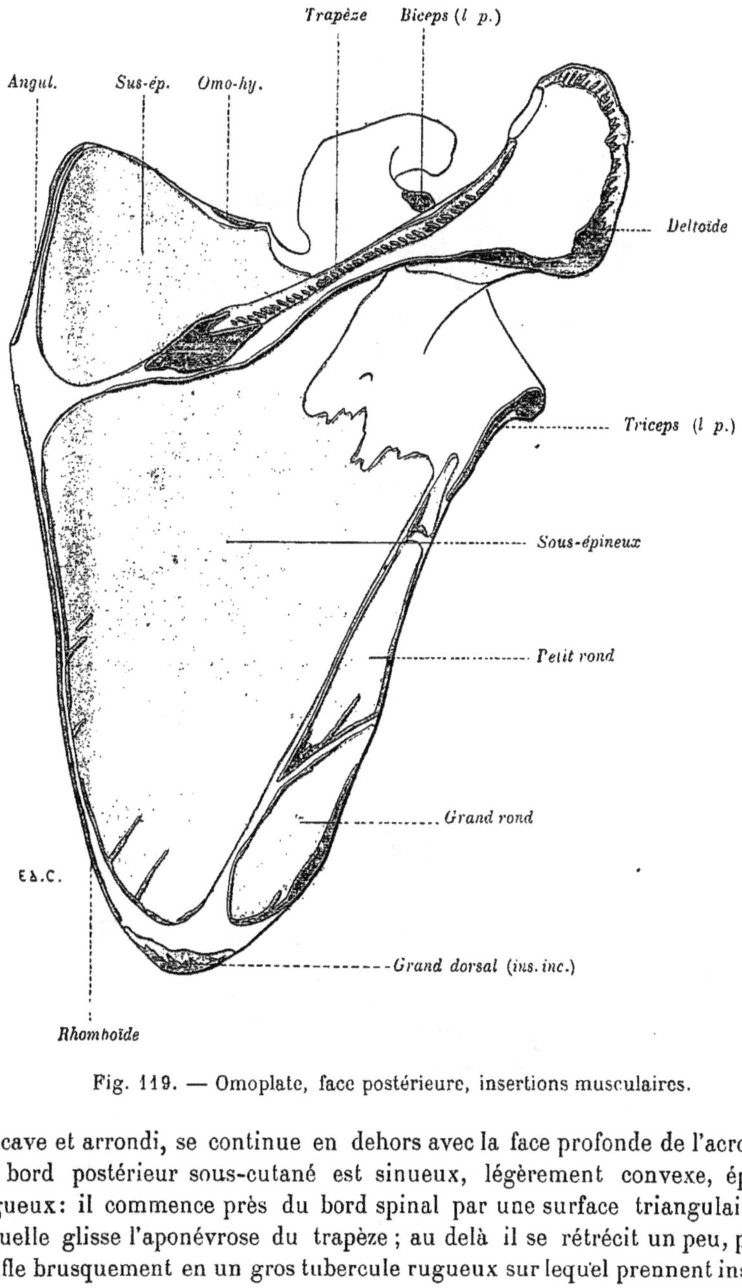

Fig. 119. — Omoplate, face postérieure, insertions musculaires.

concave et arrondi, se continue en dehors avec la face profonde de l'acromion. Le bord postérieur sous-cutané est sinueux, légèrement convexe, épais et rugueux: il commence près du bord spinal par une surface triangulaire sur laquelle glisse l'aponévrose du trapèze; au delà il se rétrécit un peu, puis se renfle brusquement en un gros tubercule rugueux sur lequel prennent insertion de nombreux faisceaux du trapèze ; on peut appeler ce tubercule le *tubercule du trapèze*. Plus en dehors, le bord postérieur devient une crête en dos d'âne, dont le versant supérieur donne insertion au trapèze, et le versant inférieur au

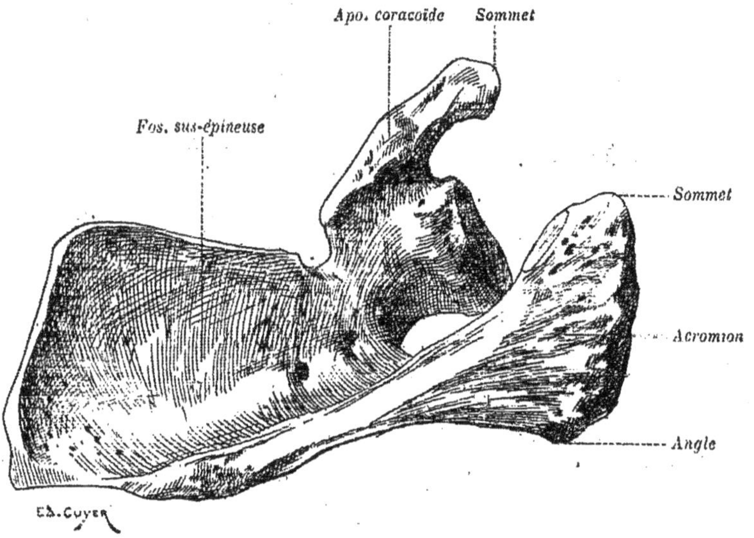

Fig. 120. — Omoplate, vue d'en haut.

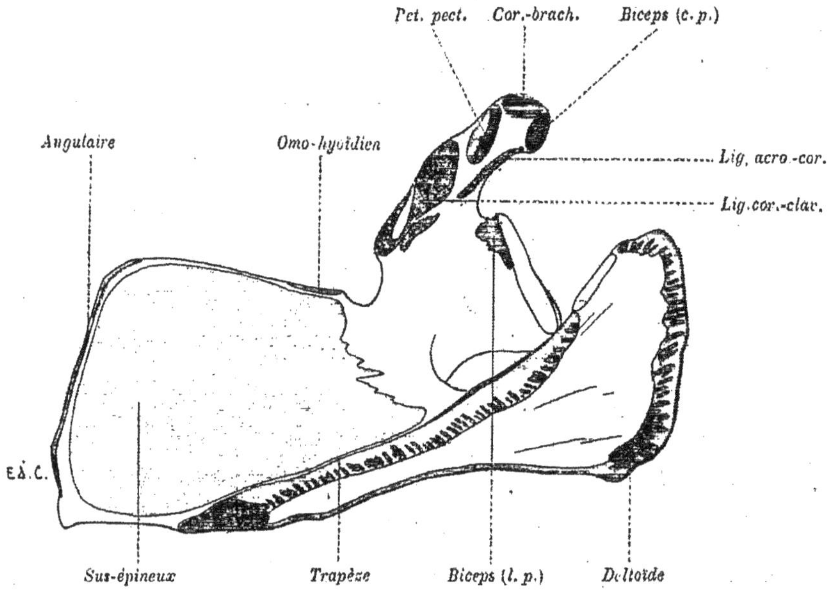

Fig. 121. — Omoplate, vue d'en haut, insertions musculaires et ligamenteuses.

deltoïde ; tout à fait en dehors, le bord postérieur s'élargit et devient la face supérieure ou superficielle de l'acromion. J'ai déjà dit que la face inférieure (profonde) de l'acromion pouvait aussi être considérée comme résultant de l'élargissement du bord externe de l'épine.

L'*acromion* présente : une face supérieure convexe, rugueuse, criblée de trous vasculaires, et répondant à la peau ; — une face inférieure, lisse, concave, en rapport avec l'articulation de l'épaule. — Le bord externe, convexe, se continue en arrière avec le versant deltoïdien de l'épine : sa rencontre avec ce versant se fait suivant un angle droit, très saillant, *l'angle de l'acromion ;* ce bord est entaillé par des encoches qui répondent à l'insertion des faisceaux moyens si puissants du muscle deltoïde. — Le bord interne continue le *versant trapézien* de l'épine ; sur la moitié antérieure de ce bord est une facette articulaire, de forme ovalaire, qui regarde en haut et en dedans et répond à la facette inversement dirigée de la clavicule. — Le *sommet* de l'acromion, ou angle de rencontre des deux bords, est dirigé en avant ; épais et rugueux, il donne attache au deltoïde supérieurement, et au ligament acromio-coracoïdien inférieurement (A).

Bord supérieur (*cervical*). — Court, mince, tranchant, il donne insertion dans sa partie moyenne au muscle omo-hyoïdien, et présente une échancrure, l'*échancrure coracoïdienne* ou sus-scapulaire, qui le sépare d'une apophyse longue et recourbée, l'*apophyse coracoïde*. A l'état frais un ligament convertit cette échancrure en un trou ostéo-fibreux par lequel passent le nerf sus-scapulaire et de grosses veines ; au-dessus du ligament passent les vaisseaux sus-scapulaires, artère et veines (B).

Bord interne (*spinal*). — Plus épais en haut et en bas qu'à sa partie moyenne, où il est presque tranchant, le bord interne n'est point rectiligne : il présente à l'union de son quart supérieur avec ses trois quarts inférieurs un angle obtus qui répond à la racine de l'épine. A partir de cet angle, le bord spinal descend en s'inclinant légèrement en dehors de telle sorte que l'angle inférieur de l'omoplate est plus éloigné de la ligne médiane que l'angle supérieur et interne (C).

Bord externe (*axillaire*). — Très obliquement dirigé en haut et en dehors, ce bord est formé en réalité, comme les deux autres, par une mince crête qui sépare la gouttière et la saillie longitudinales, décrites avec la face antérieure, de la surface ou bande d'insertion des muscles grand et petit rond décrite avec la face postérieure. Cette crête, fort mince, s'élargit à sa partie supérieure en une surface rugueuse, triangulaire, *empreinte sous-glénoïdienne*, qui donne insertion au tendon de la longue portion du triceps (D).

Angles. — L'*angle supérieur* est ordinairement un angle droit, à sommet arrondi ; il donne insertion aux faisceaux supérieurs du muscle angulaire.

L'*angle inférieur* est aigu, à sommet arrondi ; parfois il donne insertion à un faisceau surnuméraire du grand dorsal ; il répond à la septième côte, ou au septième espace intercostal.

L'*angle externe* ou *antérieur* est représenté par une facette concave, la *cavité glénoïde*, par laquelle l'omoplate entre en contact articulaire avec la tête de l'humérus. C'est la partie la plus épaisse de l'os ; soutenue par la colonne osseuse que nous avons signalée tout le long du bord axillaire, la cavité glénoïde, ovalaire à grosse extrémité inférieure, *regarde en avant, en dehors et en haut* (E); son contour osseux présente, dans sa partie antéro-supérieure, une échancrure peu profonde. On peut voir, immédiatement au-dessus de la cavité glénoïde, l'empreinte du tendon bicipital *(empreinte sus-glénoïdienne)*. Au pôle opposé, au-dessous de la cavité glénoïde, se trouvent les rugosités qui représentent l'insertion de la longue portion du triceps.

La cavité glénoïde est reliée au reste de l'omoplate par une partie légèrement rétrécie qui porte le nom de *col de l'omoplate*. Elle est surmontée par une apophyse, *l'apophyse coracoïde*.

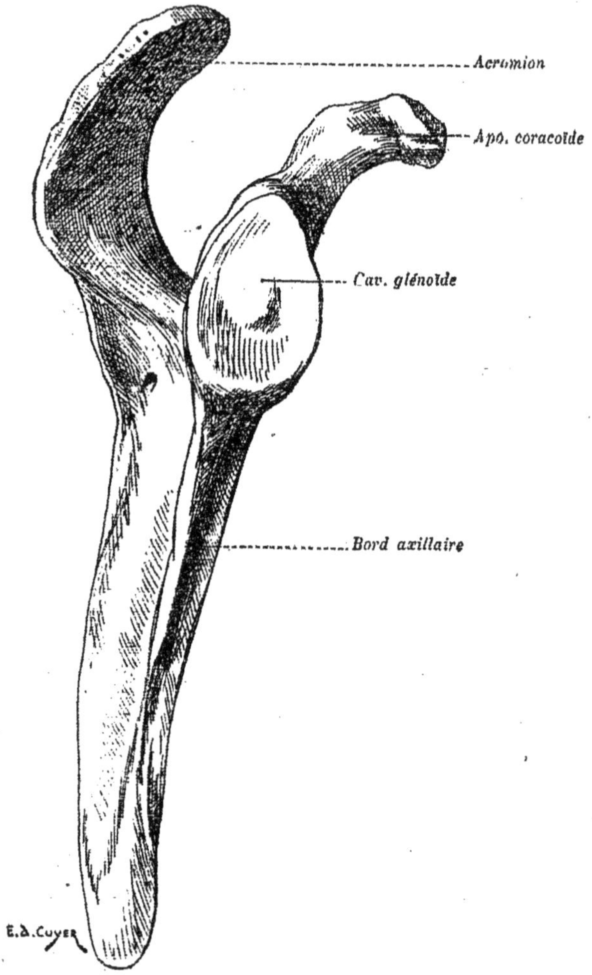

Fig. 122. — Omoplate, bord externe.

L'*apophyse coracoïde* se détache de l'extrémité externe du bord supérieur de l'omoplate; elle se dirige d'abord en haut et en avant (portion verticale), puis s'infléchit et se porte horizontalement en dehors (portion horizontale), arrondissant sa courbe au-devant de la cavité glénoïde. Winslow a comparé cette apophyse au petit doigt légèrement fléchi : je préfère cette comparaison à celle qui a baptisé la même apophyse (coracoïde, de κοραξ, corbeau, ειδος, forme). Les faces de l'apophyse coracoïde, dans sa portion verticale, conti-

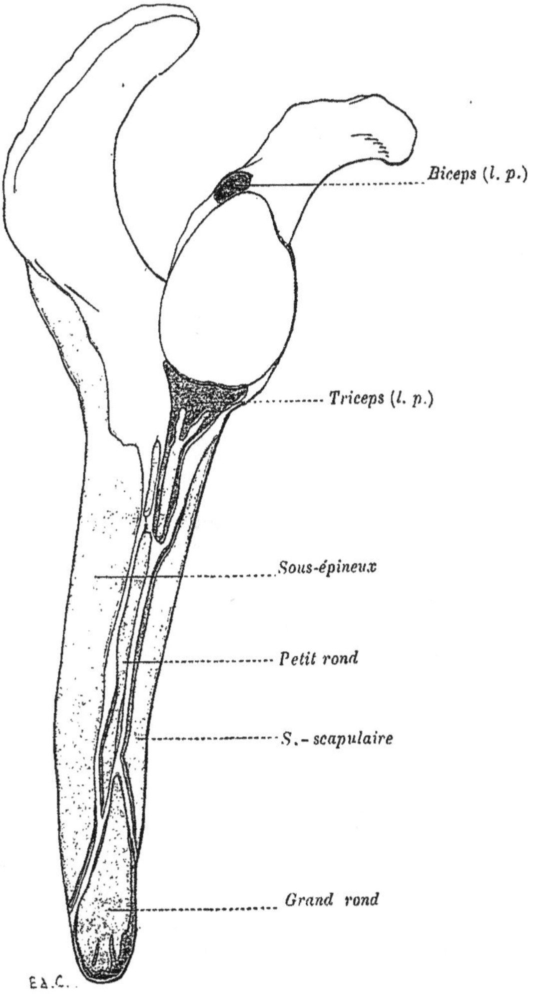

Fig. 123. — Omoplate, bord externe, insertions musculaires.

nuent le plan des faces de l'omoplate; après que l'apophyse s'est recourbée pour devenir horizontale, les faces changent de direction. On doit alors décrire à l'apophyse une face supérieure, inclinée en dedans, répondant à la clavicule, c'est la *face claviculaire ;* une face inférieure, incurvée en dehors vers la tête humérale, c'est la *face humérale.* — Le bord supérieur et externe peut être dit *bord acromial,* tandis que le bord inférieur et interne doit prendre le nom de *bord thoracique* (F).

La *face humérale* est lisse et concave; vers la base de l'apophyse, elle prend l'aspect d'une large gouttière osseuse, dans laquelle glisse le muscle sous-scapulaire. — La face *claviculaire* est rugueuse dans sa moitié postérieure, où elle est recouverte par la clavicule et présente des rugosités pour l'insertion des ligaments trapézoïde et conoïde qui l'attachent à cet os; dans sa moitié antérieure qui déborde la clavicule et devient sensible par la palpation, elle est lisse. — Le bord *thoracique* reçoit en avant l'insertion du petit pectoral. — Le bord *acromial* donne insertion au ligament acromio-coracoïdien. — Le *sommet*, taillé en dos d'âne, présente deux facettes sur lesquelles s'insèrent le coraco-brachial et la courte portion du biceps (G).

Ossification. — L'omoplate présente neuf points principaux d'ossification : *un primitif, huit complémentaires* ou *accessoires*. — Le *point primitif* débute au centre de la fosse sus-épineuse, rayonne vers les bords et forme à lui seul la plus grande partie du corps de l'os, l'épine et presque tout l'acromion.

Les *huit points complémentaires* se divisent en : coracoïdiens (trois), glénoïdiens (deux), acromial (un), marginal ou basilaire (un), angulaire (un). — Des trois points *coracoïdiens*, le principal répond au corps de l'apophyse coracoïde ; l'autre à la partie supérieure de sa base ; le troisième, inconstant, à son sommet. Le point *glénoïdien* principal occupe le tiers supérieur de la cavité glénoïde; l'accessoire, inconstant, est sur son bord interne. — Le point *acromial*, placé au sommet de l'acromion, procède, en général, de la partie supérieure vers la partie inférieure de cette apophyse; il fournit la moitié externe de l'acromion, et est souvent constitué par plusieurs noyaux osseux allant à la rencontre les uns des autres. — Le point *basilaire* ou *marginal* est formé par la réunion de plusieurs noyaux, dont le principal et le plus précoce est placé au niveau de la base de l'épine de l'omoplate. — Le point *angulaire* occupe l'angle inférieur.

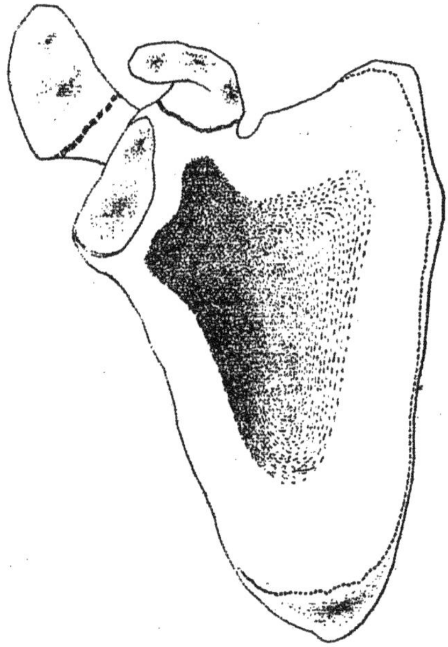

Fig. 124. — Omoplate, ossification.

Le point primitif apparait seul durant la vie intra-utérine (du 40e au 50e jour). Les points complémentaires apparaissent tous après la naissance, de telle sorte que l'omoplate du nouveau-né est encore cartilagineuse dans une grande partie de son étendue : une lame cartilagineuse longe le bord axillaire ; le col, la cavité glénoïde et l'apophyse coracoïde forment un cartilage commun : l'acromion est encore complètement cartilagineux.

L'*apparition* des points d'ossification complémentaires débute vers le quinzième ou le dix-huitième mois après la naissance par le point coracoïdien principal. Après une longue période d'arrêt, la formation des points accessoires reprend : vers l'âge de quatorze à quinze ans on voit apparaître le point coracoïdien accessoire, bientôt suivi des autres : le dernier qui apparait est le point marginal (vingt ans).

La *soudure* des points complémentaires au point primitif débute vers l'âge de quatorze à quinze ans par celle du point coracoïdien principal, pour se terminer vers la vingt-deuxième ou vingt-quatrième année par la soudure du point marginal : ce point marginal est donc celui qui apparait le dernier et aussi celui qui se soude le dernier au corps de l'os.

Rambaud et Renault ont insisté sur l'analogie complète établie entre l'ossification de la cavité glénoïde et de la cavité cotyloïde de l'os iliaque par l'apparition du *point sous-coracoïdien*. Vers onze ans, trois pièces osseuses concourent à former la surface glénoïdienne : 1° une partie dépendant du corps de l'os ; 2° une portion de l'apophyse coracoïde en dedans ; 3° l'os intercalaire ou sous-coracoïdien. A ce moment la cavité glénoïde a la forme d'un angle largement ouvert en dedans; elle est recouverte de cartilage. Plus tard, l'apparition d'une plaque osseuse, la *plaque glénoïdienne,* vient lui donner sa forme définitive. En somme cinq points osseux concourent à la formation de la cavité glénoïde.

L'ossification de l'acromion se fait par trois points (Rambaud et Renault); l'acromion peut rester séparé de l'épine et constituer l'*os acromial* (Ruge, Gruber, Ludwig, Poirier).

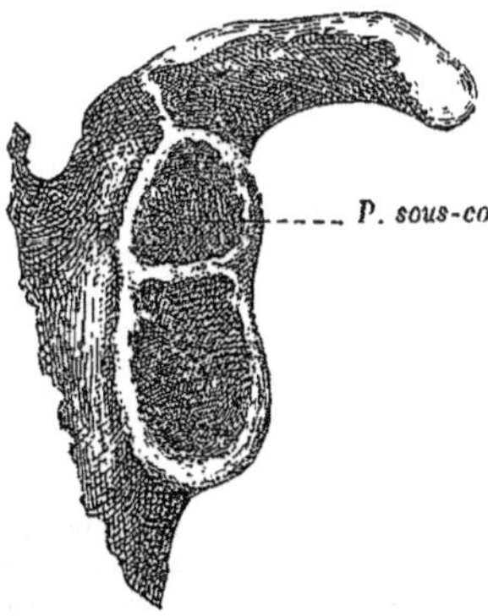

Fig. 124 *bis*. — Omoplate, cavité glénoïde, ossification.

Architecture. — L'omoplate est formé par une lame assez mince de tissu compact dans toute l'étendue des fosses sus et sous-épineuses; il n'est pas très rare de rencontrer dans la fosse sous-épineuse des points où l'amincissement de cette feuille osseuse est allé jusqu'à la perforation (II). Le long du bord spinal et au niveau de l'insertion de l'épine de l'omoplate, une couche de tissu spongieux s'interpose aux lamelles de tissu compact; tout le long du bord axillaire, au niveau de l'angle glénoïdien et dans l'épaisseur de l'apophyse coracoïde, on rencontre une couche épaisse de tissu spongieux. Enfin le bord libre de l'épine et l'acromion présentent également une couche notable de tissu spongieux. Dans le bord axillaire, les lamelles principales du tissu spongieux sont fortes et dirigées parallèlement à ce bord; dans l'angle glénoïdien, sous la cavité glénoïde, les lamelles sont disposées comme si elles irradiaient d'un centre placé vers la tête humérale; la lame de tissu compact est épaisse tout le long du bord axillaire et dans cette partie de la fosse sous-épineuse qui répond au fond de la cavité glénoïde; la raison de cette architecture doit être évidemment cherchée dans les pressions transmises par l'humérus à la cavité glénoïde et au bord axillaire de l'omoplate, colonne de soutien de cette cavité.

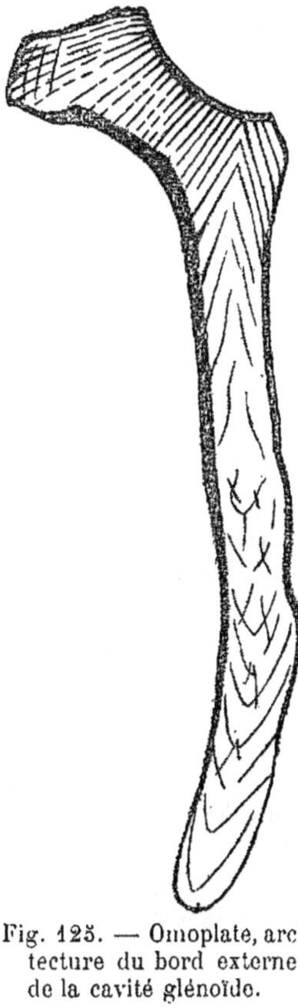
Fig. 125. — Omoplate, architecture du bord externe et de la cavité glénoïde.

Conduits nourriciers. — On trouve toujours sur le pourtour osseux de la cavité glénoïde des canaux assez gros donnant passage à des veines. Presque toujours aussi on rencontre sur la face postérieure de l'os deux ou trois orifices, plus grands que les précédents; ils sont situés au-dessous de l'épine, quelquefois au-dessus, à la base de cette apophyse. Il n'est pas rare de voir le sillon vasculaire que j'ai signalé sur le bord externe de l'omoplate, aboutir à l'un de ces trous; il suffit d'étudier une vingtaine d'omoplates pour en trouver deux ou trois qui présentent cette disposition : en raison de ces observations, j'ai tendance à qualifier ces trous de trous nourriciers de l'omoplate; ils sont souvent les orifices d'un véritable canal osseux qui passe sous la base de l'épine, allant de la fosse sous-épineuse à la fosse sus-épineuse.

Connexions. — L'omoplate s'articule avec l'humérus par son angle supéro-externe, avec la clavicule par la petite facette que porte le bord interne de l'acromion.

Insertions musculaires. —

Face antérieure. — Sous-scapulaire.

Face postérieure. — Sus-épineux; sous-épineux; grand et petit ronds.

Bord interne. — Grand dentelé; rhomboïde; angulaire.

Bord externe. — Triceps; biceps.

Bord supérieur. — Omo-hyoïdien.

Epine et acromion. — Trapèze; deltoïde.

Apophyse coracoïde. — Petit pectoral; biceps; coraco-brachial.

Varia. — A. — Il faut retenir ces divisions de l'acromion, angle et sommet : elles sont précieuses pour le diagnostic des luxations de l'épaule.

B. — Parfois l'échancrure coracoïdienne est transformée en trou par une lamelle osseuse : j'observe cette disposition trois fois sur soixante omoplates. Il est beaucoup plus fréquent d'observer l'absence de l'échancrure : sur les soixante omoplates qui ont servi à ma description, l'échancrure manquait neuf fois.

C. — Lorsque le bras est pendant le long du corps, le bord interne de l'omoplate est sensiblement parallèle à la ligne des apophyses épineuses ; il se tient à trois travers de doigt environ de cette ligne ; mais il s'éloigne ou se rapproche d'elle suivant les mouvements du membre thoracique, auquel il offre un *point d'appui mobile*.

D. — Cette façon de concevoir le bord externe n'est point admise par tous : la plupart des auteurs décrivent le bord externe de l'omoplate comme fort épais et formé d'une longue gouttière limitée en avant par la saillie longitudinale de la fosse sous-scapulaire, et en arrière par une crête fort mince. Si cette conception est moins juste au point de vue anatomique, puisque la saillie et la gouttière appartiennent bien à la fosse sous-épineuse et donnent insertion au muscle sous-épineux, elle est défendable au point de vue physiologique. En effet, si l'on étudie l'os par transparence, on voit que toute la partie répondant au bord externe est fort épaisse et forme une véritable colonne osseuse surmontée par la cavité articulaire, chapiteau de cette colonne.

E.—Vers le centre de la cavité glénoïde, on rencontre parfois une très légère saillie osseuse : ce *tubercule glénoïdien* n'a ni l'importance, ni la signification qu'on lui a attribuées ; à regarder de près, il n'existe pas. En étudiant attentivement la cavité glénoïde, on peut voir que son quart inférieur est plus creusé que les trois quarts supérieurs ; cette excavation en forme de croissant, à concavité supérieure, répond à l'insertion du fibro-cartilage articulaire ; son union avec la partie supérieure, véritablement cartilagineuse, de la cavité glénoïde, est marquée par une légère saillie ou rebord, que quelques anatomistes ont isolée sous le nom de tubercule glénoïdien en lui attribuant une signification qu'elle n'a pas. Ce n'est autre chose que la ligne de rencontre de deux parties, situées sur des plans différents, et différenciées plus encore à l'état frais par leur revêtement. Sur deux omoplates de ma collection, la séparation entre ces deux parties de la cavité glénoïde est complète ; la cavité, comme brisée, est décomposée en deux plans : un supérieur de direction verticale, un inférieur regardant obliquement en haut et en dehors.

F. — Je ne crois pas me tromper en pensant que cette manière de dénommer les faces et les bords de la coracoïde d'après les parties avec lesquelles elles entrent en rapport, est logique et aide la mémoire ; pour le lecteur qui n'a pas toujours en main une omoplate, elle permet de mieux orienter l'apophyse coracoïde qu'il imagine. Ces dénominations sont en outre plus simples que celles de supéro-interne, d'inféro-externe que l'on donnait aux faces, dénominations au milieu desquelles la mémoire la plus sûre s'égarait sans cesse.

G. — Bennet vient de publier un cas de séparation de l'apophyse coracoïde (Dublin, journ. of. med. sc. 1888, p. 97-99).

H. — Je possède, dans ma collection, des omoplates réduites à l'état de dentelle osseuse dans toute l'étendue de la fosse sous-épineuse ; ces os appartenaient pour la plupart à des sujets très âgés ; *l'atrophie sénile* de l'omoplate conduit donc très fréquemment à la perforation de l'os.

Indices de l'omoplate. — P. Broca a donné le nom d'*indice scapulaire* au rapport centésimal de la largeur de l'omoplate à sa longueur, et d'*indice sous-épineux* au rapport centésimal de la longueur de la fosse sous-épineuse à la largeur de l'omoplate. Ces indices ont été étudiés, après Broca, par Flower, Garson et Livon. Voici quelques chiffres indiquant leurs grandes variations moyennes :

	I. SCAPULAIRE	I. SOUS-ÉPINEUX
Hommes européens.	65.9	87.8
— nègres	69.	91.
Anthropoïdes	68.5 à 97	97 à 198
Autres singes	118	144 à 150
Autres mammifères	115 à 217	132 à 325

L'indice scapulaire est à peine plus petit chez l'homme que chez les anthropoïdes qui, sous ce rapport comme sous beaucoup d'autres, rentrent manifestement dans le type bipède. Mais, chez les vrais quadrupèdes, il est au moins le double de ce qu'il est chez l'homme. Ces différences sont en rapport avec l'attitude du corps et le degré de liberté du membre supérieur qui, chez l'homme, arrive à ne plus prendre aucune part à la locomotion et à la sustentation du corps.

La signification de l'indice sous-épineux est à peu près identique à celle de l'indice sous-scapulaire.

Broca a trouvé ces indices plus petits chez les enfants et intermédiaires chez les femmes. Mais les variations suivant l'âge, le sexe et la race sont encore insuffisamment établies.

§ II. — OS DU BRAS

HUMÉRUS

L'humérus forme le squelette du bras, segment du membre supérieur intermédiaire à l'épaule et à l'avant-bras. C'est un os long, articulé en haut avec l'omoplate, en bas avec les os de l'avant-bras.

L'humérus descend sur le côté du thorax, non pas verticalement, mais un peu obliquement de haut en bas, de dedans en dehors, et d'avant en arrière. Envisagé en lui-même, il n'est point tout à fait rectiligne, mais présente une très légère courbure à convexité tournée vers le tronc ; de plus il *paraît* tordu sur son axe. L'humérus présente à étudier un *corps* et *deux extrémités*.

Mettre en haut l'extrémité terminée par une tête sphérique, en dedans la surface articulaire de cette tête, en avant la gouttière profonde que présente cette extrémité.

La position dans laquelle nous avons l'habitude d'étudier l'humérus est celle qu'il prend lorsque la main est en supination (paume en avant); il convient d'observer que, quand le bras pend au repos le long du corps, l'humérus ne prend point cette position : son extrémité inférieure est dans un plan plus rapproché de la direction sagittale que de la transversale, et son bord externe tend à devenir antérieur.

CORPS. — Le corps de l'humérus, cylindroïde dans sa moitié supérieure, devient prismatique triangulaire dans sa moitié inférieure (voyez les coupes 126

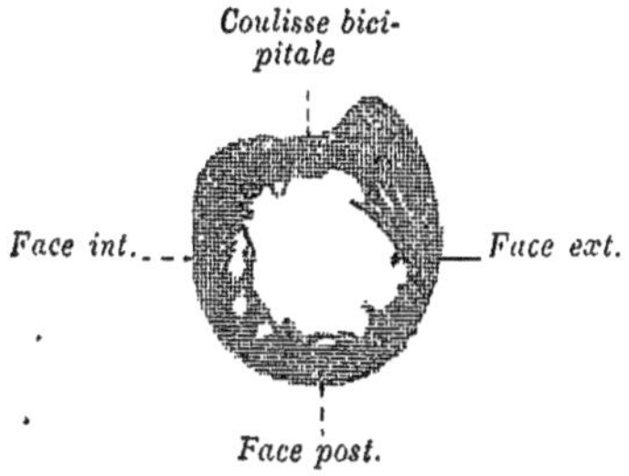

Fig. 126. — Humérus, coupe au niveau du tiers supérieur.

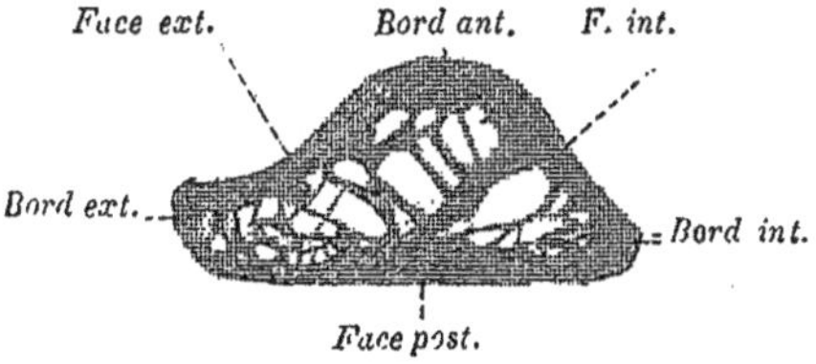

Fig. 127. — Humérus, coupe au niveau du tiers inférieur.

et 127) ; c'est donc en partant de l'extrémité inférieure que l'on peut décrire à cet os *trois faces,* réunies par *trois* angles plans ou *bords.*

Face externe. — La face externe, presque plane et regardant en dehors dans sa moitié supérieure, s'arrondit et se dévie en avant dans sa moitié inférieure. Elle offre à étudier dans son tiers moyen : 1° une empreinte rugueuse, en forme de V, c'est l'*empreinte deltoïdienne* ou V deltoïdien, trace de l'insertion du muscle deltoïde ; le plus ordinairement, on distingue entre les deux branches du V une troisième série linéaire de rugosités, comme le montre notre figure 128 (A) ; 2° immédiatement au-dessous du V deltoïdien est une dépression parallèle à la branche postérieure du V ; c'est la dépression *sous-deltoïdienne,* communément désignée sous le nom de *gouttière de torsion ;* il semble, en effet, qu'elle résulte de la torsion en sens inverse des deux extrémités de l'humérus : ce n'est là qu'une apparence. — 3° Au-dessous de la dépression sous-deltoïdienne est une véritable gouttière qui prend naissance sur la face postérieure de l'humérus, franchit le bord externe de l'os, et vient finir sur la face externe ; c'est la

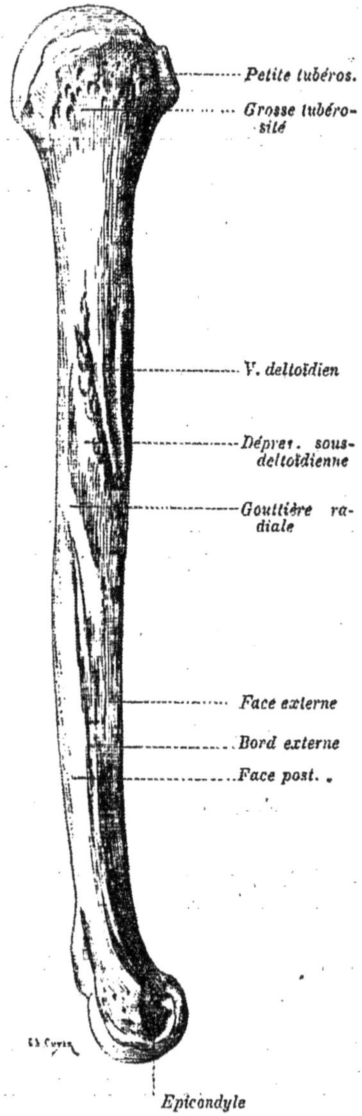

Fig. 128.
Humérus, face externe.

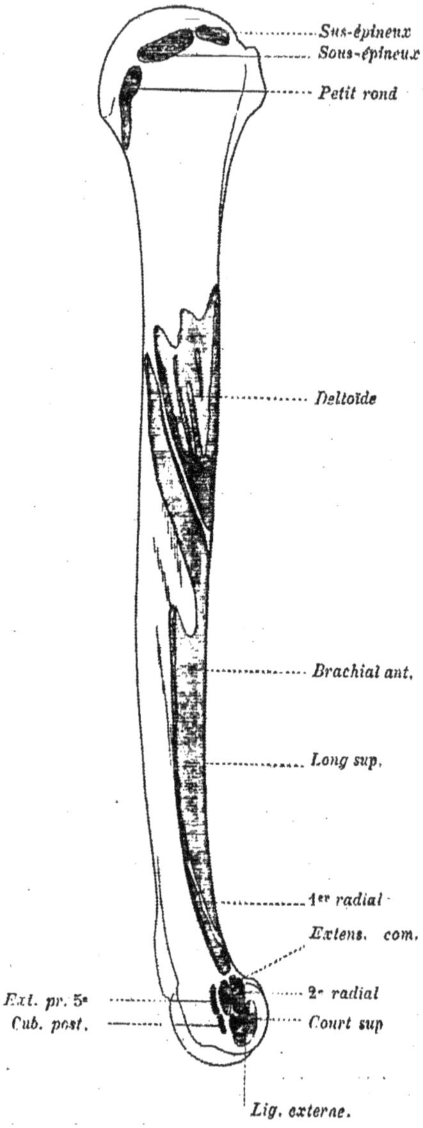

Fig. 129.
Humérus face externe, insertions.

gouttière du nerf radial qui donne passage à ce nerf et à l'artère humérale profonde (B).

Dans son tiers supérieur, la face externe, lisse, est en rapport avec la face profonde du deltoïde, les vaisseaux et le nerf circonflexes. — Dans sa partie inférieure, au-dessous de la gouttière radiale, elle donne insertion aux fibres charnues du brachial antérieur.

Face interne. — Elle regarde en dedans et légèrement en avant : vers son tiers

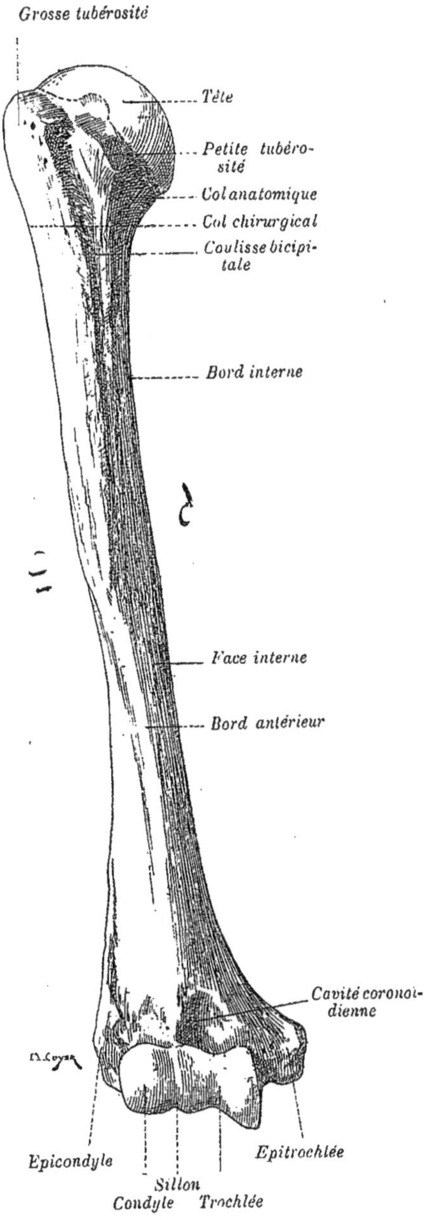

Fig. 130.
Humérus, vue antérieure.

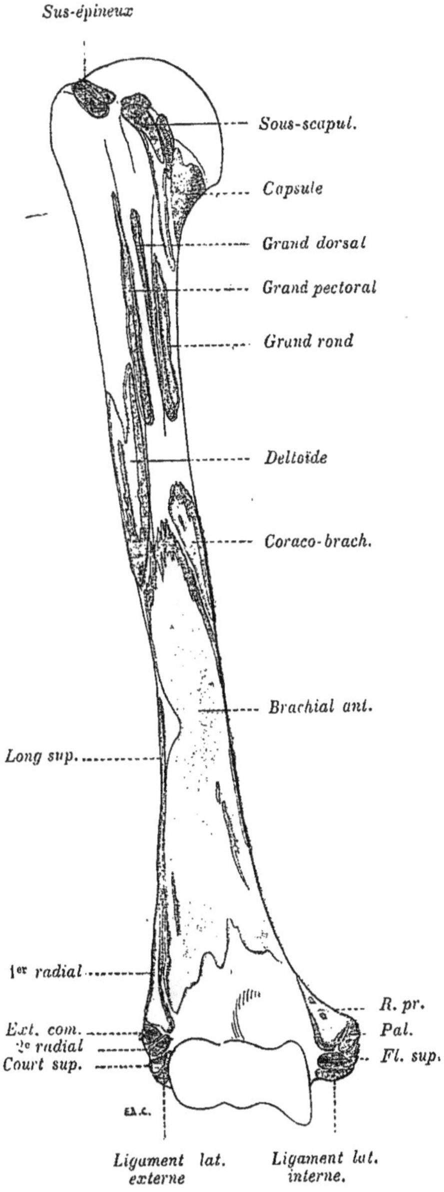

Fig. 131.
Humérus, vue antérieure, insertions.

moyen, elle présente quelques rugosités qui répondent à l'insertion du coraco-brachial ; l'empreinte de ce muscle empiète parfois sur la face postérieure de l'os.

Au-dessus de l'empreinte du coraco-brachial, la face interne répond aux tendons du grand dorsal et du grand rond qui s'enroulent autour d'elle : bien que le grand rond s'insère en réalité sur le tiers supérieur de la face interne, je décrirai

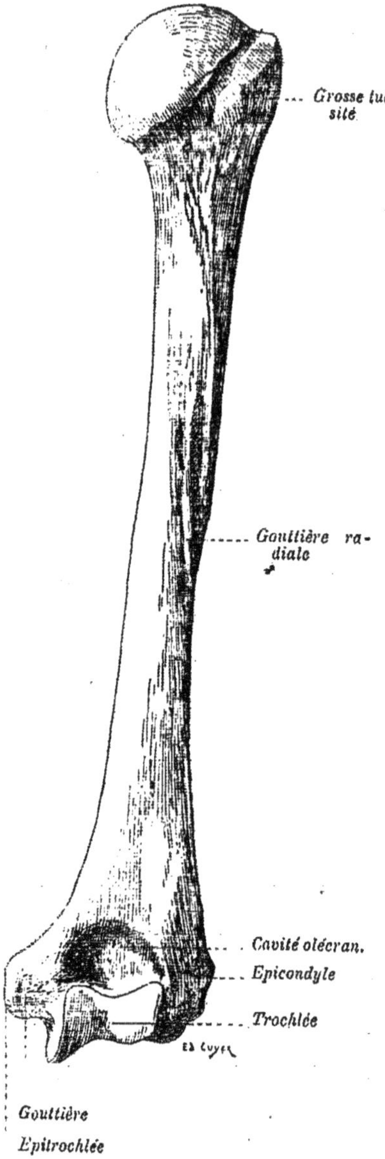

Fig. 132
Humérus, face postérieure.

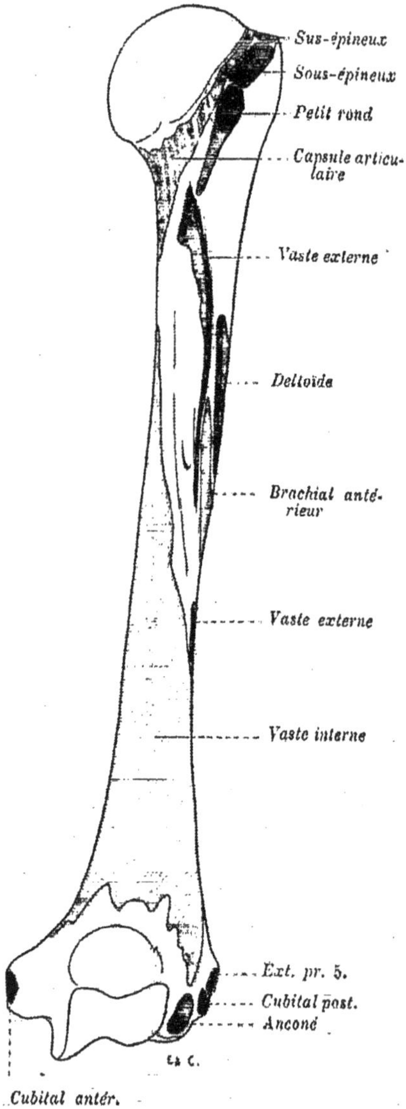

Fig. 133
Humérus, face postérieure, insertions.

son insertion comme lèvre interne de la *coulisse bicipitale*. — Au-dessous de l'empreinte du coraco-brachial, la face interne donne insertion au brachial antérieur (C).

Face postérieure. — Elle est lisse et convexe transversalement; assez étroite en haut, elle s'élargit beaucoup en bas. Elle est traversée très obliquement dans son tiers moyen par la gouttière du nerf radial. Au-dessus de cette gouttière, la face postérieure donne insertion au vaste externe du triceps ; au-dessous, au vaste interne du même muscle.

Bord antérieur. — Il prend dans sa partie supérieure l'aspect d'une crête rugueuse (ligne âpre de l'humérus), formant la lèvre externe ou antérieure de la coulisse bicipitale : il donne insertion au tendon du grand pectoral; plus bas, il se confond avec la branche antérieure du V deltoïdien ; enfin, dans son tiers inférieur, il devient mousse et se bifurque au-dessus de la cavité coronoïdienne.

Bord externe. — Mousse dans sa partie supérieure, il commence à devenir visible sous la forme d'une crête linéaire en arrière du V deltoïdien ; il est aussitôt interrompu par le passage de la gouttière radiale, au-dessous de laquelle il redevient mince et saillant. Dans sa partie inférieure, il s'épaissit et se recourbe d'arrière en avant pour aboutir à la tubérosité externe *(épicondyle)* de l'extrémité inférieure. Il donne insertion à l'aponévrose intermusculaire externe, et, dans son quart inférieur, au long supinateur et au premier radial externe.

Bord interne. — Il commence à la partie la plus inférieure de l'ovale cartilagineux de la tête. Également très mousse dans son tiers supérieur (où il ne faut pas le confondre avec l'empreinte du grand rond, lèvre interne de la coulisse), il devient une crête linéaire dans ses deux tiers inférieurs, pour aller se terminer à la tubérosité interne (*épitrochlée*). Il donne insertion à l'aponévrose intermusculaire interne (D).

Le *conduit nourricier* se trouve d'ordinaire sur le bord interne de l'os ou sur la face interne, tout près de ce bord (E).

EXTRÉMITÉ SUPÉRIEURE *(scapulaire)*. — Volumineuse, elle présente trois saillies ou éminences : la plus grosse, articulaire, arrondie, est la *tête de l'humérus ;* les deux autres, non articulaires, sont les *tubérosités,* divisées en *externe (grosse* ou *trochiter),* et *interne (petite* ou *trochin),* séparées par une gouttière osseuse, la *coulisse bicipitale.*

La *tête de l'humérus,* tournée en haut, en arrière et en dedans, est un segment de sphéroïde, équivalent à peu près au tiers ou aux 2/5 d'une sphère. Sa forme est ovalaire ; le grand axe de l'ovale, situé dans un plan frontal, mesure 6 mm. environ, et l'emporte de un demi-centimètre environ sur le petit axe situé dans un plan antéro-postérieur : la tête est donc allongée dans le même sens que la cavité glénoïde avec laquelle elle s'articule. La surface articulaire de cette tête est presque trois fois plus étendue que celle de la cavité glénoïde dans laquelle elle se meut. L'axe de la tête humérale forme avec le corps de l'os un angle obtus de 130° environ ; l'ouverture de cet angle est d'ailleurs très variable ; il serait moins ouvert chez la femme que chez l'homme (F).

La surface articulaire de la tête humérale est limitée par une rainure circulaire, légèrement sinueuse, appréciable surtout entre la tête et les tubérosités : c'est le *col anatomique* de l'humérus que l'on considère généralement comme l'homologue du *col du fémur* (G). Un plan mené par le col anatomique fait avec l'horizontale un angle d'environ 40°.

La *grosse tubérosité* continue la face externe du corps huméral; cependant, lorsque le bras pend au repos le long du corps, elle tend à devenir antérieure. Sa face externe est creusée de nombreux trous vasculaires. Son contour supérieur présente trois facettes, empreintes d'insertions musculaires: la facette antérieure et supérieure, carrée, regardant directement en haut, donne insertion au sus-épineux; la facette moyenne, beaucoup plus grande, regardant en haut et en arrière, reçoit l'insertion du sous-épineux; la facette postérieure et inférieure regardant directement en arrière donne insertion au tendon du petit rond; cette dernière facette est prolongée vers le bord externe de l'humérus par une série de rugosités qui donnent attache à des fibres charnues du petit rond.

La *petite tubérosité*, séparée de la précédente par la coulisse bicipitale, se continue en bas avec la face interne de la diaphyse: elle présente à sa partie antérieure une très large empreinte, frappée par l'insertion du sous-scapulaire.

La *coulisse bicipitale*, dans laquelle glisse le tendon de la longue portion du biceps, descend sur la face interne de l'humérus. Sa lèvre *antérieure* ou *externe*, très saillante, large et rugueuse, appartient au bord antérieur de l'os et donne insertion au tendon du grand pectoral; sa lèvre *postérieure* ou *interne* est formée par une série de rugosités résultant de l'insertion du muscle grand rond; le *fond* est traversé obliquement par une crête rugueuse, difficile à voir, qui marque l'insertion du grand dorsal. Large et profonde à sa partie supérieure, entre les deux tubérosités, la coulisse vient se perdre insensiblement sur la face interne de l'os (H).

On désigne sous le nom de *col chirurgical* de l'humérus la portion de l'os qui unit la diaphyse à l'extrémité supérieure.

EXTRÉMITÉ INFÉRIEURE (*antibrachiale*). — L'extrémité inférieure de l'humérus représente assez bien un cylindre transversal autour duquel s'enroule en *pas de vis* une surface articulaire. Aplatie d'avant en arrière, elle offre un diamètre transversal trois ou quatre fois plus grand que son diamètre antéro-postérieur; elle est de plus incurvée dans le même sens, de telle sorte que l'axe prolongé de l'humérus laisse au-devant de lui la plus grande partie de l'extrémité inférieure. Elle comprend une partie centrale articulaire et deux saillies latérales.

La *portion articulaire* offre à étudier, de dedans en dehors, une *trochlée* et un *condyle* séparés par une *gorge* ou *sillon*.

La *poulie ou trochlée humérale* est une gorge osseuse, presque circulaire, limitée par deux lèvres ou joues appartenant à deux cônes qui se rencontrent par leur sommet tronqué vers le fond de la gorge: la lèvre interne est plus longue et plus proéminente que l'externe. L'axe de la trochlée est important à considérer: dans la partie antérieure, il est très légèrement oblique de haut en bas et de dedans en dehors; dans la partie postérieure, il présente une obliquité dans le même sens, mais beaucoup plus prononcée. On peut donc dire que la trochlée n'entoure pas circulairement l'extrémité inférieure cylindrique de l'humérus, mais qu'*elle décrit autour de ce cylindre une sorte de spirale à la façon d'un pas de vis*. Cette considération est très intéressante pour l'étude des mouvements de l'articulation du coude.

La trochlée, qui s'articule avec la grande cavité sigmoïde du cubitus, est surmontée en avant par une cavité, *cavité coronoïdienne*, qui reçoit le bec de l'apophyse coronoïde du cubitus dans les mouvements de flexion ; et en arrière par une cavité beaucoup plus grande, la *cavité olécrânienne*, qui reçoit le bec de l'olécrâne dans les mouvements d'extension. La mince lamelle osseuse qui sépare ces deux cavités est parfois perforée (I).

En dehors de la trochlée on trouve une éminence arrondie, segment de sphère aplati, regardant directement en avant, c'est le *condyle huméral* qui s'articule dans les mouvements de flexion avec la cupule radiale. — Entre le condyle et la trochlée se trouve une *gorge* ou *sillon osseux*, qui reçoit le pourtour de la cupule radiale. Le condyle est surmonté, sur la face antérieure de l'humérus, par une dépression superficielle creusée par la cupule radiale dans les mouvements de flexion.

Au-dessus et en dehors du condyle, sur le prolongement du bord externe de l'humérus, on trouve la *tubérosité externe* ou *épicondyle ;* cette tubérosité, petite, peu saillante, est martelée en facettes par l'insertion de nombreux muscles de la région externe et de la région postérieure de l'avant-bras : ce sont le deuxième radial, l'extenseur commun des doigts, l'extenseur propre de l'auriculaire, le cubital postérieur, le court supinateur et l'anconé. L'épicondyle donne enfin attache par sa partie inférieure au ligament latéral externe de l'articulation (J).

L'*épitrochlée* fait suite au bord interne de l'humérus. Fortement déjetée en dedans, aplatie d'avant en arrière, elle est beaucoup plus saillante que l'épicondyle ; son relief est très facile à sentir à travers la peau. L'épitrochlée présente aussi les facettes d'insertion de nombreux muscles appartenant à la région antérieure de l'avant-bras (rond pronateur, grand et petit palmaires, fléchisseur commun superficiel, cubital antérieur), et la facette du ligament latéral interne de l'articulation du coude. Sa face postérieure, libre, est creusée d'une gouttière verticale, peu profonde, pour le passage du nerf cubital (K).

Ossification. — L'humérus se développe par huit points d'ossification : *un primitif*, diaphysaire, et *sept complémentaires*, épiphysaires.

Le *point primitif* apparaît au niveau de la partie moyenne de la diaphyse, s'étend progressivement vers les extrémités, et produit à lui seul les 7/8 de l'os.

Des *sept points complémentaires*, trois répondent à l'épiphyse supérieure ou scapulaire (tête, tubérosités externe et interne) : quatre répondent à l'épiphyse inférieure ou antibrachiale (épicondyle, condyle, bord externe de la trochlée, épitrochlée).

Le point primitif apparaît du trentième au quarantième jour de la vie intra-utérine. Les points épiphysaires apparaissent tous après la naissance : les extrémités de l'humérus du nouveau-né sont donc entièrement cartilagineuses. — Les points supérieurs ou scapulaires apparaissent les premiers dans l'ordre suivant : le point d'ossification de la tête *(point céphalique)* du troisième au quatrième mois) ; — celui de la grosse tubérosité *(point trochitérien)* de deux ans à deux ans et demi ; — celui de la *petite tubérosité (point trochinien)* de trois ans et demi à quatre ans. Vers l'âge de cinq ans les deux points tubérositaires se soudent par un point osseux qui correspond à la gouttière bicipitale, et s'unissent bientôt après au point céphalique. La pièce osseuse ainsi constituée se soude à la diaphyse vers l'âge de vingt à vingt-deux ans chez la femme, de vingt et un à vingt-cinq ans chez l'homme.

Les *points épiphysaires inférieurs* ou *antibrachiaux* apparaissent dans l'ordre suivant : le point *condylien* (fin de la deuxième année), le point *épitrochléen* (quatre à cinq ans), le point *trochléen* (treize ans), enfin le point *épicondylien* (treize ans et quelques mois). —

Les quatre pièces osseuses ainsi formées se soudent ensemble vers l'âge de quinze à dix-sept ans : l'épitrochléen se soude le dernier. — La soudure de l'épiphyse inférieure à la diaphyse se fait vers l'âge de seize à dix-sept ans.

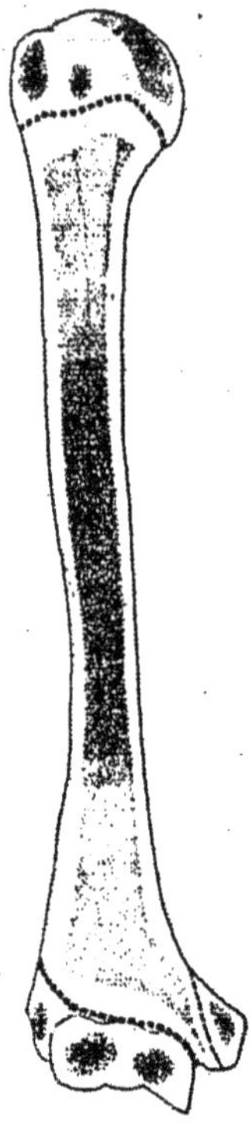

Fig. 134. — Humérus, ossification.

Le mode de soudure des points épiphysaires inférieurs à la diaphyse présente quelques particularités connues depuis longtemps et d'un grand intérêt chirurgical. Les points condylien, épicondylien et trochléen se réunissent pour former un bloc osseux séparé de la diaphyse et du point épitrochléen par un cartilage dirigé de haut en bas et de dehors en dedans : le point épitrochléen reste donc longtemps indépendant. La diaphyse pénètre entre le bloc des trois points externes et le point épitrochléen pour former la partie interne de la trochlée. Smith (1850), Giraldès (1870), Farabeuf (1886) ont appelé l'attention sur ce détail de développement figuré dans l'atlas de Rambaud et Renault et dans le traité de Sappey.

Architecture. — Les notions classiques sont véritablement très insuffisantes sur ce point. Le corps est un cylindre de tissu compact enfermant un canal médullaire ; les extrémités sont formées de tissu spongieux enfermé dans une mince coque osseuse. — L'épaisseur du cylindre compact est très variable, de 2 à 5mm, toujours moindre chez la femme. Dans la moitié supérieure du corps, l'épaisseur diminue progressivement ; la couche compacte cesse d'être visible au niveau du col chirurgical où elle se continue avec la mince lamelle qui recouvre le tissu spongieux de l'extrémité supérieure ; l'expérience a démontré en effet qu'un coup sur le coude enfonce le cylindre compact dans le tissu spongieux de la tête. Dans la moitié inférieure, l'épaisseur du cylindre est toujours plus grande que dans la moitié supérieure ; conclusion : la moitié inférieure de l'humérus est moins fragile.

Le canal médullaire occupe toute la longueur de la diaphyse ; il s'étend avec l'âge, et, *chez les vieillards, il se prolonge jusque dans la grosse tubérosité de la tête humérale.*

Les travées principales du tissu spongieux qui forme l'extrémité supérieure de l'os se détachent des parois et convergent vers l'axe du corps, du col et de la tête, à la façon de voûtes superposées.

Cette disposition en arcades superposées est très manifeste sur la coupe que nous représentons ; elle s'arrête au niveau de la ligne de soudure des épiphyses, qui reste visible jusqu'à un âge très avancé. Le tissu spongieux des épiphyses est à mailles très fines ; dans la tête, ses travées principales convergent vers le centre de courbure ; dans la grosse tubérosité, elles sont dirigées verticalement. — J'appelle l'attention sur le fait suivant : le tissu spongieux de la grosse tubérosité est peu dense ; la plupart du temps, cette saillie est molle, dépressible sous le doigt ; de très bonne heure (vers 35 à 40 ans) le tissu spongieux se raréfie en son centre, où apparaît une cavité ou géode que remplit la moelle ; la géode est d'abord séparée du canal médullaire par la lamelle qui marque la soudure diaphysaire ; avec les progrès de l'âge, cette lamelle elle-même disparaît, et le canal médullaire se prolonge jusque dans la grosse tubérosité. Il me semble que ces particularités de structure de l'extrémité supérieure et de la grosse tubérosité présentent un grand intérêt pour l'explication de la forme des fractures de l'extrémité supérieure ; ils expliquent certains symptômes qui peuvent accompagner une simple contusion de l'épaule, suffisante, à mon avis, pour déterminer l'écrasement de la grosse tubérosité et l'épanchement sanguin si abondant d'ordinaire dans ces lésions. Ayant réuni 12 humérus fracturés à leur extrémité supérieure, et ayant, d'autre part, fait des coupes sur un grand nombre d'humérus frais et secs, j'ai fait ressortir l'importance de ces détails dans un travail récent fait en collaboration avec M. Mauclaire, prosecteur de notre Faculté.

L'extrémité inférieure est formée d'un tissu spongieux plus dense, enfermé dans une couche compacte plus épaisse qu'à l'extrémité supérieure ; les lamelles du tissu spongieux sont fines : les principales affectent une direction verticale au niveau du condyle ; elles sont très légèrement irradiées au niveau de la trochlée sur la courbe de laquelle elles s'implantent normalement. Dans l'extrémité inférieure du corps huméral, on observe une disposition analogue à celle de l'extrémité supérieure ; mais là, les lamelles sont de véritables travées osseuses larges, en forme de V superposés et imbriqués, se dirigeant des faces externe et interne de l'os vers la face postérieure.

Cette architecture des deux extrémités est en rapport avec les pressions qu'elles supportent.

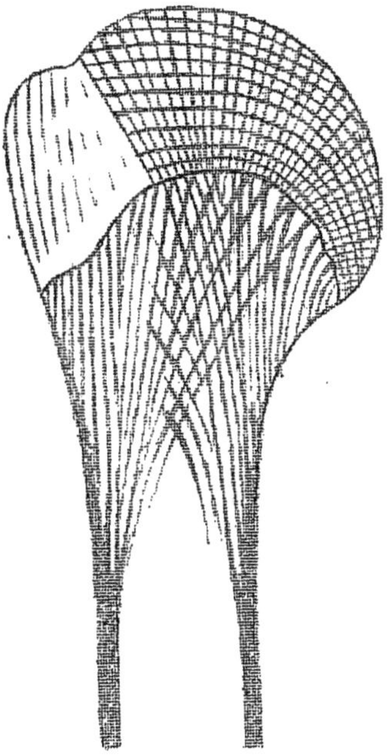

Fig. 135. — Humérus, architecture de l'extrémité supérieure.

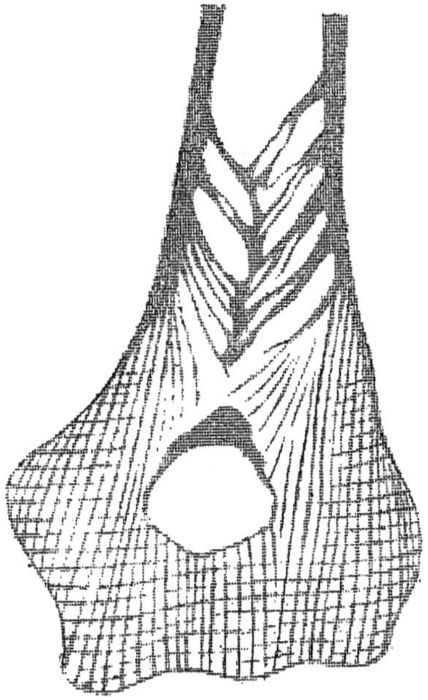

Fig. 136. — Humérus, architecture de l'extrémité inférieure.

Connexions. — L'humérus s'articule par son extrémité supérieure avec l'omoplate et par son extrémité inférieure avec le squelette de l'avant-bras, le cubitus en dedans, le radius en dehors.

Insertions musculaires. —

Corps.	*Face externe.*	Deltoïde; brachial antérieur.
	Face interne.	Coraco-brachial; brachial antérieur.
	Face postérieure.	Vastes interne et externe.
	Bord externe.	Long supinateur; 1er radial externe.
Extrémité supérieure.	*Grosse tubérosité.*	Sus-épineux; sous-épineux; petit rond.
	Petite tubérosité.	Sous-scapulaire.
	Coulisse bicipitale.	Grand pectoral; grand dorsal et grand rond.
Extrémité inférieure.	*Epicondyle.*	2me radial externe; extenseur commun des doigts; court supinateur; extenseur propre du petit doigt; cubital postérieur; anconé.
	Epitrochlée.	Rond pronateur; grand palmaire; petit palmaire; cubital antérieur; fléchisseur superficiel des doigts.

Varia. — A. — L'*empreinte deltoïdienne*, dont quelques anatomistes ont fait l'homologue du troisième trochanter des mammifères, est en rapport avec le développement du muscle deltoïde; elle est très accusée chez certains animaux; chez le cheval, le castor, elle devient une véritable apophyse.

B. — Pour bien voir la *gouttière du nerf radial*, il faut regarder l'os de bout en bout, de l'extrémité inférieure vers la supérieure, en lui imprimant de légers mouvements de rotation; on pourra voir alors la gouttière radiale, commençant sur la face postérieure et franchissant le bord externe qu'elle échancre. On notera que la gouttière radiale *interrompt* le bord externe de l'humérus au niveau du point où elle le franchit; il n'en est pas de même de la *fausse gouttière de torsion*, mieux nommée *dépression sous-deltoïdienne*, qui ne franchit point le bord externe de l'os. Cette absence de torsion au niveau des bords est des bons arguments parmi ceux qui ont été donnés contre la théorie de la torsion hum rale (Voy. plus loin, au chapitre de l'homotypie des membres).

C. — Immédiatement au-dessous de l'*empreinte du coraco-brachial*, on voit parfois u gouttière osseuse, très peu profonde, qui descend sur la face interne de l'humérus, et fra chit le bord interne. Je ne crois pas que ce détail ait été étudié. Voici l'explication que j' crois pouvoir proposer: lorsque l'insertion du coraco-brachial s'étend jusqu'à la face po térieure de l'humérus, le tendon de ce muscle s'engage sous une arcade fibreuse du vas interne, franchit le bord interne de l'os et y laisse son empreinte.

D. — *Apophyse sus-épitrochléenne.* — On donne ce nom à une saillie osseuse que l'o rencontre parfois sur la face interne de l'humérus à 4, 5 ou 6 centimètres au-dessus de l' pitrochlée; elle se présente sous des aspects divers, tantôt simple empreinte, tantôt épin triangulaire, tantôt pyramide triangulaire, parfois recourbée en bas en forme de croche sa longueur varie de 1mm. à 2 centimètres. Du sommet de cette apophyse se détache, su le sujet frais, une bandelette fibreuse qui va se terminer sur l'épitrochlée et l'aponévros d'insertion du rond pronateur. Ainsi est créé un canal ostéo-fibreux sous lequel passen le nerf médian et une artère, l'humérale ou la cubitale. L'apophyse sus-épitrochléenne été signalée par Tiedeman et bien étudiée par Otto. — Struthers et W. Gruber (1859) l'on décrite avec beaucoup de détails: le travail de Grüber est basé sur l'étude de 47 os; Tie deman a montré que cette anomalie était souvent associée à une division prématurée d l'artère humérale. De nombreux travaux ont été publiés depuis; je citerai ceux de Quain Knox, Barkow, Turner, Testut; le dernier est de Nicolas, notre collègue de Nancy (Revu biologique du Nord de la France, 1891).

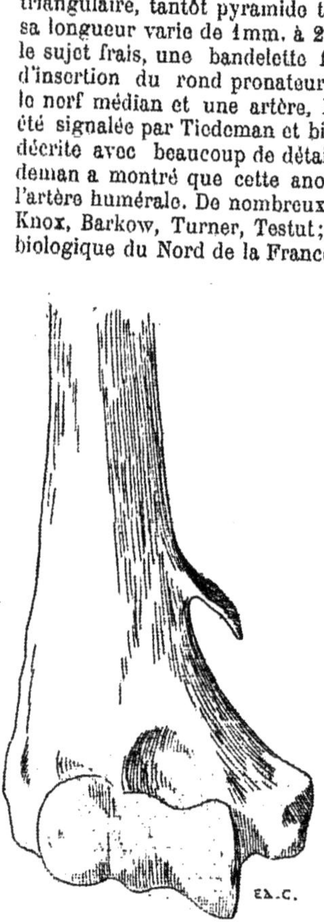
Fig. 137

Apophyse sus-épitrochléenne.

La signification de cette apophyse a été établie pa Otto; l'apophyse et le canal ostéo-fibreux sus-épitro chléens sont les homologues du canal supra-condylien que l'on rencontre normalement chez un grand nombre de mammifères (marsupiaux, édentés, rongeurs, etc. et quelques singes inférieurs); c'est une anomalie *réversive, par atavisme*. Cette anomalie est rare: Ni colas donne une proportion de 3,1 pour 100; je trouve 3 fois l'apophyse sur 247 humérus; c'est une pro portion moins élevée. Si l'on compte les cas où l'apophyse n'est représentée que par une empreinte ou une crête verticale, à peine saillante, difficile à voir, la proportion s'élève beaucoup, car il n'est guère d'humérus sur lesquels un œil exercé ne trouve aisément une très légère crête verticale, à la place même de l'apophyse. J'ai pu sentir l'apophyse sur le cadavre entier et j'ai vu, à Londres, dans le service de Lister, enlever une apophyse très développée qui faisait saillie sous la peau et gênait les mouvements du coude : il fallut détacher les faisceaux du rond pronateur qui s'inséraient sur le crochet osseux.

E. — Anormalement le *conduit nourricier* peut se rencontrer sur le bord interne et sur la face postérieure. J'ai examiné ces conduits sur 65 humérus : 41 pré sentaient le trou principal sur le bord interne, 12 sur la face postérieure, 21 sur le bord externe ; sur 20 de ces humérus on trouvait deux trous nourriciers.

F. — Il est intéressant de remarquer avec Sappey, Kraüse, Aeby, etc., que la sphéricité de la tête humé rale n'est point parfaite : le rayon de courbure du grand axe (frontal) est un peu plus grand que le rayon de courbure de l'axe sagittal; en d'autres termes, la tête humérale, un peu aplatie d'avant en arrière représente plutôt un segment d'ellipsoïde irrégulier qu'un segment de sphéroïde. J'ai mesuré les axes sur 15 sujets : le grand axe est en moyenne de 62mm, 2, le petit de 56mm, 3.

G. — Kraüse n'admet pas cette homologie : pour lui, le véritable col est représenté par un prolongement du corps huméral dans l'épaisseur de la tête qui le coiffe et le masque. (V. développement).

H. — Sur les humérus dont l'extrémité supérieure est déformée par l'arthrite sèche, il n'est pas très rare de voir la gouttière bicipitale comblée ou transformée en canal par des productions osseuses.

I. — A la place de la mince lamelle qui sépare la cavité olécrânienne et la cavité coronoïdienne, on trouve parfois un trou plus ou moins grand ; en anthropologie, on appelle cette anomalie la *perforation olécrânienne;* je l'observe 13 fois sur 249 humérus ; cette proportion de 4 à 5 0/0 est aussi celle qu'ont fournie les recherches de Broca, Bataillard, Sauvages et Hamy, sur des Parisiens du moyen âge. Ses dimensions varient de 2mm à 1 centimètre; elle est d'ordinaire ovalaire à grand diamètre transversal. D'après les recherches de Prunières, Broca, Dupont, etc., cette proportion s'élèverait à 10 0/0 sur les humérus de l'époque néolithique. On la rencontre beaucoup plus fréquemment dans les races jaunes et dans celles qui en dérivent (Américains, Polynésiens), où la proportion devient de 34 à 36 0/0. D'après les recherches de Bertaux (thèse, Lille, 1891), la proportion s'élèverait à 33 0/0 sur les humérus d'anthropoïdes.

Faut-il considérer la perforation olécrânienne comme un caractère archaïque? Et doit-on croire que lorsque ce caractère apparaît anormalement chez l'homme, il faille le considérer comme une anomalie par atavisme? A notre avis, les faits ne sont pas assez nombreux pour décider ; il faut faire intervenir d'autres éléments, tels que la profession, les habitudes, car la présence de la perforation nous paraît en rapport avec l'étendue et la répétition des mouvements de flexion et d'extension. C'est ainsi que l'on rencontre parfois un îlot cartilagineux au centre de la fossette coronoïdienne.

J. — *Epicondyle.* — On peut schématiser ainsi les insertions musculaires de l'épicondyle. La *face antérieure* de cette saillie présente deux facettes situées sur un même plan antéro-postérieur : la *facette antérieure* donne attache au tendon épais du deuxième radial ; la *facette postérieure* regarde presque directement en dehors : son rebord antérieur, souvent échancré, encadre la facette du deuxième radial : elle donne insertion au tendon de l'extenseur commun des doigts. Au-dessous de ces deux facettes existe *une dépression,* souvent très profonde, très fréquemment divisée en deux par une crête rugueuse ; le fond de cette dépression est occupé par le ligament latéral externe du coude ; la partie supérieure par quelques fibres du court supinateur.

La *face postérieure* de l'épicondyle présente une facette qui s'étend jusqu'au rebord articulaire de la trochlée, et qui est occupée par le tendon de l'anconé ; de forme à peu près circulaire, cette facette a plus d'un centimètre de diamètre : elle est limitée en avant par une *crête mousse,* verticalement dirigée de l'épicondyle vers le tiers postérieur du bord externe de la trochlée. Cette *crête mousse,* intermédiaire aux faces antérieure et postérieure de l'épicondyle, présente deux facettes d'insertion, situées l'une au-dessus de l'autre, sur le même plan vertical ; la *supérieure* donne attache à l'extenseur propre du petit doigt ; l'*inférieure,* plus grande, est marquée par le tendon du cubital postérieur.

K. — *Épitrochlée.* — On peut considérer à l'épitrochlée deux faces, deux bords et un sommet. La *face antérieure* est subdivisée en deux versants par une crête mousse transversale, souvent très marquée ; le *versant supérieur* est occupé par des rugosités qui marquent l'insertion du rond pronateur ; le *versant inférieur* présente deux facettes d'insertion, lisses, plus ou moins distinctes : l'une, en forme de croissant, voisine du sommet de l'épitrochlée, marque l'attache du grand palmaire ; l'autre, horizontale, épaisse de 3 à 4mm, occupant toute la largeur de l'épitrochlée, est l'empreinte du tendon du fléchisseur commun superficiel. La *face postérieure* est occupée par la gouttière du nerf cubital. Le *bord supérieur* continue le bord interne de l'humérus. Le *bord inférieur,* épais, transversalement dirigé, présente une facette, large de 1mm 1/2 environ, parallèle à la surface d'insertion du fléchisseur, qui donne attache au faisceau moyen du ligament latéral interne du coude. Le *sommet* de l'épitrochlée, très saillant, présente deux facettes d'insertion : une, supérieure, occupée par le petit palmaire ; l'autre, inférieure, occupée par le faisceau épitrochléen du cubital antérieur.

§ III. — OS DE L'AVANT-BRAS

Le squelette de l'avant-bras est formé par deux os disposés parallèlement, l'un interne, le *cubitus,* l'autre externe, le *radius.* En contact à leurs extrémités par des articulations mobiles, ces deux os restent à distance dans toute la longueur de leur corps, interceptant ainsi un espace elliptique, l'*espace interosseux,* comblé à l'état frais par une membrane, dite *membrane interosseuse.*

Cubitus et radius affectent tous deux la forme d'un prisme triangulaire, légèrement incurvé en avant. Ils ont une face antérieure et une face postérieure ; la troisième face est externe pour le radius, interne pour le cubitus ; — ils

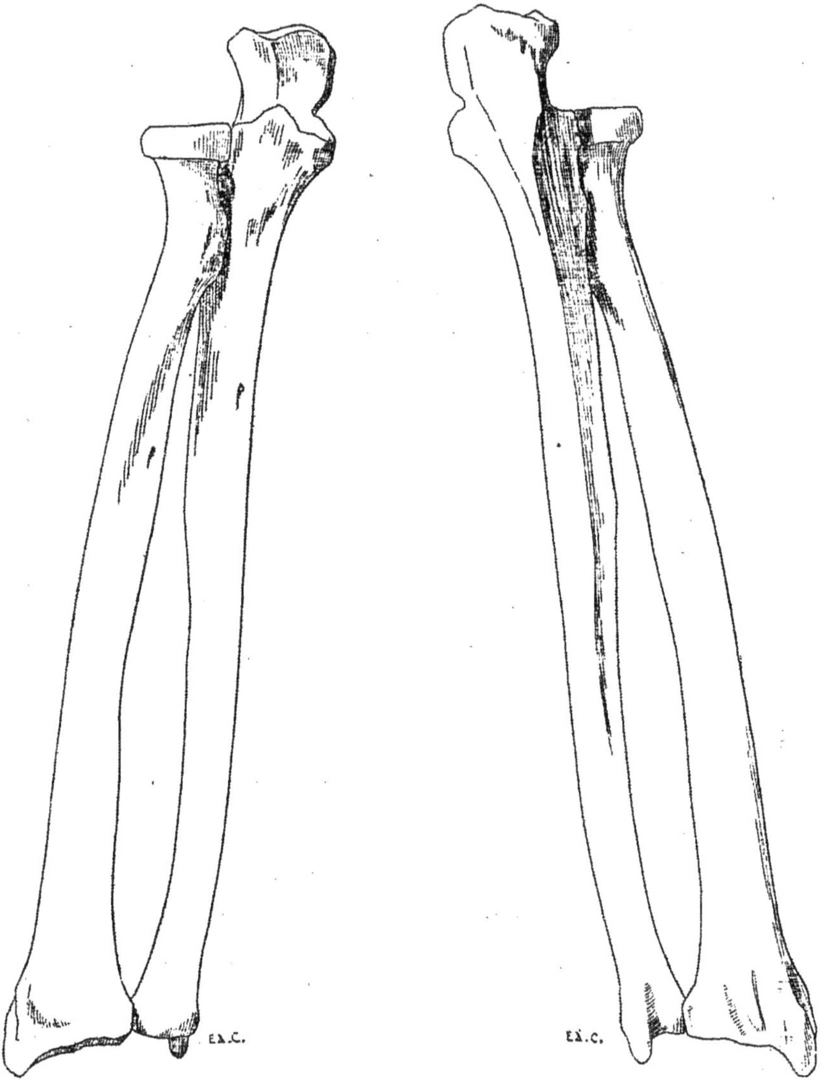

Face antérieure — Face postérieure

Fig. 138 et 139. — Os de l'avant-bras en position.

ont un bord antérieur et un bord postérieur ; ils s'opposent un troisième bord tranchant, qui peut être dit externe pour le cubitus, interne pour le radius ; il me paraît préférable d'appeler ce bord, pour éviter la confusion, *crête interosseuse*.

Les extrémités des deux os ont un volume inverse : l'extrémité supérieure du cubitus est plus volumineuse que l'inférieure ; c'est le contraire pour le radius. De plus, le radius est débordé en haut par le cubitus, qu'il déborde légèrement en bas.

Le radius est un peu plus court que le cubitus : d'après nos mensurations,

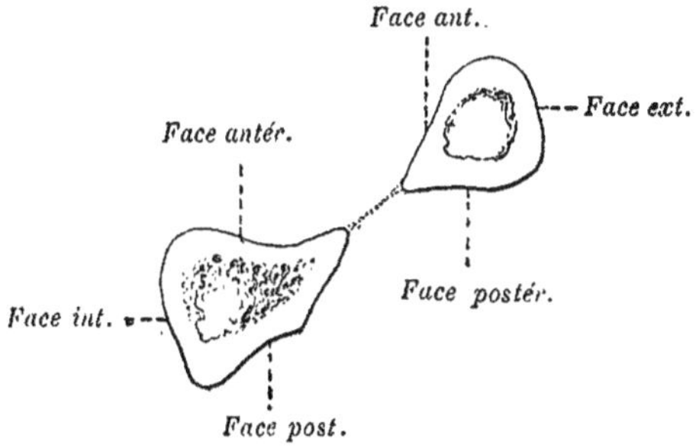

Fig. 140. — Coupe des os de l'avant-bras, position vraie.

faites sur trente squelettes de l'avant-bras, la longueur du cubitus est en moyenne de 25 cm. 2 ; celle du radius est de 23 cm. 5 ; la différence entre les deux os n'atteint donc pas deux centimètres.

Notons que la position dans laquelle nous plaçons les os de l'avant-bras pour dénommer leurs faces et les décrire, est la supination forcée, attitude commode pour l'étude comparative des deux os, mais qui n'est point l'attitude normale ; lorsque le bras est pendant le long du corps, la main se place dans un plan sagittal, et le radius se trouve placé en avant du cubitus. Remarquons enfin que le squelette de l'avant-bras forme avec celui du bras un angle très obtus ouvert en dehors et un peu en avant.

CUBITUS

Os long, pair et non symétrique, répondant à la partie interne et postérieure de l'avant-bras, le cubitus présente une faible concavité antérieure et paraît très légèrement tordu sur son axe. Plus volumineux en haut qu'en bas, il offre à étudier un *corps* et deux *extrémités* (A).

Mettre en haut l'extrémité la plus volumineuse, en avant la grande échancrure articulaire en forme de croissant qu'elle présente, et en dehors le bord le plus tranchant du corps de l'os.

CORPS. — Prismatique et triangulaire dans ses trois quarts supérieurs, il tend à s'arrondir dans son quart inférieur.

Face antérieure. — Plus large en haut qu'en bas, elle est légèrement creusée, suivant sa longueur, d'une gouttière dans laquelle prend insertion le fléchisseur commun profond des doigts ; dans son quart inférieur, elle présente une crête ou une série de rugosités, empreintes d'insertion du carré pronateur. Sur la moitié supérieure de cette face, on voit l'orifice du *conduit nourricier* qui pénètre l'os de bas en haut, de la main vers le coude.

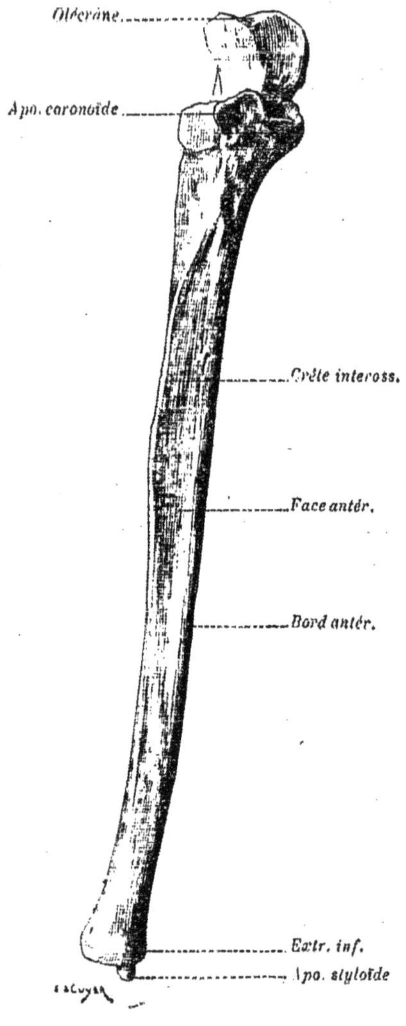

Fig. 141. — Cubitus, face antérieure.

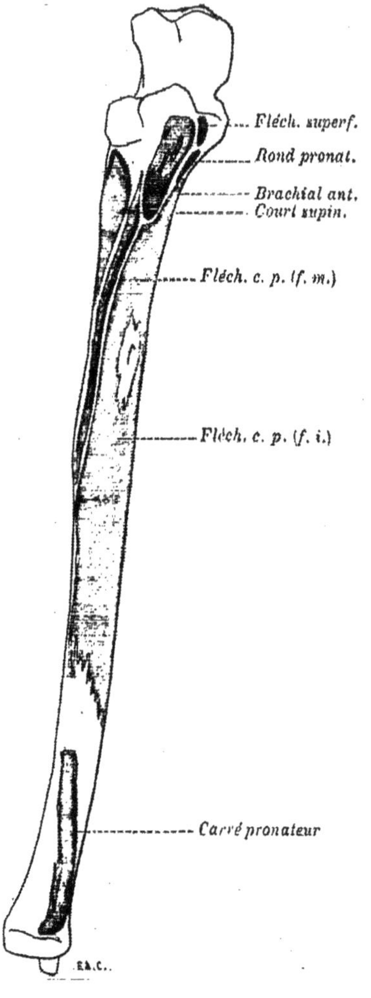

Fig. 142. — Cubitus, face antérieure, insertions.

Face postérieure. — Un peu convexe suivant la longueur, cette face est traversée, dans son tiers supérieur, par une ligne oblique en bas et en dedans, limitant un espace triangulaire (lieu d'insertion du muscle anconé). Une seconde ligne, plus longue, parallèle aux bords de l'os, divise le reste de la face postérieure en deux parties légèrement excavées : l'interne reçoit l'insertion du muscle cubital postérieur ; l'externe est subdivisée par des crêtes très obliques, mais peu saillantes, en quatre champs d'insertion pour le court supinateur, le long abducteur du pouce, le long extenseur du pouce et l'extenseur propre de l'index. Quelquefois, une cinquième surface est frappée par l'insertion du court extenseur du pouce.

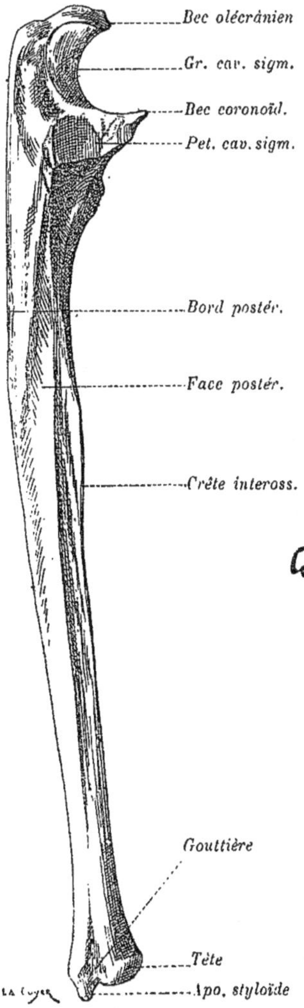

Fig. 143. — Cubitus, face postérieure.

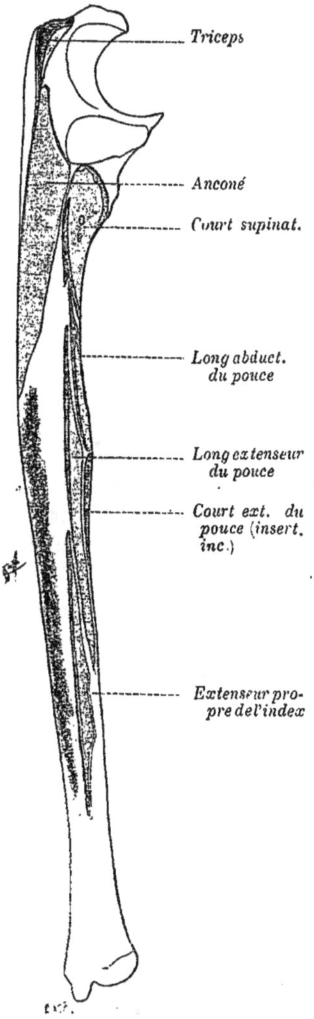

Fig. 144. — Cubitus, face postérieure, insertions.

Face interne. — Comme les précédentes, elle diminue de largeur de haut en bas ; dans ses deux tiers supérieurs, elle donne insertion au fléchisseur commun profond des doigts, et devient sous-cutanée dans son tiers inférieur. Cette face se prolonge en bas en une apophyse cylindrique, l'*apophyse styloïde* du cubitus.

Bords. — L'*antérieur* est arrondi. — Le *postérieur,* incurvé en S italique très allongée, est nettement accentué dans sa partie moyenne, où il forme la crête cubitale ; facile à sentir et à suivre sous la peau, il se bifurque en haut, vers l'olécrâne ; dans le tiers inférieur il s'atténue et disparaît. Ce bord donne attache à l'épaisse aponévrose de la face postérieure de l'avant-bras.

Le bord *interosseux* (*externe ou radial*), mince et tranchant dans toute sa partie moyenne, se bifurque en haut ; ses branches de bifurcation se rendent aux extrémités de la *petite cavité sigmoïde*, limitant avec celle-ci une surface triangulaire, rugueuse, dans laquelle s'insère le court supinateur. En bas il s'atténue et disparaît. Comme ce bord, convexe en dehors dans sa partie supérieure, décrit une courbure à concavité externe dans sa moitié inférieure, l'espace interosseux, étroit en haut, atteint son maximum de largeur dans la moitié inférieure de l'avant-bras.

EXTRÉMITÉ SUPÉRIEURE (*humérale*). — Elle est essentiellement formée par deux saillies osseuses, disposées comme les deux branches d'une L, et circonscrivant une cavité articulaire ouverte en avant, *la grande cavité sigmoïde*. La saillie verticale, continuant le corps de l'os, porte le nom d'*olécrâne* ; l'horizontale, appliquée à la partie antérieure de la précédente, a reçu le nom d'*apophyse coronoïde*.

L'*olécrâne* (ὠλένη, coude, κράνον, tête) offre deux faces, deux bords, une base et un sommet. — La face *antérieure* contribue à former la cavité articulaire ; la face *postérieure*, moins large, prend la forme d'un triangle allongé dont la pointe descend entre la face postérieure et la face interne du corps de l'os, pour se continuer avec le bord postérieur de celui-ci ; elle répond à la peau. — Les *bords* de l'olécrâne sont très larges, l'externe surtout ; quelques anatomistes les considèrent comme des faces ; par leur partie antérieure rugueuse, ils donnent insertion aux faisceaux postérieurs des appareils ligamenteux latéraux du coude et à des expansions aponévrotiques du muscle triceps ; en arrière, l'insertion du fléchisseur commun profond empiète sur le bord interne, tandis que celle de l'anconé remonte le bord externe. — *La base* de l'olécrâne se continue avec le corps de l'os (B). — Ce que l'on appelle le *sommet* est une véritable *face supérieure*, mesurant plus de deux centimètres d'avant en arrière et transversalement ; elle donne insertion dans ses deux tiers postérieurs au tendon du triceps ; son tiers antérieur, libre de toute insertion, se recourbe en avant et forme le *bec de l'olécrâne*. Dans l'extension complète du bras, le bec de l'olécrâne va se loger dans la cavité olécrânienne de l'humérus, tandis que toute la partie de l'apophyse qui donne insertion au triceps reste en dehors de cette cavité (C).

L'*apophyse coronoïde* appliquée par sa base à la face antérieure du cubitus, forme une pyramide quadrangulaire dont le sommet est dirigé directement en avant. Henle la compare très justement à une *console ;* c'est en effet sur cette *apophyse console* que s'appuie l'humérus lorsque nous faisons effort avec le bras étendu, et c'est elle qui empêche cet os de glisser au-devant du cubitus. — Sa face *supérieure*, articulaire, fait partie de la grande cavité sigmoïde. — Sa face *inférieure*, qui paraît prolonger la face antérieure du cubitus, présente une empreinte rugueuse, triangulaire sur laquelle se fixe le brachial antérieur. — Sa face *interne*, continue avec la face interne de l'os, présente un tubercule énorme pour l'insertion du faisceau moyen de l'appareil ligamenteux interne du coude. — Sa face *externe* est creusée d'une cavité articulaire, oblongue à grand axe antéro-postérieur, concave en dehors, la *petite cavité sigmoïde*, qui s'articule avec le pourtour de la tête radiale ; en arrière cette surface est limitée par une crête saillante, qui descend vers le bord interosseux et donne insertion au faisceau le plus fort de l'appareil ligamenteux externe du coude. — Le *sommet* ou *bec de l'apophyse coronoïde,* légèrement recourbé en haut, va se loger dans

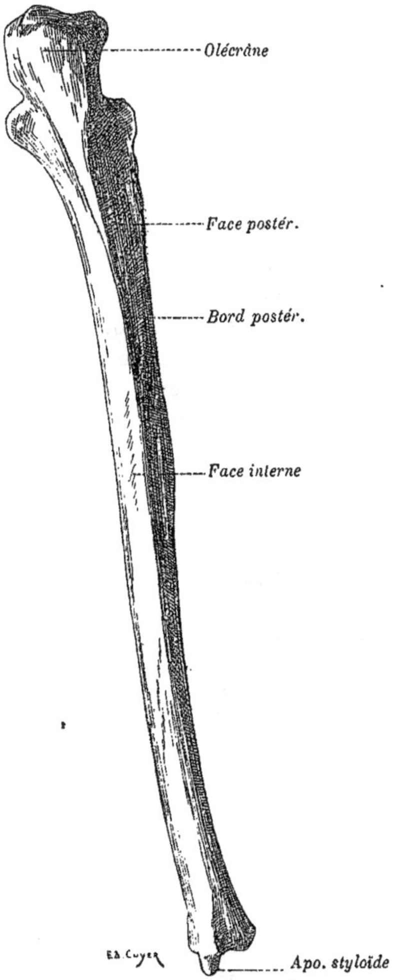

Fig. 145. — Cubitus, vue postérieure.

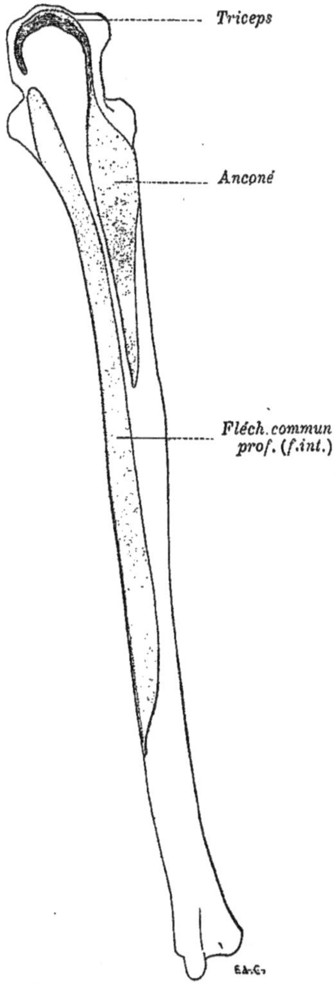

Fig. 146. — Cubitus, vue postérieure, insertions.

la cavité coronoïdienne de l'humérus pendant la flexion complète de l'avant-bras sur le bras.

La *grande cavité sigmoïde,* surface articulaire formée par la rencontre à angle arrondi de la face antérieure de l'olécrâne et de la face supérieure de l'apophyse coronoïde, reçoit dans sa concavité demi-circulaire la trochlée humérale ; une saillie médiane, mousse, partant du bec de l'olécrâne pour aboutir au bec coronoïdien, la parcourt dans toute son étendue, répondant, à la gorge de la trochlée. A l'union des portions olécrânienne et coronoïdienne de la cavité, o remarque un léger rétrécissement de la surface articulaire ; là les bords laté raux paraissent s'enfoncer entre ces deux portions qui sont séparées par u sillon ou une saillie transversale.

EXTRÉMITÉ INFÉRIEURE *(Carpienne)*. — Le cubitus se renfle légèremen à son extrémité inférieure qui comprend deux parties : la *tête* et *l'apophys styloïde*.

La *tête*, irrégulièrement cylindrique, se termine par une surface plane demi-circulaire, qui s'articule avec l'os pyramidal du carpe, par l'intermé diaire d'un ligament encroûté de cartilage, le ligament triangulaire. Sur so pourtour, en regard du radius, la tête présente encore une *facette articulair en croissant* par laquelle le cubitus s'articule avec le radius.

L'*apophyse styloïde*, placée sur le prolongement de la face interne du cubi tus, est de forme cylindro-conique, et un peu recourbée en avant ; elle répond à l partie interne de la tête et est séparée de la partie articulaire de celle-ci par un dépression profonde dans laquelle vient se fixer le ligament triangulaire L'apophyse styloïde donne attache au ligament latéral interne de l'articulation du poignet. On voit en arrière, entre l'apophyse et la tête, une *gouttière* verti cale creusée par le tendon du muscle cubital postérieur.

Ossification. — Le cubitus présente trois points d'ossification : un *primitif* et *deux complémentaires*.

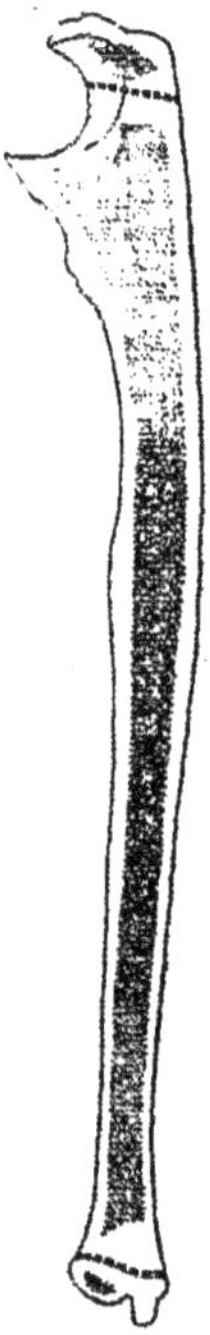

Fig. 147. — Cubitus, ossification.

Le *point primitif* a la forme d'un petit cylindre d'un millimètre de long et occupant la partie moyenne de la diaphyse. Il produit non seulement le corps de l'os, mais encore une grande partie de ses extrémités, c'est-à-dire toute l'apophyse coronoïde, les deux tiers de l'olécrâne, et la moitié supérieure de la tête cubitale.

Des *deux points complémentaires*, l'un est *olécrânien* : il forme la partie postéro-supérieure de l'apophyse, c'est-à-dire la surface d'insertion du triceps brachial. Sappey a signalé un *point olécrânien accessoire* qui forme le bec de l'olécrâne. — Le deuxième point complémentaire est *céphalique* : il forme la tête du cubitus.

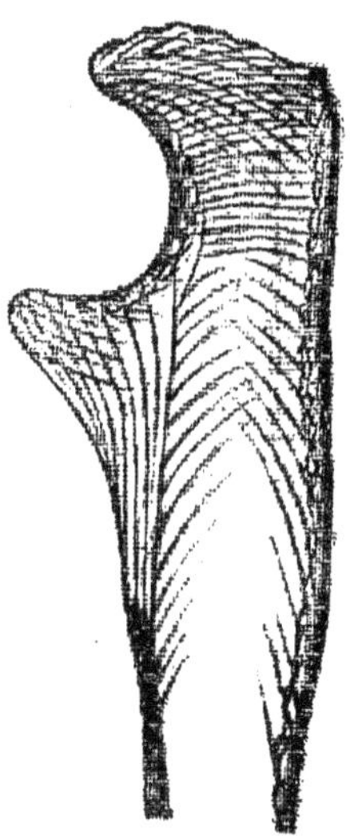

Fig. 148. — Cubitus, architecture de l'extrémité supérieure.

Le point primitif apparait du trentième au quarantième jour de la vie intra-utérine. — Les points complémentaires apparaissent après la naissance dans l'ordre suivant : le céphalique (sept à neuf ans) ; — l'olécrânien (douze à treize ans).

La soudure des épiphyses à la diaphyse a lieu de quinze à dix-neuf ans pour l'extrémité inférieure, de vingt à vingt et un ans pour la supérieure.

L'ossification de l'apophyse styloïde se fait de quatorze à quinze ans ; d'après Schwegel elle aurait un point d'ossification propre.

Architecture. — Le corps est formé par un cylindre épais de tissu compact ; à la partie postérieure, convexe, la couche compacte est plus épaisse qu'à la partie antérieure, concave. Les extrémités sont formées d'un tissu spongieux à mailles fines sous une mince couche compacte. Dans l'extrémité supérieure, les travées sont disposées en arcades superposées ; en arrière, vers la partie olécrânienne, les aréoles, tassées par la pression, sont réduites à l'état de fentes ; en avant, une sorte d'éperon prolongeant la face antérieure de la diaphyse sépare le tissu spongieux aréolaire de la coronoïde du canal médullaire.

Le canal médullaire descend jusqu'à la jonction du 1/5 inférieur avec les 4/5 supérieurs de l'os.

Connexions. — Par son extrémité supérieure, le cubitus s'articule avec l'humérus et le radius ; par son extrémité inférieure, il s'articule avec le radius et le pyramidal.

Insertions musculaires. —

Corps.	*Face antérieure.*	Fléchisseur commun profond des doigts; carré pronateur.
	Face postérieure.	Anconé ; cubital postérieur ; court supinateur ; long abducteur du pouce; long extenseur du pouce ; extenseur propre de l'index.
	Face interne. . .	Fléchisseur commun profond des doigts.
Extrémité supérieure.	*Olécrâne . . . . .*	Triceps ; cubital antérieur ; fléchisseur commun profond.
	Apophyse coronoïde	Brachial antérieur; rond pronateur ; fléchisseurs communs superficiel et profond.

Varia. — A. — L'atrophie congénitale du cubitus a été signalée plusieurs fois.

B. — Assez souvent la *base de l'olécrâne* est terminée en arrière par une crête rugueuse, transversale, haute de quelques millimètres à un centimètre. Cette crête paraît résulter de l'ossification partielle du tendon tricipital dans l'épaisseur duquel il n'est pas rare de rencontrer à ce niveau quelques noyaux osseux isolés. Sur une centaine de cubitus déformés par l'arthrite sèche, je trouve cette crête dans la moitié des cas environ : elle peut constituer un obstacle quand on coupe le tendon tricipital à la fin d'une désarticulation du coude. Pfnitzer a étudié récemment ces formations osseuses que l'on observe aussi, mais plus rarement, au niveau du bec coronoïdien.

C. — Rosenmuller a vu l'olécrâne complètement séparé du cubitus.

RADIUS

Os long, pair et non symétrique, le radius répond à la partie externe et antérieure de l'avant-bras. Il présente un *corps* et deux *extrémités*.

Placer en dedans le bord tranchant du corps de l'os, en bas l'extrémité la plus volumineuse, en arrière celle des faces de cette extrémité qui est creusée de gouttières.

CORPS. — Prismatique et triangulaire, le corps présente une longue courbure à concavité interne, et une autre courbure, moins prononcée, à concavité antérieure. Un peu moins volumineux et moins long que le cubitus, le radius s'effile de son extrémité inférieure, grosse et carrée, vers son extrémité supérieure, cylindrique.

Face antérieure. — Elle présente dans ses deux tiers supérieurs une dépression longitudinale, limitée en haut par une ligne oblique, appartenant au bord externe de l'os, et recouverte par l'insertion du muscle fléchisseur propre du pouce ; son quart inférieur, le plus souvent excavé, donne insertion au carré pronateur. C'est sur la partie supérieure de cette face que l'on trouve le *conduit nourricier* de l'os, très obliquement dirigé vers le coude.

Face postérieure. — Très étroite, elle est séparée de la face externe par le bord postérieur de l'os, crête mousse qui devient plus saillante au niveau de l'extrémité inférieure, où nous la retrouverons séparant le versant des radiaux, qui appartient à la face externe, du versant des fléchisseurs qui continue la face postérieure. Cette face finit en pointe immédiatement au-dessous de la tubérosité bicipitale (A).

Dans son tiers moyen, la face postérieure est excavée et subdivisée par une

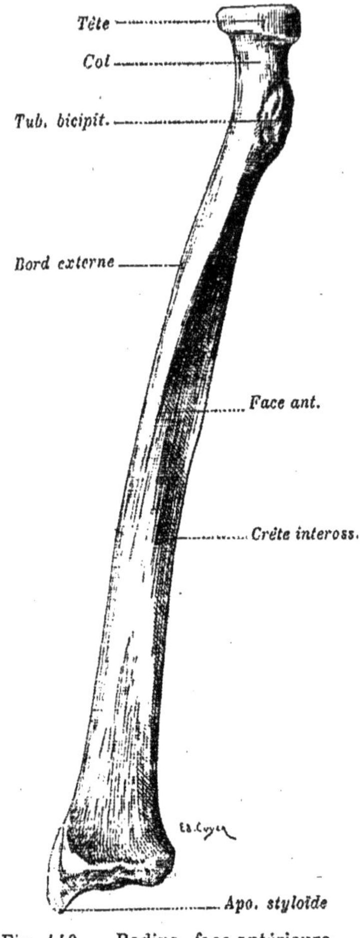

Fig. 149. — Radius, face antérieure.

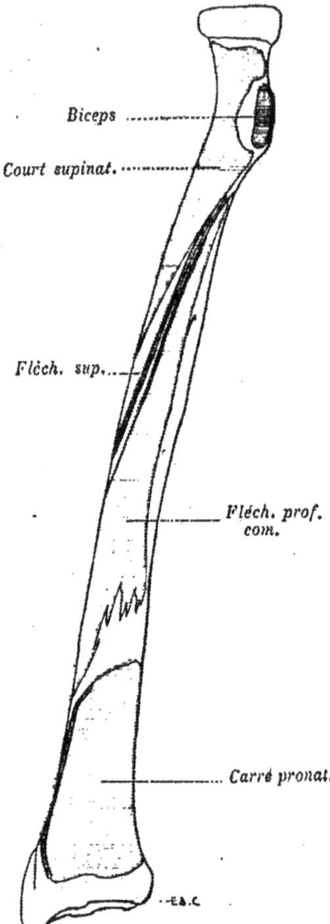

Fig. 150. — Radius, face antérieure, insertions.

crête très oblique en deux gouttières, dans lesquelles prennent insertion : 1° le long abducteur du pouce, dont l'insertion se prolonge plus ou moins haut le long de la crête interosseuse ; — 2° le court extenseur du pouce. Dans son quart inférieur, cette face offre une gouttière, assez nettement accentuée, dans laquelle glisse le tendon du long extenseur du pouce (B).

Face externe. — Convexe de haut en bas et transversalement, elle est très légèrement rugueuse dans son tiers supérieur par les insertions du court supinateur (C). Dans son tiers moyen, elle présente l'empreinte d'insertion du rond pronateur. Sur son tiers inférieur, lisse, glissent les tendons des radiaux.

Bords. — Ils se détachent tous les trois, du pourtour inférieur de la tubérosité bicipitale. — Le *bord antérieur,* né de cette tubérosité, se porte obliquement en bas et en dehors ; d'abord nettement marqué, il s'atténue vers le tiers moyen de l'os, où il tend à empiéter sur la face externe ; il reparaît dans le tiers inférieur. — Le *bord postérieur,* contrairement au précédent, est plus accentué dans sa partie moyenne qu'à ses extrémités ; en haut, il s'efface complètement

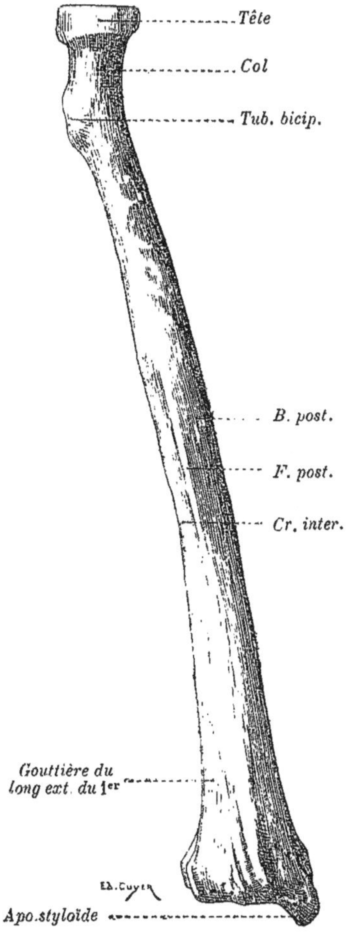

Fig. 151. — Radius, face postérieure.

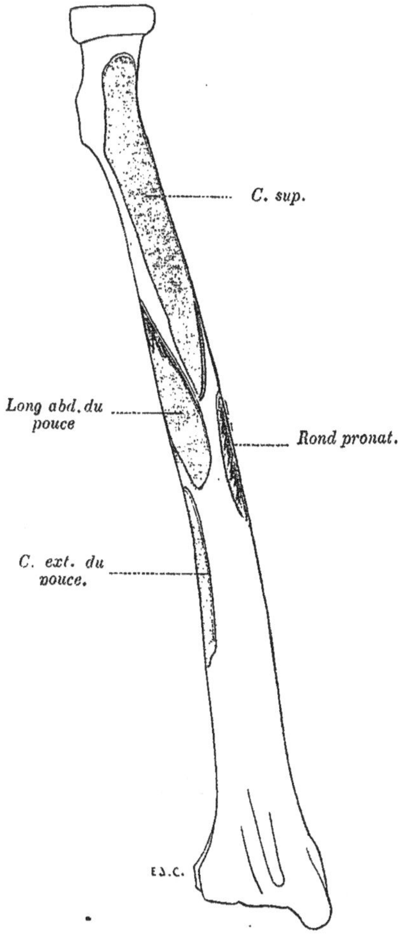

Fig. 152. — Radius, face postérieure, insertions.

dans la plupart des cas ; en bas, il s'adoucit sous le frottement des muscles et vient aboutir à la crête principale de l'extrémité inférieure. — Le *bord interne* ou *crête interosseuse,* tranchant, commence au-dessous de la tubérosité bicipitale, et vient finir en s'élargissant à la petite cavité sigmoïde du radius.

EXTRÉMITÉ SUPÉRIEURE (*humérale*). — Elle est cylindrique et porte le nom de *tête du radius.* La face supérieure du cylindre est creusée d'une dépression en forme de cupule, la *cupule radiale,* qui s'articule, dans la flexion, avec le condyle huméral (D).

La tête est supportée par une portion rétrécie, le *col,* dont l'axe présente une très légère obliquité de haut en bas et de dehors en dedans. Immédiatement au-dessous et en dedans du col, sur le prolongement de la face antérieure du

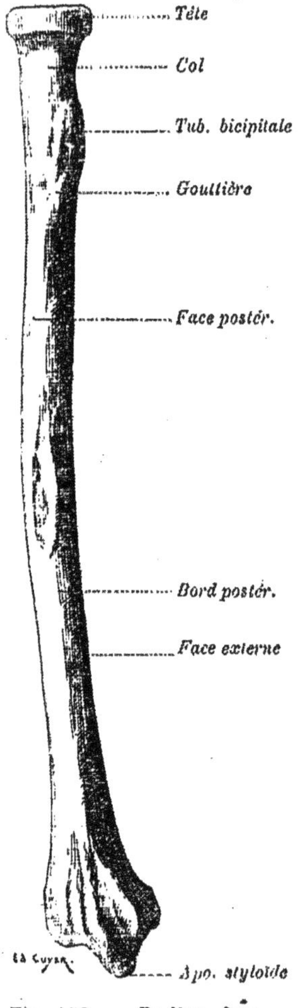

Fig. 153. — Radius, face externe.

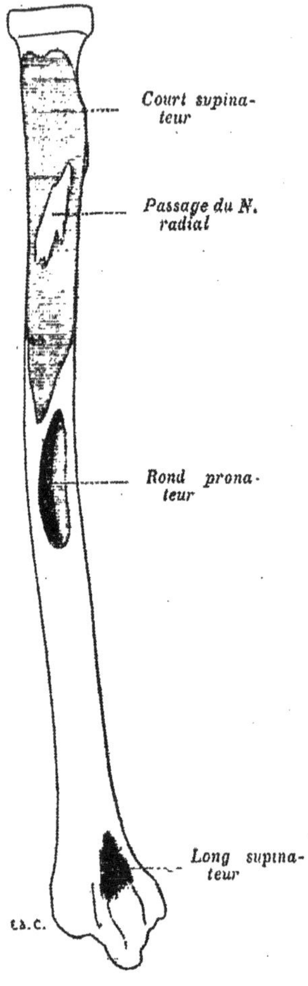

Fig. 154. — Radius, face externe, insertions.

radius, on rencontre une saillie ovoïde, à grand axe vertical, la *tubérosité bicipitale;* saillante dans sa moitié postérieure, où s'attache le tendon du biceps, la tubérosité est généralement plus basse et plus lisse dans sa partie antérieure sur laquelle glisse ce tendon.

EXTRÉMITÉ INFÉRIEURE (*carpienne*). — L'extrémité inférieure du radius, os prismatique triangulaire, prend, par l'addition d'une nouvelle face, la forme d'une pyramide quadrangulaire. — Cette face surajoutée, *face interne,* est formée par l'élargissement de la crête interosseuse; elle porte à sa partie inférieure une facette articulaire, allongée et concave dans le sens antéro-postérieur; c'est la *petite cavité sigmoïde* du radius, dans laquelle tourne le pourtour cartilagineux de la tête cubitale. — La *face externe,* large, continue le plan de la face externe de la diaphyse : elle présente deux gouttières séparées par une crête épaisse et saillante qui se prolonge en une apophyse, l'*apophyse styloïde;*

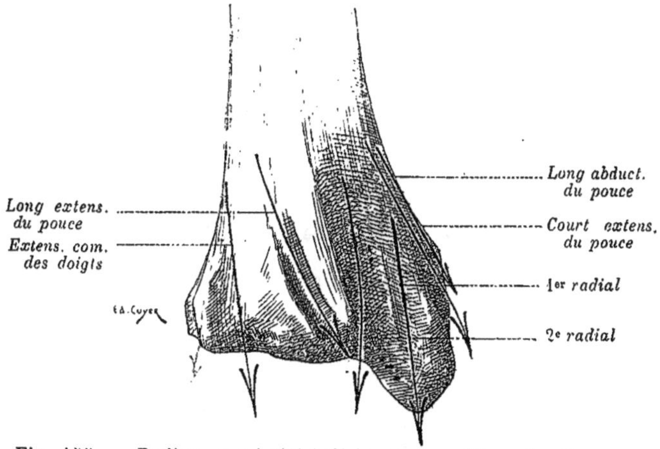

Fig. 155. — Radius, extrémité inférieure, gouttières tendineuses.

dans la gouttière antérieure dont le fond est occupé par l'insertion du long supinateur glissent les tendons des muscles long abducteur et court extenseur du pouce; la gouttière postérieure donne passage aux tendons des radiaux. — La *face postérieure,* plus étroite, est séparée de celle-ci par une crête très saillante qui fait suite au bord postérieur de l'os; cette face présente deux gouttières: l'une externe, étroite, très profonde, fait suite à la gouttière du long extenseur du pouce, déjà étudiée sur la face postérieure du radius, et loge le tendon de ce muscle; l'autre, interne, très large, livre passage aux tendons extenseurs communs des doigts. — La *face antérieure,* en général très excavée, donne insertion au carré pronateur (E).

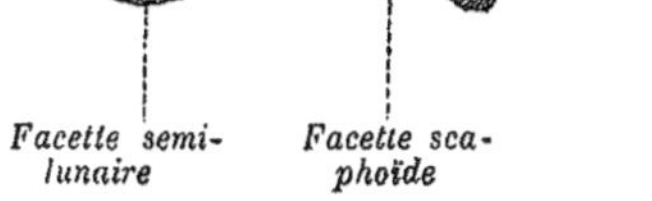

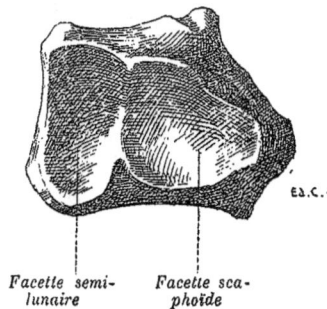

Fig. 156. — Radius, extrémité inférieure, base.

La *base* de l'extrémité inférieure, irrégulièrement triangulaire à sommet externe, est lisse et concave dans tous les sens; cartilagineuse à l'état frais, elle est subdivisée par une crête ou un fin sillon en deux facettes : l'externe, triangulaire, entre en contact avec le scaphoïde; l'interne, quadrilatère, s'articule avec le semi-lunaire. Le bord antérieur de cette base descend un peu moins bas que le postérieur; il est rugueux, saillant et très large, surtout dans sa partie externe où il est excavé par une véritable facette frappée par l'insertion du ligament antéro-externe de l'articulation du poignet.

Ossification. — Le radius présente trois points d'ossification : *un primitif* et *deux complémentaires*.

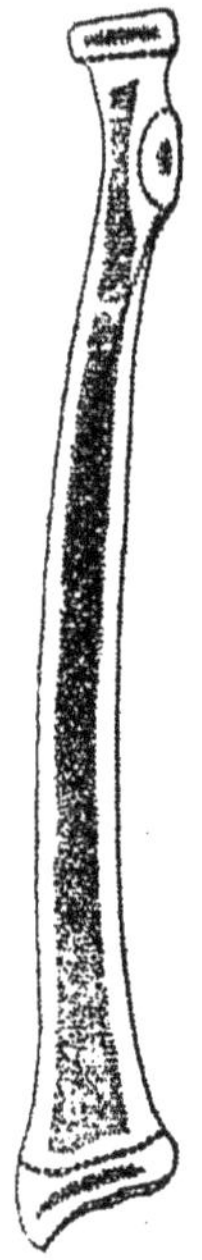

Fig. 157. — Radius, ossification.

Le *point primitif*, qu'on pourrait appeler diaphyso-épiphysaire, forme à la fois le corps et une grande partie de l'extrémité humérale du radius.

Des deux *points complémentaires*, l'un, supérieur ou *céphalique*, forme une partie de la tête ; l'autre, inférieur, forme l'épiphyse carpienne. On a décrit encore deux points d'ossification complémentaires : l'un, *bicipital*, pour la tubérosité bicipitale ; l'autre, *stylien*, pour l'apophyse styloïde du radius (Schwegel).

Le point primitif apparaît du trentième au quarantième jour de la vie intra-utérine. Les points complémentaires apparaissent dans l'ordre suivant : l'inférieur (de deux à trois ans), le supérieur (de cinq à six ans). Pour Schwegel les points stylien et bicipital apparaîtraient vers huit ans ; Rambaud et Renault font apparaître le point bicipital de 14 à 18 ans.

L'épiphyse supérieure ou céphalique se soude à la diaphyse entre la seizième et la dix-neuvième année ; l'épiphyse inférieure se soude de vingt à vingt-deux ans chez la femme, de vingt et un à vingt-cinq ans chez l'homme. La soudure des épiphyses se fait d'avant en arrière.

Architecture. — La *diaphyse* est formée par un cylindre de tissu compact, logeant un canal médullaire ; les parois de ce cylindre sont très épaisses, eu égard au petit volume de l'os qui se trouve être ainsi fort résistant.

Les *extrémités* sont constituées par du tissu spongieux recouvert d'une mince lamelle de tissu compact. Toutefois il importe de remarquer que, contrairement à ce qui s'observe généralement sur les extrémités osseuses, la couche de tissu compact est épaisse de plus de deux millimètres au fond de la cupule radiale ; je ne saisis point la raison d'être de cette particularité qui n'a point été signalée, et qui est constante, si j'en crois les 10 coupes de radius que j'ai sous les yeux. Sous cette cupule le tissu spongieux est disposé en arcades superposées. — A l'extrémité inférieure, la disposition des lamelles principales du tissu spongieux est verticale. J'ai cherché sans succès dans l'architecture de cette extrémité inférieure la raison d'être de la direction transversale constamment observée sur les fractures à ce niveau ; peut-être peut-on remarquer que la couche de

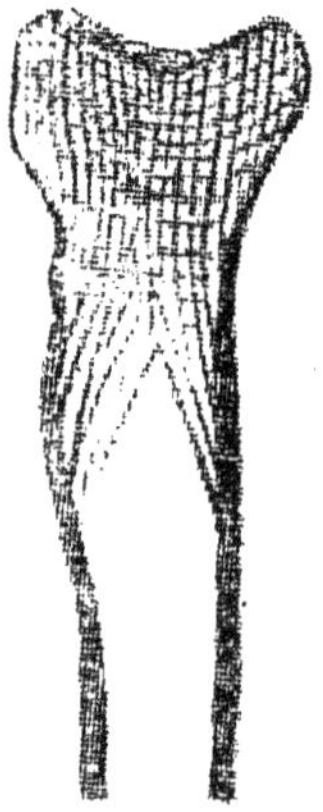

Fig. 158. — Radius ; architecture de l'extrémité supérieure.

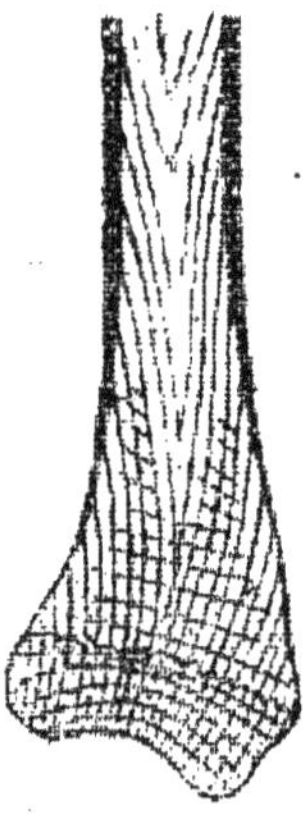

Fig. 159. — Radius ; architecture de l'extrémité inférieure.

tissu compact descend un peu plus bas sur la face antérieure que sur la postérieure, disposition qui cadre assez bien avec ce que nous savons du trait de fracture toujours plus élevé en arrière qu'en avant. L'on peut dire que la fracture se fait là où le tissu compact du cylindre diaphysaire cesse d'être visible. Il serait déplacé de traiter ici du mécanisme de ces fractures ; je dis seulement que sur les 29 radius fracturés de ma collection, 20 fois la fracture siège à l'extrémité inférieure : dans 14 de ces cas le fragment inférieur est attiré en arrière : dans 6, il est en avant, ce qui tend à me faire admettre que ce déplacement en avant n'est pas si rare qu'on veut bien le dire ; sur les 9 cas restants, 6 fois le radius est fracturé obliquement à la jonction de son tiers inférieur avec ses tiers supérieurs : il semble qu'il y a là un lieu d'élection dont on ne parle point et que l'architecture de l'os me paraît impuissante à expliquer.

Connexions. — Le radius s'articule par son extrémité supérieure avec l'humérus et le cubitus, et par son extrémité inférieure avec le cubitus, le scaphoïde et le semi-lunaire.

Insertions musculaires. —

Corps	*Face antérieure.*	Fléchisseur propre du pouce; carré pronateur; fléchisseurs communs superficiel et profond des doigts.
	Face externe . . .	Rond pronateur; court supinateur.
	Face postérieure.	Long abducteur; court extenseur du pouce ; court supinateur.

Tubérosité bicipitale. — Biceps.
Apophyse styloïde. — Long supinateur.

Varia. — A. — Les descriptions classiques donnent une plus grande largeur à la face postérieure ; l'étude de l'extrémité inférieure du radius justifie la façon dont j'ai cru devoir comprendre cette face.

B. — La direction très oblique de ces gouttières et des crêtes qui les séparent permet de prévoir l'enroulement autour du radius des muscles dont elles marquent l'insertion ou le passage.

C. — Parfois le martelage de la surface d'insertion du court supinateur est traversé par une gouttière oblique, creusée par la branche postérieure du nerf radial.

D. — Son contour n'est point, quoi qu'on dise, régulièrement circulaire ; j'insisterai plus loin sur ce petit détail qui présente un grand intérêt pour la physiologie de l'articulation radio-cubitale supérieure ; ce contour, articulaire sur toute la périphérie de la tête, présente une hauteur de 5 à 7 millimètres dans sa partie interne en contact avec la petite cavité sigmoïde du cubitus ; en dehors, il n'a plus que 2 ou 3 millimètres et descend en biseau vers la face externe.

E. — Cette façon de comprendre les faces de l'extrémité inférieure du radius diffère des descriptions classiques : je pense qu'elle doit leur être préférée car elle est conforme à la réalité anatomique.

Les cas d'*absence congénitale* du radius ne sont pas très rares : souvent le pouce est alors absent, corrélation que le parallélisme du développement de ces deux parties explique suffisamment. On consultera avec avantage sur ces faits tératologiques les mémoires de Davaine (soc. de biologie, 1850), ceux de Gruber (Arch. de Virch, 1865) et de Huguier (Arch. gén. de méd., octobre 1873).

§ IV. — OS DE LA MAIN

La main, segment terminal du membre thoracique, accommodée pour la préhension, est constituée par cinq séries juxtaposées de petites colonnes osseuses, qui se détachent en divergeant d'un centre ou massif osseux, par l'intermédiaire duquel la main est reliée à l'avant-bras.

Ce centre ou massif osseux, qui forme la base de la main et répond au poignet, porte le nom de *carpe*.

Les cinq premières colonnes osseuses, contiguës au carpe dont elles se détachent comme autant de rayons divergents, ont reçu le nom d'*os métacarpiens ;* leur ensemble constitue le *métacarpe ;* il répond à la paume de la main.

Chaque colonne métacarpienne est continuée par une série de pièces osseuses, les *phalanges,* qui, placées bout à bout, forment le squelette *des doigts.* Chaque doigt est formé par trois phalanges, que l'on distingue en raison de leur longueur et de leur volume décroissants par les noms de *phalange, phalangine,*

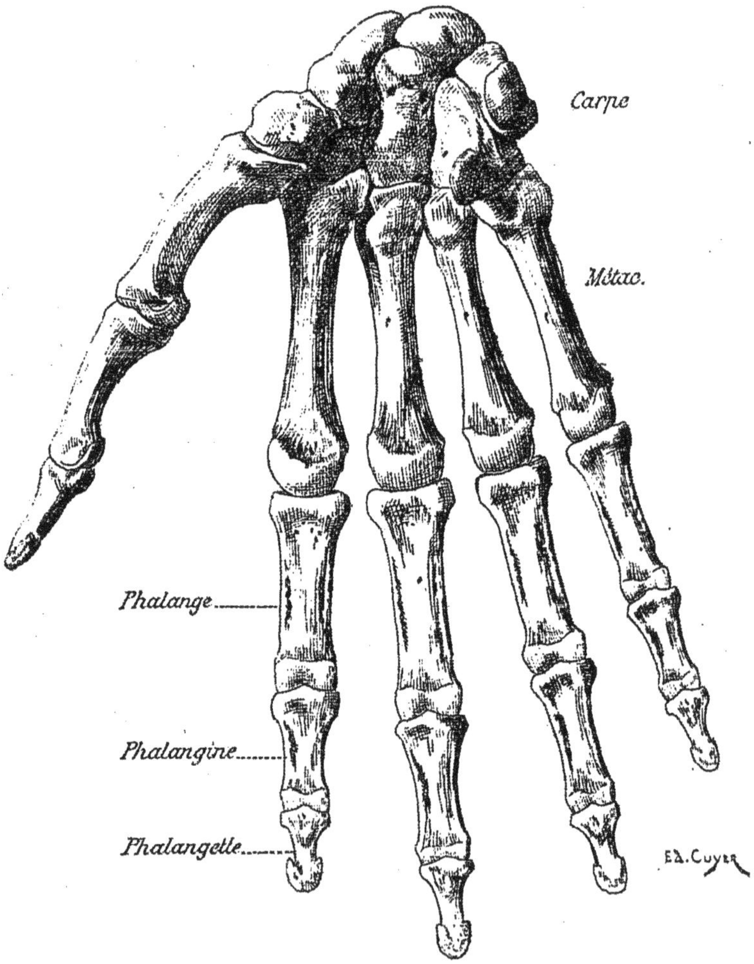

Fig. 160. — Squelette de la main, face antérieure.

phalangette, ou de première, deuxième, troisième ou unguéale. Le doigt externe ou pouce, seul, n'a que deux phalanges.

La main et chacun des segments qu'elle comprend, envisagés d'une façon générale, présentent une face postérieure ou *dorsale,* convexe, répondant au dos de la main ; une face antérieure, ou *palmaire,* concave répondant à la paume ;

un bord externe ou *radial* que le pouce continue ; un bord interne ou *cubital*, répondant au petit doigt; une extrémité supérieure, *antibrachiale*, et une extrémité inférieure, *digitale*.

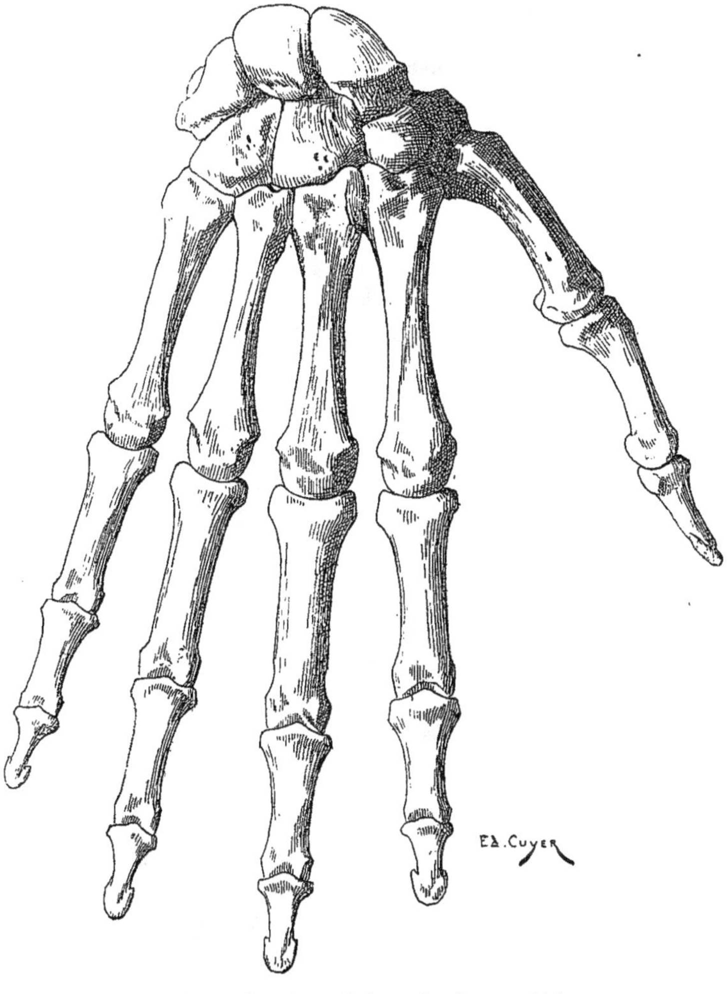

Fig. 161. — Squelette de la main, face postérieure.

Une fois de plus, je dis que ces dénominations répondent à la position conventionnelle de *supination* ; en effet, dans l'attitude normale, le bras pendant le long du corps, la main présente une face externe (dos) et une face interne (paume).

CARPE

Le carpe, unissant l'avant-bras au métacarpe, forme le squelette du poignet. Massif osseux allongé transversalement, il mesure 3 cm. de hauteur sur 5 cm. dans sa plus grande largeur (Les chiffres précis, d'après des mensurations faites sur dix sujets, sont en moyenne : hauteur, 32 mm. 5; largeur 49 mm. 3).

Le carpe est formé par l'assemblage de huit petits os, disposés en deux rangées transversales. Il présente une *face antérieure,* concave, formant une gouttière profonde dans laquelle glissent les tendons des muscles fléchisseurs des doigts ; une *face postérieure,* convexe transversalement, concave de haut en bas : on voit sur ces deux faces les lignes de réunion des divers os. Le *bord supérieur* du carpe est convexe, en forme de condyle à grand axe transversal : il s'articule avec le squelette de l'avant-bras. Le *bord inférieur,* plus long, sinueux,

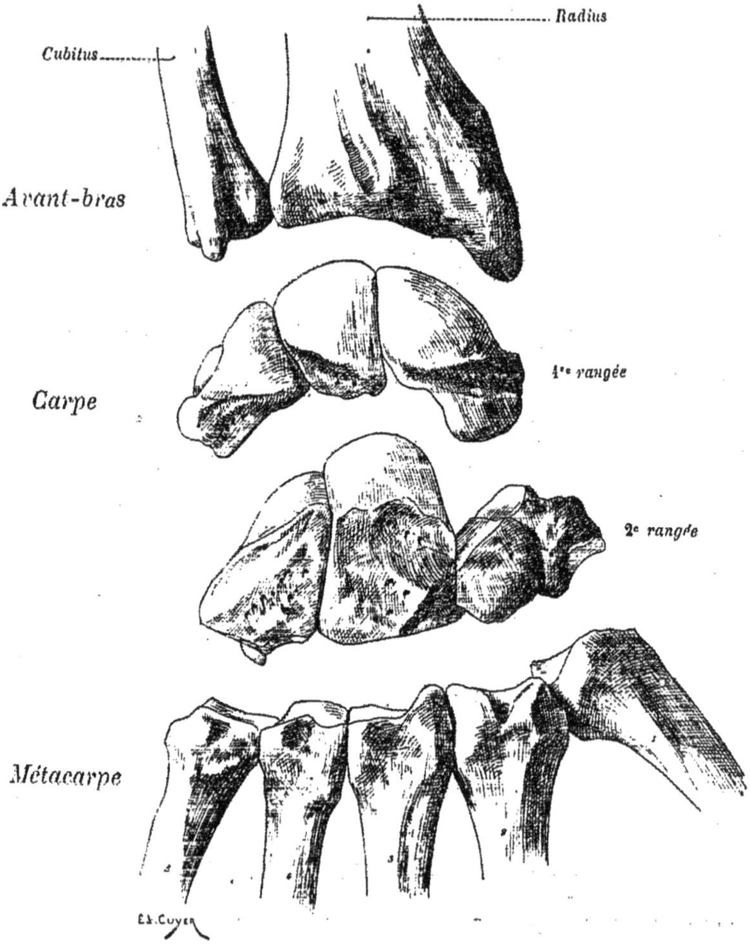

Fig. 162. — Carpe, division en deux rangées.

s'articule avec la partie supérieure des os métacarpiens. Les *bords latéraux,* l'un externe ou radial, et l'autre interne ou cubital, sont tous les deux concaves et rejetés en avant.

En somme, le carpe est une gouttière osseuse, à concavité antérieure, formée par l'assemblage de huit os; ceux des os qui sont placés aux extrémités transversales se déjettent légèrement en avant et se hérissent de saillies qui constituent les bords ou lèvres de la gouttière.

Les huit os du carpe sont disposés en deux rangées : l'une *supérieure,* ou *antibrachiale ;* l'autre *inférieure,* ou *métacarpienne.* Chacune d'elles est composée de quatre os : ceux de la rangée antibrachiale, énumérés de dehors en dedans, du radius vers le cubitus, portent les noms de *scaphoïde, semi-lunaire, pyramidal et pisiforme;* ceux de la rangée métacarpienne sont le *trapèze,* le *trapézoïde,* le *grand os* et l'*os crochu.*

Tous ces os, irrégulièrement cuboïdes, présentent six faces : par quatre d'entre elles, ils s'articulent avec les os voisins ; les deux autres, libres, rugueuses, sont : l'une *dorsale,* l'autre *palmaire;* les os placés à l'extrémité de chaque série n'ont, on le comprend, que trois faces articulaires. Tous ces os, pierres de la voûte carpienne, sont légèrement coniques, leur partie postérieure étant en général plus grosse que la moitié antérieure qui répond à la concavité de la gouttière palmaire.

Tels sont les caractères généraux des os du carpe; chacun d'eux présente, en

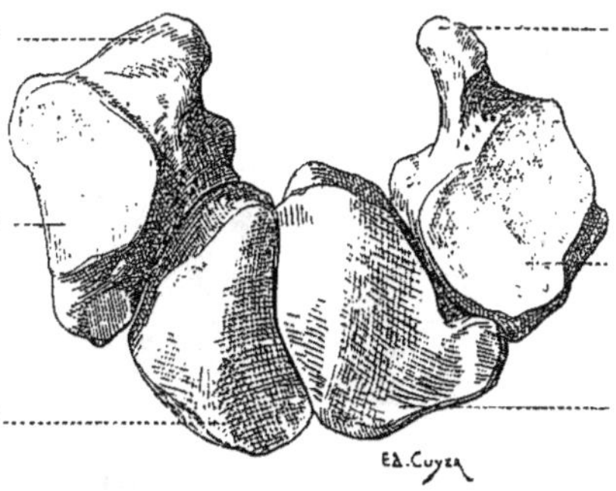

Fig. 163. — Gouttière carpienne.

outre, des caractères particuliers qu'il importe de décrire. Comme les os de chaque rangée s'unissent entre eux assez intimement pour faire de cette rangée un tout anatomique et physiologique, je décrirai successivement : 1° les os de la première rangée ; 2° les os de la seconde rangée.

OS DE LA PREMIÈRE RANGÉE

Ce sont de dehors en dedans : le *scaphoïde,* le *semi-lunaire,* le *pyramidal* et le *pisiforme.*

SCAPHOIDE. — C'est l'os le plus externe de la première rangée.

Placer en haut la plus convexe et la plus large des surfaces articulaires, en arrière la gouttière située au-dessous de cette surface, et en dedans la surface articulaire concave dans tous les sens.

La face *inférieure, articulaire,* est subdivisée en deux facettes par lesquelles cet os entre en contact avec le trapèze et le trapézoïde ; — la *face supérieure,* articulaire, convexe, inclinée en dehors et en arrière, s'articule avec le radius ; — la *face interne* présente deux facettes articulaires : l'une inférieure, grande, fortement concave, par laquelle le scaphoïde entre en contact avec la tête du grand os ; l'autre supérieure, petite, convexe, qui s'articule avec le semi-lunaire ; — la *face externe,* rugueuse, étroite, répond à l'apophyse styloïde du radius ; — la *face antérieure,* rugueuse, triangulaire à sommet supéro-interne, s'élargit à sa partie inférieure et externe et donne insertion au court abducteur du pouce. Sur les confins de la face antérieure et de la face externe, on rencontre un gros tubercule, le *tubercule du scaphoïde* qui relève le bord externe de la gouttière carpienne, à laquelle il répond par sa face interne ; il donne attache, sur sa face externe, au ligament latéral externe de l'articulation

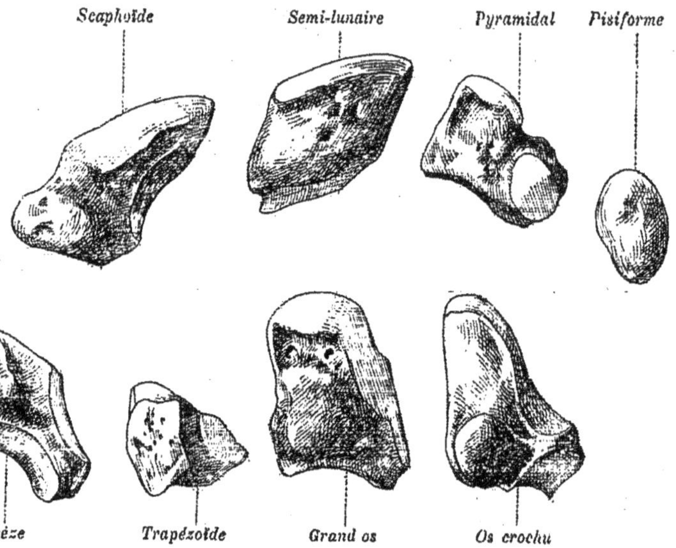

Fig. 164. — Os du carpe, vue antérieure.

radio-carpienne (A). — La *face postérieure,* très étroite, est réduite à un sillon transversal dont le fond est criblé de trous ; ce sillon est surmonté d'une crête qui lui est parallèle et qui donne attache à des faisceaux ligamenteux.

Varia. — A. — Sur la face antérieure, entre la facette articulaire radiale et le tubercule du scaphoïde, on peut voir une gouttière transversale qui se prolonge sur la face externe de l'os ; cette gouttière, qui a échappé jusqu'ici à l'attention des anatomistes, répond au trajet de l'artère radiale ; on peut l'appeler *gouttière de l'artère radiale.*

SEMI-LUNAIRE. — Intermédiaire au scaphoïde et au pyramidal dans la première rangée, il coiffe la tête du grand os de la seconde rangée. Cet os présente quatre faces articulaires.

Tourner en bas la face articulaire concave, en dehors la face articulaire en forme de croissant, en avant la face rugueuse la plus large.

La face *supérieure,* convexe, s'articule avec la facette quadrangulaire de l'extrémité radiale ; — l'*inférieure,* concave, coiffe la tête du grand os et s'articule aussi par une bande étroite avec l'os crochu ; — l'*externe* s'articule avec le scaphoïde ; — l'*interne,* avec le pyramidal. — La face *palmaire* est convexe et rugueuse ; — la face *dorsale,* très étroite, est représentée par un mince sillon criblé de trous.

PYRAMIDAL. — Il paraît terminer en dedans la première rangée, car le pisiforme ne continue point la direction transversale des trois premiers os, mais vient se placer en avant du pyramidal.

Placer en bas la face articulaire concave et triangulaire, en dedans le sommet de la pyramide, en avant la petite facette circulaire.

La face *supérieure,* convexe, entre en contact avec le ligament triangulaire ; — l'*inférieure,* concave, s'articule avec l'os crochu ; — l'*externe,* plane, répond au semi-lunaire ; — l'*interne* (je devrais dire l'antérieure), très déjetée en avant, présente une facette articulaire, plane, circulaire, pour le pisiforme. — La face *palmaire* est étroite et rugueuse ; — la face *dorsale* est large, surtout en dedans : elle présente une crête saillante, transversale, la *crête du pyramidal,* séparant deux sillons criblés de trous ; cette crête, qui aboutit en dedans à un tubercule assez gros, donne insertion à des faisceaux ligamenteux, et le tubercule qui la termine en dedans donne attache au faisceau postérieur du ligament interne de l'articulation radio-carpienne. Crête et tubercule sont souvent aplanis par le frottement du tendon du cubital postérieur.

PISIFORME. — C'est un noyau osseux aplati de dedans en dehors.

Mettre en arrière sa facette articulaire, en dehors la face creusée d'une gouttière, en bas l'extrémité la plus volumineuse.

Il faut décrire au pisiforme une face interne, une face externe et un pourtour ; en arrière, ce pourtour s'aplatit en une surface articulaire, presque circulaire, qui entre en contact avec la face interne (devenue antérieure) du pyramidal. — La *face externe,* qui répond à la gouttière carpienne, est lisse et excavée en gouttière par le passage de l'artère cubitale ; — la *face interne* donne attache à des faisceaux du court adducteur du petit doigt ; — la partie supérieure et antérieure du *pourtour* reçoit l'insertion du cubital antérieur ; de la partie inférieure partent des trousseaux ligamenteux très forts qui se rendent à l'os crochu et au cinquième métacarpien.

Le pisiforme placé sur un plan antérieur à celui des trois autres os de la première rangée fait partie du bord interne de la gouttière carpienne ; il n'est pas situé sur la même ligne verticale que l'apophyse unciforme de l'os crochu, mais déjeté en dedans.

Le *scaphoïde,* le *semi-lunaire* et le *pyramidal* sont si étroitement unis entre eux qu'on peut les envisager comme un seul os dont la face supérieure, convexe, allongée transversalement, *plus étendue vers la face dorsale que vers la face palmaire,* s'articule avec l'avant-bras ; tandis que la face inférieure, concave dans sa plus grande partie, s'articule avec les os de la seconde rangée.

OS DE LA SECONDE RANGÉE

Ce sont de dehors en dedans : le *trapèze,* le *trapézoïde,* le *grand os* et l'*os crochu.*

TRAPÈZE. — Intermédiaire au scaphoïde et au premier métacarpien, le trapèze est de forme cuboïde.

Placer en bas la face articulaire conformée en selle, en avant la face rugueuse creusée d'une gouttière, et en dehors la lèvre saillante de cette gouttière.

Le trapèze présente : une face *supérieure* par laquelle il s'articule avec le scaphoïde ; — une *face inférieure,* concave transversalement, convexe d'avant en arrière (en forme de selle) par laquelle le trapèze s'articule avec le premier métacarpien ; — une *face interne,* articulaire, par laquelle il entre en contact avec le trapézoïde et le deuxième métacarpien ; ces deux facettes sont séparées par une crête, l'inférieure est très petite ; — une *face externe,* rugueuse et criblée de trous, qui donne attache à des ligaments et à un faisceau du court abducteur du pouce. - La *face antérieure* présente une apophyse très saillante, recourbée vers l'axe de la gouttière carpienne dont elle forme la lèvre externe : c'est l'*apophyse du trapèze,* sur la face interne de laquelle descend verticalement

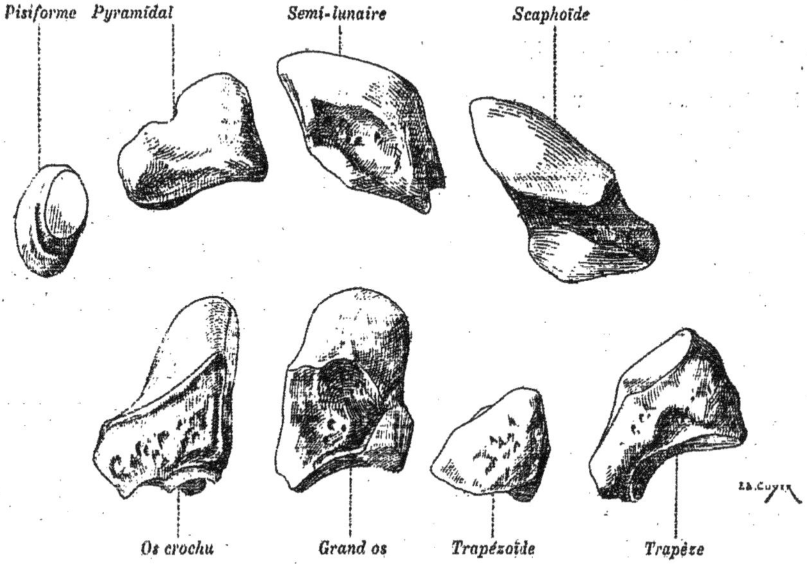

Fig. 165. — Os du carpe, vue postérieure.

une gouttière profonde dans laquelle passe le tendon du grand palmaire. — La *face postérieure,* rugueuse et criblée de trous, présente deux petits tubercules qui donnent attache à des faisceaux ligamenteux unissant le trapèze au premier métacarpien.

TRAPÉZOIDE. — Cuboïde, enclavé comme un coin entre les quatre os voisins, il s'articule par quatre facettes avec le scaphoïde en haut, le deuxième métacarpien en bas, le trapèze en dehors, le grand os en dedans.

Placer en arrière la face rugueuse la plus large, en bas la face articulaire divisée en deux par une crête mousse, en dehors la face qui présente une surface articulaire convexe.

La facette par laquelle le trapézoïde s'articule avec le deuxième métacarpien, configurée *en selle,* est reçue dans la *fourche* de cet os.

Les deux autres faces, la dorsale et la palmaire, sont rugueuses et d'étendue variable : la dorsale est beaucoup plus large que la palmaire; celle-ci donne attache à quelques faisceaux de l'adducteur.

GRAND OS. — C'est le plus volumineux des os du carpe : de forme cuboïde, il est allongé de haut en bas et légèrement aplati de dehors en dedans.

Placer en haut son extrémité arrondie en forme de tête, en arrière la face rugueuse la plus large, en dedans la face qui présente une facette articulaire plane ou très légèrement concave.

Il présente à sa partie supérieure une portion arrondie ou *tête,* séparée du reste de l'os ou *corps,* par une partie rétrécie, le *col.* — La *tête,* aplatie latéralement, allongée d'avant en arrière, est reçue dans la cavité articulaire que forment la face interne du scaphoïde et la face inférieure du semi-lunaire. — La *face externe* s'articule avec le trapézoïde. — La *face interne,* articulaire en arrière, où elle répond à l'os crochu, est rugueuse en avant où elle donne insertion à des ligaments interosseux qui la rattachent au même os. — La *face inférieure* présente trois facettes articulaires contiguës, séparées par des crêtes plus ou moins marquées pour les deuxième, troisième et quatrième métacarpiens : la facette moyenne (troisième métacarpien) est large et quadrangulaire ; la facette externe est étroite et longue ; la facette interne toute petite, triangulaire, située sur la face dorsale, répond à l'apophyse du grand os (voir face postérieure). — La *face antérieure* (palmaire), creusée en haut d'une dépression transversale qui répond au col de l'os, présente dans le reste de son étendue un gros tubercule, rugueux, allongé verticalement. — Sur la *face postérieure,* plus large, l'étranglement répondant au col est moins marqué : au-dessous, cette face est rugueuse, criblée de trous ; elle descend plus bas vers le quatrième métacarpien ; ce prolongement de la face postérieure a reçu le nom d'*apophyse du grand os.*

OS CROCHU. — Il a la forme d'un prisme triangulaire.

Placer en bas la surface articulaire en forme de selle, en avant la forte apophyse que présente l'une des faces, et en dedans la concavité de cette apophyse.

La *face externe,* située dans un plan vertical, s'articule avec le grand os ; — la *face interne,* qui descend obliquement vers le petit doigt, s'articule par une bande étroite avec le semi-lunaire, et par ses trois quarts inférieurs avec le pyramidal ; — la *face inférieure,* articulaire en forme de selle, entre en rapport avec le quatrième et le cinquième métacarpiens. — Les *faces dorsale et palmaire* représentent les bases du prisme : la première est rugueuse; de la face palmaire se détache une apophyse recourbée en forme de crochet, l'*apophyse unciforme.* Aplatie transversalement, cette saillie répond par sa face externe à la gouttière carpienne ; sa face interne et son bord inférieur sont creusés d'une gouttière au niveau de laquelle se réfléchit l'artère cubitale profonde (cubito-palmaire).

Nous voyons en résumé : 1° que les os des deux rangées carpiennes, articulés entre eux par des facettes planes, sont étroitement unis ; — 2° que les deux rangées s'articulent l'une avec l'autre et qu'elles présentent pour cette articulation deux surfaces inversement conformées : trois facettes, appartenant au scaphoïde, au semi-lunaire et au pyramidal (première rangée) se réunissent et forment une *cavité* dans laquelle vient se loger *un condyle* volumineux formé par le grand os et l'os crochu ; — d'autre part, et inversement, la surface articulaire *convexe* du *scaphoïde* (première rangée) est reçue dans une *cavité* peu profonde, creusée sur la surface supérieure du trapèze et du trapézoïde (deuxième rangée).

Ossification. — Chacun des os du carpe présente un seul point d'ossification apparaissant après la naissance. Pour le grand os et l'os crochu, le point d'ossification apparaît dans la première année. Les points d'ossification des autres os carpiens apparaissent dans l'ordre suivant : pyramidal (deux ans et demi à trois ans) ; — semi-lunaire (quatre à cinq ans) ; — trapèze (cinq ans) ; — scaphoïde (cinq ans et demi) ; — trapézoïde (six ans) ; — pisiforme (huit à dix ans). Rambaud et Renault décrivent deux points d'ossification pour le scaphoïde, et un point complémentaire pour l'apophyse unciforme de l'os crochu (V. fig. 175).

Tous ces points affectent une forme arrondie jusqu'au moment où leurs facettes s'étendent pour prendre leur forme définitive.

Architecture. — Ce sont des os courts, formés d'une masse de tissu spongieux enveloppée d'une mince coque compacte : les travées principales du tissu spongieux sont parallèles à l'axe du membre supérieur. Ils sont très vasculaires : de nombreux orifices percent leur surface. Leur structure est particulièrement favorable à l'évolution du processus tuberculeux.

Varia. — *Persistance de l'os central du carpe.* — On rencontre parfois, sur la face dorsale du carpe, au point de réunion du scaphoïde, du trapézoïde et du grand os, un nodule osseux pyramidal, mesurant de 4 à 5 millimètres de largeur au niveau de sa base ; tantôt il est fixé par des liens fibreux aux autres os, tantôt il est articulé avec le scaphoïde. Cette anomalie est des plus intéressantes ; elle rapproche la main de l'homme de la main typique et fournit un appoint sérieux à la doctrine de l'évolution. En effet, l'os central qui se rencontre d'une façon à peu près constante dans la classe des mammifères, semble faire défaut chez l'homme, le gorille et le chimpanzé. Ce n'est là qu'une apparence, car l'os central se retrouve si l'on vient à examiner des carpes en voie de développement, dans la première moitié du deuxième mois, comme l'ont démontré les recherches de Henke (1874), de Rosemberg (1876) et celles plus récentes de Lebouçq (Arch. de Biologie, de Van Beneden et Van Bambeke, 1884, page 38). J'emprunte à cet excellent travail les détails suivants, avec bibliographie complète.

A la fin du troisième mois de la vie fœtale, l'os central n'existe plus comme partie distincte. Rosemberg avait expliqué cette disparition du central carpien par atrophie ; Henke, Reyer et Lebouçq ont démontré qu'il ne disparaît pas par atrophie, mais qu'il se soude avec le radial du carpe pour former le scaphoïde. Lebouçq a cherché et trouvé les vestiges de cette soudure sur le scaphoïde complètement développé. Si l'on examine une série de scaphoïdes d'adultes, on remarque une assez grande diversité de formes : les uns présentent une encoche dorsale plus ou moins profonde et paraissent étranglés en leur milieu (c'est la forme en biscuit de Grüber, 70 0/0) ; les autres montrent un bord dorsal rectiligne et prennent un aspect plus massif (forme parallélogrammique de Gruber, 30 0/0). Grüber met cette forme parallélogrammique en rapport avec la soudure du central ; ce sont des scaphoïdes échancrés, dont l'angle s'est effacé par suite de l'addition de l'os central : parfois, on retrouve la trace de cette soudure sous forme de sillon ou de fissure. Sur d'autres scaphoïdes on trouve à la place de l'angle rentrant un tubercule saillant : ce tubercule occupe la place *du central* qu'il représente, et sa soudure avec le corps de l'os est plus ou moins complète. Lebouçq conclut que, dans *la majorité des cas, on peut retrouver les vestiges du central :* sa soudure se fait de

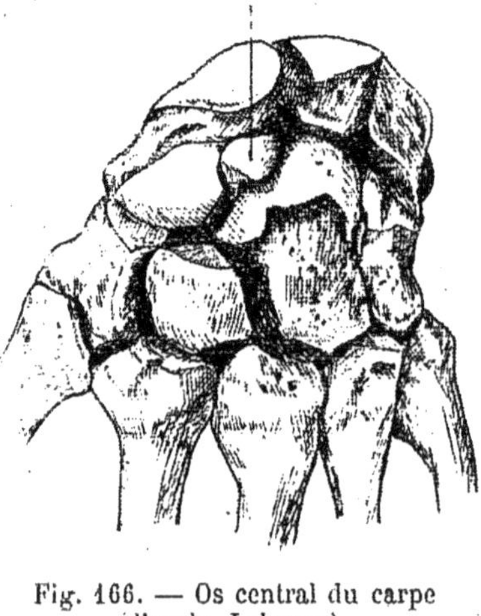

Fig. 166. — Os central du carpe (d'après Lebouçq).

la paume vers le dos de la main. Les cas de persistance de l'os central sont rares : depuis 1868, époque à laquelle W. Gruber a signalé et étudié le premier cas de central persistant, jusqu'au 17 avril 1885, le savant professeur de Saint-Pétersbourg a étudié 5292 carpes et n'a trouvé que 22 cas d'os central persistant ; depuis cette date, Friedlowsky, Vincent (sur un arabe), Turner, Ruge, Leboucq ont apporté de nouveaux cas.

Grüber a encore décrit des cas de persistance du deuxième central, et Albrecht a pu compter jusqu'à 3 centraux.

Avant les travaux de Gegenbaür, on prenait comme type pour la détermination des parties constituantes du carpe, la disposition de ces parties chez l'homme ; alors l'*os central*, presque constant chez les mammifères, était considéré comme une *production surnuméraire*, résultant du partage du trapézoïde ou du grand os (Cuvier), ou du scaphoïde (Meckel, Owen, de Blainville, etc.). Gegenbaür (Carpus and Tarsus, 1864, Gliedmaassenskelet der Enaliosaurier, 1870) montra l'importance de cet os, un des éléments de la main typique.

Ed. Cuyer (sur un os surnuméraire du carpe humain, Bull. de la Soc. d'Anthrop., 1887, pages 303-306) a trouvé un *os surnuméraire* sur la face externe du trapèze ; cet os s'articulait aussi avec le premier métacarpien. L'auteur regarde cet os comme un métacarpien rudimentaire qui ne se serait pas soudé avec la première phalange du pouce (le premier métacarpien classique).

Signification morphologique du pisiforme. — On a longtemps considéré le pisiforme comme un os sésamoïde. Les recherches de Leboucq (loc. cit.) ont prouvé que le nodule cartilagineux du pisiforme était différencié et formé à côté des autres éléments du carpe sur la main de fœtus de 12mm 1/2, alors que les muscles n'étaient pas encore différenciés à l'état d'organes distincts : le *nodule cartilagineux, formé avant l'apparition du tendon du cubital antérieur,* ne peut donc être considéré comme un sésamoïde développé dans ce tendon. Ces recherches sont venues confirmer les vues générales de Gegenbaür (loc. cit.) qui avait antérieurement montré que le pisiforme devait être compté « parmi les éléments du carpe, et considéré comme l'homologue d'un rayon, fortement réduit, de la nageoire primitive ».

MÉTACARPE

Le métacarpe constitue le squelette de la région palmaire ou paume de la main. C'est une sorte de *gril osseux,* quadrilatère, formé par cinq os, les *métacarpiens,* intermédiaires au carpe avec lequel ils s'articulent et au squelette des doigts qui continue la direction de chacun d'eux. Ces os sont désignés sous les noms de premier, deuxième, etc., en procédant de dehors en dedans, du pouce vers le petit doigt. En contact par leur extrémité carpienne, les métacarpiens se dirigent en bas en suivant une direction légèrement divergente pour les quatre derniers, très oblique pour le premier ; ils interceptent entre eux quatre espaces, dits *espaces interosseux.*

Les métacarpiens, conformés sur le même type, présentent des caractères communs, et des caractères propres à chacun d'eux, qui permettent de les distinguer.

CARACTÈRES COMMUNS A TOUS LES MÉTACARPIENS

Os longs, présentant une légère courbure à concavité antérieure, les métacarpiens ont un *corps* et *deux extrémités.*

Le *corps,* prismatique et triangulaire, surtout dans sa moitié inférieure, présente trois faces : une *face postérieure* ou *dorsale,* légèrement convexe, triangulaire à sommet très effilé dirigé en haut ; — et *deux faces latérales,* qui répondent aux espaces interosseux et à la paume de la main ; ces faces qui donnent insertion aux muscles interosseux sont séparées en bas par toute la largeur de la face postérieure ; elles contournent spiralement le corps de l'os et ne sont plus séparées, sur la face postérieure du métacarpe, que par la crête qui continue en haut le triangle de la face postérieure. — Le *bord antérieur*, saillant en forme de crête dans sa partie moyenne, s'élargit à ses deux extrémités en une facette triangulaire rugueuse ; — les *bords latéraux*, nettement indiqués dans la moitié inférieure de l'os, s'effacent plus ou moins dans la moitié supérieure.

L'*extrémité supérieure* ou carpienne, pyramide quadrangulaire surmontant le corps de l'os, présente : une facette supérieure par laquelle le métacarpien s'articule avec un ou deux os de la rangée inférieure du carpe ; deux facettes

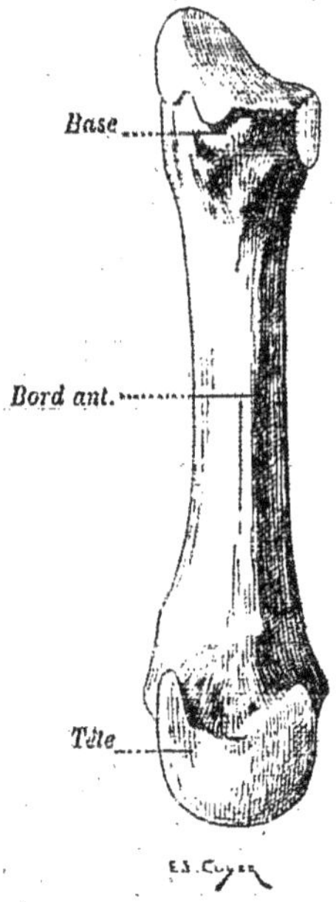

Fig. 167. — Troisième métacarpien, vue antérieure.

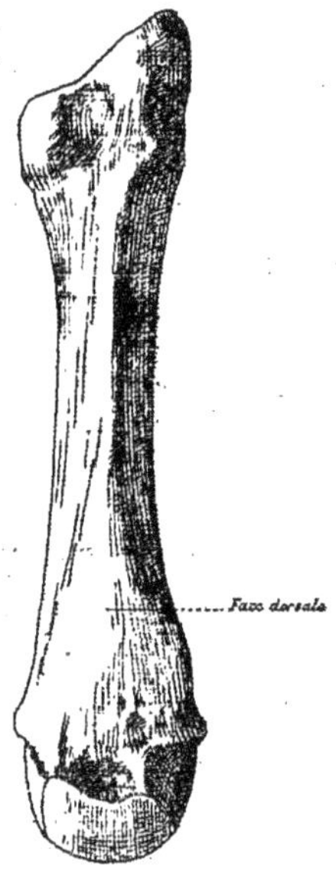

Fig. 168. — Le même, vue postérieure.

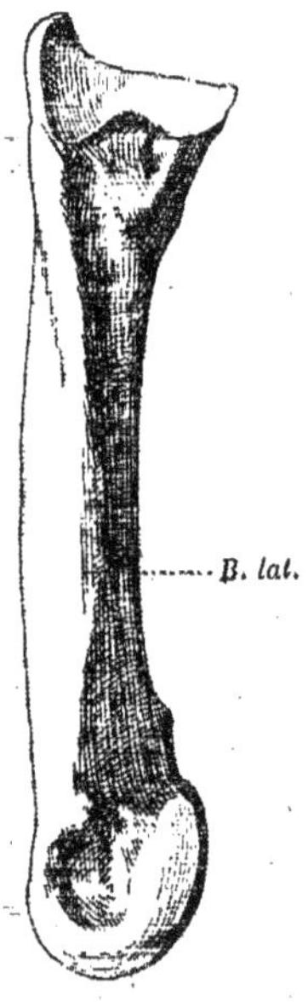

Fig. 169. — Le même, vue latérale.

latérales, articulaires par le contact avec les métacarpiens voisins ; une face dorsale, large, présentant deux saillies latérales séparées par un sillon médian ; une face palmaire, plus étroite, portant un tubercule rugueux qu'un sillon transversal sépare de la facette articulaire carpienne.

L'*extrémité inférieure* ou digitale, encore appelée *tête* du métacarpien, est un renflement sphérique aplati dans le sens transversal. La surface articulaire qui la termine et par laquelle le métacarpien s'articule avec la première phalange des doigts empiète davantage sur la face palmaire de l'os que sur sa face dorsale ; elle se termine en avant par un croissant à concavité supérieure, dont les extrémités se renflent en tubercules ; ces tubercules sont parfois aplanis par leur contact avec les os sésamoïdes qui peuvent se rencontrer dans les ligaments articulaires antérieurs. En arrière la surface articulaire est séparée de la face dorsale par un petit sillon transversal. Les faces latérales de la tête présentent une empreinte nette et lisse, supportée en arrière et en haut par un tubercule saillant : c'est l'empreinte d'insertion des ligaments latéraux de l'articulation métacarpo-phalangienne.

CARACTÈRES PROPRES A CHACUN DES MÉTACARPIENS

Premier métacarpien. — Placer en bas l'extrémité en forme de tête, en dehors le bord le plus mince du corps de l'os, et tourner en arrière et en dehors la plus large des faces.

Le *corps*, plus court et plus volumineux que tous les autres, est aussi plus

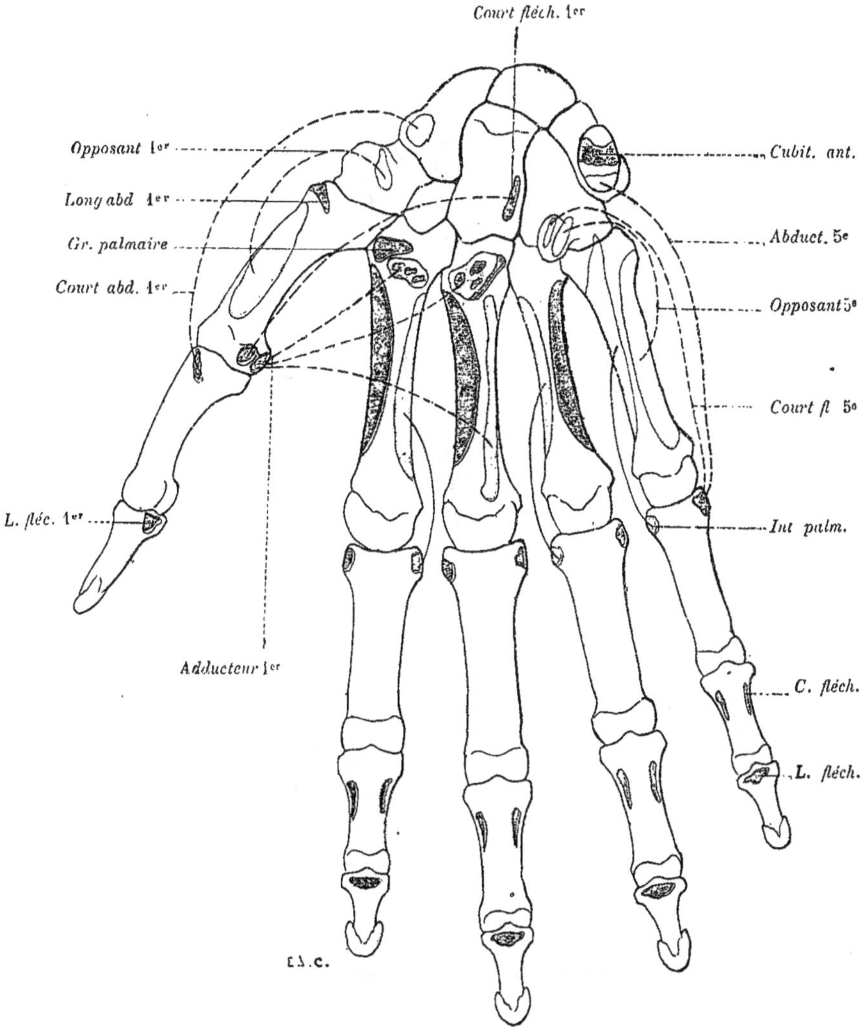

Fig. 170. — Squelette de la main, face antérieure, insertions musculaires.

aplati d'avant en arrière ; il n'est point placé dans le même plan transversal que les autres, mais sur un plan antérieur ; sa face dorsale ou postérieure, large, ne regarde pas directement en arrière, mais en dehors, lorsque le membre est en supination, car, dans l'attitude normale, elle regarde directement en avant ; ses faces latérales sont franchement palmaires.

L'extrémité supérieure porte une surface articulaire, de contour ovalaire, convexe d'avant en arrière, concave de dehors en dedans, véritable *ensellure* à laquelle la surface articulaire du trapèze, inversement conformée, s'adapte parfaitement ; elle ne porte point de facettes articulaires latérales.

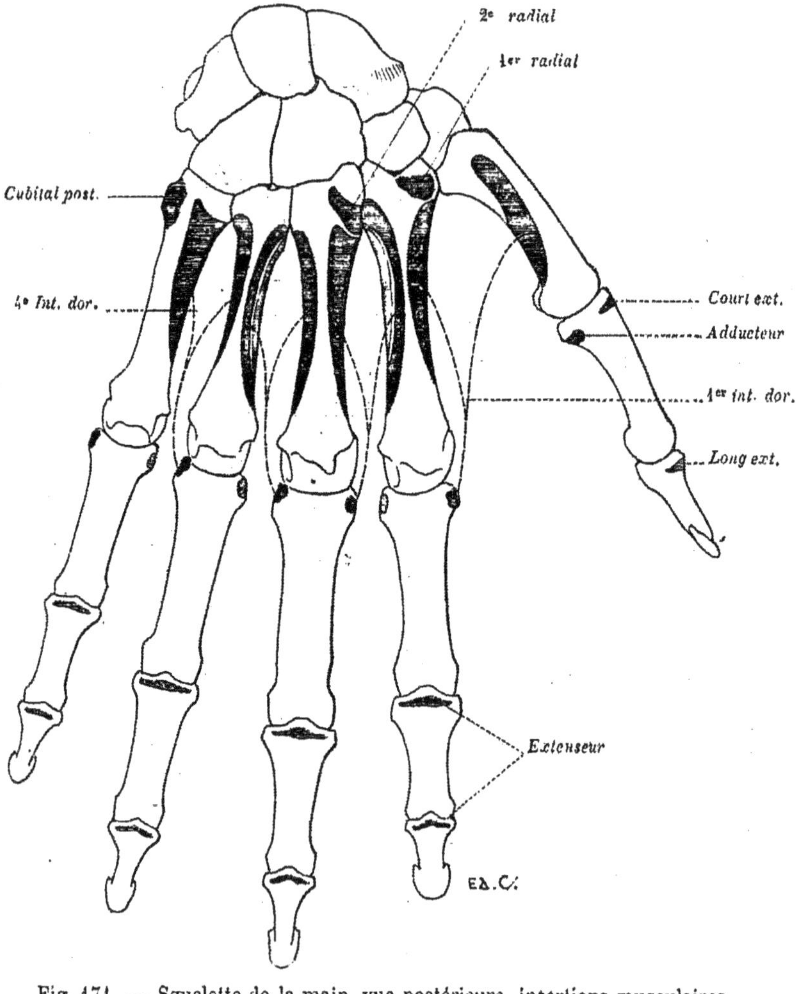

Fig. 171. — Squelette de la main, vue postérieure, insertions musculaires.

L'extrémité inférieure ou *tête,* conformée sur le type général des têtes métacarpiennes, ne présente point l'aplatissement latéral de celles-ci : c'est une tête carrée.

En résumé, par sa configuration, le premier métacarpien participe à la fois des métacarpiens et des phalanges : nous verrons plus loin que son développement le rapproche plus des phalanges que des métacarpiens.

Deuxième métacarpien. — Placer en haut l'extrémité qui présente une surface articulaire concave, en dedans la face latérale de cette extrémité qui présente une facette articulaire, en avant la concavité du corps de l'os.

Le deuxième métacarpien est le plus long de tous (A). Son extrémité supérieure, très large, *bituberculeuse* et *fourchue,* reçoit dans sa concavité le trapézoïde, et s'articule encore avec le trapèze et le grand os ; elle n'a point de facette articulaire externe ; la facette articulaire interne, par laquelle elle s'articule avec le troisième métacarpien, est oblongue et rétrécie en son milieu. Le tubercule externe porte sur sa face postérieure l'empreinte large du premier radial. La face antérieure de l'extrémité carpienne présente l'insertion du tendon principal du grand palmaire.

Troisième métacarpien. — Placer en haut son extrémité en forme de coin, en arrière et en dehors la forte apophyse qu'elle présente.

Un peu moins long que le précédent, il est un peu plus gros. *L'extrémité supérieure,* aplatie tranversalement, s'articule avec le grand os, et présente sur ses faces latérales deux facettes articulaires pour le deuxième et le quatrième métacarpiens : la surface d'articulation avec le quatrième est dédoublée en deux facettes. L'angle postéro-externe de cette extrémité s'élève en une apophyse pyramidale, l'*apophyse styloïde,* à laquelle s'insère le deuxième radial externe (B). Sur sa face antérieure, l'extrémité supérieure donne insertion au tendon accessoire du grand palmaire.

Quatrième métacarpien. — Placer en avant la concavité du corps de l'os, en haut l'extrémité carrée, en dehors l'empreinte rugueuse que présente la face supérieure de cette extrémité.

Son *corps* est le plus grêle de tous les corps métacarpiens. — *L'extrémité supérieure,* carrée, sans tubercule, présente une facette carpienne qui n'entre en contact avec l'os crochu que par sa moitié interne ; dans sa moitié externe elle donne attache à des ligaments. Elle est pourvue de deux facettes articulaires latérales pour le troisième et le cinquième métacarpiens : celle du troisième est dédoublée.

Cinquième métacarpien. — Placer en haut l'extrémité la plus aplatie, en dehors la facette articulaire latérale qu'elle présente, en avant la concavité du corps de l'os.

L'extrémité supérieure, aplatie d'avant en arrière, porte une facette carpienne pour l'os crochu, et une seule facette articulaire latérale pour le quatrième métacarpien ; elle est pourvue à sa partie interne d'un tubercule très saillant pour l'insertion du cubital postérieur.

Conduits nourriciers des métacarpiens. — Les conduits nourriciers se rencontrent sur les faces latérales ou palmaires des métacarpiens. Pour les quatre derniers métacarpiens, ils sont situés sur la face radiale et dirigés de bas en haut. Celui du métacarpien du pouce est situé sur la face cubitale et dirigé de haut en bas. Avec un peu d'habitude on retrouve facilement ces conduits nourriciers sur lesquels nos traités d'anatomie sont muets : je les ai étudiés sur un grand nombre de métacarpes ; il m'a paru que leur situation était à peu près constante ; celui du médius est toujours le plus élevé.

Tableau indiquant les caractères différentiels des cinq métacarpiens.

(Ces caractères sont presque exclusivement empruntés à l'extrémité supérieure) A.

Premier. . .	*Extrémité supérieure.*	Surface articulaire supérieure en *selle* pour le trapèze ; point de facettes latérales.
	Corps moins long, plus volumineux, aplati d'avant en arrière ; face postérieure large, regardant en dehors.	
	Tête carrée.	
	Direction plus oblique.	
Deuxième. .	*Extrémité supérieure.*	Large, *bituberculeuse, fourchue ;* trois facettes articulaires supérieures pour trapèze, trapézoïde et grand os ; une seule facette articulaire latérale, interne, pour le 3me métacarpien.
	C'est le plus long.	
Troisième. .	*Extrémité supérieure.*	Aplatie transversalement, *pointue*, munie d'une apophyse styloïde ; une seule facette articulaire supérieure pour le grand os ; deux facettes latérales, l'interne étant dédoublée pour le 4me métacarpien.
Quatrième. .	*Extrémité supérieure.*	*Rugueuse,* sans apophyse styloïde, avec facettes supérieures pour le grand os et l'os crochu, et deux facettes latérales, l'externe étant dédoublée pour le 5me métacarpien.
	Corps très grêle.	
Cinquième. .	*Extrémité supérieure.*	*Tuberculeuse ;* une facette articulaire supérieure pour l'os crochu, et une seule facette latérale externe pour le 4me métacarpien.
	Corps moins long et plus gros que celui du 4me.	

Ossification. — Les métacarpiens présentent tous un *point primitif* et un *point complémentaire*. Le point primitif des quatre derniers métacarpiens produit le corps et l'extrémité supérieure de l'os ; le point complémentaire répond à l'extrémité inférieure. Pour le premier métacarpien, le point primitif forme le corps et l'extrémité phalangienne, tandis que le point complémentaire forme l'extrémité carpienne. Cette différence embryologique entre le premier et les quatre derniers métacarpiens n'est pas la seule : l'ordre d'apparition des points d'ossification diffère aussi. Tous apparaissent après la naissance ; mais ceux des quatre derniers précèdent celui du premier ; ceux-là apparaissent dans la première moitié du troisième mois, celui-ci dans la deuxième moitié du même mois. Les points complémentaires des derniers métacarpiens apparaissent vers la cinquième et la sixième année, celui du premier vers la septième ou la huitième.

La soudure des points complémentaires au point primitif se fait pour tous les métacarpiens vers l'âge de seize à dix-huit ans.

Ces différences embryologiques entre le premier et les derniers métacarpiens ont donné naissance à une question encore discutée : le premier métacarpien, qui présente dans son développement (V. développement des phalanges) beaucoup d'analogie avec les phalanges, ne doit-il pas être considéré comme une phalange ?

Architecture. — L'architecture des métacarpiens est celle des os longs : un cylindre de tissu compact forme le corps creusé d'un canal médullaire. Les extrémités sont formées d'un tissu spongieux inclus dans une coque compacte.

Varia. — A. — D'après Braüne, le deuxième métacarpien est le plus long ; viennent ensuite le troisième, le quatrième, le cinquième et le premier.

B. — H. Leboucq a particulièrement étudié les divers modes d'augmentation numérique du carpe humain (Ann. de la Soc. de médecine, Gand, 1884), et il a noté la *tendance marquée de l'apophyse styloïde du troisième métacarpien à se développer comme os distinct.* Leboucq est revenu sur le même sujet plus récemment (Ann. de la Soc. de médecine de Gand, 1887). Cette anomalie n'est point très fréquente : Grüber en a observé dix-neuf cas sur 2859 mains. D'ordinaire l'apophyse styloïde, complètement détachée de la base du métacarpien, forme un os distinct, uni aux os voisins par des ligaments et des surfaces articulaires ; mais elle peut aussi se souder plus ou moins intimement aux os du carpe eux-mêmes ; enfin, dans quelques cas, elle présente un développement anormal. Leboucq s'est demandé si cette anomalie est explicable par quelque disposition normale chez l'homme à l'état fœtal : le résultat de ses recherches a été négatif; sur tous les carpes fœtaux examinés, il a vu dans quarante et un cas l'apophyse styloïde adhérente au métacarpien sans vestige de séparation antérieure ; sur quatre seulement, elle se présentait comme nodule cartilagineux distinct du métacarpien : il croit pouvoir conclure qu'il n'y a pas à cet endroit, ni chez l'homme ni dans la série, d'élément distinct du carpe *normalement préformé à l'état cartilagineux.* Il y voit cependant un cas particulier de la tendance à la réapparition d'éléments carpiens entre le carpe et les bases des métacarpiens. Leboucq se rattache en somme à l'opinion déjà développée par Albrecht (homodynamies entre la main et le pied des mammifères, Presse médicale belge, nº 42, 1884), à savoir que la *main primitive présenterait une complication beaucoup plus grande que celle généralement reconnue à la main typique.* — J'ai rencontré un cas d'apophyse styloïde à l'état d'os distinct ; d'autre part, j'ai eu l'occasion d'observer trois ou quatre fois, chez des jeunes gens, des gonflements développés en ce point précis : je me demande s'il n'y a pas quelque relation à établir entre ce symptôme et l'anomalie.

SQUELETTE DES DOIGTS

Le squelette de chaque doigt est formé de trois colonnettes osseuses superposées : les *phalanges.* Les doigts, au nombre de cinq, sont désignés par les termes numériques de *premier, deuxième, troisième, quatrième et cinquième,* ou par les noms de *pouce, index, médius, annulaire, auriculaire ou petit.* Les phalanges, désignées sous les noms de *première, métacarpienne* ou *phalange,* — de *deuxième, moyenne* ou *phalangine,* — de *troisième, unguéale* ou *phalangette,* offrent un volume progressivement décroissant. Le pouce n'a que deux phalanges, l'unguéale et la moyenne ; suivant la plupart des auteurs, c'est la phalange moyenne qui manque ; mais l'histoire du développement de ce doigt prouve que le pouce est en réalité pourvu de ses trois phalanges, et que la première est réunie en un seul os, le premier métacarpien classique (A).

PREMIÈRES PHALANGES (*métacarpiennes, phalanges*). — Os longs, les premières phalanges se présentent avec des caractères presque identiques.

Leur *corps,* demi-cylindrique, décrit une légère courbure à concavité antérieure : la face dorsale convexe de haut en bas, demi-cylindrique transversalement, répond aux tendons des muscles extenseurs; la face antérieure ou palmaire, concave en avant, est plane ou convexe transversalement ; mais la saillie des bords latéraux, relevés en avant par l'attache de la gaîne fibreuse, tendent à transformer la face palmaire en une gouttière dans laquelle cheminent les tendons fléchisseurs.

L'extrémité supérieure ou métacarpienne conformée en chapiteau quadrangulaire surmonte le corps de la phalange ; elle est creusée supérieurement d'une cavité glénoïde, ovalaire à grand axe transversal, peu profonde, qui s'articule avec la tête métacarpienne ; sur le pourtour, un léger sillon circonscrit la cavité glénoïde ; des rugosités, apparentes surtout sur les prolongements des bords latéraux, forment deux tubercules palmaires, très saillants, marquant l'insertion phalangienne du principal faisceau des ligaments latéraux.

L'extrémité inférieure aplatie d'avant en arrière s'enroule en une *gorge* ou *poulie* articulaire, plus étendue vers la face palmaire que vers la face dorsale; sur les faces latérales de cette poulie, une empreinte circulaire, surmontée d'un petit tubercule, répond à l'insertion des ligaments latéraux.

A côté de ces caractères communs à toutes les premières phalanges, il est

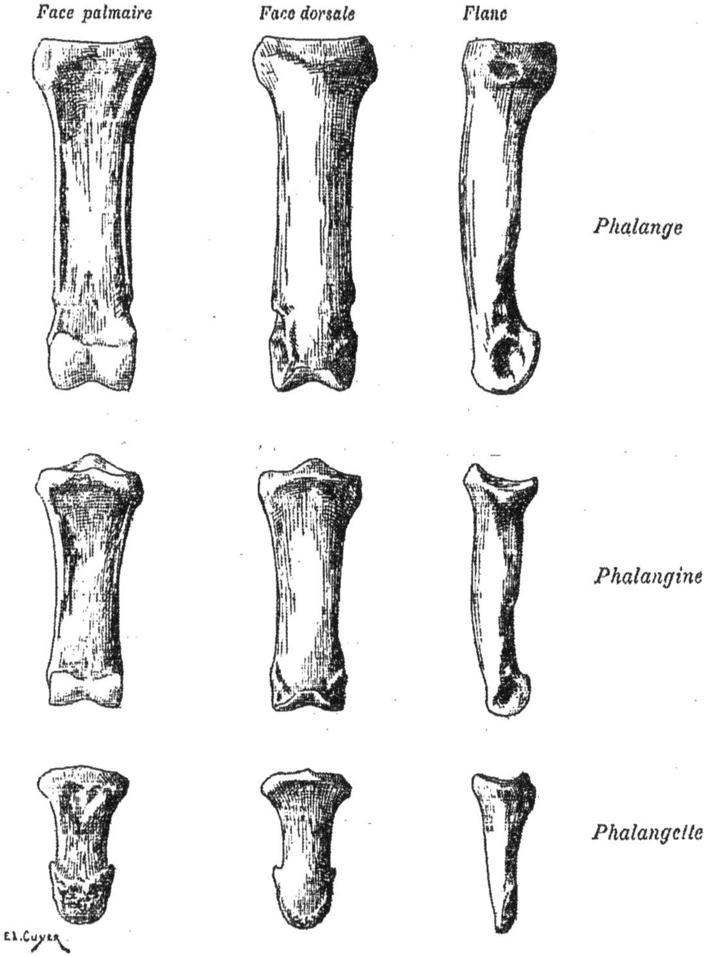

Fig. 172. Fig. 173. Fig. 174.

Squelette des doigts.

quelques particularités qui permettent de distinguer les phalanges entre elles: la première phalange du médius est plus longue que toutes les autres; celle de l'annulaire vient après; celle de l'index est la troisième; puis viennent celle du pouce, plus massive, et celle du petit doigt qui est la plus grêle. Il faut encore remarquer que le corps de la première phalange du pouce ne présente pas les crêtes latérales qui existent sur toutes les autres. On signale aussi quelques différences relatives au volume des tubercules palmaires. Une particularité intéressante, relative à ces tubercules, est à relever : les deux tubercules du pouce, les tubercules radiaux de l'index et du médius sont assez souvent aplanis par les os sésamoïdes inclus dans l'appareil ligamenteux.

DEUXIÈMES PHALANGES (*moyennes, phalangines*). — Plus petites que les précédentes, elles présentent une conformation identique. Toutefois il faut noter que : 1° la facette articulaire de *l'extrémité supérieure* présente une configuration inverse de la trochlée avec laquelle elle s'articule : une crête mousse, antéro-postérieure, intermédiaire à deux petites cavités ; — 2° aux deux extrémités du pourtour de cette surface elliptique, à grand axe transversal, on trouve deux tubercules d'insertions ligamenteuses; sur la face postérieure, ce contour se relève en une crête transversale par l'insertion des tendons extenseurs ; — 3° vers la partie moyenne de la face antérieure, le long des bords latéraux, on trouve l'empreinte rugueuse d'insertion des tendons fléchisseurs superficiels.

L'extrémité inférieure est une poulie tout à fait semblable à celle de la première phalange.

TROISIÈMES PHALANGES (*unguéales, phalangettes*). — *L'extrémité supérieure* et le *corps* de la troisième phalange ressemblent aux mêmes parties de la deuxième ; toutefois les tubercules latéraux sont beaucoup plus saillants, et le contour postérieur de la surface articulaire est relevé en crête dorsale par l'insertion des tendons extenseurs. La face antérieure offre l'empreinte triangulaire rugueuse sur laquelle prend insertion le tendon fléchisseur profond.

L'extrémité inférieure est constituée par un bourrelet osseux en forme de croissant ou de fer à cheval, rugueux sur la face palmaire et sur son pourtour.

A. — *Conduits nourriciers.* — Le plus souvent au nombre de deux, ils sont dirigés de haut en bas, et situés sur le tiers inférieur de la face palmaire, près des bords latéraux. J'ai rencontré cette disposition sur le plus grand nombre des phalanges que j'ai examinées ; quelquefois le conduit nourricier était unique et situé, tantôt sur le milieu de la face palmaire, tantôt sur l'un des bords. Il ne faut pas confondre les orifices de ces conduits avec d'autres orifices que l'on rencontre au voisinage des extrémités de la phalange, et qui correspondent à des canaux veineux.

Ossification. — Les phalanges présentent deux points d'ossification : un *primitif,* qui forme le corps et l'extrémité inférieure de l'os ; — l'autre *complémentaire,* aux dépens duquel se développe l'extrémité supérieure. L'ossification du squelette des doigts commence par les phalangettes et se termine par les phalanges proprement dites. Le point primitif apparaît dans la deuxième moitié du troisième mois après la naissance ; le point complémentaire dans la sixième ou la septième année : ils se soudent ensemble vers l'âge de dix-huit à vingt ans.

Meckel avait observé que le premier métacarpien avait, comme les phalanges, un point complémentaire *supérieur* ou *carpien,* tandis que le point complémentaire des autres métacarpiens était *inférieur* ou *phalangien.* — Rambaud et Renault vont plus loin et affirment, vu l'analogie d'évolution du premier métacarpien avec celle d'une phalange, que le premier rayon digital (pouce) doit être considéré comme formé par trois segments phalangiens et dépourvu de métacarpien.

Schwegel soutient une opinion différente, généralement abandonnée : les métacarpiens, comme les phalanges, ont des épiphyses supérieures et des épiphyses inférieures ; mais, pour les métacarpiens, ce sont les épiphyses supérieures qui se soudent les premières ; tandis que, pour les phalanges, ce sont les épiphyses inférieures. Pour le premier métacarpien, la soudure des épiphyses se fait comme pour les phalanges, c'est-à-dire que l'épiphyse supérieure se soude la première. Telle est, d'après cet auteur, la seule différence entre le premier et les autres métacarpiens.

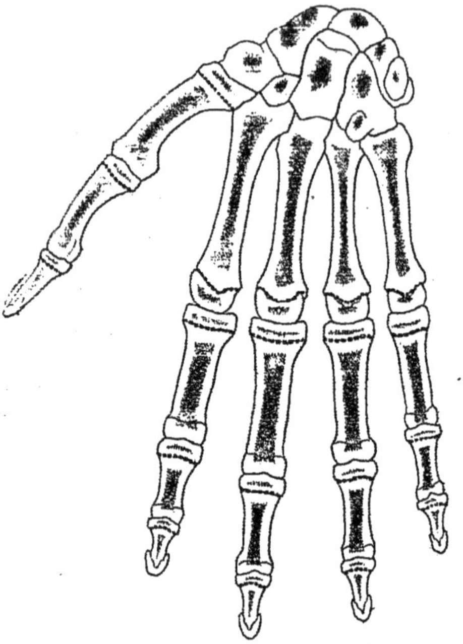

Fig. 175. — Squelette de la main, ossification.

D'après Uffelmann, le métacarpien du pouce représente un métacarpien et une première phalange. Voici la théorie de cet anatomiste : dans la troisième année après la naissance, apparaît dans l'épiphyse supérieure un noyau osseux qui se soude à la diaphyse vers l'âge de seize ans. Vers la fin de la première année, l'extrémité supérieure de la diaphyse envoie un prolongement sur le côté interne de l'épiphyse carpienne, qui forme la partie interne de cette extrémité, tandis que sa partie externe est formée par le noyau osseux complémentaire. Cette théorie revient à dire que l'épiphyse carpienne du premier métacarpien se développe dans sa moitié externe comme une phalange, et dans sa moitié interne comme un métacarpien.

Une opinion analogue est soutenue par le professeur Sappey : d'après lui, cet os est formé par la soudure du métacarpien avec la première phalange du pouce : le métacarpien atrophié n'est plus représenté que par l'épiphyse supérieure, tandis que la première phalange est représentée par le reste de l'os, dit premier métacarpien.

Retterer *(Journ. de l'Anat.*, 1884) n'accorde pas de métacarpien au pouce.

Je me rattache à l'opinion de Sappey; j'ai développé ailleurs (Poirier, Th. Agrégation, 1886) les arguments en faveur de cette opinion.

Architecture. — Le corps est formé d'un cylindre de tissu compact enfermant un canal médullaire très réduit. Les extrémités sont spongieuses, excepté l'extrémité inférieure de la phalangette qui répond au bourrelet unguéal.

Varia. — A. — Braüne et Fischer ont étudié sur trente mains la longueur respective des doigts et des métacarpiens correspondants ; vingt fois l'index avec son métacarpien l'emportait sur le quatrième doigt ; dix fois le quatrième doigt l'emportait sur l'index.

La différence entre le deuxième et le cinquième doigt tient surtout à une forte diminution de la longueur des phalanges de ce dernier. Ces auteurs ont encore trouvé que la longueur des trois phalanges réunies était plus grande que celle du métacarpien correspondant.

ARTICLE TROISIÈME

MEMBRE INFÉRIEUR OU PELVIEN

Le *membre inférieur ou abdominal* se divise, comme le membre thoracique, en quatre segments : 1° la *ceinture pelvienne ;* 2° la *cuisse ;* 3° la *jambe ;* 4° le *pied.*

§ I. — BASSIN — CEINTURE PELVIENNE

La ceinture pelvienne, homologue de la ceinture de l'épaule, unit les membres inférieurs au tronc. Elle est formée par un seul os, l'*os iliaque ;* celui-ci étant articulé avec son homonyme en avant, avec le sacrum en arrière, la ceinture pelvienne devient une véritable ceinture, plus complète que la ceinture thoracique, et plus intimement fixée au tronc. Cette fixité de la ceinture pelvienne, *continue* avec le tronc, contrastant avec la mobilité de la ceinture thoracique *appliquée* sur le tronc, est en rapport avec la fonction des membres inférieurs, organes de sustentation et de locomotion.

Les deux os iliaques et le sacrum délimitent une enceinte osseuse, le bassin, que nous étudierons au point de vue anatomique immédiatement après avoir décrit l'os iliaque.

OS ILIAQUE

L'os iliaque est un os plat, volumineux ; sa forme irrégulière, assez difficile à définir, l'a fait comparer tantôt à un sablier (Henle), tantôt aux ailes d'un moulin à vent (Sappey) ; je le compare très volontiers à une *hélice.* L'os iliaque est en effet formé de deux pièces osseuses triangulaires en éventail qui, réunies par leur sommet tronqué, sont orientées dans des plans réciproquement perpendiculaires : une torsion d'un quart de tour en sens inverse s'est produite au point de jonction des deux parties. De plus, comme dans les branches d'une hélice, chaque pièce triangulaire présente des courbures. La pièce supérieure est large et pleine ; la pièce inférieure d'étendue moindre est perforée à son centre d'un large trou ; au niveau de la jonction des deux pièces est une vaste cavité hémisphérique ; dans la comparaison que je crois juste, c'est par cette cavité que passerait l'arbre de couche actionnant l'*hélice iliaque.*

Placer en arrière le bord qui présente une grande échancrure, en dehors la cavité hémisphérique, et tourner directement en bas la forte échancrure que présente le rebord de cette cavité.

L'os iliaque est primitivement constitué par trois pièces squelettiques qui restent longtemps distinctes dans l'ébauche cartilagineuse de l'os, et qui finissent par se réunir au niveau de la cavité (cavité cotyloïde) dont est creusée la portion rétrécie ou *isthme* de l'os. La pièce supérieure, qui forme l'aile large et pleine de l'os est l'*ilion ;* l'aile inférieure, plus petite et perforée, est formée par l'union des deux autres pièces, le *pubis* qui circonscrit la moitié antérieure du trou, l'*ischion* qui circonscrit sa moitié postérieure.

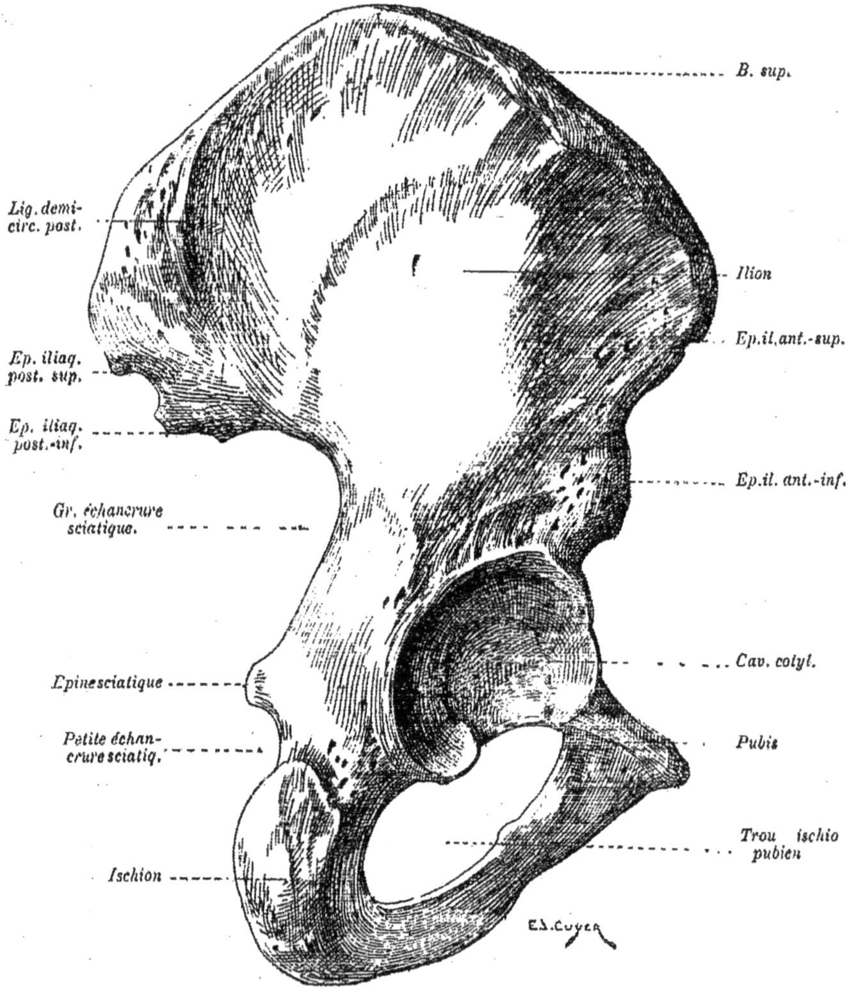

Fig. 176. — Os iliaque, face externe.

On pourrait, à la manière de certains anatomistes, décrire à part les parties de l'os formées aux dépens des trois pièces ; il est préférable de considérer l'os entier, à l'état de complet développement.

Nous décrirons donc à l'os iliaque une *face externe*, une *face interne*, et *quatre bords* distingués en *supérieur, inférieur, antérieur* et *postérieur*.

Face externe. — Elle comprend trois parties très différentes par leur forme et leur orientation. Ces parties, étagées de haut en bas, sont : 1° la *face externe* de l'*ilion*, assez improprement appelée *fosse iliaque externe* ; 2° la *cavité cotyloïde* ; 3° la *face externe de l'aile inférieure* formée par la réunion du pubis et de l'ischion, circonscrivant un large trou, le trou *ischio-pubien*.

La *fosse iliaque externe*, qui regarde en arrière et en dehors, est triangu-

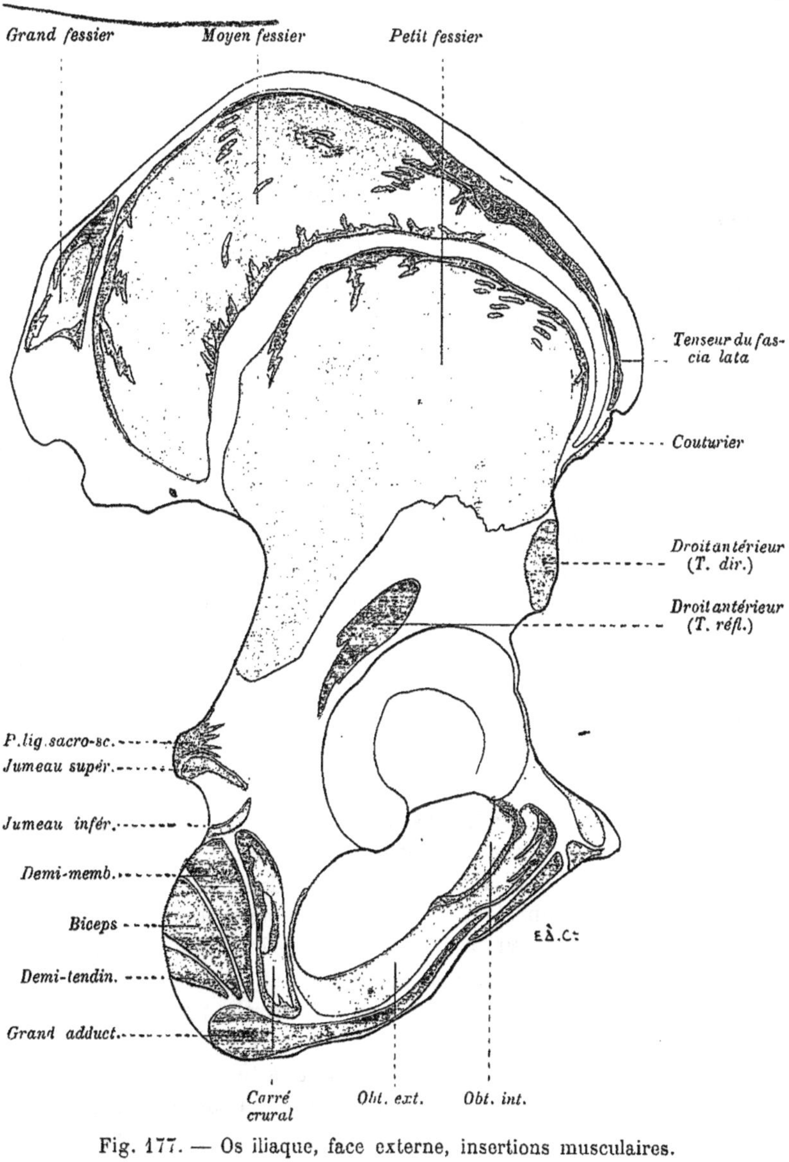

Fig. 177. — Os iliaque, face externe, insertions musculaires.

laire ; faiblement excavée dans son tiers moyen, elle devient convexe dans ses tiers antérieur et postérieur ; elle est parcourue par deux lignes courbes rugueuses superposées, les *lignes demi-circulaires*. Ces deux lignes se détachent du bord supérieur de l'os : la première, *ligne demi-circulaire antérieure*, s détachant de ce bord près de l'angle antéro-supérieur, le longe en suivant ur direction légèrement ascendante, puis se recourbe et descend pour aller s terminer vers le milieu d'une grande échancrure qui creuse le bord postérieu de l'os. — L'autre, *ligne demi-circulaire postérieure*, se détache à l'union d quart postérieur avec les trois quarts antérieurs du bord supérieur de l'os, e descend presque verticalement, en décrivant une légère courbure à concavit antérieure, vers la partie supérieure de la grande échancrure sciatique; ell limite, avec le bord supérieur de l'os, un triangle dont la partie la plus élevé seule donne insertion au grand fessier, la partie inférieure étant réservée à de insertions ligamenteuses (A).

La partie de la face externe, comprise entre les deux lignes courbes, en form de faulx à pointe antérieure, reçoit l'insertion du moyen fessier; la partie situé au-dessous reçoit l'insertion du petit fessier (B). Immédiatement au-dessus d la cavité cotyloïde, la face externe de l'ilion, convexe, rugueuse, criblée d gros trous vasculaires, montre une *gouttière*, faiblement excavée, qui contourn le bord ou *sourcil cotyloïdien* et aboutit à des rugosités sur lesquelles s'insèr le tendon réfléchi du droit antérieur de la cuisse.

Le *conduit nourricier* principal de l'ilion est situé sur cette face, au nivea de la ligne courbe antérieure ; il se dirige en bas vers la cavité cotyloïde.

La *cavité cotyloïde*, remarquable par sa grandeur, regarde en avant, e dehors et en bas ; son diamètre est d'environ six centimètres. Elle n'est pas tou à fait hémisphérique ; dans plus de la moitié des cas le diamètre vertical l'em porte de un ou deux millimètres sur le transversal (mensurations sur ving os). Située sur l'isthme iliaque, la cavité cotyloïde se rapproche plus du bor antérieur de l'os, sur lequel elle empiète parfois, que du bord postérieur.

Son bord ou pourtour, saillant, presque tranchant, porte le nom de *sourc cotyloïdien*. Le sourcil présente deux légères dépressions et une large échar crure, qui répondent aux lieux de soudure des pièces primitivement isolées d l'os : la dépression antérieure, *ilio-pubienne*, répond au bord antérieur de l'o. soulevé par le point de soudure des deux os (éminence ilio-pubienne) ; — l dépression postérieure, *ilio-ischiatique*, moins prononcée, répond à la soudu de l'ilion et de l'ischion : la trace de cette soudure est souvent visible sous l forme d'une saillie mousse, coupant transversalement la partie de l'isthme situ en arrière de la cavité cotyloïde : il serait juste de l'appeler *éminence ilio-ischi tique*, comme nous appelons l'antérieure éminence ilio-pubienne ; j'ai vu ass souvent le tendon du pyramidal pelvien imprimer son passage sur ce poin — L'*échancrure ischio-pubienne*, placée immédiatement au-dessus du *tro ischio-pubien*, donne accès dans la partie centrale, profondément excavée, c *arrière-fond* de la cavité cotyloïde (C).

La cavité est occupée par une surface lisse, articulaire, en forme de croissa entourant l'arrière-fond, et dont les extrémités ou cornes forment les bords c l'échancrure ; la corne antérieure se termine en pointe ; sous la corne posté rieure, arrondie, on voit une gouttière qui répond à de grosses veines sorta de l'arrière-fond (D).

La *face externe de l'aile inférieure* nous offre à étudier le pourtour osseu du *trou ischio-pubien*, et la configuration de ce trou (E). Dans son ensembl elle regarde en bas, en dehors et en avant, orientation bien différente de celles que lui donnent encore bon nombre de descriptions et de planches.

Le cadre ou châssis osseux qui circonscrit le *trou ischio-pubien* est formé en dedans et en avant par le pubis, en dehors et en arrière par l'ischion. Pubis et ischion forment donc deux demi-anneaux; ils comprennent un *corps* ou partie principale, attenant à la cavité cotyloïde et des *branches.*

La *circonférence du trou ischio-pubien* est formée par l'arête tranchante des os qui le circonscrivent. En haut, cette circonférence est rompue en deux branches qui s'écartent suivant un trajet parallèle, comme s'écartent les branches d'un anneau brisé pour recevoir une clef. De cet écartement résulte une gouttière osseuse, la *gouttière sous-pubienne,* limitée par deux lèvres, l'une antérieure ou *cotyloïdienne,* l'autre postérieure ou *pelvienne.* Vers la lèvre cotyloïdienne, la circonférence du trou ischio-pubien porte deux tubercules dont la saillie modifie le contour du trou, qui devient parfois réniforme ; j'ai donné à ces tubercules qui marquent l'insertion des faisceaux principaux des membranes obturatrices les noms de *tubercules obturateurs interne et externe.* En regard de ceux-ci, sur la partie diamétralement opposée du trou sous-pubien, on remarque parfois un tubercule qui fait saillie dans l'aire du trou ischio-pubien ; il indique l'insertion du faisceau principal du muscle obturateur interne. (Poirier et Picqué, Revue de Chirurgie, 1890).

Le *corps du pubis* s'allonge en dedans en une branche presque horizontale (branche horizontale du pubis); bientôt cette branche se coude à angle aigu pour se porter presque horizontalement en arrière et en dehors (branche descendante du pubis) ; au sommet de l'angle formé par ces deux portions, l'os s'élargit et forme une lame osseuse, quadrilatère, que l'on désigne à tort sous le nom de corps du pubis et que l'on peut appeler *surface angulaire.*

Le corps du pubis est la portion de cet os qui forme le quart antéro-inférieur de la cavité cotyloïde, et non, comme il est classique de le dire, la surface élargie qui comble le sommet de l'angle pubien, et à laquelle je crois devoir donner le nom de *surface angulaire.* (Bien que je n'aime point à changer les dénominations usuelles, il y a ici urgence à rectifier des dénominations inexactes, parce qu'elles consacrent des notions erronées sur la direction des parties qu'elles désignent.)

De même il faut entendre par *corps de l'ischion,* cette partie de l'os qui confine à la cavité cotyloïde dont elle forme le segment postéro-inférieur. De ce corps descend très obliquement en dedans et en arrière une grosse colonne osseuse, prismatique, que l'on appelle la *branche descendante* de l'ischion. (Sur le bassin en position, cette branche, dite descendante, se rapproche beaucoup plus de l'horizontale que de la verticale). Bientôt la branche descendante se coude à angle aigu pour se porter horizontalement en dedans et en avant; cette dernière portion désignée sous le nom assez impropre de branche ascendante, s'unit à la branche dite descendante du pubis et ferme ainsi le cadre osseux du trou sous-pubien ; au sommet de l'angle formé par les deux branches de l'ischion, l'os se renfle en une grosse tubérosité, sur laquelle le tronc s'appuie dans la situation assise, la *tubérosité de l'ischion.*

Ceci spécifié sur les dénominations et la direction des différentes parties du cercle osseux qui encadre le trou sous-pubien, revenons, au risque de répétitions ennuyeuses, mais utiles, à la description de ces parties.

Le corps du pubis forme cette partie de la cavité cotyloïde qui répond à la corne antérieure de la surface articulaire; ce corps, prismatique et triangulaire, s'unit à l'ilion et la trace de cette soudure reste visible sur le bord antérieur de l'os iliaque, où nous la retrouverons sous le nom d'éminence *ilio-pectinée* ou mieux *ilio-pubienne.*

La *branche horizontale* (à direction transversale) continue en dedans le corps du pubis; prismatique et triangulaire, elle est échancrée sur sa partie inférieure par une demi-gouttière à concavité inférieure, la *gouttière sous-pubienne* que la membrane obturatrice complètera et transformera en *canal.* Le bord supérieur de cette branche horizontale est une crête saillante, la *crête pectinéale* ou pubienne; le bord inférieur mousse part de la corne cotyloïdienne antérieure, et se renfle vers l'angle du pubis en une éminence pyramidale, dont le sommet se dirige en avant; c'est *l'épine pubienne,* située à environ 2 cm. en dehors de la symphyse. Le bord postérieur, plus tranchant, répond au pourtour du trou ischio-pubien : il est échancré par la gouttière sous-pubienne. La face antérieure est la surface pectinéale dont une partie est occupée par l'insertion du muscle pectiné. La face externe de la *surface angulaire* et de la branche descendante du pubis regarde en bas et en dehors; elle présente des rugosités pour l'insertion des muscles 1er et 2e adducteur et obturateur externe.

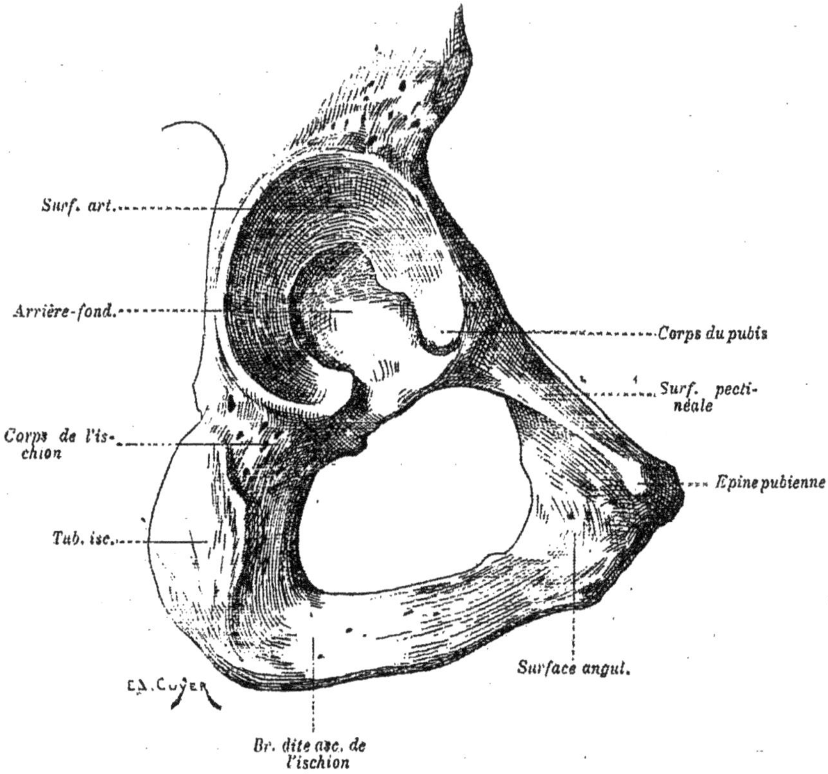

Fig. 178. — Os iliaque, aile inférieure, face externe.

Le corps de l'ischion porte la corne inférieure et forme le segment postéro-inférieur de la cavité cotyloïde. — La face externe de la branche dite descendante de l'ischion est séparée de la corne articulaire par une gouttière dans laquelle les auteurs s'accordent à faire passer le tendon de l'obturateur externe, bien que cette gouttière, dont le fond est criblé de trous, ne donne passage à aucun organe et résulte seulement des saillies formées par la corne et la tubérosité. — La branche dite ascendante de l'ischion est, je le répète, presque horizontale : aplatie de haut en bas elle présente une face externe (ou inférieure), rugueuse pour l'insertion de l'obturateur externe.

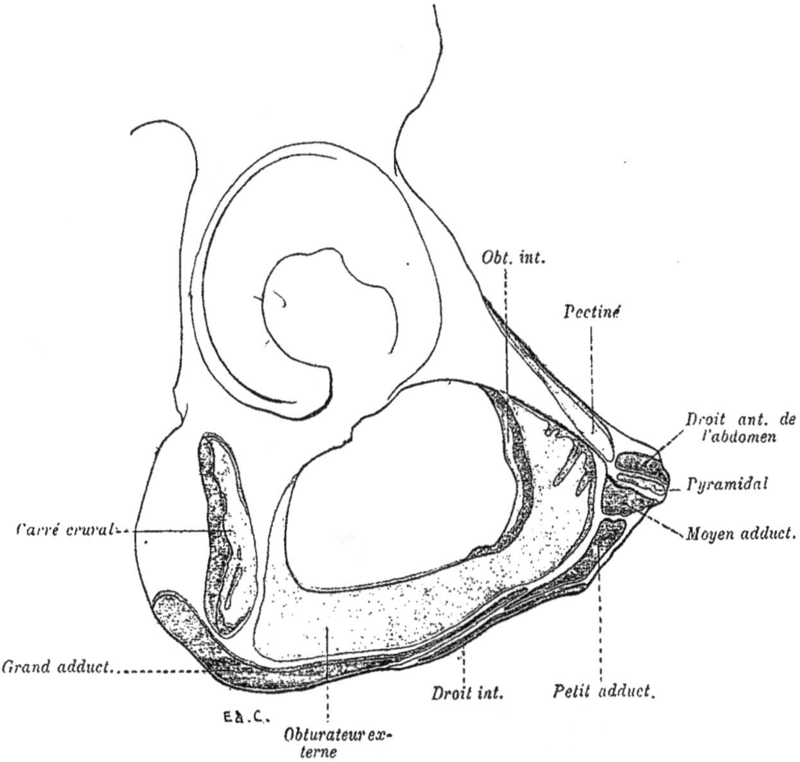

Fig. 179. — Os iliaque, aile inférieure, face externe, insertions musculaires.

La branche *dite descendante* du pubis, et la branche *dite ascendante* de l'ischion, primitivement séparées, sont soudées chez l'adulte et constituent la *branche ischio-pubienne ;* la trace de la soudure est souvent indiquée par une ligne rugueuse (F).

La *tubérosité ischiatique* présente une surface rugueuse, large de 3 cent., longue de 5, en forme de virgule ou de triangle curviligne dont la base est tournée vers la cavité cotyloïde, tandis que le sommet effilé se continue avec le bord inférieur de l'os. Dans la situation normale du bassin, la tuberosité ischiatique regarde en arrière et en dehors : sa large surface offre les empreintes d'insertion des muscles demi-membraneux, biceps, demi-tendineux, grand adducteur et carré crural.

Le *trou ischio-pubien,* ovalaire chez l'homme, triangulaire à angles arrondis chez la femme, est limité par le bord plus ou moins tranchant des branches pubiennes et ischiatiques. Sur l'os frais, ce trou est obturé par une membrane fibreuse, la membrane obturatrice, qui se dédouble dans sa moitié supérieure pour former le canal sous-pubien par lequel passent les vaisseaux et les nerfs obturateurs.

Face interne. — La face *interne* ou *pelvienne* de l'os coxal, concave dans son ensemble, est divisée en deux portions par une crête saillante qui la traverse

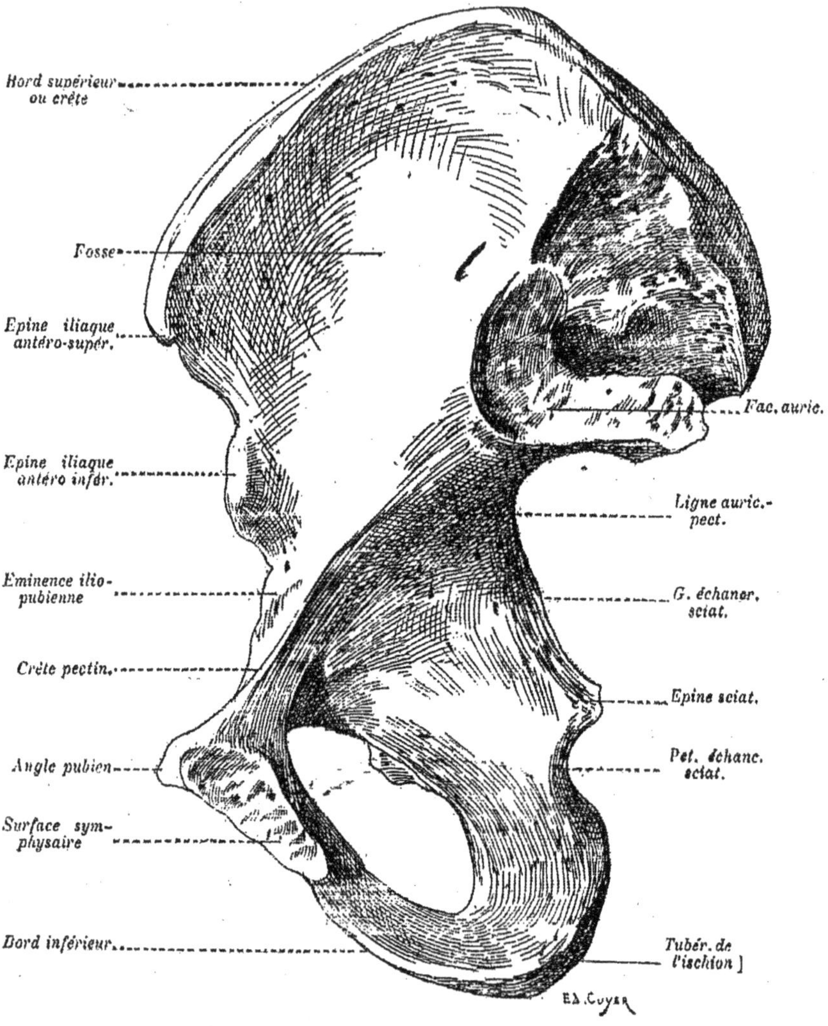

Fig. 180. — Os iliaque, face interne.

très obliquement de haut en bas et d'arrière en avant : c'est la crête *ilio-pubienne* ou *ligne innominée*. Cette crête, mousse dans sa partie postérieure (iliaque), devient tranchante dans sa partie antérieure (pubienne) où nous l'avons déjà étudiée comme bord supérieur de la branche horizontale du pubis.

La portion de l'os, située au-dessus de cette crête, est constituée par une véritable fosse, la *fosse iliaque interne,* qui regarde en haut, en avant et en dedans, et appartient au *bassin supérieur.* La portion de l'os située au-dessous regarde en haut et en arrière et appartient au *petit bassin.*

La *fosse iliaque interne* est large, triangulaire, peu profonde ; lisse dans toute son étendue, elle est recouverte par le muscle iliaque qui s'insère dans sa partie supérieure ; on y rencontre un *conduit nourricier* très gros et dirigé en bas.

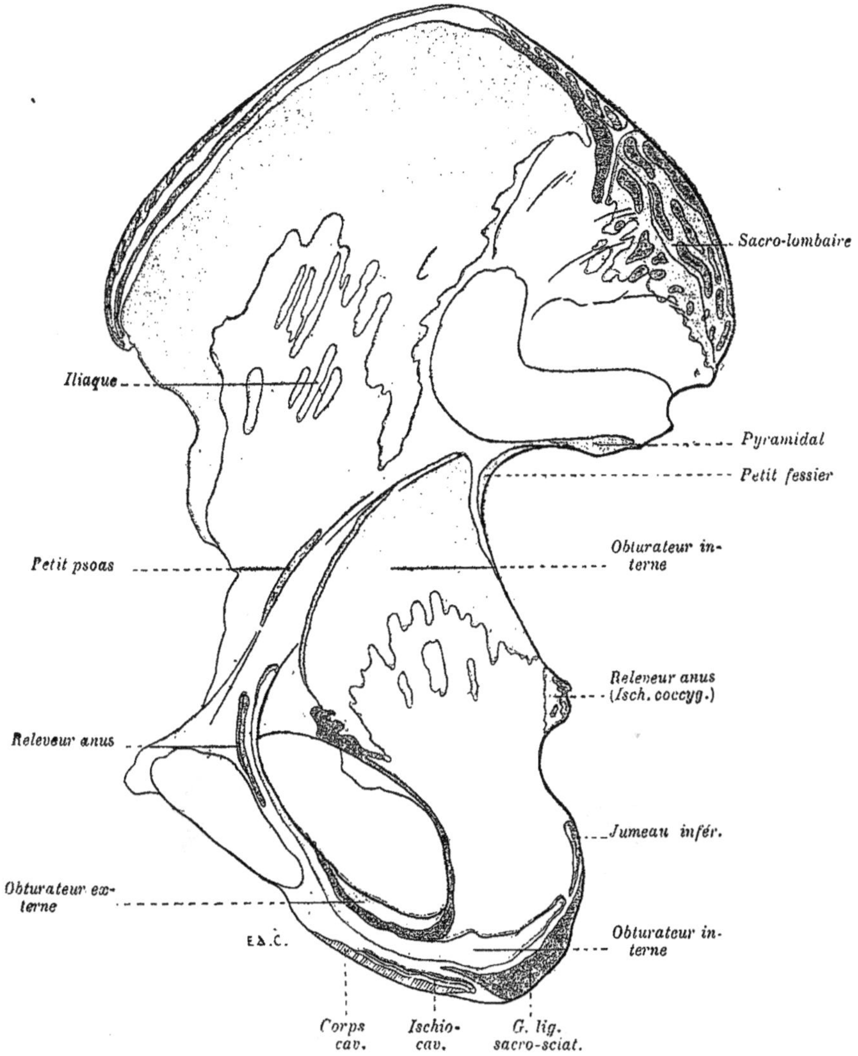

Fig. 181. — Os iliaque, face interne, insertions musculaires.

En arrière de la fosse iliaque existe une large surface triangulaire, inégale, qui comprend deux portions fort différentes : une partie antérieure, comparée au pavillon de l'oreille et dite pour cela *facette auriculaire :* elle s'articule avec une facette semblable du sacrum ; — et une partie postérieure, plus étendue, convexe, hérissée de gros tubercules qui donnent insertion aux puissants ligaments qui unissent en arrière le sacrum et l'os iliaque : c'est la *tubérosité iliaque* (G).

La portion de la face interne située au-dessous de la ligne ilio-pubienne montre : 1° une large surface quadrilatère, répondant à la cavité cotyloïde et donnant insertion dans sa partie supérieure à l'obturateur interne ; 2° en arrière de celle-ci, une gouttière à concavité inférieure : cette gouttière pourrait être dite *gouttière des vaisseaux fessiers,* car elle loge l'artère fessière et les gros troncs veineux qui l'entourent ; 3° en avant de la surface quadrilatère, le cadre osseux circonscrivant le trou ischio-pubien ; ce cadre est échancré à sa partie supérieure par la gouttière sous-pubienne.

Bord supérieur ou crête iliaque. — Épais et contourné à la manière d'un *S* italique très allongé, ce bord, convexe, rugueux, est légèrement déjeté en dehors. Son épaisseur n'est point uniforme : il s'épaissit en deux points, aux sommets

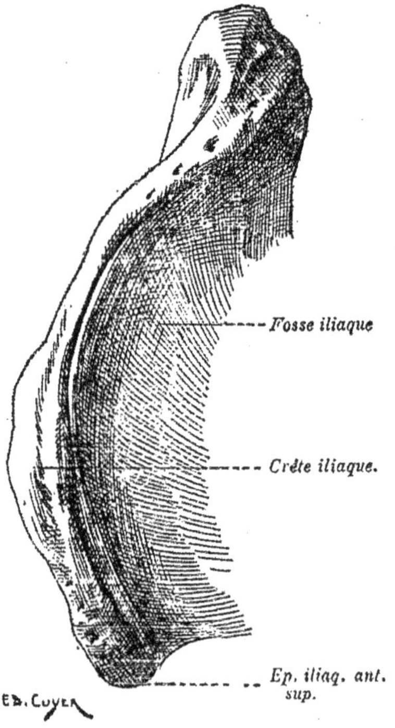

Fig. 182. — Os iliaque, bord supérieur ou crête.

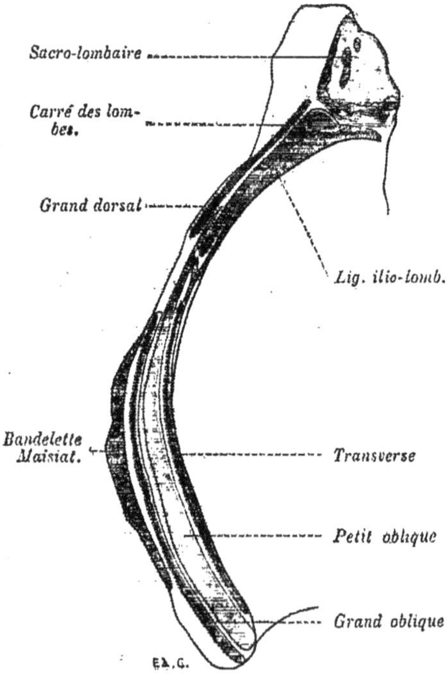

Fig. 183. — Os iliaque, bord supérieur, insertions musculaires.

des deux courbures de l'*S*. Il commence en avant au niveau de l'*épine iliaque antérieure et supérieure,* éminence dirigée en avant, rugueuse par des insertions musculaires et aponévrotiques (couturier, tenseur du fascia lata). Il se termine en arrière par une tubérosité plus grosse, l'*épine iliaque postérieure et supérieure,* qui forme l'angle postéro-supérieur de l'os iliaque. De l'une à l'autre épine, le bord est sineux, conformé en dos d'âne, c'est-à-dire divisé en deux versants, que limitent une lèvre interne et une lèvre externe ; il donne insertion à un grand nombre de muscles comme nous avons essayé de le représenter dans la figure ci-contre.

La crête iliaque est très convexe ; le sommet de la courbe qu'elle décrit se trouve à peu près à égale distance des deux épines iliaques.

Bord inférieur. — Le bord *inférieur,* moins long et moins convexe que le supérieur, commence en avant au sommet de l'angle pubien où il se rencontre avec le bord antérieur. De là il se dirige d'abord directement en arrière et en bas, dans le plan sagittal, s'élargissant en une surface large, plane, elliptique, la *surface pubienne* ou *surface symphysaire* qui forme, par son articulation avec celle du côté opposé, la symphyse du pubis. La surface symphysaire, de forme ovalaire, mesure de 35 à 40^{mm} dans son grand axe et environ 15^{mm} dans le petit (H).

Au delà de cette surface, le bord inférieur de l'os iliaque se déjette brusquement en dehors, et devient une crête rugueuse, de plus en plus large, sur laquelle viennent prendre insertion le corps caverneux et ses muscles, le transverse du périnée, le droit interne, et le grand adducteur de la cuisse.

L'obliquité de ce bord en arrière et en dehors est beaucoup plus prononcée chez la femme que chez l'homme. Il faut aussi remarquer que chez l'homme le point d'attache du corps caverneux est indiqué par un méplat qui déprime la lèvre interne du bord. Le bord inférieur se termine en arrière à la tubérosité ischiatique qui forme l'angle postéro-inférieur de l'os iliaque.

Bord antérieur. — Situé dans un plan frontal, il offre, dans l'ensemble, une vaste échancrure allant de l'épine iliaque antéro-supérieure à l'angle pubien. Il est oblique de haut en bas et de dehors en dedans dans sa moitié supérieure ou externe, à peu près horizontal dans sa moitié inférieure ou interne. Immédiatement au-dessous de l'épine iliaque antéro-supérieure, on trouve une échancrure, qui tourne en avant son croissant concave. Quoi qu'on en dise, cette échancrure ne donne passage à aucun organe : elle est fermée par une cloison aponévrotique intermédiaire au psoas et au tenseur du fascia lata (1).

En bas, la crête qui forme le fond de l'échancrure s'élargit et conduit à une saillie mousse, allongée verticalement : c'est l'*épine iliaque antéro-inférieure* sur laquelle s'insère le tendon direct du muscle droit antérieur de la cuisse. Au-dessous de l'épine, le bord est creusé d'une gouttière verticale, à concavité interne, par le passage du tendon du muscle psoas iliaque. A partir de ce point le bord se porte presque transversalement en dedans : il présente aussitôt une saillie étendue, mais peu proéminente, l'*éminence ilio-pubienne,* vestige de la soudure de l'ilion et du pubis, et non, comme on le dit, trace d'insertion du petit psoas et de l'arcade fémorale profonde.

Plus en dedans, le bord antérieur est formé par la face antérieure de la branche horizontale du pubis ; cette surface, parfois excavée par l'insertion du muscle pectiné (surface pectinéale), est limitée en arrière par la crête pectinéale ou pubienne que nous avons déjà étudiée sur la face interne de l'os, en avant par le bord inférieur de la branche horizontale du pubis. A la rencontre des deux crêtes, on trouve l'*épine pubienne,* saillie pyramidale, dont le sommet donne attache à l'arcade crurale, et dont les faces sont recouvertes par l'insertion du pectiné en haut, du moyen adducteur en bas ; la face supéro-interne de l'épine est souvent excavée en une gouttière répondant au passage du cordon spermatique (J). — Entre l'épine et l'angle du pubis, une surface rugueuse, quelquefois relevée en crête, reçoit l'insertion du grand droit de l'abdomen.

Bord postérieur. — Le bord postérieur est également concave ; il est formé par l'ilion dans sa partie supérieure, par l'ischion dans sa partie inférieure. Il commence à l'angle postéro-supérieur, c'est-à-dire à l'*épine iliaque postéro-supérieure,* et finit à la *tubérosité ischiatique.* Plus profondément excavé que le bord antérieur, sa concavité ne regarde point en bas, comme on le dit toujours, mais en arrière, car les deux extrémités du bord sont presque sur une même ligne verticale.

Immédiatement au-dessous de l'épine iliaque postéro-supérieure, le bord postérieur entre en contact avec les faces latérales du sacrum et descend sur cette face par une épine mince et tranchante, l'*épine iliaque postérieure et inférieure,* qui prolonge sur la face latérale la facette auriculaire. Les deux épines iliaques postérieures sont séparées par une échancrure peu profonde.

Au-dessous, le bord postérieur présente une large et profonde échancrure, qui fait partie de la grande échancrure sacro-sciatique. Cette échancrure est divisée en deux portions par une épine mince et tranchante, l'*épine sciatique* à laquelle s'insère le petit ligament sacro-sciatique. La portion de l'échancrure qui est au-dessus de l'épine sciatique porte le nom de *grande échancrure sciatique :* elle livre passage à de nombreux organes sortant du bassin (vaisseaux et nerfs fessiers, ischiatiques, honteux internes, muscle pyramidal, grand et petit nerfs sciatiques (K). — L'échancrure située au-dessous de l'épine sciatique est plus petite : c'est la *petite échancrure sciatique;* recouverte de fibro-cartilage à l'état frais, elle fait office de poulie de réflexion pour les tendons du muscle obturateur interne qui glissent dans trois ou quatre gouttières facilement visibles sur l'os frais.

Le bord postérieur se termine à la tubérosité de l'ischion : j'ai déjà signalé les insertions musculaires qui se font sur cette dernière : il faut y ajouter l'insertion du grand ligament sacro-sciatique (sacro-tuberosum de Henle, en français sacro-tubérositaire).

Ossification. — L'os iliaque présente douze points d'ossification : trois primitifs et neuf complémentaires.

Des *trois points primitifs,* l'un forme l'ilion, *point iliaque;* — l'autre, l'ischion, *point ischiatique ;* — le troisième, le pubis, *point pubien.* — Ces trois points apparaissent durant la vie intra-utérine dans l'ordre suivant : l'iliaque (cinquantième à soixantième jour), l'ischiatique (quatrième mois), le pubien (milieu de la grossesse).

A la naissance, les trois os sont encore distincts : du fond de la cavité cotyloïde partent en rayonnant les trois bandes cartilagineuses qui les séparent. Ces bandes ou lignes ont la forme d'un Y (cartilage en Y) dont les branches se dirigent vers les dépressions du rebord cotyloïdien. La cavité cotyloïde est donc formée par les trois os : l'ilion en forme la partie supéro-externe ; le pubis, la partie supéro-interne (la plus petite); et l'ischion, la partie inféro-externe (la plus grande). Pour compléter et modeler la cavité articulaire, il existe *trois points complémentaires,* qui apparaissent au niveau de son arrière-fond. L'un de ces points principal reste indépendant durant une période assez longue, d'où son nom de *quatrième os coxal;* il est situé entre l'ilion et le pubis, au niveau du bord antérieur de l'arrière-fond; aussi a-t-il été appelé par Rambaud et Renault *os cotyloïdien* ou *os acetabuli.* Bien développé chez les mammifères, l'os cotyloïdien apparaît vers l'âge de 12 ans sous forme d'un prisme allongé : il se confond avec les os voisins vers l'âge de 18 ans. La persistance de l'os cotyloïdien a été observée chez l'adulte. — Les autres points cotyloïdiens complémentaires, simples lamelles qui modèlent la surface, apparaissent vers l'âge de treize à quinze ans; ils se soudent aux points primitifs vers la quinzième ou la seizième année, époque à laquelle l'os iliaque est complètement ossifié, à l'exception de quelques épiphyses qui ont des points complémentaires spéciaux.

Ces derniers sont au nombre de six: deux appartenant à l'ilion (crête et épine iliaque antéro-inférieure) apparaissent vers quinze à seize ans; — deux autres, destinés au pubis (épine et angle), apparaissent de dix-huit à vingt ans; — les deux derniers, destinés à l'ischion (épine sciatique et tubérosité ischiatique) apparaissent vers la quinzième ou la seizième année.

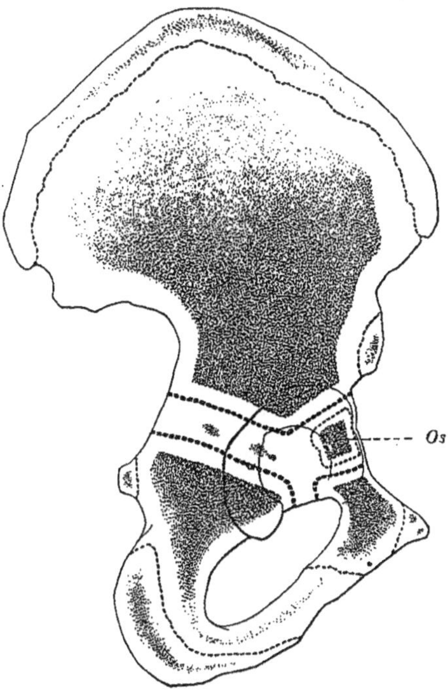

Fig. 184. — Os iliaque, ossification.

Ces six points complémentaires se soudent aux points primitifs dans l'ordre suivant: épine iliaque antéro-inférieure (seize ans); épine pubienne (dix-huit ans); angle pubien (vingt-un ou vingt-deux ans); tubérosité ischiatique (dix-sept à vingt-deux ans chez la femme, vingt-un à vingt-quatre chez l'homme); celui de la crête iliaque est celui qui se soude le dernier (vingt-un à vingt-quatre ans). Cette épiphyse marginale présente donc, au point de vue de son ossification, des caractères qui la rapprochent beaucoup de la même épiphyse de l'omoplate. Ce fait anatomique a une grande importance pratique au point de vue du siège le plus fréquent des lésions juxta-épiphysaires chez les adolescents (ostéomyélite spontanée), lésions qui se localisent de préférence au niveau de l'épiphyse marginale, grâce à la persistance prolongée du cartilage de conjugaison unissant l'épiphyse à l'os.

Architecture. — L'os coxal est un os plat, formé par deux lames de tissu compact enfermant une couche de tissu spongieux. L'épaisseur de la coque compacte est variable: elle atteint trois à quatre millimètres au niveau de la partie la plus convexe de la crête iliaque, dans la gouttière des vaisseaux fessiers, à la tubérosité ischiatique. L'épaisseur de la couche spongieuse est en rapport avec l'épaisseur même de l'os, en ses différents points. Dans la portion iliaque, l'épaisseur de l'os diminue des bords vers le centre de la fosse iliaque: en ce point l'os s'amincit, et devient la plupart du temps transparent. C'est par cette partie amincie que passent les fractures horizontales de l'aile iliaque que Duverney a étudiées; j'en ai donné six beaux cas à mon collègue Walther pour son récent travail sur les fractures du bassin (*Traité de chirurgie*, Duplay et Reclus, tome VI): je crois toutefois que le point d'application de la force a plus d'importance pour le siège de la fracture que la conformation de l'os. — Parfois, mais beaucoup plus rarement qu'on ne le dit, cet amincissement peut aller jusqu'à la perforation de l'os. Sur deux os iliaques de la collection que j'ai rencontrée à l'École pratique, la fosse iliaque, criblée à jour, est une véritable dentelle osseuse. Je n'observe la perforation que sur trois os, sur lesquels le processus de résorption paraît avoir activement sévi. Par le même processus, on peut observer la perforation du fond de la cavité cotyloïde, dont l'épaisseur est d'ailleurs très variable.

Connexions. — Articulé sur la ligne médiane avec celui du côté opposé, l'os iliaque s'articule en haut et en arrière avec le sacrum, en bas avec le fémur.

Insertions musculaires. —

Face interne	Iliaque; petit psoas; releveur de l'anus; obturateur interne.
Face externe	Petit fessier; moyen fessier; grand fessier; tendon réfléchi du droit antérieur; moyen adducteur; obturateur externe.
Bord supérieur. . . .	Grand oblique; petit oblique; transverse de l'abdomen; grand dorsal; carré des lombes; sacro-lombaire.

Bord antérieur. . . .	Couturier: tenseur du fascia lata; droit antérieur (tendon direct); pectiné.
Bord inférieur	Droit interne; petit adducteur; grand adducteur; ischio-caverneux.
Angle du pubis. . . .	Grand droit et pyramidal de l'abdomen.
Ischion	Carré crural; demi-tendineux; demi-membraneux; biceps; grand adducteur; jumeau inférieur.
Epine sciatique. . . .	Jumeau supérieur; releveur de l'anus.

Varia. — A. — Rien de plus faux que les descriptions et les figures qui montrent le grand fessier s'insérant à toute cette surface; une crête limite le triangle d'insertion du grand fessier.

B. — Ces deux lignes sont encore appelées : l'antérieure, inférieure ou *ligne du moyen fessier;* la postérieure, supérieure ou *ligne du grand fessier*. On préférera, comme moi, les qualificatifs antérieure et postérieure, si l'on prend la peine de regarder la situation réelle de ces lignes.

La ligne demi-circulaire antérieure est assez souvent dédoublée; ses lèvres donnent insertion aux muscles sus et sous-jacents, moyen et petit fessiers; l'interstice, quelquefois excavé en gouttière, répond au passage d'une grosse branche de l'artère fessière (branche moyenne). Je ne sais si cette gouttière a été signalée : je la trouve cependant très nette et très large sur nombre d'os; commençant dans la grande échancrure sciatique, elle se continue sur la face externe de l'ilion parallèlement à la ligne demi-circulaire antérieure.

C. — L'échancrure ichio-pubienne est parfois convertie en canal par un pont osseux; je connais deux cas de cette anomalie : l'un qui est signalé par Hyrtl; l'autre qui m'a été montré par M. Nicolas, mon collègue de Nancy.

D. — Le croissant articulaire garde d'ordinaire la trace de sa formation par les trois points osseux de l'ilion, du pubis et de l'ischion, soit qu'il présente un étranglement aux deux points où s'est faite la soudure, soit que l'une des cornes, l'antérieure surtout, reste séparée du reste de la surface par un sillon plus ou moins accentué.

E. — Je ne puis consentir à conserver la dénomination impropre de *trou obturateur ;* au moins faudrait-il dire *obturé;* ischio-pubien est mieux.

F. — On a parfois constaté l'absence de réunion de la branche ascendante de l'ischion et de la branche descendante du pubis, qui restaient à distance (Hyrtl).

G. — *Sillon préauriculaire.* — Immédiatement au-dessous du bord horizontal de la facette auriculaire, on trouve très souvent un sillon ou plutôt une gouttière peu profonde, large de deux à cinq millimètres, et qui court, parallèlement au bord vers l'épine iliaque postéro-inférieure. Zaaijer a donné à cette gouttière le nom de *sillon préauriculaire :* il la considère comme servant à l'insertion du ligament sacro-iliaque antérieur : il y voit une particularité de l'os iliaque des femmes javanaises et dit qu'il n'existe que très rarement et peu développé sur les bassins de femmes d'Europe. — Verneau (*le Bassin dans les deux sexes et dans les races*, Paris, 1875) a rencontré le sillon préauriculaire constamment et dans toutes les races : pour lui, il correspond au trajet de l'artère hypogastrique et ne sert pas exclusivement à l'insertion du ligament. — Je viens d'étudier ce sillon sur cent os iliaques, et voici les résultats auxquels je suis arrivé : 1° ce sillon est une gouttière ; 2° cette gouttière est à peu près constante ; 3° elle est parallèle au bord inférieur de la facette auriculaire, et ne doit pas être dite pré-auriculaire, mais bien *sous-auriculaire;* 4° souvent ce n'est qu'une demi-gouttière ; elle est alors complétée par le bord du sacrum ; 5° les bords, lorsqu'ils sont nettement marqués, donnent insertion aux feuillets profonds du ligament sacro-iliaque inférieur ; 6° la gouttière répond au passage d'une artériole et de grosses veines; l'artère hypogastrique est fort en avant ; 7° sur des bassins qui portent des traces d'ossification des ligaments, on trouve (deux fois sur cent) la partie postérieure de la *gouttière sous-auriculaire* recouverte par une jetée osseuse allant de l'ilion au sacrum.

H. — Il n'est pas tout à fait exact de dire que sa surface est parallèle au plan médian : en réalité, son extrémité antéro-supérieure, qui répond au sommet de l'angle du pubis, est plus rapprochée du plan médian sagittal que son extrémité postéro-inférieure.

I. — A en croire l'unanimité de ceux qui écrivent sans faire le contrôle anatomique de leurs descriptions, cette échancrure donnerait passage au psoas-iliaque pour les uns, au nerf fémoro-cutané pour les autres. En réalité, elle ne livre passage à aucun organe; à y regarder de près, elle est parcourue par une crête médiane séparant un versant interne, sur lequel s'insère le muscle iliaque, et un versant externe qui donne insertion au petit fessier; sur la crête prend insertion une forte lame aponévrotique, émanée des tendons du droit antérieur de la cuisse et du grand oblique de l'abdomen.

J. — Quelquefois l'épine du pubis est très développée : on l'a alors rapprochée des os marsupiaux de certains animaux non-placentaires (Humphry, *le Squelette humain*, p. 459).

K. — Parfois on rencontre sur le contour de la grande échancrure une rugosité ou épine (spina accessoria ischii de Schwegel), répondant à la soudure ilio-ischiatique (Schwegel, Hyrtl).

Nombre d'auteurs ont signalé des déformations et des prolongements apophysaires de l'os iliaque par l'ossification des ligaments qui s'y attachent : on les rencontre surtout au devant et au-dessus de la facette auriculaire (ossification des ligaments sacro-iliaques), à l'épine iliaque antérieure et supérieure (ossification de l'arcade crurale), à l'ischion et à la petite épine sciatique (ossification des ligaments sacro-sciatiques), et, en général, sur tous les points d'insertions musculaires et ligamenteuses. — J'ai déjà signalé la crête ou tubercule que l'on trouve sur la ligne innominée au niveau de l'insertion du petit psoas.

DU BASSIN OSSEUX

Les deux os iliaques, unis en avant par la symphyse pubienne, réunis en arrière par l'intermédiaire du sacrum, circonscrivent une vaste cavité, le *bassin*. C'est une sorte d'*entonnoir osseux*, largement évasé dans sa partie supérieure inclinée en avant et en haut, plus étroit et presque cylindrique dans sa partie inférieure, qui se dirige en bas et en arrière. La limite entre ces deux parties de l'*entonnoir pelvien* est bien indiquée à la face interne de l'anneau osseux par la ligne innominée : au-dessus de cette ligne, c'est le *grand bassin;* au-dessous, c'est le *petit bassin* ou *canal pelvien*.

Nous étudierons successivement : 1° la situation du bassin ; — 2° sa conformation générale ; — 3° son inclinaison et ses différents axes ; — 4° les différences qu'il présente suivant les sexes et les âges.

SITUATION DU BASSIN. — Le bassin, intermédiaire à la colonne vertébrale qui repose sur sa partie postérieure et aux fémurs sur lesquels il repose par ses parties latérales, constitue la partie la plus inférieure du tronc. Chez l'adulte de taille ordinaire et de conformation moyenne, il répond à la partie moyenne du corps ; chez le nouveau-né et chez l'enfant en bas âge, il est bien au-dessous de cette partie moyenne ; il s'élève peu à peu, au fur et à mesure que les membres inférieurs se développent.

CONFORMATION GÉNÉRALE. — Je ne saurais trouver de meilleure comparaison que celle donnée plus haut : le bassin est un véritable entonnoir osseux. La partie supérieure de cet entonnoir, le *grand bassin*, termine inférieurement la cavité abdominale, et peut être considérée comme une dépendance de celle-ci. Sa partie inférieure, cylindrique, le *petit bassin*, forme le canal pelvien ou bassin proprement dit. Cette comparaison me paraît plus exacte et plus représentative que celle de « cône tronqué » généralement adoptée.

On considère au bassin une *surface extérieure* une *surface intérieure*, une *ouverture* ou *circonférence supérieure*, une *ouverture* ou *circonférence inférieure*.

Surface extérieure. — Nous diviserons la surface extérieure en quatre régions : une antérieure, une postérieure, et deux latérales.

La *région antérieure* présente : 1° sur la ligne médiane, la *symphyse pubienne*, qui occupe le plan sagittal ; sa hauteur, plus grande chez l'homme que chez la femme, varie de 30 à 50 mm. ; — 2° de chaque côté de celle-ci, la *surface angulaire*, dominée par l'épine pubienne ; — 3° au-dessous de la symphyse, une arcade, l'*arcade pubienne*, dont les deux piliers sont formés par les branches ischio-pubiennes, limitant en avant les trous ischio-pubiens.

Les *régions latérales* offrent de haut en bas : 1° la *fosse iliaque externe*, regardant en arrière et en dehors ; — 2° la *cavité cotyloïde* ouverte en dehors, échancrée en bas ; — 3° le *trou ischio-pubien*, compris entre la branche dite horizontale du pubis qui s'incline en bas, et la branche descendante de l'ischion dirigée en bas et en arrière, et terminée par la tubérosité ischiatique ; le plan de cette partie de la région latérale du bassin, fortement incliné en dedans et un peu en bas, tend à devenir horizontal.

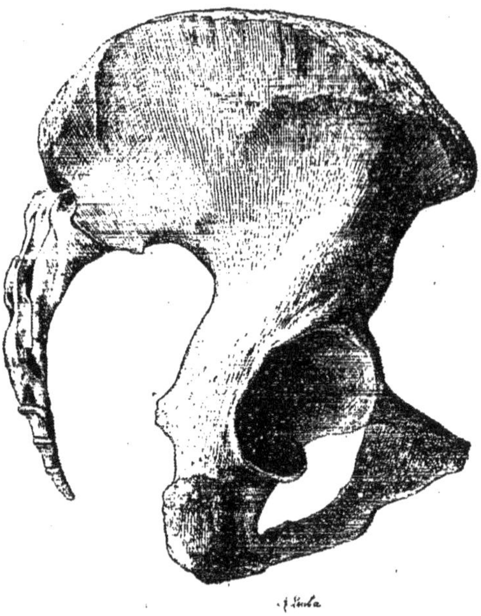

Fig. 185. — Bassin, face latérale.

La *région postérieure*, fortement convexe, présente : 1° sur la ligne médiane, la *crête sacrée ;* — 2° de chaque côté de celle-ci, les *gouttières sacrées ;* — 3° les *trous sacrés postérieurs*, étagés dans la gouttière que limitent en dedans les saillies répondant aux apophyses articulaires, et en dehors celles qui répondent aux apophyses transverses des vertèbres sacrées ; — 4° la *tubérosité iliaque*, séparée des parties latérales du sacrum par l'interligne sacro-iliaque.

Surface intérieure. — On y remarque tout d'abord un relief circulaire, sorte d'étranglement qui divise la cavité pelvienne en deux parties : le *grand* et le *petit bassin*. Cet étranglement constitue ce que l'on appelle le *détroit supérieur* ou *orifice supérieur du petit bassin*.

a) Le *détroit supérieur*, très irrégulièrement circulaire, est limité en arrière par l'angle sacro-vertébral (lieu de jonction de la dernière vertèbre lombaire et de la première sacrée, promontoire des accoucheurs), et par le bord inférieur des ailerons du sacrum ; sur les côtés il est limité par la crête iliopubienne que continue en avant la crête pectinéale ; sa limite antérieure est formée par le bord antéro-supérieur de la symphyse. Je ne puis, anatomiquement, mettre l'épine pubienne dans le détroit supérieur, car elle appartient à la surface extérieure du bassin.

Le détroit supérieur, échancré en arrière par la saillie du promontoire, revêt la forme d'un cœur de carte à jouer, dont la pointe serait très arrondie : il présente de nombreuses variétés de forme : Weber et Verneau ont décrit des types ovalaire, elliptique, réniforme, rond, quadrangulaire, cunéiforme, etc.

On distingue au détroit supérieur quatre diamètres : l'antéro-postérieur, le transverse, les obliques. — Le *diamètre antéro-postérieur* ou *sacro-pubien* promonto-pubien des accoucheurs), mesure 11 centimètres. — Le *diamètre transverse,* qui mesure la plus grande largeur du détroit superieur, atteint 13

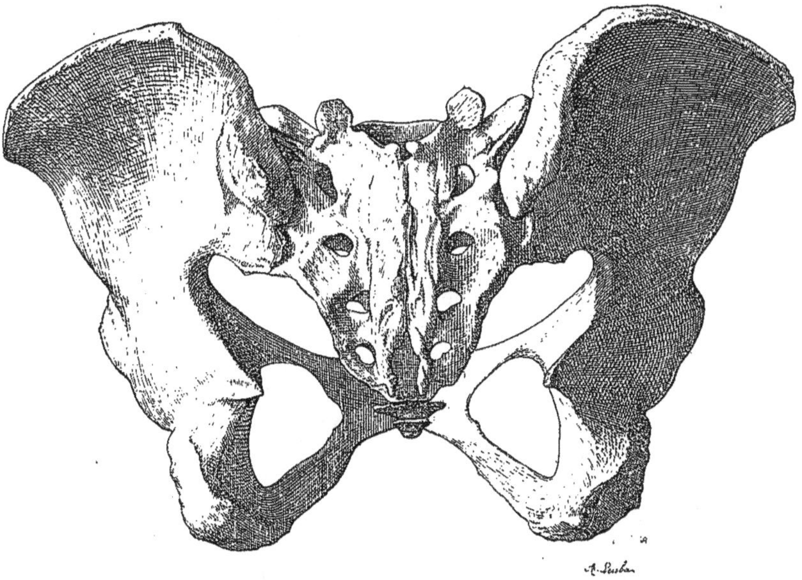

Fig. 186. — Bassin, face postérieure.

cm., 5. — Les *diamètres obliques,* droit et gauche, mesurés du point où l'éminence ilio-pubienne rencontre la ligne innominée, à la symphyse sacro-

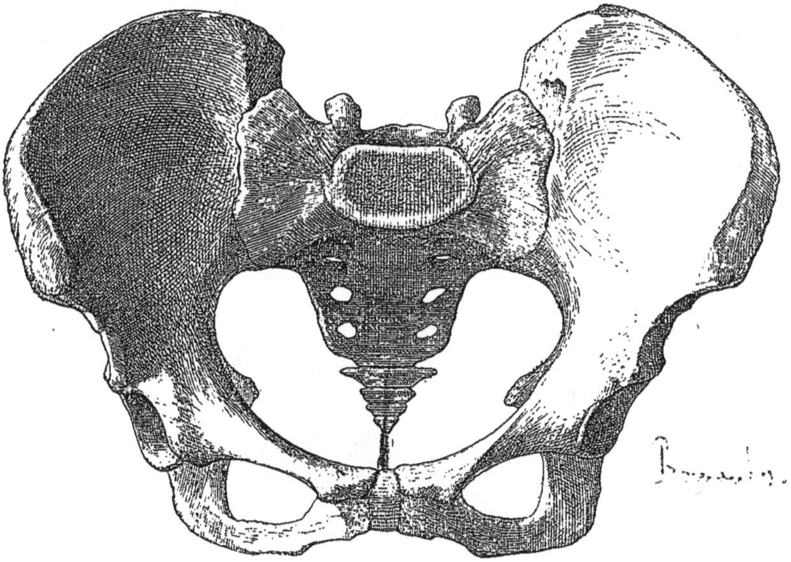

Fig. 187. — Bassin, vue antéro-supérieure.

iliaque du côté opposé, mesurent 12 cm. — Il importe de spécifier que ce sont là les diamètres du bassin osseux, et qu'ils sont très réduits sur le vivant par la présence des parties molles.

b) Le *grand bassin* (*bassin supérieur*), formé par les fosses iliaques internes et les ailerons du sacrum, présente en avant une très large échancrure limitée par le bord antérieur des os iliaques, et en arrière une échancrure plus petite, répondant au sacrum ; celle-ci est, sur le squelette entier, subdivisée en deux échancrures anguleuses par la colonne lombaire.

c) Le *petit bassin* (*bassin inférieur, canal pelvien*) revêt la forme d'une bague ou d'un anneau osseux, dont l'orifice supérieur, répondant au détroit supérieur, est assez régulier, tandis que l'orifice inférieur est fort irrégulier, hérissé de saillies séparant de larges échancrures ; il porte le nom de détroit inférieur.

Les *parois* du canal pelvien sont au nombre de quatre : la *paroi antérieure,* de hauteur faible, concave transversalement, est formée sur la ligne médiane par la face postéro-supérieure de la symphyse et des angles pubiens, et latéralement par les branches descendantes du pubis qui vont rejoindre les branches ascendantes de l'ischion, limitant l'échancrure pubienne, et circonscrivant la moitié antérieure du trou ischio-pubien. — La *paroi postérieure* est constituée par la face inférieure du sacrum et du coccyx ; elle présente une grande hauteur et une concavité verticale très prononcée. — Les *parois latérales* sont formées par la surface quadrilatère qui répond à la cavité cotyloïde, et par la face interne de l'épine sciatique, du corps, de la branche descendante et de la tubérosité de l'ischion ; ces dernières parties circonscrivent la moitié postérieure du trou ischio-pubien, qui pénètre de chaque côté la partie antéro-latérale de l'excavation pelvienne.

L'*orifice inférieur du petit bassin* se confond avec la circonférence inférieure du bassin et sera décrit avec elle.

La *cavité* du petit bassin, l'*excavation,* légèrement renflée en forme de *barillet* surtout dans sa moitié postérieure, a des diamètres égaux, souvent supérieurs à ceux de ses orifices.

Circonférence supérieure du bassin. — Son plan regarde obliquement en avant et en haut ; en d'autres termes, l'*entonnoir pelvien incline en avant et en haut son orifice évasé.* Cette circonférence est formée en arrière par l'articulation sacro-vertébrale, le bord supérieur des ailerons du sacrum, l'interstice sacro-iliaque, sur les côtés par la crête iliaque, et en avant par le bord antérieur de l'os coxal (présentant l'éminence ilio-pubienne et la crête pectinéale), et par la symphyse pubienne.

Le *diamètre transversal* allant d'une épine iliaque antéro-supérieure à celle du côté opposé, mesure 25 à 26 cm. ; — le diamètre transversal maximum, d'une crête iliaque à l'autre, atteint en moyenne 27 cm.

Circonférence inférieure (*détroit inférieur*). — On l'appelle encore *détroit périnéal, petit détroit, orifice inférieur* du petit bassin. C'est l'orifice de sortie du bassin ; il est constitué en avant par la partie postéro-inférieure de la symphyse pubienne ; — en arrière par le sommet du coccyx ; — latéralement par un rebord osseux en forme d'*S* à fortes courbures, dont la partie antérieure, convexe, est formée par les branches ischio-pubiennes et la tubérosité de l'ischion, tandis que la partie postérieure concave est formée par les échancrures sciatiques et les bords latéraux du sacrum et du coccyx ; l'épine sciatique proémine dans cette partie concave : elle est d'ordinaire plus ou moins tournée vers l'excavation.

Les *diamètres* sont au nombre de deux : l'un, *antéro-postérieur*, ou *coccy-*

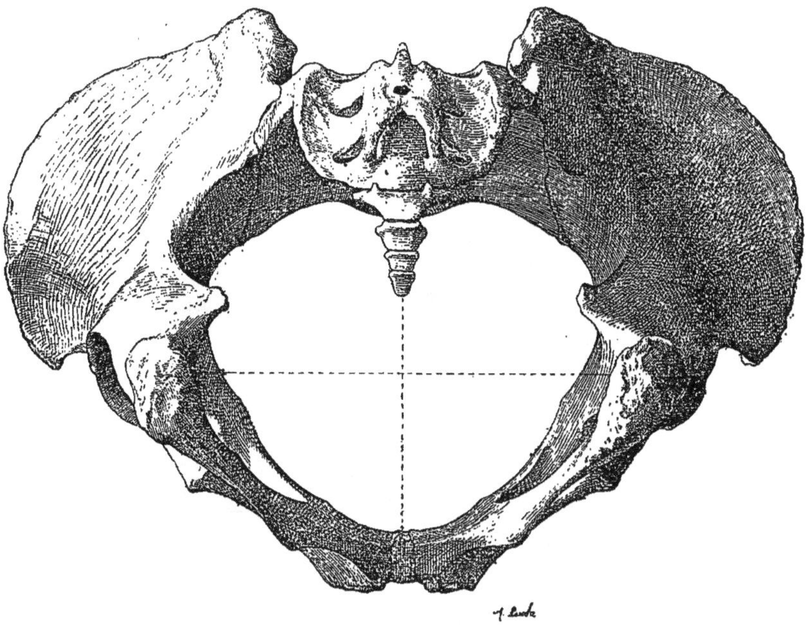

Fig. 188. — Bassin vu par le détroit inférieur.

pubien ; l'autre, *transversal*, ou *bi-ischiatique ;* ils sont sensiblement égaux et mesurent 11 centimètres.

Sur le vivant, l'aspect du détroit inférieur est tout autre ; la grande échancrure sciatique est fermée de chaque côté par les ligaments sacro-tubérositaires, dont le bord inférieur limite la moitié postérieure du détroit.

Inclinaison du bassin. — La position précise du bassin sur le sujet entier et debout nous est donnée par la direction de deux plans passant *l'un par le détroit supérieur, l'autre par le détroit inférieur*.

On a surtout mesuré *l'inclinaison du détroit supérieur sur l'horizontale*, c'est-à-dire l'angle formé par l'axe antéro-postérieur du grand détroit (diamètre sacro-pubien) avec la ligne horizontale rasant le bord supérieur de la symphyse, le sujet étant, bien entendu, dans l'attitude verticale. Noegele, Weber, Sappey, Meyer, Proschownick, Charpy ont mesuré cet angle et sont arrivés, par des procédés différents, à des résultats à peu près identiques ; cet angle est en moyenne de 55° à 60° ; mais les écarts individuels sont considérables, puisque l'angle peut mesurer 45° ou 70°. — L'inclinaison du détroit inférieur mesurée, dans les mêmes conditions, par l'angle du diamètre coccy-pubien avec l'horizontale, est beaucoup moins oblique ; l'angle ne s'élève guère au-dessus de 10° ; ses variations sont aussi considérables que celle du premier.

Tout le monde répète après Noegele que *l'angle sacro-vertébral* est situé à 7 cm. environ au-dessus de la partie la plus élevée de la symphyse pubienne ; on entend sans doute au-dessus de l'horizontale menée par la partie la plus élevée de la symphyse. Même dans ces termes, l'assertion est inexacte : je viens de mesurer, sur deux sujets congelés, la distance entre ces deux points ; elle dépasse 10 centimètres. Je vois d'ailleurs sur la coupe d'un sujet congelé représentée dans l'atlas de Braüne, que cette distance s'élève au-dessus de 10 centimètres, tant sur l'homme que sur la femme. — Il n'est pas plus vrai, à mon avis, de dire que la pointe du coccyx est située à un ou deux centimètres au-dessus du plan horizontal passant par la partie la plus inférieure de la symphyse; sur les coupes de Braüne, sur les miennes, et même sur les planches de ceux qui impriment cette inexactitude, cette distance est plus considérable; dans des cas exceptionnels, la pointe du coccyx atteint l'horizontale, ou même la dépasse au dire de Noegelé. — On dit encore qu'une horizontale menée par le bord supérieur de la symphyse va passer entre la deuxième et la troisième vertèbre coccygienne.

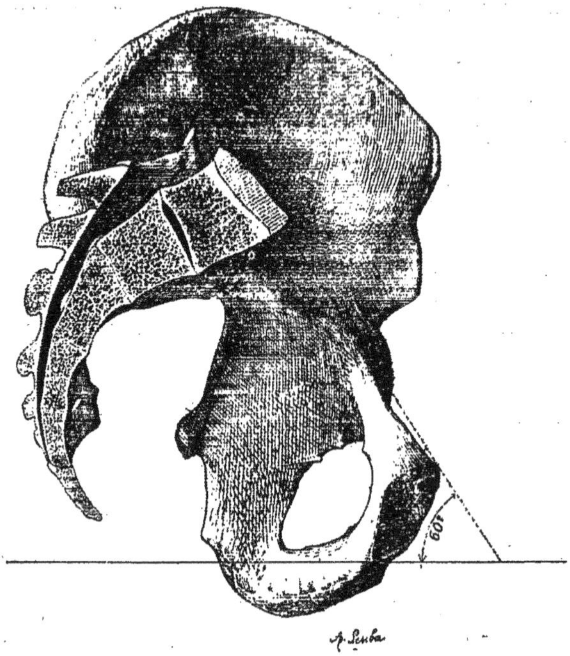

Fig. 189. — Bassin, inclinaison.

La ligne de Meyer, qui part du milieu du corps de la troisième vertèbre sacrée pour aboutir entre les deux épines pubiennes, parait offrir des variations moins considérables; elle forme avec l'horizon un angle de 30° et les écarts ne seraient que de 5° au-dessus ou au-dessous.

L'inclinaison du bassin sur la colonne vertébrale, mesurée avec la lamelle de plomb ou sur des coupes, est en moyenne de 110° (Charpy); mais les variations individuelles chez l'adulte vont de 90° à 130°, suivant la cambrure vertébrale et l'inclinaison pelvienne.

L'inclinaison de la symphyse pubienne sur la verticale est facile à calculer, sur le vivant, tandis que l'inclinaison du détroit supérieur est très difficile à mesurer. Charpy a mesuré sur 116 cadavres l'inclinaison de la symphyse sur la verticale; il l'a trouvée égale en moyenne à 60°; d'après cet auteur, la connaissance de l'inclinaison pubienne a un triple avantage : l'inclinaison représente à peu près la direction de la cavité; elle est en rapport fidèle avec l'ensellure lombo-sacrée; sa mesure est facile à obtenir sur le vivant. Elle est plus accentuée chez la femme que chez l'homme.

Cleland (Memoirs and memoranda in Anatomy, Vol. I, p. 95-103, 1 Taf.) a étudié le développement du bassin à dater de la naissance; il a vu, entre autres, que l'inclinaison des deux os iliaques (mesurée par l'angle que forment entre eux leurs bords antérieurs) est en moyenne de 50° 1/2 chez la femme, et de 53° chez l'homme. De nombreuses mensurations faites chez les enfants ont montré à cet auteur que l'inclinaison des os iliaques diminue depuis l'enfance jusqu'à la puberté, pour augmenter ensuite jusqu'à la vieillesse.

Variations suivant l'âge. — Charpy a mesuré l'angle sacro-vertébral sur des fœtus masculins de 55 millimètres; il était de 165°, et la symphyse pubienne, parallèle au sacrum, avait une inclinaison de 15°. Sur sept fœtus de 6 mois, le même auteur a trouvé un angle sacro-vertébral de 136° et une inclinaison pubienne de 30° sur l'un, de 45° sur l'autre; en même temps il a vérifié cette assertion de Fehling à savoir qu'à cet âge le sacrum est convexe dans sa moitié supérieure. Sur le nouveau-né, l'angle sacro-vertébral est de 132°, et l'inclinaison pubienne, moindre que chez l'adulte, varie de 45 à 50°. — Onze enfants de 1 à 5 ans avaient encore une symphyse inclinée seulement de 47°; mais déjà l'angle sacro-vertébral était plus marqué (123°), car la courbure lombaire s'était affirmée. A partir de l'âge de la marche, de 3 à 5 ans, le bassin s'accommode aux inflexions du rachis; le poids du corps l'abaisse, l'écrase, et le fait basculer au niveau de la symphyse sacro-iliaque, de façon à incliner la symphyse et à relever le coccyx qui, retenu par les ligaments sacro-sciatiques, devient concave. D'autre part, la contre-pression des fémurs maintient les pubis en contact et tend à s'opposer à l'inclinaison de la symphyse. — Chez l'adulte, l'angle du promontoire atteint 160°, et l'inclinaison pubienne 60°. — Chez le vieillard, la colonne vertébrale s'est affaissée; ses courbures sont plus fortes; l'angle sacro-vertébral, devenu plus aigu, est de 98°; cependant le sacrum n'a pas basculé d'une quantité inverse et proportionnelle ; les fémurs se sont inclinés en arrière (flexion des genoux) et le bassin, reporté en avant, présente une inclinaison pubienne qui est seulement de 50° en moyenne (Charpy). Meyer s'est attaché à montrer que l'inclinaison du bassin variait avec la tension des ligaments de la hanche, tension commandée par la situation des membres inférieurs (abduction, rotation, flexion).

Variations suivant le sexe. — Bien que conformé sur un type fondamental, le

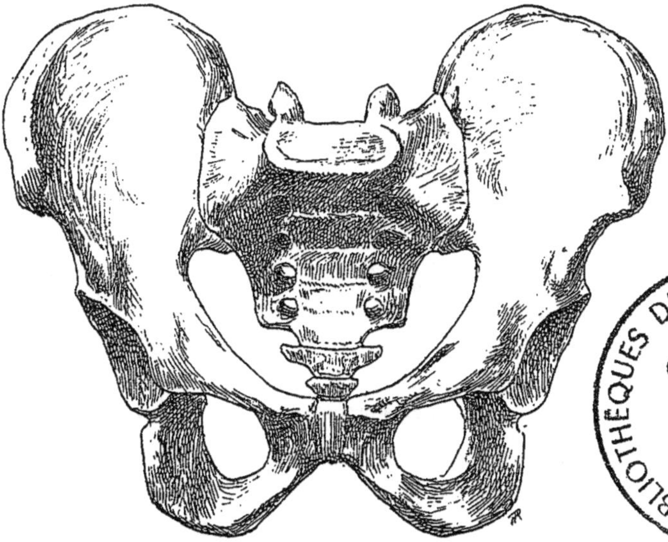

Fig. 190. — Bassin d'homme, vue de face (d'après P. Richer).

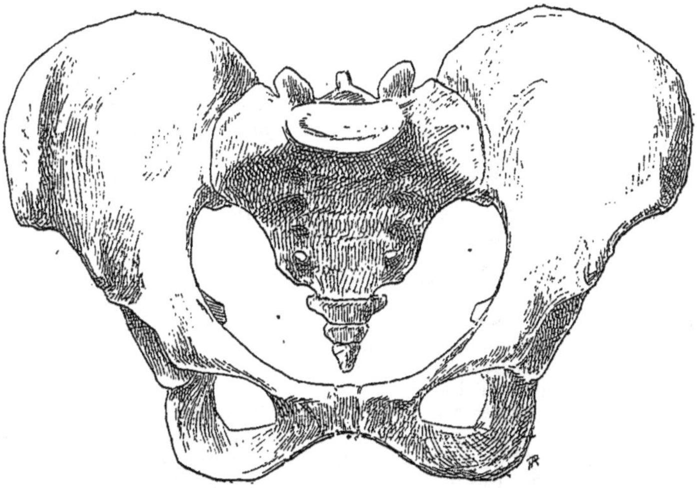

Fig. 191. — Bassin de femme, vue de face (d'après P. Richer).

bassin présente de notables différences chez l'homme et chez la femme. Le bassin féminin a ses caractères particuliers, acquis sous l'influence de ses fonctions dans la grossesse et la parturition. Je résume dans le tableau ci-dessous les différences principales du bassin dans les deux sexes :

POINTS ANATOMIQUES	CHEZ LA FEMME	CHEZ L'HOMME
Fosses iliaques externes. . .	Plus larges, plus évasées, plus déjetées en dehors.	Moins larges, plus verticales.
Crêtes iliaques	Un peu moins épaisses.	Plus épaisses, plus rugueuses.
Angle sacro-vertébral. . . .	Moins prononcé et moins rapproché du plan antérieur.	Plus prononcé et plus saillant.
Détroit supérieur	Elliptique, réniforme.	En forme de cœur de carte à jouer.
Sacrum	Plus concave, moins haut.	Plus droit, plus élevé.
Petit bassin	Plus bas et plus spacieux.	Plus haut, un peu moins large.
Inclinaison du bassin. . . .	Plus prononcée.	Moins prononcée.
Détroit inférieur	Plus large.	Moins large.
Symphyse pubienne.	Moins haute (45mm).	Plus haute (54mm).
Epines pubiennes	Plus écartées.	Moins écartées.
Arcades pubiennes	Larges, arciformes, lèvres déjetées en dehors.	Etroites, anguleuses.
Trous ischio-pubiens	Plus larges, presque triangulaires.	Plus hauts, plutôt ovalaires.
Cavités cotyloïdes.	Séparées l'une de l'autre par une distance plus considérable (fémurs plus obliques).	Plus rapprochées l'une de l'autre (fémurs moins obliques).

Dans un récent travail, Lane a étudié particulièrement les différences sexuelles du bassin (Obstétrical transact., vol. XXIX, p. 351).

Mesures et indices du bassin. — Les chiffres que nous donnons sont empruntés au travail de M. Verneau (Le bassin dans les sexes et les races, thèse Paris, 1875).

D'après les mensurations récentes (1892) de M. Ezio Marri sur dix-sept bassins européens, (huit hommes et neuf femmes), la distance maxima des crêtes iliaques serait un peu plus grande chez la femme, mais il faut considérer que les chiffres indiqués ci-dessus reposent sur un plus grand nombre d'observations.

En ce qui concerne les races non européennes, le nombre des bassins étudiés jusqu'à présent n'est pas assez grand pour que l'on puisse décrire des différences ethniques suffisamment établies. Ce qui est certain, c'est que les diamètres du bassin et surtout les diamètres transversaux sont très notablement réduits chez les nègres d'Afrique et d'Océanie comparativement aux Européens, dans le sexe masculin aussi bien que dans le sexe féminin.

Broca a montré que les quadrupèdes, en général, ont le bassin développé en hauteur et en longueur, et les bipèdes en largeur. Ce fait a été confirmé par les mensurations de M. Topinard (1874) sur 189 bassins appartenant à diverses espèces. Cet auteur conclut que la largeur du bassin excède sa hauteur ou sa longueur de 28 0/0 chez l'homme, de 18 0/0 chez les pachydermes et de 6 chez les singes anthropoïdes. Elle est moindre de 23 0/0 chez les ruminants, de 32 0/0 chez les carnassiers, de 33 0/0 chez les rongeurs, de 37 0/0 chez les marsupiaux et de 38 0/0 chez les édentés.

	EUROPÉENS		NÈGRES	
	63 H.	35 F.	17 H.	6 F.
Distance max. des crêtes iliaques (lèv. ext.) .	279 mm	266 mm	237 mm	228 mm
— des épines iliaques ant. sup. (lèv. int.)	231	222	205	174
— des épines pubiennes	58	59	51	47
Détroit supérieur :				
Diamètre antéro-postérieur. . . .	104	106	97	94
— transverse maximum. .	130	135	111	116
— oblique —	128	131	112	114
Détroit inférieur :				
Diamètre sacro-pubien	108	111	102	106
— coccy-pubien	86	87	89	89
— transverse	122	136	113	117
Angle de l'arcade pubienne	60°	74°	60°	76°
Indice général, c'est-à-dire rapport de la hauteur du bassin à son diamètre transverse maximum.	0.79	0.74	0.84	0.77
Indice du détroit supérieur, ou rapport du diamètre antéro-postérieur du détroit supérieur à son diamètre transverse	0.80	0.78	0.89	0.81

Dans un travail récent, Zaaijer donne un tableau résumant ses mensurations comparatives sur les bassins frais et sur les mêmes bassins desséchés. Chez l'adulte, le diamètre antéro-postérieur augmente de 13 mm. à l'entrée du bassin, de 4 mm. dans la cavité pelvienne; il diminue de 15 mm. à la sortie du bassin. Le sacrum paraît tourner autour d'un axe transversal de telle sorte que sa base se porte en arrière et son sommet en avant; ce mouvement de rotation semble dû à un raccourcissement consécutif à la dessiccation des ligaments sacro-iliaques. — Tous les diamètres transversaux sont raccourcis environ de deux centimètres, et ce raccourcissement paraît dû à la dessiccation du cartilage de l'articulation sacro-iliaque et du cartilage symphysaire.

§ II. — OS DE LA CUISSE

FÉMUR

Le fémur est un os long, constituant à lui seul le squelette de la cuisse, deuxième segment du membre abdominal; c'est l'homologue de l'humérus qui forme le squelette du bras au membre thoracique. Il s'étend de l'os coxal, dans la cavité cotyloïde duquel il est reçu par son extrémité supérieure, au tibia sur lequel il repose par son extrémité inférieure.

On considère au fémur *un corps* et *deux extrémités.*

Le fémur est obliquement dirigé de haut en bas et de dehors en dedans; en d'autres termes, l'extrémité inférieure du fémur est plus rapprochée du plan médian du corps que l'extrémité supérieure; dans la station verticale, les talons joints, les fémurs se touchent par leur extrémité inférieure, tandis que leurs extrémités supérieures sont séparées par toute la largeur de la ceinture pelvienne. Cette obliquité est d'ailleurs très variable suivant le sexe et les individus : elle est plus prononcée chez la femme dont le bassin est plus large. Si l'on met en contact avec un plan horizontal les deux tubérosités (condyles) de l'extrémité inférieure du fémur, le corps de l'os s'incline fortement en haut et en dehors, prenant ainsi, à peu de chose près, sa direction naturelle.

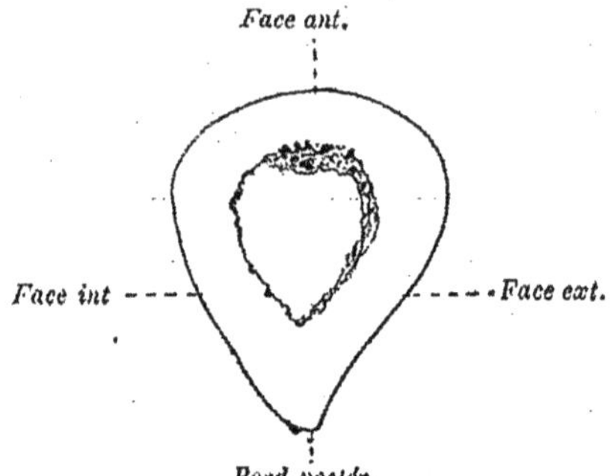

Fig. 192. — Fémur, coupe horizontale et transversale du corps au niveau de son tiers moyen.

De plus, le corps du fémur présente une légère courbure à concavité postérieure; il est *arqué en avant* (A). Indépendamment de son inclinaison et de sa cambrure, le corps du fémur paraît avoir subi une sorte de torsion très légère : il ne s'agit là encore que d'une torsion apparente (B).

Placer en arrière le bord tranchant du corps de l'os, en haut l'extrémité coudée et en dedans la surface articulaire sphérique de cette extrémité ; donner à l'os la direction indiquée plus haut.

CORPS. — Le corps se rapproche beaucoup de la forme cylindrique : on peut toutefois, pour la facilité de la description, lui assigner la forme d'un prisme triangulaire dont le bord ou arête postérieure est très saillant, tandis que les deux autres sont peu marqués. Ainsi nous décrirons une face antérieure, une face externe, une face interne et trois bords, deux latéraux peu accentués, un postérieur très saillant.

Faces. — La *face antérieure*, lisse, convexe sagittalement et transversalement, s'élargit de haut en bas : elle donne insertion au muscle crural, portion du quadriceps fémoral.

La *face externe*, plane à ses extrémités, excavée par une gouttière longitudinale peu profonde dans sa partie moyenne, donne également insertion au muscle crural.

La *face interne*, assez large en haut, se rétrécit en bas pour se terminer en pointe vers l'extrémité inférieure de l'os. Elle tend dans sa partie inférieure à se dévier en arrière, comme l'artère fémorale qui la suit. Elle est libre de toute insertion musculaire, ainsi que je l'ai établi dans un travail sur le quadriceps fémoral (*Progrès médical*, quadriceps crural, 1888).

Bords. — Le *bord interne* et le *bord externe*, arrondis, se distinguent difficilement des faces qu'ils séparent. Cependant le bord interne est toujours assez nettement indiqué dans sa moitié supérieure, où il prend quelquefois l'aspect d'une crête mousse.

Le *bord postérieur* est, au contraire, large, rugueux, très saillant : il a reçu le nom de *ligne âpre* du fémur. Il forme une véritable bande osseuse, large de 6 à 8 mm., haute quelquefois de 4 à 5 mm. et formant alors un véritable *pilastre* annexé à l'os, ce qui a fait donner à ces fémurs le nom de *fémurs à pilastre*. La ligne âpre présente deux lèvres et un interstice : le vaste externe du quadriceps s'insère sur la lèvre externe ; le vaste interne du même muscle sur la lèvre interne : les muscles adducteurs et biceps prennent attache sur l'interstice. Telle est la formule générale de ces insertions ; nous verrons qu'en réalité elles ne sont pas si parfaitement localisées. A sa partie inférieure la ligne

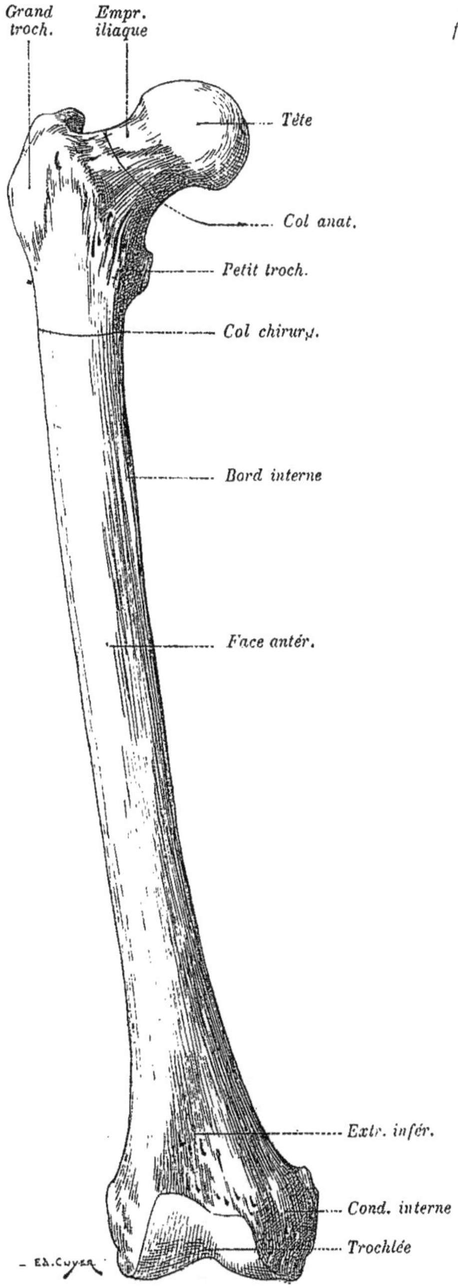

Fig. 193. — Fémur, face antérieure.

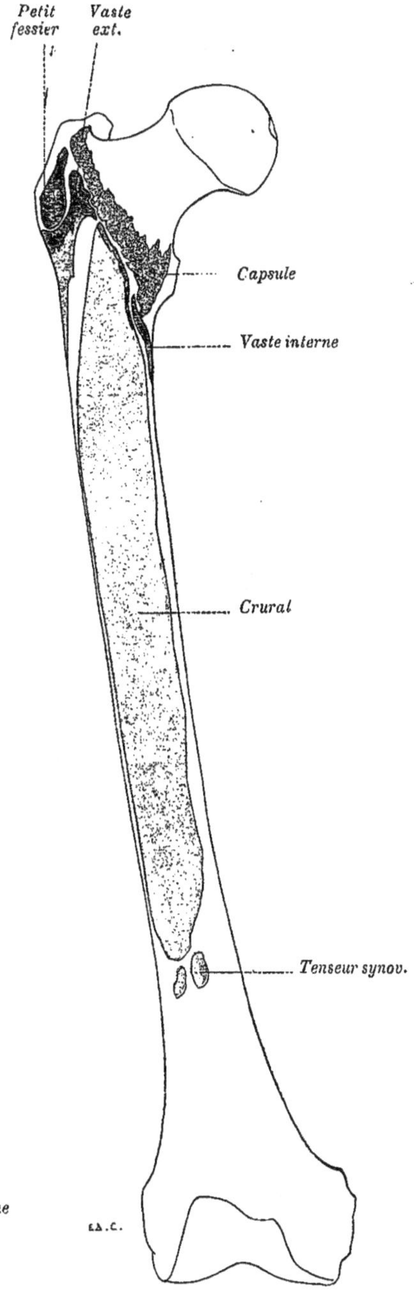

Fig. 194. — Fémur, face antérieure, insertions musculaires et ligamenteuses.

âpre se bifurque ; elle se trifurque à sa partie supérieure : je décrirai le trajet de ces branches quand les extrémités de l'os nous seront connues.

Le *conduit nourricier* de l'os se rencontre d'ordinaire sur la ligne âpre, ou, à son voisinage, sur la face interne de l'os. Il est dirigé de bas en haut, vers la hanche.

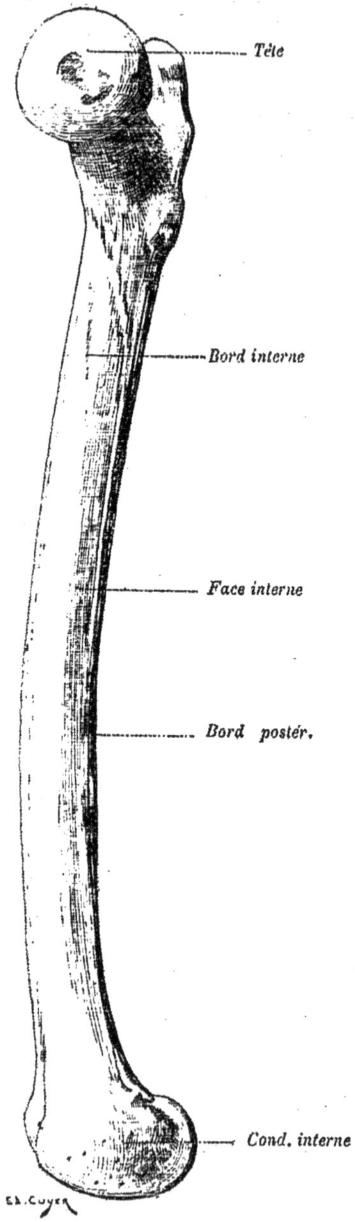

Fig. 195. — Fémur, face interne.

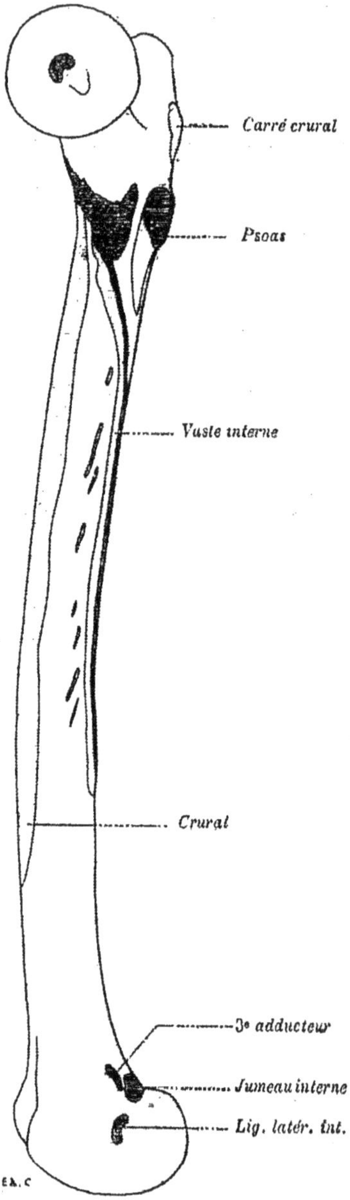

Fig. 196. — Fémur, face interne, insertions musculaires et ligamenteuses.

EXTRÉMITÉ SUPÉRIEURE. — L'extrémité supérieure du fémur, coudée à angle obtus sur le corps de l'os, présente à étudier : une *tête articulaire* portée loin de la diaphyse de l'os par une portion rétrécie ou *col anatomique;* au sommet de l'angle formé par la diaphyse et le col, une grosse tubérosité, le *grand*

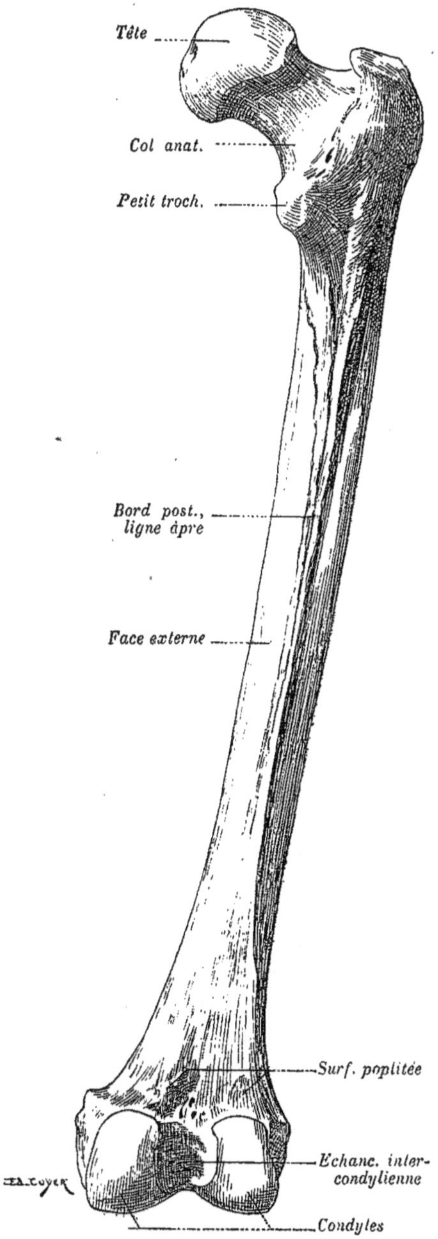

Fig. 197. — Fémur, bord postérieur. (ligne âpre).

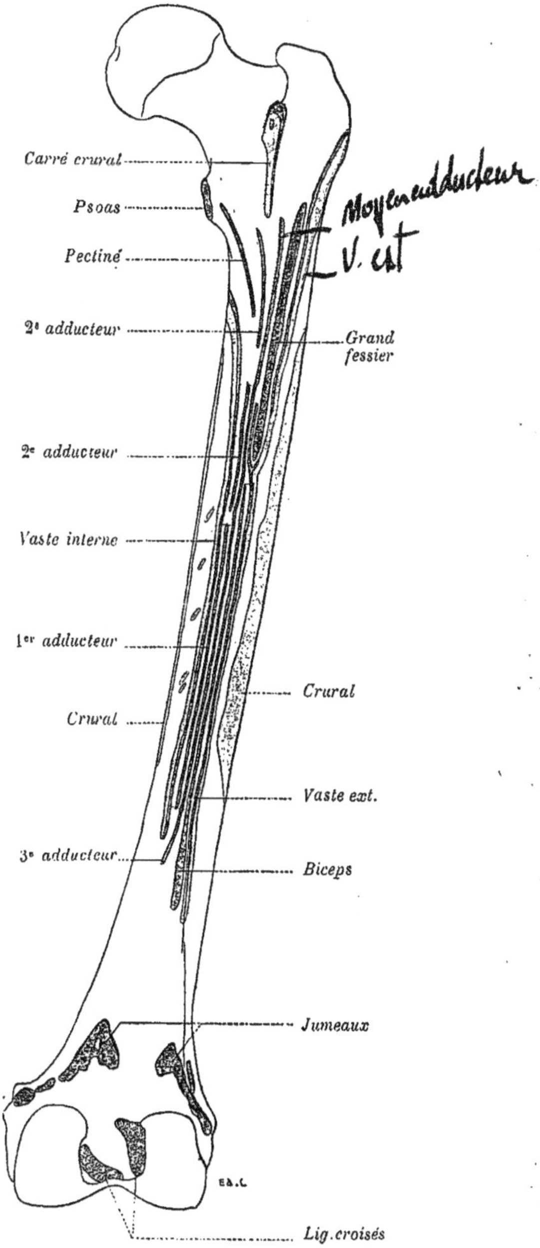

Fig. 198. — Fémur, bord postérieur, insertions musculaires et ligamenteuses.

trochanter; dans l'angle rentrant formé par le corps de l'os et le col, une tubérosité plus petite, le *petit trochanter.* Toutes ces parties sont en continuité avec la diaphyse par une portion du corps de l'os, qui porte le nom de *col chirurgical*.

Tête. – Assez régulièrement arrondie, elle représente à peu près les 2/3 d'une sphère ; sa surface articulaire, lisse, encroûtée de cartilage à l'état frais, est limitée par une ligne sinueuse formée par la rencontre de deux lignes courbes (Sappey), l'une supérieure, l'autre inférieure, toutes deux à concavité externe ; en avant et en arrière, ces deux lignes se rencontrent suivant un angle nettement formé (C).

Au-dessous et en arrière de sa partie la plus saillante, la tête est creusée d'une fossette ovalaire, la *fossette du ligament rond :* la moitié antéro-supérieure de cette fossette présente les rugosités d'insertion du ligament qui glisse sur sa moitié inférieure lisse : dans le fond de cette fossette, on rencontre souvent de gros trous vasculaires.

La tête regarde en haut, en dedans et en avant, et non en arrière comme je le lis dans nombre d'auteurs.

Col fémoral. — Obliquement dirigé de la tête vers les trochanters, il offre une forme cylindro-conique : comme il est aplati d'avant en arrière, on peut lui considérer deux faces, deux bords, deux extrémités et un axe.

La *face antérieure,* large, plane ou légèrement concave dans le sens transversal, regarde un peu en bas ; elle présente quelques stries osseuses et de rares orifices vasculaires ; en bas et en dehors, elle est limitée par une ligne rugueuse. dite *intertrochantérienne antérieure,* qui descend du grand trochanter vers le petit, sans toutefois atteindre ce dernier ; cette ligne donne attache à la partie antérieure de la capsule fibreuse coxo-fémorale, de telle sorte que toute la face antérieure du col est intra-capsulaire. En haut et en dedans, vers la tête, la face antérieure du col offre une surface rugueuse à laquelle j'ai donné le nom *d'empreinte iliaque* (Voir note C).

La *face postérieure* du col, concave transversalement, convexe de haut en bas, regarde en arrière et légèrement en haut ; elle est limitée en dehors par une saillie mousse, très forte, allant obliquement du grand au petit trochanter et formant la *ligne intertrochantérienne postérieure,* sur laquelle ne s'insère pas le carré crural (D).

La partie du grand trochanter qui déborde en *arrière* et en haut le plan de la face postérieure du col est excavée d'une fossette, dite *fossette digitale,* au fond de laquelle une empreinte circulaire, nettement frappée, marque le lieu d'insertion du muscle obturateur externe (E).

Le *bord supérieur* du col, concave dans le sens transversal, est large et épais ; il s'étend presque horizontalement de la tête à la partie antéro-supérieure du grand trochanter. — Le *bord inférieur,* concave, moins épais, plus long, descend très obliquement de la tête au petit trochanter.

Les *extrémités* du col sont plus volumineuses que la partie moyenne : la *supérieure* se renfle circulairement pour se souder à la base de la tête ; son pourtour est criblé de gros orifices vasculaires, surtout à la partie supérieure ; l'*inférieure* ou *base* s'allonge et s'aplatit pour se continuer avec le corps de l'os et les deux trochanters.

L'*axe* du col fait avec l'axe de la diaphyse un angle de 130° (Rodet) (F).

Grand trochanter. — Éminence quadrilatère, répondant au sommet de l'*angle fémoral*, le grand trochanter prolonge en haut le corps de l'os. Sa *face externe*, qui continue en haut la face externe du fémur, est séparée de celle-ci par une crête saillante, presque horizontale, trace de l'insertion du vaste externe de l'extenseur crural; elle est traversée obliquement de haut en bas et d'arrière en avant par une empreinte en forme de virgule à base supérieure, c'est l'empreinte du muscle moyen fessier. — Sa *face interne*, confondue avec la base du col, n'est

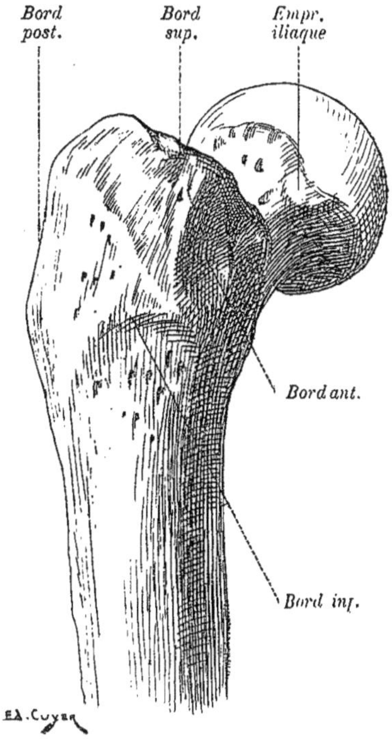

Fig. 199. — Fémur, extrémité supérieure, face externe.

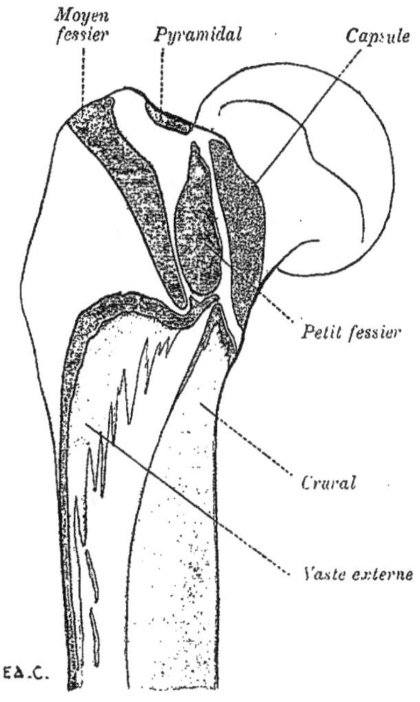

Fig. 200. — Fémur, extrémité supérieure, face externe, insertions musculaires et ligamenteuses.

libre qu'en *arrière* et en haut où elle est excavée par la *fossette digitale;* au-dessus et en avant de la fossette, tout près du bord supérieur du grand trochanter on trouve l'empreinte d'insertion de l'obturateur interne uni aux deux muscles jumeaux. — Le *bord antérieur* du grand trochanter, très épais, rectangulaire, véritable face, montre l'empreinte d'insertion du petit fessier. — Le *bord postérieur*, épais et arrondi, commence la crête intertrochantérienne postérieure. — Le *bord supérieur*, horizontal, présente vers sa partie moyenne l'empreinte ovalaire du muscle pyramidal. — Le *bord inférieur* est cette crête que j'ai décrite sur la face externe du grand trochanter comme formée par l'insertion du vaste externe.

Petit trochanter. — C'est une éminence mamelonnée située à la partie postérieure du col et dont le sommet est aplati par la large empreinte d'insertion du puissant muscle psoas-iliaque. En avant le petit trochanter est séparé de la ligne dite intertrochantérienne antérieure par une dépression, la *fossette prétrochantinienne.*

Trifurcation de la ligne âpre. — A sa partie supérieure, la ligne âpre se

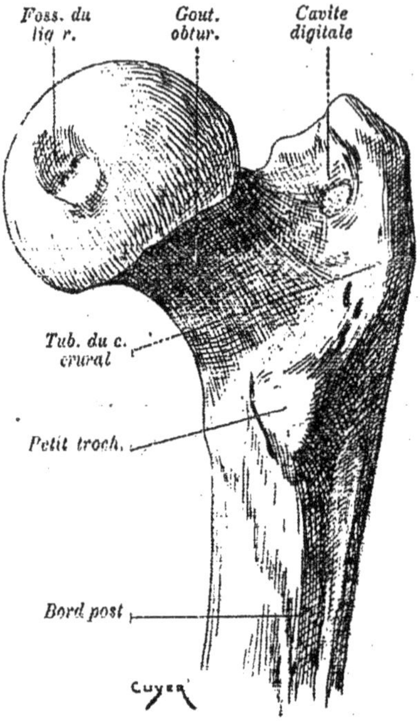

Fig. 201. — Fémur, extrémité supérieure trifurcation de la ligne âpre.

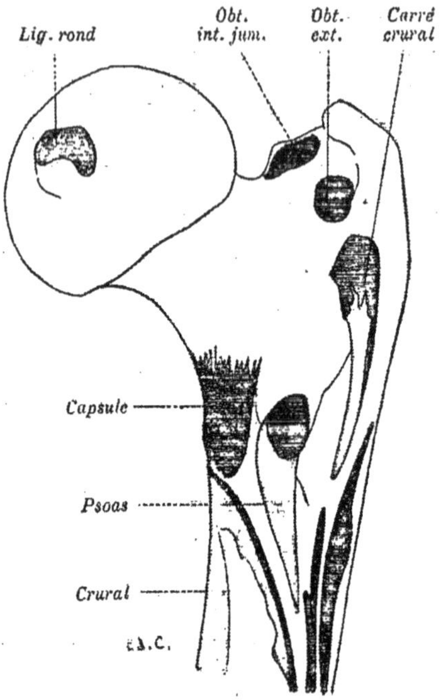

Fig. 202. — Fémur, extrémité supérieurse trifurcation de la ligne âpre, insertion musculaires et ligamenteuses.

divise en trois branches divergentes : *a*) une branche *externe,* large, très rugueuse, se dirige en haut vers le bord inférieur du grand trochanter : c'est la *branche fessière* ou *crête du grand fessier,* qui donne insertion au muscle de ce nom (G) ; — *b*) une branche *moyenne,* plus courte, moins marquée se détache de la branche fessière, et se dirige vers le petit trochanter ; c'est la *branche pectinéale* qui reçoit l'insertion du muscle pectiné ; — *c*) une branche *interne* se dirige en dedans ; elle contourne par un trajet oblique la face interne du corps, passant à un travers de doigt au-dessous du petit trochanter, et gagne la face antérieure de l'os où elle se continue avec la ligne dite intertrochantérienne antérieure ; c'est la ligne *spirale* ou *crête du vaste interne.*

EXTRÉMITÉ INFÉRIEURE. — Vers le tiers inférieur de la diaphyse, le corps du fémur augmente progressivement de volume et s'aplatit d'avant en arrière. Cet aplatissement résulte surtout de ce fait que la ligne âpre se bifurque laissant entre l'écartement de ses branches une surface triangulaire plane, la *surface poplitée* (H). Tout à fait à l'extrémité inférieure, le fémur prend ainsi la forme d'une pyramide à quatre faces dont le sommet tronqué se continue avec la diaphyse, et dont la base, lisse, cartilagineuse à l'état frais, va reposer sur les cavités glénoïdes du tibia sous-jacent. Avec cet aplatissement transversal, l'extrémité inférieure présente encore une sorte de bifurcation, visible surtout en arrière,

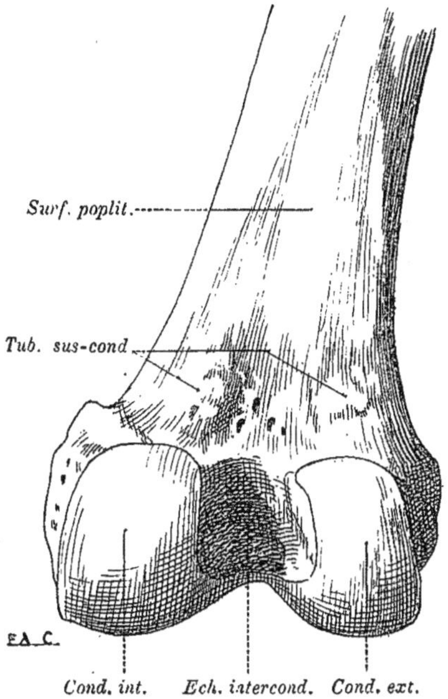

Fig. 203. — Fémur, extrémité supérieure vue postérieure.

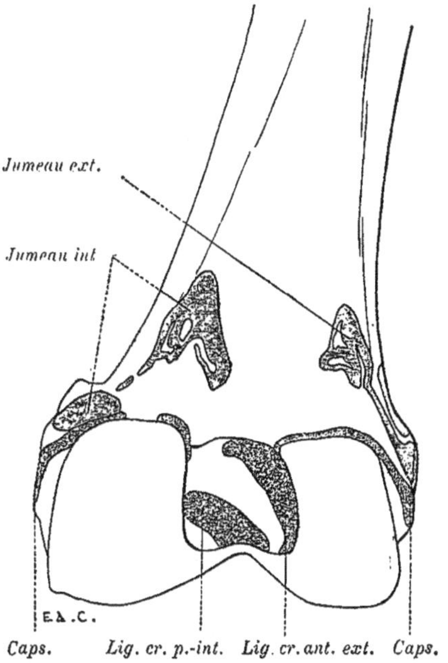

Fig. 204. — Fémur, extrémité inférieure, vue postérieure, insertions musculaires et ligamenteuses.

en deux masses osseuses, les *condyles,* qui paraissent s'enrouler d'avant en arrière autour d'un axe idéal.

Ainsi configurée, l'extrémité inférieure offre en avant une gorge ou gouttière médiane, à fond lisse, la *trochlée ;* en arrière, les saillies des deux *condyles,* séparées par une échancrure profonde, l'*échancrure intercondylienne ;* sur les côtés, les *faces cutanées* des condyles.

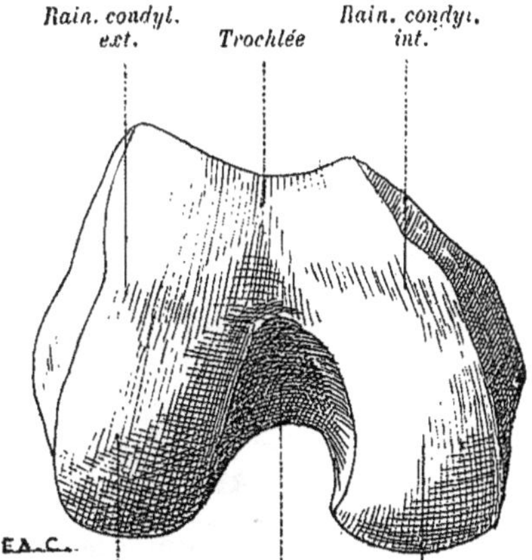

Fig. 205. — Fémur, extrémité inférieure, surfaces articulaires, vues d'en bas.

La **trochlée,** située sur la continuité de l'axe du corps, est médiane, et *parfaitement distincte des condyles* dont elle est séparée en arrière par les *rainures condyliennes,* visibles quand on regarde l'extrémité inférieure par sa base (Voy. fig. 205) (I). La trochlée, par laquelle le fémur s'articule avec la rotule, doit prendre le nom de *trochlée rotulienne.* Sa *gorge,* peu profonde, est comprise entre deux lèvres ou joues, convexes, dont l'externe est plus large, plus saillante en avant et plus haute que l'interne ; elle va se perdre en arrière dans l'échancrure intercondylienne. Les joues se prolongent sur la face inférieure où elles sont séparées des condyles par les rainures condyliennes ; comme la rainure condylienne externe est plus postérieure que l'interne, la joue externe est plus étendue que l'interne.

Les **condyles**, distingués en *interne* et *externe*, sont séparés en arrière et en bas par l'échancrure intercondylienne et réunis en avant par la gorge trochléenne. L'interne, moins épais que l'externe, est déjeté en dedans ; il s'écarte davantage de l'axe du fémur et fait une saillie plus forte que l'externe. On ajoute qu'il descend aussi plus bas que le condyle externe ; mais cela n'est pas vrai : car, si l'on donne au corps de l'os son obliquité naturelle, les deux condyles répondent à un même niveau horizontal. — Chaque condyle présente à étudier une face intercondylienne ou profonde, une face superficielle ou cutanée et une surface cartilagineuse.

La *face intercondylienne* du condyle interne est plus longue, plus haute et plus excavée que celle du condyle externe ; elle montre dans sa moitié supérieure la très large empreinte d'attache du ligament croisé postérieur, qui se prolonge en avant sur l'échancrure intercondylienne. — L'empreinte d'attache du ligament croisé antérieur se voit sur la partie postérieure de la face *intercondylienne* du condyle externe.

Au *sommet* de l'échancrure intercondylienne, on voit souvent, empiétant sur la gorge trochléenne, une légère dépression ou encoche répondant à l'insertion de ce qu'on appelle le ligament adipeux de l'articulation du genou.

La *face cutanée* du *condyle interne* est subdivisée en deux versants par une

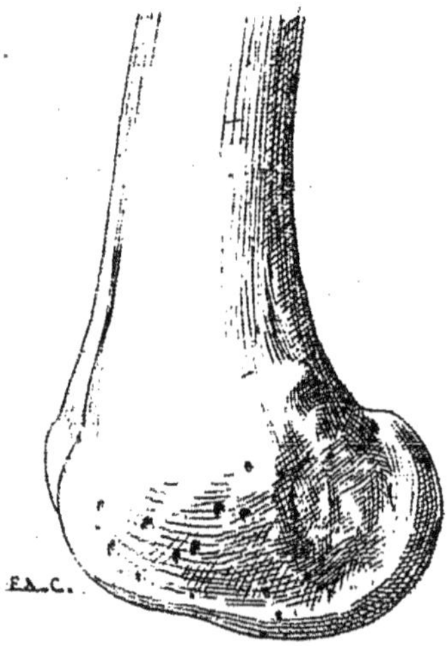

Fig. 206. — Fémur, condyle interne, face cutanée.

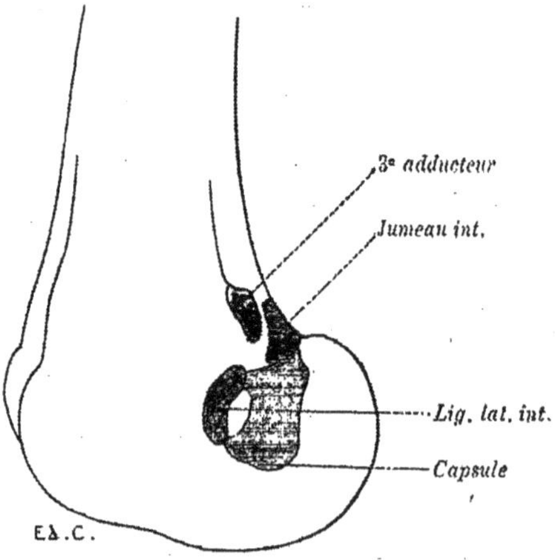

Fig. 207. — Fémur, condyle interne, face cutanée, insertions musculaires et ligamenteuses,

saillie verticale, *tubérosité du condyle interne*, qui limite en avant l'empreinte d'attache du ligament latéral interne de l'articulation du genou. Le versant antérieur apparaît criblé d'orifices vasculaires. Sur le versant postérieur, on remarque, au-dessus et en arrière de la tubérosité du condyle interne, un gros tubercule, *tubercule du troisième adducteur,* qui donne attache au tendon de ce muscle.

La *face cutanée du condyle externe* fait suite à la face externe de l'os ; elle est également divisée en deux versants, par la *tubérosité du condyle externe.* Immédiatement en arrière de la tubérosité, on voit l'empreinte d'attache du ligament latéral externe de l'articulation du genou ; au-dessous de celle-ci, une

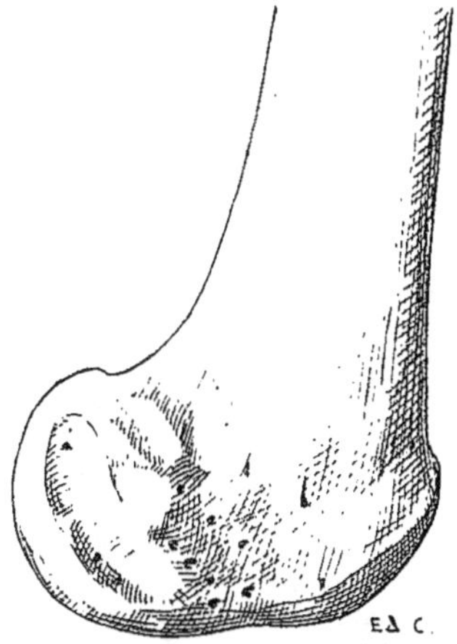

Fig. 208. — Fémur, condyle externe, face cutanée.

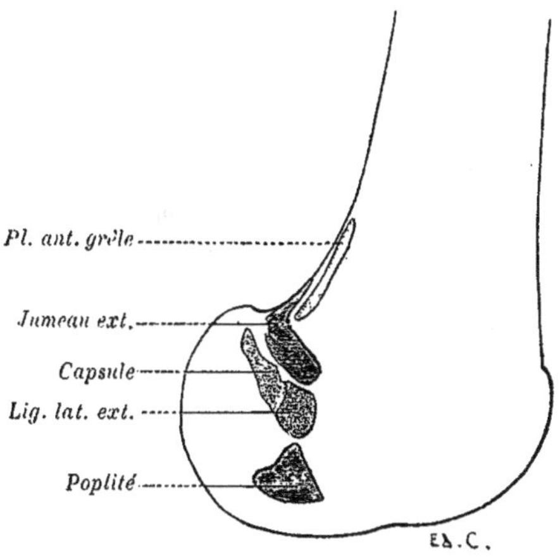

Fig. 209. — Fémur, condyle externe, face cutanée, insertions musculaires.

fossette ovoïde, qui loge le tendon du muscle poplité dont l'empreinte d'insertion est visible dans la partie antérieure et inférieure de la fossette ; au-dessus, on voit la facette triangulaire d'insertion du jumeau externe.

La *face articulaire* des condyles commence au niveau des rainures condyliennes, d'où elle se prolonge en arrière, puis en haut, en s'enroulant autour de la saillie condylienne ; la courbe qu'elle décrit appartient d'abord à un cercle de grand rayon ; puis, dans sa portion terminale ou postérieure, cette courbe appartient à un cercle de rayon beaucoup plus court ; c'est, dit Krause, une courbe spirale dont les rayons vont en décroissant.

En arrière et au-dessus de chaque condyle, on peut voir, sur la surface poplitée, un tubercule, *tubercule sus-condylien,* marquant l'insertion des muscles jumeaux ; le tubercule sus-condylien interne est beaucoup plus développé que l'externe (J).

Ossification. — Le fémur présente cinq points d'ossification : un *primitif* et *quatre* complémentaires.

Le *point primitif* apparaît au centre de la diaphyse vers le trentième ou le quarantième jour de la vie intra-utérine ; il s'étend rapidement vers les extrémités, surtout vers la supérieure dont il forme la plus grande partie ; de ce point dérive le col fémoral.

Des *quatre points complémentaires, trois* sont destinés à l'épiphyse supérieure, et *un* à l'inférieure. Les trois supérieurs donnent la tête et les trochanters, grand et petit ; l'inférieur occupe le tiers supérieur de la poulie fémorale.

A la naissance les deux épiphyses du fémur sont encore cartilagineuses. Cependant sur une coupe transversale de l'épiphyse inférieure, on trouve un point rougeâtre au milieu du cartilage hyalin blanc bleuâtre : c'est le point complémentaire inférieur. Large de 4 à 7 millimètres ce point d'ossification a une grande importance en médecine légale pour déterminer l'âge des cadavres de nouveau-nés. Aussi a-t-on fait au sujet de sa date d'apparition et de ses caractères un certain nombre de recherches intéressantes. Casper n'a trouvé aucune trace de ce point osseux chez vingt-trois fœtus nés au septième et au huitième mois et morts immédiatement après la naissance ; il manquait aussi chez un fœtus qui n'avait pas tout à fait 9 mois. Chez un enfant ayant un peu plus de 8 mois, il existait un point de 4 à 5 mm. Sur onze enfants venus à terme et dont neuf avaient vécu, le point avait 4, 5, 7, même 9 mm. de diamètre ; quelquefois sur des enfants venus à terme, il n'avait que 2 à 3 mm. de diamètre. — Schwegel dit que le point épiphysaire inférieur n'apparaît qu'entre la naissance et la troisième année. — Pleissner l'a vainement cherché sur des fœtus à terme. — D'après Hartmann, ce point peut manquer chez le fœtus à terme (12 p. 0/0), ou bien exister dès le huitième mois (7 p. 0/0), ou seulement au neuvième mois (22 p. 0/0) de la vie intra-utérine.

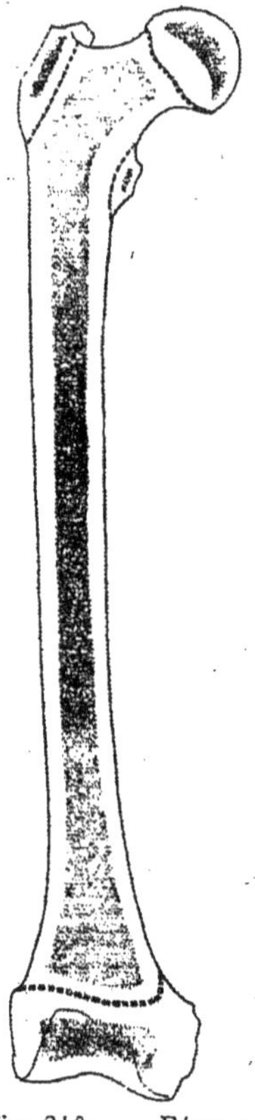

Fig. 210. — Fémur, ossification.

Dans l'épiphyse supérieure, les points complémentaires apparaissent dans l'ordre suivant : point céphalique (début de la deuxième année) ; point du grand trochanter (3 ans) ; point du petit trochanter (8 ans). — Nous avons dit que le col est formé aux dépens de la diaphyse qui pénètre dans l'épiphyse supérieure et jusque dans le grand trochanter. — Schwegel a vu naître d'un point d'ossification spécial un *trochanter accessoire* (tuberculum colli) sur la face antérieure du col et près de son bord supérieur.

La soudure des points complémentaires de l'extrémité supérieure se fait dans l'ordre suivant : le grand et le petit trochanter se soudent entre eux à 17 ans ; la tête s'unit au col entre la dix-septième et la vingtième année. — L'épiphyse inférieure commence à se souder à la diaphyse vers l'âge de 18 ans ; elle se fait lentement d'arrière en avant, et n'est complète qu'à 22 ans et même plus tard.

Architecture. — Construit sur le type de tous les os longs, le fémur comprend un corps formé d'un cylindre de tissu compact et des extrémités constituées par une masse spongieuse enveloppée dans une mince coque osseuse. Mais chacune de ces parties présente des particularités de grand intérêt qu'il nous faut étudier.

Corps. — Le cylindre est plus épais dans la moitié postérieure de l'os que dans la moitié antérieure ; c'est au niveau de la ligne âpre que cette épaisseur atteint son maximum. On peut voir sur la planche ci-contre, reproduction schématique d'une de nos nombreuses coupes, combien est épaisse cette partie du cylindre qui répond à la concavité du fémur, en moyenne 1 cm contre 4mm. Je ne crois pas que ce fait ait été mis en relief : c'est un cas particulier d'une loi que confirment toutes mes recherches sur ce sujet, loi qui peut être ainsi formulée : dans les os longs incurvés, l'épaisseur du cylindre diaphysaire est toujours plus grande du côté concave. J'ai, en effet, remarqué que, lorsque le fémur est peu arqué, l'épaisseur de la paroi postérieure se rapproche beaucoup de celle de la paroi antérieure (Ces faits ont été vérifiés sur dix coupes pratiquées dans mon laboratoire par M. Juvara).

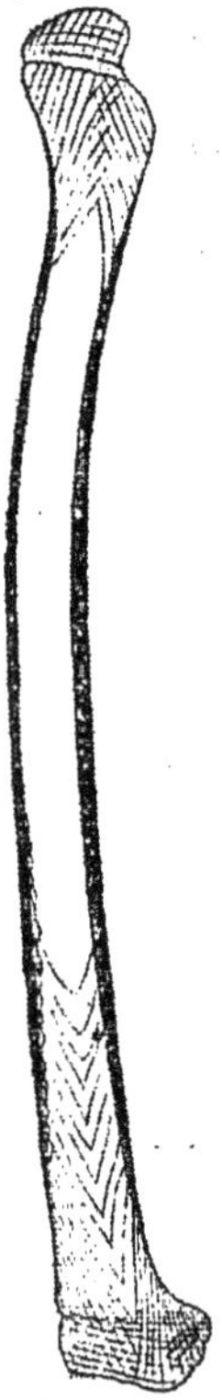

Fig. 211. — Fémur, coupe médiane antéro-postérieure du corps.

Extrémité supérieure. — L'architecture de cette extrémité est particulièrement remarquable. Dans le col, les trabécules du tissu spongieux sont disposées en voûtes superposées dont les piliers reposent sur le cylindre diaphysaire ; leurs sommets en ogive s'inclinent progressivement vers la tête en suivant l'axe du col. La tête, le grand et le petit trochanters constituent autant de parties surajoutées à ce système architectural du col. —

La *tête* est formée de lamelles entrecroisées dont les principales sont dirigées vers le centre géométrique de la tête : *le tissu, ainsi composé, est dense, solide, résistant.* — *Le grand trochanter* est formé de lamelles entrecroisées circonscrivant de larges cellules ; sans avoir la mollesse que j'ai déjà signalée dans la grosse tubérosité de l'humérus, le grand trochanter est en somme d'un tissu *peu résistant :* on *l'écrasera, on l'enfoncera facilement.* Et

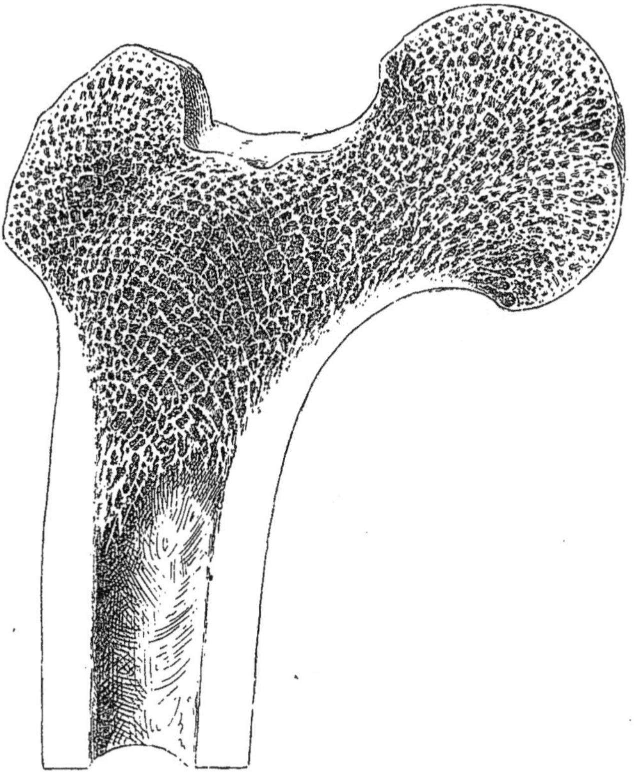

Fig. 212. — Fémur, extrémité supérieure, architecture.

ici encore, comme à la tubérosité de l'humérus, le tissu se raréfie avec l'âge, une géode apparaît ; le grand trochanter est réduit à une coque : ces faits sont de nature à expliquer l'écrasement si facile du grand trochanter chez les individus âgés, et les hémorragies profondes qui accompagnent si souvent les contusions de la hanche. — Le *petit trochanter* est constitué surtout par des lamelles verticales irradiant de la face interne du cylindre diaphysaire : sa paroi inférieure est très épaisse.

Rodet a décrit en 1844 (Th. de Paris) cette architecture fémorale dans ses traits essentiels et jusque dans ses finesses. Bourgery, dans son ostéologie, l'a parfaitement figurée. Cependant il est de mode à l'heure actuelle de citer à ce propos les travaux de Meyer (Die Architectur der spongiosa, in Arch. f. Anat. u. Phy. 1867), ceux de J. Wolff (ibid. 1873), et ceux de Merkel (Centralblatt f. d. med. Wissensch., 1873, n° 27), et de bien d'autres auteurs qui n'ont fait à peu près que reproduire, sans la connaître sans doute, la description de Rodet. Charpy a déjà rappelé les mérites de Rodet dans un excellent travail sur le col du fémur (Bull. de la Soc. d'Anthr. de Lyon, 1884, et études d'anatomie appliquée, 1892).

En 1873, Merkel (loc. cit.) décrit en vingt lignes une particularité de la structure du col : le *schenkelsporn* ou calcar fémoral. La description qu'il en donne est inférieure, comme clarté et comme précision, à la description donnée trente ans auparavant par Rodet qui décrit le même détail sous le nom de *lame osseuse sous-trochantinienne.* De la paroi inférieure si épaisse du col, dit en propres termes l'auteur français, une lame osseuse s'élève perpendiculairement, pour aller se terminer vers la couche compacte de la face postérieure du col. Cette lame sur laquelle se trouve appliquée la base du petit trochanter est oblique de haut en bas et d'arrière en avant : c'est *la lame osseuse sous-trochantinienne.* — Et longtemps avant Merkel et Bigelow, Rodet a insisté sur le rôle de cette lame qui peut s'enfoncer dans le tissu mou du grand trochanter et le faire éclater.

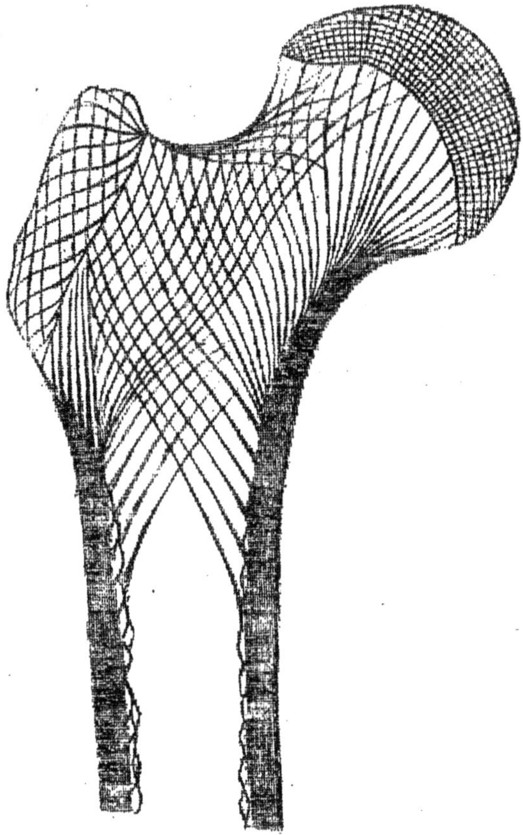

Fig. 213. — Fémur, extrémité supérieure, architecture (schéma destiné à montrer la direction des travées osseuses.

Je représente ici la lame osseuse sous-trochantinienne de Rodet (éperon de Merkel). Comme on peut s'en rendre compte, ce n'est autre chose que le prolongement du cylindre diaphysaire rejeté à l'intérieur par le développement du petit trochanter : c'est pour cela qu'il faut garder le nom de lame sous-trochantinienne. Lardy (Correspondantz blatt für Schwerzer Aertzte, 1889, p. 369) est arrivé à des conclusions analogues.

Extrémité inférieure. — Elle est principalement formée de lamelles verticales qui descendent des parois du cylindre diaphysaire et vont s'implanter normalement sur les surfaces condyliennes. Comme ces dernières s'incurvent vers l'échancrure intercondylienne, les deux systèmes de travées verticales convergent et forment vers le canal médullaire des V imbriqués ou mieux des ogives ouvertes en haut.

Connexions. — Le fémur s'articule en haut avec l'os iliaque, en bas avec le tibia et la rotule.

Insertions musculaires. —

- *Corps.*
  - Faces antérieure et externe. — Crural.
  - Bord postérieur (ligne âpre). — Vastes interne et externe; 1er, 2me, 3me adducteurs; court chef du biceps.
- *Extrémité supérieure.*
  - *Grand trochanter.*
    - Face externe. — Moyen fessier.
    - Face interne. — Obturateurs externe et interne; jumeaux pelviens.
    - Bord antérieur. — Petit fessier.
    - Bord postérieur. — Carré crural.
    - Bord supérieur. — Pyramidal.
    - Bord inférieur. — Vaste externe.
  - *Petit trochanter.* — Psoas.
  - *Trifurcation de la ligne âpre.*
    - Branche externe. — Grand fessier.
    - Branche moyenne. — Pectiné.
    - Branche interne. — Vaste interne.
- *Extrémité inférieure.*
  - *Condyle interne.* — Jumeau interne; 3me adducteur.
  - *Condyle externe.* — Jumeau externe; plantaire grêle; poplité.

Varia. — A. — *Courbure du fémur.* — Kuhff (Rev. d'Anthrop., 1875) a étudié d'une

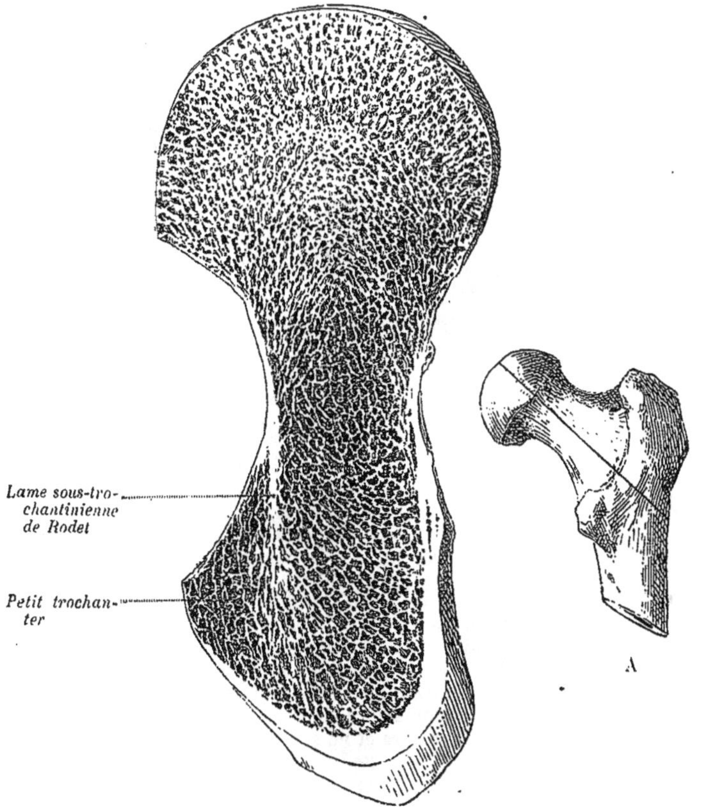

Fig. 214. — Fémur, extrémité supérieure, architecture (A indique la direction de la coupe).

façon spéciale la courbure de l'os; il a constaté que la *courbure à concavité postérieure du fémur* avait une flèche de 50mm en moyenne; Bertaux a trouvé 57mm; pour cet auteur.

elle est plus grande sur les fémurs d'hommes (59mm) que sur ceux de femme (56mm
B. — *Torsion fémorale.* — Meyer, Schmid, Merkel, en suivant la méthode des proje tions, ont vu que l'axe du col faisait avec le plan médian du corps fémoral un ang d'environ 70° ouvert en arrière, tandis que l'axe transversal des condyles fait avec ce mêm plan un angle de 85° ouvert en avant. Les deux extrémités du fémur sont donc orier tées dans des sens différents, comme si l'os avait subi une torsion. Cette torsion appa rente a été mesurée par Broca ave le tropomètre ; les résultats de ses r cherches ont été publiées par Mano vrier (Rev. d'Anthrop., 1881). Mais le variations individuelles et les variatior d'un côté à l'autre sur le même ind vidu sont si considérables qu'il n'es pas encore possible de tirer des co clusions même approximatives (Be taux).

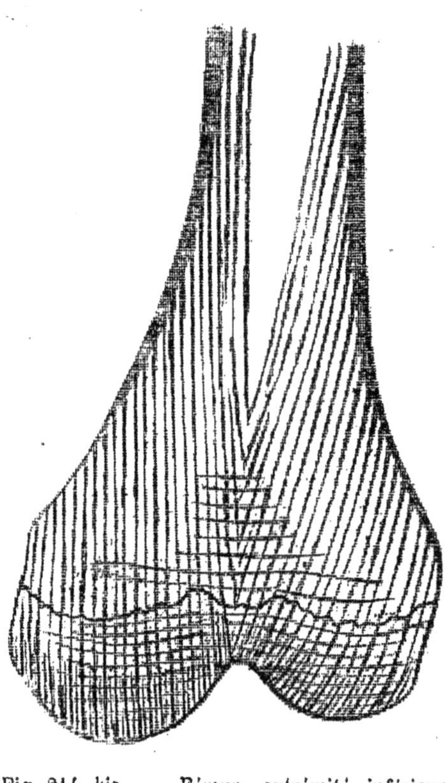

Fig. 214 bis. — Fémur, extrémité inférieure, architecture (schéma destiné à montrer la direction des travées osseuses).

C. — De cette configuration du pour tour de la surface articulaire, il résult que le col semble empiéter sur la tê par ses bords supérieur et inférieur tandis que la surface articulaire s'avanc sur les faces antérieure et postérieur du col ; en avant surtout cet empiète ment de la surface cartilagineuse su le col est très marqué. Lorsque cett avancée cartilagineuse n'existe pas e avant, on trouve à sa place une em preinte rugueuse, à contour plus o moins net, circulaire ou ovalaire : c'es l'*empreinte iliaque du fémur.*

Ce dernier détail de l'anatomie d col me paraît avoir échappé jusqu'i à l'attention des anatomistes : je l'a signalé dans mes cours d'ostéologie. U seul auteur en a fait mention, le Dr A Bertaux, dans une excellente thèse su l'humérus et le fémur (Lille, 1891). J ne saurais accepter la signification qu Bertaux assigne à cette empreinte qu « donne insertion à un très fort trous seau de la capsule articulaire ». On cher chera en vain ce trousseau que je n'a jamais rencontré. — Par contre, si o l'étudie sur des os frais, on verra qu l'empreinte, encroûtée de cartilage o de fibro-cartilage, continue la surface articulaire ; et, si l'on vient à fléchir le fémur à angl droit sur le bassin, on verra que cette partie du col entre en contact dans cette position ave la partie supérieure du bourrelet cotyloïdien. A mon avis, c'est à ce contact, si fréquen dans la situation assise ou accroupie, que doit être attribuée la formation de l'empreint iliaque du col : en étudiant sur un grand nombre de sujets on verra très souvent l surface osseuse qui entre en contact avec l'os iliaque, limitée par un bourrelet osseux.

D. — Cette ligne que certains auteurs décorent du nom de *crête du carré crural,* es mousse et ne donne point insertion à ce muscle. Si on la regarde attentivement, on voi qu'elle présente vers son tiers moyen un renflement ou mamelon osseux (mamelon d carré crural), au niveau duquel commence l'insertion du muscle carré crural qui de l descend vers l'interstice de la ligne âpre et ne suit point la ligne intertrochantérienne.

E. — La face postérieure du col est souvent traversée par une gouttière transversale peu profonde, dans laquelle glisse le tendon du muscle obturateur externe : cette gouttièr est parfois très nette : on peut la voir sur le plus grand nombre des fémurs, et je sui surpris qu'elle n'ait jamais été mentionnée.

F. — La longueur du col est en moyenne de 47 mm. ; un peu moins forte du côté droi (44 mm.) que du côté gauche (46 mm. 5) ; plus forte chez l'homme (46. 6) que chez l femme (43. 1) (Bertaux).

L'angle formé par le col avec le corps a été mesuré par Rodet (loc. cit.). Charpy repris ces mesures sur cent fémurs de tout âge et de tout sexe et il est arrivé aux conclu sions suivantes : l'angle moyen est de 127° avec des écarts à 115° et à 140°. L'enfant parait avoir un angle plus grand de 2° que l'adulte ; le vieillard a le même angle que l'adulte ; l'angle est le même dans les deux sexes. Dans deux travaux récents, Humphry (*Journ. of anatomy, new series*, 1889, pages 273-283, et 387-390) constate de nouveau les grandes variations individuelles ; — la diminution de l'angle dans le cours du développement à mesure qu'augmente le poids du corps ; — l'absence de tout changement ou parfois l'augmentation après la paralysie des muscles fémoraux ou l'amputation de la cuisse.

G. — Vers son tiers supérieur, un peu au-dessous de l'horizontale passant par le petit trochanter, la crête fessière se renfle assez souvent en une tubérosité saillante, qui donne insertion à une épaisse bande aponévrotique ilio-fémorale : pour quelques auteurs, cette tubérosité représente le *troisième trochanter* de certains mammifères. Cette éminence, dont la fréquence est de 25 à 30 0/0, a été étudiée ethniquement par Waldeyer, Houzé, de Tœrœk, et récemment par Dwight (*The journal of Anatomy*, vol. XXIV, new series, vol. IV, part. I, 1889, p. 61-69), Dollo et Bertaux (loc. cit.). Tandis que Houzé n'admet point l'origine atavistique du troisième trochanter, Dollo le considère comme un caractère réversif emprunté aux prosimiens. Je me rangerais volontiers de cette dernière opinion, considérant, avec Bertaux, que cette saillie n'est pas toujours en rapport avec le développement d'une insertion musculaire ou ligamenteuse, puisqu'on la rencontre plus fréquemment chez les sujets les moins musclés.

La *fosse hypotrochantérienne* est une fosse longitudinale creusée parfois sur la face externe du fémur, immédiatement en dehors de la série de rugosités qui marque l'insertion du grand fessier : elle donne insertion à des faisceaux de ce muscle. Sa fréquence est très variable ; assez rare dans les races actuelles, elle est, d'après les recherches de Houzé, presque constante sur les fémurs de l'âge du renne en Belgique.

H. — Wilbrand, Barkow, cités par Henle, ont trouvé au sommet de la surface poplitée, au niveau de l'insertion du court chef du biceps, une apophyse aplatie en forme de crête, ayant deux centimètres de haut sur trois de large. Wilbrand décrit cette saillie comme l'homologue de l'apophyse sus-épitrochléenne de l'humérus ; Barkow se range à la même opinion.

I. — Ces rainures ou encoches séparent sur chaque condyle la surface qui entre en contact avec les plateaux tibiaux, le *champ tibial*, de la surface antérieure trochléenne ou *champ rotulien*. Ils paraissent résulter de la pression produite par le bord antérieur des ménisques interarticulaires dans l'hyperextension du genou. Ils ont été bien étudiés par Henle, Terrillon et récemment par Young. R. Bruce. (Memoirs and memoranda in Anatomy, vol. I, p. 147-158, 1 Taf.)

J. — La saillie du tubercule sus-condylien interne est variable. Ce tubercule a été mentionné par Grüber, Hyrtl et Kraüse. Gruber l'a vu une fois long de deux centimètres, tangible au travers de la peau et des parties molles. J'ai montré que les tubercules sus-condyliens interne et externe étaient en rapport avec l'insertion du faisceau médian des jumeaux (Progrès médical, 1886).

Indice de section du fémur. — C'est le rapport centésimal du diamètre antéro-postérieur du corps au diamètre transversal ; il varie suivant le développement de la ligne âpre ; il est en moyenne de 104 (Broca, Bertaux).

Axe anatomique et *axe mécanique*. — L'axe anatomique, ou ligne partageant l'os en deux fragments longitudinaux à peu près égaux, est représenté sur le fémur par une ligne droite allant du milieu de l'échancrure intercondylienne au sommet recourbé du grand trochanter. — L'axe mécanique est figuré par un fil à plomb tombant verticalement du centre de rotation placé dans la tête (Kraüse), où par un fil à plomb passant au milieu de la trochlée sans préjuger de son point de passage à la partie supérieure (H. Meyer, Luschka, Bertaux). Bertaux ayant opéré sur cent quinze fémurs a constaté que l'axe anatomique est incliné sur l'axe mécanique et forme avec lui un angle divergeant qui peut être évalué en moyenne à 9° ; son inclinaison est plus forte chez la femme que chez l'homme.

Platymérie. — Manouvrier (Congrès intern. d'anthrop. préhist., 1889, Paris) a décrit, sous le nom de platymétrie (πλατύς, et μηρὸς, fémur) un aplatissement antéro-postérieur du tiers supérieur de la diaphyse du fémur, qu'il a observé sur un grand nombre de squelettes humains de l'âge de la pierre, et que l'on rencontre assez fréquemment, mais à un degré atténué, sur des fémurs modernes. Cet aplatissement est surtout marqué sur une longueur de plusieurs centimètres, au-dessous du petit trochanter et de la saillie non constante désignée sous le nom de troisième trochanter, au niveau de la gouttière hypotrochantérienne. Il est parfois si prononcé que les faces externe et interne de l'os sont converties, à ce niveau, en deux bords presque tranchants. La face antérieure est alors notablement élargie, ainsi que toute la portion supérieure de la surface d'insertion du quadriceps fémoral. C'est donc à la suractivité de ce muscle que l'on doit attribuer l'aplatissement en question. La platymérie coïncide généralement avec la platymérie du tibia et plusieurs autres caractères, également en rapport avec la suractivité des membr inférieurs (V. plus loin, platycnémie, etc.). La platymérie humaine n'est pas homolog anatomiquement ni physiologiquement avec l'aplatissement fémoral des anthropoïdes.

§ III. — SQUELETTE DE LA JAMBE

Le squelette de la jambe, troisième segment du membre inférieur, est cons titué par deux os. Ces deux os, disposés à peu près parallèlement, articulés pa leurs extrémités, interceptent entre eux un espace elliptique, l'*espace inter*

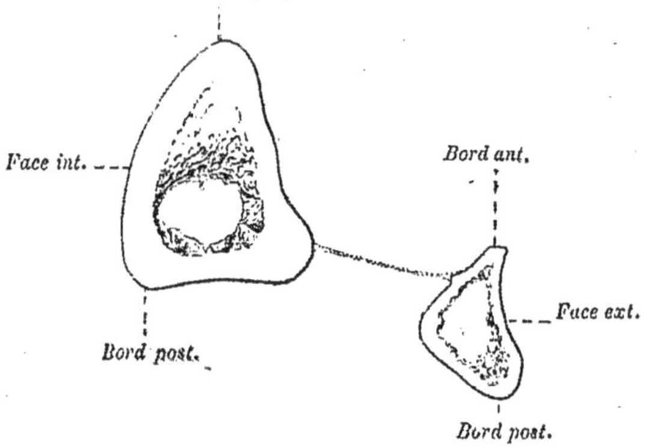

Fig. 215. — Coupe des os de la jambe en position vraie.

osseux, qu'une membrane comble à l'état frais. De ces deux os, l'un, trè volumineux, est situé en dedans, c'est le *tibia*; l'autre, grêle, placé en dehor et en arrière du précédent, a reçu le nom de *péroné*.

Le tibia, seul, s'articule avec le fémur, tandis que le tibia et le péroné parti cipent tous les deux à la formation de la surface articulaire, en forme de mor taise, par laquelle les os jambiers s'articulent avec le squelette du pied; encor est-il que le tibia forme à lui seul la plus grande partie de cette mortaise. Le tibi est donc la pièce squelettique principale de la jambe; le péroné n'est plus dan le squelette humain qu'une pièce sans grande importance, utilisée surtout pou de nombreuses insertions musculaires (A).

Au squelette jambier, on rattache d'ordinaire la *rotule*. — Située à la face anté rieure de l'articulation du genou et rattachée au tibia par un ligament très for qui continue le tendon du muscle quadriceps crural, la rotule paraît devoir êtr considérée comme un os sésamoïde développé dans l'épaisseur de ce tendon.

A. — Quelques anatomistes font du péroné une sorte de pilier élancé, supportant la tubé rosité externe du tibia : j'accepterais cette comparaison si le péroné ne se terminait e bas par une extrémité effilée, libre.

ROTULE

La rotule, noyau osseux aplati d'arrière en avant, présente *deux faces* (*anté rieure et postérieure*), *deux bords, une base et un sommet*.

Placer en bas l'extrémité pointue, en arrière la face cartilagineuse, et en dehors la plus large des facettes articulaires de cette face.

La *face antérieure,* convexe, triangulaire à base supérieure, présente des stries verticales répondant à la direction des fibres du tendon quadricipital qui

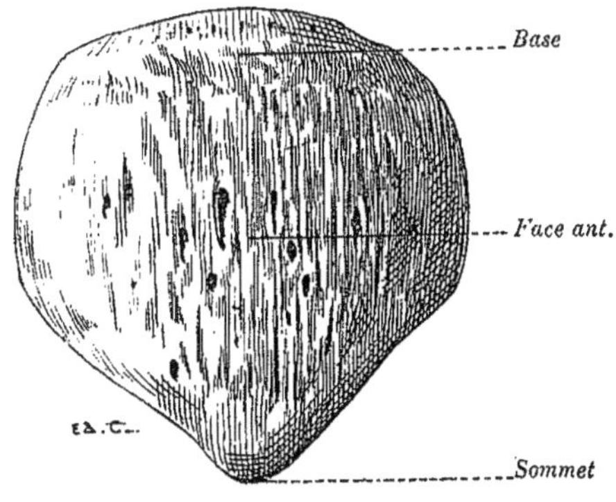

Fig. 216. — Rotule, face antérieure.

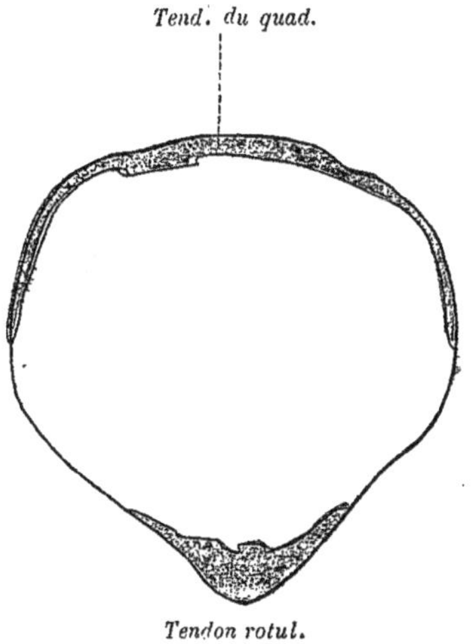

Fig. 217. — Rotule, face antérieure, insertions musculaires.

s'avance plus ou moins sur cette face; au fond des sillons on trouve quelques orifices vasculaires (A).

La *face postérieure* présente une large surface articulaire par laquelle la rotule entre en contact avec la trochlée fémorale. Cette partie articulaire, à grand axe transversal, légèrement concave de haut en bas, est divisée en deux versants ou *facettes* par une saillie mousse verticale qui répond au fond de la trochlée, tandis que les versants entrent en rapport avec les joues trochléennes. — La facette externe, plus grande et plus concave, s'applique à la joue externe plus large et plus saillante; la facette interne, plane ou convexe, offre sur son bord interne un méplat accentué (troisième facette de quelques auteurs), résultant du contact de cette partie de la rotule avec le bord du condyle, quand la rotule vient pénétrer dans l'échancrure intercondylienne, comme il arrive dans l'extrême flexion (B). Au-dessous de cette partie articulaire, la face postérieure, libre et criblée de trous, *répond à la synoviale articulaire,* et ne donne point insertion au ligament rotulien, quoi qu'en disent tous les auteurs.

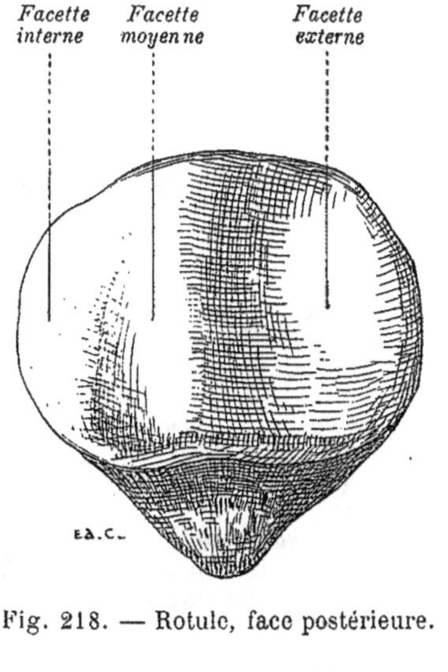

Fig. 218. — Rotule, face postérieure.

La *base,* triangulaire à sommet postérieur, est inclinée en bas et en avant vers la face antérieure avec laquelle elle se continue sans limites précises; elle présente dans sa partie antérieure la facette transversale d'insertion du tendon du quadriceps ; elle est légèrement striée dans sa pointe postérieure, recouverte seulement par la synoviale articulaire.

Les *bords,* verticaux dans leur partie supérieure, convergent ensuite vers le

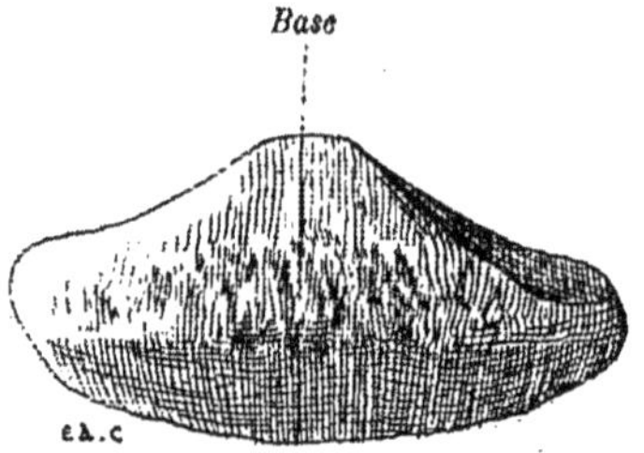

Fig. 219. — Rotule, base.

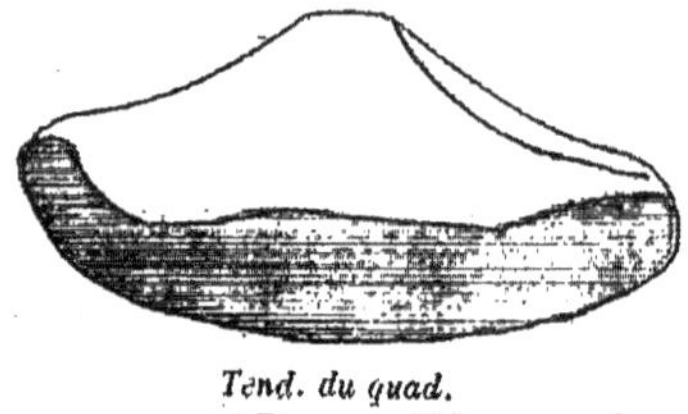

Fig. 220. — Rotule, base.

sommet de la rotule : ils reçoivent l'insertion de fibres tendineuses appartenant aux muscles vastes et aux ailerons rotuliens.

Le *sommet,* qui continue le plan de la face antérieure, donne attache au tendon rotulien; cette insertion empiète de quelques millimètres sur la face antérieure, et laisse libre, je le répète, la face postérieure.

Ossification. — La rotule présente un seul point d'ossification que l'on rencontre vers l'âge de 3 ans, quelquefois plus tôt, dans l'épaisseur du noyau cartilagineux qui la représente jusqu'alors. Ce point central s'étend dans tous les sens, mais plus rapidement vers la face profonde du tendon quadricipital. Lorsqu'il a atteint son complet développement, il divise ce tendon en deux parties : la supérieure forme le tendon proprement dit ; l'inférieure constitue le ligament rotulien.

Architecture. — La conformation intérieure de cet os me paraît mériter mieux que la très brève mention que lui accordent ceux qui en parlent. Depuis la suture osseuse, la rotule est devenue un os chirurgical : il importe donc que le chirurgien sache où il doit placer ses points de suture avec le plus de chance de les voir tenir. J'ai figuré cette structure dans les deux schémas ci-contre ; construits d'après vingt coupes, ils en résument les caractères. On voit sur ces coupes que l'épaisseur maxima de la couche compacte répond à la face antérieure de l'os où elle atteint une épaisseur de 2 à 4 mm. ; en arrière de cette couche, les travées verticales prédominent dans la moitié antérieure de l'os. La paroi postérieure est formée par une couche mince de tissu compact, un peu plus épaisse au niveau de la facette externe (grande facette) ; des travées implantées normalement sur cette paroi prédominent dans la moitié postérieure de l'os.

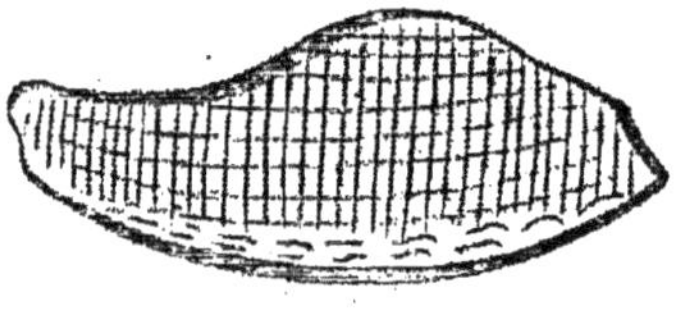

Fig. 221. — Rotule, architecture, coupe horizontale schématique.

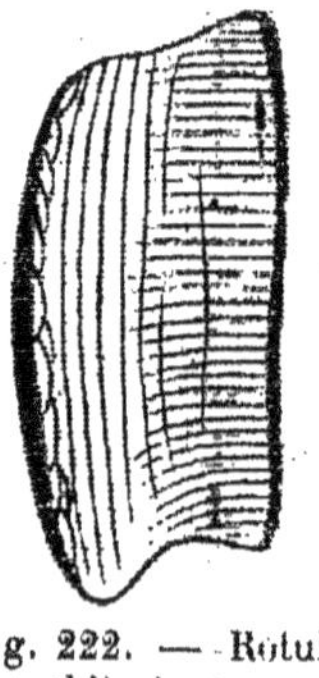

Fig. 222. — Rotule, architecture, coupe verticale schématique.

Je dois ajouter que cette structure présente d'assez grandes variétés suivant les individus et les âges ; la coque compacte diminue chez les sujets âgés ; sur certaines de mes coupes, elle est réduite à une mince lamelle. Gosselin et Berger ont donc eu raison de parler d'une *fragilité spéciale* de la rotule.

Connexions. — La rotule s'articule par sa face postérieure avec la trochlée fémorale.

Insertions musculaires. — Sa base et ses côtés donnent insertion aux tendons du quadriceps fémoral.

Varia. — A. — La face antérieure répond à deux plans fibreux qui la séparent de la peau : le jeu de ces différentes couches a déterminé la formation de bourses séreuses, en général au nombre de trois, dites *bourses séreuses prérotuliennes*.

B. — J'insisterai sur ce point en traitant de l'articulation du genou, car les raisons qui ont été données jusqu'ici de la présence de cette troisième facette ne me paraissent point satisfaisantes.

Dans ma collection de rotules, je possède, avec deux fractures verticales consolidées par cal osseux, une fracture transversale *consolidée par un cal osseux* très net. Toutefois cette consolidation existe seulement dans les 2/3 antérieurs des surfaces en contact; en arrière, vers la face cartilagineuse, un sillon, haut de 3 mm., a persisté; Pibrac eût perdu les cent louis d'or qu'il promettait à celui qui lui montrerait une fracture de la rotule *consolidée par un cal* osseux.

TIBIA

Le tibia est un os long, volumineux, situé à la partie antérieure et interne de la jambe, en dedans du péroné, entre le fémur qui repose sur son extrémité supérieure et le pied auquel il transmet le poids du corps. Sa direction étant verticale, il fait avec le fémur, oblique de haut en bas et de dehors en dedans, un angle obtus ouvert en dehors (A).

Le tibia offre à étudier un *corps* et deux *extrémités*.

Placer en avant le bord le plus tranchant du corps de l'os, en bas l'extrémité la moins volumineuse et en dedans la saillie qui prolonge cette extrémité.

CORPS. — Le corps, prismatique et triangulaire, a trois *faces* et trois *bords*.

Face interne. — Plane, lisse, elle est facile à suivre sous la peau qui la recouvre immédiatement. Large dans sa partie supérieure où elle présente quelques rugosités en rapport avec l'insertion du ligament latéral interne de l'articulation du genou et des muscles *dits de la patte d'oie*, cette face se rétrécit peu à peu vers l'extrémité inférieure de l'os. Dans ses tiers supérieurs, elle regarde en dedans et en avant, tandis que, dans son tiers inférieur, elle est tournée en dedans, comme si l'os avait été tordu.

Face externe. — Elle est légèrement excavée dans son tiers supérieur par une gouttière longitudinale, plus ou moins profonde suivant le développement du muscle jambier antérieur qui y prend insertion; dans son tiers inférieur, elle devient convexe, et, d'externe qu'elle était, elle se dévie en avant en suivant la direction des tendons extenseurs qui glissent sur elle. Dans sa partie inférieure, elle reçoit l'insertion de l'extenseur propre du gros orteil (B).

Face postérieure. — Large en haut, elle se rétrécit de haut en bas ; elle est parcourue, dans son tiers supérieur, par une ligne rugueuse, *la ligne oblique*, qui commence sur le bord interne de l'os, à la jonction du tiers supérieur et des tiers inférieurs, et se porte en haut et en dehors pour se terminer vers la partie externe de l'extrémité supérieure du tibia. La ligne oblique répond surtout à l'insertion du soléaire dans ses deux tiers inférieurs, et à celle du jambier postérieur dans son tiers supérieur. Je ne puis décrire à cette ligne les deux lèvres et l'interstice qu'on lui donne généralement, bien qu'elle ne les ait pas. Elle divise la face postérieure du tibia en deux parties inégales : une partie supérieure et interne, triangulaire, recouverte en grande partie par l'insertion du poplité ; une partie inférieure et externe sur laquelle une crête longitudinale indique souvent la séparation entre les champs d'insertion du jambier postérieur en dehors, et du fléchisseur commun des orteils en dedans. C'est sur la face postérieure, un peu en dehors de la ligne oblique, que l'on rencontre d'ordinaire le *conduit nourricier;* très gros, il se dirige, de haut en bas, vers l'extrémité inférieure.

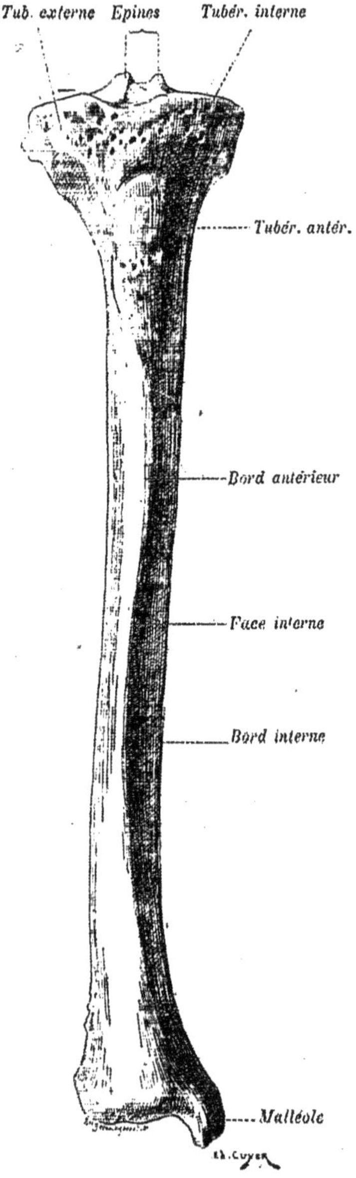

Fig. 223. — Tibia, vue antérieure.

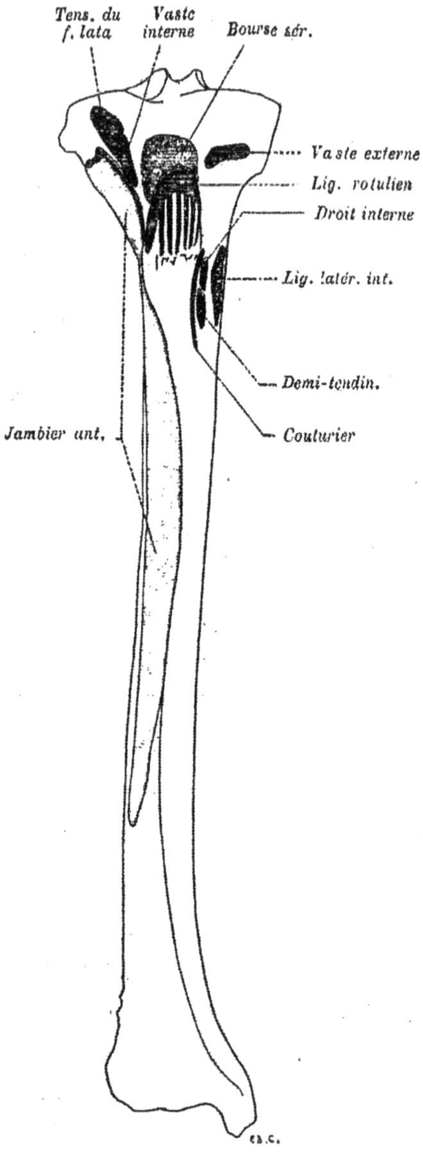

Fig. 224. — Tibia, vue antérieure, insertions musculaires et ligamenteuses.

Bords. — Le *bord antérieur,* très saillant, forme une véritable crête, *la crête du tibia.* Immédiatement placé sous la peau, il dessine une courbe en *S* italique très allongée ; sa courbure est en rapport avec le développement du muscle jambier antérieur. En haut il répond à la partie externe d'une éminence ovalaire, très prononcée, la *tubérosité antérieure* du tibia ; en bas, il se dévie en dedans et

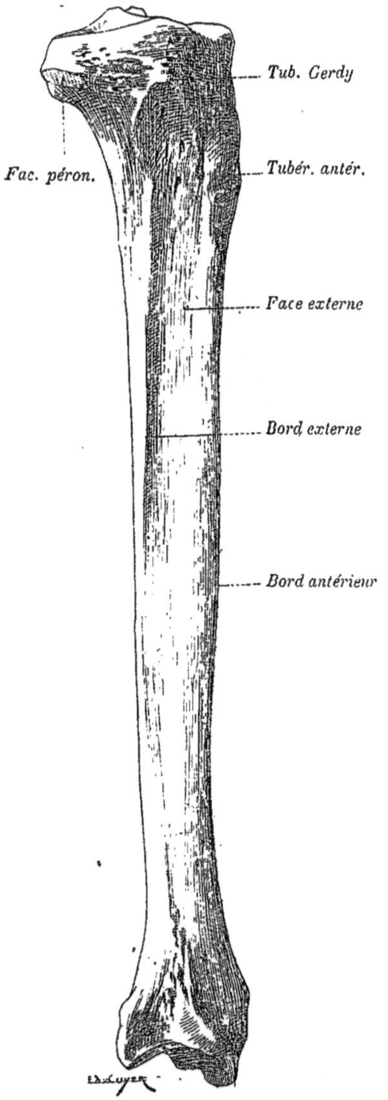

Fig. 225. — Tibia, face externe.

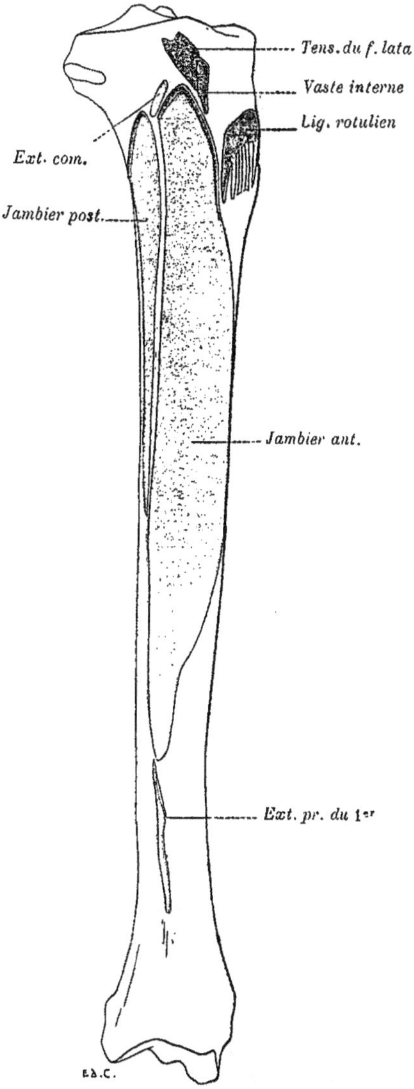

Fig. 226. — Tibia, face externe, insertions musculaires.

s'efface. — Le *bord externe,* crête linéaire, donne attache à la membrane interosseuse. — Le *bord interne,* mousse et arrondi dans sa partie supérieure, devient plus saillant et s'incline en avant dans sa moitié inférieure où il reçoit l'insertion de l'aponévrose jambière.

EXTRÉMITÉ SUPÉRIEURE (*fémorale*). — Elle est constituée par une sorte d'écrasement du corps de l'os, qui s'aplatit dans le sens transversal et se *déjette légèrement en arrière*. L'extrémité supérieure du tibia comprend deux masses latérales, *tubérosités ou condyles tibiaux,* excavés supérieurement par con-

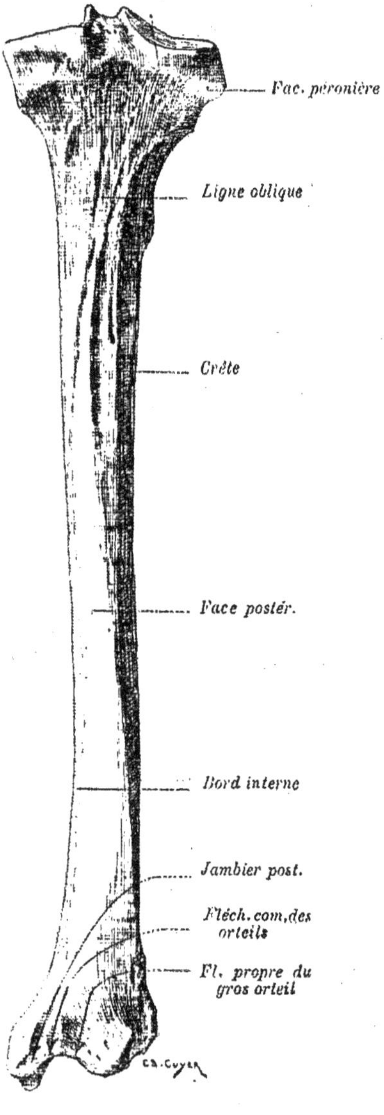

Fig. 227. — Tibia, face postérieure.

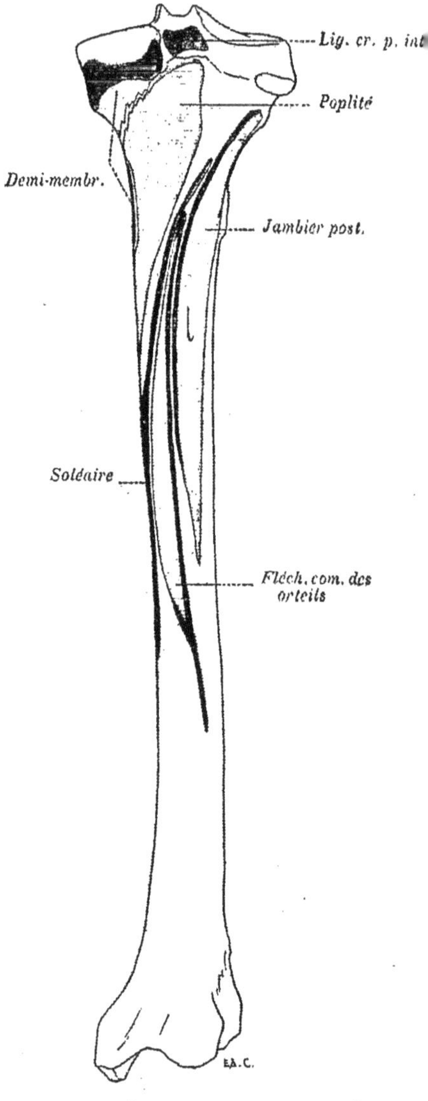

Fig. 228. — Tibia, face postérieure, insertions musculaires.

tact articulaire avec les condyles fémoraux. Dans l'ensemble elle est pyramidale à base supérieure.

La *base* ou *plateau tibial,* de contour irrégulièrement ovalaire, présente deux surfaces articulaires, séparées par une bande rugueuse antéro-postérieure. Les facettes articulaires, horizontales, très légèrement concaves, sont dites *cavités glénoïdes* du tibia. L'interne, ovalaire, est plus longue et plus concave que l'externe qui présente souvent une convexité antéro-postérieure. Ces deux surfaces articulaires *se relèvent en pointe vers la partie moyenne du plateau tibial*

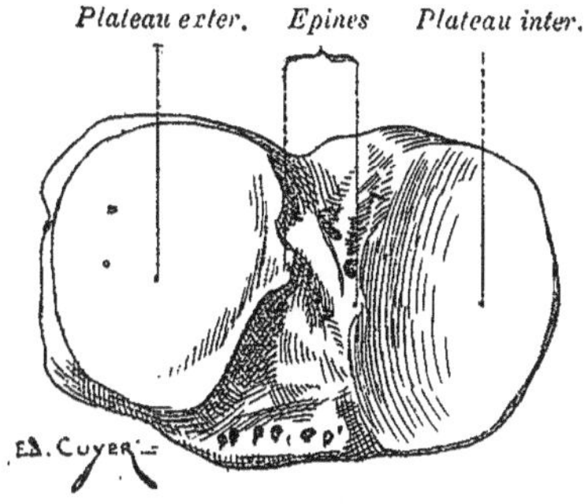

Fig. 229. — Tibia, plateaux.

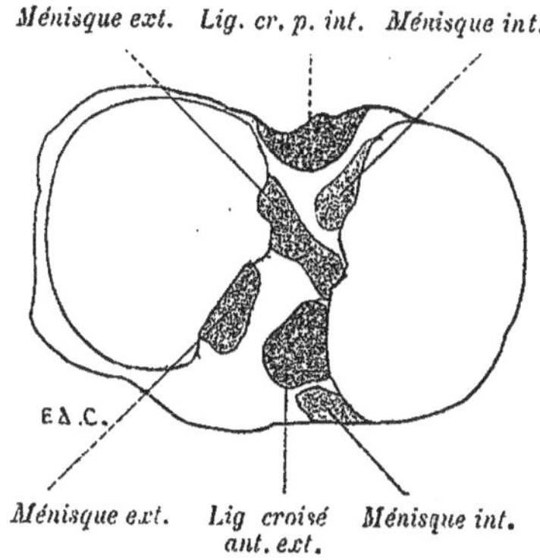

Fig. 230. — Tibia, plateaux, insertions ligamenteuses.

et forment ainsi ce qu'on appelle les *épines* du tibia. Celles-ci, *éminences pyramidales,* articulaires par une de leurs faces, appartiennent bien à la surface articulaire; ce ne sont point du tout, comme on le dit à tort, des tubercules d'insertion. Ce relèvement des cavités glénoïdes augmente la concavité transversale des surfaces articulaires et par suite agrandit la surface de contact avec les condyles fémoraux convexes transversalement (C).

En avant et en arrière des épines, les cavités glénoïdes sont séparées par deux surfaces triangulaires, rugueuses; l'antérieure est large et horizontale ; la postérieure, plus petite, descend très obliquement vers la face postérieure de l'os entre les tubérosités tibiales qu'elle sépare par une large échancrure. Les empreintes d'attache des ligaments croisés sont nettement dessinées sur ces surfaces qui donnent également insertion aux ligaments ou freins des ménisques articulaires.

La *face antérieure* montre une large surface triangulaire dont le sommet répond à la *tubérosité antérieure :* cette surface est criblée de gros trous vasculaires. Sur la tubérosité, une empreinte, très large limitée en haut par une ligne oblique, montre le point d'insertion du tendon rotulien. — Cette face antérieure, dont la base répond au plateau tibial, est limitée par deux bords curvilignes, saillants, résultant d'une sorte de bifurcation de la crête tibiale; la partie moyenne de ces bords, plus saillante, reçoit l'insertion de bandes aponévrotiques très fortes ; l'externe est renflée en un tubercule, parfois très marqué, que l'on appelle *tubercule de Gerdy,* ou *tubercule du jambier antérieur,* dénomination mal justifiée par l'insertion de quelques faisceaux de ce muscle à la face inférieure du tubercule, dont l'existence est surtout liée à l'insertion de l'aponévrose fémorale.

Les *faces latérales* sont essentiellement formées par les tubérosités du tibia, supportant les cavités glénoïdes; leur contour arrondi présente une hauteur de deux centimètres environ, c'est la *margo infraglenoïdalis.* L'interne offre à sa partie postérieure une large rugosité pour l'insertion du tendon direct du demi-membraneux, et une gouttière horizontale qui loge le tendon réfléchi de ce muscle. — La tubérosité externe présente à sa partie postéro-externe une facette articulaire, de contour ovalaire, inclinée en bas, en arrière et en dehors par laquelle le tibia s'articule avec le péroné.

EXTRÉMITÉ INFÉRIEURE. — Elle est beaucoup moins volumineuse que l'extrémité supérieure ; élargie, comme celle-ci, dans le sens transversal, elle présente *quatre faces* et une *base articulaire.* Son axe transversal *n'est point dans un plan exactement transversal ;* son extrémité externe est portée en arrière : c'est en raison de cette direction de la mortaise que le pied se porte en dehors.

La *face antérieure,* convexe et lisse, fait suite à la face externe de l'os élargie et déviée en avant. — La *face postérieure,* continuant la face postérieure du tibia, présente deux gouttières : l'une, interne, répondant au jambier postérieur ; l'autre, externe, peu marquée, répondant au tendon du fléchisseur propre du gros orteil ; on voit quelquefois, entre ces deux gouttières, une troisième gouttière peu profonde qui loge le tendon du long fléchisseur commun des orteils. — La *face externe,* ou péronière, est constituée par une *large gouttière* verticale dans laquelle vient se loger la partie inférieure du péroné : les bords de cette gouttière sont très saillants et donnent attache aux ligaments de l'articulation péronéo-tibiale inférieure. — Enfin la *face interne,* qui continue la face interne de l'os se prolonge en bas en une apophyse épaisse, aplatie de dedans en dehors, la *malléole interne.*

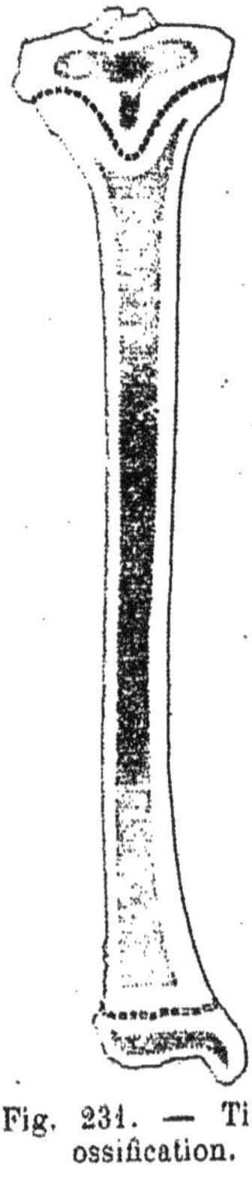
Fig. 231. — Tibia, ossification.

La *base, articulaire,* offre une large surface quadrilatère lisse, légèrement renflée vers sa partie moyenne qu répond à la gorge antéro-postérieure de la poulie astragalienne.

La *malléole interne* répond par sa face interne à la peau, sous laquelle sa saillie est facilement appréciable ; — sa face externe présente une surface articulaire, continue avec la surface articulaire de la base de l'extrémité inférieure mais faisant avec elle un angle qui dépasse un peu l'angle droit. Cette facette malléolaire est triangulaire à base antérieure ; elle s'articule avec une facette semblable de l'astragale. — Le bord postérieur de la malléole est une véritable face creusée en gouttière continuant la gouttière du jambier postérieur, déjà signalée sur la face postérieure de l'extrémité inférieure. — Le bord antérieur, épais et arrondi, présente quelques rugosités d'insertions ligamenteuses. — Le sommet, tronqué, montre une échancrure profonde dans laquelle prennent attache les faisceaux postérieurs de l'appareil ligamenteux interne tibio-tarsien.

Ossification. — Le tibia présente quatre points d'ossification *un primitif* et *trois complémentaires.* — Le *point primitif* apparaît vers le trente-cinquième jour de la vie intra-utérine ; il s'allonge rapidement et forme toute la diaphyse. — Des *trois points complémentaires,* deux répondent à l'extrémité supérieure : le principal est placé au niveau des plateaux articu laires ; l'accessoire répond à la tubérosité antérieure. — Le *troisième* point complémentaire forme l'extrémité inférieure ou tarsienne de l'os.

Le point épiphysaire supérieur principal apparait à la naissance ; l'accessoire ou tubérositaire apparait vers la treizième année ; il se soude par son bord supérieur à l'épiphyse supérieure, et figure alors une sorte de médaillon suspendu à la partie antérieure de cette épiphyse (Sappey) ; cette épiphyse se soude au corps de l'os de 18 à 24 ans ; — le point épiphysaire inférieur apparait du quinzième au dix-huitième mois après la naissance : il se soude à la diaphyse de 16 à 18 ans.

Architecture. — La conformation intérieure du tibia est intéressante. Le cylindre compact de la diaphyse acquiert son maximum d'épaisseur au niveau du bord antérieur ou crête tibiale.

Les lamelles principales du tissu spongieux de l'extrémité supérieure forment deux systèmes : un système de travées verticales qui se détachent de la diaphyse et montent verticalement dans les condyles tibiaux, vers les cavités glénoïdes dont ils constituent les piliers ; et un système de fibres arquées qui, s'appuyant sur le cylindre diaphysaire, convergent

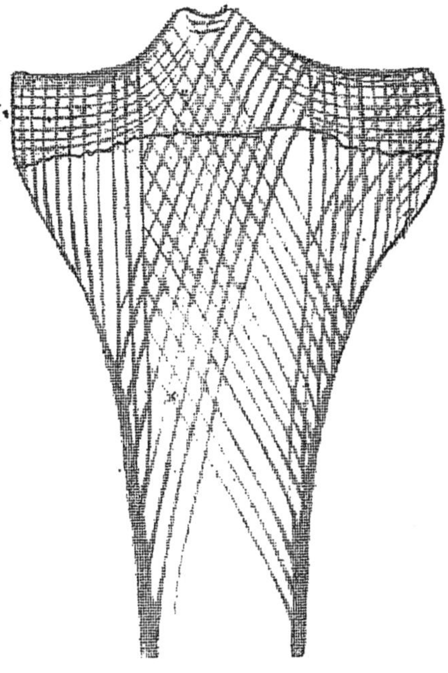

Fig. 232. — Tibia, extrémité supérieure, architecture.

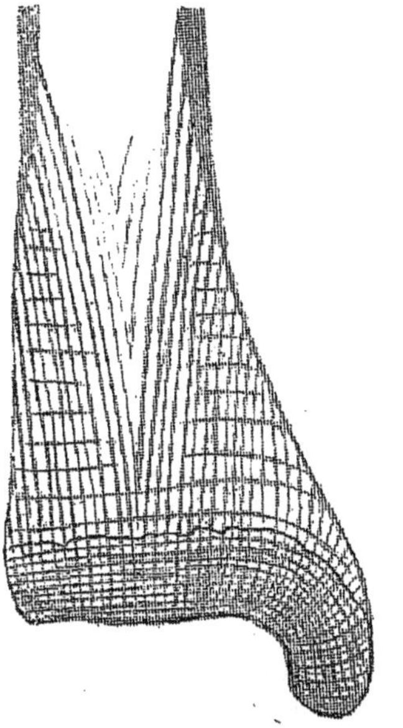

Fig. 233. — Tibia, extrémité inférieure, architecture.

vers l'axe du cylindre en se superposant : quelques-unes de ces travées vont aboutir à cette partie verticale des cavités glénoïdes sur l'existence et le rôle de laquelle j'ai appelé l'attention : leur présence témoigne de l'importance des pressions que subissent les facettes articulaires des épines tibiales.

Dans l'extrémité inférieure, les travées principales descendent presque verticalement du cylindre diaphysaire vers la facette articulaire sur laquelle elles tombent à peu près perpendiculairement ; les lamelles les plus internes convergent vers la partie centrale de cette surface. Le tissu de la malléole interne est spongieux ; mais il est à aréoles très fines, et par conséquent très dense.

Connexions. — Le tibia s'articule par ses deux extrémités avec le péroné, par son extrémité supérieure avec le fémur et par l'inférieure avec l'astragale.

Insertions musculaires. —

Corps	Face interne	Couturier; droit interne; demi-tendineux.
	Face externe	Jambier antérieur.
	Face postérieure . .	Poplité; soléaire; fléchisseur commun des orteils; jambier postérieur.
Extrémité supérieure	Tubercule de Gerdy. .	Tenseur du fascia lata; jambier antérieur.
	Tubérosité interne. .	Demi-membraneux.

Varia. — A. — Anormalement le tibia peut être obliquement dirigé de haut en bas et de dedans en dehors, comme on le voit dans le genu valgum, chez les individus dits *cagneux*. Il est plus rare de le voir incliner en dehors son extrémité supérieure, comme il arrive chez le *bancal*.

B. — Sur un grand nombre de tibias de ma collection, je remarque la présence de gouttières vasculaires traversant la face externe de la diaphyse. Tous ces os présentent en même temps un aspect rugueux de leur face interne; leurs parois sont épaissies, l'os est en général plus gros et plus lourd. Ces gouttières vasculaires répondent au trajet des branches transversales des vaisseaux tibiaux antérieurs ; souvent deux ou trois gouttières marchent parallèlement, gravant le trajet d'une artériole avec ses veines satellites. Je pense que ces tibias ont appartenu à des sujets variqueux à un haut degré.

C. — Si l'on articule un fémur avec le plateau tibial, on voit les épines s'engager entre les condyles et s'articuler par leur face articulaire avec la face correspondante de chaque condyle ; l'épine tibiale interne et le condyle interne entrent en contact par une surface *verticale*, sorte de *heurtoir* qui empêche le glissement du condyle en dehors ou du tibia en dedans. L'épine tibiale externe et la face correspondante du condyle externe entrent en rapport par une surface convexe appartenant à une section de cône, et c'est sur cette partie convexe de l'épine tibiale externe que le condyle externe roule dans les mouvements de torsion dont cette articulation est le siège.

Platycnémie. — On a désigné sous le nom de platycnémie (πλατύς, large, κνήμη, jambe), de tibia en lame de sabre, une forme particulière du tibia, signalée par Busk en 1863. Très fréquente chez les populations préhistoriques de l'Europe, cette forme de tibia se rencontre encore aujourd'hui chez beaucoup de peuples sauvages. Cette particularité consiste en un aplatissement transversal de l'os dans le tiers supérieur de la diaphyse, de sorte que sa face postérieure se trouve convertie en un bord parfois presque tranchant. La platycnémie, étudiée par P. Broca et un grand nombre d'auteurs, a été considérée comme une survivance simienne, parce qu'elle est normale chez la plupart des singes anthropoïdes. Mais Manouvrier (Soc. d'Anthrop., Paris, 2e S, t. III, 1888), a montré que la platycnémie n'atteint jamais, chez ces animaux, le degré qu'elle présente souvent dans l'espèce humaine. Il a montré en outre que l'aplatissement du tibia est produit, chez l'homme, par un agrandissement considérable de la surface d'insertion du muscle jambier postérieur et, par suite, par la suractivité de ce muscle. Ce n'est pas l'action du jambier postérieur sur le pied qui est en jeu, mais bien sa fonction inverse qui consiste à maintenir solidement le tibia dans l'immobilité pendant que le fémur prend sur cet os son point d'appui dans la station verticale et surtout dans les mouvements de la course et de la marche. Aussi la platycnémie se rencontre-t-elle chez les peuples préhistoriques qui vivaient presque exclusivement de la chasse, et, en général, chez les peuples habitant les pays montagneux ou accidentés. Si elle tend à disparaître, c'est parce que les dures conditions de la vie sauvage sont devenues plus rares.

Rétroversion de la tête du tibia. — Il arrive parfois que la tête du tibia se trouve plus ou moins infléchie en arrière, de façon à rendre oblique la surface de ses plateaux articulaires. Cette disposition signalée d'abord par le Dr Collignon sur des tibias humains de l'époque quaternaire, étudiée ensuite par M. Fraipont comparativement sur un squelette humain de cette époque et sur des squelettes d'anthropoïdes, a été considérée par ces deux auteurs comme une survivance simienne d'où résultait, pour nos ancêtres quaternaires, une attitude imparfaitement verticale. Manouvrier (Soc. d'Anthr., Paris, 2e série, t. IV, 1890), ayant repris l'étude de ce caractère anatomique sous le nom de *rétroversion de la tête du tibia*, a d'abord montré sa fréquence chez la plupart des populations préhistoriques de la France, chez divers peuples sauvages actuels et même sur un assez grand nombre de parisiens modernes, à un degré parfois égal et supérieur à celui que présentent beaucoup de singes anthropoïdes. L'existence de ce caractère est donc compatible avec une attitude parfaitement verticale dans la station debout. Manouvrier a montré que la rétroversion associée en général à la platycnémie et à la platymérie est seulement en rapport avec l'attitude demi-fléchie du membre inférieur dans une façon de marcher qu'il appelle la *marche en flexion* encore très commune chez les paysans, notamment sur les terrains accidentés où elle est avantageuse sinon obligatoire. Elle coïncide généralement avec une cambrure lombaire peu prononcée. Il est aisé de comprendre pourquoi cette disposition était plus fréquente et plus accentuée chez nos ancêtres chasseurs et pourquoi elle tend à disparaître chez les peuples civilisés. La rétroversion est plus marquée sur le tibia du nouveau-né que sur celui de l'adulte. Il faut aussi remarquer que la cavité glénoïde externe du nouveau-né est toujours convexe ; ces particularités paraissent être en rapport avec la flexion permanente des genoux pendant la vie intra-utérine.

Absence congénitale du tibia. — Laskowski et Reverdin ont publié une remarquable observation de cette anomalie que l'on peut rapprocher de l'absence congénitale du radius, puisque, au membre inférieur, c'est le tibia, homotypique du radius, qui constitue l'axe surajouté, l'axe primordial passant par le péroné.

Busachi (Giornale d. R. Acad. di med. 1886, n° 9-12) a décrit un cas d'absence congénitale du tibia de la jambe droite chez une jeune fille de 10 ans. La cuisse et la hanche étaient normales ; mais la jambe était raccourcie et le pied en supination forcée ; le péroné était bien développé. L'auteur donne la nomenclature des cas analogues connus jusqu'à ce jour. — Une observation plus récente a été publiée par Laren John Shaw (Journal of Anatomy, vol. XXIII, new séries, vol. III, Part. IV, July 1889, p. 598, bis 606).

PÉRONÉ

Os long, très grêle, situé en dehors et en arrière du tibia avec lequel il s'articule par ses deux extrémités, le péroné présente un *corps* et deux *extrémités*.

Placer en bas l'extrémité aplatie, en dedans la facette articulaire qu'elle présente, et en arrière le bord de cette extrémité qui est creusé d'une gouttière.

CORPS. — Prismatique et triangulaire, le corps présente trois *faces*, qui, comme celles du tibia, doivent être distinguées en externe, interne et postérieure, et trois *bords* interne, externe et antérieur : ce dernier est, comme sur le tibia, le plus tranchant.

Le corps du péroné paraît fortement tordu sur son axe, mais cette torsion n'est qu'apparente : elle résulte de l'apparition sur le tiers inférieur de la face externe de l'os, d'une crête oblique limitant la gouttière dans laquelle sont logés les tendons péroniers.

Face externe. — C'est la face des muscles péroniers : arrondie dans sa partie la plus élevée qui répond au col de l'os, elle offre dans sa partie moyenne une gouttière longitudinale. Dans son tiers inférieur, elle devient convexe transversalement et est divisée par une crête oblique, très saillante, en deux parties : une partie antérieure, triangulaire à sommet supérieur, qui répond à la peau ; et une partie postérieure, lisse, en forme de gouttière spirale, qui loge les tendons des péroniers latéraux.

Les deux muscles péroniers prennent insertion sur cette face, le *long* dans la moitié supérieure, le *court* dans la moitié inférieure (A).

Face interne. — Elle est divisée en *deux bandes* par une crête longitudinale qui marque l'attache de la membrane interosseuse. La *bande antérieure* appartient à la loge musculaire antérieure de la jambe et donne attache à l'extenseur commun des orteils, et à l'extenseur propre du gros orteil. La *bande postérieure*, plus large, est excavée dans ses deux tiers supérieurs en une gouttière longitudinale très profonde par l'insertion du jambier postérieur.

Face postérieure. — Convexe et rugueuse dans sa partie supérieure où elle donne attache au soléaire, la face postérieure s'élargit dans sa partie moyenne où s'insère le fléchisseur propre du gros orteil. C'est vers le tiers moyen de cette

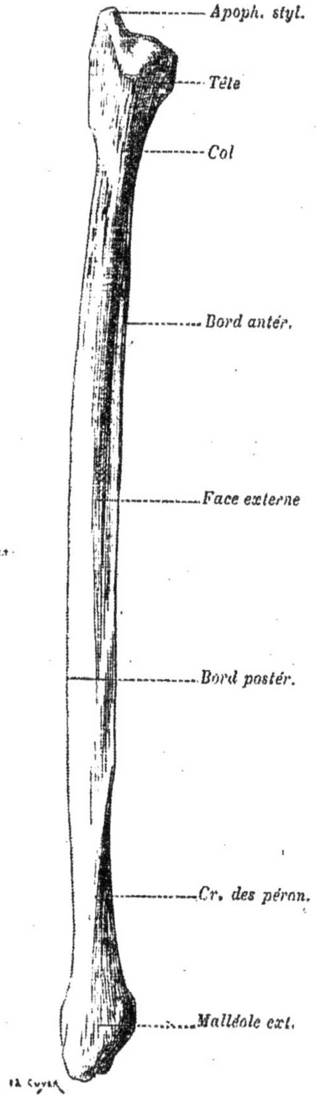

Fig. 234. — Péroné, face externe.

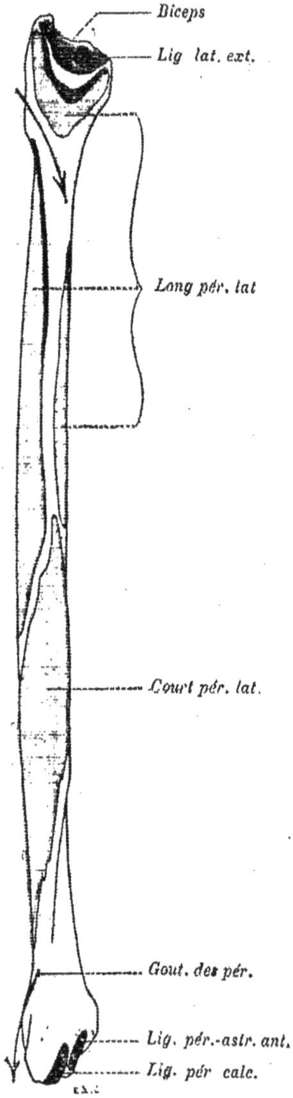

Fig. 235. — Péroné, face externe, insertions musculaires et ligamenteuses.

face que se trouve le *conduit nourricier* dirigé, comme celui du tibia, de haut en bas.

Vers son tiers inférieur, le péroné s'aplatit de dedans en dehors, et il n'offre plus que deux faces, l'une interne, l'autre externe ; on peut dire qu'à ce niveau la face postérieure se fusionne avec la face interne.

Bords. — Le *bord antérieur* est mince et tranchant dans sa partie moyenne,

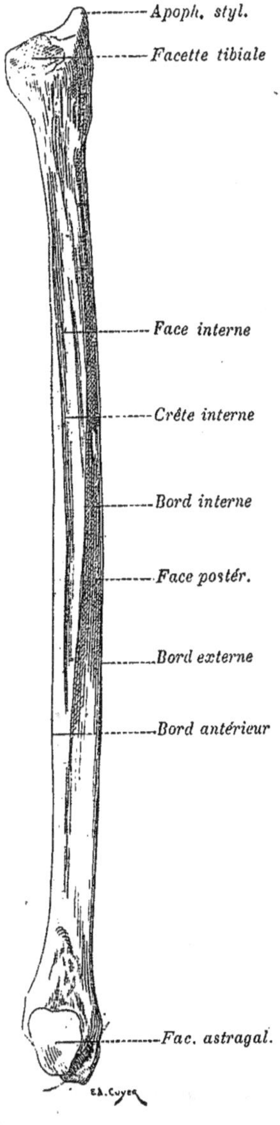

Fig. 236. — Péroné, face interne.

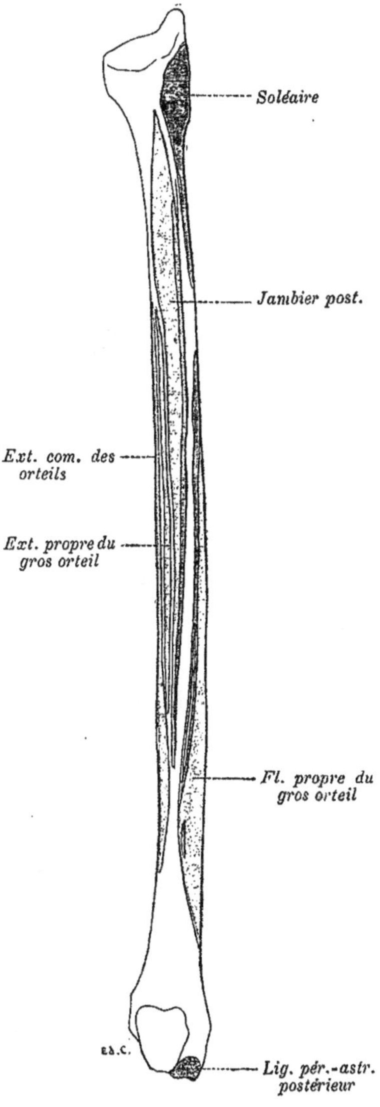

Fig. 237. — Péroné, face interne, insertions musculaires.

où il donne insertion à une aponévrose qui sépare les muscles de la région jambière antérieure de ceux de la région externe ; dans son tiers supérieur, il s'incline vers la crête interosseuse et cesse d'être visible au niveau du col. Dans son tiers inférieur il est moins tranchant que dans la partie moyenne ; on peut toutefois le suivre, continuant son trajet vertical pour aller se perdre sur le bord antérieur de la malléole externe (B).

Le *bord postérieur*, mousse dans son tiers supérieur, est très saillant dans ses tiers inférieurs où il donne attache à la cloison intermusculaire externe. Vers l'extrémité inférieure de l'os, là où la face externe tend à devenir postérieure, ce bord suit le changement de direction de la face externe, et il vient former sur la partie postérieure de la malléole une crête tranchante, lèvre interne de la gouttière des péroniers.

Le *bord interne* apparaît seulement au niveau du tiers moyen du corps sous la forme d'une crête tranchante : il s'arrondit en descendant et cesse d'être perceptible à la jonction du tiers moyen et du tiers inférieur, lorsque la face postérieure se fusionne avec la face interne.

EXTRÉMITÉ SUPÉRIEURE. — L'extrémité supérieure ou *tête* du péroné est un renflement pyramidal, à base supérieure ; sa jonction avec le corps de l'os se fait par une partie rétrécie ou *col*. Sur la moitié interne de la base de la pyramide, on trouve une *facette articulaire*, légèrement concave, regardant en haut et en dedans, qui s'articule avec la facette que nous avons décrite sur la tubérosité externe du tibia. En dehors de cette surface, le contour de la tête présente une facette d'insertion en forme de croissant à concavité supérieure ; la corne postérieure de ce croissant s'élève en une saillie prononcée, qui a reçu le nom d'*apophyse styloïde* du péroné. Cette apophyse reçoit l'insertion du faisceau principal du tendon du biceps ; les autres faisceaux s'attachent sur le reste du croissant et particulièrement à sa corne antérieure. Dans la concavité du croissant vient s'attacher le ligament latéral externe du genou, entouré par le tendon bicipital. — Sous la corne antérieure sont des rugosités résultant de l'insertion du long péronier latéral. — Sous la corne postérieure ou apophyse styloïde, on trouve d'autres rugosités produites par l'insertion de quelques faisceaux du soléaire (C).

EXTRÉMITÉ INFÉRIEURE. — L'extrémité inférieure, de forme lancéolée, aplatie de dehors en dedans, constitue la *malléole externe* ou péronière, plus longue, plus épaisse et plus effilée que la malléole interne ou tibiale.

Sa *face interne* est rugueuse et convexe dans sa moitié supérieure qui répond à la gouttière que nous avons décrite sur la face externe de l'extrémité inférieure du tibia ; dans sa moitié inférieure, elle présente une facette articulaire, de forme triangulaire, à sommet inférieur, légèrement excavée dans sa partie moyenne ; cette facette s'articule avec celle que nous étudierons sur la face externe de l'astragale, elle complète la mortaise tibio-péronière. Au-dessous et en arrière de la facette articulaire, on trouve une fossette ovoïde dont la partie inférieure montre l'empreinte du faisceau postérieur du ligament latéral externe de l'articulation tibio-tarsienne; la partie supérieure de cette fossette, criblée de trous, loge ce ligament dans l'extension forcée du pied.

Le *bord antérieur* de la malléole, épais et rugueux, donne attache dans sa partie supérieure aux ligaments antérieurs de l'articulation péronéo-tibiale inférieure. Dans sa partie inférieure, dirigée obliquement en arrière et en dehors, il donne attache aux faisceaux antérieur et moyen de l'appareil ligamenteux externe de l'articulation tibio-tarsienne : les facettes d'insertion de ces ligaments sont généralement bien marquées et débordent sur la face externe de la malléole.

Le *bord postérieur*, très épais, est creusé d'une large gouttière verticale continuant la goûttière des péroniers dont nous avons vu l'origine sur la face externe de l'os.

La *base* de la malléole se continue avec le corps de l'os sans rétrécissement notable. — Le *sommet*, dirigé en bas et en arrière, est mousse et ne donne point insertion, malgré l'affirmation unanime, au faisceau ligamenteux péronéo-calcanéen, qui s'insère sur le bord antérieur de la malléole et laisse le sommet de celle-ci parfaitement libre.

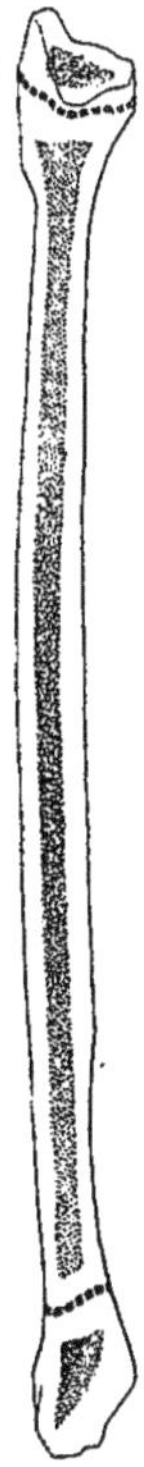

Fig. 238. — Péroné, ossification.

Ossification. — Le péroné se développe par trois points d'ossification : un *primitif* et *deux complémentaires*.

Le *point primitif* apparaît du trentième au quarantième jour de la vie intra-utérine : il donne la totalité du corps de l'os, la moitié environ de l'extrémité supérieure et une notable partie de l'extrémité inférieure. Des *deux points épiphysaires*, le *supérieur* apparaît à l'âge de deux ans ; l'*inférieur* n'apparaît que deux ans plus tard.

L'épiphyse inférieure se soude à la diaphyse de 18 à 19 ans ; la supérieure de 19 à 22 ans.

Architecture. — Le *corps* de l'os est formé d'un prisme de tissu compact enfermant un canal médullaire ; il est à remarquer que ce canal s'étend plus vers l'extrémité supérieure que vers l'inférieure. — Les *extrémités* sont formées de tissu spongieux : dans la supérieure les travées principales sont verticales ; elles forment un tissu assez dense au dessous de la facette articulaire ; au-dessous de la ligne épiphysaire, elles se superposent en arcades. Dans l'extrémité inférieure les travées, en majeure partie verticales, s'incurvent au niveau de la facette astragalienne sur laquelle elles s'implantent perpendiculairement : la couche compacte du prisme diaphysaire diminue progressivement pour se continuer avec la mince coque malléolaire.

Connexions. — Le péroné est articulé en haut avec le tibia, en bas avec le tibia et l'astragale.

Insertions musculaires. —

Corps . . .	Face interne. . .	Extenseurs commun des orteils et propre du gros orteil ; péronier antérieur ; jambier postérieur.
	Face externe . . .	Long et court péroniers latéraux.
	Face postérieure .	Soléaire ; long fléchisseur du gros orteil.
Extrémité supérieure		Biceps crural.

Varia. — A. — Sur certains péronés, ayant sans doute appartenu à des sujets très musclés, les gouttières musculaires sont très profondes : on désigne ces os sous le nom de *péronés cannelés*.

B. — Pour quelques auteurs, le bord antérieur se bifurque, et, tandis que par sa branche antérieure il descend vers le bord antérieur de la malléole, par sa branche postérieure il traverse obliquement la face externe de l'os et forme la lèvre antérieure de la gouttière des péroniers latéraux. Cette façon de voir ne me paraît pas juste.

C. — Ma description de l'extrémité supérieure n'est guère conforme aux descriptions classiques qui s'accordent à fixer le ligament latéral externe du genou sur l'apophyse styloïde en même temps que le tendon bicipital ; j'ai controlé par de nombreuses dissections la description que je donne et représente.

On a observé *l'absence congénitale* partielle ou totale du péroné.

§ IV. — SQUELETTE DU PIED

Le squelette du *pied,* quatrième segment du membre abdominal, présente une constitution très analogue à celle du squelette de la main; toutefois les os

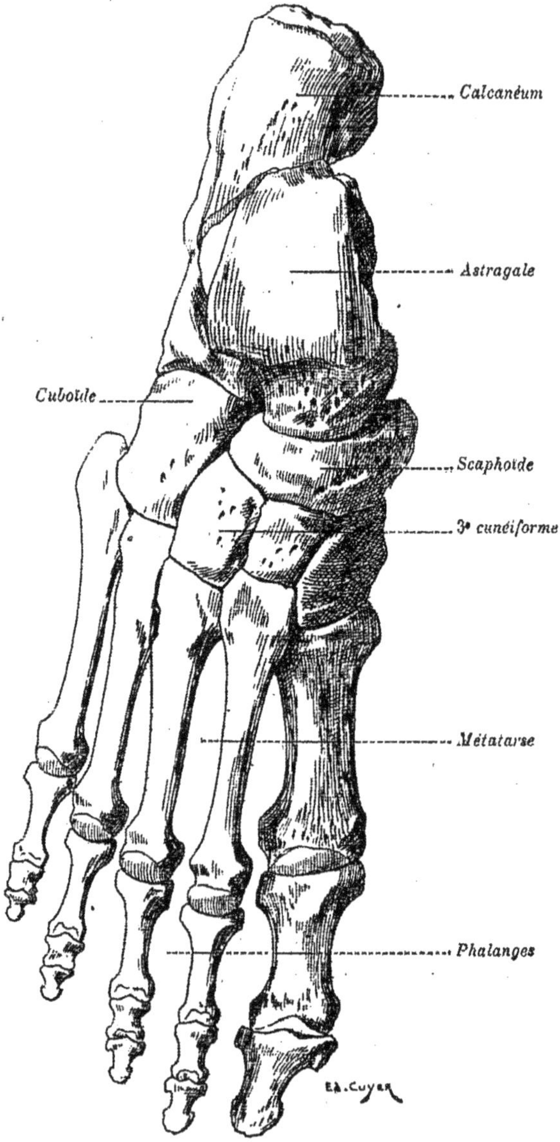

Fig. 239. — Squelette du pied, face supérieure ou dorsale.

qui le composent ont des caractères qui les distinguent des pièces correspondantes de la main, et qui sont en rapport avec leurs fonctions différentes.

Le pied est adapté principalement à la fonction de servir de support à tout l'édifice du corps : aussi son squelette est disposé en forme de voûte.

Large en avant, étroit en arrière, il est formé par vingt-six os. Il nous présente une *face supérieure* ou *dos,* convexe, une *face inférieure* ou *plante,* concave.

La voûte osseuse du pied s'articule par son sommet avec la jambe ; — par sa

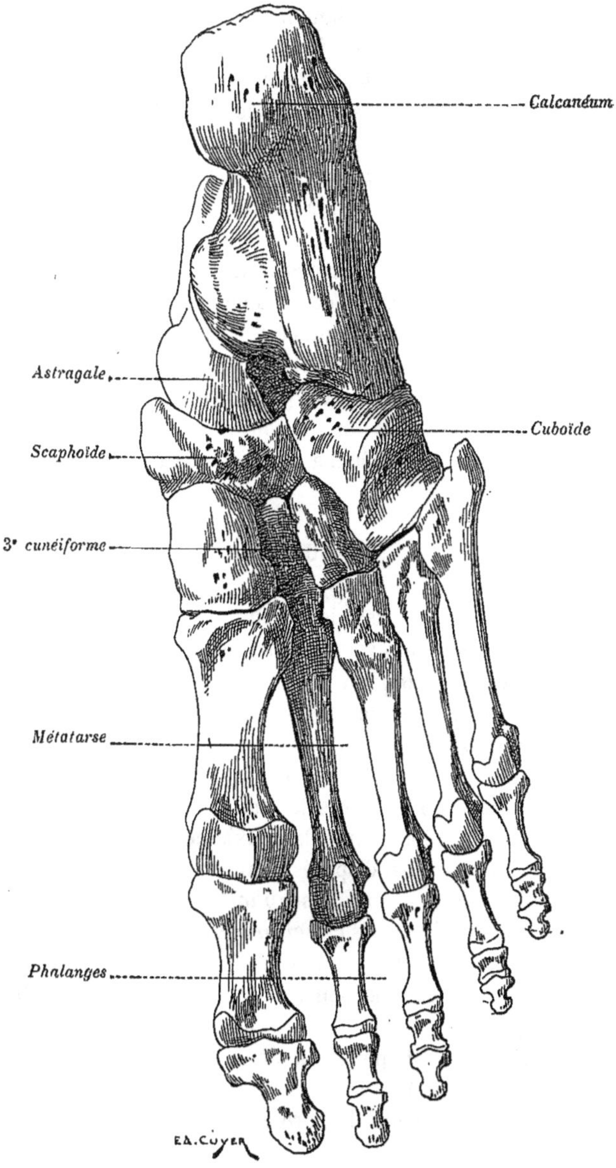

Fig. 240. — Squelette du pied, face inférieure ou plantaire.

concavité, elle repose sur le sol. Le bord interne ou tibial de cette voûte est plus élevé que le bord externe qui se rapproche davantage du sol.

Outre cette voûte antéro-postérieure, le squelette du pied présente encore une voûte transversale : cette dernière, large et peu profonde vers l'extrémité antérieure du pied, se creuse et se rétrécit d'autant plus qu'on se rapproche davantage de la partie postérieure.

Comme celui de la main, le squelette du pied comprend trois parties : 1° une partie postérieure ou *tarse*, homologue du carpe, mais beaucoup plus développée ; — 2° une partie moyenne, homologue du métacarpe, composée comme celui-ci de cinq colonnes osseuses juxtaposées, les *métatarsiens ;* — 3° une partie antérieure ou terminale, les *orteils*, homologues des doigts, et formés comme eux de colonnettes osseuses, articulées bout à bout.

Si l'on compare le squelette du segment terminal du membre abdominal à celui du membre thoracique, on remarque : le développement en volume et en longueur du tarse, contrastant avec la petitesse du carpe, d'une part ; et, d'autre part, la réduction très marquée des orteils comparativement aux doigts. Il est aisé de comprendre que ces différences sont en rapport avec les fonctions des deux segments : l'atrophie du carpe et l'allongement des doigts étant en rapport avec l'exercice de la préhension, tandis que le rôle de sustentation a développé et voûté le tarse, en même temps qu'il atrophiait les orteils, doigts rudimentaires parce qu'ils sont devenus presque inutiles. C'est encore par raison de fonction que l'axe du pied, au lieu de continuer comme à la main l'axe du membre qu'il termine, s'est infléchi à angle droit sur cet axe.

OS DU TARSE

Le tarse constitue la moitié postérieure du pied : les os qui le composent sont au nombre de 7; beaucoup plus volumineux que ceux du carpe, ils sont, comme ceux-ci, disposés en *deux rangées*.

La *rangée postérieure*, représentant la rangée proximale du carpe, est formée par deux os : l'*astragale*, qui s'articule avec le squelette jambier ; et le *calcanéum*, qui forme le pilier postérieur de la voûte tarsienne. Ces os, au lieu d'être disposés sur une ligne transversale comme au carpe, sont superposés.

La *rangée antérieure*, répondant à la deuxième rangée ou *rangée distale* de la main, est formée par cinq os, disposés comme il suit : 1° l'astragale par sa partie antérieure s'articule avec un os, le *scaphoïde*, qui s'articule lui-même avec trois os en forme de coin, les *trois cunéiformes*, premier, deuxième, troisième, comptés du bord interne ou tibial vers le bord externe ou péronéal ; — 2° le calcanéum qui entre en contact par son extrémité antérieure avec le septième os tarsal, le *cuboïde* (A).

Ainsi formé par sept os disposés en deux rangées, le tarse forme exactement la moitié postérieure du squelette pédieux. La longueur moyenne de son bord interne est de 12 cm. ; celle du bord externe est de 8 cm. ; la hauteur varie de 6 à 7 cm.

Comme les deux os de la rangée postérieure sont superposés, le tarse est étroit en arrière où il mesure environ 3 cm. 5. Les os de la rangée antérieure étant au contraire juxtaposés transversalement, le tarse s'élargit en avant où il mesure 6 cm. 5 en moyenne.

Les os du tarse sont des os courts; *cubiques* pour la plupart, ils présentent une face dorsale et une face plantaire; les quatre autres faces, à l'exception de celles qui répondent aux bords du pied, sont articulaires par contact avec les os voisins. En général la face dorsale est plus large que la plantaire, conformation en rapport avec la forme voûtée du tarse, et plus accentuée encore au pied qu'à la main.

A. — Cette façon de concevoir la seconde rangée tarsale, comme composée de cinq os, est plus chirurgicale qu'anatomique : en anatomie systématique la seconde rangée n'est composée que de quatre os, les trois cunéïformes et le cuboïde, répondant aux quatre os de la dernière rangée du carpe. En effet, le scaphoïde, qu'il serait mieux d'appeler *naviculaire* pour éviter des homonymies qui peuvent induire en erreur, ne répond pas du tout au scaphoïde du carpe : il correspond à un os qui fait généralement défaut à la main, le *central* (Voy. squelette du carpe et homotypie des membres).

OS DE LA PREMIÈRE RANGÉE

1° **ASTRAGALE.** — L'astragale, dont la partie supérieure s'articule avec la mortaise tibio-péronière, forme le sommet de la voûte tarsienne. Aplati de haut en bas, cet os est allongé d'avant en arrière, parallèlement à l'axe du pied. Il est arqué, subissant une sorte de bifurcation qui répond aux deux piliers de la voûte plantaire; par sa face inférieure, il repose sur le calcanéum, et, par son extrémité antérieure, arrondie en forme de *tête* et supportée par une partie rétrécie ou *col,* il est reçu dans la concavité du scaphoïde.

Placer en avant l'extrémité arrondie en forme de tête, en bas la face qui présente deux surfaces articulaires séparées par une gouttière, en dehors celle de ces surfaces qui est concave.

La *face supérieure* (*tibiale*) présente, dans ses trois quarts postérieurs, une partie articulaire, convexe d'avant en arrière, concave transversalement, s'adaptant exactement à la base articulaire de l'extrémité inférieure du tibia. Cette surface, quadrilatère, large en avant, se rétrécit progressivement vers la partie

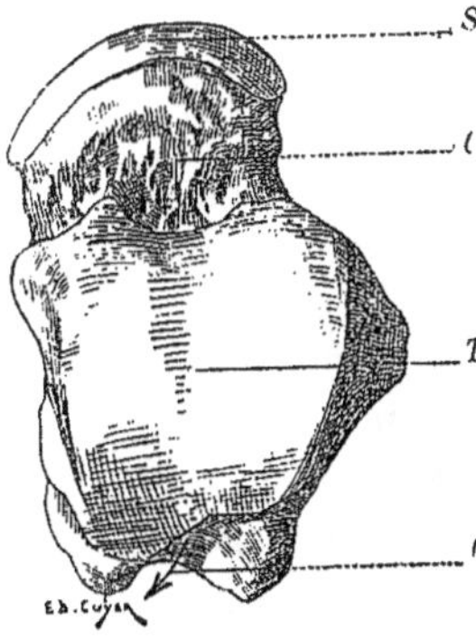

Fig. 241. — Astragale, face supérieure.

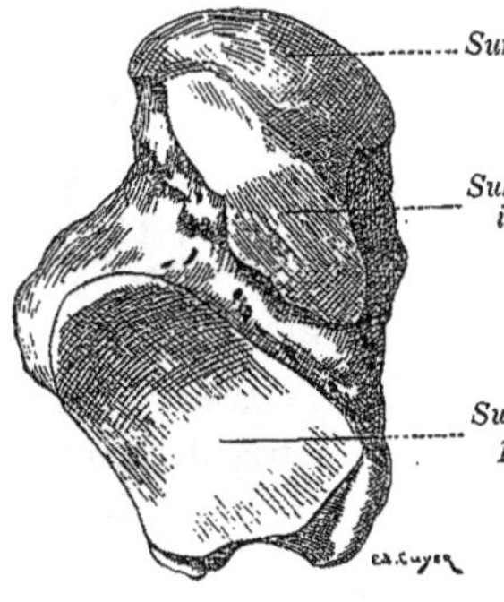

Fig. 242. — Astragale, face inférieure.

postérieure de l'os. De ses bords latéraux, tous deux en segment de cercle, l'interne est mousse; l'externe, plus élevé, est tranchant dans sa partie moyenne, et tailléen biseau à ses extrémités, surtout à l'extrémité postérieure : là, ce biseautage du bord externe fait apparaître une véritable facette triangulaire, le *biseau astragalien,* dont les limites sont plus nettement marquées sur l'os revêtu de cartilage que sur l'os sec. — L'angle antéro-externe de cette poulie, fort saillant, constitue une véritable apophyse, l'*apophyse externe* de l'astragale, dont la saillie, très appréciable au travers des parties molles, est un point de repère précieux en médecine opératoire.

En avant de la poulie articulaire, la face supérieure de l'astragale se rétrécit (*col*), se déjette en dedans, et s'excave en une gouttière transversale qui reçoit le bord antérieur de l'extrémité inférieure du tibia dans l'extrême flexion (A).

La *face inférieure* (*calcanéenne*) présente deux facettes articulaires séparées par une gouttière profonde, oblique de dehors en dedans et d'avant en arrière : les deux facettes articulaires ont leur grand axe parallèle à la gouttière. La *facette postérieure* est plus grande et plus *externe* que l'autre ; plane dans le sens transversal, elle est fortement concave suivant son grand axe, et emboîte la facette calcanéenne postérieure convexe. — La *facette antérieure,* qui est en même temps *interne,* est une bande étroite, souvent étranglée en son milieu, parfois même subdivisée en deux facettes ; elle appartient à la tête de l'astragale et entre en contact avec une facette concave du calcanéum.

La *face externe* (*péronière*) de l'astragale offre une facette lisse, par laquelle l'os s'articule avec la malléole péronière. Cette facette est triangulaire à sommet inférieur ; sa base, curviligne, répond au bord externe de la poulie astragalienne dont elle continue la surface cartilagineuse ; son sommet assez aigu est déjeté

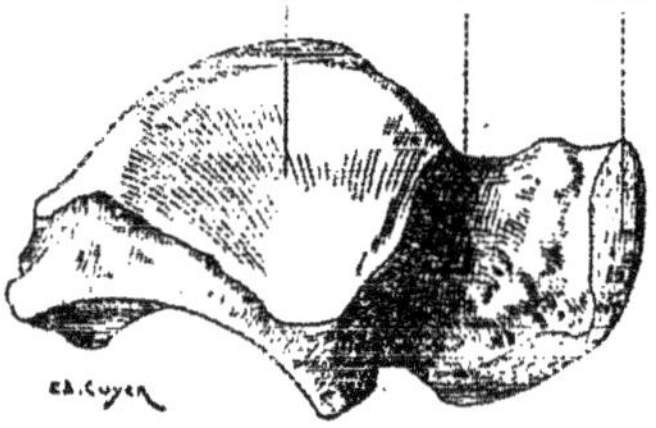

Fig. 243. — Astragale, face externe.

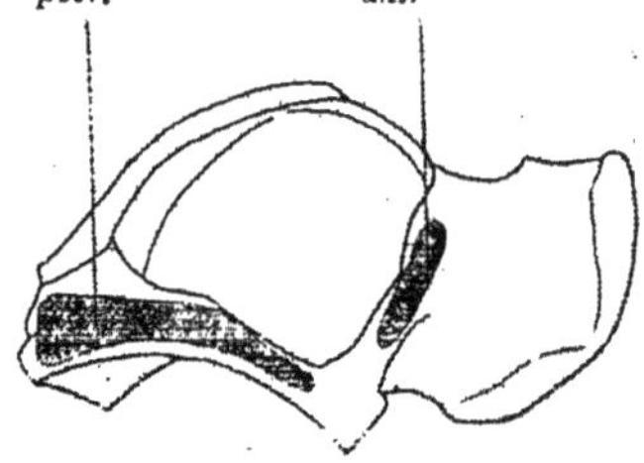

Fig. 244. — Astragale, face externe, insertions ligamenteuses.

en dehors, de telle sorte que la facette péronière de l'astragale est concave de haut en bas. Cette facette est bordée par une bande étroite et rugueuse, qui reçoit l'attache des faisceaux antérieur et postérieur (péronéo-astragaliens) de l'appareil ligamenteux externe de l'articulation tibio-tarsienne (B). En avant de la facette péronière, la face externe de l'astragale offre une surface étroite qui fait partie du col de l'astragale ; comme la tête de l'astragale est fortement déjetée en dedans, la face externe du col n'est point sur le même plan que la facette péronière.

La *face interne* (*tibiale*), allongée d'avant en arrière, contrairement à la précédente, présente elle aussi une facette articulaire répondant à la facette malléolaire interne. Son bord supérieur, curviligne, est formé par le bord interne de la poulie astragalienne. Cette facette est triangulaire, à base arrondie débordant en avant la poulie astragalienne : la facette tibiale est sur un plan plus antérieur que la facette péronière, ce qui répond bien à ce que nous savons déjà de la situation relative des deux malléoles. —Au-dessous de la facette tibiale, la face interne est excavée et criblée de trous vasculaires : elle montre en arrière

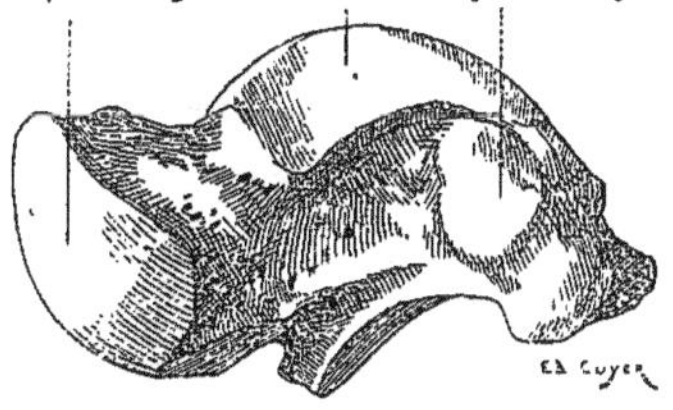

Fig. 245. — Astragale, face interne.

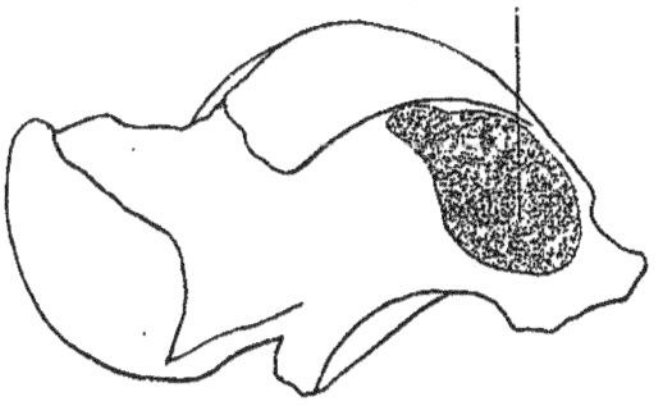

Fig. 246. — Astragale, face interne, insertions ligamenteuses.

l'empreinte ovalaire très nette, laissée par l'attache du faisceau postérieur, de l'appareil ligamenteux interne.

La *face antérieure,* articulaire dans toute son étendue, revêt la forme d'une saillie arrondie, allongée transversalement : c'est la *tête de l'astragale.* En dedans et en bas, la surface de la tête déborde la cupule que lui offre le scaphoïde et apparaît libre sur le bord interne du pied ; sur le vivant cette partie de la tête entre en contact avec un ligament (ligament calcanéo-scaphoïdien) qui complète la cupule scaphoïdienne trop petite : tout à fait en arrière et en bas, la surface lisse de la tête astragalienne se continue avec la facette interne que nous avons décrite sur la face inférieure de l'os. La séparation de ces trois champs, *scaphoïdien, ligamenteux* et *calcanéen,* dont la réunion forme la tête astragalienne, peut être vue tant sur l'os sec que sur l'os revêtu de son cartilage.

La *face postérieure* est basse et étroite à cause de l'extension en arrière de la poulie astragalienne ; elle est obliquement traversée par une gouttière dirigée en bas et en dedans, dans laquelle passe le tendon du long fléchisseur propre du gros orteil. Des deux tubercules qui limitent cette gouttière, l'externe est toujours le plus fort : il donne attache au faisceau postérieur (péronéo-astragalien) de l'appareil ligamenteux externe du cou-de-pied (C).

Connexions. — L'astragale s'articule avec le tibia, le péroné, le calcanéum et le scaphoïde.

Varia. — A. — Quelquefois on trouve en ce point une véritable facette articulaire répondant au contact avec le bord antérieur de la mortaise tibiale.

B. — C'est à tort qu'un grand nombre d'anatomistes font insérer le ligament péronéo-astragalien antérieur sur le col de l'astragale.

C. — Assez souvent le tubercule externe constitue une véritable apophyse longue de cinq à dix millimètres ; cette apophyse résulte de la soudure à l'astragale d'une pièce osseuse que l'on retrouve parfois à l'état d'os indépendant, réuni à l'astragale par des liens fibreux. Cet osselet a été vu par W. Grüber, qui lui a donné le nom de *talus secundarius ;* Bardeleben l'a décrit sous le nom d'*os trigone* et a montré qu'il avait la valeur d'un élément normal du tarse, disparu chez l'homme en totalité, mais reparaissant quelquefois, tantôt sous forme d'os isolé, tantôt sous celle d'une apophyse de l'astragale. Stieda, Albrecht, Sutton, Shepherd, Turner, Jaboulay (Lyon médical, 1889) l'ont également étudié. Bardeleben et Lebouçq ont suivi le développement embryonnaire de cette épiphyse. D'après les recherches de ces auteurs, l'épiphyse astragalienne est représentée dans le squelette carpien par un point cartilagineux annexé à l'extrémité proximale du semi-lunaire, homologue de l'astragale. — Presque toujours on peut retrouver les traces de la soudure de l'épiphyse avec l'astragale, comme Jaboulay l'a bien observé. — Je crois que la persistance de l'*os trigone* est beaucoup plus fréquente qu'on ne l'a dit : je l'ai rencontré deux fois à l'état d'os nettement distinct de l'astragale, auquel il était uni par des liens fibreux ;

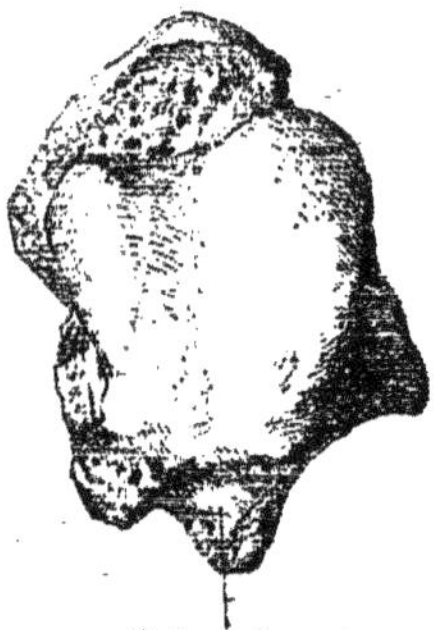

Fig. 247. — Astragale, os trigone soudé.

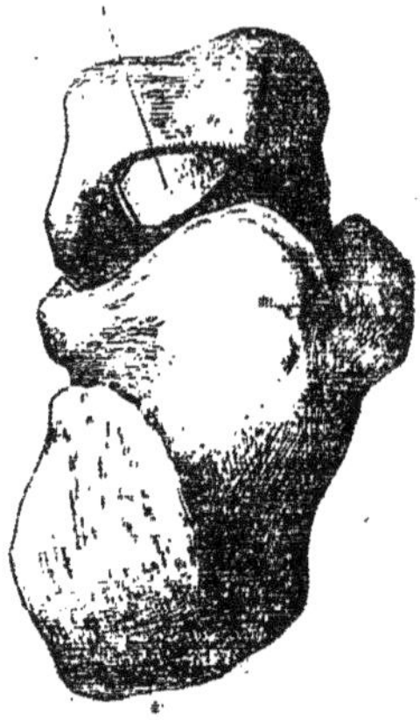

Fig. 248. — Astragale et calcanéum, os trigone.

d'autre part, sur cent onze astragales de ma collection, je trouve vingt fois l'épiphyse en question ; dans quinze cas, elle a un centimètre de long ; dans plus de la moitié de ces cas, en étudiant l'épiphyse par sa face articulaire, on retrouve les traces du sillon de soudure.

CALCANÉUM. — C'est le plus volumineux des os du tarse, dont il constitue la partie postéro-inférieure. Allongé d'avant en arrière suivant l'axe du pied, il est aplati transversalement et présente une forme irrégulièrement cubique qui permet de lui décrire, comme à l'astragale, six faces.

Placer en arrière la plus grosse extrémité, en haut la face qui porte deux facettes articulaires séparées par une gouttière, et en dehors celle de ces facettes qui est convexe.

La *face supérieure* (*astragalienne*) présente dans sa moitié antérieure une vaste échancrure, dans laquelle l'astragale vient se loger ; cette échancrure porte deux facettes articulaires, correspondant à celles déjà étudiées sur la face inférieure de l'astragale, et séparées par une gouttière ; la *facette postéro-externe* est convexe ; l'*antéro-interne* est concave, étranglée vers sa partie moyenne, parfois même subdivisée en deux facettes complètement séparées. La *gouttière calcanéenne*, étroite en dedans, évasée en dehors, est moins profonde que la gouttière astragalienne à laquelle elle répond. Lorsque les deux os, astragale et calcanéum, sont articulés, l'opposition des deux gouttières forme un canal, le *canal osseux du tarse (sinus tarsi)*, qui s'ouvre en dehors par une large excavation, l'*excavation calcanéo-astragalienne*. On peut voir dans cette gouttière osseuse l'empreinte d'insertion des puissants ligaments interosseux qui unissent si solidement le calcanéum à l'astragale.

En arrière de l'échancrure, la face supérieure du calcanéum devient plus étroite, convexe transversalement, concave d'avant en arrière ; criblée de trous vasculaires, elle répond à une masse cellulo-graisseuse.

La *face inférieure (plantaire)* est large dans son tiers postérieur, où elle se renfle en *deux tubérosités,* qui représentent les points d'appui du calcanéum sur

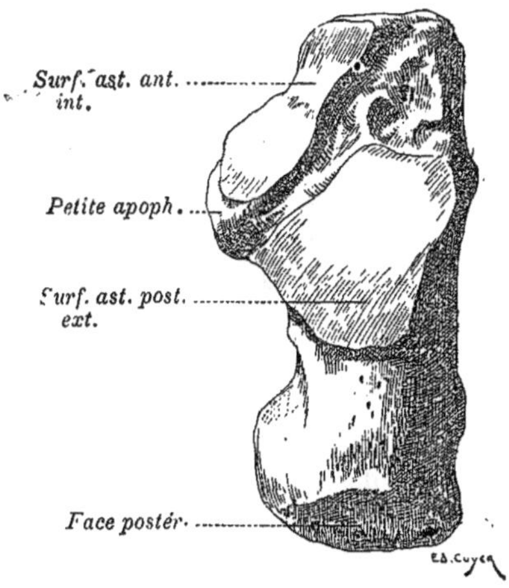

Fig. 249. — Calcanéum, face supérieure.

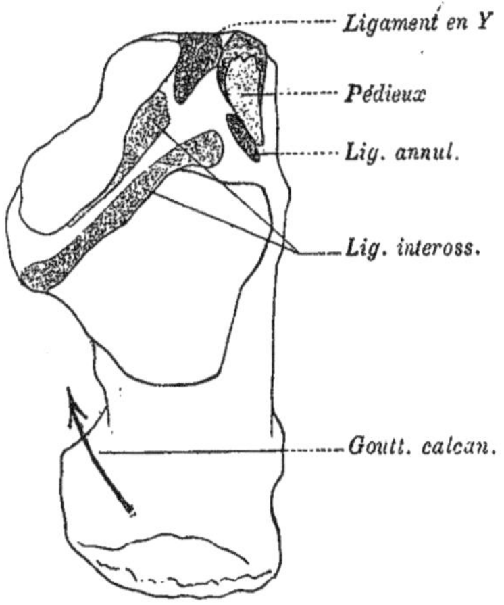

Fig. 250. — Calcanéum, face supérieure, insertions musculaires et ligamenteuses.

le sol ; elle devient étroite et légèrement ascendante dans sa partie antérieure où elle se termine par une saillie arrondie ou *tubérosité antérieure.*

Des *deux tubérosités postérieures,* l'interne, plus volumineuse que l'externe,

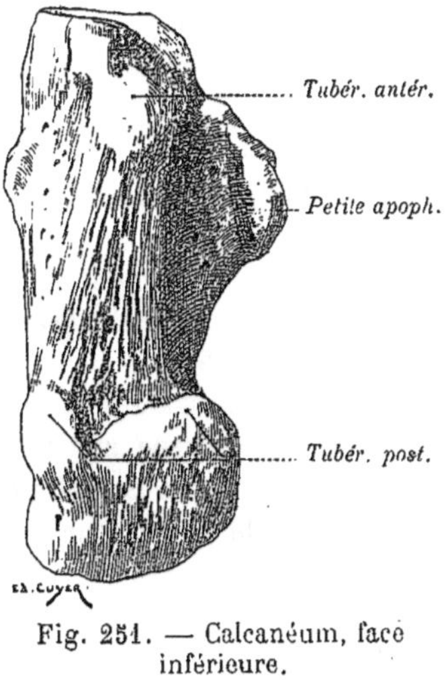

Fig. 251. — Calcanéum, face inférieure.

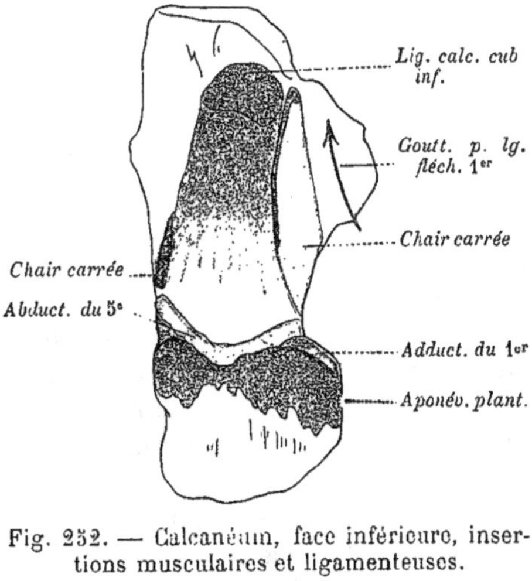

Fig. 252. — Calcanéum, face inférieure, insertions musculaires et ligamenteuses.

donne attache au court fléchisseur commun des orteils; l'externe, plus petite, donne insertion à l'abducteur du petit orteil qui s'insère également sur la tubérosité interne. Les deux tubérosités donnent attache, par leur partie postérieure, à l'aponévrose plantaire. Immédiatement en avant de la tubérosité interne, on remarque une gouttière transversale, dont l'existence n'a point été signalée ; parfois très profonde, elle répond au passage de vaisseaux artériels et veineux.

La *tubérosité antérieure* est le point d'attache du ligament calcanéo-cuboïdien. Entre ces deux tubérosités, la face inférieure, striée et criblée de trous, donne attache aux faisceaux superficiels du ligament calcanéo-cuboïdien (A).

La *face externe,* plane, rugueuse, plus haute dans sa partie postérieure que dans son tiers antérieur sous-jacent au creux calcanéo-astragalien, présente à la jonction des deux tiers postérieurs avec le tiers antérieur un tubercule, ou une crête plus ou moins saillante, séparant deux gouttières dans lesquelles glissent les tendons des péroniers latéraux (B).

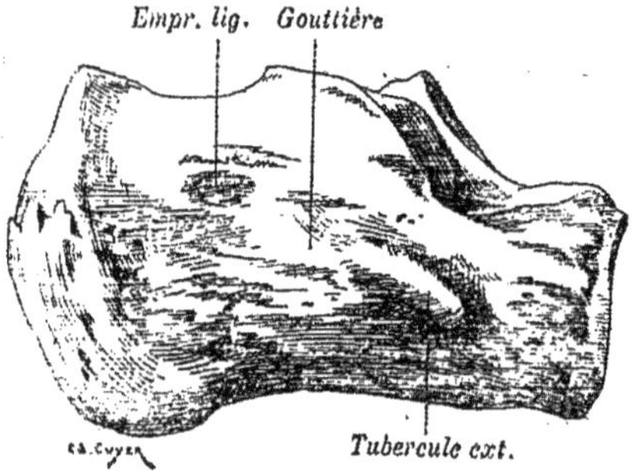

Fig. 253. — Calcanéum, face externe.

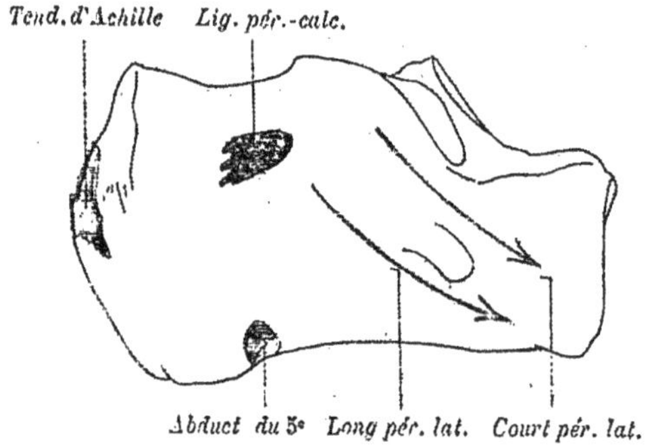

Fig. 254. — Calcanéum, face externe, insertions musculaires et ligamenteuses.

Au-dessus et en arrière de la crête péronière, on peut voir l'empreinte d'insertion du ligament péronéo-calcanéen.

La *face interne* revêt l'aspect d'une large gouttière, obliquement descendante de la jambe vers la plante, la *gouttière calcanéenne.* Limitée en arrière et en bas par la saillie de la grosse tubérosité que nous avons déjà étudiée sur la face inférieure de l'os, la gouttière est limitée en avant et en haut par une apophyse qui se détache de la face supérieure de l'os pour se porter directement en dedans, la *petite apophyse du calcanéum.* Les anciens l'appelaient *sustentaculum tali :* on peut voir en effet que cette apophyse se détache de la face supérieure de l'os à la façon d'une *console,* sur laquelle l'astragale repose : la plus petite des deux facettes articulaires calcanéennes est creusée sur la face supérieure de cette *console astragalienne.* A la face inférieure de la petite apophyse, on remarque la large gouttière dans laquelle glisse le fléchisseur propre du gros orteil.

Le *fond* de la grande gouttière calcanéenne donne insertion au muscle accessoire du long fléchisseur commun des orteils, sur lequel reposent les vaisseaux, nerfs et tendons qui vont de la région postérieure de la jambe à la plante du pied.

La *face antérieure (cuboïdienne)* présente une surface articulaire, concave de haut en bas, convexe transversalement, à laquelle le cuboïde oppose une surface inversement conformée (C).

La *face postérieure,* large en bas, étroite en haut, présente, dans sa partie inférieure, l'empreinte large et carrée, si nettement frappée par l'insertion du tendon d'Achille. Au-dessus de cette empreinte la face postérieure est lisse et répond à une bourse séreuse, créée par le frottement du tendon sur l'os; — au-dessous, elle est rugueuse et se porte en bas et en avant pour se confondre avec les tubérosités de la face inférieure.

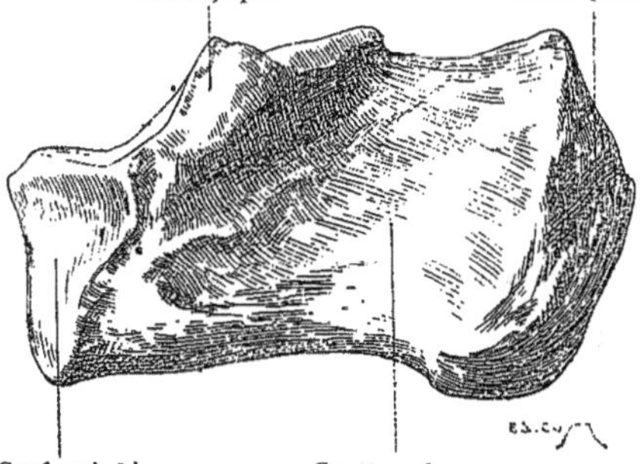

Fig. 255. — Calcanéum, face interne.

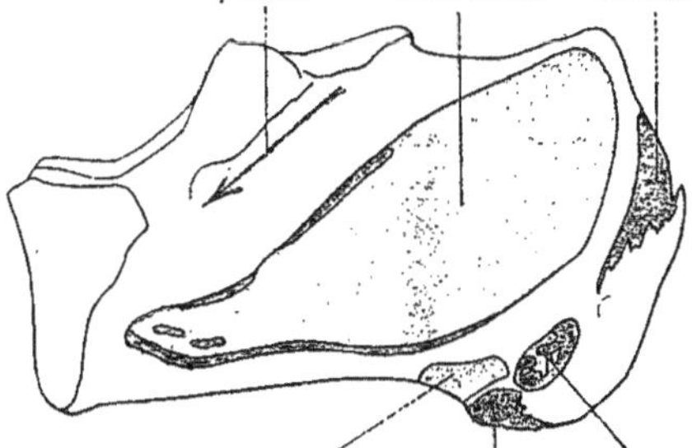

Fig. 256. — Calcanéum, face interne, insertions musculaires.

Connexions. — Le calcanéum s'articule avec l'astragale et le cuboïde, parfois avec le scaphoïde.

Insertions musculaires. —

Face interne.	Accessoire du long fléchisseur commun.
Face inférieure . . .	Court fléchisseur des orteils; abducteur et court fléchisseur du gros orteil; abducteur du petit orteil.
Face postérieure. . .	Triceps sural; plantaire grêle.

Varia. — A. — La face inférieure du calcanéum ne donne point insertion à l'accessoire du long fléchisseur commun des orteils.

B. — Cette crête est quelquefois très élevée. Elle sert aussi de poulie de réflexion au

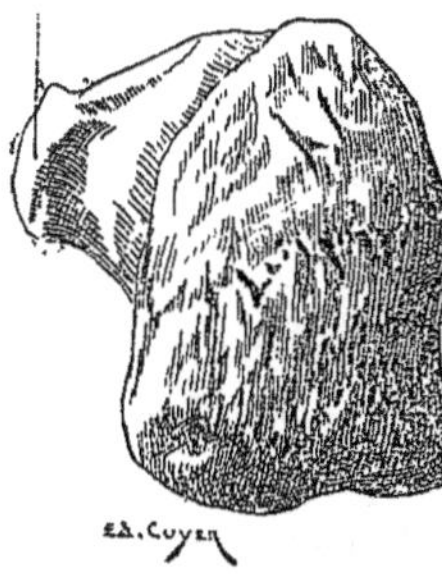

Fig. 257. — Calcanéum, face postérieure.

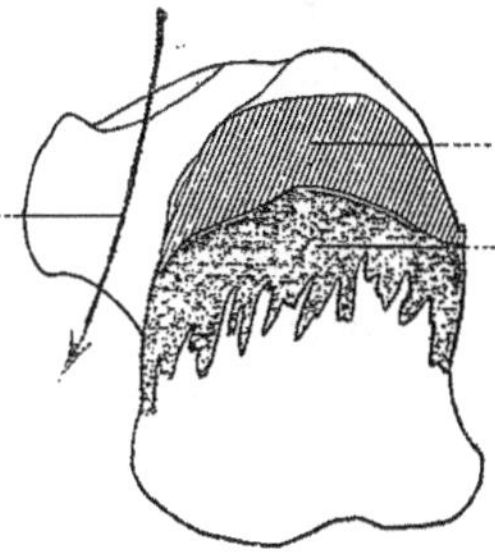

Fig. 258. — Calcanéum, face postérieure, insertions musculaires.

tendon péronier : Hyrtl l'a décrite sous le nom d'*apophyse trochléaire sous-malléolaire*. Elle peut être subdivisée en deux tubercules qui limitent la gouttière du long péronier latéral.

C. — On rencontre parfois sur la partie supérieure et interne du contour de la face antérieure une petite facette par laquelle le calcanéum entre en contact articulaire avec le scaphoïde.

OS DE LA DEUXIÈME RANGÉE

SCAPHOIDE. — Le *scaphoïde* ou *os naviculaire* (ainsi nommé parce qu'il a été comparé à une nacelle), est un os court, aplati d'avant en arrière, allongé de haut en bas et de dehors en dedans.

Placer en dedans la partie la plus pointue do l'os, en arrière la surface articulaire concave, en haut le bord le plus régulièrement circulaire de cette surface.

La *face postérieure,* concave, elliptique, allongée suivant le grand axe de l'os, forme une cavité articulaire qui reçoit la partie antéro-supérieure de la tête de l'astragale.

La *face antérieure,* articulaire également, est divisée par deux crêtes mousses, qui convergent vers le bord inférieur de l'os, et déterminent ainsi trois surfaces ou champs articulaires, répondant aux trois cunéiformes : les facettes qui s'articulent avec le deuxième et le troisième cunéiformes sont planes et triangu-

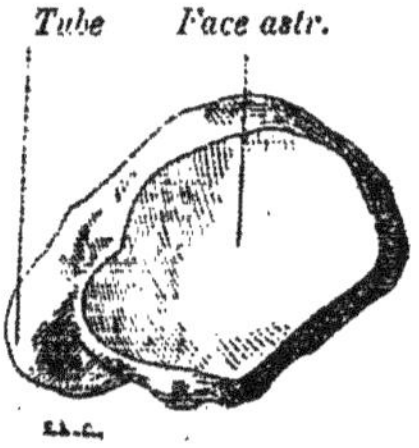

Fig. 259. — Scaphoïde, face postérieure.

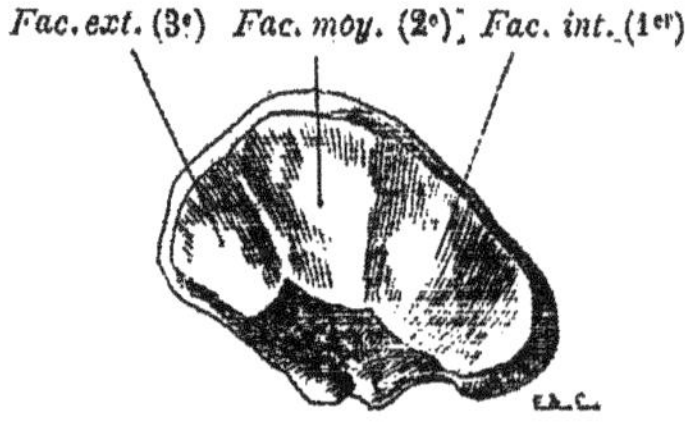

Fig. 260. — Scaphoïde, face antérieure.

laires, à sommet inférieur : la facette interne, répondant au premier cunéiforme, plus grande, présente une légère convexité.

Le *pourtour* du scaphoïde, rugueux et large à la face dorsale, est d'autant plus large qu'on se rapproche davantage du bord interne du pied ; il se prolonge en dedans, en arrière et en bas en une grosse apophyse, la *tubérosité du scaphoïde,* sur laquelle s'insère un des tendons du jambier postérieur (A). Cette apophyse limite, sur la partie plantaire du contour, une *gouttière* large qui se dirige vers le troisième cunéiforme et qui loge le tendon du jambier postérieur allant s'insérer au tubercule de cet os. Sur la partie externe du pourtour scaphoïdien, en regard du cuboïde, on trouve régulièrement une facette articulaire, par laquelle le scaphoïde et le cuboïde entrent en contact ; cette facette fait suite aux trois facettes destinées aux cunéiformes, si bien que l'on pourrait dire, à la rigueur, qu'il y a quatre facettes articulaires sur la face antérieure du scaphoïde (B).

Connexions et insertions musculaires. — Articulé en arrière avec l'astragale, en avant avec les trois cunéiformes et le cuboïde, le scaphoïde donne insertion à un seul muscle, le jambier postérieur.

Variétés. — A. — Jaboulay (Lyon médical, 1889) a vu sur le pied d'un enfant de douze ans une épiphyse du scaphoïde droit et du scaphoïde gauche ; cette épiphyse, grosse comme un pois, était rattachée de chaque côté à l'extrémité proximale du tubercule ; un cartilage parfaitement net la réunissait au scaphoïde.

B. — On trouve parfois, en arrière et au-dessous de la facette cuboïdienne une bande étroite, cartilagineuse, par laquelle le scaphoïde s'articule avec le bord interne de l'extrémité antérieure du calcanéum.

CUNÉIFORMES. — Tous les trois sont prismatiques et triangulaires, en forme de coin; articulés en arrière avec le scaphoïde, ils s'articulent en avant avec les trois premiers métatarsiens. Nous les avons déjà désignés sous les noms de premier, deuxième et troisième; on les distingue encore en grand (premier), moyen (troisième), petit (deuxième). Le deuxième et le troisième ont leur arête dirigée vers la face plantaire et sont enclavés à la façon de coins véritables, entre le cuboïde en dehors, et le premier cunéiforme en dedans. Le premier a son arête tournée en haut, vers la face dorsale du pied, tandis que sa base large et rugueuse répond à la plante.

4° **Premier cunéiforme.** — C'est un coin à base plantaire, à arête dorsale obliquement ascendante du scaphoïde vers le premier métatarsien.

Placer en haut l'arête du coin, en avant la facette articulaire en forme de croissant; en dehors le bord concave de cette facette.

La *face antérieure,* en forme de haricot à grand axe vertical, à concavité interne, est légèrement convexe de haut en bas; elle s'articule avec le premier métatarsien. — La face *postérieure,* triangulaire et concave, répond à la facette scaphoïdienne. — Les *faces latérales* viennent converger vers l'arête dorsale: l'*interne,* rugueuse en avant et en arrière par des insertions ligamenteuses, est traversée par une dépression partant de l'angle postérieur pour aboutir près de l'angle antéro-inférieur à une empreinte très nette frappée par l'insertion du jambier antérieur; le tendon de ce muscle glisse à l'aide d'une bourse séreuse dans cette gouttière parfois bien développée. — La *face externe,* concave dans son ensemble, présente, le long de ses bords postérieur et supérieur, une surface cartilagineuse en équerre par laquelle le premier cunéiforme s'articule avec le deuxième; l'extrémité antéro-supérieure de l'équerre cartilagineuse est séparée du reste de la face par une crête verticale, et forme une toute petite facette par laquelle le premier cunéiforme s'articule avec le deuxième métatarsien. Dans le reste de son étendue, la face externe rugueuse reçoit des insertions ligamenteuses.

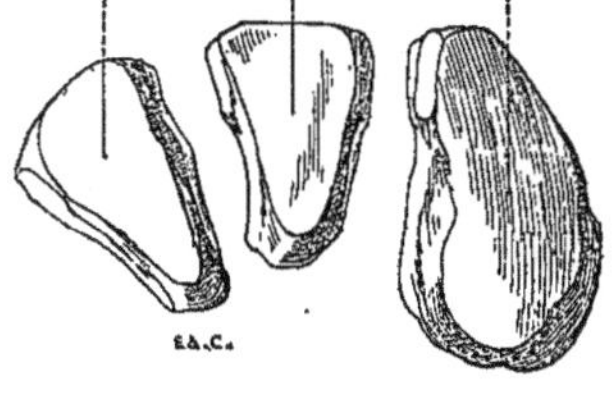

Fig. 261. — Les trois cunéiformes, face antérieure.

La *face plantaire* ou *base,* rugueuse, présente en arrière un gros tubercule auquel vient s'insérer un des tendons du jambier postérieur. — Le *bord supérieur* ou *arête* est tranchant dans ses deux tiers postérieurs, qui répondent au deuxième cunéiforme; dans son tiers antérieur, qui répond au deuxième métatarsien, il est mousse et dirigé en avant (A).

Connexions et insertions musculaires. — Le premier cunéiforme s'articule en arrière avec le scaphoïde, en avant avec les deux premiers métatarsiens, en dehors avec le deuxième cunéiforme. Il donne insertion aux muscles jambiers antérieur et postérieur.

Varia. — A. — Parfois l'arête est émoussée par une gouttière répondant au trajet de l'artère pédieuse.

Deuxième cunéiforme. — C'est le plus petit des trois.

Placer en bas son bord tranchant, en arrière sa facette cartilagineuse triangulaire concave, en dedans la face qui présente la surface articulaire en forme d'équerre la plus étendue.

La *base*, dorsale, rugueuse, quadrilatère, est un peu moins large en avant qu'en arrière. — La *face antérieure*, triangulaire, s'articule avec le deuxième métatarsien. — La *face postérieure*, triangulaire aussi et légèrement concave, s'articule avec la facette scaphoïdienne moyenne. — Les *faces latérales*, quadrilatères, convergent vers l'arête plantaire : elles présentent toutes deux, le long de leurs bords supérieur et postérieur, des surfaces cartilagineuses en équerre pour s'articuler : l'externe avec le troisième cunéiforme, l'interne avec le premier; dans le reste de leur étendue elles sont rugueuses. — L'*arête*, plantaire, rugueuse, est profondément enfoncée ; elle est masquée par les deux cunéiformes voisins.

Connexions. — Le deuxième cunéiforme est articulé avec le scaphoïde, le premier et le troisième cunéiformes, et le deuxième métatarsien.

Troisième cunéiforme. — Coin à base *dorsale*, à *crête plantaire*, il est semblable au précédent, mais plus allongé d'avant en arrière et beaucoup plus haut.

Placer la base du coin en haut, en dedans le bord concave de cette base, en avant la facette cartilagineuse la plus régulièrement triangulaire.

La *face dorsale*, rugueuse, est inclinée en haut et en dehors ; — la *face antérieure*, triangulaire, s'articule avec le troisième métatarsien ; — la *face postérieure*, triangulaire aussi, s'articule avec la facette scaphoïdienne externe. — Les *faces latérales*, lisses dans leur partie postérieure pour s'articuler, l'externe avec le cuboïde, l'interne avec le deuxième cunéiforme, sont rugueuses dans leur partie antérieure, où elles présentent une petite facette articulaire par laquelle elles entrent en contact, l'interne avec le deuxième, l'externe avec le quatrième métacarpien ; cette dernière est inconstante. Dans son ensemble la face externe est convexe ; l'interne est concave. L'inclinaison de ces faces est fort différente : l'interne est dans un plan vertical, l'externe s'incline à environ 45°. — L'*arête plantaire* prend la forme d'un tubercule très saillant sur lequel s'insèrent un des tendons du jambier postérieur et un faisceau du court fléchisseur du gros orteil.

Connexions et insertions musculaires. — Articulé avec le scaphoïde, le cuboïde, le deuxième cunéiforme, et les trois métatarsiens moyens, le troisième cunéiforme donne insertion au jambier postérieur et au court fléchisseur du gros orteil.

CUBOIDE. — Le cuboïde, qui continue l'extrémité antérieure du calcanéum sur la face dorsale et le bord externe du pied, affecte comme les cunéiformes la forme d'un coin ou d'un prisme triangulaire. La base du coin cuboïdien s'articule avec le scaphoïde et le troisième cunéiforme ; son arête répond au bord externe du pied.

Placer en arrière la surface articulaire conformée en selle, en bas la face creusée d'une gouttière, et en dedans la face rugueuse qui est pourvue d'une petite facette articulaire.

Les *faces dorsale* et *plantaire* convergent vers le bord externe du pied : la *dorsale*, très inclinée en dehors, au point de continuer presque le plan de la face externe du calcanéum, est rugueuse ; — la *plantaire* est traversée par une saillie forte et mousse (*crête cuboïdienne*), qui donne attache au ligament calcanéo-cuboïdien, et limite par sa face antérieure une gouttière sur laquelle repose le bord du tendon du long péronier latéral : cette gouttière se dirige obliquement en avant et en dedans : prolongée, elle aboutirait vers l'extrémité postérieure du premier métatarsien. C'est sur le versant antérieur de la crête cuboïdienne, et non dans la gouttière, que glisse le tendon du long péronier et le sésamoïde contenu dans l'épaisseur de ce tendon ; souvent la crête présente une empreinte

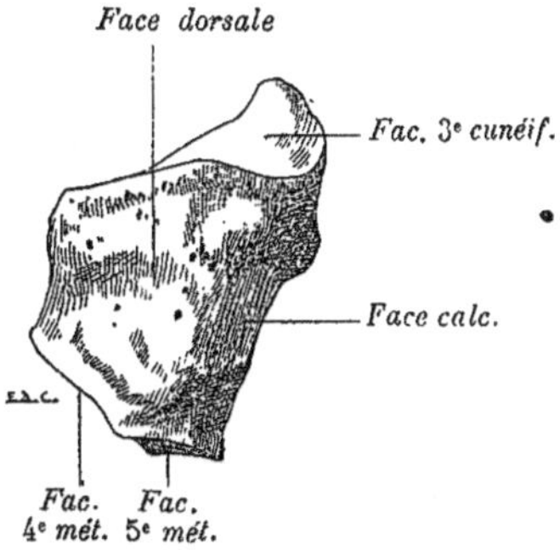

Fig. 262. — Cuboïde, face dorsale.

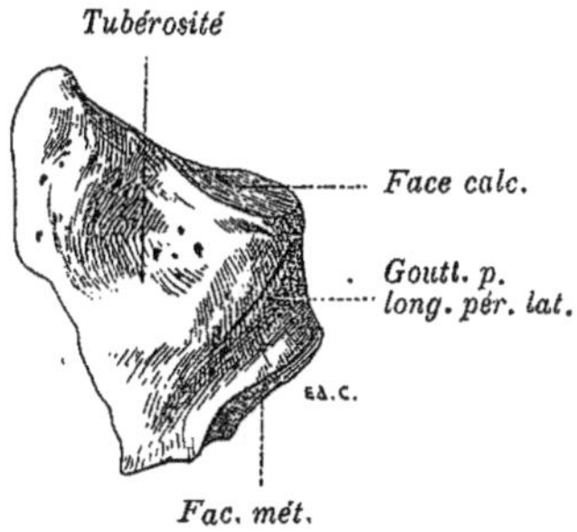

Fig. 263. — Cuboïde, face plantaire.

résultant de la pression de l'osselet ; Stieda a bien vu cette particularité. — La partie de la face plantaire, située en arrière de la crête, est rugueuse et criblée de trous ; elle se prolonge en arrière et en dedans en une forte saillie qui s'insinue sous l'extrémité antérieure du calcanéum et complète la surface par laquelle le cuboïde emboîte cet os.

La surface articulaire calcanéenne appartient toute entière à *la face postérieure* du cuboïde ; très légèrement convexe dans le sens transversal, elle offre une concavité verticale, plus ou moins prononcée suivant le développement de l'apophyse qui prolonge la face plantaire.

La *face antérieure* offre une surface articulaire, subdivisée par une crête mousse verticale en deux facettes pour le quatrième et le cinquième métatarsiens.

La *face interne* ou *base* présente vers son tiers moyen une facette triangulaire à base supérieure pour le troisième cunéiforme, et, continue en arrière avec celle-ci, une autre facette plus petite pour le scaphoïde ; le reste de cette face est rugueux par des insertions ligamenteuses.

L'*arête* du coin cuboïdien suit le bord externe du pied et présente une échancrure creusée par le passage du tendon du long péronier latéral qui va s'engager dans la gouttière de la face plantaire.

Connexions. — Le cuboïde entre en contact avec le calcanéum, le troisième cunéiforme et les deux derniers métatarsiens.

Ossification des os du tarse. — Comme les os du carpe, les os du tarse se développent par un seul point d'ossification, à l'exception du calcanéum qui en présente deux.

Les points d'ossification du tarse apparaissent dans l'ordre suivant : astragale, dans les derniers jours de la grossesse ; cuboïde, six mois après la naissance ; troisième cunéiforme à l'âge d'un an ; deuxième cunéiforme, à trois ans ; premier cunéiforme, de trois à quatre ans ; scaphoïde, de quatre à cinq ans. Quant au calcanéum, son point primitif apparaît au sixième mois de la grossesse : il envahit la presque totalité de l'os ; il est ovoïde et représente un petit cylindre antéro-postérieur, à extrémités arrondies ; son point complémentaire se montre vers l'âge de 7 à 8 ans dans la moitié inférieure de la face postérieure de l'os ; il s'étend sur toute cette face, puis sur la face inférieure où il forme les deux tubérosités ; enfin il remonte jusque sur la face supérieure. Les deux points du calcanéum se soudent ensemble entre 16 et 18 ans. Rambaud et Renault ont décrit au calcanéum un troisième point d'ossification, aux dépens duquel se développerait sa tubérosité externe.

Architecture. — Comme tous les os courts, les os du tarse sont formés de tissu spongieux qu'enveloppe une mince lamelle compacte; les travées osseuses ont une disposition spéciale que nous étudierons plus loin (Voir architecture du pied).

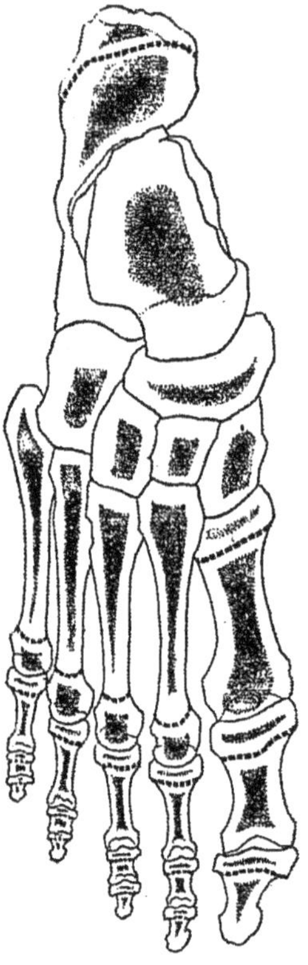

Fig. 264. — Squelette du pied, ossification.

Soudure congénitale des os du tarse. — Si l'on voit dans certains cas les os du tarse se multiplier par réapparition d'une pièce perdue au cours de l'évolution, on rencontre d'autres cas dans lesquels certaines pièces sont fusionnées d'une façon plus ou moins intime. Une fusion de ce genre s'opère parfois, indépendamment de tout processus pathologique, entre les trois premiers os du tarse: astragale, calcanéum, scaphoïde. Ces faits sont connus depuis longtemps; H. Leboucq (Bull. de l'Acad. royale de Méd., 1890) a réuni et étudié plusieurs cas de *soudure calcanéo-scaphoïdienne*, et de *soudure astragalo-calcanéenne:* l'intérêt de ces cas est qu'un certain nombre d'entre eux se rapportent à des enfants nouveau-nés, ou à des enfants chez lesquels l'ossification des os du pied n'était pas encore complète. La soudure entre le calcanéum et le scaphoïde se fait au niveau du bord ou de la facette par laquelle ces deux os s'articulent quelquefois. La soudure astragalo-calcanéenne se fait au niveau de la petite apophyse du calcanéum.

Parfois les trois os sont soudés et forment une masse unique. Ces faits sont très fréquents ; il ne se passe pas de semaine où je n'aie l'occasion de les observer dans nos exercices de médecine opératoire : tous ceux qui ont un peu pratiqué ces exercices sur le cadavre les ont rencontrés. Je veux bien admettre qu'ils peuvent être congénitaux, étant donnés les cas étudiés par A. Robert (*Vices congénit. de conf. des artic.*, Th. Paris, 1851), Leboucq, Gruber, Zuckerkandl, etc., et peut-être relèvent-ils de quelque trouble apporté à l'évolution fœtale. Mais, dans la plupart des cas, il faut, à mon avis, considérer ces soudures comme relevant d'un processus pathologique. Un fait étudié par Chaput (Progrès Médical, 1886) est des plus démonstratifs à ce sujet. Mon expérience me permet d'affirmer que ces soudures sont d'autant plus fréquentes qu'on opère sur des sujets plus avancés en âge. On comprend le trouble apporté par ces ankyloses dans la fonction du pied et l'ennui au cours d'une désarticulation sous-astragalienne, ou d'un Chopart. Bien souvent il s'agit d'une ossification des ligaments.

MÉTATARSE

Dans son ensemble, le métatarse est formé par cinq os longs, *les métatarsiens*, disposés parallèlement. En contact par leur extrémité postérieure ou base, les métatarsiens ont une extrémité antérieure renflée en forme de tête ; par suite de la disproportion de volume entre leur corps et leurs extrémités les cinq métatarsiens interceptent entre eux quatre espaces dits espaces interosseux, et forment ainsi une sorte de gril osseux.

Le *gril métatarsien* est quadrilatère: sa face inférieure, *concave* dans le sens antéro-postérieur comme dans le sens transversal, continue la voûte plantaire qui s'abaisse en même temps qu'elle s'élargit au niveau du métatarse; la face *dorsale,* convexe dans l'ensemble, s'incline en dehors; le bord *interne* ou tibial, répondant au gros orteil, est très épais et descend obliquement vers le sol qu'il touche par son extrémité antérieure; le bord *externe* ou péronéal, répondant au petit orteil, est moins épais et se rapproche bien davantage de la direction horizontale. L'extrémité *postérieure, proximale,* ou *tarsienne* est formée par une série de facettes dont l'ensemble forme une surface articulaire sinueuse; cet interligne tarso-métatarsien ne coupe point le pied dans une direction exactement transversale, mais suivant une ligne oblique de dedans en dehors, d'avant en arrière et de haut en bas. L'extrémité *antérieure* ou *distale* présente les cinq têtes métatarsiennes sur lesquelles s'articule le squelette des orteils.

CARACTÈRES COMMUNS A TOUS LES MÉTATARSIENS

Les métatarsiens, os longs, présentent tous un *corps* et *deux extrémités;* leur forme s'écarte peu d'un type commun. La longueur comparée des métatarsiens est la suivante : le plus long est le deuxième; puis viennent en progression décroissante le troisième, le quatrième, le cinquième et le premier, celui-ci étant beaucoup plus court que les autres.

Corps. — Prismatique et triangulaire, il présente trois faces, dorsale, externe et interne, et trois bords. — La face *dorsale* est très étroite; allongée en triangle à base postérieure, elle est inclinée en haut et en dedans, sauf sur le deuxième où elle regarde directement en haut. — Les faces *interne* et *externe* qui répondent aux espaces interosseux ont des inclinaisons variables : en formule générale on peut dire que la face externe tend à devenir dorsale, tandis que l'interne s'incline de plus en plus vers la plante.

Le *bord inférieur* est épais et mousse : c'est sur ce bord que se voit la courbure plantaire des métatarsiens : cette courbure est augmentée par la saillie des extrémités de chaque métatarsien vers la plante. Si l'on étudie la face dorsale des métatarsiens, on peut voir qu'elle est à peu près rectiligne : il n'est donc pas exact de dire que le corps des métatarsiens décrit une courbe à concavité inférieure. — Les *bords latéraux,* distingués en interne et externe, sont tranchants, l'externe surtout.

Extrémité postérieure (*tarsienne*). — Comme celle des cunéiformes, elle est conformée en coin ; cette comparaison du professeur Sappey est fort exacte pour les deuxième, troisième et quatrième métatarsiens. La base de ces coins, large, quadrangulaire, rugueuse, répond à la face dorsale du pied ; l'arête, rugueuse, est dirigée vers la plante. Les faces latérales sont en partie cartilagineuses pour s'articuler avec les métatarsiens voisins, en partie rugueuses par des insertions ligamenteuses ; la face tarsienne est articulaire, de forme triangulaire en général ; l'antérieure se confond avec le corps de l'os.

Extrémité antérieure (*orteillière*). — Elle offre également une ressemblance frappante avec l'extrémité digitale des métacarpiens : elle a la forme d'une *tête,* aplatie transversalement, dont la surface articulaire ou condyle s'étend plus du côté de la flexion (plantaire) que de l'extension (dorsale). La surface articulaire est circonscrite en haut, en dedans et en dehors, par une rainure profonde, au delà de laquelle deux tubercules latéraux, très saillants, supportent l'empreinte d'insertion des ligaments latéraux ; ce sillon est moins marqué sur le premier métatarsien.

CARACTÈRES PARTICULIERS A CHACUN DES MÉTATARSIENS

Premier. — C'est le moins long et le plus gros; la forme de son corps donne à la coupe une figure triangulaire.

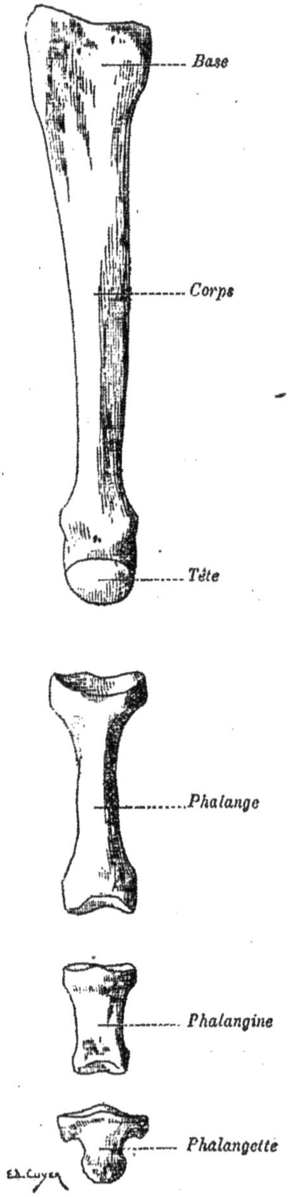

Fig. 265. — Troisième métatarsien et ses phalanges, face dorsale.

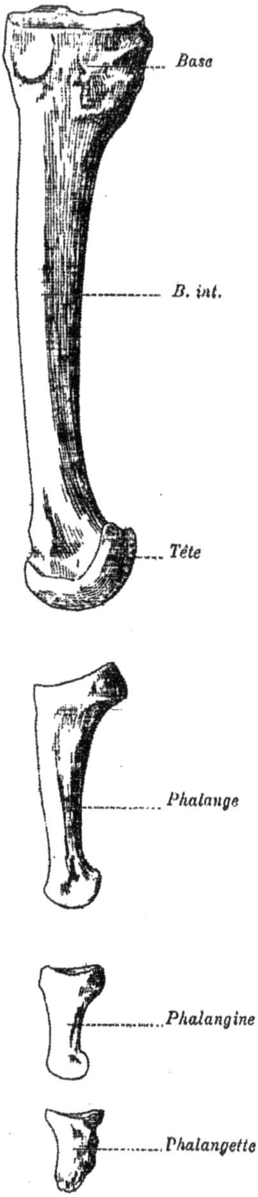

Fig. 266. — Troisième métatarsien et ses phalanges, face interne.

Placer en arrière la plus grosse extrémité, en dedans et en bas la saillie anguleuse qui la termine.

Le *corps* a sa *face dorsale* fort inclinée en dedans. La *face interne* est presque plantaire, tandis que *l'externe* est dans un plan à peu près vertical.

L'extrémité tarsienne est pourvue d'une facette articulaire, en forme de haricot à hile externe, par laquelle le premier métatarsien s'articule avec le premier cunéiforme. Sur la face externe de cette extrémité, on trouve assez souvent une facette ovalaire servant à l'articulation du premier avec le deuxième métatarsien. Les angles inférieurs de cette extrémité sont remarquables : *l'interne,* auquel vient aboutir le bord interne de l'os, répond à l'insertion d'un tendon du jambier antérieur : c'est le *tubercule* du premier métatarsien ; il constitue un point de repère important dans nombre d'opérations : il faut donc retenir : 1° qu'il fait suite au bord interne de l'os, que sa saillie proémine surtout sur la

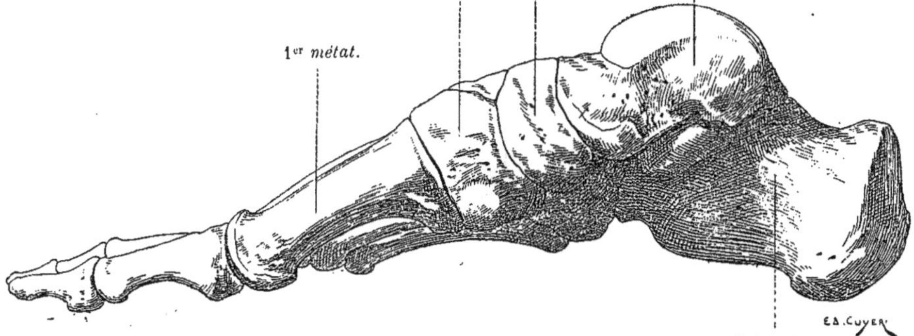

Fig. 267. — Squelette du pied, bord interne.

face inférieure (d'où la nécessité de gratter cette face avec l'ongle du pouce pour la reconnaître sur le vivant) ; 2° qu'il répond juste au milieu du bord interne du pied. — Le tubercule *externe,* plus gros, est comme entraîné sous la base du premier métatarsien par le tendon du long péronier qui s'y insère.

L'*extrémité antérieure* se distingue de toutes les autres par ce fait qu'elle est aplatie de haut en bas, au lieu de l'être latéralement, et parce que, dans la partie plantaire, la surface articulaire est subdivisée par une crête saillante en deux surfaces concaves, répondant aux deux os sésamoïdes de l'articulation métatarso-phalangienne du gros orteil.

Deuxième. — Le deuxième métatarsien est le *plus long ;* il déborde les autres en arrière pour s'enfoncer dans la mortaise formée par les trois cunéiformes ; sa tête déborde également les autres têtes métatarsiennes.

Placer en bas le bord concave du corps de l'os, en arrière l'extrémité triangulaire, en dehors celle des faces de cette extrémité qui présente trois facettes articulaires.

L'*extrémité postérieure* présente sur sa face postérieure une facette triangulaire, à sommet inférieur, par laquelle cet os s'articule avec le premier cunéiforme ; ses faces latérales, convergeant vers l'arête plantaire, présentent des facettes articulaires par lesquelles le deuxième métatarsien s'articule avec le premier cunéiforme en dedans, et le troisième en dehors. — La face latérale externe présente, en outre de la très petite facette par laquelle il s'articule avec le troisième cunéiforme, une autre facette plus large, presque toujours subdivisée en deux par une dépression antéro-postérieure, par laquelle il s'articule avec le troisième métatarsien ; parfois la première facette (troisième cunéiforme) est également subdivisée par le prolongement de la dépression. — La face latérale interne présente une facette constante pour le premier cunéiforme, et, en avant de celle-ci, une autre facette inconstante pour le premier métatarsien.

Troisième. — Le troisième métatarsien est un peu plus court que le deuxième.

Placer en bas le bord concave du corps de l'os, en arrière l'extrémité triangulaire, en dedans celle des faces latérales de cette extrémité qui présente deux facettes articulaires.

L'*extrémité tarsienne* présente sur sa face postérieure une facette triangulaire, à base supérieure, pour le troisième cunéiforme ; elle offre sur sa face latérale interne deux petites facettes articulaires séparées par une fossette horizontale, par lesquelles cet os s'articule avec le deuxième métatarsien. La face

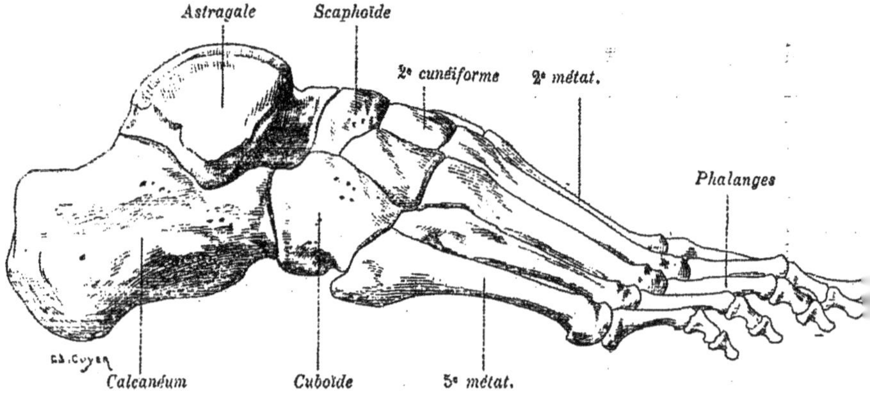

Lig. 268. — Squelette du pied, bord externe.

latérale externe porte une facette de forme ovalaire ou circulaire, occupant la moitié supérieure ou dorsale de cette face, pour le quatrième métatarsien : cette facette est circonscrite en bas par un sillon semi-circulaire, profond, dont la concavité l'embrasse et regarde en haut.

Quatrième. — Le quatrième métatarsien est un peu moins long que le troisième.

Placer en bas le bord concave du corps de l'os, en dehors sa face la plus large et la plus aplatie, en avant l'extrémité arrondie en forme de tête.

La face postérieure de son *extrémité tarsienne* est formée par une facette articulaire, quadrilatère, qui s'articule avec une facette semblable du cuboïde. Sur sa face latérale interne est une facette ovalaire ou circulaire répondant à celle du troisième métatarsien ; en arrière de celle-ci existe parfois une autre facette très petite par laquelle cet os s'articule avec le troisième cunéiforme. La face latérale externe présente une petite facette ovalaire, limitée en avant par un large et profond sillon semi-circulaire qui la sépare d'un gros tubercule osseux.

Cinquième. — Il est un peu plus court que le quatrième et plus long que le premier.

Placer en arrière la plus grosse extrémité, en dehors la saillie qu'elle présente latéralement, en bas la concavité du corps de l'os.

L'*extrémité tarsienne* est aplatie de haut en bas et élargie de dehors en dedans; sa face dorsale continue le plan de la face externe de l'os ; sa face plantaire continue celui de la face interne. La face postérieure s'articule avec le cuboïde par une facette triangulaire. La face latérale interne s'articule par une facette ovalaire avec le quatrième métatarsien. La face latérale externe est remplacée par un bord épais qui se continue en arrière, débordant le plan de la face postérieure, par une grosse tubérosité, le *tubercule du cinquième métatarsien,* sur lequel s'insère le tendon du court péronier latéral (A).

Ossification. — Les métatarsiens, comme les métacarpiens, présentent deux points d'ossification : un primitif, l'autre complémentaire.

Le *point primitif* apparaît dans le milieu du troisième mois de la vie intra-utérine ; il forme, par extension graduelle, le corps et l'extrémité postérieure, c'est-à-dire les 5/7 de l'os entier. Le *point complémentaire* se montre vers l'âge de quatre ans ; il forme l'extrémité antérieure ou phalangienne. L'épiphyse se soude à la diaphyse vers la seizième ou la dix-septième année.

Le premier métatarsien présente, dans son mode d'ossification, les mêmes particularités que le métacarpien correspondant; aussi nous renvoyons au chapitre traitant de l'ossification de ce dernier pour tous les détails, et pour la question de savoir si ce métatarsien mérite bien ce nom, ou s'il représente, au contraire, la première phalange du gros orteil, ou enfin s'il représente les deux à la fois.

Architecture. —Elle rappelle celle des métacarpiens. Le *corps,* formé d'un cylindre de tissu compact, est creusé d'un canal médullaire, dont l'étendue varie pour chacun d'eux. Les *extrémités* sont constituées par du tissu spongieux qu'enveloppe une mince lamelle compacte.

Conduits nourriciers. — On les rencontre sur les faces externe et interne des métatarsiens. Je les ai étudiés sur vingt squelettes, et je suis arrivé aux conclusions suivantes : sur le premier métatarsien, il est dirigé d'arrière en avant vers l'extrémité orteillière, et situé sur la face externe. Pour les quatre derniers métatarsiens, ils sont dirigés d'avant en arrière, vers l'extrémité tarsienne; sur les deuxième, troisième et quatrième métatarsiens, ils occupent généralement la face externe ; sur le dernier, il est toujours sur la face interne.

Varia. — A. — Spronck (Anat. Anzeiger, Jahrg, II, nº 24, S. 734-739), a trouvé la tubérosité du cinquième métatarsien complètement distincte, et articulée avec le cuboïde et le métatarsien, chez un enfant nouveau-né, dont les pieds et les mains étaient polydactyles. Chaque pied avait cinq métatarsiens et sept orteils : les deux orteils surnuméraires étaient portés par les deux derniers métatarsiens.

Tableau indiquant les caractères différentiels des métatarsiens.

(Ces caractères sont empruntés à l'extrémité postérieure).

Premier. .	*Surface articulaire postérieure* en forme de haricot, concave, pour le 1er cunéiforme; normalement point de facette articulaire latérale.
Deuxième.	*Face interne* avec une facette articulaire constante pour le 1er cunéiforme, une inconstante pour le 1er métatarsien. *Face externe* avec 3 *facettes :* 1 postérieure, très petite, pour le 3me cunéiforme ; 2 antérieures, séparées par une excavation antéro-postérieure, pour le 3me métatarsien.
Troisième.	*Face interne :* 2 facettes séparées par une dépression antéro-postérieure pour le 2me métatarsien. *Face externe* présentant une seule facette pour le 4me métatarsien.
Quatrième.	*Face interne* avec une seule facette pour le 3me métatarsien (quelquefois une autre pour le 3me cunéiforme). *Face externe* ayant une seule facette pour le 5me métatarsien.
Cinquième.	*Face interne* avec une seule facette pour le 4me métatarsien. *Face externe* terminée par une apophyse pointue.

SQUELETTE DES ORTEILS

Les orteils sont au nombre de *cinq*, distingués, comme les métatarsiens, par les termes de premier ou gros, deuxième, troisième, quatrième, et cinquième ou petit, en comptant de dedans en dehors.

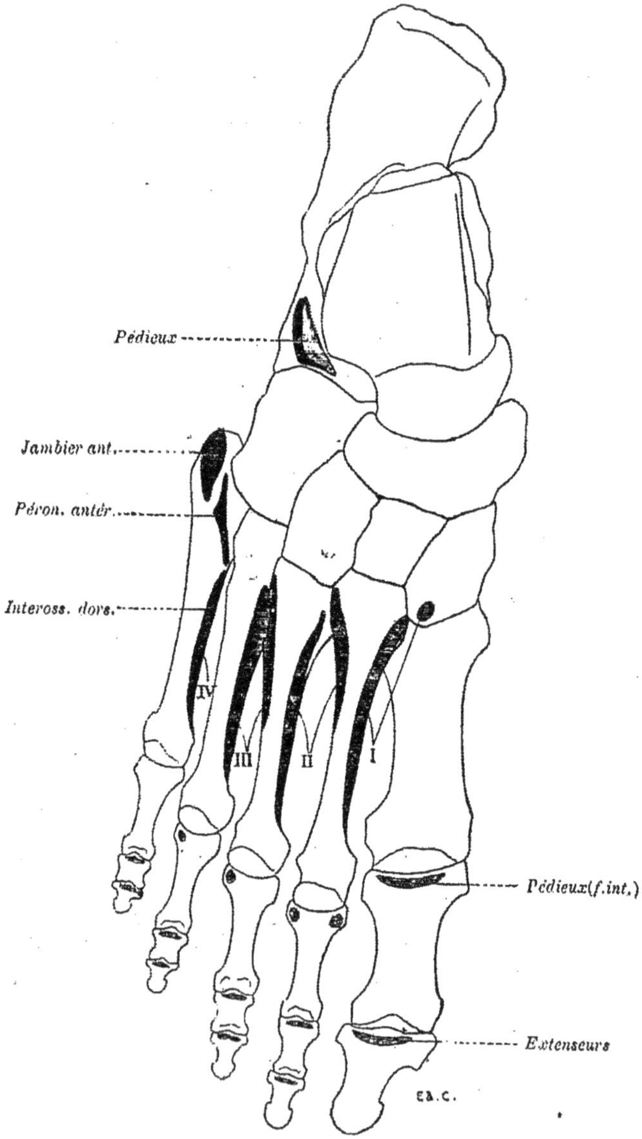

Fig. 269. — Squelette du pied, face dorsale, insertions musculaires.

Le squelette de chaque orteil se compose de *trois phalanges* à l'exception du gros orteil, qui, comme le pouce, n'en a que deux. Les dénominations qui distinguent ces phalanges entre elles sont celles que nous avons déjà adoptées pour les phalanges digitales. La similitude n'est pas que dans les noms : elle est aussi

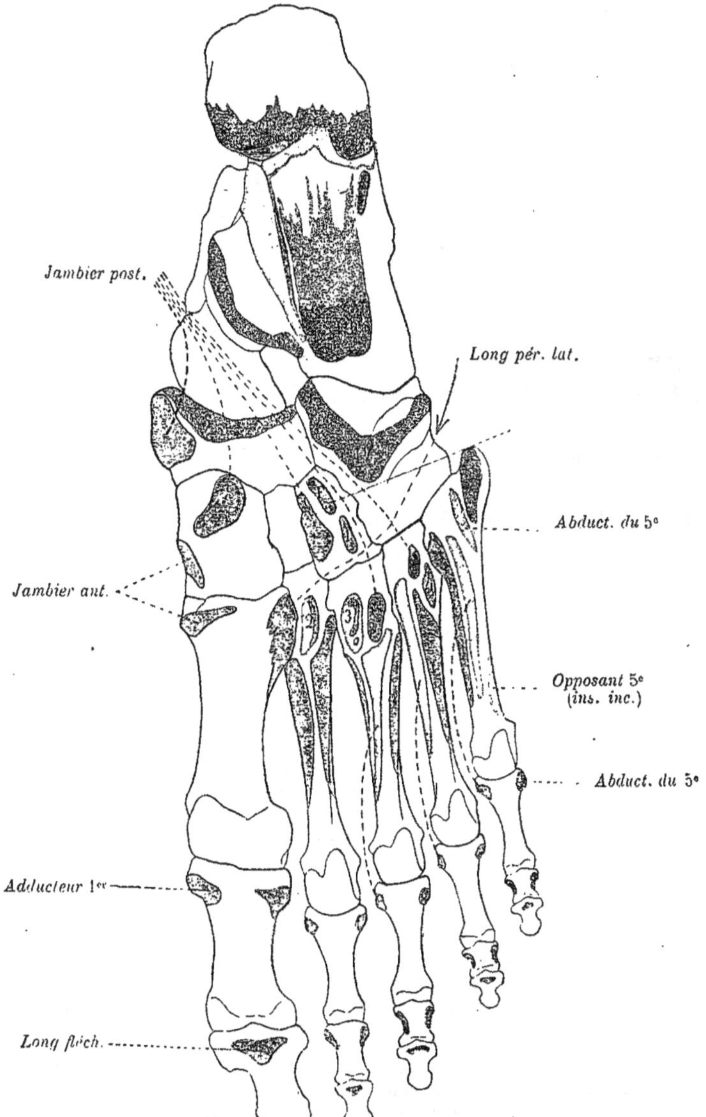

Fig. 270. — Squelette du pied, face plantaire, insertions musculaires.

(Les interosseux dorsaux sont colorés en rouge ; les plantaires en rose ; les insertions des interosseux de la main ont une coloration identique).

dans les formes : il existe une analogie si parfaite entre les phalanges des orteils et celles des doigts, qu'il nous suffira de signaler les quelques différences qui les séparent. — Elles se résument en ceci : *les orteils sont des doigts atrophiés.*

PREMIÈRES PHALANGES. — Elles sont plus longues que les autres phalanges des orteils.

Placer en arrière la plus grosse extrémité, en haut sa face convexe et en dedans son plus gros tubercule.

Le *corps,* au lieu d'être aplati d'avant en arrière comme à la main, est aplati transversalement ; parfois il est cylindrique, surtout sur le quatrième orteil ; sa face plantaire n'est plus excavée en gouttière, mais convexe transversalement, les empreintes d'insertion des fléchisseurs étant rejetées sur les parties latérales. La première phalange du gros orteil fait exception : elle a gardé son aplatissement de haut en bas, et se fait remarquer par ses grandes dimensions.

L'*extrémité postérieure* est plus volumineuse qu'à la main : sa cavité articulaire est plus grande ; ses tubercules plantaires sont plus développés.

L'*extrémité antérieure* est en forme de trochlée, comme à la main.

DEUXIÈMES PHALANGES. — Elles sont plus atrophiées que les précédentes : en effet, leur brièveté est remarquable : on pourrait presque dire qu'elles manquent de corps, tant celui-ci est court. Les extrémités sont conformées comme celles des phalangines de la main.

TROISIÈMES PHALANGES. — Leur corps est d'une brièveté remarquable : cette atrophie atteint son maximum sur les quatrième et cinquième orteils.

Contrairement à celles des autres orteils, les *phalanges du gros orteil* ne continuent pas le plan du métatarsien ; elles s'inclinent en dehors, et cette inclinaison, résultat des pressions exercées par les chaussures, est encore plus marquée sur les phalanges unguéales.

Ossification. — Les phalanges du pied présentent deux points d'ossification : un primitif et un épiphysaire. — Le *point primitif* apparaît au quatrième mois de la vie intra-utérine : il forme le corps et l'extrémité antérieure. — Le *point complémentaire* apparaît à l'âge de trois ans et demi au niveau de l'extrémité postérieure, qui se développe à ses dépens. — La soudure de l'épiphyse à la diaphyse se fait à des époques qui varient suivant les phalanges considérées : elle a lieu de quinze à seize ans pour la phalange et la phalangine, et de seize à dix-sept ans pour la phalangette.

Architecture. — Leur structure est celle de tous les os longs : cylindre compact avec canal médullaire pour le corps : tissu spongieux pour les extrémités.

Varia. — On voit parfois la corne du croissant rugueux de la phalange unguéale rejoindre les bords de la phalange, circonscrivant ainsi les orifices latéraux.

L'ankylose des deuxième et troisième phalanges n'est point très rare sur le quatrième et le cinquième orteils.

Architecture du pied. — A l'état normal, sur un pied moyennement cambré, la voûte du pied s'appuie sur le sol par deux piliers : un *pilier postérieur ou calcanéen*, un *pilier antérieur ou métatarsien.* Les travées osseuses de tissu spongieux des os du tarse et du métatarse sont disposées en deux directions répondant aux piliers de la voûte plantaire. C'est ainsi que, dans l'*astragale,* les travées prennent deux directions opposées : les unes se dirigeant en arrière vers le pilier calcanéen, les autres en avant vers le pilier antérieur. — Dans le *calcanéum,* on peut voir également des systèmes de travées à directions divergentes : le système postérieur, qui continue le système postérieur des travées astragaliennes, aboutit à la grosse tubérosité ; le système antérieur, formé de fibres parallèles au système astragalien antérieur, mais sous-jacent à celui-ci, est dirigé vers le cuboïde : en effet, le pilier antérieur, plus large que le postérieur, se subdivise en un pilier interne répondant au côté interne du pied, et en un pilier externe qui en suit le bord externe.

Cette subdivision du pilier antérieur est intéressante. — L'opinion ancienne et classique considérait la voûte plantaire comme un arceau à trois piliers ; les recherches de Wolfermann, Bardeleben, Langenhaur, Meyer, Duret et Charpy nous ont mieux fait connaître cette subdivision du pilier antérieur.

Lorsqu'on étudie le squelette d'un pied normal, on constate que la forme arquée est très accentuée sur le bord interne du pied où ses deux piliers se réunissent par un angle de 120° environ (Charpy) ; le pilier postérieur de cette voûte interne est le calcanéum ; son ilier antérieur est constitué par la tête volumineuse et saillante du premier métatarsien.

Si l'on considère le bord externe du pied, on voit que l'arc externe forme un cintre presque régulier, mais très surbaissé, qui commence en arrière par le calcanéum, se continue par le cuboïde et s'achève par les deux derniers métatarsiens. Une coupe le long de

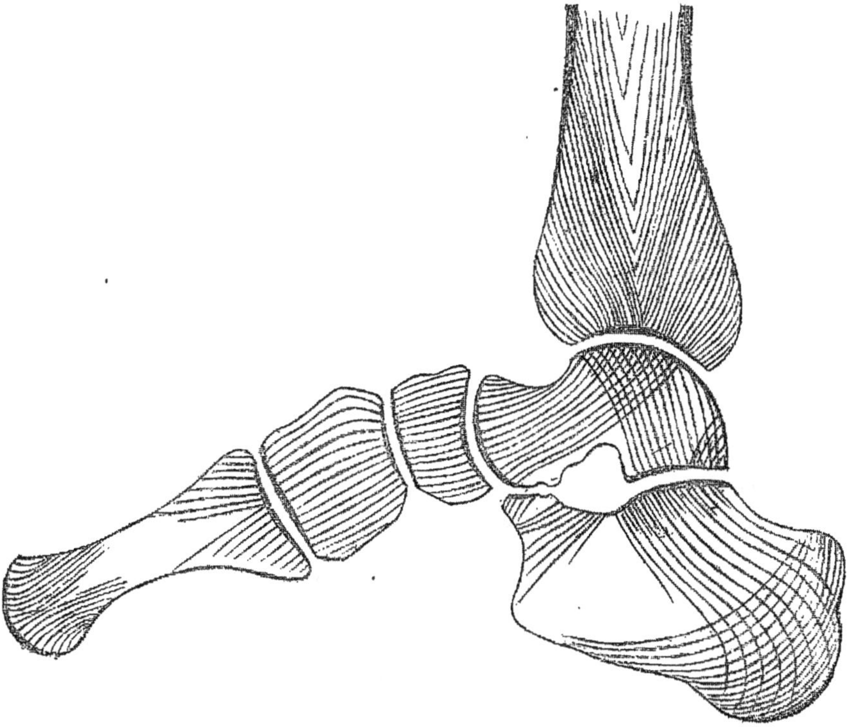

Fig. 271. — Squelette du pied, architecture.

cet arc externe nous montre les travées osseuses se poursuivant, là encore, suivant deux directions divergentes : la séparation commence au niveau du sinus calcanéen, comme le montre notre schéma. De ce point marqué par un noyau osseux compact on voit les travées se diriger, d'une part, en arrière vers la tubérosité postérieure du calcanéum, d'autre part, en avant à travers la grosse apophyse de cet os, le cuboïde et les deux derniers métatarsiens. — Entre les travées divergentes du calcanéum, en ce *point inutilisé,* le tissu spongieux du calcanéum se raréfie et montre de grandes lacunes, qui, de bonne heure, se confondent et forment une cavité aussi caractéristique de l'âge que celle du col du fémur (Charpy).

On peut en définitive avec Lorenz, Wolfermann, Humphry et Charpy admettre que la voûte du pied est constituée par deux arcs ou voûtes secondaires, ayant un pilier postérieur commun, le pilier calcanéen. L'étude physiologique des mouvements du pied révèle que ces deux arcs répondent à des fonctions différentes : l'*arc interne* est l'*arc du mouvement;* — l'*arc externe* est l'*arc de l'appui.*

Cette division physiologique du pied est en rapport étroit avec la disposition des os : Henle remarque fort justement que les os du pied sont disposés en éventail, dont les branches, étalées en avant, se superposent en arrière ; dans cet éventail, on peut distinguer deux segments longitudinaux, disposés côte à côte en avant, superposés en arrière ; le segment externe est formé par le calcanéum, le cuboïde et les deux derniers métatarsiens; — le segment interne comprend l'astragale, le scaphoïde, les trois cunéiformes et les trois premiers métatarsiens; l'examen attentif de l'architecture des os qui composent ces segments confirme cette division.

Un récent travail de Rasumowsky (W. Beitrag zur Architektomk des Fusskeletts. Mit 1 Tafel, Inter. Monat. für Anatomie. Bd VI, 1889, Heft 6, S 197-206) confirme les données générales de l'architecture que nous venons d'exposer. — A lire encore sur le même sujet un intéressant travail de Ellis (The human foot; its form and structure; functions, etc... London, Churchill).

ARTICLE QUATRIÈME

GÉNÉRALITÉS SUR LES MEMBRES

§ 1. — OS SÉSAMOIDES

Les os sésamoïdes sont de petits os courts (grains de sésame) que l'on rencontre au voisinage des articulations dans l'épaisseur des tendons ou des ligaments.

Pfnitzer a fait sur les sésamoïdes un travail très complet et très long (Morphologische Arbeiten, Band I, H. 14, Iéna, 1892); dans ce travail extrêmement riche de faits, basé sur un très grand nombre de recherches personnelles, on trouvera résumés en tableaux les rapports des sésamoïdes avec l'âge, le sexe, la couleur des cheveux, des yeux, et la grosseur du corps, etc., etc. — Pfnitzer appelle os sésamoïdes « tous les os que l'on ne peut comprendre dans une catégorie connue de pièces squelettiques » : il les distingue des pseudo-sésamoïdes, formations osseuses ou calcaires d'origine pathologique.

On discute encore le point de savoir s'ils représentent de véritables pièces squelettiques, ou s'ils sont simplement des formations d'origine mécanique; la discussion pourra durer longtemps si on la maintient sur le terrain des mots. Il faut en effet distinguer dans les os sésamoïdes deux catégories : les uns sont constants et affectent une forme typique (rotule, sésamoïdes de l'articulation métatarso-phalangienne du gros orteil, etc.); ils nous paraissent avoir acquis la dignité de pièces squelettiques; — les autres, comme ceux des articulations métacarpo-phalangiennes des doigts, sont inconstants dans leur existence, variables dans leur forme et leurs dimensions; ceux-là n'ont pas encore droit à une place dans le squelette humain; mais ils pourront acquérir ce droit dans la suite des temps et des générations, si les conditions mécaniques qui président à leur formation s'établissent définitivement.

Les os sésamoïdes peuvent être divisés en *sésamoïdes péri-articulaires*, et *sésamoïdes intra-tendineux.* Les premiers seuls nous occuperont ici; les autres seront étudiés avec les muscles dans les tendons desquels ils se développent.

On rencontre les os sésamoïdes péri-articulaires surtout à la main et au pied.

1° A la main. — Tous les os sésamoïdes de la main sont situés à la face palmaire, c'est-à-dire du côté de la flexion, le plus souvent au niveau des articulations métacarpo-phalangiennes, quelquefois au niveau des articulations des phalanges entre elles; leur nombre varie de deux à six; il est en général moindre chez la femme que chez l'homme. D'ailleurs ce nombre est en raison directe de l'âge et de la force musculaire de l'individu (Gillette); j'ajouterai qu'ils sont plus nombreux et plus gros sur des mains employées à de durs travaux.

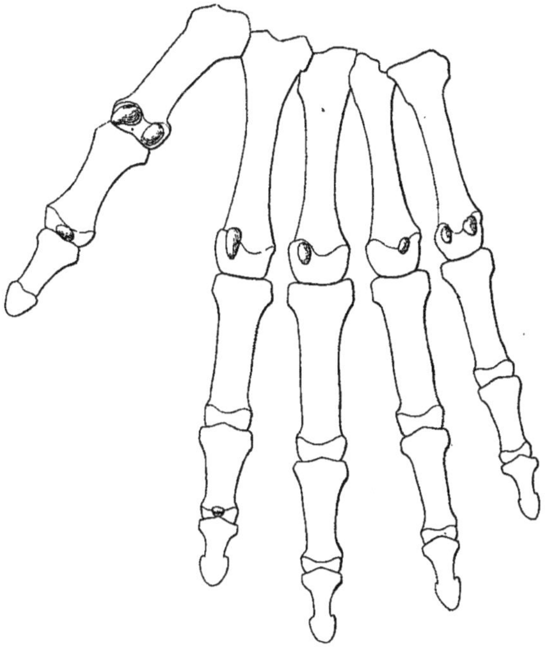

Fig. 272. — Squelette de la main, os sésamoïdes.

Deux de ces sésamoïdes sont *constants ;* ce sont ceux qui appartiennent à l'articulation métacarpo-phalangienne du pouce; — les autres, *inconstants,* se rencontrent assez fréquemment à l'articulation métacarpo-phalangienne de l'index (42 0/0 d'après Aeby), et de l'auriculaire (70 0/0 d'après le même auteur), moins souvent aux articulations métacarpo-phalangiennes du médius et de l'annulaire, et assez rarement au niveau des articulations de la première et de la deuxième phalange du pouce, et des deuxième et troisième phalanges de l'index.

Les *deux os sésamoïdes constants* de l'articulation métacarpo-phalangienne du pouce présentent une forme qui est toujours la même : l'*interne,* volumineux, arrondi, pisiforme, offre une facette articulaire plane; il mesure 4 à 5 mm. de diamètre; — l'*externe,* plus allongé dans le sens transversal (6 à 7 mm.), incurvé sur son axe, prend la forme d'une cupule dont la concavité répond à la facette articulaire.

Les sésamoïdes de l'index et de l'auriculaire répondent au côté radial de l'articulation pour l'index, au côté cubital pour l'auriculaire : assez rarement on rencontre deux os sésamoïdes au niveau de ces articulations.

2° **Au pied.** — Les os sésamoïdes du pied sont plus gros; ils sont encore situés du côté de la face plantaire.

Les deux sésamoïdes de l'articulation métatarso-phalangienne du gros orteil sont *constants ;* nous avons signalé les larges gouttières qu'ils creusent sur la tête du premier métatarsien. Parfois on rencontre un troisième os sésamoïde très petit, soit vers la partie interne de l'articulation (Malgaigne), soit entre les deux premiers (Gillette). Ils sont ovoïdes, ou en forme de haricot, avec une facette articulaire concave, lisse, et encroûtée de cartilage sur le vivant. L'*interne,* plus gros, allongé suivant l'axe de la phalange, mesure de 12 à 15 mm. dans son grand diamètre, de 9 à 11 mm. dans le petit; l'*externe* n'a que 10 mm. sur 8 (Gillette).

Parmi les *sésamoïdes inconstants* du pied, on en signale un au niveau de l'articulation métatarso-phalangienne du deuxième orteil; et un autre, parfois deux, au niveau de la même articulation du cinquième orteil. — Comme au pouce, on peut encore rencontrer au niveau de l'articulation des deux phalanges du gros orteil un sésamoïde unique, médian; son grand axe est parallèle à la base de la phalangette; par sa face supérieure, il offre deux versants articulaires à la poulie de la phalangine; par sa face inférieure, il est uni au tendon fléchisseur.

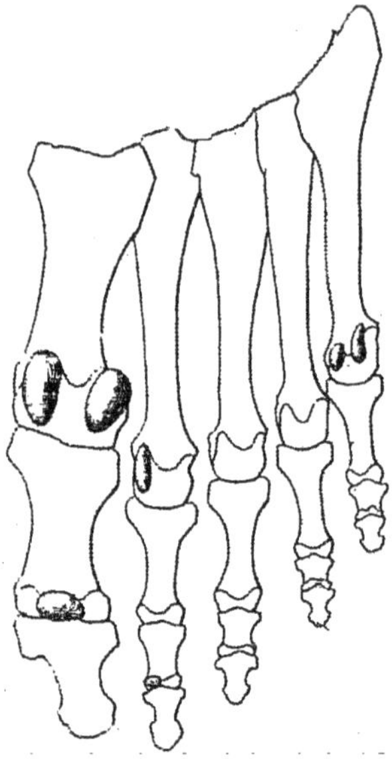

Fig. 273. — Squelette du pied, os sésamoïdes.

Ossification. — Le mode d'ossification des sésamoïdes et leur époque d'apparition ont été parfaitement mis en lumière par Retterer, qui les a étudiés dans la série des mammifères. Il a pu voir sur un fœtus humain, de quatre à cinq mois, que les deux sésamoïdes de l'articulation métatarso-phalangienne du gros orteil existaient déjà à l'état de deux nodules cartilagineux, hauts de 0mm48 et d'un diamètre antéro-postérieur de 0mm180. Sur un autre fœtus de cinq à six mois, les mêmes sésamoïdes avaient une hauteur de 1 mm., et un diamètre antéro-postérieur de 0mm75. Sur la main d'un enfant de six ans et demi, les sésamoïdes étaient cartilagineux.

D'après Retterer, « les sésamoïdes apparaissent à l'état de nodules cartilagineux de la même façon que le squelette cartilagineux, mais plus tard que les segments des rayons digitaux. Chez les ruminants et les solipèdes, ils existent déjà alors que la cavité articulaire n'est pas encore établie.

Les sésamoïdes parcourent les mêmes phases d'évolution que le squelette cartilagineux; ils deviennent vasculaires en même temps, ou peu après que les vaisseaux ont pénétré dans les extrémités cartilagineuses voisines. Ensuite ils s'ossifient du centre à la périphérie, chacun ne présentant qu'un seul point d'ossification.

Architecture. — Les os sésamoïdes, développés dans les tissus fibreux et tendineux péri-articulaires, sont de véritables os courts; ils sont constitués, comme l'ont montré les recherches de Gillette *(Journ. de l'Anat. et de la Phys.*, 1862, page 525) par du tissu spongieux ou aréolaire à mailles très serrées, recouvert d'une lame mince de tissu compact.

§ II. — ANOMALIES DES MEMBRES

Les difformités, qui résultent de troubles survenus dans l'évolution normale des membres, présentent des degrés très nombreux, depuis l'avortement d'un seul doigt jusqu'à celui d'un membre entier, et même l'absence de plusieurs membres ou de tous.

On peut classer les malformations ou difformités congénitales des membres en trois grandes divisions : dans la première rentrent tous les cas où le développement s'est arrêté à l'une quelconque de ses phases : c'est l'*arrêt* de développement; — la seconde comprend les cas dans lesquels on voit réapparaître un caractère ancestral : c'est l'*anomalie réversive* ou par atavisme; — la troisième est réservée à ces cas dans lesquels le développement a été troublé par une cause quelconque, mécanique, pathologique, ou de nature inconnue. — Les trois variétés peuvent se présenter simultanément, se combiner, donnant ainsi lieu à des anomalies complexes.

1° *Arrêts de développement.* — Si le développement s'arrête à ce moment de l'évolution embryonnaire, où le membre supérieur ne se dessine encore que comme un bourgeon, cet arrêt porte le nom d'*ectromélie* (de Εκτρωω, avorter, et μέλος, membre), et le monstre affecté de cet avortement d'un ou de plusieurs membres est dit *ectromèle.* — Si le développement s'arrête quand la palette palmaire s'est déjà dessinée, mais adhère directement, sans pédicule, à la racine du membre, le monstre est dit *phocomèle* (phocomélie, de φώκη, phoque, et μέλος, membre), parce que le membre semble sorti immédiatement de l'épaule ou de la hanche, comme chez les Phoques. Enfin, lorsque le développement s'arrête, alors que la main est détachée du tronc, on a un monstre *hémimèle,* c'est-à-dire un sujet sur lequel les segments du membre existent en totalité ou en partie, mais n'ont pas acquis leur entier développement (ἡμισυς, demi, μέλος, membre).

A la main, l'arrêt de développement donne lieu à des difformités différentes, suivant la phase à laquelle il est survenu; *syndactylie* ou coalescence des doigts; *ectrodactylie,* qui peut être considérée comme résultant de la non division de la masse primitivement unique qui formait les doigts, et sans doute aussi de la destruction de quelqu'un d'entre eux; *brachydactylie,* dans laquelle les doigts plus courts sont dépourvus d'un ou de deux des segments qui les composent.

La *symélie* (σὺν, avec, et μέλος, membre) est une anomalie dans laquelle les membres inférieurs, à peu près complets, sont soudés par leur face interne. — Dans l'*uromélie* (de οὐρὰ, extrémité postérieure, et μέλος, membre) les membres inférieurs fusionnés n'ont point de pieds et se terminent en pointe, en *queue* de sirène. Ces anomalies paraissent se rattacher à ces difformités complexes dans lesquelles le développement a été arrêté par des causes multiples. Dareste a montré expérimentalement le grand rôle joué par la compression exercée par l'amnios dans ces atrophies avec soudure. Lannelongue a insisté sur le rôle joué par des processus pathologiques du fœtus ou de ses enveloppes : il n'est pas douteux que des ulcérations, des adhérences, des cicatrices survenant pendant la vie intra-utérine puissent interrompre ou pervertir le bourgeonnement régulier des membres; certains cas de syndactylie, d'ectrodactylie, d'amputations congénitales doivent rentrer dans cette catégorie de vices de développement.

2° *Anomalies réversives,* ou *par atavisme.* — C'est surtout aux segments terminaux des membres que l'on rencontre ces anomalies : leur forme la plus fréquente est la *polydactylie* (de πολὺς, nombreux, et δάκτυλος, doigts), caractérisée par l'existence d'un ou de plusieurs doigts surnuméraires. Vient ensuite la réapparition de certains os carpiens (os central, par ex.) perdus au cours de l'évolution phylogénique.

A côté des cas d'hyperdactylie vraie, consistant dans la réapparition, soit au bord radio-tibial, soit au bord cubito-péronéen de la main et du pied, de doigts ou d'orteils perdus au cours de l'évolution phylogénique, il faut signaler ces cas assez fréquents, surtout au pouce, où le doigt se termine par une phalange bifide ou se montre dédoublé sur une plus ou moins grande partie de sa longueur. Albrecht considère cette fausse hyperdactylie comme une *dactyloschise atavique :* en effet, chez certains poissons (la raie, par ex.), chaque rayon de la nageoire se divise vers son extrémité distale en deux doigts secondaires. (V. développement des membres).

§ III. — HOMOTYPIE DES MEMBRES THORACIQUES ET ABDOMINAUX

Comme on l'a vu par la lecture du développement, comme nous l'avons vérifié au cours de nos descriptions, les membres thoraciques et abdominaux sont construits sur le même type; mais les fonctions spéciales à chaque membre ayant déterminé à la longue des modifications, il est nécessaire de bien établir les homotypies.

1° **Homotypie des ceintures thoracique et abdominale.** — L'apparition du métaptérygium (humérus, fémur) sur les parties latérales des ceintures divise, nous l'avons vu, chacune de leurs moitiés en deux plaques, l'une dorsale (scapulum, ilium), l'autre ventrale (coraco-procoracoïde, ischio-pubis). Puis, par suite de la non-chondrification de la plaque ventrale en un point, apparaît un trou (coraco-procoracoïdien, ischio-pubien) qui subdivise cette plaque en deux parties secondaires, l'une antérieure (procoracoïde, pubis), l'autre postérieure (coracoïde, ischion). Cela étant donné, il est très facile d'établir l'homotypie des deux ceintures. Il est évident que le segment dorsal de l'une (scapulum) répond au segment dorsal de l'autre (ilium), que le segment ventral antérieur de la première (procoracoïde) a pour homotypique le segment ventral antérieur de la deuxième (pubis) et que le segment ventral postérieur de celle-là (coracoïde) est représenté par le segment ventral postérieur de celle-ci (ischion). Nous pouvons donc résumer ces homotypies, en quelque sorte évidentes, par le tableau suivant :

ÉPAULE.	Scapulum.	Iléon.	BASSIN.
	Procoracoïde	Pubis	
	Coracoïde.	Ischion	

Ces homotypies sont faciles à obtenir chez les vertébrés qui ont les trois pièces de la ceinture thoracique aussi distinctes que celles de la ceinture abdominale. Chez l'homme, la comparaison de l'épaule et du bassin a offert pendant longtemps de très grandes difficultés. Tous les anatomistes sont d'accord pour reconnaître que l'ilium a pour homotypique le corps du scapulum. Mais quelle pièce représente le pubis, quelle pièce l'ischion ? Pour Gegenbaur, l'apophyse coracoïde constituerait un véritable coracoïde et serait, par conséquent, l'homotypique de l'ischion. Quant au proracoïde, il ferait entièrement défaut, et par suite, le pubis ne serait pas représenté à l'épaule. Le tableau ci-dessous indique les homotypies de l'épaule et du bassin de l'homme, d'après Gegenbaur :

ÉPAULE.	Scapulum *(corps)*	Ilion	BASSIN.
	. . . .	Pubis	
	Coracoïde *(apophyse coracoïde).*	Ischion	

A la suite de longues et patientes recherches sur l'ostéologie, et surtout sur la myologie comparée, A. Sabatier (comparaison des ceintures antérieure et postérieure dans la série des vertébrés, Montpellier, 1880) est arrivé à des résultats un peu différents de ceux de Gegenbaur. S'appuyant sur son principe fondamental que: *les os étant faits pour les muscles (nous devons dire par) plus encore que les muscles pour les os, il serait rationnel d'établir les homologies osseuses sur l'étude des parties musculaires plus encore que de faire dépendre uniquement les homologies musculaires de l'étude des os,* Sabatier est arrivé à trouver dans l'épaule de l'homme non seulement le coracoïde, mais aussi le procoracoïde. C'est ce dernier même qui serait de beaucoup le plus développé des deux, car il ne serait autre que l'apophyse coracoïde. Cette apophyse serait donc l'homotypique du pubis : quant au coracoïde, il correspondrait au point osseux complémentaire qui se développe au sommet de la cavité glénoïde, et ce point glénoïdien serait l'homotypique de l'ischion. Le tableau suivant résume les déterminations du professeur de Montpellier :

ÉPAULE.	Scapulum *(corps)*.	Illium . . .	BASSIN.
	Procoracoïde *(apophyse coracoïde).*	Pubis. . . .	
	Coracoïde *(point glénoïdien)*. . . .	Ischion. . .	

La clavicule, à moins qu'elle ne soit représentée par l'arcade ilio-pubienne (Huxley), n'a pas son homotypique au bassin.

2° Homotypie du bras et de la cuisse, de l'avant-bras et la jambe, de la main et du pied — Nous avons vu comment jusqu'à la neuvième semaine de la vie fœtale, les membres thoraciques et abdominaux étaient orientés de la même façon, ayant leur face de flexion (palmaire, plantaire) tournée vers l'axe du corps, c'est-à-dire vers l'axe vertébro-sternal, le radius et le pouce, le tibia et le gros orteil placés du côté de la tête, le cubitus et l'auriculaire, le péroné et le cinquième orteil dirigés vers l'extrémité caudale. Nous avons exposé comment chaque membre, subissant au niveau de son articulation avec la ceinture correspondante, un mouvement de rotation inverse de 90°, la face de flexion du membre thoracique devenait antérieure, et celle du membre abdominal postérieure. A la suite de cette rotation, le radius et le pouce, le tibia et le gros orteil deviennent internes, le cubitus et l'auriculaire, le péroné et le cinquième orteil, externes. Enfin nous avons dit comment Huxley, Albrecht, Kœlliker, Alexis Julien, A. Sabatier, pour établir l'homotypie des membres, les ont simplement ramenés à leur position primordiale.

Il nous faut maintenant préciser ces homotypies. Pour cela, nous avons eu recours aux mémoires des deux anatomistes français, Alexis Julien et A. Sabatier, qui ont traité cette question avec le plus de soin. Ces deux auteurs sont arrivés à des conclusions à peu près identiques, mais par des voies un peu différentes.

Le tableau qui suit est emprunté au travail d'Alexis Julien (De l'homotypie des membres, Congrès international d'Anthr., 1878, et Rev. d'Anthr., 1879).

BRAS	CUISSE
Humérus	*Fémur.*
Bord antérieur	Bord postérieur.
Face postérieure	Face antérieure.
Grosse tubérosité	Petit trochanter.
Bord et face externes	Bord et face internes.
Epicondyle	Tubérosité du condyle interne.
Petite tubérosité	Grand trochanter.
Bord et face internes	Bord et face externes.
AVANT-BRAS	JAMBE
Radius.	*Tibia.*
Bord et face antérieurs	Bord interne et face postérieure.
Bord postérieur	Bord antérieur.
Face externe	Face interne.
Bord interne et face postérieure	Bord et face externes.
Cubitus	*Péroné*
Bord et face antérieurs	Bord externe et face postérieure.
Bord postérieur	Bord antérieur.
Face interne	Face externe.
Bord externe et face postérieure	Bord et face internes.
MAIN	PIED.
Face antérieure ou palmaire	Face inférieure ou plantaire.
Face postérieure ou dorsale	Face supérieure ou dorsale.
Pouce et bord correspondant à ce doigt	Gros orteil et bord correspondant à cet orteil.
Auriculaire et bord correspondant à ce doigt	Petit orteil et bord correspondant à cet orteil.
Carpe.	*Tarse.*
Scaphoïde	Scaphoïde.
Semi-lunaire	Astragale.
Pyramidal. }	Calcanéum.
Pisiforme }	
Trapèze	1er cunéiforme.
Trapézoïde	2e cunéiforme.
Grand os	3e cunéiforme.
Os crochu	Cuboïde.

Ainsi qu'on peut le voir, en jetant un coup d'œil sur le tableau ci-dessus, la grosse tubérosité de l'humérus répondrait au petit trochanter fémoral, et la petite tubérosité humérale au grand trochanter du fémur. Nous avons dit que Sabatier admettait la plus grande partie des conclusions d'Alexis Julien, mais, pour lui, le petit trochanter du fémur, au lieu d'être l'homotypique de la grosse tubérosité de l'humérus, représenterait la crête pectoro-deltoïdienne de cet os.

Dès 1774, Vicq d'Azyr était arrivé à une détermination homotypique à peu près identique à celle de Bardeleben et Leboucq. Seulement, pour lui le scaphoïde du pied représentait non seulement celui de la main, mais aussi la tête du grand os (carpien 3).

Debierre ayant observé un pisiforme muni de deux points d'ossification, conclut que cet os répond au calcanéum tout entier. Quant au pyramidal il serait représenté au pied par le trigone.

Avant la théorie de la rotation, qui nous paraît avoir définitivement tranché la question de l'homotypie des membres, Charles Martins (de Montpellier) avait émis une théorie ingénieuse qui a, pendant plus de vingt ans, rallié les suffrages de presque tous les anatomistes. Elle est connue sous le nom de théorie de la torsion.

Partant de cette idée que l'*humérus* serait un *fémur retourné,* c'est-à-dire un os, dont le corps et l'extrémité distale (antibrachiale) auraient subi un mouvement de 180°, tandis que son extrémité proximale serait restée immobile, Charles Martins fait subir artificiellement au corps et à l'extrémité distale de cet os un mouvement de détorsion de 180° en sens inverse de celui qu'il suppose avoir été subi par ces parties. Cette détorsion opérée, la face de flexion des deux membres regarde en arrière et la face d'extension (coude, genou) en avant. Le radius et le pouce, le tibia et le gros orteil sont internes, le cubitus et l'auriculaire, le péroné et le cinquième orteil sont externes. Ainsi qu'on le voit, grâce à cet artifice, Charles Martins obtient des résultats à peu près identiques à ceux que donne la rotation, sauf toutefois pour ce qui concerne les extrémités proximales de l'humérus et du fémur.

L'humérus semble, en effet, tordu sur lui-même: sous l'empreinte deltoïdienne on trouve une gouttière ordinairement désignée sous le nom de gouttière de torsion. A notre avis, cette gouttière peut s'expliquer par la présence des fortes saillies dues à de puissantes insertions musculaires. On peut encore remarquer avec Foltz « que les bords de l'humérus ne présentent point trace de torsion », ou avec Campana « qu'il n'y a pas plus de fibres tordues dans l'humérus que dans le fémur », ou enfin avec Julien et Sabatier qu'il n'y a pas *torsion* dans le corps de l'os, mais *rotation articulaire*. Sabatier fait encore observer que le nerf radial contourne seul l'humérus, et que son trajet hélicoïdal serait suivi par les autres nerfs s'il y avait eu torsion.

Depuis Vicq d'Azyr, un très grand nombre d'anatomistes, y compris Charles Martins, considèrent la *rotule* comme l'homotypique de l'*olécrâne*. Mais, tandis que la rotule est un simple os sésamoïde développé dans l'épaisseur du tendon du triceps crural, et placé sur le prolongement de l'axe du tibia, homotypique du radius, l'olécrâne forme, au contraire, une partie essentielle du cubitus, son extrémité proximale, et représente, par conséquent, l'extrémité proximale du péroné. Seulement, tandis qu'au coude l'os le plus important est le cubitus, au genou, le péroné, l'homotypique du cubitus, est, au contraire, le moins développé.

§ IV. — TABLEAUX RÉSUMANT L'OSSIFICATION DES OS DES MEMBRES

Il m'a paru utile de résumer ici en quatre tableaux tout ce qui est relatif aux points d'ossification des os des membres, à leur nombre, à l'époque de leur apparition, et à celle de leurs soudures. J'emprunte ces tableaux à ma thèse d'agrégation (P. Poirier, Développement des membres, Paris, 1886).

I. — Nombre des points d'ossification des os des membres.

OS AYANT :	MEMBRE THORACIQUE	MEMBRE ABDOMINAL.
Un seul point d'ossification. . . .	. . . .	Rotule.
	Scaphoïde.	Scaphoïde.
	Semi-lunaire	Astragale.
	Pyramidal.	
	Pisiforme.	
	Trapèze.	1er cunéiforme.
	Trapézoïde	2e cunéiforme.
	Grand os	3e cunéiforme.
	Os crochu	Cuboïde.
Deux points d'ossification.	Clavicule.	
	. . . .	Calcanéum.
	Métacarpiens	Métatarsiens.
	Phalanges	Phalanges.
Trois points d'ossification.	Radius.	
	. . . .	Péroné.
Quatre points d'ossification. . . .	Cubitus.	
	. . . .	Tibia.
Cinq points d'ossification.	. . . .	Fémur.
Huit points d'ossification	Humérus.	
Neuf points d'ossification.	Scapulum.	
Douze points d'ossification	. . . .	Coxal.

II. — Époques où apparaissent les points d'ossification primitifs.

1° VIE INTRA-UTÉRINE	MEMBRE THORACIQUE	MEMBRE ABDOMINAL
30e jour	Clavicule.	
36e jour		Tibia.
Du 30e au 40e jour	Humérus.	Fémur.
	Cubitus.	Péroné.
	Radius.	
Du 40e au 50e jour	Scapulum	
Du 50e au 60e jour		Coxal (iléon).
Milieu du 3e mois		Métatarsiens.
1re moitié du 4e mois		Phalanges.
4e mois		Coxal (ischion).
Milieu de la grossesse		Coxal (pubis).
6e mois		Calcanéum.
Dernier mois		Astragale.
2° Depuis la naissance		
1re moitié du 3e mois	4 derniers métacarpiens.	
2e moitié du 3e mois	1er métacarpien.	
	Phalanges.	
6 mois		Cuboïde.
Un an	Grand os.	3e cunéiforme.
12 à 15 mois	Os crochu.	
2 ans 1/2 à 3 ans	Pyramidal.	
3 ans		Rotule.
		2e cunéiforme.
3 à 4 ans		1er cunéiforme.
3 à 5 ans		Scaphoïde.
4 à 5 ans	Semi-lunaire.	
5 ans	Trapèze.	
5 ans 1/2	Scaphoïde.	
6 ans	Trapézoïde.	
8 à 10 ans	Pisiforme.	

III. — Epoques où apparaissent les points d'ossification complémentaires.

	MEMBRE THORACIQUE	MEMBRE ABDOMINAL
Fin du 2e mois de la grossesse		Fémur *(point distal).*
Naissance		Tibia *(point proximal).*
3 ou 4 mois	Humérus *(tête).*	
Début de la 2e année		Fémur *(tête).*
15 à 18 mois	Scapulum *(point corac. pr.)*	
		Tibia *(point distal).*
Fin de la 2e année	Humérus *(condyle).*	
2 ans		Péroné *(point proximal).*
2 ans à 2 ans 1/2	Humérus *(grosse tubérosité).*	
2 à 3 ans	Radius *(point distal).*	
3 ans		Fémur *(grand trochanter).*
3 ans 1/2		Phalanges.
3 ans 1/2 à 4 ans	Humérus *(petite tubérosité).*	
4 ans		Péroné *(point distal).*
		Métatarsiens.
4 à 5 ans	Humérus *(épitrochlée).*	

	MEMBRE THORACIQUE	MEMBRE ABDOMINAL
5 à 6 ans.	Radius *(point proximal).* 4 derniers métacarpiens.	
6 à 7 ans.	Phalanges.	
7 à 8 ans.	1er métacarpien.	
	. . . .	Calcanéum.
7 à 9 ans.	Cubitus *(point distal).*	
8 ans.	. . . .	Fémur *(petit trochanter).*
12 à 13 ans	Cubitus *(point olécr. pr.).*	
13 ans	Humérus *(trochlée).*	
	. . . .	Tibia *(tubérosité antérieure).*
13 ans et qq. mois. .	Humérus *(épicondyle).*	
13 à 14 ans.	Cubitus *(point olécr. acc.).*	
13 à 15 ans.	. . . .	Coxal *(3 points cotyloïdiens).*
14 à 15 ans.	Scapulum *(point corac. acc.).*	
14 à 18 ans.	Scapulum *(acromion).*	
15 à 16 ans.	. . . .	Coxal *(crête iliaque et tubérosité de l'ischion.*
15 à 17 ans	Humérus *(extrémité distale).*	
16 à 18 ans	Scapulum *(angle inférieur).*	
18 ans	Scapulum *(cavité glénoïde).*	
	. . . .	Coxal *(épine du pubis).*
18 à 20 ans	Scapulum *bord marginal).*	
19 à 20 ans	. . . .	Coxal *(angle du pubis).*
20 à 22 ans	Clavicule.	

IV. — **Soudure des points d'ossification.**

16 à 18 ans. . . .	. . . .	. . . .	Tibia	*(Point distal).*
	. . . .	. . . .	Calcanéum .	
	Métacarpiens .			
16 à 19 ans. . . .	Radius	*(Point prox.).*		
17 ans	. . . .	. . . .	Fémur . . .	*(Gr. et p. tr.).*
17 à 18 ans. . . .	Scapulum. . .	*(Acromion).* . .		
17 à 20 ans. . . .	. . . .	. . . .	Fémur . . .	*(Tête).*
17 à 22 ans. . . .	. . . .	. . . .	Coxal (F.). .	*(Tub. isch.).*
18 ans.	. . . .	. . . .	Coxal	*(Épine pub.).*
18 à 19 ans . . .	. . . .	. . . .	Péroné . . .	*(Point distal).*
18 à 22 ans. . . .	. . . .	. . . .	Fémur . . .	*(Point distal).*
18 à 24 ans. . . .	. . . .	. . . .	Tibia	*(Point prox.).*
19 à 20 ans. . . .	Scapulum. . .	*(Point glén.).*		
19 à 22 ans. . . .	. . . .	. . . .	Péroné . . .	*(Point prox.).*
20 à 21 ans. . . .	Scapulum (F.).	*(Angle infér.).*		
	Cubitus (F.). .	*(Point distal).*		
20 à 22 ans. . . .	Humérus (F.).	*(Extr. prox.).*		
	Radius (F.) . .	*(Extr. distale).*		
21 à 22 ans. . . .	. . . .	. . . .	Coxal	*(Angle pub.).*
21 à 24 ans. . . .	. . . .	. . . .	Coxal (H) . .	*(Tub. isch.).*
	. . . .	. . . .	Coxal	*(Crête iliaq.).*
	Cubitus (H). .	*(Point distal).*		
21 à 25 ans. . . .	Humérus (H.).	*(Extr. prox.).*		
	Radius (H.). .	*(Point distal).*		
22 à 24 ans. . . .	Scapulum (H.)	*(Angle infér.).*		
	Scapulum. . .	*(Bord axill.).*		
22 à 25 ans. . . .	Clavicule (la clavicule ouvre et ferme la période d'ossification).			

On voit par les tableaux qui précèdent que dans les os du bras et de l'avant-bras, comme dans ceux de la cuisse et de la jambe, l'extrémité dans laquelle apparaît le premier point complémentaire est celle qui se soude la dernière. D'ailleurs Humphry et Ollier ont démontré, par l'expérimentation, que l'humérus, le tibia et le péroné s'allongent surtout par leurs extrémités proximales (celles où apparaissent les premiers points complémentaires de ces os), tandis que le fémur, le radius et le cubitus s'accroissent plus rapidement par leurs extrémités distales; or, c'est au niveau de ces extrémités qu'apparait le premier point complémentaire de ces derniers os.

Une dernière remarque à faire, c'est que l'extrémité des os du bras et de l'avant-bras qui est le siège du premier point complémentaire, est celle qui est le plus éloignée du coude, c'est-à-dire l'extrémité supérieure *(proximale)* de l'humérus et les extrémités inférieures *(distales)* du radius et du cubitus. Au membre abdominal, au contraire, le premier point complémentaire se développe sur l'extrémité des os de la cuisse et de la jambe qui est la plus rapprochée du genou : ce sont l'extrémité inférieure *(distale)* du fémur et les extrémités supérieures *(proximales)* du tibia et du péroné.

CHAPITRE III

SQUELETTE DU TRONC

Nous étudierons successivement : 1° la *colonne vertébrale ;* 2° le *thorax.* Le développement de chacune de ces parties en précédera la description anatomique, afin de la rendre plus intelligible.

ARTICLE PREMIER

DÉVELOPPEMENT DU SQUELETTE DU TRONC

§ I. — COLONNE VERTÉBRALE

Sous sa forme la plus primitive, le squelette axial est représenté par la *corde dorsale,* qui occupe exactement la ligne axiale, et de chaque côté par les masses conjonctives appelées *sclérotomes,* dont nous connaissons le développement par paires, aux dépens des paires de protovertèbres. Les sclérotomes successivement produits par la série des protovertèbres forment dans leur ensemble une couche conjonctive ou membraneuse que l'on peut appeler *couche squelettogène* à cause de sa destinée ultérieure ; cette couche enveloppe la corde dorsale de toutes parts et lui forme un étui appelé *gaine squelettogène de la corde.* De cette portion principale ou axiale de la couche squelettogène partent, de chaque côté du tube nerveux, des expansions qui, montant le long de ce tube, tendent à l'entourer de plus en plus complètement ; il en naît en outre des prolongements qui s'insinuent entre les protovertèbres successives. Lorsque ces protovertèbres se seront en grande partie transformées en segments musculaires ou myotomes, destinés, comme on le verra plus loin, à fournir la musculature du tronc, ces prolongements membraneux seront naturellement devenus des *cloisons* ou *ligaments intermusculaires.*

Cet état, qui persiste toute la vie chez les précurseurs des vertébrés, ou *Chordata,* l'Amphioxus par exemple, n'est que transitoire chez les vertébrés supérieurs. Chez les très jeunes embryons de ces vertébrés, la couche squelettogène forme, autour de la corde dorsale et du tube médullaire dilaté antérieurement en cerveau, la *colonne vertébrale membraneuse* et le *crâne membraneux.* Plus tard, chacun des sclérotomes, subissant la transformation cartilagineuse, devient un *chondrotome ;* la colonne vertébrale ainsi que le crâne membraneux se sont alors transformés, sur la plupart des points, en *colonne vertébrae cartilagineuse* et en *crâne cartilagineux.* Plus tard encore, les chondrotomes s'étant ossifiés et étant devenus les os appelés *vertèbres,* la colonne vertébrale et le crâne cartilagineux ont fait place à la *colonne vertébrale osseuse* et au *crâne osseux.*

Ces grandes lignes de développement une fois indiquées, il ne sera question dans cet article que du développement de la colonne vertébrale.

A. — **TYPE GÉNÉRAL DE DÉVELOPPEMENT.** — On vient de voir que les vertèbres sont le résultat de la transformation des sclérotomes qui tirent, à leur tour, leur origine des protovertèbres. Avant que l'on connût le sclérotome, cet intermédiaire entre la protovertèbre et la vertèbre définitive, on croyait que celle-ci dérivait directement de celle-là. On avait remarqué seulement que les vertèbres définitives ne coïncidaient pas, mais alternaient au contraire avec les protovertèbres; alternance qu'on expliquait par un remaniement de la colonne protovertébrale, tel que chaque protovertèbre remaniée devait fournir la moitié postérieure ou caudale de la vertèbre précédente et la moitié antérieure ou céphalique de la vertèbre suivante, et que chaque vertèbre était ainsi formée avec deux demi-protovertèbres (Remak).

L'une des données de cette opinion, l'origine protovertébrale directe de la vertèbre, doit être rejetée, nous le savons, et modifiée, nous avons vu de quelle façon. L'autre donnée, au contraire, celle de l'alternance des protovertèbres avec les vertèbres, est exacte et doit être expliquée.

Deux explications de cette alternance ont été fournies ; elles nous paraissent absolument inconciliables et s'appuient d'ailleurs sur des faits entièrement différents.

Froriep a reconnu que l'ébauche de la vertèbre, qui se présente, ainsi qu'on le verra tout à l'heure, sous la forme d'un arc, est située de telle sorte que les extrémités de l'arc étant au niveau du bord antérieur d'une protovertèbre, le sommet de la convexité de l'arc est à la hauteur du milieu de la protovertèbre qui précède du côté céphalique. L'ébauche vertébrale s'est ainsi déplacée, vers la tête de l'embryon, de la longueur d'une demi-protovertèbre. L'alternance est le résultat d'un déplacement secondaire.

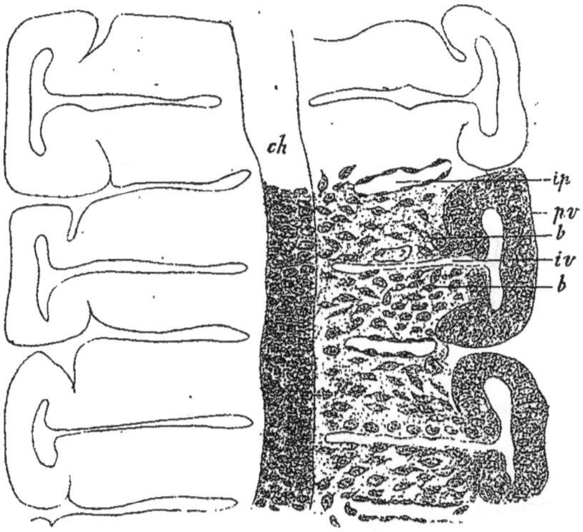

Fig. 274.
Coupe longitudinale et horizontale de la queue d'un embryon de couleuvre (d'après V. Ebner).

ch, corde dorsale. — *pv*, protovertèbre. — *b*, *b*, bourgeons qui constituent le noyau protovertébral ou sclérotome. — *iv*, fente intervertébrale. — *ip*, vaisseaux interprotovertébraux.

V. Ebner, au contraire, a montré que l'alternance est due aux rapports primitifs mêmes des deux organes, rapports qui sont la conséquence à leur tour du mode de formation des vertèbres. Si l'on examine, en effet, une coupe longitudinale et horizontale (frontale) de la queue d'un embryon de serpent, on constate les dispositions suivantes que l'on peut retrouver dans leurs traits essentiels chez les oiseaux, les mammifères et l'homme. La cavité protovertébrale s'est ouverte en dedans, du côté de la ligne médiane, et des deux lèvres de l'ouverture partent des bourgeons dont l'ensemble forme le noyau protovertébral ou sclérotome (fig. 274, *b, b*). L'orifice de la cavité protovertébrale se prolonge en dedans par une fente, la *fente protovertébrale,* future *fente intervertébrale* et plus tard encore futur *trou intervertébral* (*iv*). Au niveau de chaque protovertèbre et du sclérotome correspondant se trouve un ganglion nerveux et un nerf segmentaire. Les protovertèbres et les sclérotomes successifs sont séparés les uns des autres par des vaisseaux interprotovertébraux (*ip*). Ces dispositions étant connues, il suffit de jeter un coup d'œil sur la figure pour voir immédiatement que la fente intervertébrale devant séparer deux vertèbres voisines, le centre de chaque vertèbre coïncidera avec un intervalle interprotovertébral et chaque vertèbre sera formée par deux moitiés antérieure et postérieure fournies par les protovertèbres précédente et suivante.

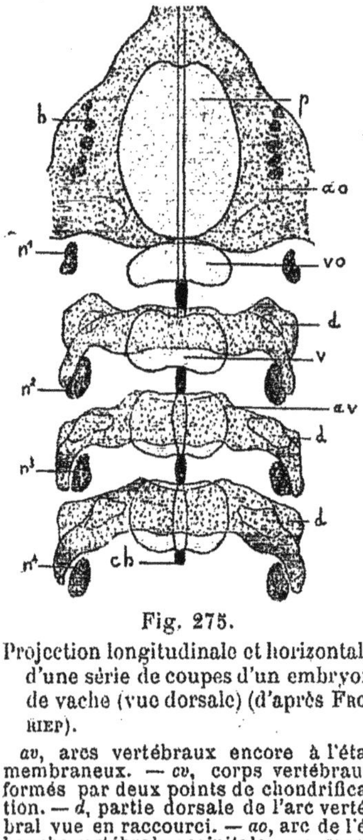

Fig. 275.

Projection longitudinale et horizontale d'une série de coupes d'un embryon de vache (vue dorsale) (d'après Froriep).

av, arcs vertébraux encore à l'état membraneux. — *cv*, corps vertébraux formés par deux points de chondrification. — *d*, partie dorsale de l'arc vertébral vue en raccourci. — *ao*, arc de l'ébauche vertébrale occipitale. — *co*, corps de la vertèbre occipitale. — *p*, cartilage paracordal, — *ch*, corde dorsale. — *n*, nerfs segmentaires ou spinaux. — *h*, nerf hypoglosse.

Après avoir établi les rapports de la vertèbre avec la protovertèbre, il faut voir sous quelle première forme se présente et par quels états passe ensuite l'ébauche vertébrale.

Colonne vertébrale membraneuse. — Chaque ébauche vertébrale prend de bonne heure la forme d'un arc de tissu conjonctif condensé, l'*arc vertébral primitif,* formé de deux demi-arcs confondus sur la ligne médiane tout autour de la corde et dont chacun dérive d'un sclérotome (fig. 275 et 276, *av*). L'arc vertébral primitif ne se borne pas à entourer la corde dorsale, mais encore il se prolonge du côté dorsal, autour du tube médullaire, pour l'entourer de plus en plus complètement jusqu'à former autour de lui une ceinture squelettique complète, le futur *arc neural.* Du côté ventral, il tend à renfermer de même l'aorte, chez les vertébrés inférieurs au moins, dans un arc appelé *l'arc hémal ;* chez les vertébrés supérieurs, il n'y a, au contraire, du côté ventral, qu'un *prolongement hypochordal* (fig. 276, *hy*) de l'arc vertébral primitif. Enfin de chaque côté, il émet des cornes latérales qui sont les *ébauches primitives des côtes* (*c*), dont la continuité avec l'arc vertébral primitif n'est cependant pas un fait absolument établi.

Une fois l'arc vertébral formé, un *corps vertébral* (*cv*) et un *ligament* ou *disque intervertébral,* se constituent de la façon suivante. Le tissu squelettogène qui entoure immédiatement la corde dorsale se comporte d'une façon différente au niveau des protovertèbres et à la hauteur des espaces interprotovertébraux. Dans le premier point le tissu se montre très condensé, tandis qu'il est relativement lâche dans le second point. Telle est la première indication de la différenciation du tissu périchordal en ligaments intervertébraux correspondant aux protovertèbres et en corps vertébraux répondant aux intervalles des protovertèbres.

Colonne vertébrale cartilagineuse. — Jusqu'alors la colonne vertébrale était entièrement membraneuse, de structure conjonctive. Elle va éprouver la transformation cartilagineuse, qui s'opère de la façon suivante.

Le corps des vertèbres subit la chondrification en deux points symétriquement placés de chaque côté de la ligne médiane, qui paraissent chez l'embryon humain au début du deuxième mois. Ces deux points de chondrification, que l'on peut appeler des *hémivertèbres,* se fusionnent plus tard en une masse unique, qui présente une forme cylindro-conique, le cône étant dirigé en avant et venant au contact du prolongement hypochordal de l'arc vertébral correspondant. On peut se demander quelle est la raison d'être de cette divergence dans le développement d'éléments primitivement semblables, traduite par l'apparition de tissu cartilagineux en certains points, les corps des vertèbres, tandis que dans les endroits intermédiaires le cartilage fait défaut. Cela est dû sans doute à ce que c'est au niveau des corps vertébraux que se trouvent les vaisseaux interprotovertébraux, et que c'est là par conséquent que se fait le plus important apport de matériaux destinés à fournir la substance fondamentale cartilagineuse.

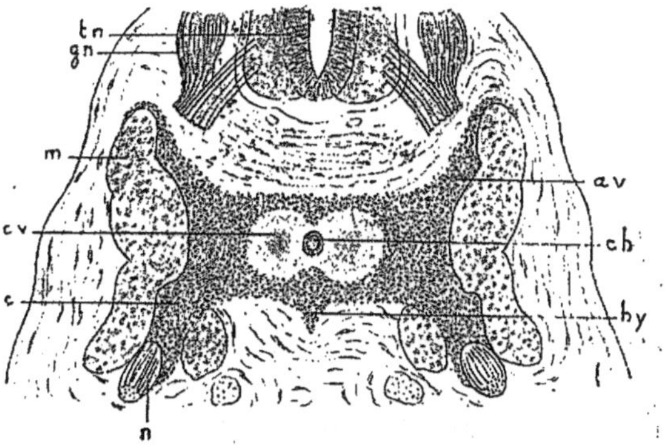

Fig. 276.
Coupe transversale de l'ébauche vertébrale d'un embryon de vache (d'après Froriep).

m, tube médullaire. — *gn*, ganglion spinal. — *n*, nerf spinal. — *ch*, corde dorsale. — *cv*, corps vertébral avec ses deux points de chondrification, — *av*, arc vertébral. — *c*, ébauche costale. — *hy*, prolongement hypochordal. — *m*, myotome.

Les ligaments ou disques intervertébraux sont formés par deux ébauches différentes. L'une axiale ou centrale, empruntée à la corde dorsale, formera plus tard le *noyau gélatineux* du disque. L'autre, formant une zone périphérique ou annulaire du disque, est constituée par les portions de la couche squelettogène périchordale qui ne se sont pas chondrifiées; celles-ci cependant subiront plus tard une transformation chondroïde et seront constituées alors par cette variété de tissu cartilagineux que l'on appelle *fibro-cartilage* et qui consiste en un tissu conjonctif infiltré de cellules cartilagineuses. Quant à la partie centrale, la corde dorsale éprouve, pour la former, les modifications suivantes. Elle se renfle d'abord au niveau des corps des vertèbres, tandis qu'elle demeure d'un faible calibre dans les disques intervertébraux. Plus tard, au contraire, ses cellules prolifèrent activement et son diamètre augmente considérablement dans l'intérieur des disques intervertébraux, dont elle formera ainsi le noyau central (fig. 277).

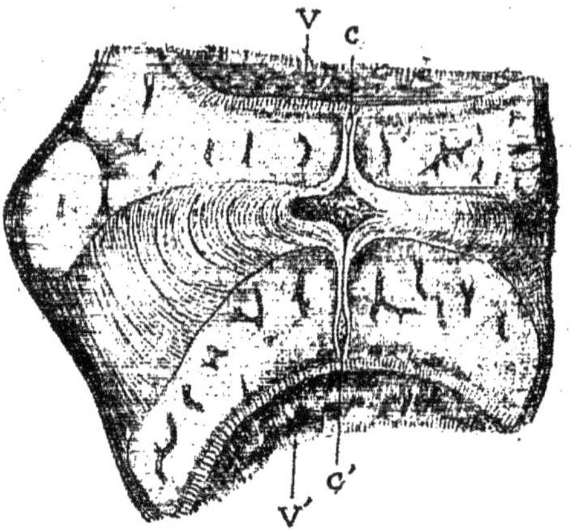

Fig. 277.
Coupe longitudinale antéro-postérieure de deux vertèbres et du disque intervertébral interposé d'un embryon humain (d'après KŒLLIKER).

V, V', corps vertébraux. — c, corde dorsale renflée dans l'intérieur du disque intervertébral. — c', corde dorsale dans l'épaisseur des corps vertébraux.

L'arc vertébral primitif se cartilaginise à peu près en même temps que le corps vertébral et d'une façon indépendante de lui suivant quelques auteurs, ou bien d'après certains autres en continuité avec lui. En tout cas, il arrive un moment où l'arc vertébral cartilagineux est fusionné avec le corps vertébral cartilagineux; tous deux forment ensemble la vertèbre cartilagineuse, qui a une configuration générale arquée, la concavité de l'arc étant tournée du côté dorsal. Les extrémités dorsales de l'arc cartilagineux ou *neurapophyses* (*apophyses neurales, lames vertébrales*) ne parviennent que lentement à enfermer, dans leur incessant accroissement du côté dorsal, le tube médullaire; elles limitent ainsi pendant longtemps une gouttière ou fente vertébrale dorsale, au fond de laquelle le tube médullaire demeure à découvert, revêtu seulement par la *membrane réunissante dorsale* des deux moitiés de l'arc membraneux primitif, dans laquelle la chondrification n'est pas encore opérée. La persistance de cette disposition constitue une malformation par arrêt de développement, que l'on appelle *spina bifida*, terme qu'il est superflu d'expliquer. Ce n'est qu'au quatrième mois de la vie fœtale que l'arc vertébral se ferme et que ses deux extrémités dorsales s'accolent pour former un prolongement médian, d'abord double, puis seulement bifide, simple enfin, l'*apophyse épineuse* ou *neurépine* (*épine neurale*). L'arc vertébral, au niveau de son bord postérieur ou caudal, s'épaissit pour former de chaque côté un petit bourgeon cartilagineux, appelé *apophyse articulaire*, parce que ce bourgeon s'unit à la vertèbre suivante d'abord par du tissu fibreux ligamenteux, puis par une véritable articulation. A la base même de l'arc vertébral, c'est-à-dire à son origine sur le corps de la vertèbre, prend naissance un autre bourgeon cartilagineux, la *diapophyse* ou future *apophyse transverse*. Quant au prolongement hypochordal, il disparaît complètement, sur la plupart des vertèbres tout au moins.

Tout le tissu qui persiste entre ces différentes formations cartilagineuses d'une vertèbre et les formations similaires des vertèbres voisines, sans subir la chondrification, devient ligamenteux et sert à l'articulation des vertèbres entre elles.

Les différents cartilages constitutifs de la vertèbre devront ensuite s'ossifier suivant une formule qui sera donnée plus loin. Nous pouvons indiquer seulement dès à présent un important caractère de l'ossification, qui d'ailleurs est général et ne s'applique pas qu'aux vertèbres. C'est que par l'ossification sont reproduites en autant de points d'ossification les différentes pièces cartilagineuses qui constituent une formation squelettique telle que la vertèbre; bien plus l'ébauche cartilagineuse de cette formation pourrait avoir été simple et continue, mais l'apparition de plusieurs noyaux osseux dans son intérieur viendrait affirmer sa constitution complexe par plusieurs pièces indépendantes.

B. — **PARTICULARITÉS ET IRRÉGULARITÉS DE DÉVELOPPEMENT.** — Les vertèbres, dès l'état cartilagineux, présentent entre elles des différences de développement qui leur donneront plus tard une conformation caractéristique. Plusieurs vertèbres successives, offrant les mêmes particularités organogéniques et par suite la même configuration définitive, formeront ensemble une région spéciale de la colonne vertébrale, anatomiquement distincte.

C'est ainsi que les vertèbres de la région caudale ou *vertèbres coccygiennes* offrent d'abord cette particularité que la partie correspondant à l'arc ne se développe pas ou demeure très rudimentaire, et en second lieu cette singularité que plusieurs d'entre elles se fusionnent pour former une pièce cartilagineuse unique, le *coccyx*. Dans la région qui précède immédiatement le coccyx, la *région sacrée*, la fusion des vertèbres cartilagineuses est encore la règle, et il en résulte ici aussi une pièce unique, le *sacrum*.

Les deux premières vertèbres cervicales se distinguent par des caractères très spéciaux; d'abord parce que la première s'étend surtout en largeur et transversalement, tandis que la seconde s'accroît principalement en hauteur, c'est-à-dire dans le sens longitudinal. En outre, la première vertèbre du cou, contrairement à toutes les autres vertèbres, conserve son prolongement hypochordal, qui se chondrifie et qui, uni avec l'arc dorsal, constitue tout autour de la corde dorsale et du tube médullaire un anneau complet, qui est la première vertèbre cervicale définitive ou *atlas*. Le corps de cette première vertèbre, qui présente la forme conique typique et l'exagère même, d'abord réuni comme d'habitude au corps de la deuxième vertèbre cervicale par un disque intervertébral, perd ensuite tout rapport avec le premier arc vertébral devenu la vertèbre atlas, pour s'unir au contraire au corps de l'axis et former ainsi la *dent* ou *apophyse odontoïde* de l'axis. Dans quelques cas, cette union fait défaut et la dent constitue un *os odontoïde* distinct (V. plus loin).

En outre de ces modifications qui intéressent les vertèbres elles-mêmes et suffisent déjà à donner à beaucoup d'entre elles une configuration caractéristique, nous verrons plus loin comment certaines régions de la colonne vertébrale empruntent leurs caractères distinctifs à des relations particulières qui s'établissent entre les vertèbres et les côtes.

Le nombre des ébauches vertébrales formées chez l'embryon humain paraît être de 38. Il est donc supérieur de 4 ou 5 au nombre des vertèbres présentées chez l'adulte (7 vertèbres cervicales, 12 vertèbres dorsales, 5 vertèbres lombaires, 5 vertèbres sacrées, 4 ou 5 pièces coccygiennes). Cette réduction porte sur la partie terminale ou caudale de la colonne vertébrale qui perd plusieurs vertèbres dans le cours du développement. Cette circonstance, jointe à l'état rudimentaire des vertèbres coccygiennes, autorise à penser que le squelette axial de l'homme est en voie de raccourcissement dans le sens longitudinal. C'est là une question qui d'ailleurs reviendra à propos des anomalies numériques de la colonne vertébrale.

§ II. — SQUELETTE DU THORAX

A. — **COTES ET STERNUM.** — On se rappelle que les *somites,* c'est-à-dire les métamères mésodermiques du corps des vertébrés, sont réduits chez les vertébrés supérieurs à l'épimère ou protovertèbre, qui est la seule région segmentée du mésoderme. La destinée de cette protovertèbre, que l'on appelle aussi *myotome,* sera essentiellement, comme on le verra plus loin et comme le fait pressentir déjà la dénomination de myotome, de fournir la musculature du tronc. Entre les tronçons musculaires successifs ou myotomes, il se forme des cloisons intermusculaires que l'on appelle *myosepta* ou *myocommata;* elles sont dues à la production mésenchymateuse qui est issue de la protovertèbre et que nous venons de voir fournir aussi la colonne vertébrale. Chaque cloison intermusculaire doit offrir des points d'insertion aux muscles des deux myotomes entre lesquels elle est placée, et à cet effet elle devient rigide sur une étendue plus ou moins considérable en changeant de structure histologique. La portion de cloison intermusculaire ainsi modifiée histologiquement, et solidifiée s'appelle une *côte.*

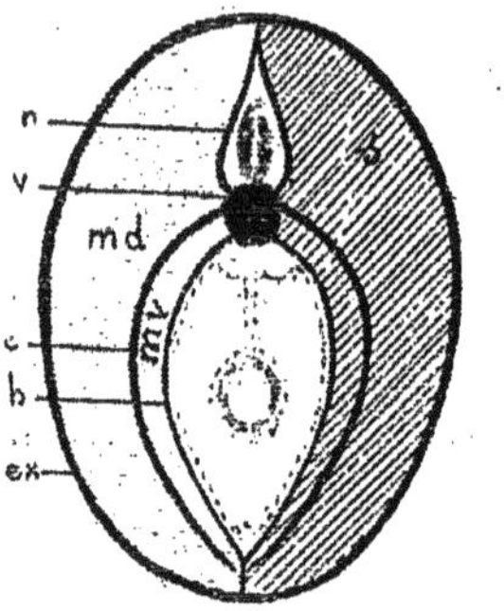

Fig. 278.

Coupe transversale schématique du corps du vertébré, présentant le diagramme des formations squelettiques (selon HATSCHEK).

Squelette axial composé de : *n*, l'arc neural, enveloppant le tube nerveux. — *v*, le corps vertébral. — *h*, l'arc hémal (entourant les viscères). — *ex*, squelette externe ou dermique. — *s*, septum ou cloison avec une côte *c*, développée dans son épaisseur. A gauche la coupe aurait intéressé non pas la cloison intermusculaire mais le myotome même, partagé en musculature dorsale *md* et musculature ventrale *mv*.

Pour bien comprendre la signification des côtes et la place qui leur revient dans le complexus squelettique de l'organisme du vertébré, il est nécessaire de se représenter d'une manière largement schématique ce qu'est ce complexus squelettique à son tour. Le squelette du corps ou *squelette somatique* peut être décrit comme suit. Un *squelette externe* (*exosquelette, squelette dermique*), représenté par le derme du revêtement cutané çà et là durci, par exemple sous forme d'écailles, est relié à un *squelette interne* (*endosquelette, squelette axial* ou *vertébral*), représenté par la colonne vertébrale et ses dépendances (corps vertébral, arc neural, arc hémal), au moyen de cloisons qui figurent dans leur ensemble un *squelette transversal* ou *septal,* où se développent, chez les vertébrés supérieurs à partir de la classe des amphibiens, des côtes qui sont ainsi placées dans l'intervalle des myotomes et plus particulièrement entre les muscles dorsaux et les muscles ventraux de ces myotomes (fig. 278).

On comprend que les côtes, étant des productions des cloisons interprotovertébrales, peuvent avoir été, originairement tout au moins, en même nombre — 1 que les protovertèbres ; elles pourraient ainsi exister sur toute la longueur du corps (1). Mais chez la plupart des vertébrés,

(1) On a longtemps considéré comme homologues aux côtes des formations squelettiques dont il sera question plus tard sous le nom d'arcs branchiaux ou viscéraux, qui représenteraient les côtes dans la région de passage entre la tête et le cou. Mais on a élevé de sérieuses objections contre cette homologie, qui doit être décidément abandonnée.

elles ont disparu de certaines régions du tronc, et dans d'autres elles se sont modifiées ou même réduites au point de devenir presque méconnaissables, ainsi que nous pourrons le constater dans un instant.

Les côtes apparaissent déjà au stade membraneux de l'évolution de la colonne vertébrale comme des prolongements latéraux du tissu conjonctif condensé qui entoure la corde dorsale, et se présentent comme apophyses latérales ou *pleurapophyses* de ce tissu périchordal au même titre que les apophyses dorsales ou neurapophyses par exemple (voy. fig. 276, *c*). Cette continuité n'a rien de contradictoire avec ce que nous disions plus haut de la valeur des côtes comme squelette indépendant de la colonne vertébrale; car au début nous savons que toutes les formations mésenchymateuses sont continues. Du reste l'indépendance de la côte se révèle lors de la deuxième période ou période cartilagineuse du squelette par l'apparition d'un point de chondrification distinct pour la côte, voisin mais séparé de celui du corps vertébral (deuxième mois de la vie fœtale chez l'homme). La côte a alors la forme d'un petit arc cartilagineux, qui se développe ensuite rapidement vers la face ventrale de l'embryon.

L'extrémité proximale (voisine de la colonne vertébrale) de la côte cartilagineuse se met en relation avec la vertèbre correspondante par deux prolongements : l'un, constant chez les vertébrés, appelé *tête de la côte,* s'unit typiquement au corps vertébral, ou d'autres fois, comme chez l'homme, au ligament intervertébral et aux corps vertébraux des deux vertèbres voisines; — l'autre prolongement, *tubérosité de la côte,* qui manque aux vertébrés inférieurs et doit être considéré chez les vertébrés supérieurs comme une acquisition secondaire, s'insère sur l'apophyse transverse de la vertèbre correspondante.

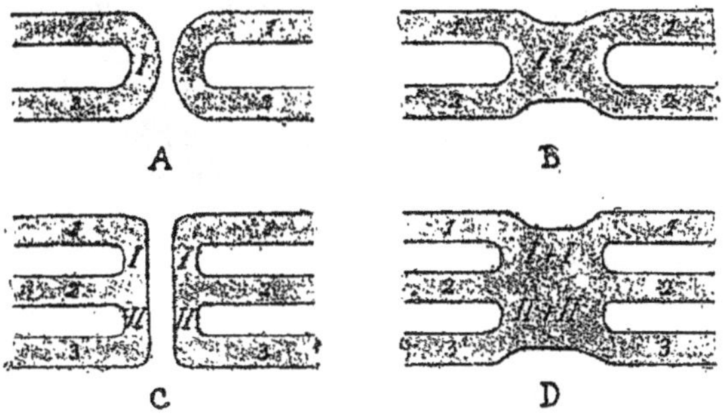

Fig. 279.

Diagrammes de la formation d'un sternum ou sternalisation (d'après ALBRECHT).

A. Vue ventrale des extrémités sternales de deux côtes contiguës gauches et de deux côtes contiguës droites (1 et 2, 1 et 2), les deux côtes gauches étant réunies ainsi que les deux côtes droites par un arc intercostal ou hémisternèbre (I et I).
B. Vue ventrale des extrémités sternales de deux paires de côtes (1 et 2, 1 et 2) dont les hémisternèbres (I, I) se sont réunies pour former une sternèbre (I + I).
C. Vue ventrale des extrémités sternales de trois paires de côtes réunies de chaque côté par une hémisternèbre cartilagineuse (I + II).
D. Vue ventrale des extrémités sternales de trois paires de côtes dont les 4 hémisternèbres (I, I, II, II) se sont soudées sur la ligne médiane en un sternum composé de deux sternèbres (I + I, II + II).

L'extrémité distale (éloignée de la colonne vertébrale) peut être libre. Mais dans la région thoracique du corps, elle se soude avec sa congénère du côté opposé, pour contribuer à la formation d'une importante pièce squelettique du thorax, le *sternum*.

Le développement d'un sternum peut être exposé de la manière suivante. Considérons deux côtes cartilagineuses contiguës d'un même côté du corps. A chacune on peut distinguer une extrémité vertébrale, fixée à la colonne vertébrale, comme on vient de le voir, et une extrémité libre ou sternale. Celle-ci peut demeurer libre ou s'unir à l'extrémité de la côte voisine en un arc cartilagineux que l'on pourra appeler *arc intercostal* (fig. 280, A). Les deux côtes correspondantes de l'autre côté pourront de même se joindre par un arc intercostal cartilagineux, symétrique du précédent. Dans le développement ultérieur, ces deux arcs cartilagineux peuvent, ou bien rester séparés, ou bien s'unir sur la ligne médiane. Dans le deuxième cas, qui est celui qu'on observe chez la plupart des vertébrés supérieurs à l'état normal, les extrémités sternales des quatres côtes (deux droites et deux gauches) sont réunies sur la ligne médiane ventrale par une plaque cartilagineuse, que l'on appellera *sternèbre,* tandis qu'on pourra désigner sous le nom d'*hémisternèbre* chacun des deux arcs intercostaux qui la composent (fig. 279, B). Un certain nombre de sternèbres cartilagineuses se succèdant d'avant en arrière le long de la ligne médiane ventrale constitueront le sternum cartilagineux, dans lequel ensuite paraîtront, comme cela sera indiqué plus loin, des points d'ossification appelés *hémisternèbres osseuses* ou encore *copulæ,* qui en se soudant deux à deux transversalement formeront une *sternèbre osseuse,* les différentes sternèbres osseuses successives se réunissant ensuite d'avant en arrière pour former le sternum osseux. Les schémas C et D (fig. 279) permettent de comprendre comment se comporteront les sternèbres successives pour constituer le sternum cartilagineux et comment aussi il arrivera qu'une même côte s'attachera aux deux sternèbres voisines.

Si maintenant les hémisternèbres cartilagineuses d'un côté ne se réunissent pas avec celles de l'autre côté, mais demeurent séparées de celles-ci par un espace libre médian, de chaque côté sera constitué un hémisternum cartilagineux, qui pourra ensuite s'ossifier. Ce cas constitue la malformation appelée *fissure sternale congénitale* ou *sternochisis,* laquelle peut être plus ou moins étendue, suivant que la réunion médiane des hémisternèbres a été plus ou moins limitée.

Le nombre des paires de côtes qui se soudent ainsi sur la ligne médiane pour donner lieu à un sternum est typiquement de huit chez l'homme. Mais les sept premières paires de côtes seules demeurent unies au sternum, la première et la deuxième à l'extrémité antérieure ou céphalique du sternum, appelée *poignée* ou *manubrium,* les deuxième-septième à la partie moyenne ou *corps* du sternum. La huitième paire s'en éloigne dans le cours du développement, en laissant comme trace de sa fusion médiane un prolongement postérieur ou caudal du sternum, appelé *appendice xiphoïde.* Outre cette diminution normale dans le nombre des côtes attachées au sternum, ou côtes sternales, il peut y avoir des variations numériques anormales, le chiffre des côtes sternales étant encore diminué ou au contraire augmenté. Les sept premières côtes, ou côtes sternales, sont désignées sous le nom de *vraies côtes.* On appelle au contraire *fausses côtes* celles qui suivent (huitième-dixième), parce qu'elles ne sont pas réunies, celles de droite à celles de gauche en un sternum médian, mais sont seulement rattachées entre elles, à droite d'une part, à gauche d'autre part, en une sorte d'hémisternum imparfait, qui demeure cartilagineux. Enfin les onzième et douzième côtes conservent des extrémités sternales entièrement libres et sont dites pour cette raison *côtes flottantes* (voir fig. 336).

B. — **COTES RUDIMENTAIRES ET SURNUMÉRAIRES.** — La description qui précède vise spécialement les côtes appendues aux vertèbres de la région thoracique ou dorsale, côtes qui seules sont reconnues comme telles par l'anatomie descriptive. Mais nous avons laissé entendre que dans le développement ontogénique les côtes occupent un domaine beaucoup plus étendu que chez l'adulte. En effet, nous allons voir qu'à part la région coccygienne ou caudale, qui est dépourvue d'appendices costaux, toutes les autres régions de la colonne vertébrale en possèdent, tout au moins de rudimentaires. En même temps nous trouverons que ces côtes se soudent plus ou moins intimement aux vertèbres correspondantes auxquelles elles communiquent une conformation particulière, différente suivant les régions considérées.

Dans la partie cervicale de la colonne vertébrale, les côtes, qui sont d'ailleurs assez rudimentaires, se soudent dès leur apparition, par leur extrémité proximale, avec les corps vertébraux correspondants; par leur extrémité distale elles se

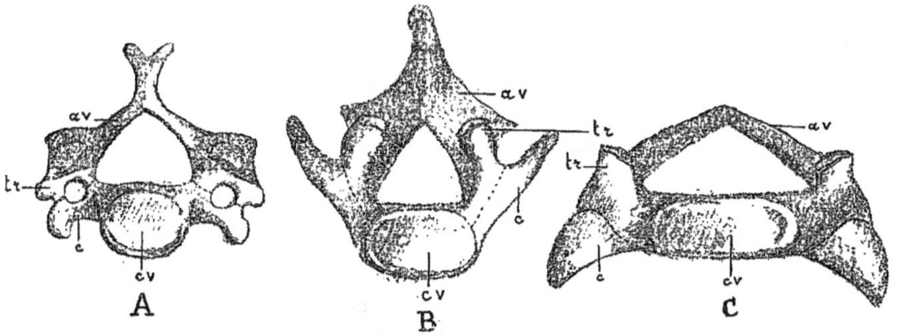

Fig. 280.

Diagramme des côtes rudimentaires dans les vertèbres cervicales (A), lombaires (B) et sacrées (C).

tr, apophyse transverse. — *c*, côte, — *cv*, corps vertébral. — *av*, arc vertébral.

fusionnent avec les lames vertébrales et particulièrement leurs apophyses transverses. Il en résulte, la partie moyenne de la côte demeurant libre, la formation d'un trou pour le passage d'une artère. La soi-disant apophyse transverse de la vertèbre cervicale est ainsi formée de deux branches, laissant entre elles un orifice, et ayant une valeur toute différente; la branche antérieure est une côte; la branche postérieure seule représente l'apophyse transverse véritable. Aussi a-t-on proposé de désigner cette formation complexe sous le nom *d'apophyse latérale,* pour éviter toute confusion avec l'apophyse transverse typique. Ce qui prouve du reste que la branche antérieure de l'apophyse latérale de la vertèbre cervicale a bien la signification d'une côte, c'est que, dans certains cas exceptionnels, la septième côte cervicale rudimentaire, correspondant à la septième vertèbre du cou, peut prendre un grand développement, conserver une extrémité sternale libre de toute soudure avec l'apophyse transverse, constituer alors une côte cervicale libre ou même se réunir au sternum et former une côte cervicale sternale.

De même dans la région lombaire du tronc, qui succède à la région dorsale, les vertèbres présentent des apophyses latérales, désignées ici sous la dénomination spéciale d'*appendices costiformes,* parce qu'en effet elles renferment également, comme dans la région cervicale, une côte rudimentaire, incorporée sur toute sa longueur à l'apophyse transverse qui est du reste peu développée. Ce qui montre qu'il en est bien ainsi, c'est qu'exceptionnellement la première côte lombaire peut devenir libre et représenter alors, à la suite de la douzième côte thoracique, une treizième côte.

Dans la région sacrée enfin, les vertèbres présentent des apophyses latérales fort larges, qui sont constituées par la fusion d'apophyses transverses et de côtes sacrées, distinctes dans les premiers temps du développement ontogénique et qui, chez certains vertébrés, ont conservé leur indépendance. C'est ce que prouvera aussi l'étude de l'ossification du sacrum, en nous révélant dans ces apophyses latérales la présence de points osseux spéciaux pour les côtes sacrées.

On comprend aisément que toutes ces côtes, qui ont perdu leur indépendance, peuvent la recouvrer anormalement et constituer alors de véritables *côtes surnuméraires ;* nous avons vu que c'était assez fréquemment le cas pour la dernière côte cervicale et pour la première côte lombaire. Inversement, il est certain que le nombre des côtes tend à diminuer, comme le montre l'état rudimentaire des dernières côtes thoraciques chez l'homme et la comparaison des différentes espèces de vertébrés; d'où cette conséquence que le thorax est en voie de raccourcissement, dans le sens longitudinal.

C. — **ÉPISTERNUM.** — Il est encore une formation squelettique qu'il faut mentionner ici comme élément constituant du thorax: c'est *l'épisternum* ou *interclavicule,* qui surmonte le sternum, placé entre les extrémités médianes des deux clavicules. Cette formation est très développée chez certains vertébrés, tels que les amphibiens ; chez les mammifères et chez l'homme, elle se réduit à une paire de pièces qui prennent part, sous le nom de *ménisques sterno-claviculaires,* à la constitution de l'articulation du sternum avec les clavicules.

ARTICLE DEUXIÈME

COLONNE VERTÉBRALE

Située sur la ligne médiane, à la partie postérieure du tronc, la *colonne vertébrale* (rachis ou colonne rachidienne) est une tige creuse formée par la superposition de pièces osseuses, *les vertèbres ;* la tige loge dans le canal qui la parcourt la moelle épinière.

Par son extrémité supérieure, elle s'articule avec le crâne ; tandis que son extrémité inférieure, d'abord enclavée entre les deux os iliaques, finit en pointe libre sur la paroi postérieure du petit bassin.

La colonne vertébrale est formée par une série de trente-trois ou de trente-quatre pièces osseuses superposées, les *vertèbres :* celles-ci, construites sur un type commun que nous allons bientôt décrire, prennent des caractères particuliers dus à la fonction qu'elles accomplissent.

La colonne répond successivement au cou, au dos, aux lombes et au bassin ; on l'a par suite divisée en quatre segments : 1° la *colonne cervicale* (sept vertèbres) ; — 2° la *colonne thoracique* (douze vertèbres) ; — 3° la *colonne lombaire* (cinq vertèbres) ; — 4° la *colonne pelvienne* (neuf à dix vertèbres).

Les vertèbres des trois premiers segments restent complètement libres : elles constituent les *vraies vertèbres,* ou la *colonne vertébrale proprement dite.* — Les *vertèbres pelviennes, divisées en sacrées et caudales,* indépendantes chez l'enfant, se soudent chez l'adulte de façon à former deux os distincts, le *sacrum* et le *coccyx :* elles constituent les *fausses vertèbres,* ou *vertèbres pelviennes.*

§ I. — DES VRAIES VERTÈBRES

Les vraies vertèbres ont un assez grand nombre de caractères communs pour qu'on puisse décrire une vertèbre schématique, sur laquelle se grouperont les caractères particuliers aux vertèbres des différentes régions.

A. — VERTÈBRE SCHÉMATIQUE

Toute vertèbre a la forme d'un anneau ; elle est formée d'une masse antérieure, le *corps,* et d'un demi-anneau osseux placé en arrière du corps; deux ponts osseux, *les pédicules,* réunissent le corps et l'arc postérieur, circonscrivant avec ces parties un canal, le *canal vertébral,* qui loge la moelle et ses enveloppes.

L'*arc postérieur* s'effile en arrière en un prolongement médian, l'*apophyse épineuse,* et il envoie en dehors deux prolongements latéraux, les *apophyses transverses.* De plus, il s'articule avec les arcs placés au-dessus et au-dessous de lui par quatre facettes surmontant quatre apophyses, les *apophyses articulaires,* deux supérieures, deux inférieures. On donne le nom de *lames* à cette partie de l'arc postérieur qui va du pédicule à l'apophyse épineuse.

Tourner en avant le corps de la vertèbre, en bas l'orifice le plus large du canal vertébral, en plaçant horizontalement les faces parallèles du corps.

Corps. — Le corps est un disque osseux, épais, segment de cylindre échancré

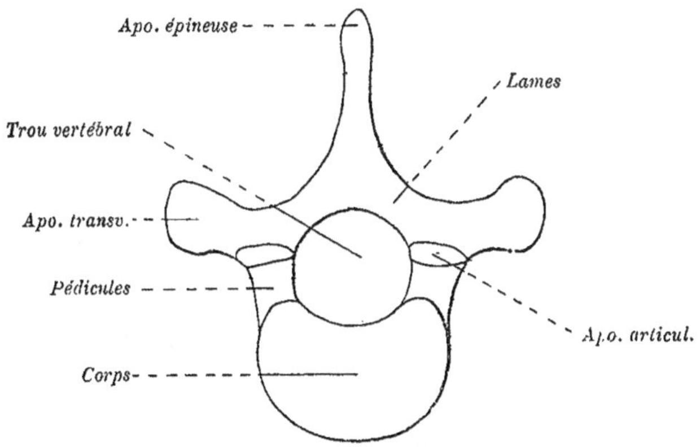

Fig. 281. — Vertèbre schématique, vue d'en haut.

en arrière ; il présente *deux faces,* par lesquelles il s'articule avec les corps sus et sous-jacents, *deux bords* limitant ces faces, et une *circonférence.*

Les *deux faces* qui répondent aux disques intervertébraux, présentent une partie centrale, concave dans tous les sens, hérissée de saillies irrégulières et criblée de petits trous, et une bande périphérique, qui entoure la précédente et revêt l'aspect d'un bourrelet annulaire de tissu plus compact. Ainsi déprimées en leur centre, les faces d'une vertèbre sont séparées des faces des vertèbres voisines par un espace de forme lenticulaire, que remplit le disque intervertébral.

La *circonférence* est excavée en avant et sur les côtés en une large gouttière horizontale; des trous vasculaires se rencontrent surtout vers les parties latérales. Le segment postérieur de cette circonférence, concave transversalement, à peu près plat de haut en bas, forme la paroi antérieure du canal vertébral; il présente, vers son centre, une fossette plus ou moins large, dont le fond est criblé par les gros orifices des canaux veineux de la vertèbre. Les pédicules sont implantés à l'angle de réunion des segments postérieur et latéraux du corps vertébral (angles postérieurs du corps).

Les faces sont séparées de la circonférence par une crête circulaire, échancrée en arrière, constituant ce qu'on peut appeler les *bords*, supérieur et inférieur, du corps vertébral.

Pédicules. — Les pédicules sont représentés par deux lames osseuses, aplaties dans le sens transversal. Ils présentent une *face interne*, qui contribue à former la paroi latérale du canal vertébral; une *face externe* continuant la partie latérale du corps: un *bord supérieur*, concave en haut; un *bord inférieur*, concave en bas. Ces bords *échancrés* des pédicules limitent avec les échancrures des pédicules, appartenant aux vertèbres voisines, des trous, dits *trous de conjugaison*. Le pédicule se continue en avant avec le corps, en arrière avec l'arc postérieur.

Lames. — Les lames, au nombre de deux, l'une droite, l'autre gauche, forment la paroi postérieure du canal vertébral; continues en avant avec les pédicules, elles convergent en arrière et se réunissent en une apophyse, l'*apophyse épineuse*. Fortement aplaties dans le sens antéro-postérieur, elles présentent une *face antérieure* qui répond au canal rachidien, une *face postérieure*, qui forme le fond des gouttières vertébrales, et *deux bords*, l'un supérieur, l'autre inférieur.

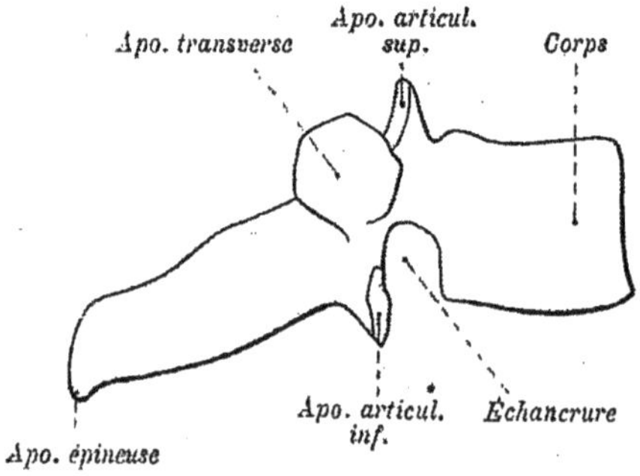

Fig. 282.
Vertèbre schématique, vue latérale.

Les *faces* de chaque lame vertébrale ne sont pas dans un plan vertical, mais inclinées de haut en bas et d'avant en arrière, de telle sorte que le canal qu'elles circonscrivent est plus large au niveau de son orifice inférieur que de son orifice supérieur.

Apophyse épineuse. — Elle prend naissance à l'angle de réunion des lames vertébrales, et prolonge, sur le plan médian, l'arc postérieur. C'est une lame osseuse, transversalement aplatie, avec *deux faces* latérales, l'une droite, l'autre gauche, qui contribuent à la formation des gouttières vertébrales ; — *deux bords*, un supérieur, l'autre inférieur, le premier plus long que le deuxième ; — une *base* d'implantation, élargie, et un *sommet* dirigé en arrière.

Apophyses transverses. — Au nombre de deux, l'une droite, l'autre gauche, elles se détachent de la partie antéro-latérale de l'arc postérieur et se dirigent horizontalement en dehors, sous la forme de fortes lames aplaties d'avant en arrière ; leur direction est leur seul caractère constant. Elles présentent *deux faces* (antérieure et postérieure), *deux bords* (supérieur et inférieur), une *base* ou point d'implantation sur l'arc, et un *sommet*.

Apophyses articulaires. — Les arcs postérieurs sont réunis entre eux par des articulations : chaque moitié de l'arc est pourvue de deux surfaces articulaires, l'une supérieure, l'autre inférieure, supportées par des apophyses : il existe donc pour chaque vertèbre quatre apophyses articulaires, *deux supérieures, deux inférieures*. Les supérieures débordent en haut la face correspondante du corps vertébral ; — les inférieures, qui s'articulent avec les apophyses articulaires supérieures de la vertèbre sous-jacente, débordent en bas le plan de la face inférieure du corps de telle sorte que les articulations des arcs postérieurs répondent aux espaces intervertébraux.

Canal vertébral. — Il est constitué par *quatre parois* se réunissant suivant des angles arrondis. La *paroi antérieure* est formée par la face postérieure du corps vertébral ; les *latérales* sont formées par la face interne des pédicules ; la *postérieure* est constituée par la face antéro-inférieure des lames. J'ai déjà dit comment l'inclinaison des lames agrandit l'orifice inférieur de ce canal.

Les canaux vertébraux, mis bout à bout par la superposition des vertèbres, forment un long canal, qui a la hauteur de la colonne elle-même, le *canal rachidien*.

Vertèbre-type. — La vertèbre humaine schématique que nous venons de décrire n'est pas la *vertèbre type* que décrit l'anatomie philosophique depuis E. Geoffroy Saint-Hilaire et R. Owen. Pour ces auteurs la vertèbre-type n'est point cet os court réduit à un *corps* et à une série d'apophyses circonscrivant le *canal vertébral*, mais une pièce squelettique beaucoup plus compliquée.

La *vertèbre-type* d'Owen se compose essentiellement :

1º D'un *corps* ou *centrum*, qui fait partie de l'axe du squelette vertébré ;

2º D'un *arc osseux*, situé en arrière du corps, et circonscrivant avec lui un canal qui contient le système nerveux central : c'est l'*arc dorsal* ou *neural ;*

3º D'un autre *arc*, développé en avant du corps, et formant avec lui un second canal plus irrégulier, qui loge l'organe central et les gros troncs du système vasculaire : c'est l'arc *hœmal ou ventral*.

L'*arc neural* est formé par les deux lames vertébrales ou *neurapophyses*, qui se réunissent en arrière en une partie saillante, médiane, l'apophyse épineuse ou *neurépine*. Aux neurapophyses sont ajoutés d'autres appendices importants, les apophyses articulaires, ou *zygapophyses*, ou apophyses obliques.

L'*arc hœmal* est plus irrégulier et plus complexe : de chaque côté du centrum se détachent les apophyses costales ou *pleurapophyses ;* au-dessous d'elles naissent les apophyses transverses inférieures ou *parapophyses*, et au-dessus les apophyses transverses supérieures ou *diapophyses*. Les pleurapophyses en dehors, le centrum en dedans, les parapophyses en bas, les diapophyses en haut, circonscrivent un petit canal, que l'on observe ordinairement dans la région cervicale et que nous appellerons *canal transversaire*. Ce canal est représenté à la région dorsale par l'espace compris entre le col de la côte et l'apophyse transverse.

Chez les vertébrés supérieurs, où l'organe central de la circulation et celui de la respiration occupent le canal hœmal, les pleurapophyses prennent un grand développement et constituent les *côtes vertébrales ;* leur extrémité antérieure se continue par les *côtes sternébrales* ou *hœmapophyses,* et le cercle osseux, ainsi ébauché, est complété en avant par une nouvelle pièce, le *sternum* ou *hœmépine.* Il y a alors analogie complète entre l'arc neural et l'arc hœmal.

La vertèbre-type, que nous venons de décrire aussi brièvement que possible, ne se trouve nulle part réalisée dans l'échelle animale. Chez l'homme elle subit d'importantes variations qui concernent surtout l'arc hœmal. L'arc neural, en effet, existe dans toutes les régions, sauf au coccyx. — L'arc hœmal, au contraire, n'existe à l'état parfait qu'à la partie supérieure de la région thoracique, de la première dorsale à la septième ; à la partie inférieure de cette région, l'hœmépine fait défaut et les côtes sont plus ou moins flottantes.

Dans les régions cervicale, lombaire et sacrée, l'arc hœmal est considérablement atrophié ; nous allons voir, en étudiant chacune de ces régions que, si l'hœmépine a disparu, il reste encore quelques autres éléments de l'arc antérieur de la vertèbre-type ; nous signalerons, au cours de notre description, ces vestiges d'un organe disparu.

B. — COLONNE CERVICALE

Segment supérieur du rachis, la colonne cervicale se compose de sept vertèbres superposées, désignées de haut en bas sous les noms de première, deuxième, etc. Elle présente une courbure à convexité antérieure et ses dimensions sont moindres que celles des autres segments.

La vertèbre schématique, que nous venons de décrire, prend, dans la colonne cervicale, des caractères particuliers, créant ainsi le *type cervical ;* réalisé dans les vertèbres moyennes de la région, ce type subit de nouveaux changements dans les vertèbres extrêmes ; nous décrirons donc d'abord une vertèbre moyenne (troisième, quatrième, cinquième), et nous étudierons ensuite les première, deuxième, sixième et septième vertèbres cervicales.

VERTÈBRE CERVICALE

Corps. — Plutôt cubique que cylindrique, et allongé dans le sens transversal, le corps a un diamètre frontal presque deux fois plus grand que le diamètre sagittal.

La *face supérieure* se relève sur les parties latérales en deux saillies en forme de crêtes, les *apophyses semi-lunaires* ou *crochets,* de telle sorte qu'elle est fortement excavée dans le sens transversal. Les crochets s'engrènent avec les échancrures creusées symétriquement sur les parties latérales de la face inférieure de la vertèbre sus-jacente (A).

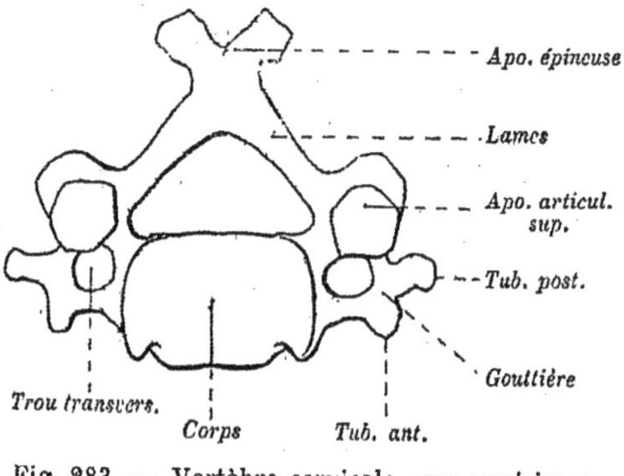

Fig. 283. — Vertèbre cervicale, vue supérieure, schéma.

La *face inférieure* est concave dans le sens antéro-postérieur, et convexe transversalement. Le bourrelet qui la limite est échancré latéralement par la face interne des apophyses semi-lunaires de la vertèbre sous-jacente.

La partie antérieure de la *circonférence* est légèrement concave de haut en bas, et criblée d'orifices vasculaires. Ses parties latérales présentent dans leur moitié supérieure l'implantation de la racine antérieure de l'apophyse transverse et du pédicule ; leur moitié inférieure montre les échancrures déjà signalées. — Le segment postérieur de la circonférence est à peu près plan ; sa fossette vasculaire est souvent subdivisée en deux par une crête verticale.

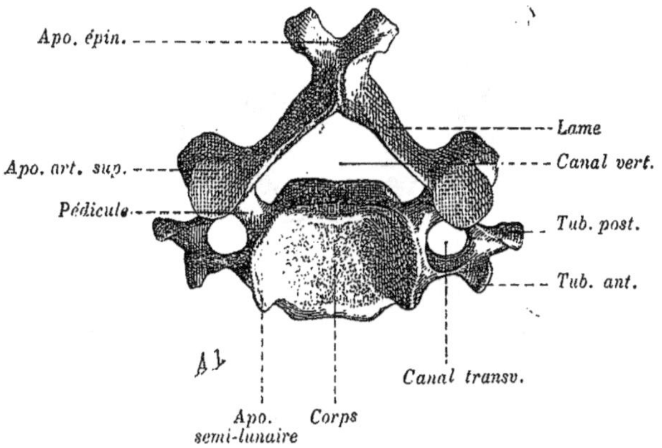

Fig. 284. — Vertèbre cervicale, vue supérieure.

Le *bord supérieur* est presque tranchant : il se relève sur les côtés, pour se continuer avec le bord supérieur des apophyses semi-lunaires. — Le *bord inférieur,* échancré de chaque côté, se détache en bourrelet saillant grâce à la concavité de la face inférieure ; en bas il forme un véritable *bec.*

Pédicules. — Obliquement dirigés en arrière et en dehors, les pédicules se détachent du corps en arrière et en dedans des apophyses transverses. Ils se fixent par leur *extrémité antérieure* au niveau de l'angle de réunion des faces latérales et de la face postérieure du corps ; — leur *extrémité postérieure* se confond en dedans avec les lames, en dehors avec les apophyses articulaires.

Leur *face externe,* creusée en avant par une gouttière verticale qui forme la paroi interne du canal transversaire, reçoit en arrière l'implantation de la racine postérieure de l'apophyse transverse. — Leur *face interne,* lisse, constitue la paroi latérale du canal vertébral. — L'échancrure du *bord supérieur* est plus profonde que celle du *bord inférieur.* Les bords des pédicules cervicaux sont si épais que le *trou* de conjugaison mériterait bien le nom de canal.

Lames. — Minces et de forme quadrilatère, les lames cervicales sont fortement inclinées de haut en bas et d'avant en arrière, et imbriquées les unes sur les autres. Leurs dimensions transversales l'emportent sur leurs dimensions verticales. La *face antérieure,* qui regarde en bas et en avant, présente vers son tiers moyen une ligne de rugosités parallèle au bord supérieur, qui répond à l'insertion des ligaments jaunes. — La *face postérieure,* rugueuse, regarde en haut et en arrière. — Le *bord supérieur,* tranchant, n'est point horizontal, mais légèrement descendant vers l'apophyse épineuse ; il se continue en dehors avec le bord supérieur de l'apophyse articulaire supérieure ; en arrière il s'unit à celui du côté opposé suivant un angle obtus : il donne attache aux ligaments jaunes.

— Le *bord inférieur,* mousse, moins incliné que le précédent, s'unit en arrière, sur la ligne médiane, avec celui du côté opposé suivant un angle plus arrondi qu'aux bords supérieurs ; il est libre de toute insertion ligamenteuse.

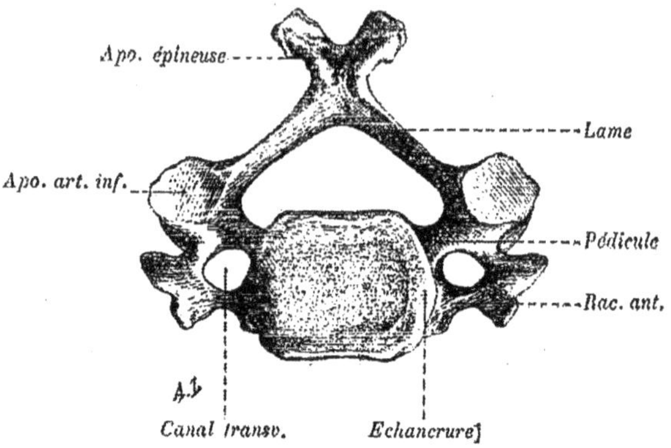

Fig. 285. — Vertèbre cervicale, vue inférieure.

Par leur *extrémité interne,* les lames se réunissent sur la ligne médiane pour constituer l'apophyse épineuse. — Leur *extrémité externe* s'épaissit en une colonne osseuse, qui supporte les apophyses articulaires.

Apophyses épineuses. — Prismatiques et triangulaires, elles sont inclinées en bas et en arrière. Leurs *faces latérales* convergent en haut, où elles se réunissent en forme de toit ou de tente, formant le *bord supérieur,* souvent tranchant. — Leur *face inférieure,* excavée, présente une gouttière profonde dans laquelle se loge le bord supérieur de la vertèbre sous-jacente dans l'extrême extension de la colonne cervicale. — Le *sommet* de l'apophyse épineuse se termine par deux tubercules, séparés souvent par une échancrure très profonde : les deux tubercules, qui donnent attache à des muscles, sont très rarement symétriques.

Apophyses transverses. — Situées sur le prolongement de l'axe transversal du corps, en dehors des pédicules, au-devant des apophyses articulaires, les apophyses transverses affectent la forme d'une gouttière transversale à concavité supérieure, inclinée en bas et en dehors. La base de cette gouttière, creusée par les nerfs rachidiens, est perforée d'un large trou, le *trou transversaire,* par lequel passe l'artère vertébrale (B). — Le *sommet* des apophyses transverses se termine par deux tubercules, très distincts, que l'on désigne sous les noms de *tubercules antérieur* et *postérieur,* le second étant en général plus saillant que le premier (C et D).

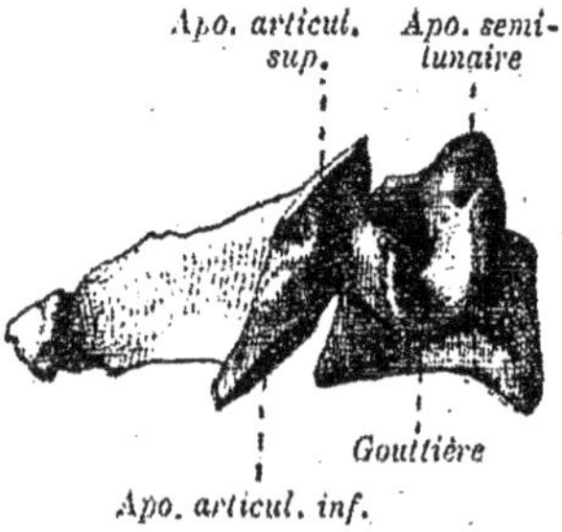

Fig. 286. — Vertèbre cervicale, vue latérale.

Nous avons vu (V. développement de la colonne vertébrale, page 281), que l'on devrait réserver le nom d'apophyse transverse à la racine postérieure : la racine antérieure serait alors appelée *apophyse costiforme,* et l'ensemble des deux racines (l'apophyse transverse classique) serait décrite sous le nom d'*apophyse latérale.*

Apophyses articulaires. — Les apophyses articulaires du même côté sont placées aux deux extrémités d'une colonne osseuse, intermédiaire au pédicule et à la lame vertébrale. Cette colonne, continue en arrière avec la lame correspondante, est libre en avant sauf dans son tiers moyen où elle répond à l'insertion du pédicule ; au-dessus et au-dessous de celui-ci, elle répond aux échancrures de conjugaison.

Les surfaces articulaires supportées par ces apophyses sont planes, de forme assez irrégulière, le plus souvent ovalaire ou circulaire, et limitées par un bord net et tranchant.

La *facette articulaire* des *apophyses supérieures* regarde en arrière et en haut (quelquefois très légèrement en dedans) ; elle s'articule avec la facette des apophyses articulaires inférieures de la vertèbre sus-jacente.

La *facette* des *apophyses articulaires inférieures* regarde en avant et en bas (quelquefois légèrement en dehors).

Canal vertébral. — Le canal est grand, de forme triangulaire à base antérieure, son diamètre transverse est à peu près le double du diamètre antéro-postérieur. Par suite de l'obliquité des lames, il s'évase légèrement en descendant.

CARACTÈRES PROPRES A CERTAINES VERTÈBRES CERVICALES

Parmi les vertèbres cervicales, il en est quatre, dont les caractères sont bien différents de la vertèbre que nous venons de décrire : ce sont les vertèbres extrêmes de la région : la *première* ou *atlas*, la *deuxième* ou *axis*, la *sixième* et la *septième* ou *proéminente*.

ATLAS. — Articulé avec l'occipital, l'atlas surmonte à la façon d'un chapiteau la colonne vertébrale qu'il déborde de tous côtés. A cause de son voisinage et de son articulation avec le crâne, cette vertèbre a subi des transformations profondes.

L'atlas est essentiellement formé de deux colonnes osseuses, les *masses latérales*, réunies en avant et en arrière par *deux arcs*, désignés sous le nom d'*antérieur* et de *postérieur* ; arcs et masses latérales circonscrivent un vaste orifice, le *trou vertébral* ; les *apophyses transverses* se détachent des masses latérales.

Masses latérales. — Ce sont deux colonnes osseuses, dont les faces supérieure et inférieure convergent en dedans l'une vers l'autre, de telle sorte que leur hauteur est beaucoup plus grande en dehors qu'en dedans.

La *face supérieure* offre une surface articulaire, fortement concave dans le sens antéro-postérieur, légèrement concave dans le sens transversal ; c'est la *cavité glénoïde* de l'atlas ; elle regarde en haut et en dedans et répond au condyle de l'occipital. Elliptique ou mieux réniforme, la cavité glénoïde a son grand axe obliquement dirigé d'arrière en avant et de dedans en dehors, et son petit axe oblique en bas et en dedans; les grands axes prolongés iraient se rencontrer sur la ligne médiane environ à un centimètre et demi en avant de l'arc antérieur (A). La surface articulaire est circonscrite, dans sa moitié externe, par un bord tranchant entouré le plus souvent d'une étroite dépression criblée de trous vasculaires.

La *face inférieure* est occupée par une surface articulaire. Plane ou légèrement concave, ovalaire à petite extrémité antéro-interne, cette surface répond à l'apophyse articulaire supérieure de l'axis; elle regarde en bas et légèrement en dedans ; elle est limitée de toutes parts par un rebord tranchant.

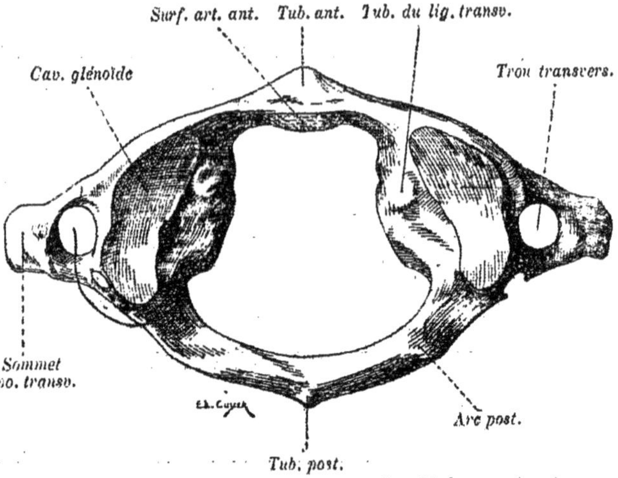

Fig. 287. — Atlas, vue supérieure. (La flèche représente le trajet de l'artère vertébrale.)

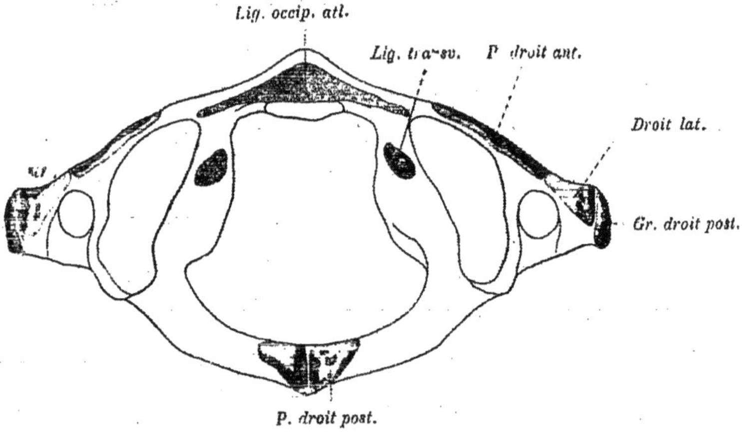

Fig. 288. — Atlas, vue supérieure, insertions musculaires et ligamentouses.

La *face externe,* haute de deux centimètres environ, donne naissance, vers le milieu de sa hauteur, aux deux racines des apophyses transverses; cette face est ainsi divisée en trois portions : une, supérieure, répondant aux cavités glénoïdes; une, inférieure, répondant aux facettes axoïdiennes ; une moyenne, creusée d'une gouttière verticale, formant la paroi interne du canal transversaire.

La *face interne,* moitié moins haute que l'externe, présente sur son tiers antérieur un gros *tubercule, très saillant,* qui marque l'insertion du ligament transverse de l'articulation atloïdo-odontoïdienne (B).

La *face antérieure* est toute entière occupée par l'implantation de l'arc antérieur.

De la *face postérieure* des masses latérales se détache l'arc postérieur; au-dessus de cet arc la face postérieure est lisse, et excavée en une large gouttière transversale qui continue le canal transversaire, et qui loge l'artère vertébrale. Au-dessous de l'arc, on trouve assez souvent une gouttière plus petite creusée par un gros rameau veineux.

Arc antérieur. — L'arc antérieur *paraît* représenter le corps de la vertèbre (C). Aplati d'avant en arrière, il s'implante par ses deux extrémités sur les faces antérieures des masses latérales entre lesquelles il s'étend en décrivant une courbe à convexité antérieure. Il présente *deux faces* et *deux bords*.

Sa *face antérieure,* convexe, présente sur la ligne médiane un tubercule, plus

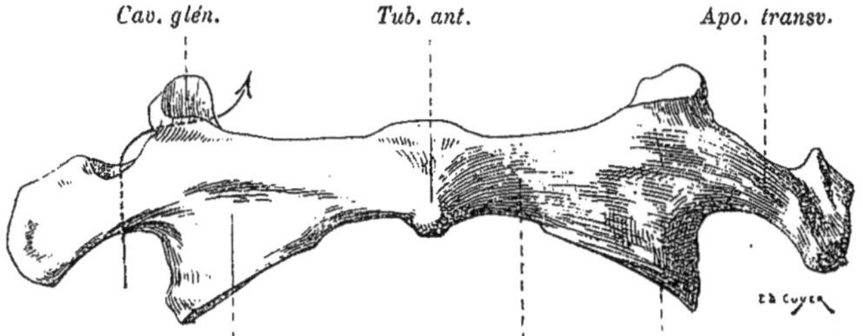

Fig. 289. — Atlas, vue antérieure. (La flèche indique le trajet de l'artère vertébrale).

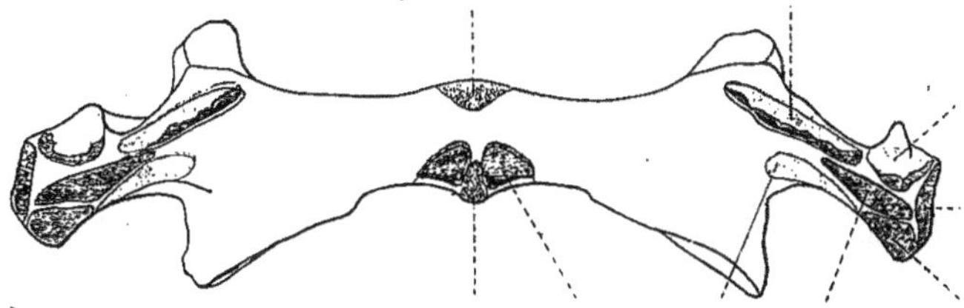

Fig. 290. — Atlas, vue antérieure, insertions musculaires et ligamenteuses.

ou moins saillant, le *tubercule antérieur,* qui donne insertion au muscle long du cou ; de chaque côté du tubercule, la face antérieure est légèrement excavée et rugueuse. — La *face postérieure,* concave, offre, en son milieu, une surface articulaire, concave et le plus souvent circulaire; un rebord rugueux encadre cette facette qui répond à une facette de l'apophyse odontoïde de l'axis.

Le *bord supérieur* est tranchant sur ses parties latérales et plus épais en son milieu : il donne attache au ligament occipito-atloïdien antérieur (D). Le *bord inférieur* présente sur la ligne médiane des rugosités qui donnent attache au ligament vertébral commun antérieur.

Arc postérieur. — Implanté sur la face postérieure des masses latérales, environ au milieu de leur hauteur, il les relie en décrivant une forte courbure à concavité antérieure (E). Aplati de haut en bas près de son implantation, il présente à ce niveau : une *face supérieure,* lisse, excavée en une gouttière qui loge l'artère vertébrale et le premier nerf cervical (F) ; une *face inférieure,* également lisse, convexe transversalement ; un *bord interne,* répondant au trou vertébral, et un *bord externe,* que l'on peut suivre sur la face externe des masses où il va se continuer avec la racine postérieure de l'apophyse transverse (G).

Dans sa partie moyenne, l'arc postérieur est aplati d'avant en arrière ; les faces des portions initiales rétrécies sont devenues des bords, tandis que les bords se sont élargis en deux faces, l'une antérieure, l'autre postérieure. La *face antérieure,* lisse, répond au canal rachidien ; la *face postérieure,* rugueuse, présente, sur la ligne médiane, un tubercule saillant, le *tubercule postérieur* de l'atlas ; divisé par une crête médiane en deux versants, ce tubercule donne insertion aux muscles petits droits postérieurs de la tête ; il représente l'apophyse épineuse des autres vertèbres (H).

Apophyses transverses. — Implantées sur la face externe des masses latérales, elles s'étendent beaucoup plus en dehors que celles des autres vertèbres cervicales. Elles naissent par deux racines : l'*antérieure* s'implante sur le tiers antérieur de la face externe des masses latérales, beaucoup plus près de la face supérieure de celles-ci que de leur face inférieure ; la *postérieure* est implantée sur le tiers postérieur de la face externe des masses, vers le milieu de leur hauteur (I). — Généralement aplaties d'avant en arrière, ces deux racines convergent en dehors, et se réunissent en circonscrivant un trou, de dimensions très variables, le *trou transversaire,* qui loge l'artère vertébrale. De la réunion des deux racines résulte un gros tubercule, ordinairement aplati de haut en bas, dont la face supérieure (antéro-supérieure serait mieux) est hérissée de saillies qui donnent insertion, en avant au petit droit antérieur, en arrière au petit oblique, et entre les deux au droit latéral (J). La face inférieure (ou mieux postéro-inférieure) est martelée ou excavée par l'insertion du grand oblique.

Trou vertébral. — Circonscrit par les masses latérales et les arcs, il est de forme irrégulière et composé de deux parties : l'une *antérieure,* rétrécie par la saillie des masses latérales, est de forme quadrangulaire, et loge l'apophyse odontoïde de l'axis ; l'autre, *postérieure,* triangulaire, représente seule le canal vertébral. A l'état frais, ces deux segments sont séparés par le ligament transverse.

Il est aisé de retrouver dans l'atlas toutes les parties constituantes de la vertèbre schématique que nous avons décrite plus haut, à l'exception du *corps ;* le corps manque, en effet, à l'atlas : il existe toutefois, mais soudé à la vertèbre sous-jacente, l'axis, de laquelle il se détache sous la forme d'une grosse apophyse, l'*apophyse odontoïde.*

AXIS. — L'axis, deuxième vertèbre cervicale, s'écarte aussi beaucoup du type de la région.

Corps. — Aplati d'avant en arrière, le corps s'est allongé en hauteur et devenu presque aussi haut que large.

De la partie moyenne de *sa face supérieure,* se dégage une apophyse volumineuse, verticale et cylindroïde, l'*apophyse odontoïde ;* elle a été comparée à une *dent*, de là son nom (ὀδοὺς, dent, εἶδος, forme) ; à un *axe*, de là le nom de la deuxième cervicale ; Henle la compare à une *quille*. Elle a une hauteur moyenne de un centimètre et demi, et, sur une colonne articulée, elle dépasse un peu en haut le bord supérieur de l'arc antérieur de l'atlas. L'apophyse odontoïde présente une *base*, un *col*, un *corps* et un *sommet* (A). — La *base*, élargie se fixe sur la face supérieure du corps de l'axis. — Immédiatement au-dessus de la base, l'apophyse odontoïde se rétrécit pour former le *col*. Elle s'élargit aussitôt après et constitue le *corps* de l'odontoïde. — Ce *corps*, aplati d'avant en arrière, offre deux faces principales : l'une, antérieure, présente une facette articulaire, circulaire ou ovalaire, à grand diamètre vertical, convexe transversalement ; cette facette encadrée d'un bourrelet saillant répond à la facette de l'arc altoïdien antérieur (B) ; — l'autre, postérieure, présente aussi une facette articulaire, ovalaire, convexe transversalement, et répondant au ligament transverse. Les bords sont larges et rugueux. Le *sommet* de l'odontoïde, arrondi et tuberculeux, se prolonge en bas et en arrière vers la face postérieure du corps, sous la forme d'une crête rugueuse : il donne insertion aux ligaments occipito odontoïdiens latéraux ; les empreintes d'insertion de ces puissants ligaments sont toujours très nettement frappées sur l'os (C).

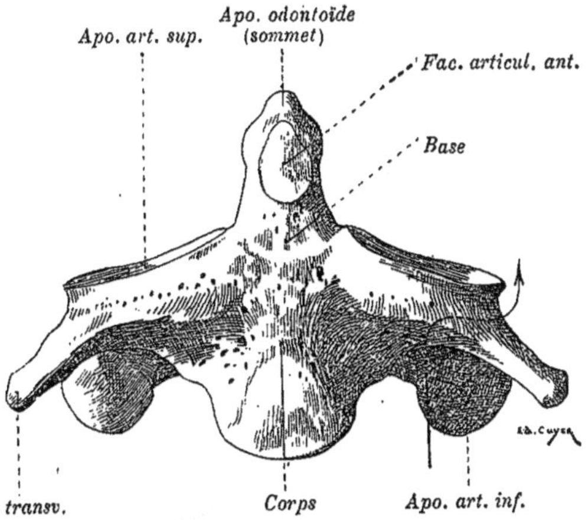

Fig. 291. — Axis, vue antérieure. (La flèche indique le trajet de l'artère vertébrale).

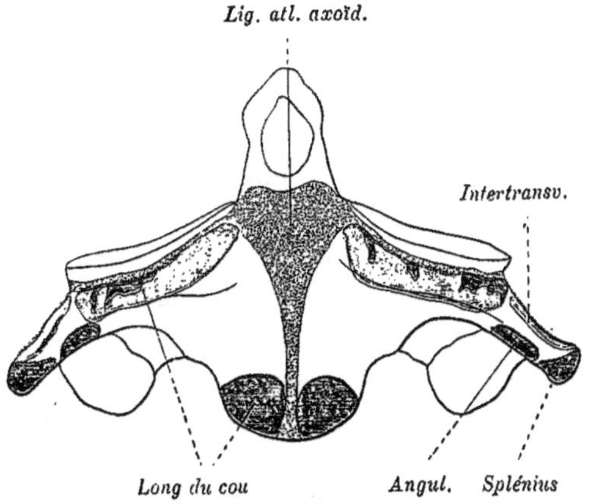

Fig. 292. — Axis, vue antérieure, insertions musculaires et ligamenteuses.

Sur les parties latérales de la face supérieure du corps de l'axis se voient les apophyses articulaires supérieures ; j'y reviendrai tout à l'heure.

La *face inférieure* du corps de l'axis, concave d'avant en arrière, n'est pas dans un plan horizontal, mais légèrement oblique en bas et en avant : elle répond au premier disque intervertébral.

La *face antérieure* présente sur la ligne médiane une saillie pyramidale et triangulaire, à sommet supérieur, dont la base, rugueuse, donne attache de chaque côté de la ligne médiane, au muscle long du cou. De chaque côté de cette saillie, on voit une fossette rugueuse, criblée de trous, dans laquelle prennent également insertion des faisceaux du muscle long du cou.

La *face postérieure* ressemble à celle des autres corps cervicaux.

Pédicules. — Les pédicules s'étendent du corps et des apophyses articulaires supérieures vers les lames et les apophyses articulaires inférieures. L'échancrure du bord inférieur est très profonde. Le bord supérieur ne présente aucune échancrure.

Lames. — Très épaisses, elles sont martelées dans leur tiers interne par l'insertion du muscle grand oblique de la tête.

Apophyse épineuse. — L'apophyse épineuse a un volume considérable : ce

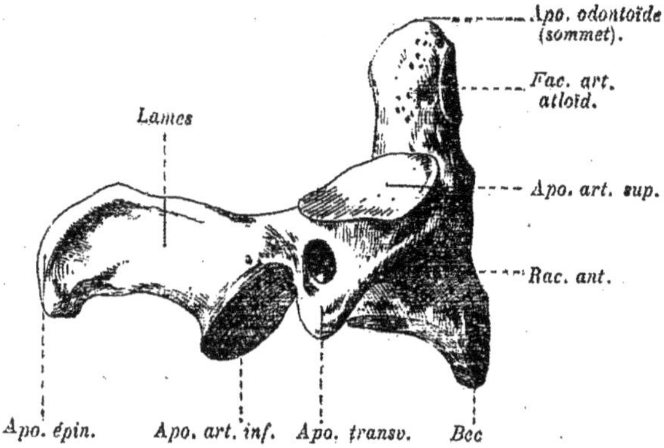

Fig. 293. — Axis, vue latérale.

développement est dû à l'insertion d'un muscle très actif, le grand oblique. La face inférieure, profondément excavée, est criblée de trous et hérissée sur ses bords de rugosités, qui marquent l'insertion des muscles interépineux.

Comme toutes celles de la région cervicale, l'apophyse épineuse est bituberculeuse, dans la majorité des cas (D).

Apophyses transverses. — Elles naissent par leur racine antérieure sur le corps, par leur racine postérieure sur le pédicule ; contrairement à celles des autres vertèbres cervicales, elles ne sont pas bituberculeuses. La racine antérieure et le pédicule sont réunis par un plateau osseux, qui supporte la moitié externe de la facette articulaire supérieure. La face inférieure de ce plateau osseux est creusée en fossette, par le coude que décrit en ce point l'artère vertébrale.

Le *canal transversaire*, limité par la racine antérieure de l'apophyse transverse, par le corps de la vertèbre, par le pédicule et par la racine postérieure de l'apophyse transverse, est arciforme à concavité inféro-externe.

Apophyses articulaires. — Les *supérieures* commencent sur la face supérieure du corps vertébral immédiatement en dehors de l'apophyse odontoïde, dont elles sont séparées par un léger sillon ; elles se continuent, comme je l'ai dit, sur un plateau osseux qui relie le pédicule à la racine antérieure des apophyses transverses. Elles sont de forme ovalaire, à petite extrémité antéro-

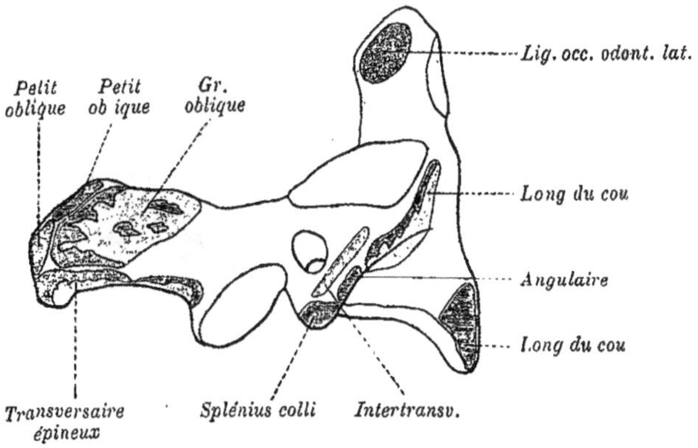

Fig. 294. — Axis, vue latérale, insertions musculaires et ligamenteuses.

interne ; convexes d'avant en arrière, à peu près planes dans le sens transversal, tournées en haut et un peu en dehors, elles s'articulent avec les facettes articulaires inférieures de l'atlas.

Les *inférieures* et leurs facettes sont placées et orientées comme celles des vertèbres sous-jacentes.

Canal vertébral. — Il a la forme d'un cœur de carte à jouer : ses dimensions, supérieures à celles des canaux sous-jacents, sont de beaucoup inférieures à celles du trou atloïdien.

J'ai déjà dit que l'apophyse odontoïde de l'axis appartient à l'atlas dont elle représente le corps ; l'étude du développement nous a montré que cette apophyse est traversée par la corde dorsale comme le corps des autres vertèbres, et nous verrons ultérieurement que son ossification se fait comme celle des autres corps vertébraux. Chez les reptiles, les corps des deux vertèbres restent séparés l'un de l'autre, chez les mammifères ils se fusionnent (Gegenbaur).

SIXIÈME CERVICALE. — La *racine antérieure* de l'*apophyse transverse* de cette vertèbre acquiert de grandes dimensions ; son sommet, très épais, forme un gros tubercule beaucoup plus saillant que celui des autres vertèbres cervicales. Il proémine fortement en avant, de telle sorte qu'il est aisément perceptible au travers des téguments.

Ce tubercule, sur l'importance duquel Chassaignac a insisté le premier, est connu sous le nom de *tubercule de Chassaignac* ou de tubercule carotidien. Il répond à peu près au point d'entrecroisement des artères carotides primitive, vertébrale et thyroïdienne inférieure.

SEPTIÈME CERVICALE. — Vertèbre de passage entre la colonne cervicale et la colonne dorsale, la septième cervicale présente des caractères de transition communs aux vertèbres des deux régions.

Elle est plus volumineuse que toutes les autres cervicales.

Le *corps*, avec de plus grandes dimensions, a des apophyses semi-lunaires plus petites ; son bord inférieur proémine moins en bas. Sur le tiers inférieur de

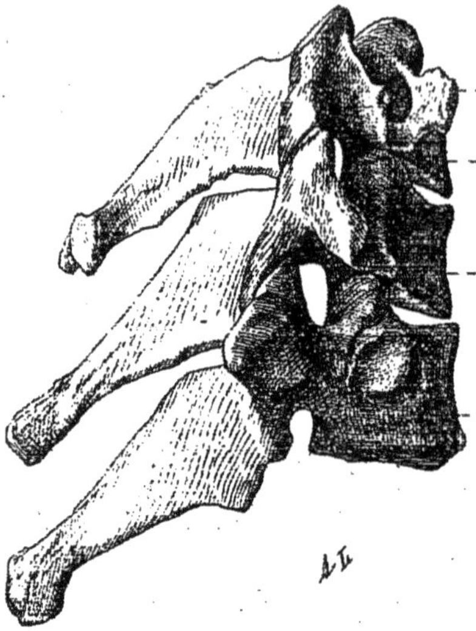

Fig. 295. — Sixième, septième cervicale, et première dorsale, vue latérale.

ses faces latérales, on peut voir quelquefois une petite facette articulaire pour la première côte.

Les *lames* ont des dimensions verticales plus grandes.

L'*apophyse épineuse* est très longue (d'où le nom de *proéminente* donné à la vertèbre) : elle est *unituberculeuse* et obliquement dirigée en bas et en arrière.

Les *apophyses transverses* sont longues, fortes et unituberculeuses : la racine antérieure est atrophiée ; la racine postérieure, au contraire, est forte : c'est déjà l'apophyse transverse dorsale. Le *canal transversaire*, plus petit, ne livre pas passage à l'artère vertébrale : son absence a été souvent constatée.

Les *apophyses articulaires* ne sont plus situées sur une même colonne osseuse : les supérieures sont en effet au-dessus et en arrière de la racine postérieure des apophyses transverses.

C. — COLONNE DORSALE

La colonne dorsale est formée de douze vertèbres qui ont pour caractère commun de s'articuler avec des arcs osseux, les côtes.

VERTÈBRE DORSALE

La description que nous allons donner de cette vertèbre s'appliquera aux vertèbres moyennes de la région, à celles comprises entre la deuxième et la dixième.

Corps. — Le volume du corps, double de celui des vertèbres cervicales, s'accroît de la première à la dernière. Le diamètre sagittal augmente aussi de haut

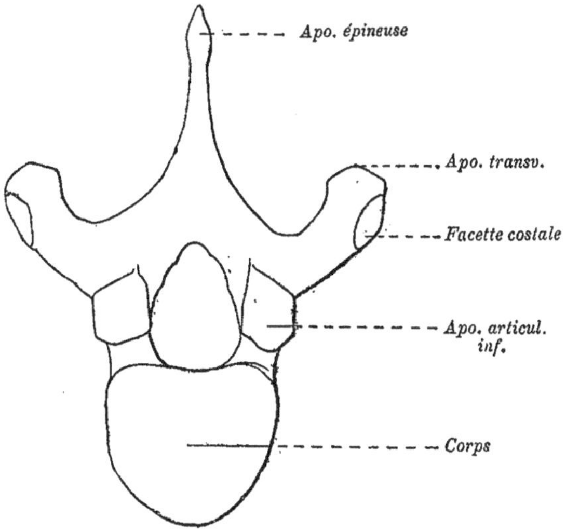

Fig. 296. — Vertèbre dorsale schématique, vue d'en haut.

en bas, de telle sorte que, inférieur au diamètre transversal sur les premières dorsales, il lui est à peu près égal sur les dernières.

Les *faces* ont la forme d'un cadre échancré en arrière, elles se continuent

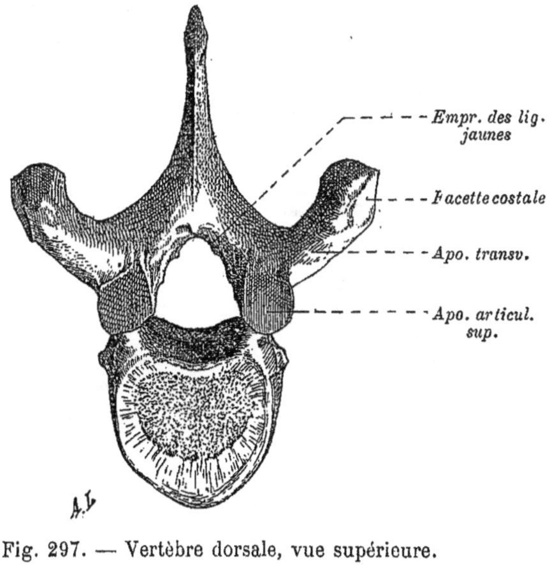

Fig. 297. — Vertèbre dorsale, vue supérieure.

en dehors avec de petites facettes, lisses, que nous allons étudier sur les parties latérales de la circonférence. — La *surface circonférentielle* du corps est excavée en gouttière transversale, d'autant plus haute que l'on a affaire à une vertèbre plus inférieure ; sur ses parties latérales, on trouve, immédiatement en avant des pédicules, deux petites facettes, lisses : ce sont les *facettes costales*, situées, l'une près du bord supérieur, l'autre près du bord inférieur du corps vertébral. Elles forment avec les facettes costales des vertèbres voisines des angles rentrants, dont le sommet répond aux ménisques intervertébraux, et qui logent la tête des côtes. — La *facette supérieure* regarde en haut et en dehors : concave dans le sens antéro-postérieur, convexe ou plane dans le sens vertical, elle se prolonge un peu sur la face externe du pédicule, et sur la face supérieure du corps : elle est limitée par un bourrelet osseux, très saillant en bas et en avant. — La *facette inférieure* est à l'extrémité d'un tubercule saillant, le tubercule latéral ; elle regarde en bas et légèrement en dehors : de forme triangulaire, à sommet postérieur, elle est plane ou légèrement convexe : elle se continue le plus souvent sur la face inférieure du corps.

A mesure que l'on descend vers les lombes, les facettes costales se rapprochent des pédicules.

Pédicules. — Ils se détachent de la moitié supérieure des angles du corps vertébral. Aplatis dans le sens transversal, ils ont un *bord supérieur*, légèrement concave en haut, formant le plancher du canal de conjugaison, et un *bord inférieur*, très fortement concave en bas, qui en forme le toit. De la concavité du bord inférieur des pédicules et de leur implantation sur la moitié supérieure du corps, il résulte que le canal de conjugaison est presque complètement formé aux dépens de la vertèbre sus-jacente.

Lames. — Elles sont épaisses ; d'abord transversalement dirigées, elles convergent ensuite en arrière et en bas pour former par leur union l'apophyse épineuse. Leur hauteur est sensiblement égale à leur largeur. — La *face antérieure* est divisée en deux portions : une supérieure, lisse ; une inférieure, hérissée de rugosités par l'insertion des ligaments jaunes ; cette insertion ne descend pas jusqu'au *bord inférieur*, qui, comme à la région cervicale, est libre et ne donne point attache aux ligaments.

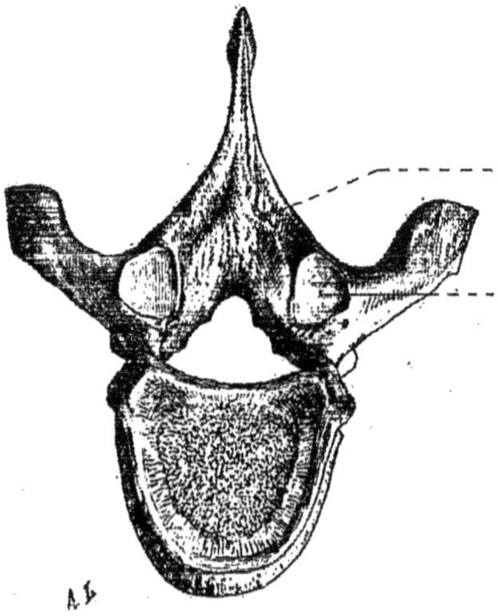

Fig. 298. — Vertèbre dorsale, vue inférieure.

Leurs *bords supérieurs*, obliquement descendants, se réunissent en forme de V prolongé en haut et de chaque côté par les apophyses articulaires supérieures : ils sont épais et échancrés par l'insertion des ligaments jaunes.

Apophyse épineuse. — Elle est longue, prismatique triangulaire, et dirigée en bas et en arrière (A). Le bord supérieur est tranchant : le bord inférieur est creusé en gouttière. Les faces, rugueuses, sont d'autant plus étroites qu'on se rapproche davantage du sommet. — Le *sommet* présente un gros tubercule, qui donne insertion aux muscles de la masse commune et au ligament surépineux.

Apophyses transverses. — Elles naissent de l'extrémité postérieure des pédicules, et de l'extrémité antérieure des lames : elles ne se continuent donc pas avec le corps, mais avec les lames. Elles sont remarquables par leur volume et par leur direction oblique de dedans en dehors et un peu d'avant en arrière. — Leur *face antérieure* se continue en dedans avec la face externe des pédicules. — Leur *face postérieure* est rugueuse, tuberculeuse, souvent divisée en deux par une crête transversale : elle donne insertion aux muscles des gouttières vertébrales. — Leur *bord supérieur,* épais et rugueux, donne attache aux muscles intertransversaires. — Leur *bord inférieur,* rugueux dans sa moitié externe par l'insertion des muscles intertransversaires, présente dans sa moitié interne une petite gouttière qui loge les branches spinales des artères intercostales. — Le *sommet* présente en avant une petite facette articulaire concave, allongée transversalement, entourée d'un bourrelet rugueux et destinée à s'articuler avec la facette que porte l'angle des côtes. Sur les premières dorsales, ces facettes sont dirigées en dehors et en avant ; sur les dernières, elles sont plus petites, plus planes, et elles regardent légèrement en haut.

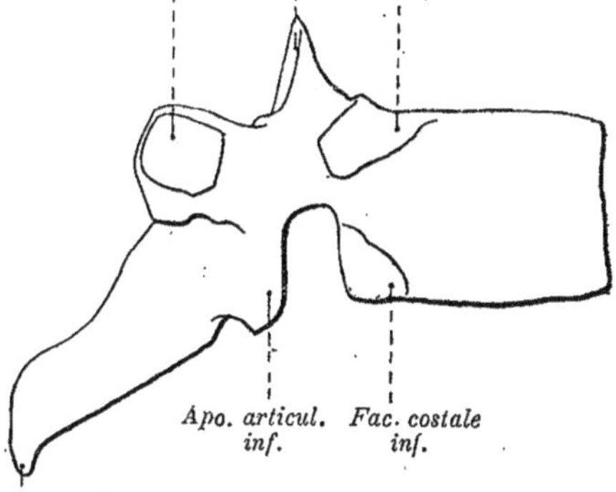

Fig. 299.
Vertèbre dorsale schématique, vue latérale.

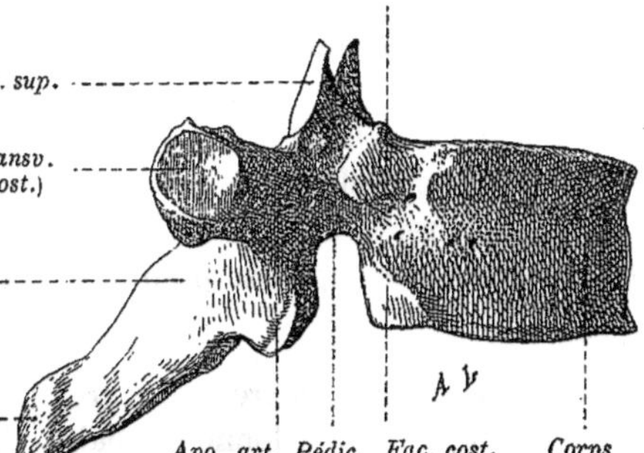

Fig. 300. — Vertèbre dorsale, vue latérale.

Apophyses articulaires. — 1° *Supérieures.* — Nées de la partie supérieure et antérieure des lames et de la partie supérieure des pédicules, elles sont situées en avant et au-dessus des apophyses transverses. Elles s'implantent par une forte racine, sorte d'arc-boutant, qui continue le bord supérieur des pédicules. Leur *face postérieure* présente une surface articulaire ; de forme à peu près circulaire, plane, limitée par un bourrelet rugueux, cette surface regarde *en* *arrière* et légèrement en dehors et en haut. — Par leur *face antérieure*, elles contribuent à former le canal de conjugaison qui est dirigé en dehors, en haut et en avant. Dans l'angle formé par le bord externe de l'apophyse articulaire supérieure et la racine de l'apophyse transverse, on trouve souvent une gouttière veineuse.

2° *Inférieures.* — A proprement parler, elles n'existent pas à l'état d'apophyses : ce sont de simples facettes articulaires, saillantes à la partie externe de la face antérieure des lames ; elles sont planes et à peu près circulaires ; elles regardent surtout *en avant*, et légèrement en bas et en dedans.

Canal vertébral. — Sa surface de section est à peu près circulaire. Son diamètre antéro-supérieur est en moyenne de 15 mm. ; son diamètre transversal est de 19 mm. (Sappey). — La paroi postérieure, formée par les lames et la base de l'apophyse épineuse, est située en dedans des apophyses articulaires inférieures, mais sur le même plan ; sur les côtés, le canal est formé par la face nterne de la racine antérieure des apophyses articulaires supérieures et par les pédicules (B).

CARACTÈRES PROPRES A CERTAINES VERTÈBRES DORSALES

Il existe dans la colonne dorsale trois vertèbres qui s'écartent par quelques caractères de la vertèbre que je viens de décrire.

PREMIÈRE DORSALE. — Vertèbre de passage entre les régions cervicale et dorsale, la première dorsale diffère de la vertèbre dorsale type par quelques caractères empruntés aux vertèbres cervicales.

Le *corps* est, comme au cou, allongé dans le sens transversal ; sa face supérieure présente des apophyses semi-lunaires, moins proéminentes cependant que celles des vertèbres sus-jacentes, et regardant en avant et en dedans, tandis que celles des vertèbres cervicales supérieures regardent directement en dedans.

Sur les parties latérales du corps, près du bord supérieur, on voit une facette articulaire complète, qui s'articule avec la tête de la première côte. Assez souvent cette facette est incomplète : elle ressemble à celle des autres vertèbres dorsales ; la tête de la première côte est alors reçue dans une facette articulaire formée en partie par la septième cervicale, en partie par la première dorsale et le disque intervertébral correspondant (C).

DIXIÈME DORSALE. — Sur les trois dernières vertèbres dorsales, vertèbres de passage entre la colonne dorsale et la colonne lombaire, les caractères de transition du type dorsal au type lombaire vont en s'accentuant.

La *facette costale supérieure* de la dixième dorsale existe seule, l'inférieure manque ; cela tient à ce que la onzième côte s'articule seulement avec la onzième vertèbre dorsale, et non avec deux vertèbres comme les autres côtes. Quelquefois l'*apophyse transverse* ne présente pas de facette articulaire. Déjà l'apophyse épineuse est dirigée moins obliquement en bas et en arrière.

ONZIÈME DORSALE. — Le *corps* présente sur ses parties latérales une *seule* facette articulaire pour la onzième côte : cette facette est à peu près circulaire : elle regarde en dehors et un peu en bas : sa moitié antérieure répond au corps, sa moitié postérieure au pédicule : elle est très rapprochée du bord supérieur. — L'*apophyse épineuse,* aplatie transversalement, est presque hori-

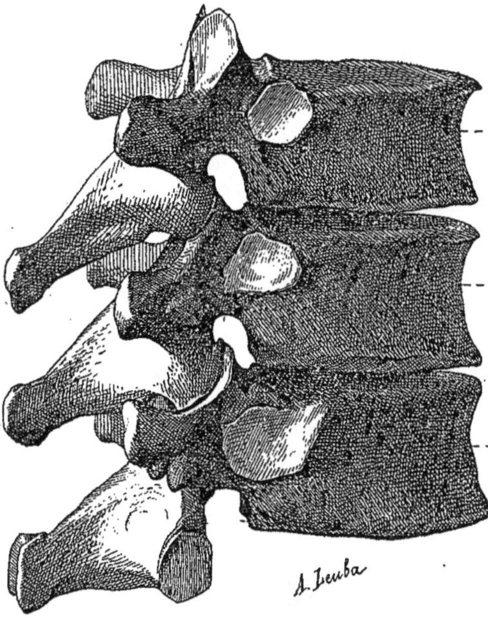

Fig. 301. — Les trois dernières vertèbres dorsales, vue latérale.

zontalement dirigée en arrière. — Les *apophyses transverses* sont courtes et hérissées de tubercules, parfois très saillants. — Les *apophyses articulaires inférieures* commencent à tourner en dehors leur face cartilagineuse.

DOUZIÈME DORSALE. — La douzième dorsale se distingue des vertèbres lombaires par son corps, et des vertèbres dorsales par ses apophyses articulaires inférieures. — Le *corps* présente sur ses faces latérales une facette articulaire pour la douzième côte ; cette facette, située en partie sur la face externe du pédicule, est placée à égale distance des faces supérieure et inférieure. — Les *apophyses transverses* sont plus courtes encore que celles de la onzième dorsale : comme elles, elles sont tuberculeuses et ne portent plus de facette articulaire (V. Colonne lombaire). — Les *apophyses articulaires inférieures,* convexes transversalement, regardent en dehors et en avant, comme celles des vertèbres lombaires.

D. — COLONNE LOMBAIRE

La colonne lombaire est formée de cinq vertèbres qui s'écartent peu d'un type commun (A).

VERTÈBRE LOMBAIRE

Cette description s'applique aux trois vertèbres moyennes de la région.

Corps. — Le volume du corps est quatre fois aussi considérable que celui des vertèbres cervicales, et deux fois aussi considérable que celui des vertèbres dorsales. Sa hauteur est à peu près égale en avant et en arrière; il importe tou-

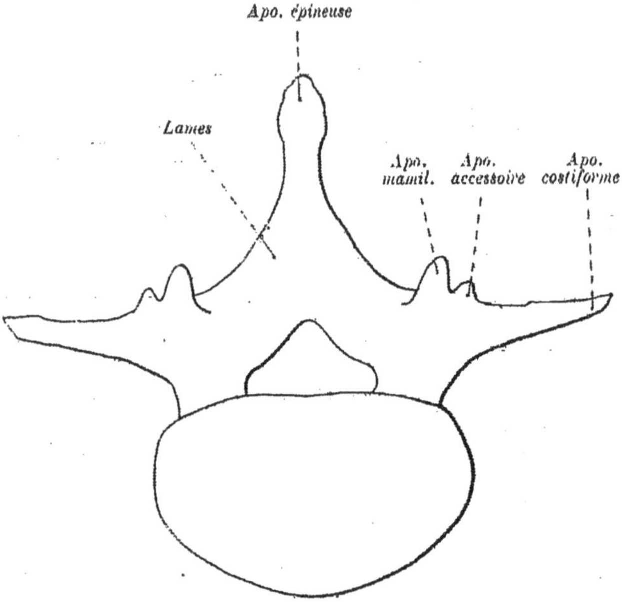

Fig. 302. — Vertèbre lombaire, schéma, vue supérieure.

tefois de remarquer que le corps de la première lombaire présente assez souvent une hauteur moindre en avant qu'en arrière, comme on le voit aux vertèbres

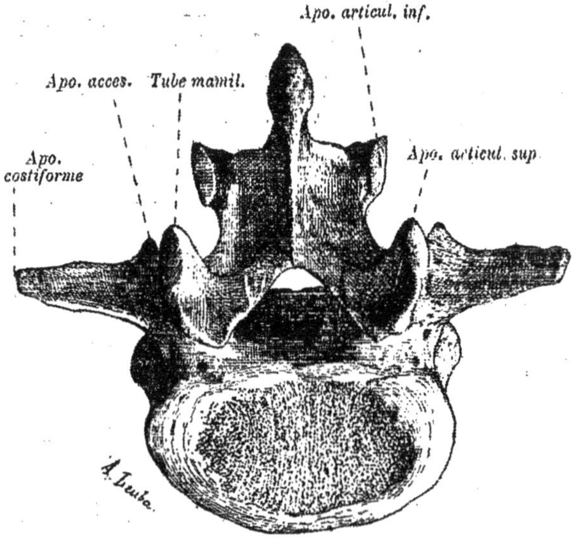

Fig. 303. — Vertèbre lombaire, vue supérieure.

thoraciques; au contraire, le corps de la cinquième lombaire est plus haut en avant qu'en arrière : il est cunéiforme. Le diamètre transverse du corps est un peu plus grand que le diamètre antéro-postérieur.

Sa surface de section a la forme d'un haricot, à hile postérieur, tourné vers le canal vertébral. Le bourrelet des faces supérieure et inférieure est plus marqué que partout ailleurs. Sa surface circonférentielle est excavée en une gouttière transversale, plus profonde sur les côtés qu'à la partie antérieure, d'où le relief des bords.

Pédicules. — Très épais, ils se détachent de la moitié supérieure des angles postérieurs du corps. — Leur *face externe* se continue en avant avec les faces latérales du corps, en arrière avec la face antéro-externe des apophyses costiformes. — Le *bord supérieur,* très épais, légèrement concave, forme le plancher du canal de conjugaison. — Le *bord inférieur,* très concave en bas, forme le toit de ce canal.

Lames. — Épaisses, quadrilatères, plus hautes que larges, elles sont dirigées

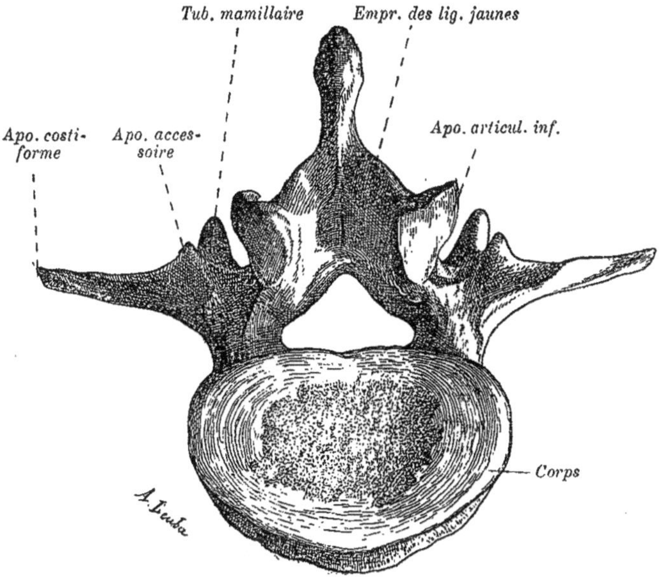

Fig. 304. — Vertèbre lombaire, vue inférieure.

obliquement de haut en bas et d'avant en arrière. Par leur angle supérieur, elles s'unissent au pédicule et à la base des apophyses articulaires supérieures. Par leur angle inférieur et externe, elles donnent naissance aux apophyses articulaires inférieures. — Leur *face postérieure* montre en sa partie centrale une excavation qui répond à des insertions musculaires ; le long des bords supérieurs, elle présente une échancrure creusée par l'insertion des ligaments jaunes. — Leur *face antérieure* est lisse dans la plus grande partie de son étendue ; près de son bord inférieur, elle est aussi échancrée par l'insertion du bord supérieur des ligaments jaunes.

Apophyse épineuse. — C'est une lame osseuse épaisse, quadrilatère, dirigée horizontalement en arrière, aplatie de dedans en dehors. Les *faces latérales* sont rugueuses et situées dans un plan sagittal ; on peut voir sur chacune d'elles, près du bord inférieur, une échancrure profonde qui répond à des insertions ligamenteuses. — Le *bord supérieur* est horizontal; l'*inférieur* est concave en bas. — Le *bord postérieur*, épais, mamelonné, représente le sommet de l'apophyse (B).

Apophyses transverses. — Je crois devoir traiter ici longuement cette question de l'apophyse transverse des vertèbres lombaires, en raison des incertitudes et des erreurs régnantes.

Les apophyses transverses ont subi aux lombes une modification profonde; si l'on veut les retrouver, il faut, à l'exemple de Gegenbaur, comparer une vertèbre lombaire à la dernière dorsale. Sur l'apophyse transverse de la douzième dorsale, on peut distinguer trois tubercules plus ou moins distincts : *a*) un *tubercule antérieur*, regardant légèrement en dehors, uni à la dernière côte par un trousseau ligamenteux; — *b*) un *tubercule postérieur*, situé en arrière du précédent; — *c*) un *troisième tubercule*, situé en arrière et au-dessus des deux autres. Sur les vertèbres lombaires, ces trois tubercules sont devenus plus distincts. Le *premier* constitue une apophyse importante, en forme de côte, que la plupart des auteurs décrivent encore, sous le nom d'*apophyse transverse* et qu'il fau tappeler *apophyse costiforme ou latérale*. — Le *deuxième*, toujours situé en arrière et à la base du précédent, se montre sous la forme d'un tubercule ou d'une crête rugueuse, de dimensions variables; on le désigne sous le nom d'*apophyse accessoire*. — Le *troisième*, toujours situé au-dessus des précédents, dessine sa saillie sur la face externe et le bord postérieur des apophyses articulaires supérieures : c'est le *tubercule mamillaire*.

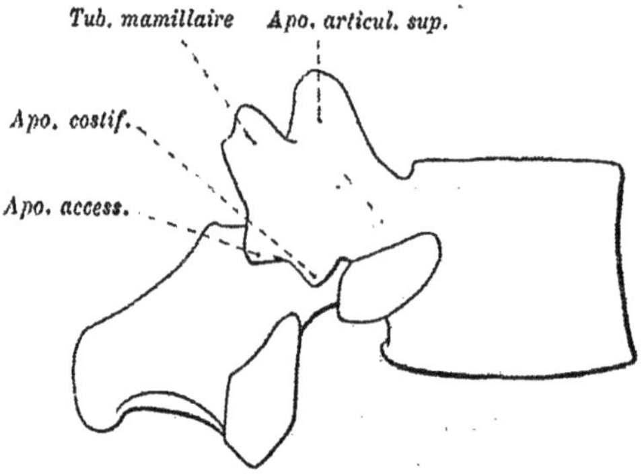

Fig. 305.
Onzième dorsale, schéma, vue latérale.

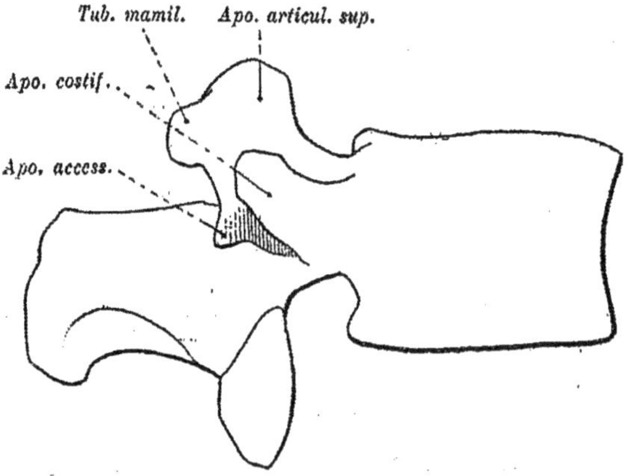

Fig. 306. — Vertèbre lombaire, schéma, vue latérale.

Donc, à la place de l'apophyse transverse *trituberculeuse* des dernières vertèbres dorsales, on constate trois apophyses sur les vertèbres lombaires.

1° — L'*apophyse antérieure,* que j'ai appelée latérale ou *costiforme,* représente évidemment une côte rudimentaire soudée à l'apophyse transverse ; elle mérite donc pleinement de garder ce nom d'apophyse costiforme. La justification de cette manière de voir est donnée par ces faits dans lesquels l'apophyse costiforme est remplacée par une côte rudimentaire.

Les apophyses costiformes sont des lames osseuses aplaties d'avant en arrière, qui se détachent de la face externe des pédicules et se portent transversalement en dehors, en arrière et un peu en haut. Leur face antérieure est convexe et rugueuse par des insertions musculaires. Leur face postérieure donne attache aux muscles de la masse commune. Leurs bords, supérieur et inférieur, tranchants, sont rugueux par des insertions musculaires et ligamenteuses.

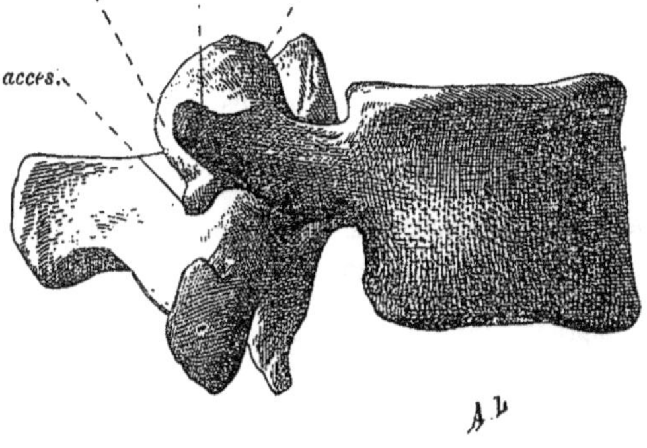

Fig. 307. — Vertèbre lombaire, vue latérale.

2° L'*apophyse accessoire* de la vertèbre lombaire, continue par soudure avec la costiforme, paraît représenter seule (Gegenbaur) l'apophyse transverse (C).

3° Quant au *tubercule mamillaire,* ou troisième tubercule, dont la plupart des auteurs font l'homologue de l'apophyse transverse, je ne saurais dire ce qu'il représente et s'il n'est pas seulement un tubercule d'insertions (D).

Apophyses articulaires. — 1° *Supérieures.* Elles sont situées en arrière et au-dessus des apophyses costiformes ; ce sont des lames épaisses, aplaties transversalement, à direction antéro-postérieure. Leur *face externe* est rugueuse. Leur *face interne* porte une surface articulaire, représentant un segment de cylindre creux, dont la concavité regarde en dedans et très légèrement en arrière. Elles sont limitées par un rebord osseux qui s'épaissit en arrière où il forme le tubercule mamillaire dont j'ai déjà parlé.

2° *Inférieures.* Elles naissent de l'angle inférieur et externe des lames. Elles offrent aussi une surface articulaire verticale, représentant un segment de cylindre plein, dont la convexité regarde en dehors et légèrement en avant (E). La surface articulaire est encadrée par un bourrelet osseux très proéminent.

Canal vertébral. — La surface de section représente un triangle à peu près équilatéral. Le diamètre transverse l'emporte sur le diamètre antéro-postérieur : le premier mesure 22 millimètres, le deuxième 15 millimètres.

CARACTÈRES PROPRES A CERTAINES VERTÈBRES LOMBAIRES

Les deux vertèbres extrêmes de la colonne lombaire présentent quelques caractères particuliers.

PREMIÈRE LOMBAIRE. — Elle est remarquable par le développement exagéré de son apophyse accessoire, et par son apophyse costiforme, qui est moins large et plus courte que celle des autres lombaires.

CINQUIÈME LOMBAIRE. — La cinquième se distingue par son corps cunéiforme et par son apophyse costiforme, moins longue, massive, pyramidale. Elle est encore remarquable par l'écartement de ses apophyses articulaires inférieures situées dans le même plan sagittal que les supérieures.

Tableau résumant les principaux caractères différentiels des vraies vertèbres dans chaque région

(Ces caractères sont empruntés aux vertèbres moyennes de chaque région).

Corps	Allongé transversalement. Face supérieure : crochets latéraux. Face inférieure : dépressions latérales répondant aux crochets	*V. cervicale.*
	Diamètre transversal = diamètre antéro-postérieur. Sur les deux faces latéralement, facettes articulaires costales	*V. dorsale.*
	Allongé transversalement. Ni apophyses semi-lunaires, ni facettes articulaires	*V. lombaire.*
Pédicules	Placés à égale distance des deux faces des corps : échancrures égales. Situés en dedans des apophyses transverses	*V. cervicale.*
	Facette articulaire pour côtes. Bord supérieur moins échancré que l'inférieur	*V. dorsale.*
	Très épais. Bord inférieur très concave ; bord supérieur à peine échancré	*V. lombaire.*
Lames	Hauteur plus petite que largeur	*V. cervicale.*
	Hauteur à peu près égale à largeur	*V. dorsale.*
	Hauteur plus grande que largeur	*V. lombaire.*
Apophyse épineuse	Sommet bituberculeux ; bord inférieur en gouttière	*V. cervicale.*
	En forme de pyramide triangulaire ; très oblique	*V. dorsale.*
	Lame quadrilatère, horizontale	*V. lombaire.*
Apophyses transverses	Bituberculeuses, percées d'un trou à leur base. Face supérieure excavée en gouttière pour nerf rachidien	*V. cervicale.*
	Sommet présentant facette articulaire pour tubérosité costale	*V. dorsale.*
	Réduites à tubercule mamillaire (ne pas confondre avec apophyses costiformes)	*V. lombaire.*

Apophyses articulaires	Supérieures.	Planes, regardant en arrière, en haut et un peu en dedans.	*V. cervicale.*
		Planes, regardant en arrière	*V. dorsale.*
		Concaves, regardant en dedans et en arrière.	*V. lombaire.*
	Inférieures.	Planes, regardant en avant, en bas et un peu en dehors	*V. cervicale.*
		Planes, regardant en avant; placées sur face antérieure des lames.	*V. dorsale.*
		Convexes, regardant en dehors et en avant. .	*V. lombaire.*
Canal vertébral.		Triangle isocèle; base antérieure plus grande que hauteur et côtés	*V. cervicale.*
		A peu près circulaire.	*V. dorsale.*
		Triangle équilatéral	*V. lombaire.*

§ II. — DES FAUSSES VERTÈBRES

Les vertèbres, qui font suite à la colonne lombaire, constituent la *portion pelvienne* de la colonne vertébrale. Elles subissent d'importantes modifications, en rapport avec la part qu'elles prennent à la formation de la cavité pelvienne, en s'unissant avec la ceinture des membres abdominaux. Les cinq vertèbres qui succèdent aux lombaires portent le nom de vertèbres pelviennes; encore distinctes chez l'enfant, elles ne tardent pas à se souder pour former un seul os, le *sacrum*. Les quatre suivantes, dites vertèbres caudales, se fusionnent également en un os, le *coccyx*.

A. — SACRUM

Le sacrum est un os impair, médian et symétrique, situé au-dessous de la colonne lombaire, et au-dessus du coccyx; enfoncé comme un coin de bas en haut entre les deux os iliaques, auxquels il est attaché par de puissants ligaments, il forme la plus grande partie de la paroi postérieure du bassin osseux, le reste de cette paroi étant formé par le coccyx (A).

Fortement incliné en bas et en arrière, et formant par suite avec la colonne lombaire un angle obtus, saillant en avant, l'*angle sacro-vertébral*, le sacrum est de plus recourbé sur lui-même, de telle manière que son grand axe décrit une courbe à concavité antérieure.

Les vertèbres sacrées diminuant de volume de haut en bas, le sacrum prend la forme d'une pyramide quadrangulaire à base supérieure, avec *deux faces latérales, deux faces médianes*, l'une concave et lisse (dite *antérieure*), l'autre concave et rugueuse (dite *postérieure*), une *base* et un *sommet*.

Tourner en avant la face concave et lisse, et incliner cette face en bas jusqu'à ce que la base de la pyramide regarde en avant.

Ayant ainsi mis en position la pyramide sacrée, je ferai remarquer de suite que les dénominations classiques ne sont point tout à fait exactes : la face, dite antérieure, est en réalité autant inférieure qu'antérieure ; la face, dite postérieure, est autant postérieure que supérieure.

Je décrirai donc au sacrum une *face antéro-inférieure*, une *face postéro-supérieure, deux faces latérales*, une *base antérieure*, et un *sommet*.

Face antéro-inférieure *(concave, interne)*. — Par le fait de sa concavité, cette face regarde en bas dans sa partie supérieure, et en avant dans sa partie inférieure. De forme triangulaire à base antérieure, elle est également concave transversalement (B).

La face antéro-inférieure présente, sur son tiers médian, quatre saillies, dites *crêtes transversales du sacrum*, qui répondent au lieu de soudure des cinq vertèbres sacrées ; la première est souvent plus marquée que les autres. Entre ces crêtes,

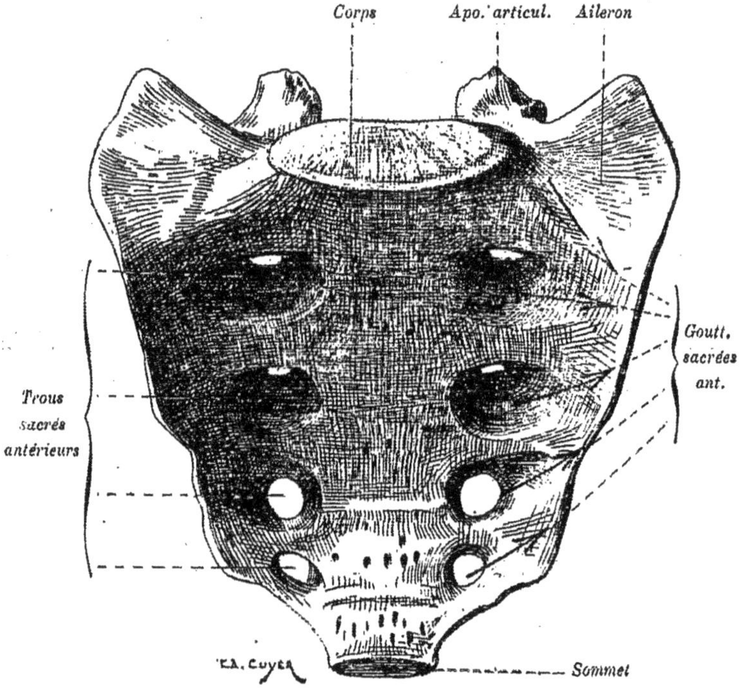

Fig. 308. — Sacrum, face antéro-inférieure.

on voit les surfaces lisses, excavées en gouttières transversales, des corps vertébraux ; la hauteur de ces surfaces diminue de haut en bas, le plus souvent d'une façon irrégulière : ordinairement les deux premières ont la même hauteur (28 à 30 mm.) ; les trois autres, à peu près égales, ont 20 mm. de hauteur moyenne.

A l'extrémité des crêtes sacrées, on voit, sur les parties latérales de la face antéro-inférieure, quatre trous ovalaires ou triangulaires ; ce sont les *trous sacrés antérieurs,* orifices des canaux du même nom, donnant passage aux branches antérieures des nerfs sacrés et à des vaisseaux artériels et veineux. Les trous sacrés sont situés sur deux lignes parallèles, distantes environ de 3 centimètres. Généralement le deuxième trou est plus grand que les autres. Des trois ponts osseux qui séparent les trous sacrés d'un même côté, l'inférieur est ordinairement le plus large.

Les *canaux sacrés antérieurs,* dont les trous sont les orifices, sont limités en dedans, en haut et en bas par des bords tranchants, tandis qu'en dehors ils se prolongent sur les parties latérales de la face concave du sacrum, par autant de gouttières profondes, les *gouttières sacrées antérieures.* — Ces gouttières ont des directions différentes ; on peut dire d'une façon générale qu'elles convergent vers la grande échancrure sciatique : la première est dirigée en bas et en dehors ; la deuxième presque directement en dehors ; les deux dernières sont légèrement ascendantes en haut et en dehors ; elles répondent toutes au passage des branches du plexus sacré.

Les ponts osseux qui séparent les trous sacrés continuent en dehors les corps

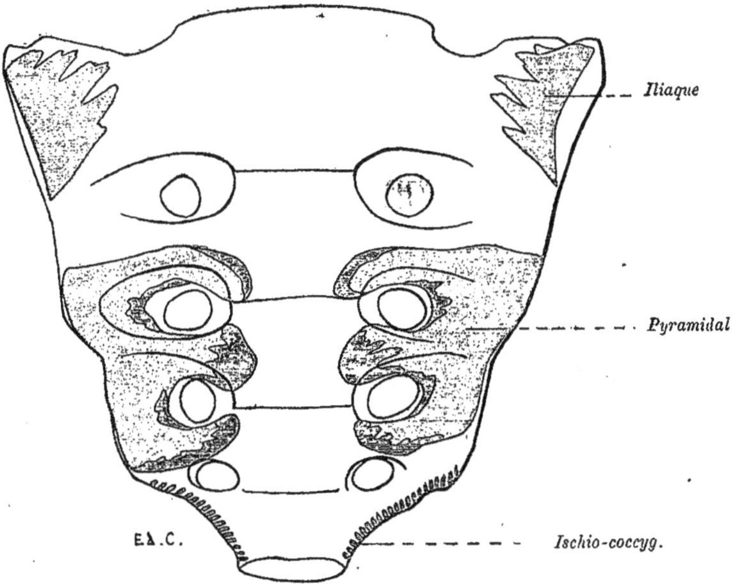

Fig. 309. — Sacrum, face antéro-inférieure, insertions musculaires.

vertébraux ; ils sont rugueux par l'insertion de faisceaux musculaires du pyramidal pelvien ; quelques-uns de ces faisceaux gagnent même le fond des gouttières, surtout de la deuxième et de la troisième ; très souvent cette insertion frappe une empreinte nette, digitale, sur le corps de la troisième vertèbre sacrée.

La face antéro-inférieure est limitée par trois bords, un antérieur et deux latéraux. — Le *bord antérieur* est convexe dans sa partie moyenne formée par le bord du corps de la première vertèbre ; sur les côtés, il est concave et mousse, et répond au bord inférieur de ce que nous allons étudier sous le nom d'ailerons du sacrum. — Les *bords latéraux* sont formés de trois segments : un antérieur, concave en bas et en dehors, qui répond à la limite antérieure des surfaces auriculaires, que nous rencontrerons sur les faces latérales de l'os ; — un moyen légèrement concave en dehors, qui continue la grande échancrure sciatique de l'os iliaque ; — un postérieur, obliquement dirigé en bas, en arrière et en dedans, vers le sommet du sacrum.

Face postéro-supérieure *(convexe)*. — Un fusionnement analogue à celui que nous venons d'observer entre les corps des vertèbres sacrées s'opère sur la face postéro-supérieure entre les lames et les apophyses vertébrales ; cependant il est aisé de reconnaître ces diverses parties.

La convexité de cette face est en rapport avec la concavité de la face inférieure : dans sa partie antérieure elle regarde en haut ; dans sa partie postérieure, elle regarde en arrière.

Sur la ligne médiane, la face convexe du sacrum présente en allant de la base vers le sommet : 1° une *échancrure* en forme d'U, répondant à l'origine du canal sacré ; 2° une crête saillante qui continue la série des apophyses épineuses de la colonne vertébrale, *la crête sacrée postérieure,* tantôt continue, tantôt interrompue et offrant successivement des saillies et des échancrures résultant de la soudure des apophyses épineuses ; elle ne se bifurque point, comme on le dit en jugeant sur l'apparence ; mais à la crête succède un orifice en forme de V à pointe supérieure, l'*hiatus* ou orifice inférieur du canal sacré.

De chaque côté de la ligne médiane, on rencontre : 1° une première série de tubercules, *tubercules sacrés postéro-internes,* résultant de la réunion des

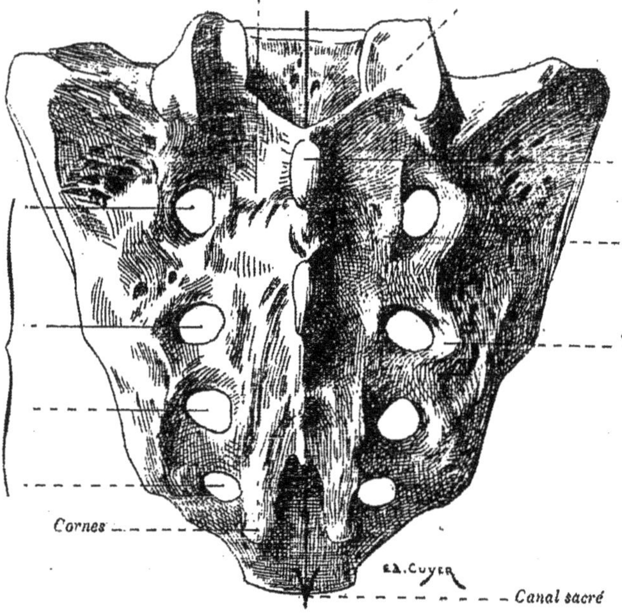

Fig. 310. — Sacrum, face postéro-supérieure.

apophyses articulaires ; la plus élevée porte encore sa facette articulaire. Au niveau de la cinquième sacrée, ces tubercules forment les *deux cornes sacrées* qui bordent latéralement l'orifice inférieur du canal sacré, et qui répondent aux cornes du coccyx. — 2° En dehors des tubercules internes, quatre orifices irrégulièrement circulaires, les *trous sacrés postérieurs,* orifices des canaux de même nom, par lesquels passent les branches postérieures des nerfs sacrés et des vaisseaux ; plus petits que les antérieurs, ils sont situés, comme eux, sur deux lignes parallèles distantes environ de 3 cm. — 3° En dehors des trous sacrés, les *tubercules sacrés postéro-externes,* qui résultent de la soudure des apophyses transverses.

Les tubercules sacrés postérieurs, internes et externes, limitent une gouttière, la *gouttière sacrée,* au fond de laquelle se voient les trous déjà décrits. Tous les tubercules et toutes les rugosités de la face postéro-supérieure du sacrum donnent insertion aux muscles de la masse sacro-lombaire.

Faces latérales. — Les faces latérales du sacrum ont une forme triangulaire à base antérieure, à pointe postéro-inférieure effilée : on peut leur considérer une partie antérieure, large, qui mérite réellement le nom de face, et une partie postérieure, qui s'effile et devient un véritable bord.

La partie antérieure présente en bas une facette articulaire, en forme de croissant, à concavité supérieure, que l'on compare ordinairement au pavillon de l'oreille, et que l'on a appelée pour cette raison *surface auriculaire.*

La surface auriculaire regarde en dehors et un peu en arrière : elle s'articule avec une surface semblable de l'os iliaque. Limitée en avant par le bord latéral des ailerons du sacrum, en bas par le segment antérieur du bord latéral du sacrum, en arrière et en haut par une crête légèrement saillante, la surface auriculaire est formée en majeure partie aux dépens de la première vertèbre sacrée ; les deux suivantes prennent à sa formation une très faible part, nulle souvent pour la troisième (C).

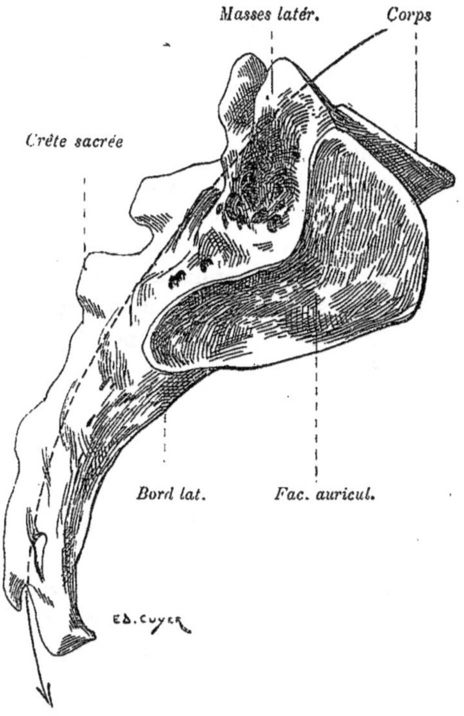

Fig. 311. — Sacrum, face latérale (La flèche parcourt le canal sacré).

En arrière de la surface auriculaire existent des excavations plus ou moins profondes, séparées par des saillies rugueuses, dont le fond est criblé de gros trous vasculaires : ces excavations et ces saillies donnent attache aux puissants ligaments sacro-iliaques postérieurs, et à des faisceaux charnus et tendineux de la masse sacro-lombaire.

Base (*face antérieure*). — Dans son ensemble, la base du sacrum regarde en avant et légèrement en haut.

Sa *partie moyenne* est constituée par une surface ovalaire, qui représente la face supérieure du corps de la première vertèbre sacrée ; le bord inférieur de cette surface, qui représente le bord supérieur des corps vertébraux, est très saillant : il répond au détroit supérieur et à l'angle sacro-vertébral. — En arrière de cette surface on voit l'*ouverture du canal sacré ;* de forme triangulaire, à sommet postérieur, cet orifice est limité en avant par la face postérieure du corps de la première vertèbre sacrée, et en arrière par les lames convergeant vers la crête épineuse.

Sur les *parties latérales* on trouve, de chaque côté du corps, une surface triangulaire, lisse, résultant de l'élargissement et de la fusion des parties latérales de la vertèbre : ce sont les *ailerons du sacrum.* Un peu concaves transversalement, et légèrement convexes de haut en bas, ces surfaces sont séparées de la face antéro-inférieure du sacrum par un bord mousse, qui, continuant la *ligne innominée* de l'os iliaque, fait partie du détroit supérieur du bassin (D).

Sur le bord postérieur de la base, entre le corps et les ailerons, s'élèvent les *apophyses articulaires ;* leur face cartilagineuse, concave, regarde en arrière et en dedans, et s'articule avec les apophyses articulaires inférieures de la cinquième lombaire ; — leur face antérieure est séparée des pédicules sacrés par un sillon transversal qui forme le plancher du *dernier canal de conjugaison.*

Sommet. — Désigné quelquefois sous le nom d'angle inférieur, le sommet du sacrum présente sur la ligne médiane une facette elliptique, à grand diamètre transversal ; convexe dans tous les sens, cette facette regarde en bas et s'articule avec une facette concave de la base du coccyx.

Canal sacré. — Le canal sacré, qui fait suite au canal rachidien, est formé, comme ce dernier, par la superposition des canaux de chacune des vertèbres sacrées ; il loge la partie inférieure de la queue de cheval et le filum terminal de la moelle. Il parcourt le sacrum tout entier et décrit, comme lui, une courbure à concavité inférieure ; sa forme rappelle celle des canaux vertébraux ; d'abord vaste et triangulaire à sommet postérieur arrondi, il se rétrécit et s'aplatit progressivement. Vers le sommet du sacrum, sa paroi postérieure disparaît, et le canal devient une gouttière circonscrite, comme je l'ai dit, par les cornes sacrées : sur le cadavre, cette gouttière est convertie en canal par de minces lamelles fibreuses (E).

Des angles latéraux du canal sacré on voit partir quatre canaux osseux : ce sont les *canaux sacrés primitifs,* logeant le nerf sacré ; simple à son origine et transversalement dirigé, chaque canal primitif se bifurque bientôt et donne naissance à deux canaux : l'un, dirigé en avant, aboutit au trou sacré antérieur : c'est le *canal sacré antérieur ;* l'autre, dirigé en arrière, se termine au trou sacré postérieur ; c'est le *canal sacré postérieur.* Ces canaux répondent aux canaux de conjugaison des autres vertèbres : chacun d'eux est séparé du canal sous-jacent par un pont osseux, antéro-postérieur, correspondant aux pédicules.

B. — COCCYX

Portion caudale de la colonne vertébrale, le coccyx de l'homme correspond au squelette de la queue beaucoup plus développé chez les mammifères. Formé chez les animaux d'un plus ou moins grand nombre d'anneaux, le coccyx est seulement composé chez l'homme de 4 ou 5 vertèbres soudées le plus souvent entre elles (A). Il n'y a pas seulement diminution de nombre, il y a aussi diminution de volume, et les vertèbres coccygiennes sont considérablement atrophiées.

Le coccyx est un os impair, médian et symétrique, de forme irrégulièrement triangulaire, situé au-dessous du sacrum dont il continue la courbure, bien qu'il puisse former avec lui un angle droit, et même un angle aigu. Le plus souvent il se présente à nous comme formé de deux pièces osseuses ; l'une, large et aplatie, qui fait suite au sacrum ; l'autre, composée de deux ou trois tubercules superposés.

Diriger en bas l'extrémité effilée, et en arrière la face convexe hérissée de deux prolongements.

Nous ne nous conformerons pas à la description de la plupart des classiques, qui décrivent le coccyx comme s'il se présentait à nous sous la forme d'un os unique, avec deux faces, deux bords, une base et un sommet; mais nous décrirons séparément chacune des deux pièces coccygiennes, puisque c'est ainsi que la plupart du temps le coccyx se présente à nos yeux.

Première pièce coccygienne. — La *face antérieure,* légèrement concave dans le sens transversal et dans le sens antéro-postérieur, est criblée de nombreux trous vasculaires.

La *face postérieure,* convexe transversalement, donne insertion à quelques fibres tendineuses du grand fessier. De ses angles latéraux partent deux prolongements, dirigés transversalement en dehors : ce sont les *cornes latérales du coccyx,* vestiges des apophyses transverses ; leur face antérieure est creusée d'une gouttière souvent peu visible ; leur bord supérieur limite avec la partie terminale des bords latéraux du sacrum une échancrure, correspondant à un trou sacré antérieur incomplet ; à l'état frais cette échancrure est convertie en trou par des ligaments et livre passage au cinquième nerf sacré. — De cha-

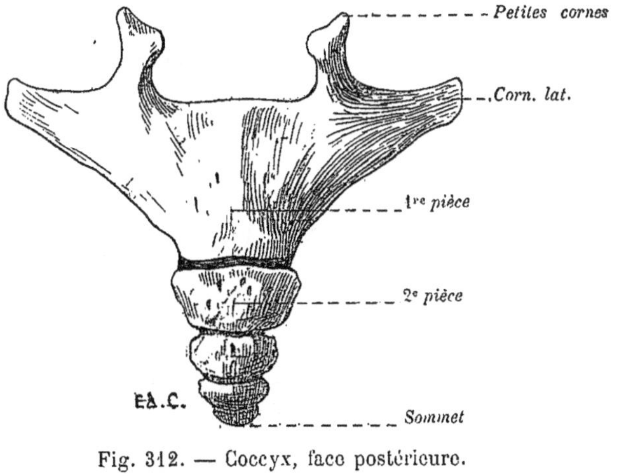

Fig. 312. — Coccyx, face postérieure.

que côté de la ligne médiane, la face postérieure de la première pièce coccygienne envoie également deux autres prolongements, irrégulièrement cylindriques, dirigés verticalement : ce sont les *petites cornes* du coccyx qui montent directement s'articuler avec les cornes du sacrum : elles représentent les apophyses articulaires supérieures. La saillie des cornes sacrées et coccygiennes sur la face postérieure de la dernière vertèbre sacrée délimite une dépression irrégulièrement quadrilatère, à la partie supérieure de laquelle se trouve l'hiatus du canal vertébral : de cette dépression émergent les racines du plexus coccygien.

Les *bords latéraux*, convergeant vers le sommet, sont minces, tranchants et rugueux ; ils donnent insertion aux ligaments sacro-sciatiques.

La *base*, encore appelée face supérieure, présente une surface articulaire, ovalaire à grand diamètre transversal, qui répond à la facette du sommet du sacrum.

Le *sommet* est occupé par une petite facette ovalaire, à grand axe transversal ; légèrement convexe dans tous les sens, elle répond à une facette concave, que nous allons trouver à la base de la deuxième pièce coccygienne.

Deuxième pièce coccygienne. — Elle est constituée par la réunion de trois ou quatre petites pièces osseuses, de forme irrégulière, représentant les dernières vertèbres coccygiennes. Ces vertèbres sont d'autant plus atrophiées et plus rudimentaires qu'elles sont plus inférieures : nous avons vu à la première coccygienne des rudiments d'apophyses articulaires supérieures et d'apophyses transverses. La deuxième, la troisième et la quatrième dégénèrent en de simples corpuscules osseux transversalement dirigés : la cinquième n'est plus qu'un simple granule, soudé si rapidement et souvent si complètement au quatrième, qu'il a été longtemps méconnu, et que beaucoup d'auteurs n'admettent encore que quatre vertèbres coccygiennes. La deuxième pièce coccygienne, ainsi constituée, se présente comme un petit os, en forme de pyramide quadrangulaire.

Sur les *quatre faces*, on retrouve deux ou trois sillons ou étranglements, qui répondent à la soudure des trois ou quatre vertèbres. La postérieure est convexe, l'antérieure concave.

La *base* présente une surface articulaire par laquelle la deuxième pièce coccygienne s'articule ou se soude avec la première.

Le *sommet*, symétrique chez le fœtus, souvent dévié de la ligne médiane chez l'adulte, donne attache à quelques faisceaux du releveur de l'anus : il est quelquefois bifurqué.

§ III. — DE LA COLONNE VERTÉBRALE EN GÉNÉRAL

Considérée dans son ensemble, la colonne vertébrale, formée par la superposition des vertèbres (vraies et fausses) et de leurs disques intervertébraux, constitue une longue tige osseuse, dont nous devons étudier les *dimensions, la direction*, la *conformation extérieure* et *intérieure, l'ossification* et les *anomalies*. Ce paragraphe contiendra également l'architecture des vertèbres.

A. — DIMENSIONS

Hauteur. — La hauteur du rachis est la distance qui sépare deux horizontales passant, l'une par le point culminant de l'altas, l'autre par le sommet du coccyx ; il ne faut point la confondre avec la longueur qui serait mesurée par une ligne suivant toutes les inflexions de la colonne.

Très variable suivant les individus, la hauteur atteint sur l'homme adulte une moyenne de 73 centimètres, ainsi répartis entre les différents segments (Sappey) :

13 centimètres	pour la colonne	cervicale
30 —	—	dorsale
18 —	—	lombaire
12 —	pour le sacrum et le coccyx.	

Chez la femme la hauteur moyenne n'est que de 60 centimètres.

Pendant la *vie intra-utérine,* la colonne vertébrale présente les caractères suivants : vers le commencement du troisième mois, elle représente à peu près la moitié de la longueur totale du corps ; vers le cinquième mois elle représente les trois cinquièmes de cette longueur ; vers la fin de la grossesse enfin elle n'en représente plus que les deux cinquièmes.

La colonne gardera cette longueur relative pendant toute la vie, jusqu'à la vieillesse.

Très considérable chez le nouveau-né, la hauteur s'accroît jusqu'à l'âge de 25 ans ; elle reste stationnaire chez l'adulte pour diminuer chez le vieillard par suite de l'affaissement des corps vertébraux et des disques qui les séparent.

Diamètre transversal. — C'est au niveau de la base du sacrum que le diamètre transversal de la colonne est le plus considérable ; il atteint à ce niveau 11 centimètres : au-dessous de ce point, il diminue rapidement ; au-dessus il diminue aussi, mais plus lentement : il n'est plus que de 7 ou 6 centimètres sur la première lombaire et de 4 à 5 centimètres sur la dernière dorsale. Il augmente alors progressivement jusqu'à la première dorsale où il atteint 7 centimètres, et diminue de nouveau jusqu'à l'axis où il est seulement de 5 à 6 centimètres.

Diamètre antéro-postérieur. — Il atteint son maximum sur les dernières lombaires, diminue rapidement en descendant vers le sacrum, et lentement en se rapprochant de l'extrémité supérieure de la colonne vertébrale. Il mesure 7 centimètres sur les dernières lombaires, six sur les vertèbres thoraciques, et quatre sur les cervicales.

B. — DIRECTION ET COURBURES

Courbures sagittales. — Verticalement dirigée, la colonne vertébrale décrit dans le plan antéro-postérieur quatre courbures. Ce sont : la courbure *cervicale,* à convexité antérieure ; la courbure *thoracique,* à concavité antérieure ; la courbure *lombaire* à convexité antérieure ; la courbure *pelvienne,* à concavité antérieure.

Les courbures vertébrales sont surtout dessinées par la ligne des corps. La ligne formée par la série des apophyses épineuses est loin de suivre la même direction. Au cou, la ligne des apophyses épineuses appartient à une courbe de plus petit rayon que la ligne des corps ; — au dos, la ligne épineuse est moins concave que la ligne des corps ; — à la région lombaire, la ligne épineuse est presque toujours droite ; parfois même elle est concave en arrière. Donc, tandis que les lignes épineuses au cou et au dos suivent, en la modifiant légèrement, la courbe de la ligne des corps, la ligne épineuse lombaire devient droite et parfois même s'infléchit en arrière. Mon ami Paul Richer a bien établi ce dernier point dans son Anatomie artistique (Paris, 1890).

Le passage d'une courbure à l'autre se fait d'une façon insensible, excepté pour la courbure pelvienne, qui succède brusquement à la courbure lombaire ;

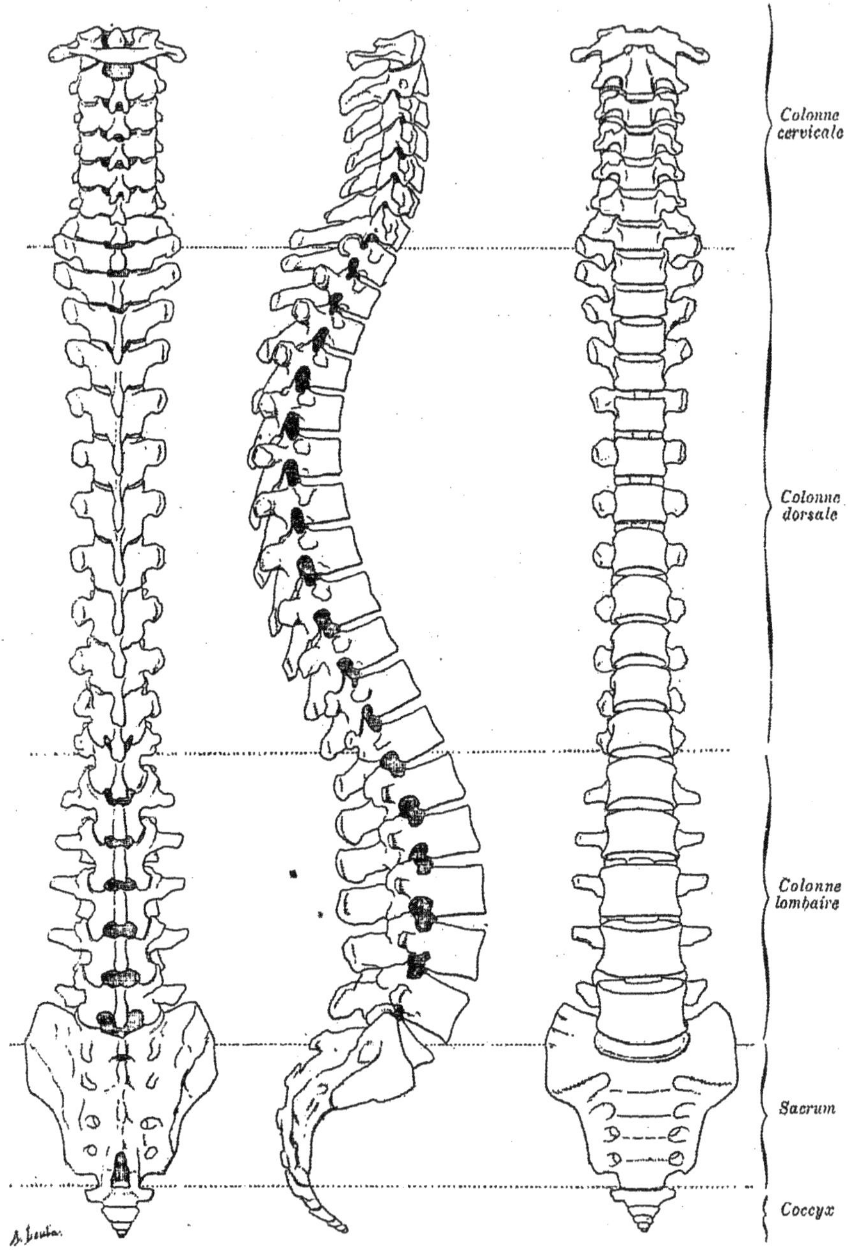

Fig. 313. Colonne vertébrale, vue postérieure.

Fig. 314. Colonne vertébrale, vue latérale.

Fig. 315. Colonne vertébrale, vue antérieure.

là, la colonne forme un angle saillant en avant, l'*angle sacro-vertébral*, le *promontoire*.

La concavité antérieure de la colonne cervicale a son point culminant au niveau du corps de la quatrième vertèbre cervicale, ou le plus souvent au niveau du disque qui unit la sixième à la septième (Charpy). — La convexité postérieure de la région thoracique a son point culminant au niveau de la synchondrose entre la cinquième et la sixième vertèbre dorsale. — Le maximum de saillie de la courbure lombaire est en général sur le disque qui unit la troisième à la quatrième vertèbre lombaire. — Le point culminant de la convexité postérieure de la colonne pelvienne est au niveau de l'union de la quatrième et de la cinquième vertèbre sacrée.

Variations. — Les courbures sagittales du rachis varient dans leurs dimensions suivant le sexe, l'âge et les individus.

Suivant le sexe. — La courbure lombaire est plus développée chez la femme que chez l'homme : la femme est plus cambrée ; l'homme a l'échine plus droite. Charpy rattache ce développement de la cambrure lombaire chez la femme à la fonction de gestation ; les muscles lombaires extenseurs, et par suite incurvateurs de la région lombaire, sont obligés à un effort proportionné au poids surajouté du côté de la flexion : cette attitude de la grossesse, poursuivie dans une série incalculable de générations, a fini par créer le type lombaire féminin cambré.

Suivant l'âge : apparition et évolution. — Pendant la vie intra-utérine, le fœtus incurvé, pelotonné sur lui-même, montre une courbure vertébrale unique à concavité antérieure. D'après Fehling (Arch. f. Gyn., 1877) les courbures commencent à apparaître au quatrième mois avec l'extension notable des points d'ossification. Charpy a pu voir sur un fœtus de quatre mois que les courbures cervicale et lombaire appartenaient déjà à des arcs d'un rayon plus grand que celui de la courbure dorsale. Dans les derniers mois de la vie fœtale, la courbure cervicale devient manifeste ; la courbure lombaire, quoique en retard, peut être reconnue dans le cours du huitième mois. — Conformément à l'assertion de Bichat, Sappey, etc., et contrairement à l'affirmation de Henle et de quelques auteurs, toutes les courbures existent à la naissance. Bouland a établi par des mensurations (Journal de l'Anatomie, 1872) l'existence de la courbure lombaire à la naissance.

Chez l'enfant, la courbure cervicale s'accuse au fur et à mesure que la tête se redresse sous l'effort des muscles de la nuque ; la courbure lombaire s'accentue plus tard, vers la troisième année, lorsque l'enfant commence à marcher et redresse sa poitrine. Il est intéressant de remarquer que le rachis humain passe ainsi par une série de phases progressives qui rappellent les formes animales : la colonne fœtale est celle d'un quadrupède ; la colonne infantile est celle d'un anthropoïde.

J'ai déjà parlé des modifications anatomiques qui amènent l'affaissement de la colonne chez le vieillard ; les exagérations de courbures qu'elles entraînent se manifestent surtout sur la colonne dorsale.

Suivant les individus. — Les courbures de la colonne vertébrale varient sous des influences diverses : les unes, *pathologiques* (claudication, rachitisme) ; — les autres, *professionnelles* ; Bichat disait déjà que l'on reconnaîtrait toujours à sa colonne le soldat qui a vieilli dans les rangs, le laboureur qui a passé sa vie penché sur sa charrue ; telle est la cambrure de la colonne cervicale chez les gens qui portent des fardeaux sur leur tête ; — d'autres, *ethniques* : les courbures sont moins accusées chez le nègre que chez l'européen (Pruner-bey). Turner (The lombar curve in several races of man, Edimbourg, 1886) a établi que dans quelques races, la colonne lombaire est concave en avant ; ce *renversement* de la colonne lombaire s'observe chez les Australiens et les Boschimans.

Dépression latérale. — Indépendamment de ces courbures antéro-postérieures, le rachis présente, dans sa portion thoracique, une *dépression latérale* dont la convexité est tournée à droite. — Bichat regardait cette scoliose comme le résultat de la prépondérance des muscles du côté droit. Sappey, Cruveilhier, Beaunis, l'attribuent à la présence de l'aorte : pour ces auteurs cette dépression n'est point une courbure, mais bien une gouttière artérielle analogue à toutes les gouttières artérielles du squelette. Cette théorie trouve un appui dans le fait suivant : lorsque, participant à une transposition générale des viscères, le tronc aortique longe le côté droit de la colonne vertébrale, la gouttière se déplace aussi (Beaunis, Cruveilhier). Au dire de Stadfeldt, la dépresion latérale existerait déjà chez le nouveau-né, et serait le résultat de la torsion en spirale que subit l'embryon durant la première semaine.

C. — CONFORMATION EXTÉRIEURE ET INTÉRIEURE

Le rachis, constitué par la superposition des corps vertébraux, auxquels sont interposés les disques intervertébraux, peut être comparé à une longue colonne quadrangulaire dont la base, large d'abord avec le sacrum, s'effile avec le coccyx, et dont le sommet répond à l'atlas élargi en chapiteau.

Nous étudierons ses *quatre faces* et le *canal* central qui la creuse.

La *face antérieure* présente l'aspect d'une tige cylindrique formée par la superposition en série alternante des corps vertébraux et des disques intervertébraux ; dans la portion pelvienne, les disques ont disparu et, à leur place, on voit des crêtes transversales d'union. Au niveau de chaque disque, la colonne se renfle, tandis qu'elle se rétrécit au niveau des gouttières horizontales des corps vertébraux ; la face antérieure présente ainsi alternativement des rétrécissements et des nœuds.

Dans l'ensemble, cette face antérieure, large inférieurement, devient progressivement plus étroite au fur et à mesure qu'elle s'élève ; il faut toutefois noter un élargissement apparent de la face antérieure au niveau de la portion cervicale où les apophyses transverses viennent se placer sur le même plan que les corps. La face antérieure est revêtue sur le sujet entier par une couche ligamenteuse épaisse, le grand ligament vertébral commun antérieur.

La *face postérieure* présente, sur la ligne médiane, la série des apophyses épineuses formant, par leur succession, la *crête épinière*. De chaque côté de cette crête existent deux gouttières profondes, les *gouttières vertébrales*, dont le fond est formé par la superposition des lames, dont la paroi interne est constituée par la série des apophyses épineuses, et dont la paroi externe est formée par les apophyses articulaires et transverses.

Dans la région lombaire apparaît, de chaque côté, une nouvelle gouttière, longeant le côté externe de la précédente ; elle est comprise dans l'angle que forment en dedans les apophyses articulaires supérieures avec leurs tubercules mamillaires, et en dehors par les apophyses costiformes.

Sur le sacrum il n'existe de nouveau qu'une seule gouttière, qui se termine aux cornes sacrées.

Les *faces latérales* présentent : 1° sur chaque corps une gouttière transversale ; 2° la série des pédicules séparant : 3° la série des trous de conjugaison, par lesquels émergent les racines des nerfs rachidiens, et de grosses veines anastomoses entre les systèmes veineux intra et extra-rachidien ; les dimensions de ces trous, augmentant de haut en bas, ne sont pas proportionnelles au volume des nerfs, mais bien à celui des veines qui les traversent ; — 4° en arrière des trous de conjugaison, les apophyses transverses, placées sur la même ligne verticale ; — 5° entre les apophyses transverses, la série des apophyses articulaires.

L'*extrémité supérieure,* élargie, est formée par l'atlas.

L'*extrémité inférieure,* effilée, est représentée par le sommet du coccyx.

Le *canal rachidien,* formé par la superposition des canaux de chaque vertèbre, occupe toute la longueur de la colonne vertébrale dont il suit les inflexions : il loge la moelle et ses enveloppes. Supérieurement il s'ouvre largement dans la cavité crânienne ; inférieurement, il se transforme vers la pointe du sacrum en une simple gouttière.

Prismatique et triangulaire à la région cervicale, le canal arrondit ses angles et devient presque cylindrique à la région dorsale, pour reprendre dans la région lombaire sa forme prismatique.

La capacité du canal, beaucoup plus grande que le volume de la moelle, varie dans les diverses régions ; elle est en raison directe de la mobilité de celles-ci. Large au cou et aux lombes, centres de mouvement de la colonne, il est beaucoup plus étroit dans la portion dorsale dont les vertèbres sont peu mobiles.

De chaque côté, le canal vertébral présente les orifices internes des canaux de conjugaison : il y a seulement trente et un canaux de conjugaison, les vertèbres coccygiennes en étant dépourvues.

La paroi postérieure de ce canal est formée par la face antérieure des lames vertébrales, réunies par les très puissants, très épais et très élastiques ligaments jaunes ; chemin faisant j'ai insisté, comme il convenait, sur les empreintes d'insertion de ces ligaments passées sous silence par la plupart des anatomistes.

L'obliquité des lames vertébrales et leur imbrication ferme le canal vertébral complètement à la région dorsale, très incomplètement à la région lombaire. Entre les arcs postérieurs des deux premières vertèbres cervicales ce canal est largement ouvert.

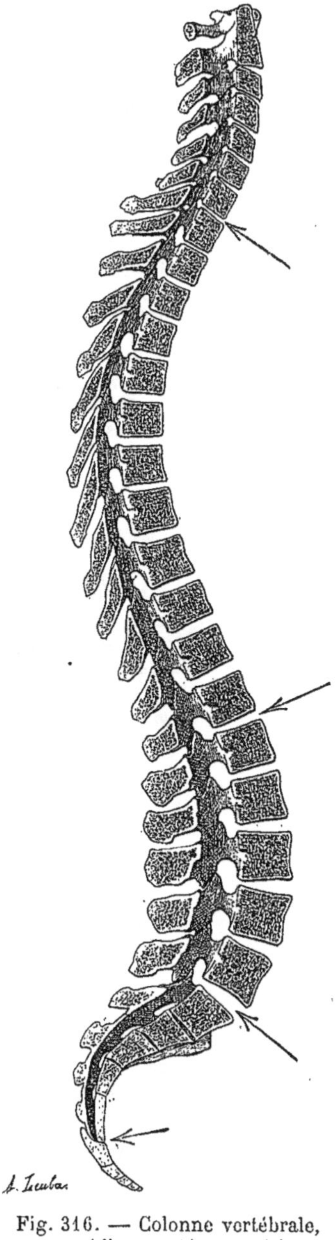

Fig. 316. — Colonne vertébrale, coupe médiane antéro-postérieure.

D. — OSSIFICATION DE LA COLONNE VERTÉBRALE

Nous étudierons successivement : 1° l'ossification des vertèbres en général ; — 2° les particularités que présentent à ce point de vue quelques-unes d'entre elles.

1° OSSIFICATION DES VERTÈBRES EN GÉNÉRAL

Chaque vertèbre s'ossifie par trois points primitifs et plusieurs points complémentaires.

Des *trois points primitifs*, l'un est *médian* : il occupe le corps de la vertèbre ; double, d'après Serres, ce point est simple d'après la plupart des auteurs (Rambaud et Renault, Sappey). — Les deux autres points primitifs sont *latéraux ;* ils apparaissent de chaque côté du point primitif au niveau de la racine de l'arc vertébral ; ces points latéraux donnent naissance, non seulement aux parties latérales du corps de la vertèbre, mais encore à la moitié correspondante de l'arc vertébral ainsi qu'aux apophyses qui s'en détachent.

Chacun de ces points latéraux est d'abord double (Rambaud et Renault) mais ils se fondent très rapidement, dès le troisième mois, pour former le demi-arc latéral, représenté sur notre schéma.

L'*apparition* des points primitifs se fait dans un ordre spécial pour chaque région de la colonne : dans la région cervicale, les points latéraux apparaissent les premiers (55e ou 60e jour de la vie intra-utérine) ; le médian n'apparaît qu'à la fin du 4e mois de la grossesse. — Dans les autres régions, le point médian apparaît le premier : au dos (2 mois à 2 mois 1/2) ; aux lombes (2 mois 1/2 à 3 mois) ; au sacrum (4e mois de la vie fœtale). Les points latéraux suivent de près le point médian de façon que, vers le milieu de la grossesse, tous les points primitifs ont fait leur apparition.

La *soudure* des trois points d'ossification primitifs commence après la naissance, vers le

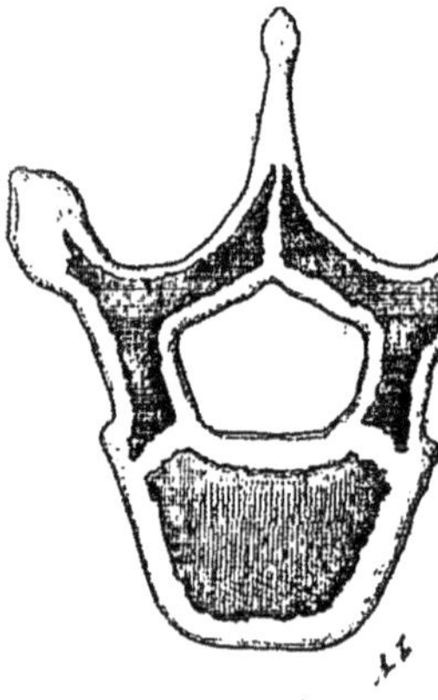

Fig. 317.
Vertèbre dorsale, ossification (enfant de 2 ans).

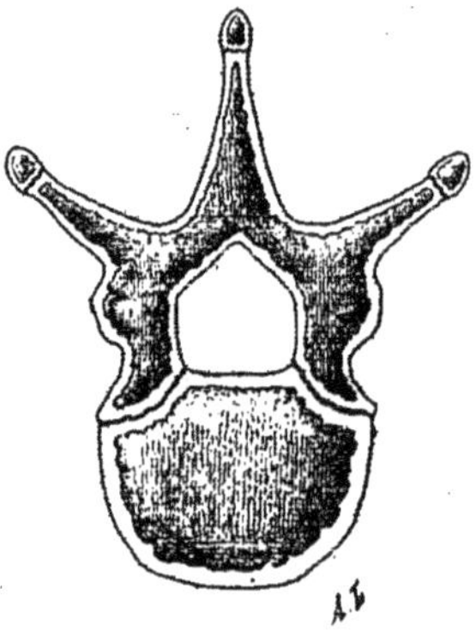

Fig. 318.
Vertèbre dorsale, ossification (enfant de 17 ans).

sixième mois, par la soudure des points latéraux entre eux. Les lames se soudent les premières au sixième mois pour les vertèbres lombaires ; du sixième au neuvième pour les dorsales ; du dixième au douzième pour les dernières cervicales ; du douzième au quinzième pour les cervicales moyennes ; à deux ans pour l'axis ; de quatre à cinq ans pour l'atlas ; enfin de sept à neuf ans pour les vertèbres sacrées. — Cette soudure des lames se fait de dedans en dehors, c'est-à-dire de la lumière du canal rachidien vers l'extérieur ; elle forme en arrière le canal rachidien.

Bientôt les points latéraux se soudent au point médian (quatre à six ans), et ainsi se trouve effectuée la fermeture du canal sur les côtés, l'achèvement du corps vertébral dont les points latéraux forment une certaine partie (chacun un sixième environ), celle sur laquelle reposent les facettes articulaires des vertèbres dorsales.

Les *points complémentaires* sont d'ordinaire au nombre de cinq : un *point épineux* pour le sommet de l'apophyse épineuse ; *deux transversaires,* un droit et un gauche, pour le sommet de chaque apophyse transverse ; *deux épiphysaires*, l'un supérieur, l'autre inférieur, pour les faces supérieure et inférieure des corps vertébraux.

Les *points épiphysaires du corps* se rencontrent sur toutes les vertèbres ; ils forment les deux épiphyses du corps, supérieure et inférieure ; ils apparaissent de quatorze à quinze ans sous la forme de lames annulaires ou disques, recouvrant la périphérie des faces terminales du corps et s'étendant de la circonférence vers le centre de celui-ci. Ainsi, après l'apparition des disques épiphysaires, le corps vertébral se compose de trois couches osseuses superposées, et séparées par deux lames cartilagineuses : *cartilages juxta-épiphysaires* aux dépens duquel le corps s'accroît en hauteur. La *soudure* des épiphyses aux points primitifs du corps se fait très tardivement (vingt à vingt-deux ans chez la femme, vingt-deux à vingt-cinq chez l'homme); aussi la constatation de cette soudure sur une colonne vertébrale suffit pour affirmer le complet développement du squelette auquel elle appartenait.

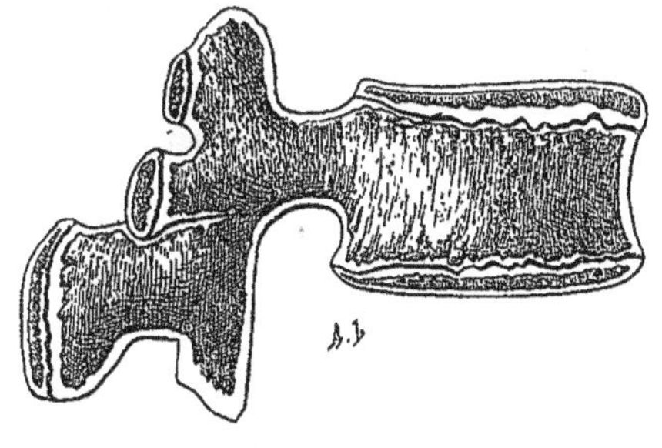

Fig. 319. — Vertèbre lombaire, ossification.

Les *points transversaires* n'existent pas sur les vertèbres cervicales ; ils forment dans les autres régions le sommet des apophyses transverses, et la facette articulaire qui occupe ce sommet sur les vertèbres dorsales ; ils apparaissent de quinze à seize ans.

Le *point épineux* manque sur la vertèbre cervicale ; dans les vertèbres des autres régions, il apparaît de seize à dix-sept ans ; aux lombes, ce point serait souvent double à son origine.

Il faut encore signaler les *points mamillaires ;* au nombre de deux, ils existent seulement sur les vertèbres lombaires, où ils forment les tubercules mamillaires ; ils apparaissent à la même époque que les précédents. Les vertèbres lombaires ont donc sept points complémentaires.

La soudure des points complémentaires de l'arc postérieur au point primitif se fait dans l'ordre suivant : transversaire et mamillaire (dix-huit ans), épineux (19 à 20 ans.).

2o. OSSIFICATION DE QUELQUES VERTÈBRES EN PARTICULIER

Atlas. — L'atlas présente *trois points d'ossification primitifs* d'après certains auteurs (Sappey), *deux primitifs* et *un complémentaire,* d'après d'autres.

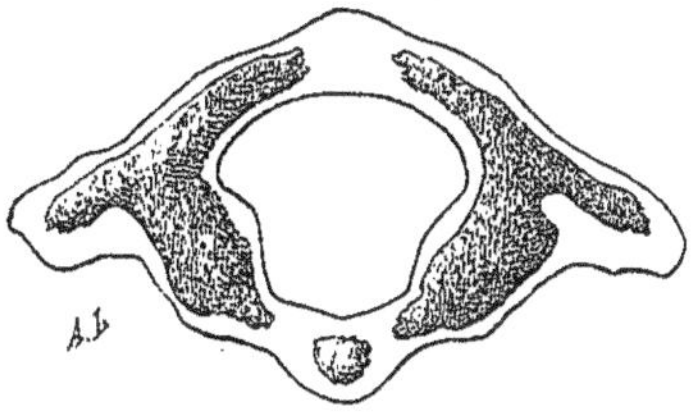

Fig. 320. — Atlas, ossification (enfant dans sa première année).

Deux de ces points primitifs apparaissent vers la fin du deuxième mois de la vie intra-utérine ; ils correspondent aux points primitifs latéraux des autres vertèbres et forment les masses latérales et l'arc postérieur de l'atlas. — Le troisième point d'ossification (primitif ou complémentaire) apparaît vers deux ans ou deux ans et demi ; il forme l'arc antérieur de l'atlas ; quelquefois ce point est double (Sappey). — Les points latéraux se soudent ensemble de quatre à cinq ans ; ils s'unissent au point de l'arc antérieur de sept à neuf ans.

Nous voyons ainsi que l'atlas ne présente pas de point primitif médian pour le corps ; ce dernier existe en réalité ; mais il se soude à l'axis et reste relativement indépendant de l'atlas : c'est l'apophyse odontoïde.

Axis. — L'axis présente neuf points d'ossification, *cinq primitifs* et *deux complémentaires.* La présence de cinq points primitifs au lieu de trois, nombre ordinaire des points primitifs, tient à ce fait que deux de ces points appartiennent à l'apophyse odontoïde, c'est-à-dire à l'atlas dont cette apophyse représente le corps.

Les *cinq points primitifs* se divisent en : *deux latéraux principaux* pour l'arc postérieur ; *un médian* pour le corps ; *deux latéraux odontoïdiens* pour l'apophyse odontoïde ; Sappey a vu quelquefois deux autres points latéraux accessoires pour le corps.

Les *points latéraux principaux* apparaissent du 50e au 60e jour de la vie intra-utérine ; ils forment les apophyses articulaires et transverses, les lames, l'apophyse épineuse, et les parties latérales du corps vertébral. — Le *point médian* apparait vers le milieu de la vie intra-utérine ; il forme la partie médiane inférieure du corps.

Les *points odontoïdiens* apparaissent à la fin du cinquième mois de la vie intra-utérine ; ils s'unissent ensemble du septième au huitième mois, d'abord par leur partie antérieure et inférieure, de sorte qu'à la naissance et même quelque temps après ces deux points sont séparés par un sillon médian et vertical en arrière et par une gouttière à leur partie supérieure ; cette disposition donne à l'apophyse odontoïde l'aspect d'une fourche (Sappey).

La *soudure* des points primitifs entre eux se fait dans l'ordre suivant : les latéraux principaux avec le médian, les latéraux accessoires avec la base de l'apophyse odontoïde (de quatre à six ans). — La base de cette apophyse en se soudant aux points latéraux principaux et au point médian forme le tiers interne des apophyses articulaires supérieures (Sappey).

Les *points complémentaires* de l'axis sont au nombre de deux : un pour le sommet de l'apophyse odontoïde ; il apparaît de quatre à cinq ans et se soude rapidement aux points

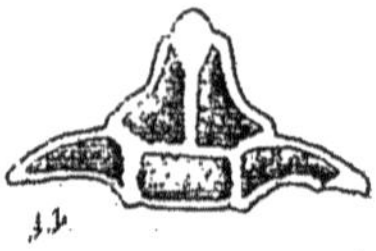

Fig. 321. — Axis, ossification, points primitifs.

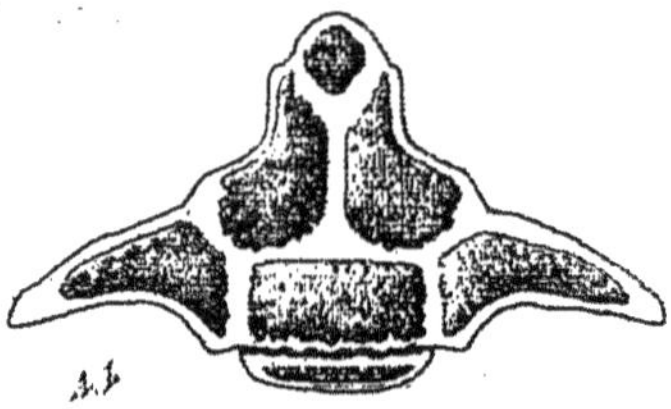

Fig. 332. — Axis, ossification, points primitifs et complémentaires.

odontoïdiens latéraux, faisant ainsi disparaître l'aspect bifide de ce sommet, qui devient alors une pointe mousse ; — un pour la face inférieure du corps, qui se soude comme celui des autres vertèbres de vingt à vingt-cinq ans (Sappey).

Meckel, Nesbitt décrivent à l'apophyse odontoïdienne deux points épiphysaires, un pour le sommet, l'autre pour la base, ce qui établit une analogie complète entre le développement du corps de l'atlas et celui des autres corps vertébraux.

Robin *(Journ. de l'Anatomie,* 1868, *Évolution de la notocorde)* a décrit dans tous ses détails la marche de l'ossification aboutissant à l'union de l'apophyse odontoïde et du corps de l'axis.

Septième cervicale. — Elle présente deux particularités : 1° un point complémentaire pour le sommet de l'apophyse épineuse (ce point existe assez souvent pour la sixième) ; — 2° un autre point situé à la partie antérieure de la base de l'apophyse transverse ; il apparaît dans le sixième mois de la vie fœtale, et se soude d'ordinaire au reste de l'apophyse transverse de quatre à six ans ; très rarement cette soudure n'a pas lieu. Ce point correspond à ceux aux dépens desquels se développent les côtes ; quand il reste indépendant du reste de l'apophyse transverse, il constitue la septième côte cervicale. Ce point osseux peut s'observer aussi sur la sixième, la cinquième ou même sur la quatrième cervicale (Hyrtl).

Douzième dorsale. — Elle présente au niveau de ses apophyses transverses : 1° un point complémentaire constant pour le sommet de son tubercule supérieur (analogue au point mamillaire que l'on rencontre sur les apophyses articulaires supérieures des vertèbres lombaires) ; — 2° un point complémentaire inconstant pour le sommet de son tubercule inférieur et antérieur : c'est l'analogue de celui des apophyses transverses des vertèbres lombaires.

Cinquième lombaire. — Elle présente un point secondaire spécial pour le tubercule antérieur des apophyses transverses.

Sacrum *(vertèbres sacrées).* — Chaque vertèbre sacrée présente huit points d'ossification : trois primitifs et cinq complémentaires.

Les *trois points primitifs* sont répartis comme sur les autres vertèbres : un *médian* pour le corps ; *deux latéraux* pour les apophyses articulaires, les lames et l'apophyse épineuse. Le point médian du corps apparaît vers le quatrième mois de la vie intra-utérine, d'abord dans la première vertèbre sacrée ; ceux des dernières ne se montrent que vers le huitième mois. La soudure commence par la réunion des trois points latéraux entre eux, et se termine par la réunion de ces derniers au point médian.

A ces trois points primitifs s'ajoutent, comme pour les autres vertèbres, des *points complémentaires :* deux appartiennent au corps dont ils forment les épiphyses ; ils apparaissent vers l'âge de dix à treize ans. Pendant quelque temps, l'épiphyse inférieure d'une vertèbre sacrée est unie à l'épiphyse supérieure de la vertèbre sous-jacente par un appareil ligamenteux analogue au disque intervertébral ; ce disque disparait par la suite. — Un *troisième* point d'ossification complémentaire est *épineux* : il se montre de quinze à seize ans et se soude rapidement à l'apophyse épineuse.

Cependant le mode d'ossification des vertèbres sacrées diffère de celui des autres vertèbres par l'addition de deux points complémentaires : ils apparaissent sur les côtés du point médian du corps et forment, en se développant, la partie antérieure des masses latérales du sacrum ; ces points doivent être considérés comme les *points costaux* du sacrum (Gegenbaur), car ils représentent autant de côtes rudimentaires, les *côtes sacrées,* qui se soudent aux apophyses transverses pour constituer les masses latérales du sacrum ; ces points latéraux sont constants pour les trois premières sacrées ; ils manquent quelquefois pour la troisième et souvent pour les deux dernières ; ils apparaissent du cinquième au sixième mois de la vie fœtale.

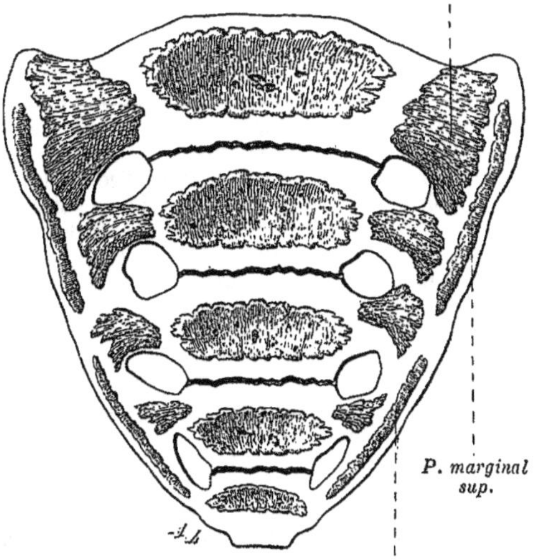

Fig. 323. — Sacrum, ossification, vue antérieure.

Enfin l'ossification du sacrum s'achève par l'addition de nouveaux points complémentaires sur les bords latéraux de l'os ; ces points, *points marginaux,* forment les épiphyses marginales ; au nombre de quatre, deux de chaque côté, ils apparaissent vers dix-sept ou dix-huit ans, et forment, en se développant, les bandes osseuses étroites qui modèlent les côtés de l'os. Le point supérieur forme l'*épiphyse marginale supérieure* qui répond à la facette auriculaire; le point inférieur, *épiphyse marginale inférieure,* modèle les bords des deux dernières vertèbres sacrées. Les épiphyses marginales se soudent à l'os de dix-neuf à vingt et un ans.

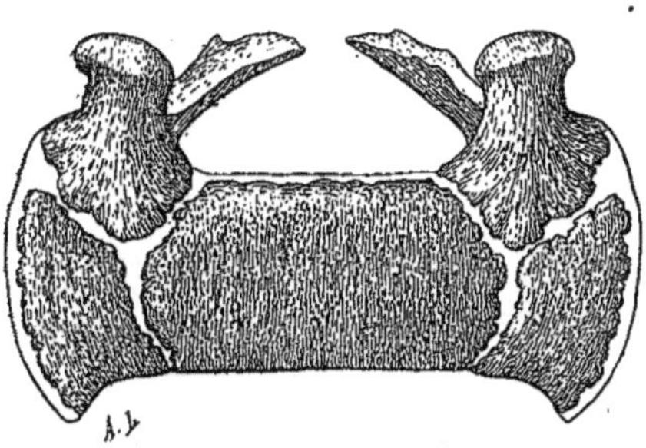
Fig. 324. — Sacrum, ossification, base.

La soudure des vertèbres sacrées entre elles commence vers l'âge de huit à dix ans par les parties latérales, et se poursuit ensuite par les lames et les apophyses épineuses, pour se terminer par les corps. Ces derniers ne sont complètement soudés que vers l'âge de dix-huit à vingt ans (vingt-cinq à trente ans d'après quelques auteurs). Cette soudure se fait de bas en haut, c'est-à-dire que la cinquième sacrée s'unit d'abord à la quatrième, et qu'en dernier lieu la deuxième s'unit à la première.

Considéré dans sa totalité, le sacrum présente *quarante et un* points d'ossification ainsi répartis : trente-deux points dont vingt primitifs et douze complémentaires pour les quatre premières vertèbres sacrées; cinq points pour le cinquième, dont trois primitifs et deux complémentaires ; enfin quatre points secondaires pour les épiphyses marginales.

Coccyx *(vertèbres coccygiennes).* — Chacune des quatre premières vertèbres coccygiennes présente un *point primitif central,* formant presque toute la vertèbre, et *deux points complémentaires,* formant les apophyses supérieure et inférieure. Deux autres points apparaissent sur la première vertèbre coccygienne pour former les petites cornes. Le point primitif apparaît de quatre à cinq ans pour la première vertèbre, et de six à neuf ans pour les deuxième, troisième et quatrième; les points épiphysaires apparaissent de dix à douze ans. — La cinquième vertèbre coccygienne ne présente que deux points d'ossification : un primitif central (dix ans), l'autre complémentaire apparaissant en même temps au-dessus du premier.

Le coccyx présente donc dans son ensemble *seize* points d'ossification : *cinq primitifs* et *onze complémentaires.*

Les vertèbres coccygiennes se soudent vite entre elles pour former une pièce unique. La soudure se fait de bas en haut : la cinquième est déjà soudée à la quatrième de douze à quatorze ans : la première est le plus souvent séparée de la deuxième à vingt-cinq ou trente ans. En somme, les vertèbres coccygiennes se trouvent soudées alors que les vertèbres sacrées sont encore indépendantes. Très tardivement enfin, chez les vieillards, le coccyx se soude au sacrum pour former un seul os, le sacro-coccyx.

Ajoutons que dans ces derniers temps, Rosemberg (1876) a démontré que, dans les trois quarts des cas, le coccyx est formé de six vertèbres ; Fol (1885) et Phisalix (1887) ont trouvé sur des embryons humains quatre ou cinq vertèbres coccygiennes éphémères. Cette disposition embryonnaire peut persister ; le coccyx de l'adulte, plus long qu'à l'ordinaire, a alors tous les caractères d'un appendice caudal (R. Blanchard, Rev. d'anthrop., 1885).

L'ossification des pièces de la colonne vertébrale, telle que nous l'avons décrite, se fait dans un mode déterminé : les lames et les apophyses commencent à s'ossifier dans la région cervicale et continuent de haut en bas. Les corps commencent à s'ossifier dans la région dorsale pour s'étendre ensuite dans les deux directions, en haut et en bas. Le processus d'ossification n'est complet que plus tard, vers l'âge de 25 à 30 ans. Avant la soudure des lames, le canal vertébral présente en arrière une scissure médiane et verticale ; la persistance de cet état constitue le vice de développement connu sous le nom de *spina bifida.*

Comme à la colonne cervicale les points latéraux apparaissent les premiers ; la partie médiane antérieure reste cartilagineuse jusqu'au quatrième mois. Après l'apparition des points médians, on voit sur la colonne cervicale deux bandes cartilagineuses, intermédiaires à la ligne des points latéraux et à celle des points médians.

A la puberté se montrent les épiphyses des corps vertébraux : la colonne s'accroît rapidement et revêt bientôt les caractères définitifs de l'adulte.

Chez le vieillard, les corps vertébraux s'affaissent, la colonne s'infléchit en avant ; la mobilité de chaque pièce vertébrale tend à diminuer, et bientôt commence la soudure des vertèbres entre elles. C'est le coccyx qui ouvre généralement la série, en se soudant au sacrum ; celui-ci se soude à la cinquième lombaire ; enfin très tardivement d'autres vertèbres des régions lombaire et dorsale se soudent ensemble. On cite quelques cas où ce processus de soudure a été tellement actif que la colonne a perdu toute mobilité, et s'est transformée en une tige rigide, en une pièce unique.

Tableau synoptique des points d'ossification des vertèbres.

Points primitifs.	*Nombre* . . .		Trois : un médian, deux latéraux	*V. cervicale.* *V. dorsale.* *V. lombaire.* *V. sacrée.*
			Un seul : médian.	*V. coccygienne*
	Époque d'apparition.	P. médian.	4e mois de la vie intra-utérine.	*V. cervicale.*
			2 mois à 2 mois 1/2 — . . .	*V. dorsale.*
			2 mois 1/2 à 3 mois — . . .	*V. lombaire.*
			4e mois — . . .	*V. sacrée.*
			de 4 à 9 ans après la naissance.	*V. coccygienne.*
		P. latéraux.	55e au 60e jour de la vie intra-utérine	*V. cervicale.*
			Tous sont apparus vers le milieu de la grossesse	*V. dorsale.* *V. lombaire.* *V. sacrée.*
	Époque de soudure.	P. médian.	Se soude aux latéraux de quatre à six ans	*sur toutes les vertèbres.*
		P. latéraux.	Du 10e au 15e m. ap. naissance.	*V. cervicale.*
			Du 6e au 9e —	*V. dorsale.*
			Au 6e mois —	*V. lombaire.*
			De 7 à 9 ans —	*V. sacrée.*

Points complémentaires : *nombre*	2 Epiphysaires : supérieur et inférieur . . .	2 *V. cervicale.*
	2 Epiphysaires : supérieur et inférieur . . . 2 Transversaires . . . . 1 Epineux	5 *V. dorsale.*
	2 Epiphysaires : supérieur et inférieur . . . 2 Transversaires . . . . 1 Epineux . . . . 2 Mamillaires	7 *V. lombaire.*
	2 Epiphysaires : supérieur et inférieur . . . 1 Epineux . . . . 2 Costaux (p. la partie ant. des masses lat.) (Ajouter à l'ossification du sacrum les quatre points marginaux).	5 *V. sacrée.*
	2 Epiphysaires : supérieur et inférieur . . .	2 *V. coccygienne.*

IV. — ARCHITECTURE

Les vertèbres sont presque exclusivement formées de tissu spongieux ; une mince lame compacte entoure les lames et les apophyses épineuses et transverses ; sur les apophyses articulaires et sur les corps, la minceur de cette lame est extrême. Dans le corps, le tissu spongieux est plus condensé au niveau des faces supérieure et inférieure ; ses travées principales sont dirigées verticalement et reliées entre elles par de minces lamelles transversales. Au niveau des facettes costales du corps, les lamelles sont condensées et tendent à prendre une disposition en éventail ; au contraire, au niveau du pédicule, à la base de l'apophysetransverse, le tissu sonpgieux subit une raréfaction, et en ce point apparaît chez le vieillard une véritable géode, caractéristique de l'âge.

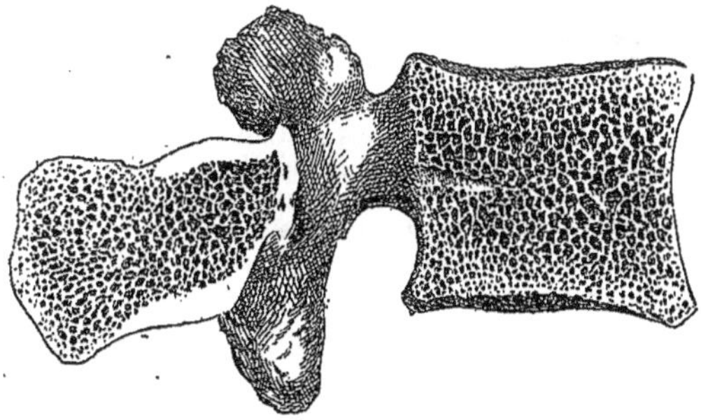

Fig. 325. — Vertèbre lombaire, architecture.

De gros *canaux veineux* parcourent l'intérieur du corps vertébral. Leurs trous se voient sur toute la périphérie du corps ; ils convergent vers d'autres canaux, de volume plus considérable, qui viennent déboucher dans la fossette que nous avons décrite sur le segment postérieur de la circonférence du corps ; tous ces conduits sont tapissés par une mince lame de tissu compact.

V. — ANOMALIES

Les anomalies de la colonne vertébrale peuvent porter sur le nombre des vertèbres ou sur leur forme ; de là leur classification en *anomalies de forme*, et *anomalies de nombre*.

1° ANOMALIES NUMÉRIQUES

On les a observées aux diverses régions de la colonne.

Tantôt le nombre des vertèbres est supérieur au chiffre normal, c'est l'*anomalie par excès ;* tantôt il est inférieur, c'est l'*anomalie par défaut.* L'excès ou le défaut sont *compensés* ou ne le sont pas par une augmentation ou une diminution dans le nombre des vertèbres de la région voisine : l'anomalie peut donc être *compensée* ou *non compensée*. Les anomalies compensées sont les plus fréquentes et la colonne entière conserve son nombre régulier de pièces osseuses. Les anomalies non compensées sont très rares : il y a alors augmentation ou diminution du nombre total des vertèbres.

La région cervicale offre, au point de vue des anomalies de nombre, une grande constance ; mais, étant donné que l'on considère comme vertèbre dorsale les vertèbres pourvues d'une côte libre, le nombre des vertèbres cervicales est réduit à six lorsque la septième cervicale porte une côte, anomalie qui est loin d'être rare.

Les variations de nombre sont plus fréquentes dans les deux régions suivantes : lorsque l'apophyse costiforme reste à l'état de côte isolée sur la première vertèbre lombaire, le nombre des vertèbres dorsales monte à treize et celui des vertèbres lombaires est alors réduit à quatre. — Par contre, l'atrophie et la soudure de la douzième côte à la douzième vertèbre dorsale réduisent à onze le nombre des vertèbres dorsales et portent à huit celui des lombaires ; cette anomalie est plus rare que la précédente.

Tenchini a communiqué au congrès de l'Association médicale italienne (Arch. de Biolog. ital. 1889) les résultats de ses études sur le nombre des côtes et des vertèbres. Sur quatre-vingts cadavres, il a constaté trois fois un nombre de vertèbres supérieur à trente-trois, et dans trois autres cas un nombre inférieur. Il s'agissait bien d'après l'auteur de variations sans compensation.

Le passage d'une vertèbre sacrée à la région lombaire, ou celui d'une vertèbre coccygienne à la région sacrée ne sont pas rares : lorsque nous rencontrons un sacrum avec cinq trous, l'une des six vertèbres qui le composent alors appartient à la région lombaire, qui n'a plus que quatre vertèbres, ou à la région coccygienne, qui est alors réduite à ce que nous avons appelé la seconde pièce du coccyx.

Toutes ces anomalies numériques tirent leur origine d'une disposition commune réalisée pendant la vie fœtale. Chez le fœtus il y a dix-sept vertèbres thoraco-lombaires ; la treizième de ces vertèbres est normalement pourvue d'une côte : la première vertèbre sacrée répond alors à la vingt-sixième vertèbre de la colonne, et les os iliaques sont unis aux vingt-sixième, vingt-septième et vingt-huitième vertèbres. Plus tard, grâce au développement ascensionnel du bassin d'arrière en avant, la vingt-cinquième vertèbre devient la première sacrée, les os iliaques s'articulent avec les vertèbres 25, 26 et 27, tandis que la côte de la treizième vertèbre thoraco-lombaire s'atrophie. En somme ce *mouvement ascensionnel* a pour effet de dépouiller la colonne lombaire de ses éléments.

Le mode de développement du rachis permet de comprendre les anomalies de nombre soit par excès, soit par défaut, pour l'explication desquelles tant de théories ont été émises.

2° ANOMALIES DE FORME ET VARIA.

Nous les passerons successivement en revue dans chacune des régions de la colonne rachidienne.

COLONNE CERVICALE

A. — Les *apophyses semi-lunaires,* caractéristiques du corps des vertèbres cervicales présentent : une face interne, qui se continue avec la face supérieure du corps, et qui répond aux disques intervertébraux ; — une face externe, rugueuse, dont la partie moyenne, répondant à l'artère vertébrale, est souvent excavée en gouttière ; — une base, implantée sur le corps ; — et un bord supérieur tranchant, fortement convexe d'avant en arrière.

B. — Le canal transversaire est souvent divisé par une lamelle osseuse en deux parties, l'une, antérieure, large ; l'autre, postérieure, plus petite. Cette anomalie nous a paru plus fréquente sur la septième cervicale.

C. — On voit parfois les apophyses transverses entrer en contact par de petites facettes articulaires placées sur les bords correspondants de ces apophyses.

D. — On peut présenter autrement la description des *apophyses transverses* et dire : elles naissent par *deux racines.* — La *racine antérieure* se détache de la partie latérale du corps, immédiatement en avant du pédicule : elle est fortement aplatie dans le sens antéro-postérieur. Sa face antérieure est creusée d'une gouttière, souvent peu profonde, oblique en bas et en dehors. Sa face postérieure, lisse, présente une gouttière verticale, qui constitue la paroi antérieure du canal transversaire ; en dehors elle se soude à la racine postérieure. Ses bords, supérieur et inférieur, sont tranchants et légèrement concaves de dedans en dehors. — Le sommet se termine tantôt par une crête, tantôt par un tubercule, formant le tubercule antérieur de l'apophyse transverse : il répond à l'insertion du scalène antérieur ; ce tubercule représente la pleurapophyse (côte) de la vertèbre-type, dont l'hæmépine (sternum) est peut-être représenté par l'os hyoïde et les lignes blanches sus et soushyoïdiennes. La *racine postérieure* implantée sur le pédicule et la colonne des apophyses articulaires, est une mince lamelle osseuse aplatie d'avant en arrière. La face antérieure (qui serait mieux appelée antéro-supérieure), est creusée d'une gouttière transversale qui répond au canal de conjugaison. La face postérieure (mieux postéro-inférieure) concave transversalement, est criblée de trous vasculaires. Le bord supérieur est tranchant. Le bord inférieur mousse, est fortement concave transversalement. Le sommet, rugueux, forme le tubercule postérieur de l'apophyse transverse : il répond à des insertions musculaires.

La racine antérieure et la racine postérieure sont réunies en dehors par un pont osseux dirigé d'avant en arrière. La face supérieure de ce pont est creusée en gouttière sur laquelle reposent les nerfs cervicaux. Son bord interne, concave, répond au canal de l'artère vertébrale. Son bord externe donne insertion à des muscles.

Atlas. — A. — La forme elliptique que l'on décrit normalement aux *cavités glénoïdes*, est loin d'être constante (1). Très fréquemment, une fois sur deux, d'après nos recherches, les surfaces articulaires se rétrécissent vers la jonction des tiers antérieurs avec le tiers postérieur : cet étranglement donne à la surface articulaire la forme d'une empreinte de pas, à talon postérieur. Un deuxième étranglement peut exister en avant. Il arrive aussi qu'un sillon transversal dédouble complètement la surface articulaire ; la forme et l'étendue des surfaces ainsi dédoublées sont très variables : elles sont ovalaires ou circulaires. Ce dédoublement se rencontre environ une fois sur dix ; il correspond à une séparation analogue des condyles de l'occipital.

Plus fréquemment, une fois sur trois, on voit la partie postérieure des cavités glénoïdes se prolonger au-dessus de la gouttière de l'artère vertébrale.

Nous avons mesuré sur soixante atlas les diamètres des cavités glénoïdes et nous avons trouvé que le grand diamètre était en moyenne de $21^{mm}5$, le petit de $9^{mm}5$; d'après nos mensurations la distance qui sépare les extrémités des grands diamètres des cavités glénoïdes est de 25^{mm} en avant, et de $39^{mm}5$ en arrière.

L'orientation et la courbure des cavités glénoïdes sont également soumises à de grandes variétés. Nous avons rencontré, entre autres, dix atlas dont les cavités glénoïdes, presque planes, regardaient en haut et très légèrement en dedans ; quatre autres atlas avaient des surfaces complètement aplanies, à peu près circulaires, regardant directement en haut.

B. — Le tubercule d'insertion du ligament transverse est tantôt situé à la partie antérieure de la face interne des masses latérales, près du point où elles se continuent avec l'arc antérieur ; tantôt il est plus en arrière ; ordinairement il occupe toute la hauteur de cette face, sur le plan de laquelle il dessine sa saillie très nette. — Neuf fois sur dix, existe en arrière de ce tubercule, une fossette profonde, criblée de trous vasculaires.

C. — L'arc antérieur de l'atlas reste quelquefois ouvert en avant sur la ligne médiane.

D. — Halberstma a trouvé sur le cadavre d'une vieille femme une apophyse qu'il décrit sous le nom de *processus articularis atlantis;* cette apophyse s'étendait du bord supérieur de l'arc antérieur de l'atlas, montait en avant de l'apophyse odontoïde, et se recourbait en crochet pour s'articuler par sa face inférieure avec le sommet de l'apophyse odontoïde.

Sur un grand nombre d'atlas nous avons constaté une série de rugosités irrégulières surmontant le bord supérieur de la fossette articulaire odontoïdienne, et provenant, à n'en pas douter, de l'ossification du ligament occipito-odontoïdien. Dans un cas ces productions osseuses arrivaient jusqu'au bord antérieur des cavités glénoïdes ; à ce niveau elles étaient devenues cartilagineuses. Sur cette même pièce la facette articulaire odontoïdienne était éburnée et remplacée par une surface osseuse criblée de trous vasculaires.

E. — L'arc postérieur de l'atlas peut rester ouvert par arrêt de développement ; notre collection renferme huit cas de ce genre.

F. — La gouttière creusée par l'artère vertébrale est quelquefois convertie en canal par une lamelle osseuse. La disposition la plus fréquente de cette lamelle est la suivante : elle s'étend entre le rebord postérieur des cavités glénoïdes et le bord externe de l'arc postérieur. Sur 500 atlas examinés existe cette disposition 40 fois des deux côtés, et 48 fois d'un côté seulement ; dans deux de ces cas, le toit formé par la lamelle osseuse était creusé d'un orifice arrondi. Il arrive plus rarement (2 fois sur 500) que la lamelle osseuse va du rebord externe des cavités glénoïdes à la moitié postérieure du sommet de l'apophyse transverse. Enfin, sur deux atlas, une large lamelle osseuse réunissait les bords externe et postérieur des cavités glénoïdes à l'arc postérieur et aux apophyses transverses, de telle sorte que l'artère vertébrale était contenue dans un canal osseux : toutefois, dans ces

(1) Cinq cents atlas et autant d'axis, présentant des irrégularités de forme, ont été étudiés dans mon laboratoire par M. Ed. Friteau, et il nous a été ainsi possible de relever un grand nombre d'anomalies ou de variétés de ces vertèbres.

deux cas, la lamelle osseuse était perforée d'un large orifice, qui devait donner passage à quelque branche afférente de la veine vertébrale.

Schwegel a trouvé le canal de l'artère vertébrale divisé par de minces lamelles osseuses en deux ou trois canaux secondaires : lorsqu'il existe deux canaux, le supérieur donne passage aux vaisseaux vertébraux, artère et veine ; l'inférieur au premier nerf cervical. J'ai observé un cas de ce genre.

G. — La portion de l'arc postérieur qui se prolonge en dehors pour contribuer à former la racine postérieure de l'apophyse transverse de l'atlas, présente fréquemment sur son bord externe une échancrure, à concavité externe. Cette gouttière, creusée aux dépens de l'arc postérieur et de l'apophyse transverse, est légèrement oblique de haut en bas, d'arrière en avant et de dehors en dedans : elle occupe toute la hauteur de l'arc postérieur, et n'est séparée du canal transversaire que par la racine postérieure de l'apophyse transverse; ses dimensions sont variables. Sur nos 500 atlas, cette échancrure existait 195 fois, le plus souvent des deux côtés. — Cette échancrure est souvent convertie par un pont osseux en un trou ou en une fente ; nous avons observé cette disposition 70 fois. Échancrure ou trou donnent passage à des veines, qui viennent se jeter dans la veine vertébrale. — Sur dix atlas, nous avons rencontré, sur le bord postérieur de l'arc postérieur, une petite gouttière horizontale, aboutissant à l'échancrure : deux fois cette gouttière était convertie en un canal par une mince lamelle ; ces dispositions paraissent en rapport avec le passage de vaisseaux veineux.

H. — Allen a vu l'arc postérieur de l'atlas s'articuler par son bord supérieur avec le bord postérieur du trou occipital.

I. — La racine postérieure de l'apophyse transverse de l'atlas manque quelquefois ; il n'est pas rare non plus de rencontrer l'absence de la racine antérieure ; nous avons rencontré trente-cinq exemples de ces anomalies.

J. — L'apophyse transverse peut être bituberculeuse : sa face supérieure présente parfois une surface cartilagineuse par laquelle elle s'articule avec l'apophyse jugulaire de l'occipital.

Sur un atlas de notre collection une apophyse volumineuse, implantée sur la moitié postérieure du sommet de l'apophyse transverse, montait obliquement en haut et en dedans, à un niveau plus élevé que le bord externe des cavités glénoïdes. Cette apophyse devait s'articuler avec une autre avancée osseuse de l'occipital, formant une articulation supplémentaire entre l'atlas et l'occipital.

Axis. — A. — L'apophyse odontoïde peut rester séparée de l'axis. Giacomini (Turin, 1886) signale un cas dans lequel l'os odontoïdien, complètement libre, s'articulait avec l'axis par une articulation diarthrodiale. Romiti (Sienne, 1886) signale un autre cas dans lequel l'os odontoïdien était soudé à l'atlas qui possédait ainsi son corps. Cette anomalie est la reproduction d'un état normal dans certaines espèces.

B. — Sur un très grand nombre d'axis (plus de 500) que nous avons examinés, nous avons constaté la présence d'une lamelle osseuse, partant de la face antérieure de l'apophyse odontoïde, et montant verticalement au-dessus de son sommet; à n'en pas douter cette lamelle osseuse provenait de l'ossification du ligament odontoïdien.

C. — Parfois le sommet de l'apophyse odontoïde est soudé avec le bord antérieur du trou occipital; et il y a ankylose de l'articulation occipito-odontoïdienne.

D. — Luschkha (Die Halsrippen und die ossa suprasternalia, Wien, 1859, p. 5) a trouvé sur un homme de 50 ans l'apophyse épineuse de l'axis terminée par un tubercule mousse et arrondi : les deux tubercules de cette apophyse se présentaient sous la forme de deux osselets situés à un centimètre au-dessous de l'apophyse, et réunis entre eux par deux ligaments.

COLONNE DORSALE

A. — Les apophyses épineuses sont souvent déviées latéralement.

B. — Les arcs postérieurs peuvent rester ouverts par arrêt de développement. Schwegel a trouvé les arcs dorsaux ouverts sur un squelette dans lequel les arcs cervicaux et lombaires étaient fermés.

C. — C. Mayer (Bonn, 1842) a signalé la présence d'une articulation entre l'apophyse transverse de la première dorsale et celle de la septième cervicale. — La première vertèbre dorsale présente quelquefois un canal transversaire.

COLONNE LOMBAIRE

A. — Cunningham (Journ. of. anatomy, 1889) a tiré de ses études sur la colonne lombaire de l'homme dans différentes races et sur la même colonne dans diverses espèces de singes les résultats suivants : le diamètre vertical de la vertèbre lombaire est double du diamètre sagittal chez quelques mammifères. L'épaisseur des disques relativement à l'épaisseur des corps est dans les races humaines en raison directe du degré de civilisation.

B. — Fréquemment les apophyses épineuses des vertèbres lombaires entrent en contact et s'articulent par leurs sommets, formant la « diarthrosis interspinosa » décrite par Mayer.

C. — Les apophyses transverses présentent quelquefois leur tubercule accessoire, celui qui représente l'apophyse transverse, allongé en une apophyse styloïde plus ou moins développée, correspondant à l'apophyse styloïde d'un grand nombre de quadrupèdes; cette anomalie se rencontre sur la douzième dorsale.

D. — Les tubercules mamillaires peuvent être très développés. Henle a vu un petit pont osseux allant d'un tubercule mamillaire au tubercule accessoire sous-jacent, de sorte que ces deux éminences étaient réunies en une seule apophyse percée d'un trou à sa base.

E. — Mayer a encore signalé sous le nom de « diarthrosis obliqua accessoria » une petite articulation supplémentaire placée au-dessous et en dedans de l'articulation principale des apophyses articulaires.

Spondylolisthèse (σπόνδυλος, vertèbre; ὀλισθησις, glissement). — Kilian a fait connaître, sous le nom de spondylolisthésis, une déformation du bassin due au glissement du corps de la cinquième vertèbre lombaire sur la base du sacrum, et constituée par l'obstruction du pelvis par le glissement du corps de la cinquième vertèbre lombaire sur la base du sacrum, et constituée par l'obstruction du pelvis par le glissement de la colonne vertébrale qui vient surplomber la cavité pelvienne. — Un peu après, Neugebauer, dans une thèse et dans plusieurs mémoires, a montré la genèse de cette déformation. La lésion initiale de la spondylolisthèse est une division de l'arc neural de la cinquième lombaire, dans la région interarticulaire de chaque demi-arc latéral. Cette division ou spondyloschise (σχισις fente) siège sur la portion de l'arc intermédiaire aux apophyses articulaires supérieures et inférieures; elle peut être unie ou bilatérale. Le glissement de la colonne vertébrale est consécutif. Neugebauer a montré que cette spondyloschise était le fait de la séparation persistante entre les deux points d'ossification dont se compose primitivement chaque demi-arc latéral. Cette pathogénie a été généralement adoptée; Farabeuf l'a exposée lumineusement à la société de chirurgie. Je ne crois pas qu'elle soit parfaitement satisfaisante: en effet l'étude de l'ossification des vertèbres prouve bien que chaque demi-arc latéral se compose primitivement de deux points (Rambaud et Renault), mais elle nous apprend aussi que ces deux points se réunissent longtemps avant la réunion des arcs avec le corps et celle des arcs entre eux. S'il s'agissait d'un arrêt de développement pur, on devrait donc observer dans tous ces cas l'absence de soudure des demi-arcs latéraux, et l'absence de réunion avec le corps. Or, il n'en est rien : toujours les lames sont réunies en arrière, et toujours elles sont soudées avec le corps. Aussi est-on obligé d'admettre en même temps une anomalie réversive; chez quelques mammifères inférieurs, les cétacés entre autres, l'arc neural est formé par deux pièces, disposition qui explique les sutures constatées par Shattock, Sutton, Reid sur la cinquième vertèbre lombaire des squelettes humains; la suture laisserait en arrière un segment comprenant l'apophyse épineuse, les lames et les apophyses articulaires inférieures.

Je me demande si l'on n'est pas autorisé à faire intervenir, en outre, pour la pathogénie de la spondyloschise une influence mécanique, qui localise la séparation. Neugebaüer admet une spodyloschise traumatique; le point où se fait la division est en effet le point le moins résistant de l'arc vertébral. D'autre part, la spondyloschise a été surtout observée chez des sujets âgés : je possède douze pièces de cette lésion qui se rencontre sur la cinquième lombaire; toutes me viennent de sujets très âgés. Donc, sans nier l'influence de la distribution des points d'ossification, je pense qu'il faut faire une large part aux conditions mécaniques dans une colonne en train de s'accommoder à la situation verticale, étant donné que la lésion se présente presque constamment sur la cinquième lombaire, vertèbre en train de disparaître.

SACRUM

A. — Parfois le sacrum comprend six vertèbres; plus rarement il n'est formé que de quatre. Il peut être asymétrique, ce qui tient à l'inégal développement ou même à l'absence de ce que Gegenbaur appelle la *pièce costale* (V. développement).

B. — La concavité antérieure du sacrum est très variable : quelquefois très prononcée, elle est dans certains cas, au contraire, à peine appréciable. D'après Gegenbaur, cette courbure est déterminée par la forme des corps vertébraux; le corps des deux premières sacrées est, en effet, plus haut en avant qu'en arrière, tandis que le corps des trois dernières est plus haut en arrière qu'en avant.

C. — Rien n'est plus fréquent que de rencontrer sur les sujets adultes l'ankylose osseuse du sacrum avec l'os iliaque; le plus souvent les jetées osseuses principales se trouvent à la partie antérieure de l'articulation sacro-iliaque et quelquefois sur tout le pourtour de cette articulation. Je possède un très grand nombre de bassins sur lesquels la soudure des deux os est complète; il s'agit vraisemblablement d'ossifications ligamenteuses.

J'ai dit ailleurs que rien n'est plus fréquent que de voir, chez l'adulte, les corps vertébraux réunis entre eux par de semblables jetées osseuses. Ces ossifications plus fréquentes à la colonne lombaire qu'à la colonne dorsale, réunissent en une seule pièce osseuse deux, quatre et jusqu'à dix vertèbres. Le processus d'ossification paraît être très actif, car il donne lieu à la formation de véritables mamelons osseux au niveau des disques intervertébraux : le volume de ces mamelons est tel qu'il m'a été souvent possible de les sentir par le palper sur quelques vieilles femmes maigres à la Salpêtrière pendant mon internat.

D. — La surface des ailerons est souvent traversée de haut en bas et de dedans en dehors par une gouttière large, peu profonde ; cette gouttière creusée par le passage du gros nerf lombo-sacré est quelquefois très marquée ; dans d'autres cas elle manque.

Gegenbaur fait remarquer que les parties ou masses latérales du sacrum ne sont pas formées seulement par l'extension et la soudure des apophyses transverses : ces parties procèdent aussi et surtout du corps de la vertèbre ; l'étude de l'ossification montre qu'elles se développent par un point spécial qui apparait sur les côtés du corps. — Ces considérations embryologiques et les données fournies par l'anatomie comparée tendent à démontrer que cette extension des parties latérales du sacrum, au niveau des trois premières vertèbres sacrées, doit être considérée comme résultant du fusionnement de *côtes rudimentaires* avec les apophyses transverses. C'est pourquoi Gegenbaur propose de désigner ces parties latérales du sacrum sous le nom de *pièces costales*.

E. — Le canal sacré peut être ouvert sur une grande étendue par suite de l'absence des lames.

Différences sexuelles. — Le sacrum est, en général, plus long et plus étroit chez l'homme, plus large, plus court et plus incurvé chez la femme.

COCCYX

A. — Normalement les vertèbres coccygiennes sont au nombre de cinq ; ce chiffre est souvent dépassé. Rosemberg (1876) a démontré que, dans les 3/4 des cas, il y a six vertèbres coccygiennes. Fol (1885) et Phisalix (1887) ont signalé en outre la présence de quatre ou cinq vertèbres coccygiennes supplémentaires, qui ne se développent pas. Ces faits nous expliquent les anomalies décrites sous le nom d'hommes à queue par Monod, Virchow, Gerlach, etc. — Steinbach a étudié sur douze embryons humains mâles le nombre des vertèbres caudales. Il a trouvé qu'elles étaient au nombre de cinq, ce qui porte le chiffre total des vertèbres à trente-quatre ; sur un seul embryon de sept mois ce chiffre s'élevait à trente-huit. — Sur onze embryons femelles, il y avait aussi cinq vertèbres coccygiennes ; un embryon femelle de trois à quatre mois et un autre de cinq mois n'avaient que quatre vertèbres caudales ; sur un enfant âgé de quatre semaines, Steinbach a trouvé six vertèbres coccygiennes. Sur vingt et un enfants femelles, dix avaient cinq vertèbres coccygiennes, neuf en avaient quatre ; dans un cas, il n'y en avait que trois. — Chez les adultes mâles la colonne caudale est plus réduite que les femelles.

Il serait nécessaire de faire une description des altérations séniles de la colonne vertébrale : nulle partie du squelette ne les présente plus fréquemment. Je possède plus de 500 pièces montrant les soudures osseuses complètes entre 2, 4, 10 vertèbres et même plus. Les apophyses épineuses sont souvent soudées ou réunies par des bandes osseuses, surtout à la colonne lombaire. Les ossifications autour du corps et des apophyses articulaires sont extrêmement fréquentes. J'oserais presque dire : à partir de 50 ans, il n'est guère de colonne vertébrale dont toutes les vertèbres soient indépendantes. Bien des anomalies sont sous la dépendance de ces ossifications séniles ; telles les articulations supplémentaires au voisinage des articulations normales ou entre les apophyses épineuses.

ARTICLE TROISIÈME

THORAX

Douze pièces squelettiques, conformées en arcs, se détachent de chaque côté de la colonne vertébrale, et se portent parallèlement en avant et en bas vers la partie antérieure du tronc, circonscrivant une enceinte en forme de cage, la *cage thoracique* ou *thorax*. — D'abord cartilagineux dans toute leur étendue, ces arcs s'ossifient dans leurs quatre cinquièmes postérieurs, et restent cartilagineux dans leur partie antérieure seulement. De ce fait, l'arc primitif se trouve subdivisé en deux segments : un postérieur, de beaucoup le plus considérable, c'est la *côte proprement dite ;* et un antérieur, très court, c'est le *cartilage costal.*

De plus, à leur extrémité antérieure, un certain nombre de ces arcades se rapprochent et se fusionnent sur la ligne médiane en un organe impair et symétrique, le *sternum* (V. développement).

Je décrirai successivement : 1° le *sternum ;* 2° les *côtes ;* 3° les *cartilages costaux ;* 4° la *cage thoracique.*

En réalité les *arcs costaux* doivent être considérés comme appartenant aux vertèbres dorsales, dont ils représentent *l'arc ventral* (voir vertèbre type); et le *sternum* doit être regardé comme une colonne antérieure, la *colonne sternébrale* (de Blainville, Meckel).

§ I. — STERNUM

Le sternum (de στέρνον, poitrine), produit du fusionnement des huit premiers arcs costaux, forme sur la région antérieure et médiane de la poitrine une sorte de colonne osseuse, aplatie d'avant en arrière. Sur les côtés de cet os aplati, les sept premiers cartilages costaux seulement viennent prendre point d'appui, le huitième s'en éloignant dans le cours du développement. Sur sa partie supérieure reposent les deux clavicules.

Le sternum est primitivement formé d'une série de pièces superposées, les *sternèbres* (de Blainville) ; dans le cours du développement ces pièces se soudent entre elles, de telle sorte que le sternum adulte apparaît comme composé de trois segments : un supérieur, triangulaire, à base cervicale fortement sinueuse, le *présternum* (poignée ou manubrium de l'épée à laquelle on comparait autrefois le sternum) ; — une moyenne, quadrangulaire, à grand diamètre vertical, le *mésosternum* (corps, lame de l'épée); — une inférieure, mince et effilée, le *xiphisternum* ou *appendice xiphoïde* (pointe de l'épée).

La *direction* du sternum n'est pas verticale, mais un peu oblique de haut en bas et d'arrière en avant, de sorte que la poignée est beaucoup plus rapprochée du rachis que l'appendice xiphoïde : le plan prolongé de la face antérieure irait, d'après Cruveilhier, rencontrer la colonne vertébrale au niveau de la troisième cervicale. Le sternum de la femme est moins oblique que celui de l'homme. Une ligne horizontale menée par le bord supérieur de la poignée rencontre le bord inférieur de la deuxième vertèbre dorsale; une autre horizontale menée par le sommet de l'appendice xiphoïde rencontre le bord inférieur de la dixième dorsale.

Le sternum nous offre à étudier *deux faces, deux bords,* une *base* et *un sommet.*

Placer en haut l'extrémité la plus épaisse, et orienter la face convexe de façon qu'elle regarde en avant et légèrement en haut.

Face antérieure (*cutanée*).— Cette face, qui serait mieux appelée, à cause de son orientation, antéro-supérieure, est convexe de haut en bas ; cette voussure est plus accusée chez la femme que chez l'homme, et subit de grandes variations suivant les individus (A). Franchement convexe transversalement au niveau du présternum, la face antérieure devient très légèrement concave dans la moitié inférieure du corps, par suite du relèvement de ses bords latéraux.

A l'union de la poignée et du corps, on remarque une forte dépression transversale, à bords saillants : elle répond à la soudure du présternum et du mésosternum (B). — Plus bas, la face cutanée du corps présente trois ou quatre crêtes transversales, plus ou moins marquées, correspondant à la soudure des sternèbres primitives ; elles sont d'autant moins visibles qu'elles sont plus inférieures.

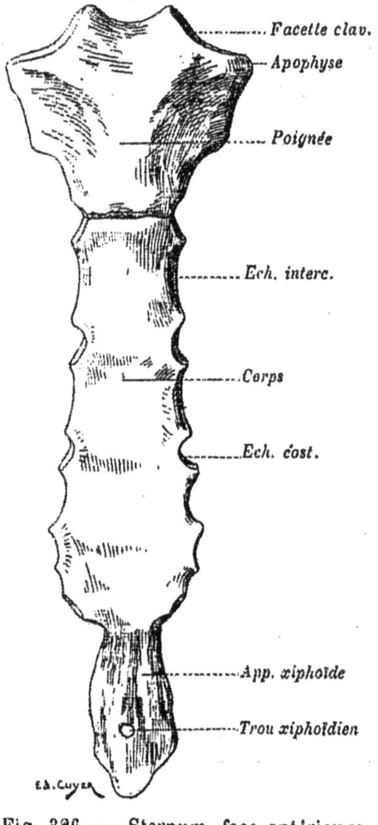

Fig. 326. — Sternum, face antérieure.

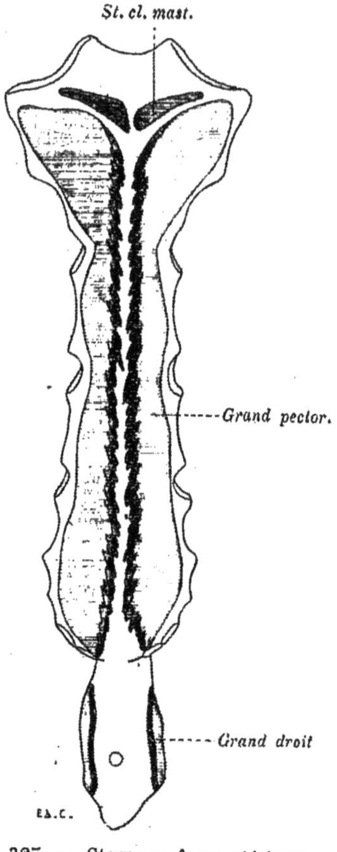

Fig. 327. — Sternum, face antérieure, insertions musculaires.

Latéralement cette face est hérissée de quelques rugosités qui donnent attache au muscle grand pectoral ; sur la poignée on remarque, en dedans de ces rugosités, les deux crêtes rugueuses du sterno-cléido-mastoïdien. — A l'union du corps et de l'appendice xiphoïde existe une dépression, de profondeur variable, la *fossette xiphoïdienne,* toujours sensible à travers les téguments (C). — La face cutanée de l'appendice donne attache au faisceau le plus interne du grand droit de l'abdomen.

Face postérieure (*médiastine*). — Avec une concavité transversale bien marquée, la face postérieure présente une concavité verticale en rapport avec la convexité de même sens de la face antérieure. On y remarque une série de lignes rugueuses transversales, peu visibles chez l'adulte, à l'exception de la première qui répond à la soudure de la poignée avec le corps : elles ont la même signification que les lignes analogues de la face antérieure. Dans sa partie supérieure, cette face donne insertion aux muscles sterno-cléido-hyoïdiens, et sterno-costo-thyoïdiens ; elle répond au thymus chez le fœtus, à la crosse de l'aorte chez l'adulte. — Dans sa partie moyenne, elle répond au péricarde, et donne attache au triangulaire du sternum. — Dans sa partie inférieure, au niveau de l'appendice xiphoïde, elle donne insertion aux deux petits faisceaux sternaux du diaphragme.

Bords. — Les bords présentent *sept cavités articulaires,* étagées de haut en bas, pour les sept premiers cartilages costaux : ce sont les *échancrures costales.* De forme anguleuse, ces échancrures sont placées aux extrémités des lignes de soudure étudiées sur les faces du sternum. Elles sont séparées par *six arcades,* à concavité externe, répondant aux espaces intercostaux et au corps de chaque pièce sternébrale : ce sont les *échancrures intercostales.* — La hauteur des échancrures intercostales diminue de haut en bas; à la partie supérieure elle dépasse celle des échancrures costales ; à la partie inférieure elle diminue tellement que la sixième échancrure costale est contiguë à la septième.

La première échancrure costale est située aux extrémités du plus grand diamètre transversal de la poignée ; triangulaire à sommet inférieur, elle est fortement concave dans tous les sens et regarde en dehors et un peu en bas : sa partie supérieure est séparée de la facette claviculaire que nous allons étudier par un angle saillant, l'*apophyse sternale.*

Les autres échancrures costales sont constituées par deux facettes, l'une supérieure, l'autre inférieure, convergeant en dedans de manière à former un angle rentrant, aigu chez l'enfant, et d'autant plus mousse que l'on avance en âge. Le cartilage costal est ainsi reçu dans une dépression anguleuse formée par deux sternèbres, dont la soudure répond au sommet de l'angle ; il y a là analogie complète avec ce qui se passe au niveau de l'articulation des côtes avec les corps vertébraux.

La deuxième échancrure costale est formée par la poignée et le corps : elle regarde en dehors et légèrement en haut. — La troisième regarde directement en dehors, et les autres, toujours tournées en dehors, regardent d'autant plus en bas qu'elles sont plus inférieures. — La dernière est constituée par le corps et l'appendice xiphoïde, de telle sorte que le septième cartilage costal repose sur la base de cet appendice.

Les bords du xiphisternum, minces et tranchants, convergent l'un vers l'autre pour former le sommet de l'os.

Base. — C'est le bord supérieur, épais, de la poignée du sternum. — Sa partie médiane est occupée par une échancrure, fortement concave transversalement et convexe d'avant en arrière ; de dimensions et de profondeur très variables, cette échancrure a reçu le nom de *fourchette* sternale. Ses deux cornes se terminent par un tubercule ou une série des rugosités, qui marquent l'insertion du ligament sterno-claviculaire supérieur.

De chaque côté de cette échancrure, la base du sternum présente une large surface articulaire, concave transversalement, plane ou légèrement convexe sagittalement : c'est la *facette claviculaire.* Elle regarde en haut, en dehors et un peu en arrière ; et elle est séparée de la première échancrure costale par cette saillie anguleuse que j'ai appelée *apophyse sternale.*

Sommet. — Il est constitué par l'appendice xiphoïde. Celui-ci est d'ordinaire relié au corps par un pédicule étroit. Son sommet, toujours cartilagineux, donne attache à la ligne blanche abdominale (D).

Ossification. — A son début, le sternum est formé de *deux bandelettes cartilagineuses* parallèles les *hémisternum*, situées symétriquement de chaque côté de la ligne médiane, et sur le bord externe desquelles viennent s'insérer les sept premiers cartilages costaux — L'intervalle qui sépare primitivement ces bandelettes peut persister à l'état adulte (fissure), mais, d'ordinaire, les deux bandelettes s'unissent pour former une *lame cartilagineuse unique* et *médiane*.

L'ossification du sternum cartilagineux commence vers le cinquième ou le sixième mois de la vie intra-utérine. Poursuivons l'évolution de chacune de ses pièces.

1° La *poignée* ou *manubrium* présente ordinairement *un seul* point d'ossification, quelquefois deux et exceptionnellement trois. Le point unique est central et s'allonge de haut en bas; les points multiples (double ou triple) peuvent être arrangés en séries longitudinales ou transversales (Sappey). Dans les deux cas, ces points osseux apparaissent du cinquième au sixième mois de la vie intra-utérine; leur accroissement est lent, de telle sorte qu'à la naissance la moitié seulement de la poignée est ossifiée.

2° Le *corps* du sternum est formé, théoriquement, de quatre pièces osseuses contenant chacune deux points d'ossification, situés de chaque côté de la ligne médiane, en regard de l'espace intercostal correspondant; donc *huit* points d'ossification pour le corps. Souvent les deux points d'une même pièce sont réunis en un seul. Suivant que cette union porte sur un ou plusieurs segments du corps sternal, ce dernier présentera sept, six, cinq, voir même quatre points d'ossification; généralement il en existe cinq ou sept. Ils apparaissent dans l'ordre suivant: les plus élevés du septième au huitième mois de la vie intra-utérine; les suivants vers la fin de la grossesse; les plus inférieurs après la naissance, du huitième au dixième mois.

La soudure de ces points se fait dans l'ordre suivant: les deux latéraux d'une même pièce, jusqu'alors marquée seulement par l'existence de ces points, se soudent entre eux sur la ligne médiane (*conjugaison latérale* de Cruveilhier). Quand cette soudure s'est effectuée, le sternum se trouve formé de quatre pièces osseuses distinctes, superposées dans le sens vertical, et séparées les unes des autres par des bandes cartilagineuses. Ce sont les *sternèbres* (Voy. Développement), correspondant chacune à un espace intercostal. Plus tard ces quatre pièces ou sternèbres se soudent entre elles (*conjugaison verticale*); cette soudure se fait de bas en haut, et débute toujours par la face postérieure: la quatrième pièce ou sternèbre inférieure se soude à la troisième vers l'âge de 2 à 3 ans; la troisième à la seconde un peu plus tard; la deuxième ne se soude à la première qu'entre 20 et 25 ans.

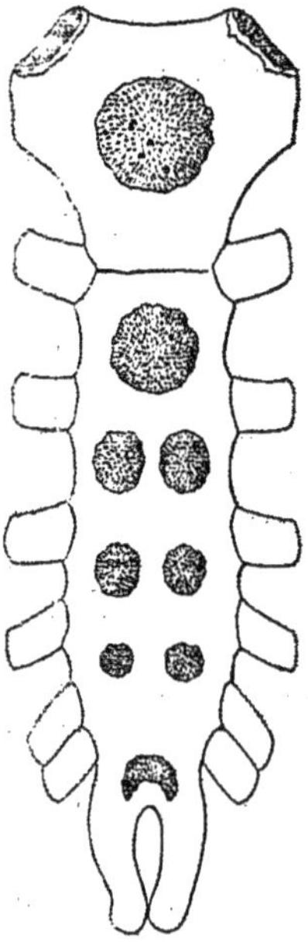

Fig. 328. — Sternum, ossification, (d'après Rambaud et Renault).

3° L'*appendice xiphoïde* ne présente d'ordinaire qu'*un* seul point d'ossification, occupant la base de l'appendice; quelquefois on en trouve un deuxième au-dessous du précédent. Unique ou double, ce point apparaît vers la fin de la troisième année, quelquefois plus tard à 10 ou même à 20 ans. L'ossification de l'appendice n'est complète que vers 30 à 45 ans. A ces points, Rambaud et Renault ont ajouté deux points épiphysaires qui viennent modeler les surfaces claviculaires, et se soudent de 25 à 28 ans avec le corps.

Les quatre pièces du corps sternal se soudent de bonne heure, comme nous l'avons vu, de telle sorte que chez l'adulte le sternum n'est formé que des trois pièces : poignée, corps, appendice xiphoïde. Vers 50 ou 60 ans l'appendice se soude au corps; de 65 à 75 ans le sternum ne forme plus qu'une seule pièce, la poignée s'étant à son tour soudée au corps. Cette dernière soudure est assez rare : d'après Gray, on ne la trouverait que dans la proportion de 6 ou 7 0/0 sur des sujets ayant dépassé 60 ans.

Aux pièces du sternum dont nous venons de montrer l'ossification, il nous faut ajouter deux petits os, que l'on rencontre quelquefois sur le bord supérieur du sternum, et que l'on désigne sous le nom d'*os suprasternaux* (V. développement et varia).

Les arrêts de développement du sternum ne sont pas très rares : ils donnent naissance le plus souvent à une anomalie connue sous le terme de *hiatus* ou *fissure* (V. développement et varia).

Architecture. — Os long par sa forme, le sternum se rapproche des os courts par sa conformation intérieure.

Il est composé presque exclusivement de substance spongieuse dont les cellules larges, à parois très déliées, sont remplies d'une moelle rouge, molle et très vasculaire; deux très minces lames compactes enveloppent cette masse spongieuse.

Connexions. — Le sternum s'articule de chaque côté avec la clavicule et les sept premiers cartilages costaux.

Insertions musculaires. —

Face antérieure. . . . . . . { Grand pectoral; sterno-cléido-mastoïdien; grand droit de l'abdomen.

Face postérieure . . . . . . { Sterno-costo-thyroïdien ; sterno-cléido-hyoïdien ; triangulaire ; diaphragme.

Dimensions. — La *longueur* moyenne du sternum est de 19 cm., ainsi répartis entre ses trois segments : 5 pour le présternum, 11 pour le corps, 3 pour l'appendice xiphoïde (Sappey).

La *largeur* varie pour chaque portion ; la poignée, large en haut de 5 à 6 cm., se rétrécit en descendant, de façon à prendre la forme triangulaire ; — le corps, au contraire, s'élargit progressivement de haut en bas ; il mesure 30 à 35 mm. au niveau de son bord supérieur, et 35 à 40 au niveau de son bord inférieur ; — l'appendice xiphoïde, large à sa base de 15 à 20 mm., se rétrécit fortement vers son sommet.

L'*épaisseur* de la poignée est en moyenne de 10 à 15 mm. ; celle du corps est en moyenne de 6 à 8, elle est à peu près la même en haut qu'en bas; la pointe, épaisse à sa base de 2 à 3 mm., s'effile vers son sommet.

Chez la femme les dimensions du sternum sont plus faibles que chez l'homme.

Varia. — A. — Chez certains sujets, la convexité de la face antérieure est très prononcée, presque anguleuse; c'est à cette conformation du thorax que les auteurs anglais ont donné le nom de chickenbreast (poitrine de poulet).

B. — Le plus souvent ces deux segments de l'os ne sont pas soudés chez l'adulte : ils sont alors unis par une synchondrose.

Le corps et la poignée s'unissent en formant un angle, plus ou moins saillant en avant, qui est connu sous le nom d'*angle de Louis*. Dans un récent travail (Arch. f. Anat. and Phys. 1888), Braüne étudie les variations de l'angle sternal, qui est le résultat de la pression atmosphérique ; bien qu'il soit regardé comme un moyen de diagnostic pour le début de la phthisie, il peut exister sur des individus absolument sains.

C. — Le corps et l'appendice sont rarement soudés : ils sont le plus souvent unis par une synchondrose.

Les autres anomalies du sternum peuvent intéresser les diverses pièces de l'os.

Présternum. — Sous le nom d'*os suprasternaux*, Breschet (Ann. des sc. nat., 2me série, X, 91, Tabl. VIII) a décrit le premier des petits osselets, unis au bord supérieur du sternum par une synchondrose : Breschet les considère comme des rudiments de côtes cervicales. — Luschka (Zeitschr. für vissenschaftl Zool., VI, 36, Tafl. II), fait des os suprasternaux des os sésamoïdes ; ils se trouvent vers le bord postérieur de la fourchette, en dedans des articulations sterno-claviculaires, et sont réunis au sternum par des ligaments, l'un antérieur, l'autre postérieur, complètement distincts du ligament interclaviculaire. Gegenbaur (Jenaische Zeitschr. für Med. u. Natur. 1, 175) a rencontré normalement les os suprasternaux chez les sarigues ; il les considère comme les vestiges de la réapparition de la partie médiane d'une pièce squelettique de l'appareil claviculaire complet, l'*épisternum*, qui n'est plus représenté chez l'homme à l'état normal que par les ménisques de l'articulation sterno-claviculaire (Voy. P. Poirier, Journ. de l'Anatomie, 1890).

Mésosternum. — La division primitive du sternum en deux moitiés latérales peut persister plus ou moins chez l'adulte ; tantôt elle est représentée par des synchondroses verticales réunissant deux pièces homologues. A un degré plus avancé de cet arrêt de développement, les deux moitiés, restées à distance, laissent entre elles une fente plus ou moins longue, suivant qu'elle porte sur une ou plusieurs pièces sternébrales, et connue sous le nom de *fissure congénitale* du sternum : quand les ligaments sont normalement développés au-devant de cette fente, la *fissure* est dite *simple*. Mais il arrive que les ligaments ne se développent pas : c'est la *fissure compliquée ;* le cœur, revêtu ou non de son péricarde, apparaît et fait saillie entre les deux lèvres sternales.

Cette disposition, anormale chez l'homme, rappelle une disposition normale chez quelques animaux, le cachalot, par exemple (Flower, transact. of the zool. soc. t. VI).

Xiphisternum. — Les anomalies de forme et de direction de l'appendice xiphoïde sont très nombreuses ; il peut être ovalaire, triangulaire, bifide, dévié à gauche ou à droite de la ligne médiane, recourbé en avant ou en arrière. Sa longueur peut être considérable ; Desault l'a vu descendre jusqu'à l'ombilic.

On le trouve parfois percé d'un trou à sa partie centrale *(trou xiphoïdien)*. On a trouvé chez deux nouveau-nés un appendice xiphoïde fendu en fourchette, *véritable fissure* de l'appendice. — Henle rapporte un cas où la pointe du sternum était représentée par un mince anneau cartilagineux. — Les facettes articulaires des deux dernières côtes sternales peuvent se rapprocher au point de repousser en bas l'appendice xiphoïde, dont la base s'attache alors au bord inférieur des cartilages costaux.

§ II. — COTES

Les côtes sont des os plats, de forme allongée, qui se détachent de chaque côté de la colonne thoracique et se dirigent à la façon d'arcades vers la partie antérieure du tronc : au nombre de *vingt-quatre,* douze pour chaque côté, elles sont désignées sous les noms de *première, deuxième, troisième,* etc., en comptant de haut en bas.

Les sept premières arrivent jusqu'au sternum : on les appelle *côtes sternales* ou *vraies côtes ;* les cinq dernières n'arrivent pas jusqu'au sternum ; ce sont les *fausses côtes* ou *côtes asternales*. Les fausses côtes sont elles-mêmes divisées en deux groupes : les huitième, neuvième, dixième, unies en avant au cartilage costal sus-jacent, sont appelées les *fausses côtes proprement dites ;* les onzième et douzième, dont l'extrémité antérieure reste libre et se perd dans l'épaisseur des parois de l'abdomen, sont dites *côtes flottantes*. Nous avons déjà parlé de cette division en traitant du développement du squelette du thorax.

CARACTÈRES GÉNÉRAUX DES COTES

Toute côte présente à étudier un *corps* et *deux extrémités.*

Placer en dehors la face convexe, en bas le bord tranchant du corps de l'os, et en arrière l'extrémité la plus recourbée.

Dimensions. — La *longueur* des côtes, variable suivant les sujets, augmente de la première à la septième ; elle diminue ensuite progressivement de la huitième à la douzième. L'augmentation, très marquée de la première côte à la troisième, devient moins rapide de celle-ci à la septième.

La *largeur* des vraies côtes augmente d'arrière en avant ; elle atteint son maximum au niveau de l'extrémité antérieure ; tandis que la plus grande largeur des fausses côtes répond à peu près à leur partie moyenne. La première côte est la plus large ; la deuxième la plus étroite ; les huitième, neuvième, dixième sont généralement plus larges que les côtes sus-jacentes.

Direction. — Les côtes se détachent obliquement des parties latérales de la colonne thoracique et se portent obliquement en avant et en bas, formant avec la colonne vertébrale un angle aigu à sinus inférieur. Cette obliquité est d'autant plus prononcée et l'angle d'autant plus aigu que l'on envisage une côte placée plus bas dans la série.

Courbures. — En quittant la tige vertébrale, les côtes se dirigent d'abord en dehors et en arrière, parallèlement à la face antérieure des apophyses transverses. Un peu en dehors du sommet de ces apophyses, elles se coudent brusquement, formant ainsi un angle obtus à ouverture antéro-interne ; c'est *l'angle costal postérieur*. A partir de cet angle, les côtes décrivent une courbure à concavité interne, de rayon beaucoup plus grand, jusqu'au voisinage de leurs cartilages, où elles se coudent de nouveau pour se porter en dedans et légèrement en avant, formant ainsi un angle très peu saillant, *l'angle costal antérieur*.

Chaque côte peut être ainsi divisée en trois segments : un, *postérieur*, compris entre l'extrémité vertébrale et l'angle postérieur ; un autre, *moyen*, compris entre les deux angles ; l'autre, *antérieur*, compris entre l'angle antérieur et l'extrémité chondrale. Le segment postérieur est d'autant plus long qu'il appartient à une côte plus inférieure.

Dans ce trajet, les côtes présentent *deux courbures principales ;* l'une, *suivant les faces* (courbure d'enroulement), l'autre, *suivant l'axe* (courbure de torsion).

La question des courbures costales est chose assez délicate ; aussi, pour bien me faire comprendre, je donnerai tout d'abord un schéma de ces courbures, les produisant, pour ainsi dire, sous les yeux du lecteur.

Supposons la côte rectiligne, fixée par son *extrémité postérieure* à la colonne vertébrale et dirigée *horizontalement* en *dehors,* avec une *face antérieure* et une *face postérieure,* et faisons-lui subir chacune de ces courbures.

Prenons-la par son extrémité libre, et portons-la d'abord en avant, puis en dedans ; la côte décrira une courbure à concavité interne : c'est la *courbure suivant les faces* (courbure d'enroulement). La côte ainsi courbée a une face convexe qui n'est pas externe dans toute son étendue ; sa partie moyenne seule regarde franchement en dehors ; sa partie antérieure regarde un peu en avant et sa partie postérieure est tournée directement en arrière.

Saisissons-la maintenant, d'une main par son extrémité antérieure, de l'autre par son extrémité postérieure, et imprimons une torsion en sens inverse à chacune de ses extrémités, de telle sorte que la partie postérieure de sa face convexe regarde un peu en bas, et que la partie antérieure de cette même face regarde un peu en haut. Nous produirons ainsi la *courbure suivant l'axe* (courbure de torsion).

Cette dernière courbure est un peu moins simple que nous ne l'indiquons ; car, pour donner à la côte sa véritable configuration, il faut, en exécutant cette double torsion, porter légèrement en haut l'extrémité postérieure, pendant que l'on abaisse l'extrémité opposée. La côte prend ainsi la forme d'une *S* italique très allongée, si bien que l'on peut ajouter aux courbures suivant les faces et suivant l'axe, une troisième courbure dite *courbure suivant les bords,* qui vient compliquer la courbure suivant l'axe. De ce déplacement en sens inverse des extrémités, il résulte, ainsi que l'ont fait remarquer Sappey, Henle, Cruveilhier, Morel et Mathias Duval, que si l'on fait reposer la côte sur un plan horizontal, elle ne touche ce plan que par sa partie moyenne et l'une de ses extrémités.

La courbure suivant l'axe n'est pas la même pour les différentes côtes; elle présente trois types bien distincts. Sur la *première côte,* cette courbure très accentuée a pour effet de donner aux faces l'orientation suivante : en arrière, les faces regardent l'une en haut, l'autre en bas, tandis qu'à la partie antérieure, la première regarde en haut et légèrement en avant, et la deuxième en arrière et en bas. — Sur les *côtes moyennes,* de la troisième à la huitième, la courbure est moins forte; près de l'extrémité postérieure, la face convexe regarde en arrière et en bas, tandis que, près de l'extrémité antérieure, cette même face regarde en avant et légèrement en haut, de telle sorte que son bord supérieur est porté un peu en arrière. La deuxième côte sert de transition entre la première et la troisième. — Sur les *côtes inférieures,* la torsion s'accentue à la partie postérieure, où la face convexe regarde en arrière et fortement en bas, pour diminuer à la partie antérieure où les faces sont d'autant plus verticales qu'on se rapproche de la dernière côte.

CORPS. — Fortement aplati, le corps présente une *face externe* et une *face interne.*

Face externe. — Nous avons déjà étudié l'orientation des diverses parties de la face externe et les angles que l'on rencontre au voisinage de ses extrémités.

Les *angles costaux* sont moins en rapport avec l'incurvation subie par les côtes, qu'avec les insertions musculaires qui se font à leur niveau. En effet, on

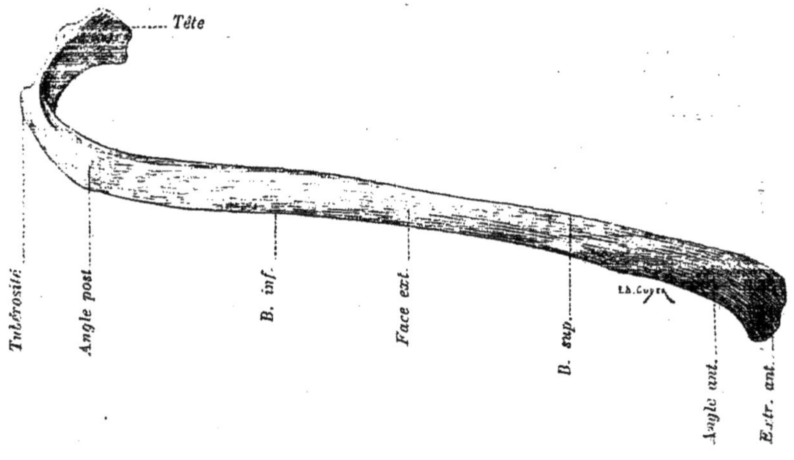

Fig. 329. — Septième côte, face externe.

ne trouve plus trace de l'angle postérieur si on le cherche sur la face interne de l'os; sur la face externe l'on peut remarquer qu'à son niveau le corps, brusquement élargi, est martelé par les surfaces rugueuses sur lesquelles s'attachent les nombreux faisceaux des muscles sacro-lombaires. De même, au niveau de l'angle antérieur, on remarque que la face externe est décomposée en deux plans ou facettes répondant aux insertions du grand dentelé et du grand oblique de l'abdomen.

Face interne. — Elle est orientée en sens inverse de la face externe ; elle est nettement divisée en deux parties : une, supérieure, qui répond à la plèvre ;

une, inférieure, excavée en gouttière. Cette gouttière dite *gouttière costale inférieure,* commence un peu en dedans de l'angle des côtes et se termine vers le tiers antérieur de l'os : elle loge les vaisseaux et nerfs intercostaux, étagés de haut en bas, dans l'ordre suivant : veine, artère et nerf. Sa lèvre interne ou supérieure, mousse et légèrement rugueuse, donne insertion au muscle intercostal

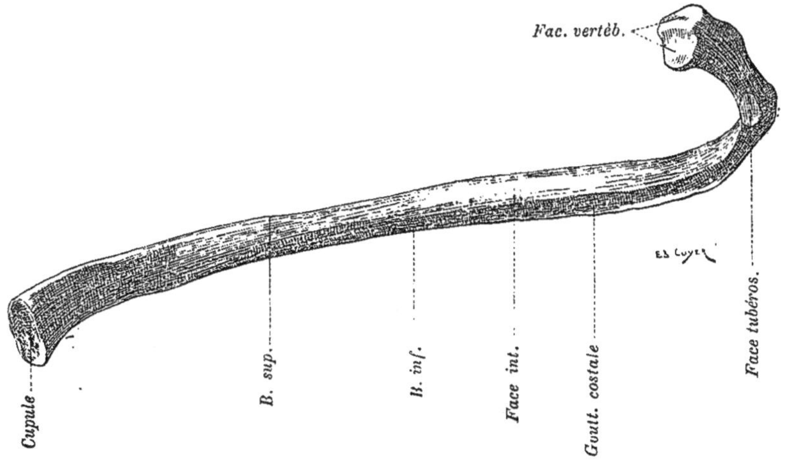

Fig. 330. — Septième côte, face interne.

interne; sa lèvre externe ou inférieure, tranchante, est formée par le bord inférieur de la côte, et donne attache au muscle intercostal externe.

Les *conduits nourriciers* des côtes, dont je ne trouve aucune mention dans nos ouvrages classiques, sont situés dans la gouttière costale ; leur nombre est variable, mais leur direction est constante : ils sont tous dirigés, même les plus antérieurs, vers l'extrémité postérieure ou proximale de la côte.

Bords. — Incurvé comme nous l'avons indiqué plus haut, le *bord supérieur* donne insertion aux muscles intercostaux; il est tranchant et rugueux dans ses tiers antérieurs. Il est très épais dans son tiers postérieur, où il est martelé par des insertions musculaires; il y est souvent divisé par une crête en deux champs d'insertion, l'interne pour l'intercostal interne, l'externe pour l'intercostal externe.

Le *bord inférieur,* très tranchant en arrière où il forme la lèvre externe de la gouttière costale, s'émousse en avant, où les insertions de l'intercostal externe le rendent légèrement tuberculeux.

EXTRÉMITÉ INTÉRIEURE (chondrale). — Plus large et plus épaisse que le corps de la côte, l'extrémité antérieure se termine par une facette ovalaire en forme de cupule, dans laquelle se loge l'extrémité correspondante du cartilage.

EXTRÉMITÉ POSTÉRIEURE (vertébrale). — Elle comprend cette partie de la côte qui va du corps vertébral au sommet de l'apophyse transverse. Elle se compose de trois parties : une, répondant aux facettes des corps vertébraux, *la tête ;* l'autre, répondant à la facette articulaire des apophyses transverses, *la tubérosité;* la troisième, intermédiaire aux précédentes, *le col.*

La *tête* présente deux facettes articulaires convergeant en dedans l'une vers l'autre, et se réunissant suivant une *crête saillante* antéro-postérieure ; la facette supérieure regarde en dedans et en haut ; la facette inférieure regarde en dedans et en haut ; chacune d'elles répond à la facette vertébrale correspondante ; la crête répond au disque intervertébral, et à l'insertion du ligament interosseux de l'articulation.

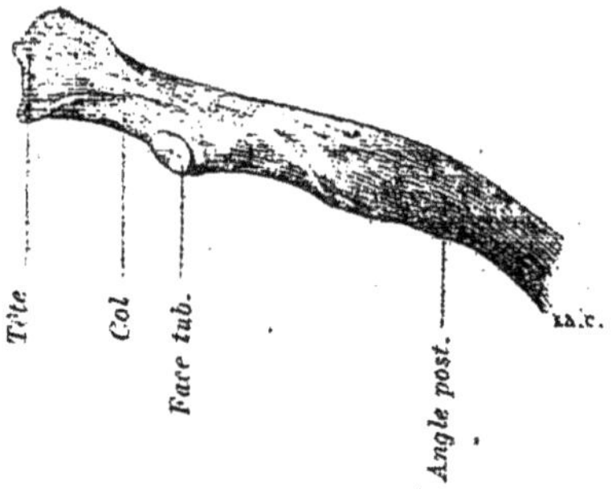

Fig. 331. — Septième côte, extrémité postérieure.

La *tubérosité* est une éminence qui fait saillie sur la face postérieure des côtes. Elle est le plus souvent divisée par une gouttière oblique en bas et en dehors en deux parties : l'une, *supéro-externe* (très saillante sur les six premières côtes), est située un peu en dehors du sommet des apophyses transverses ; tantôt rugueuse, tantôt lisse, elle donne attache au ligament transverso-costal postérieur ; l'autre, *inféro-interne*, est articulaire : légèrement convexe dans tous les sens, elle regarde en arrière et un peu en bas et s'articule avec la facette des apophyses transverses ; le plus souvent elle fait saillie au-dessous du bord inférieur de la côte.

Le *col*, compris entre la tête et la tubérosité, est aplati d'avant en arrière. Sa face antérieure, qui regarde en avant et légèrement en haut, est lisse. — Sa face postérieure, qui regarde en arrière et un peu en bas, est rugueuse par l'insertion du ligament transverso-costal antérieur ou interosseux. — Le bord supérieur a la forme d'une crête saillante, se prolongeant en dehors vers le bord correspondant du corps ; il est quelquefois échancré par une gouttière répondant au passage de la branche spinale des artères intercostales ; très souvent, il est séparé de la face postérieure du col par une légère gouttière qui passe au-dessus de la tubérosité et se termine un peu au delà. — Le bord inférieur, mousse, est excavé en une gouttière plus ou moins profonde, commencement de la grande gouttière costale.

CARACTÈRES PROPRES A CERTAINES COTES

PREMIÈRE COTE. — La première côte a des caractères propres qui la distinguent de toutes les autres. L'orientation de ses faces est spéciale : elles continuent le plan de l'orifice supérieur du thorax ; c'est pourquoi on les décrit sous le nom de faces supérieure et inférieure. Sa courbure d'enroulement est très accentuée : de tous les arcs costaux, c'est celui qui appartient au cercle de plus petit rayon. On a nié la courbure suivant les bords : elle existe cependant, car, si l'on fait reposer la côte sur un plan horizontal par ses tiers antérieurs, son tiers postérieur s'élève au-dessus de ce plan.

Corps. — Le corps, qui s'élargit d'arrière en avant, présente *deux faces* et *deux bords.*

La *face supérieure,* franchement dirigée en haut dans sa partie postérieure, regarde en haut et légèrement en avant dans sa partie antérieure. Près de son bord interne, et à 2 ou 3 cm. de son extrémité antérieure, elle présente un tubercule, plus ou moins saillant, de forme pyramidale triangulaire : c'est le *tubercule du scalène antérieur* ou tubercule de Lisfranc. Ce tubercule sépare deux gouttières creusées sur la face supérieure de l'os : l'une, antérieure, dirigée de dedans en dehors et d'avant en arrière, répond à la veine sous-clavière; très visible vers le bord interne de l'os, cette gouttière s'élargit et disparaît le plus souvent avant d'atteindre le bord externe ; — l'autre, située en arrière du tubercule, répond au passage de l'artère sous-clavière et du plexus brachial. Les deux gouttières ne

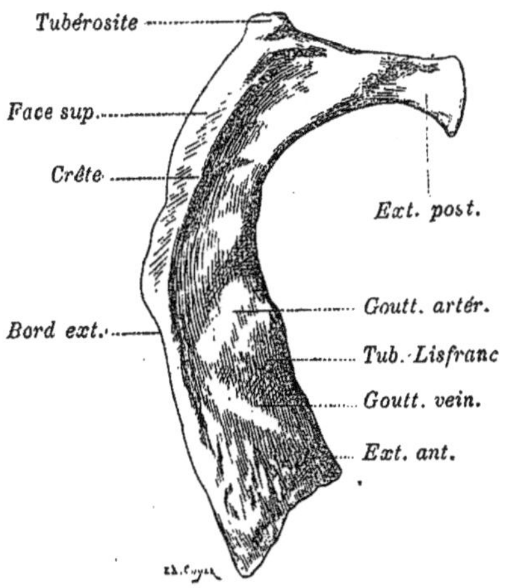

Fig. 332. — Première côte, face supérieure.

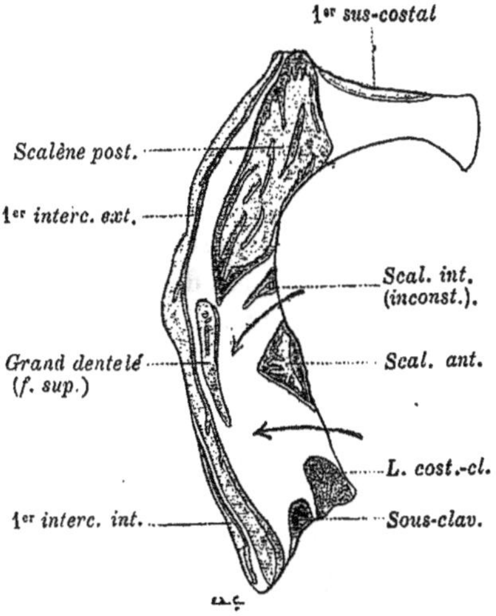

Fig. 333. — Première côte, face supérieure, insertions musculaires.

sont pas parallèles : elles convergent en avant, vers le bord externe de la côte, et sont séparées par le tubercule de Lisfranc. La gouttière postérieure peut être divisée anormalement par une crête mousse en deux gouttières ; une, interne, répondant à l'artère ; l'autre, externe, répondant aux branches nerveuses.

En avant de la gouttière veineuse, la face supérieure présente une série de rugosités, qui marquent l'insertion du ligament costo-claviculaire ; en avant de ceux-ci, quelques tubercules répondent à l'insertion du tendon du muscle sous-clavier. — J'ai quelquefois vu cette empreinte ligamenteuse remplacée par une petite colonne osseuse portant une facette par laquelle la première côte s'articulait avec la clavicule.

Toute la partie de la face supérieure, située en arrière de la gouttière artérielle, est légèrement rugueuse par l'insertion du muscle scalène postérieur.

La *face inférieure* contribue à former le dôme de la voûte thoracique ; lisse dans la plus grande partie de son étendue, elle répond à la plèvre ; près du bord externe de l'os elle présente une série de rugosités pour l'insertion du premier muscle intercostal interne.

Le *bord interne,* fortement concave et mince, présente d'avant en arrière : 1° une échancrure qui répond à la veine sous-clavière ; — 2° la base du tubercule de Lisfranc ; — 3° une deuxième échancrure qui correspond à l'artère ; — 4° une série de rugosités pour le scalène postérieur.

Le *bord externe*, convexe, mince en avant, épais et rugueux en arrière, reçoit l'insertion du premier intercostal externe.

Extrémité postérieure. — Aplatie de haut en bas, l'extrémité postérieure forme avec le corps un angle presque droit. — La *tête* présente une surface articulaire, plane ou légèrement convexe, à peu près circulaire, regardant en bas, en dedans et en arrière, qui s'articule avec la première vertèbre dorsale. Anormalement, la première côte peut s'articuler avec la septième vertèbre cervicale et la première dorsale ; dans ce cas, elle présente, comme les autres côtes, une surface articulaire décomposée en deux facettes.

La *tubérosité*, très saillante, s'implante par sa base au sommet de l'angle costal, sur le bord convexe de l'os ; son sommet présente une surface articulaire regardant en arrière et en haut, par laquelle la première côte s'articule avec l'apophyse transverse de la première vertèbre thoracique.

L'*angle costal* est confondu avec la tubérosité.

Le *col* est aplati de haut en bas. Sa face supérieure, rugueuse, reçoit l'insertion du 1er surcostal ; près de la tête, elle est creusée d'une ou de deux petites gouttières, qui donnent passage à une artériole et à la branche postérieure du dernier nerf cervical. — Sa face inférieure est lisse. — Son bord antérieur est épais en dedans, où il est souvent excavé en une gouttière qui loge la première branche dorsale du plexus brachial. — Son bord postérieur est épais et rugueux par des insertions ligamenteuses.

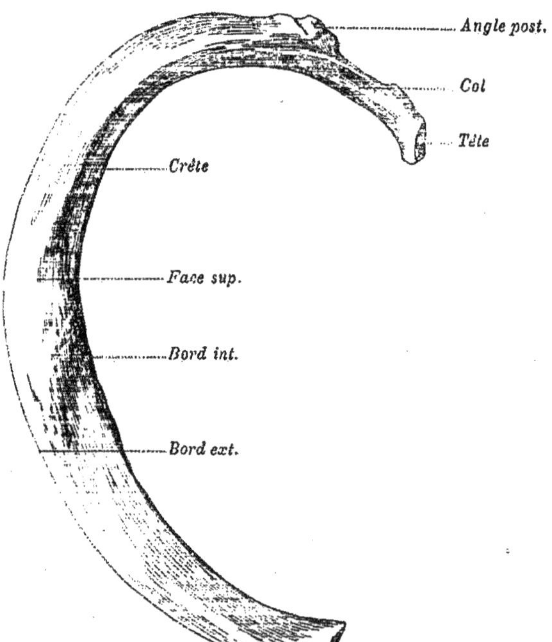

Fig. 334. — Deuxième côte, face supéro-externe.

DEUXIÈME COTE. — La deuxième côte appartient à une courbe de plus grand rayon que la première, et sa courbure de torsion est moins forte. Ses faces regardent, l'une en haut et en dehors, l'autre en bas et en dedans.

Corps. — La face *supéro-externe* est divisée, vers sa partie moyenne, par une crête parallèle aux bords de l'os, en deux parties : l'une supérieure, tantôt excavée en gouttière, tantôt martelée, donne insertion au muscle scalène postérieur ; l'autre, inférieure, fortement tuberculeuse, marque l'attache du faisceau supérieur du grand dentelé. — La face *inféro-interne* est lisse et répond à la plèvre.

Extrémité postérieure. — La tête et la tubérosité sont conformées sur le type commun ; le col est un peu plus arrondi que celui des côtes suivantes.

COTES FLOTTANTES : ONZIÈME ET DOUZIÈME. — Les deux dernières côtes sont à peine enroulées sur leurs faces, et ne présentent plus ni angle postérieur ni angle antérieur. Leur *tête* ne présente qu'une facette unique qui s'articule avec une facette unique du corps de la onzième et de la douzième vertèbre thoracique. — Il n'y a plus de *tubérosité* ni de facette articulaire correspondant aux apophyses transverses. — L'*extrémité antérieure,* libre, se termine par une pointe plus ou moins effilée.

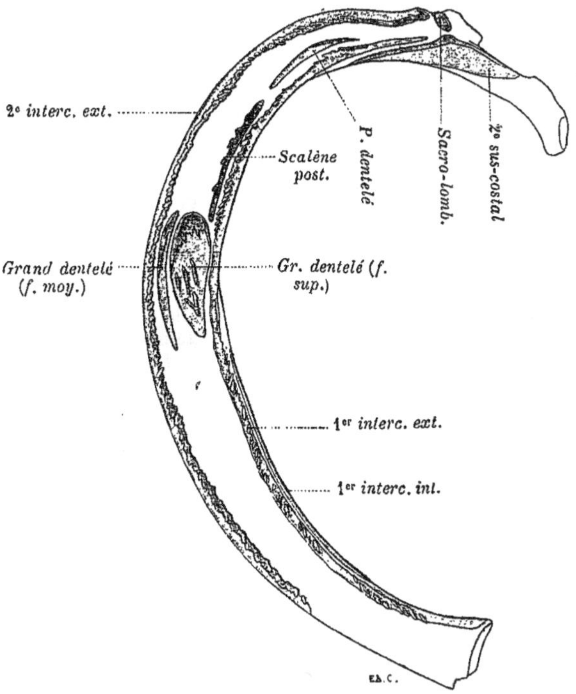

Fig. 335. — Deuxième côte, face supéro-externe, insertions musculaires.

La *gouttière costale* de la onzième côte est encore visible : elle manque tout à fait sur la douzième. De plus, la douzième est beaucoup plus courte que la onzième. Grâce à ces deux derniers caractères, les côtes flottantes peuvent être distinguées l'une de l'autre.

Ossification. — Chacune des côtes présente *quatre* points d'ossification : un *primitif* et *trois complémentaires*.

Le *point primitif* apparaît du quarantième au cinquantième jour de la vie intra-utérine : il progresse avec une telle rapidité qu'il semble envahir d'emblée toute la côte qui prend l'aspect d'un long fil osseux de 1 mm. d'épaisseur circonscrivant toute une moitié du thorax.

Des *trois points complémentaires* ou épiphysaires, l'un forme la partie saillante de la tubérosité ; le second forme la facette articulaire de cette tubérosité ; le troisième donne la facette articulaire de la tête. Ces points apparaissent d'après Schwegel de 8 à 14 ans, d'après Cruveilhier de 16 à 20 ans, d'après Sappey de 16 à 17 ans, à peu près simultanément. Sappey a pu constater un certain ordre dans leur apparition, qui se ferait ainsi : 1° épiphyse supérieure de la tubérosité ; — 2° épiphyse inférieure de celle-ci ; — 3° épiphyse de la tête.

La soudure des points complémentaires au point primitif se fait dans l'ordre suivant : épiphyse tubérositaire supérieure (17 ou 18 ans) ; — épiphyse tubérositaire inférieure (18 à 20 ans) ; — épiphyse de la tête (22 à 24 ans).

Architecture. — Les côtes sont formées de deux lames de tissu compact enveloppant une couche épaisse de tissu spongieux. L'épaisseur de la couche compacte atteint son maximum au niveau de l'angle et de la partie moyenne du corps, surtout au niveau du bord inférieur; au voisinage des extrémités elle diminue progressivement. — Les travées principales du tissu spongieux, circonscrivant de larges aréoles à parois incomplètes, sont dirigées parallèlement au grand axe de l'os.

Anomalies. —Les anomalies des côtes ne sont point très rares; on peut les classer en : *anomalies de forme, anomalies de développement* et *anomalies de nombre*.

1° *Anomalies de forme*. — La longueur des côtes, leur largeur, leurs courbures sont soumises à de grandes variétés individuelles. Les professions, les vêtements (corsets), les processus pathologiques (rachitisme, pleurésie, scoliose, etc.) peuvent provoquer des déformations des arcs costaux et du thorax. Sur certains thorax les côtes inférieures sont déjetées en haut et en dehors; sur d'autres, elles présentent un aplatissement ou même un enfoncement répondant à leur partie antérieure.

D'après Henle, la courbure suivant les faces est plus forte chez la femme que chez l'homme; la courbure suivant les bords est, au contraire, plus faible. Meckel dit que les deux premières côtes de la femme sont plus longues que celles de l'homme, tandis que la douzième est plus courte.

Les côtes peuvent être unies à leur partie postérieure par des pièces osseuses plus ou moins volumineuses; dans certains cas, ces apophyses n'arrivent pas au contact. Meckel a vu entre deux apophyses détachées de côtes voisines, un osselet allongé: cette anomalie rappelle une disposition normale chez les oiseaux et les chéloniens.

L'extrémité antérieure des côtes peut être *bifurquée;* tantôt les deux branches de bifurcation sont prolongées par deux cartilages qui vont s'articuler avec le sternum; tantôt les deux branches se réunissent et la côte paraît *perforée*.

2° *Anomalies de développement*. — La première côte peut être rudimentaire et ne pas arriver jusqu'au sternum; dans ce cas ou bien elle lui est unie par un ligament, ou bien elle demeure complètement séparée et reste flottante au milieu des parties molles de la région cervicale inférieure.

Aeby signale un cas dans lequel la première et la deuxième côtes étaient soudées par leur extrémité antérieure, à quelques centimètres en dehors du sternum; du point de soudure partaient un ligament et un cartilage qui venaient s'insérer sur le sternum: le ligament appartenait à la première côte, le cartilage à la seconde.

Assez fréquemment, la septième côte n'atteint pas le sternum; son cartilage s'articule avec le bord inférieur du sixième: il y a alors augmentation du nombre des fausses côtes.

La huitième côte peut au contraire aller jusqu'au sternum, et réduire à quatre le nombre des fausses côtes. Meckel a vu, sur 108 cas, le cartilage de la huitième côte s'insérer à l'appendice xiphoïde, douze fois du côté droit, sept fois des deux côtés.

Cunningham (*Journ. of Anat.*, october 1889, New series) a trouvé huit vraies côtes, 14 fois sur 70 cadavres. L'anomalie peut être bi ou unilatérale: les huitièmes vraies côtes peuvent s'articuler soit entre elles, soit avec les bords de l'appendice xiphoïde; elles peuvent encore être appliquées sur la face antérieure de cet appendice. L'anomalie est plus fréquente du côté droit que du côté gauche. L'auteur regarde cette disposition comme un fait d'atavisme.

Anderson vient de publier sur cette question des huit vraies côtes un intéressant travail (Anatom. Anzeiger, IV. Jahrg, 1889, S. 95-96).

Meckel a signalé la présence, vers le milieu du corps des côtes, d'un noyau cartilagineux non ossifié, disposition normale chez les oiseaux. — Dans un cas décrit par Struthers, la première fausse côte très atrophiée était remplacée par un trousseau fibreux.

3° *Anomalies de nombre*. — Le nombre des côtes peut être augmenté ou diminué; le plus souvent l'augmentation ou la diminution ne porte que sur une côte, de sorte que leur nombre s'élève à treize, ou descend à onze. Mais l'augmentation peut être plus grande, et on a pu compter jusqu'à quinze côtes (Bertin); Meckel, Theile ont vu plusieurs côtes cervicales rudimentaires; Cruveilhier, Albrecht, Gegenbaür ont observé des cas dans lesquels il y avait plusieurs côtes lombaires. Il faut à notre avis considérer ces anomalies comme *réversives*, c'est-à-dire comme rappels de dispositions normales chez certains animaux (poissons, reptiles, etc.). Nous avons d'ailleurs noté en étudiant les colonnes cervicale et lombaire les rudiments des côtes perdues: racines antérieures des apophyses transverses à la colonne cervicale; apophyses costiformes à la colonne lombaire. Le plus souvent c'est l'apophyse costiforme de la première vertèbre lombaire qui reprend l'aspect costal; et cette treizième côte affecte une configuration analogue à celle de la douzième. Cruveilhier signale un cas dans lequel les apophyses costiformes des deuxième, troisième et quatrième vertèbres lombaires constituaient de véritables côtes surnuméraires, tandis que l'apophyse costiforme de la première avait conservé ses dimensions normales: cette anomalie est plus souvent symétrique qu'unilatérale.

Plus rarement, la côte surnuméraire vient de la septième vertèbre cervicale : elle prend alors le nom de septième côte cervicale ; elle peut alors s'attacher au sternum ou à la première côte, ou encore rester libre. Lorsque la côte cervicale surnuméraire s'unit à la première côte, cette union se fait soit par un ligament, soit par une articulation à l'aide d'un prolongement du bord supérieur de la première côte, soit par ossification ; dans ce cas, la première côte paraît bifurquée en arrière. Lorsque la septième cervicale s'unit avec le sternum, l'union se fait par un ligament ou un cartilage. Dwight a disséqué un cadavre présentant de chaque côté une septième côte cervicale ; celle de droite s'unissait au cartilage sous-jacent et atteignait le sternum ; celle de gauche se confondait avec le cartilage sous-jacent, mais n'atteignait pas le sternum ; toutes les deux présentaient une gouttière pour l'artère sous-clavière ; la droite seule offrait un tubercule pour le scalène antérieur. Dans un cas recueilli à l'Ecole Pratique l'anomalie est bilatérale ; à gauche, la septième côte cervicale se termine librement par une extrémité élargie et arrondie en forme de spatule ; à droite, elle vient s'articuler avec un gros tubercule placé sur la première côte en arrière de la gouttière de l'artère sous-clavière. Reid rapporte une anomalie semblable (*Journal of Anatomy*, 1889). — La côte cervicale peut n'être représentée qu'à ses deux extrémités : il existe deux tronçons osseux qui restent séparés ou qui sont réunis par un ligament.

Gruber, Albrecht, Lebouc q, Turner, Blanchard (*Rev. scientifique*, 1885) ont particulièrement étudié les anomalies de nombre des côtes.

Gage, H., a observé l'absence congénitale de cinq côtes (New-York medical Journ., 1889).

§ III. — CARTILAGES COSTAUX

Les cartilages costaux prolongent l'extrémité antérieure des côtes ; les *sept premiers* relient les côtes au sternum ; les *trois suivants*, huitième, neuvième et dixième s'insèrent sur le bord inférieur du cartilage sus-jacent ; les *deux derniers*, extrêmement atrophiés, se perdent dans l'épaisseur des parois de l'abdomen.

Ce sont des lames cartilagineuses présentant, comme les côtes, une *face cutanée* ou antérieure, une *face viscérale* ou postérieure, *deux bords* supérieur et inférieur, et *deux extrémités* : l'une *externe, costale*, logée dans la cupule de la côte ; l'autre, interne, *sternale* pour les sept premiers cartilages, *chondrale* pour les trois suivants, *libre* pour les deux derniers. On pourrait donc classer ainsi les cartilages costaux : les sept premiers sont *costo-sternaux*, les trois suivants, *costo-chondraux*, les deux derniers, *libres* ou *costaux*.

Dimensions. — La *longueur* des cartilages croît de haut en bas pour les sept premiers, et diminue pour les derniers. Leur *largeur*, égale à celle de la côte au niveau de leur extrémité externe, diminue vers leur extrémité interne. Leur *épaisseur* répond à celle de l'extrémité antérieure, légèrement épaissie, des côtes osseuses.

Direction. — Le premier cartilage, oblique en dedans, en avant et en bas, forme avec le sternum un angle obtus ouvert en bas. Le deuxième, presque horizontal, fait avec le sternum un angle droit. Le troisième, obliquement ascendant en haut et en dedans, forme avec cet os un angle aigu ouvert en bas. Les suivants, quatrième, cinquième, sixième et septième, continuent d'abord l'obliquité descendante de la côte, puis se relèvent et se portent en dedans, formant avec le sternum des angles d'autant plus aigus qu'ils sont plus inférieurs. Les huitième, neuvième et dixième cartilages se comportent comme les précédents, mais s'arrêtent au cartilage sus-jacent.

CARACTÈRES GÉNÉRAUX DES CARTILAGES

La *face antérieure* est recouverte par les insertions des muscles grand pectoral, grand droit et grand oblique de l'abdomen.

La *face postérieure* des six derniers au répond diaphragme et au transverse de l'abdomen.

Les *bords supérieur* et *inférieur* font suite aux bords correspondants des côtes : ils donnent insertion aux intercostaux internes.

L'*extrémité externe* présente une facette elliptique, à grand diamètre vertical, logée dans la cupule costale.

L'*extrémité interne* se termine par deux facettes convergeant l'une vers l'autre et se réunissant suivant une arête saillante en dedans : ces deux facettes se logent dans les échancrures que nous avons vues sur les bords latéraux du sternum ; avec l'âge, l'angle de réunion des deux facettes s'arrondit, et l'extrémité interne des cartilages du vieillard ne présente plus qu'une facette fortement convexe, répondant à la facette concave du sternum.

CARACTÈRES PROPRES DES CARTILAGES

Premier cartilage. — J'ai déjà insisté sur ses dimensions et sa direction : il me faut encore signaler l'orientation de ses faces. L'une, supérieure, regarde en haut et en avant, l'autre, inférieure, en bas et en arrière. La supérieure donne insertion dans sa moitié externe au ligament costo-claviculaire et au muscle sous-clavier. Son bord interne se termine en dedans par une surface excavée, qui complète, avec la facette claviculaire du sternum, la cavité de réception de la tête de la clavicule.

Son *extrémité interne* présente une facette qui s'articule avec la facette que nous avons décrite sur les bords latéraux de la poignée sternale.

Septième cartilage. — Sa longueur dépasse celle de tous les autres. Son *bord supérieur* décrit une courbure fortement concave en haut : cette courbure résulte de la direction même des différents segments du bord : le segment externe est descendant, le segment interne est obliquement ascendant. Ce dernier segment présente deux facettes ovalaires qui répondent à des facettes semblables du bord inférieur du sixième cartilage : l'une, répondant à sa partie moyenne, l'autre à son extrémité interne.

Le *bord inférieur* affecte des rapports variables avec le huitième cartilage ; tantôt les cartilages sont en contact sur toute leur longueur ; tantôt ils ne se touchent que sur une petite surface qui correspond au sommet de la convexité du bord inférieur du septième ; tantôt enfin il existe sur chacun d'eux trois petites facettes articulaires.

Derniers cartilages. — Les huitième, neuvième et dixième cartilages ont presque la même forme. Le bord supérieur du huitième présente les particularités que je viens de signaler sur le bord inférieur du septième. — Libres entre eux par leur extrémité externe ou postérieure, les huitième, neuvième et dixième cartilages entrent en contact par de petites facettes ovalaires qui occupent l'extrémité interne de leurs bords : les huitième et neuvième cartilages ont donc des facettes articulaires sur chacun de leurs bords ; le dixième qui s'articule par son bord supérieur avec le neuvième n'a pas de facette sur son bord inférieur, libre.

Structure. — Les cartilages costaux sont essentiellement formés de tissu cartilagineux ; ils sont entourés d'une membrane fibreuse, ou *périchondre*, très épaisse et très riche en vaisseaux, qui se continue avec le périoste du sternum et des côtes.

Varia. — On observe quelquefois dans les cartilages costaux des noyaux osseux occupant leur partie centrale et leur périphérie ; d'après Sappey, il est très rare d'observer l'ossification complète de ces cartilages. — Des cartilages costaux surnuméraires ont été signalés par Luschka, Grüber, et Henle ; ces auteurs ont vu un cartilage issu du sternum se prolonger au milieu des muscles du troisième espace intercostal. — Il est rare que les cartilages costaux s'insèrent exactement les uns en face des autres aux bords du sternum (Sœmmering).

§ III. — THORAX EN GÉNÉRAL

Le *thorax osseux* forme une véritable cage, la *cage thoracique,* circonscrite

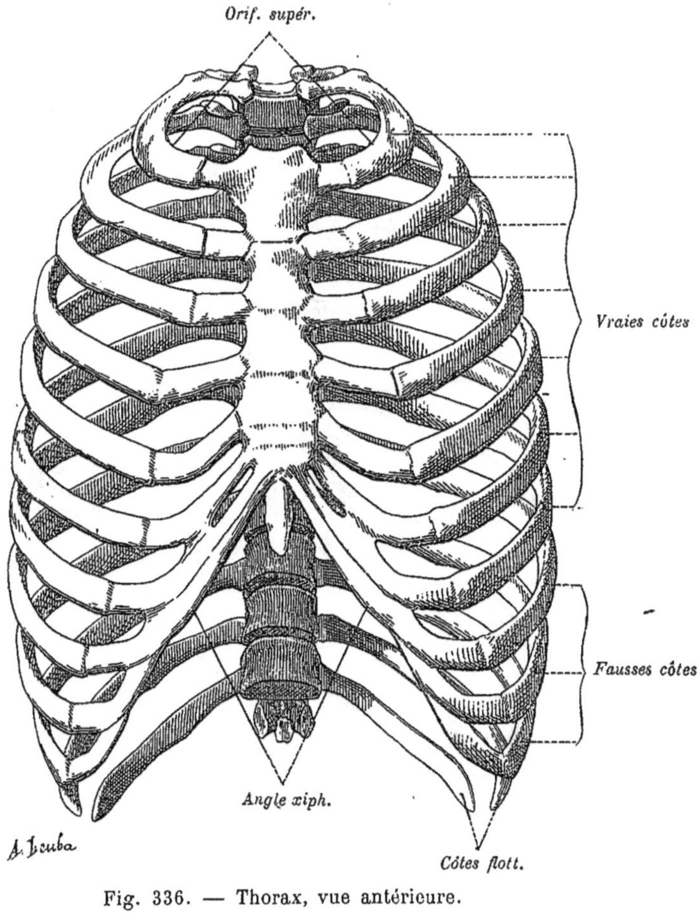

Fig. 336. — Thorax, vue antérieure.

par la superposition des douze arcs viscéraux de la colonne dorsale. Ainsi constituée, en arrière par la région dorsale de la colonne vertébrale, en avant par le sternum et les cartilages costaux, et sur les côtés par les arcs costaux, la cage thoracique est de forme cylindro-conique (cylindre dans sa partie inférieure, cône tronqué dans son tiers supérieur), et ouverte à ses deux extrémités.

Je décrirai successivement au thorax : 1° *sa configuration extérieure ;* 2° sa *configuration intérieure ;* 3° son *orifice supérieur ;* 4° son *orifice inférieur ;* 5° ses *dimensions* et ses *variations.*

CONFIGURATION EXTÉRIEURE. — La surface extérieure du thorax présente à étudier :

1° Une *région antérieure ou sternale,* aplatie, obliquement dirigée en bas et en avant ; elle est constituée sur la ligne médiane par le sternum, latéralement par les cartilages costaux et les extrémités antérieures des sept premières côtes ; tout à fait en dehors par les angles antérieurs des côtes. On y remarque la série des articulations chondro-sternales ; en dehors de celles-ci, la série des unions chondro-costales, et, entre les arcs superposés, les extrémités antérieures des sept premiers espaces intercostaux.

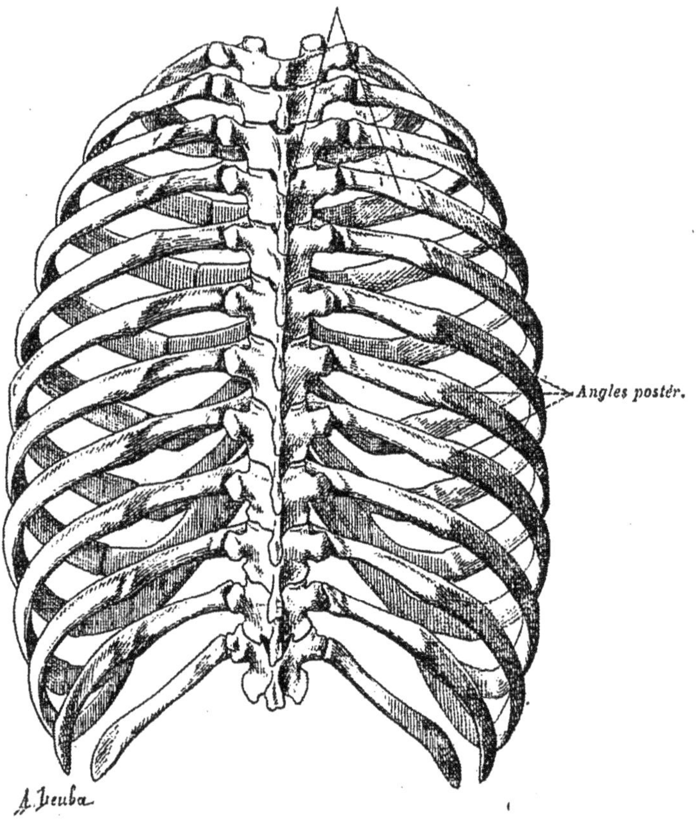

Fig. 337. — Thorax, vue postérieure.

2° Une *région postérieure ou dorsale,* présentant sur la ligne médiane la crête formée par la succession des apophyses épineuses des vertèbres dorsales, et, de chaque côté de cette crête épinière, les gouttières vertébrales. Ces gouttières limitées en dehors par la série des angles costaux postérieurs, s'élargissent de haut en bas ; leurs parois sont formées : sur le versant externe, par la partie postérieure des côtes, sur le versant interne par les lames vertébrales et les apophyses épineuses ; leur fond montre la série des apophyses transverses masquant la tête et le col des côtes correspondantes. — Entre les arcs osseux, la région postérieure du thorax montre les espaces intercostaux, plus étroits qu'en avant, et d'autant plus larges qu'ils séparent des côtes plus inférieures.

3° Deux *régions latérales* représentant un véritable *gril* ou *éventail osseux*, formé par cette partie moyenne du corps des côtes qui va de l'angle postérieur à l'angle antérieur. Convexes d'avant en arrière et de haut en bas, ces deux régions affectent une forme losangique, s'élargissant de la première à la septième côte, se rétrécissant de celle-ci à la pointe de la douzième. Les arcs costaux ne sont point parallèles : leur obliquité s'accentue au fur et à mesure qu'on se rapproche de la base du thorax, et l'angle aigu, à sinus inférieur, qu'ils forment avec la colonne

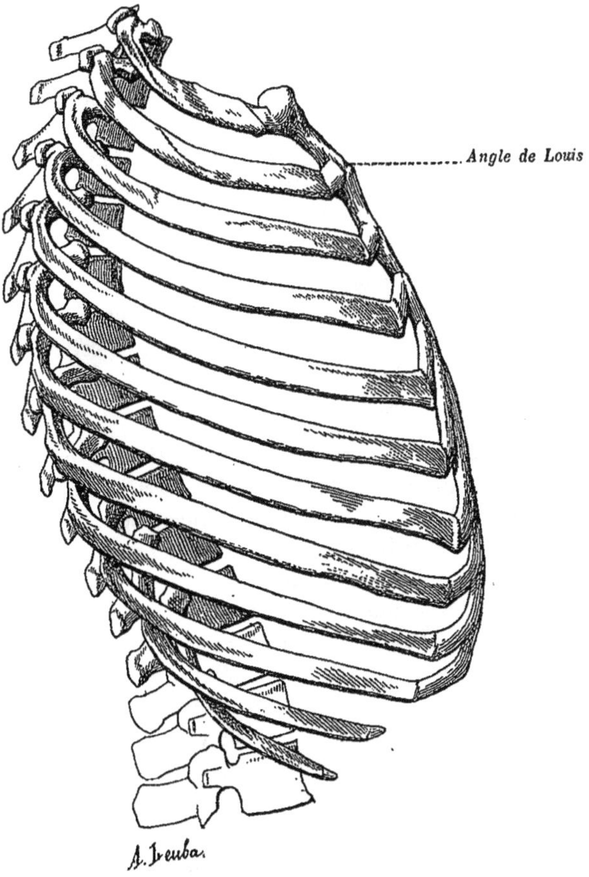

Fig. 338. — Thorax, vue latérale.

vertébrale est d'autant plus aigu qu'il est formé par une côte plus inférieure. — Les espaces intercostaux partagent l'obliquité des côtes qui les limitent; ils n'ont pas une largeur uniforme : tous vont en s'élargissant d'arrière en avant. Sur la plupart des sujets, ces espaces, à l'exception des deux premiers et des trois derniers, ne sont guère plus larges que les côtes qui les bordent. La plupart des dessins nous les montrent beaucoup plus grands qu'ils ne sont en réalité; de même leur obliquité est rarement représentée avec exactitude.

CONFIGURATION INTÉRIEURE. — Vue intérieurement, la cage thoracique présente :

1° *en avant et sur les côtés,* la face postérieure du sternum, les faces viscérales des cartilages costaux et des côtes, entre lesquels s'étendent les muscles intercostaux;

2° sur sa *partie postérieure,* la saillie verticale et médiane formée par les corps vertébraux de la colonne dorsale. Cette colonne, qui s'avance dans l'intérieur de la cavité, tend à la diviser en deux cavités plus petites communiquant entre elles par tout l'espace compris entre le sternum et le rachis. De chaque côté de la saillie rachidienne, la paroi thoracique paraît s'enfoncer en deux gouttières verticales, larges et profondes. — Cette configuration apparaît nettement sur une coupe.

ORIFICE SUPÉRIEUR. — Encore appelé sommet du thorax, l'orifice supérieur du thorax est constitué en avant par la fourchette sternale, en arrière par le corps de la permière vertèbre dorsale, et sur les côtés, par le bord interne de la première côte. Elliptique à grand diamètre transversal, il a la forme d'un haricot dont le hile répond à la saillie formée par la colonne vertébrale. Le plan de cet orifice est loin d'être horizontal ; ce n'est guère exagérer que de dire avec Henle qu'il *continue le plan de la face antérieure du sternum.* Ainsi, une tige horizontale rasant la fourchette sternale va rencontrer en arrière, non la première vertèbre dorsale, mais plus souvent le disque qui unit la deuxième dorsale à la troisième, et quelquefois même le corps de celle-ci. Par cet orifice passent tous les organes qui vont au cou, à la tête, aux membres supérieurs, et tous ceux qui reviennent de ces mêmes parties.

ORIFICE INFÉRIEUR (*base*). — La circonférence inférieure du thorax est limitée en arrière par le corps de la douzième vertèbre dorsale, en avant par l'appendice xiphoïde, et, sur les côtés, par la douzième côte, la pointe de la onzième et par la bordure cartilagineuse que forment en se réunissant les cartilages des dixième, neuvième, huitième et septième côtes. Un plan adapté à ce contour offrirait la forme d'une gouttière transversale dont la lèvre postérieure remonterait moins haut que l'antérieure ; c'est ce qui a permis à quelques anatomistes de dire que le plan de la base du thorax était fortement incliné de haut en bas et d'avant en arrière. Ce point n'est pas d'importance : en effet, sur le vivant, l'orifice inférieur du thorax est fermé par une cloison musculo-aponévrotique, à concavité inférieure, le diaphragme, qui remonte en forme de voûte dans la cage thoracique agrandissant d'autant la cavité abdominale aux dépens de la cage thoracique.

La circonférence inférieure du thorax présente *deux larges échancrures :* l'*échancrure postérieure* est subdivisée par la colonne lombaire en deux échancrures anguleuses, à sommet supérieur, limitées par la douzième côte et les apophyses transverses des vertèbres lombaires ; — l'*échancrure antérieure,* limitée par les cartilages infléchis des dernières côtes (jusqu'à la onzième exclusivement), a la forme d'une ogive ayant pour clef l'appendice xiphoïde ; c'est l'*échancrure xiphoïdienne ;* l'écartement des deux bords de cette échancrure mesure ce que Charpy a appelé l'*angle xiphoïdien.* Les recherches de cet auteur (mensurations faites sur deux cents sujets) ont montré que l'angle xiphoïdien était en rapport étroit avec la forme et l'ampleur de la base du thorax ; l'angle est en moyenne de 67° ; il s'élève jusqu'à 80° dans les poitrines à type athlétique ; sur les sujets faibles, sur ceux chez lesquels l'usage du corset a abaissé les côtes, il peut descendre jusqu'à 35°. L'angle xiphoïdien est plus large chez l'enfant et les anthropoïdes où il mesure plutôt la dilatation de l'abdomen que celle de la poitrine. Il est modifié par les influences pathologiques, agrandi par l'emphysème et toute distension prolongée de l'abdomen, diminué par la phthisie, le corset, etc.

Thorax aux différents âges. — *Chez le fœtus.* — Au lieu de l'aplatissement antéro-postérieur observé chez l'adulte, on constate sur le thorax du fœtus un aplatissement latéral. Le sternum est projeté en avant par le cœur et le thymus très développé. La base est évasée par le foie et les viscères abdominaux qui remontent dans la cage thoracique, refoulant en haut les poumons encore inutiles. La colonne vertébrale déborde en arrière le plan de la paroi postérieure, comme chez les quadrupèdes ; aussi les gouttières pulmonaires sont à peines creusées. — La ressemblance du thorax infantile avec celui des singes et surtout des anthropoïdes est frappante : tous les deux ont une poitrine qui semble intermédiaire entre le type antéro-postérieur du quadrupède et le type nettement transversal de l'homme adulte.

Chez l'enfant. — A la naissance, l'entrée en scène des poumons, doublant de volume, modifie progressivement la forme du thorax ; ses parois postérieure et antérieure s'élargissent ; sa base tend à se rétrécir ; en même temps que la colonne vertébrale s'incurve, les gouttières pulmonaires se creusent. — D'après Charpy, la forme fœtale se prolonge jusque vers l'âge de cinq ans, époque à laquelle se fait la transformation de la poitrine ; de trois à sept ans on observe successivement *des types de transition* qui conduisent progressivement *au type adulte.* — D'après Sappey, la cavité thoracique se rétrécit sensiblement à sa base vers l'époque de la puberté. C'est à dix-huit ans seulement qu'elle acquiert sa forme définitive ; mais elle continue de s'agrandir jusqu'à vingt-cinq ans chez la femme, jusqu'à trente-cinq chez l'homme.

Chez le vieillard. — Les côtes et les cartilages sont devenus moins flexibles ; certaines de leurs articulations sont ankylosées ; de plus il se produit souvent une sorte de tassement ou mieux de repliement de l'éventail costal, consécutif à la voussure dorsale de la colonne rachidienne.

Différences sexuelles. — Le thorax de la femme est en général plus court et plus arrondi ; le resserrement plus accentué de la portion abdominale aboutit à une taille plus fine. Sœmmering, Cruveilhier, Sappey ont remarqué que le sternum féminin était notablement plus court. La courbure d'enroulement des côtes est plus prononcée à la partie postérieure chez la femme que chez l'homme.

Dans le type mâle, la base est bien dilatée ; la largeur maxima répond à la huitième côte ; le resserrement de la portion inférieure est moins accentué. Le thorax de l'homme est taillé plus carrément que celui de la femme.

L'usage abusif du corset modifie la forme de la cage thoracique ; Cruveilhier a bien décrit ces modifications, que l'on peut résumer en quelques mots : les dernières côtes, refoulées en dedans, en avant et en haut, impriment leur trace sur les viscères (foie, rate, etc.) et les refoulent vers la cavité thoracique ; l'abaissement du diaphragme dans l'inspiration est ainsi fort limité ; aussi la femme tend-elle à utiliser la partie supérieure du thorax dans la respiration. L'étranglement de la taille produit le tassement de l'intestin qui va refouler les organes contenus dans l'excavation pelvienne. Il n'est point rare de rencontrer sur le foie des sillons creusés par les côtes ; quelques auteurs ont parlé de sillons de plissement observés sur le foie ; à mon avis ce plissement est impossible. Cruveilhier a vu le cartilage de la septième côte droite arrivé au contact de celui de la même côte gauche.

Au dire d'Engel (Wiener med. Wochenschr., 1860), l'usage du corset abaisse l'extrémité antérieure des côtes flottantes, qui se rapprochent ainsi de la crête iliaque et arrivent même parfois à la toucher. D'autre part, les extrémités antérieures des côtes de chaque côté se rapprochent et deviennent presque parallèles, de telle sorte que le creux stomacal se présente comme un sillon étroit et long, s'élargissant seulement vers la région ombilicale. — On peut faire observer qu'il y a corset et corset, que la forme de cet instrument de déformation varie avec la mode et qu'il en est de même des déformations que son usage peut provoquer ; un corset bien fait, serrant la taille immédiatement au-dessus des crêtes iliaques, relève certainement les deux dernières côtes comme toutes les autres.

Indice thoracique. — Broca a donné le nom d'*indice thoracique* au rapport des deux grands diamètres horizontaux du thorax. Cet indice a été étudié surtout par le docteur Weisgerber (thèse Paris, 1879) sur 127 squelettes humains et sur un très grand nombre de squelettes appartenant aux divers ordres de mammifères. Le diamètre antéro-postérieur a été mesuré de la partie inférieure du corps du sternum au sommet de l'apophyse épineuse située dans le même plan horizontal. Le diamètre transverse a été mesuré dans le même plan et a été rapporté à l'antéro-postérieur = 100. Voici les principaux résultats :

L'indice thoracique moyen, pour l'homme adulte vivant et sain = 150 ; pour le squelette monté = 118.

L'indice moyen de la femme est en général inférieur à celui de l'homme; en d'autres termes, le thorax est plus arrondi chez la femme.

L'indice thoracique du fœtus est inférieur ou égal à 100. Il augmente jusqu'à l'âge adulte et décroît dans la vieillesse.

L'indice thoracique a été trouvé supérieur à 118 en moyenne sur les squelettes de Nègres. Les moyennes relevées sur d'autres races ne reposent pas sur des séries suffisantes.

L'indice moyen est de 112 pour les anthropoïdes, de 80 pour les singes pithéciens et les lémuriens, de 98 pour les cébiens, de 103 pour les cheiroptères, de 118 pour les insectivores, de 76 pour les carnassiers, de 56 pour les ruminants, et de 116 pour les monotrèmes. L'indice est plus élevé chez les mammifères pourvus de clavicules que chez ceux qui n'en ont pas ou dont la clavicule est incomplète. L'élévation de l'indice thoracique chez l'homme est en rapport avec l'étendue des mouvements des membres supérieurs.

CHAPITRE IV

SQUELETTE DE LA TÊTE

La tête comprend le *crâne* et la *face*.

A l'ovoïde crânien, qui contient le cerveau, le cervelet et partie de la moelle allongée, s'attache le massif facial, creusé de cavités pour les organes des sens. Ainsi composée, et comprenant encore les parties molles qui revêtent son squelette, la tête forme la région la plus importante et la plus complexe du corps.

Nous étudierons successivement le crâne et la face : 1° dans leur développement ; 2° dans leurs détails ostéologiques.

ARTICLE PREMIER

DÉVELOPPEMENT DU CRANE ET DE LA FACE

§ I. — CONSIDÉRATIONS GÉNÉRALES

THÉORIE VERTÉBRALE DU CRANE ET MÉTAMÉRIE CÉPHALIQUE

Le squelette axial se décompose, ainsi qu'on l'a vu antérieurement, en deux régions : l'une postérieure, répondant au tronc, est la colonne vertébrale, dont le développement nous est connu ; l'autre antérieure, correspondant à la tête, comprend le crâne et la face, dont le développement doit à présent nous occuper.

A l'origine du squelette céphalique, nous retrouvons les mêmes parties que nous avons trouvées au début du squelette axial du tronc, savoir la corde dorsale d'une part, les somites d'autre part. Envisageons successivement ces deux formations.

La *corde dorsale*, chez un embryon de mammifère déjà âgé, s'avance jusqu'à une certaine distance dans l'intérieur de la tête, continuant d'occuper dans la région céphalique la situation qu'elle avait dans le tronc, c'est-à-dire placée juste au-dessus de l'intestin (voir l'introd. embryologique). Son extrémité antérieure correspond au point qui sera plus tard connu, dans l'anatomie du crâne, sous le nom de « pente de la selle turcique » (*clivus Blumenbachii*). C'est dire qu'il y a, en avant de l'extrémité antérieure de la corde dorsale, une partie de la tête et du crâne que l'on peut distinguer sous le nom de *région præcordale*, de la partie qui contient la corde, ou *région cordale* de la tête et du crâne. Longtemps on a opposé l'une de ces régions à l'autre ; car la région cordale de la tête et du crâne, puisqu'elle renfermait la corde dorsale, se trouvait à ce point de vue constituée comme le tronc et la colonne vertébrale, tandis que la région præcordale, manquant de corde dorsale, présentait une constitution différente de celle de la colonne vertébrale et du tronc, caractéristique par conséquent du crâne et de la tête.

Il faut savoir cependant que cette opposition ne peut être maintenue quand on examine des embryons extrêmement jeunes et n'est fondée que sur l'observation de stades de développement trop avancés. L'étude d'embryons suffisamment jeunes a montré en effet (fig. 339, A) que la corde dorsale au début marque, chez tous les vertébrés y compris l'Amphioxus, l'extrémité antérieure du corps, tête comprise. La corde dorsale arrive alors jusqu'à une membrane, appelée

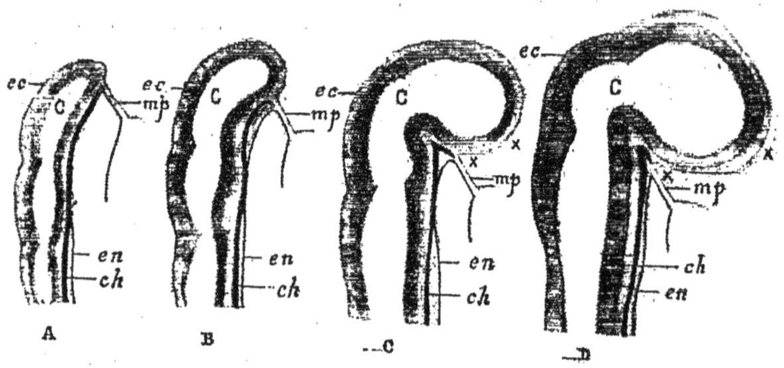

Fig. 339. — Quatre coupes antéro-postérieures et médianes schématiques de l'extrémité antérieure du corps et de la tête d'embryons de vertébré d'âge différent.

ch, corde dorsale. — *mp*, membrane pharyngienne. — *ec*, ectoderme. — *en*, entoderme. — *C*, cerveau. — de *x* à *x*, région præcordale de la tête.

« membrane pharyngienne » (A, *mp*), qui ferme l'intestin en avant, et au niveau de laquelle l'ectoderme du revêtement cutané (*ec*) et l'entoderme de la paroi digestive (*en*) s'adossent l'un à l'autre ; la corde dorsale est quelque peu surplombée en avant par le cerveau, encore faiblement développé, qui ne la dépasse que très légèrement. Il n'y a donc pas, à cette période, de partie præcordale de la tête, ou tout au moins cette partie est-elle très minime. Mais de bonne heure (B, C, D), le cerveau, se développant considérablement, s'infléchit autour de l'extrémité antérieure de la corde dorsale et la déborde de plus en plus en avant ; ce mouvement d'incurvation, qui est la conséquence du développement même, se produira naturellement aussi pour le crâne qui enveloppe le cerveau et sera éprouvé par la tête entière, qui présentera alors la flexion crânienne dont il a été question dans l'introduction embryologique. Secondairement donc, il se formera une partie præcordale de la tête et du crâne (C et D, *xx*), dont le mode de développement et la signification réelle nous sont maintenant connus.

L'existence de *somites céphaliques* est aujourd'hui un fait avéré. Il y a en effet dans la tête, ainsi que l'ont montré principalement les recherches faites sur des embryons de vertébrés inférieurs (sélaciens, amphibiens), un certain nombre de protovertèbres ou myotomes, c'est-à-dire des tronçons creux et métamérisés de la région dorsale du mésoderme, dont les cavités s'appellent *cavités céphaliques ;* ici comme ailleurs, les protovertèbres s'emploient à la formation de muscles et peuvent aussi fournir des sclérotomes ou segments squelettiques.

Seulement dans la tête, ces protovertèbres sont loin d'être disposées en une série aussi régulière que dans le tronc ; cette régularité est l'apanage des somites les plus postérieurs de la tête, c'est-à-dire de ceux qui précèdent immédiatement le mésoderme segmenté du tronc ; vers la partie antérieure de la tête au contraire elle disparaît. En outre, les somites n'ont pas tous le même développement ; mais quelques-uns sont rudimentaires, et même l'on peut assister pour ainsi dire à l'effacement de quelques autres. Enfin, quand on compare entre eux des embryons appartenant à différentes classes de vertébrés, on voit que les somites céphaliques sont loin d'être chez tous également développés, aussi distincts et en même nombre ; mais tandis que les groupes inférieurs, les sélaciens par exemple, offrent des somites céphaliques nombreux et typiques, il n'existe chez les groupes supérieurs, tels que les mammifères, que quelques somites limités à la partie postérieure de la tête, rudimentairement constitués et mal délimités.

Les raisons de cette confusion et de cette réduction des somites, qui frappent la région antérieure de la tête et atteignent surtout les vertébrés supérieurs, sont faciles à donner. On comprend en effet que, par les progrès de la flexion céphalique, les somites, qui étaient empilés les uns derrière les autres sous forme de segments cylindriques, devant subir le mouvement d'incurvation général de la tête, prendront alors la forme de coins à base supérieure ou dorsale, arriveront à chevaucher les uns sur les autres et même pourront s'atrophier et disparaître dans les endroits où l'incurvation était à son maximum. On conçoit en second lieu que la métamérisation du mésoderme, étant un caractère primitif du vertébré, a dû se perdre surtout chez les types les plus élevés de la série.

Donc, comme importante conséquence relative à l'organisation de la tête des vertébrés supérieurs et de l'homme, le mésoderme céphalique, au lieu de présenter comme celui du tronc une segmentation nette et régulière, sera irrégulièrement et confusément segmenté et n'offrira plus que des indices de la métamérisation primitive. Comme conséquence dernière enfin, celle-là spécialement intéressante pour nous, les produits de ce mésoderme, les végétations squelettogènes entre autres, seront indistinctement segmentés et plus indistinctement encore que le mésoderme dont ils dérivent, si bien que ces végétations se feront d'une façon presque ininterrompue et donneront lieu à une ébauche à peu près continue, l'*ébauche du crâne*. C'est là un caractère distinctif essentiel entre le développement du squelette céphalique et celui du tronc.

Ce n'est pas tout. Non seulement la partie dorsale du mésoderme (épimère ou protovertèbre) est segmentée ; mais encore la partie ventrale (correspondant au mésomère et à l'hypomère, c'est-à-dire à la plaque moyenne et à la plaque latérale) l'est aussi. Le somite comprend donc ici toute la hauteur dorso-ventrale du mésoderme. Grâce en effet à la présence de perforations linéaires intéressant à la fois la paroi du corps et la paroi de l'intestin et mettant en communication la cavité intestinale et le milieu extérieur, perforations qu'on appelle « fentes branchiales » et que nous retrouverons plus tard, le mésoderme et le mésenchyme des parties latérales du cou, c'est-à-dire de la région de passage entre la tête et le tronc, se trouvent partagés en un certain nombre de bandes arquées que l'on appelle *arcs branchiaux* ou *viscéraux*.

Chacun de ces arcs branchiaux renferme typiquement, chez les embryons de sélaciens par exemple, entre autres organes, une partie du cœlome (fig. 340). Ce segment de cœlome peut communiquer à plein canal avec une cavité protovertébrale, de telle sorte qu'alors l'arc branchial qui le contient paraît réellement être le prolongement ventral de la protovertèbre. La correspondance des arcs branchiaux et des somites ne s'observe cependant que rarement et s'est perdue

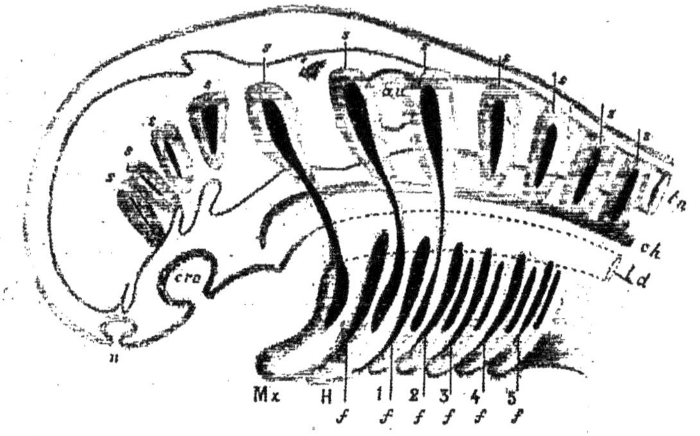

Fig. 340. — Diagramme des somites céphaliques avec les arcs branchiaux chez un embryon idéal de vertébré inférieur.

s, *s*, etc., somites (protovertèbres ou myotomes céphaliques). — *Mx*, arc maxillaire. — *H*, arc hyoïdien. — 1-5, arcs branchiaux proprement dits. — *f*, *f*, etc., fentes branchiales. — *n*, fossette nasale. — *cro*, fossette cristallinienne de l'œil. — *au*, vésicule auditive. — *tn*, tube nerveux. — *ch*, corde dorsale. — *td*, tube digestif. — Les cavités cœlomiques sont en rouge.

sur beaucoup de points, de telle sorte que l'impression générale produite par l'observation des faits est celle de deux segmentations, indépendantes dans une certaine mesure l'une de l'autre : l'une pour la partie dorsale, l'autre pour la partie ventrale du mésoderme.

Les arcs branchiaux forment ensemble le *squelette branchial* ou *viscéral*, qui est suspendu au crâne et à la région antérieure de la colonne vertébrale ; aux dépens de ce squelette se développeront la *face*, massif squelettique appendu au crâne, ainsi que les parois latérales et ventrale du cou. D'abord affectés au service de la fonction de respiration, les arcs branchiaux étaient chargés de supporter des organes respiratoires, les branchies, et dans ce but avaient différencié dans leur intérieur des tiges dures, cartilagineuses ou osseuses, destinées à fournir un ferme support aux branchies et des attaches solides à leurs muscles moteurs. Ils ont ensuite été détournés, dans le cours de l'évolution phylogénétique, de leurs fonctions primitives, et ont été adaptés à des rôles variés bien différents de celui qu'ils remplissaient tout d'abord.

De même que les somites du tronc avec leurs formations vertébrales sont représentés dans la tête par les somites céphaliques et par le crâne qui en dérive, de même on pourrait être tenté de voir dans les arcs branchiaux suspendus au crâne les correspondants des côtes attachées aux vertèbres, auxquelles ils ressemblent beaucoup. Mais de même que le crâne, formant, comme on l'a vu plus haut, une masse indivise, est construit sur un plan très différent, au premier abord du moins, de la constitution segmentée de la colonne vertébrale, de même les arcs branchiaux, ne correspondant pas exactement à des segments crâniens autonomes, sont autre chose que les côtes qui s'insèrent sur autant de vertèbres distinctes. Le crâne et le squelette branchial, en résumé donc, s'ils reproduisent par quelques-uns de leurs caractères la disposition primitive réalisée dans la

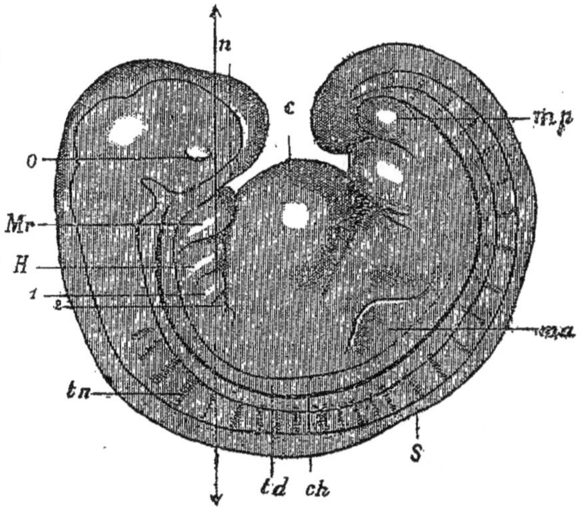

Fig. 341. — Embryon humain de 4mm de long (4e semaine) (d'après Rabl).

Mr, arc maxillaire. — *H*, arc hyoïdien. — 1, 2, arcs branchiaux proprement dits. — *s*, somites. — *c*, cœur. — *n*, fossette nasale. — *o*, œil. — *ma*, *mp*, membres antérieur et postérieur. — *tn*, contour du tube nerveux. — *ch*, contour de la corde dorsale. — *td*, contour du tube digestif.

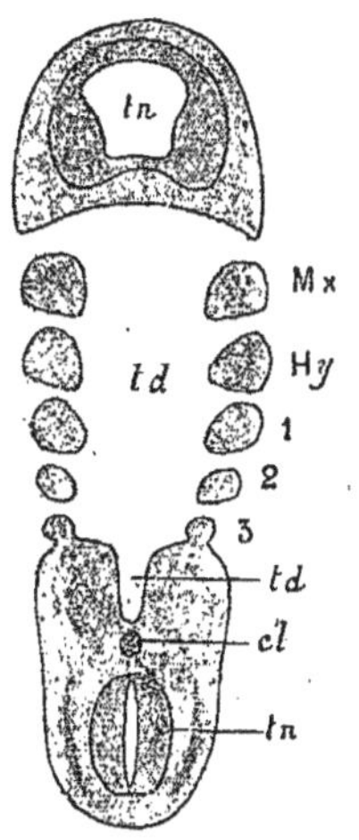

Fig. 342. — Coupe transversale schématique de l'embryon représenté dans la figure précédente.

Cette coupe serait menée par la flèche de la fig. 341. Même signification des lettres que ci-dessus. L'entoderme est figuré en bleu.

colonne vertébrale et le squelette costal, ont acquis secondairement des caractères qui leur sont propres et qui leur impriment le cachet de formations particulières.

Cependant, avant même que l'on connût entre le crâne et la colonne vertébrale les similitudes anatomiques dont il vient d'être question, avant que l'on sût, par exemple, qu'à l'origine de l'un et de l'autre sont la corde dorsale et les somites, des ressemblances extérieures grossières entre le crâne et la colonne vertébrale avaient inspiré, dès l'aurore de la morphologie, une comparaison connue sous le nom de *théorie vertébrale du crâne*. Des anatomistes philosophes (Gœthe, Oken) exprimèrent l'idée que le crâne est composé par une série de vertèbres et n'est ainsi que la portion antérieure de la colonne vertébrale. Dans chaque vertèbre crânienne ils retrouvèrent les parties constitutives de toute vertèbre, un corps vertébral, deux arcs vertébraux, une apophyse épineuse. Ils essayèrent même de compter les vertèbres crâniennes, et depuis leurs tentatives on distingua en effet quatre vertèbres crâniennes, qui étaient d'arrière en avant les vertèbres *occipitale, sphénoïdale postérieure, sphénoïdale antérieure, ethmoïdale,* la plus postérieure étant le plus typiquement constituée.

A un engouement immodéré pour la théorie vertébrale du crâne succéda une défaveur excessive que valurent à cette conception les objections sérieuses que Huxley et d'autres élevèrent contre elle, et qui sont surtout les suivantes. Si le crâne était composé de vertèbres, on devrait trouver, dans les premiers temps du développement ontogénique, cette constitution par des vertèbres distinctes et composées à leur tour de pièces indépendantes. En outre, la même constitution devrait s'observer chez les formes les plus inférieures de la série des vertébrés, les sélaciens, par exemple, parce que chez eux le crâne devrait encore être voisin de l'état vertébral primitif. Enfin le développement des os du crâne, que l'on compare aux vertèbres et à leurs différentes parties, devrait être identique à celui des vertèbres et de ces parties elles-mêmes. Or ce sont là trois desiderata de la théorie : car l'ébauche squelettique cartilagineuse du crâne est continue chez les embryons de tous les vertébrés; le crâne des sélaciens n'offre pas l'état vertébral primitif; certains os crâniens enfin ont un mode de développement différent de celui des vertèbres (voir dével. de l'os).

Aujourd'hui, sous l'influence des considérations développées par Gegenbaur et grâce à l'accumulation des données parlant en faveur de la segmentation des divers organes de la tête, la théorie vertébrale du crâne ne se présente plus que comme un chapitre particulier, que l'on peut appeler *théorie segmentaire du crâne* (Hertvig), le moins important même et le moins riche en faits, de la doctrine de la *métamérie céphalique*. Cette conception, dont il a été dit un mot dans l'introduction embryologique (p. 11), consiste à admettre que la tête du vertébré n'est que le prolongement antérieur du tronc, et que comme celui-ci elle est composée de métamères, dans chacun desquels on doit retrouver un segment mésodermique nerveux, un segment squelettique, etc. En réalité cependant la formule de la métamérie céphalique n'est pas aussi simple que celle de la métamérie du tronc; elle est au contraire très compliquée, parce que les différents métamères dont la tête se compose se sont soit dédoublés, soit confondus les uns avec les autres, parce qu'aussi la métamérisation ne s'est pas exercée de la même façon sur les différents systèmes (nerveux, mésodermique, etc.) de la tête, s'atténuant ou même cessant pour les uns, se conservant par contre pour les autres. Le système squelettique crânien est certainement le résultat de la coalescence non pas d'un certain nombre de vertèbres, comme disait la théorie vertébrale du crâne, mais de segments squelettiques comparables à des vertèbres, selon l'important correctif voulu par la théorie segmentaire du crâne. Remarquons alors qu'il n'est plus nécessaire que ces segments apparaissent indépendants comme les vertèbres, mais qu'il suffit que, soit dans leurs rapports avec des systèmes voisins métamérisés, soit dans leur développement ultérieur ils fassent les preuves de cette indépendance. Or nous savons que souvent il faut attendre le stade osseux du développement pour pouvoir distinguer des pièces squelettiques, dont l'individualité n'existait encore ni au stade membraneux ni à l'état cartilagineux. En outre il est reconnu aujourd'hui que si le crâne présente, par exemple, de chaque côté, neuf orifices pour le passage de neuf nerfs crâniens, ceux-ci étant homologues aux nerfs spinaux, les segments osseux interposés aux neuf orifices des nerfs crâniens deviennent comparables aux vertèbres qui laissent entre elles les trous de sortie des nerfs spinaux.

§ II. — DÉVELOPPEMENT DU CRANE

Dans le développement du squelette céphalique nous considérons séparément le crâne et la face, le premier devant nous occuper tout d'abord.

Le crâne, de même que la colonne vertébrale, passe par trois états successifs : membraneux, cartilagineux et osseux.

Ebauche membraneuse. — A l'état membraneux, il n'est représenté que par la corde dorsale et par des végétations mésenchymateuses squelettogènes diffuses qui correspondent aux sclérotomes que fournissent, comme on l'a vu plus haut, les protovertèbres du tronc. Le mésenchyme squelettogène se comporte du reste vis-à-vis de la corde dorsale du tube médullaire de la même façon que c'était le cas pour la formation de la colonne vertébrale. Il commence en effet par entourer la corde dorsale, puis il s'élève sur les côtés du tube médullaire dilaté en cerveau et finit par l'envelopper, les deux bourgeons mésenchymateux arrivant à se souder du côté dorsal sur la ligne médiane pour former la *membrane réunissante supérieure*. De plus, dans la tête, le mésenchyme squelettogène doit entourer, pour leur former plus tard une coque protectrice, les ébauches des organes des sens, savoir : deux dépressions du tégument occupant l'extrémité antérieure de la tête, les « fossettes olfactives » ; les deux « vésicules oculaires », placées de chaque côté de la tête ; les deux « vésicules auditives », situées latéralement aussi, mais en arrière des précédentes.

On peut, dès à présent, distinguer dans l'ébauche crânienne membraneuse ou mésenchyme squelettogène du crâne, les parties suivantes : 1° une région médiane, péricordale, correspondant comme situation à la série des corps vertébraux, sous-jacente au cerveau qui repose sur elle ; c'est le rudiment de la *base du crâne ;* 2° une paire d'expansions latérales, répondant dans leur ensemble, par leur situation, à la série des arcs vertébraux, circonscrivant avec la base du crâne une cavité, la *cavité crânienne,* et destinées à former les *parties latérales* et la *voûte du crâne ;* 3° et par surcroît à la constitution de la colonne vertébrale membraneuse, trois paires de capsules logeant les organes sensoriels, et que l'on peut appeler *capsules nasales, capsules orbitaires, capsules périotiques*.

Par sa destinée, cette ébauche membraneuse n'est d'ailleurs pas entièrement squelettogène ; mais les couches de cette ébauche, qui sont en contact immédiat avec le cerveau, ne subissent aucune transformation cartilagineuse ni osseuse, mais demeurent molles ou deviennent simplement fibreuses et forment les enveloppes du cerveau ou *méninges cérébrales*. A cet effet, elles ne se bornent pas à entourer le cerveau dans son ensemble, mais encore elles pénètrent et poussent des prolongements entre les différents compartiments ou vésicules cérébrales en lesquelles le cerveau se montre actuellement décomposé. Ces prolongements, que le moment n'est pas venu d'étudier, partent de la voûte membraneuse du crâne, et, descendant dans la cavité crânienne, subdivisent celle-ci en *chambres crâniennes* ou *cellules cérébrales* qui logent autant de vésicules cérébrales.

Au début, la base du crâne, comme nous l'avons indiqué plus haut, est étendue en ligne droite jusqu'à l'extrémité antérieure de la corde dorsale, qu'elle ne dépasse pas. Mais un important changement va s'y opérer, produit par la flexion de la tête qui résulte elle-même de l'allongement considérable de celle-ci. En effet, grâce à cette flexion de la tête, telle partie de la voûte du crâne qui formait auparavant la paroi antérieure ou dorsale même de la cavité crânienne se trouve reportée par en dessous et incorporée à la base du crâne qui est allongée d'autant (Voy. fig. 339, C et D). Il y a donc à distinguer dès à présent dans la base du crâne deux régions : l'une postérieure, qui renferme la corde dorsale, peut être appelée *région sphéno-occipitale* et représente la *base du crâne primitive ;* l'autre, antérieure, dépourvue de corde dorsale, portera le nom de *région sphéno-ethmoïdale* (de *x* à *x*, fig. 339) et devra être considérée comme une partie surajoutée.

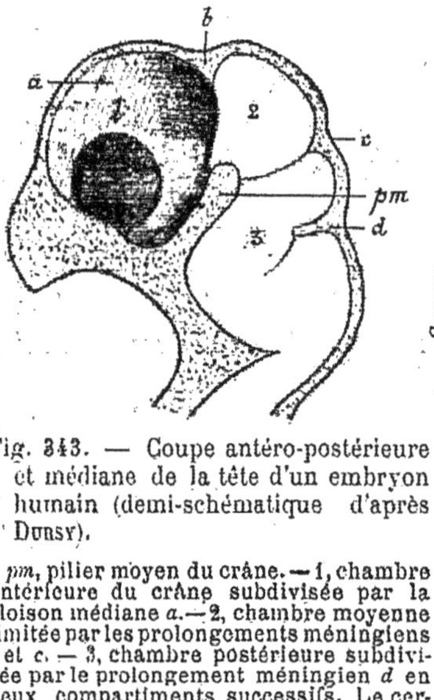

Fig. 343. — Coupe antéro-postérieure et médiane de la tête d'un embryon humain (demi-schématique d'après Dursy).

pm, pilier moyen du crâne. — 1, chambre antérieure du crâne subdivisée par la cloison médiane *a*. — 2, chambre moyenne limitée par les prolongements méningiens *b* et *c*. — 3, chambre postérieure subdivisée par le prolongement méningien *d* en deux compartiments successifs. Le cerveau n'est pas représenté.

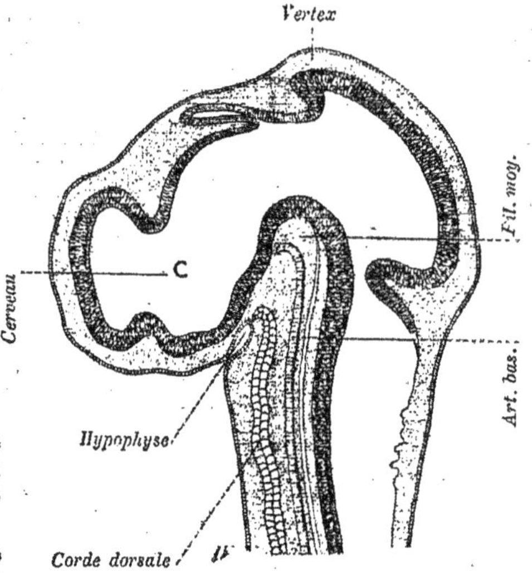

Fig. 344. — Coupe antéro-postérieure et médiane de la tête d'un embryon de poulet de 4 jours 1/2 (d'après Mihalkovics).

Les deux régions ne se continuent pas en ligne droite, mais sous un angle qui devient de plus en plus aigu. Le sinus de cet angle est occupé par une masse puissante de tissu mésenchymateux qui a sur les coupes verticales et médianes la forme d'un triangle allongé, à sommet supérieur correspondant à l'angle dont il vient d'être question, et qui, en réalité, est une crête semi-lunaire, saillante vers la face dorsale. Cette masse de tissu est appelée, depuis Rathke, *pilier moyen du crâne,* pour la distinguer de deux autres épaississements de la base du crâne qui sont beaucoup moins importants, et que l'on nomme *pilier antérieur* et *pilier postérieur*. Le pilier moyen du crâne, nommé encore *selle turcique primitive,* est destiné moins à fournir des pièces squelettiques, qu'à former un prolongement intra-crânien des méninges cérébrales et à conduire jusque dans l'intérieur même de la cavité crânienne, dans laquelle il proémine, un important vaisseau cérébral (fig. 344, *ba*). La situation du pilier moyen est très importante à fixer pour établir dans ses grandes lignes la topographie crânienne. Son sommet correspond à la chambre crânienne moyenne qui loge la vésicule cérébrale moyenne; et ses prolongements externes, droit et gauche, se continuent sur les côtés avec les cloisons incomplètes qui délimitent la chambre crânienne moyenne. L'axe prolongé du pilier moyen tombe sur le vertex ou sommet de la tête. En avant du pilier moyen se trouve la chambre antérieure du crâne avec la vésicule cérébrale antérieure; elle est déjà subdivisée par une cloison sagittale incomplète en deux parties latérales et une médiane ou intermédiaire. En arrière du pilier moyen, la chambre postérieure du crâne est subdivisée, par une cloison transversale, en deux compartiments situés l'un derrière l'autre (fig. 343).

Ebauche cartilagineuse.—L'ébauche membraneuse, qui vient d'être décrite, va maintenant se chondrifier en un seul bloc cartilagineux, et pour ainsi dire d'une seule coulée, pour former le *crâne cartilagineux*. Cependant, la totalité du crâne membraneux ne subira pas la chondrification. Car d'abord les couches de ce crâne, qui avoisinent directement le cerveau, demeureront membraneuses pour former les méninges dont il a été dit un mot plus haut. En outre, la voûte du crâne, comme on le verra plus loin, deviendra osseuse sans passer par le stade cartilagineux.

La transformation cartilagineuse s'opère d'abord tout autour de la corde dorsale, c'est-à-dire dans la base membraneuse du crâne. On pourrait s'attendre à voir ici se former, conformément à la théorie de la constitution vertébrale du crâne, une série de noyaux de chondrification, répondant aux corps vertébraux, séparés par des ligaments fibreux ou synchondroses, qui correspondraient aux disques intervertébraux. En réalité, la base du crâne cartilagineuse, dans sa partie cordale, ne présente qu'une bande transversale de tissu fibreux qui puisse représenter un disque intervertébral; on l'appelle *synchondrose sphéno-occipitale*, parce qu'elle est placée entre le cartilage qui deviendra le noyau osseux basilaire de l'occipital ou *basi-occipital*, et celui qui sera l'os *sphénoïde postérieur*; mais entre le futur os sphénoïde postérieur ou *basipostsphénoïde*, et le futur os *sphénoïde antérieur* ou *basipræsphénoïde*, il n'y a pas de synchondrose pareille et le cartilage est ininterrompu. Mais si des formations semblables à des disques intervertébraux font presque totalement défaut, la corde dorsale se comporte, dans l'intérieur de la base du crâne, comme elle le faisait dans la colonne vertébrale, au niveau des corps vertébraux et entre les disques intervertébraux; elle se rétrécit en effet en certains points et se renfle en d'autres, et la présence de ces rétrécissements et de ces renflements a été invoquée par quelques auteurs comme attestant l'existence, dans la base du crâne, de corps vertébraux et de disques intervertébraux successifs.

De la base du crâne membraneux, la chondrification gagne les parties latérales. Si elle s'arrête de très bonne heure dans son expansion, un territoire plus ou moins étendu du cerveau, entouré de ses enveloppes, demeurera à découvert et une malformation de la tête comparable au spina bifida du tronc sera constituée.

Enfin, la voûte du crâne membraneux s'encroûte de cartilage, mais d'une façon très incomplète chez les mammifères, et sur une étendue variable selon les types considérés, mais toujours inférieure, et de beaucoup, à l'étendue de la partie qui demeure membraneuse. C'est dans la région postérieure ou occipitale de la voûte du crâne que la chondrification progresse le plus loin et que la paroi cartilagineuse du crâne est le plus complète ; dans cette région, le cerveau se trouve complètement entouré par le cartilage, et, à ce point de vue, le crâne se comporte absolument comme la colonne vertébrale.

Indépendamment de la lacune considérable que le crâne cartilagineux présente dans la majeure partie de la région de la voûte, il y a en un endroit de la base du crâne un hiatus qui est placé juste au-devant de la base de la selle turcique primitive ou pilier moyen ; ce trou livre passage, temporairement, à l'organe nommé « hypophyse », qui, s'étendant du tube digestif au cerveau, doit nécessairement traverser la base du crâne ; plus tard, ce trou sera comblé par une lamelle cartilagineuse et transformé en une dépression appelée *fosse pituitaire* parce qu'elle est destinée à loger un appendice du cerveau qui est le « corps pituitaire. En outre, il persiste encore, pour un certain temps, çà et là à la base du crâne cartilagineux et sur ses portions latérales, des espaces comblés seulement par le tissu conjonctif du crâne membraneux primordial, espaces que l'on désigne sous le nom de *fontanelles ;* l'un de ces espaces, très considérable, a été appelé *grande fontanelle de la base du crâne*. Enfin, le crâne cartilagineux est encore perforé par un certain nombre de trous, distribués surtout à la base du crâne, qui livrent passage à des vaisseaux et à des nerfs ; il faut bien distinguer cependant, parmi les *trous de la base du crâne* définitive, ceux qui résultent de lacunes primitives dans le cartilage crânien, les *trous optiques*, par exemple, et d'autres comme le *trou ovale* et le *trou carotidien* qui font souvent partie de la grande fontanelle de la base du crâne, et seront plus tard circonscrits par des pointes osseuses partant des bords des os en contact.

Bien que le développement du crâne cartilagineux se fasse d'une manière continue et qu'il soit impossible de trouver, dans les ébauches squelettiques cartilagineuses primitivement constituées, les formes des pièces osseuses futures, cependant la présence de lacunes dans la masse du cartilage crânien (lacunes préexistantes au cartilage puisqu'elles livrent passage à des organes dont l'apparition précède la différenciation chondroïde du crâne) délimite tout naturellement dans le chondrocrâne un certain nombre de pièces auxquelles on a donné des noms, mais qui ne correspondent en rien aux os définitifs.

Ainsi, on voit se différencier, dans la base du crâne, deux paires de cartilages longitudinaux. Ce sont : en arrière, de chaque côté de la corde dorsale, les deux *cartilages paracordaux* (fig. 345, *pch*) ; en avant, les deux *trabécules crâniennes de Rathke*, qui s'étendent en avant et s'écartent pour circonscrire l'orifice qui livre passage à l'hypophyse (*tr*). Les deux cartilages paracordaux, qui bientôt entourent la corde dorsale en dessus comme en dessous, se fusionnent alors pour constituer la *plaque basilaire* (fig. 346, B). Le bord antérieur de cette plaque correspond à la base du pilier moyen du crâne membraneux et marque l'endroit qui est connu en anatomie sous le nom de *dos de la selle turcique*. Aux dépens de la plaque basilaire se formeront donc approximativement les parties de la base du crâne dont il a été question plus haut déjà et qui, d'avant en arrière, ont été nommées *basipostsphénoïde* (fig. 347, *sphp*), *basioccipital* (fig. 347, *ocb*). Les trabécules du crâne, continues très souvent en arrière avec la plaque basilaire dont elles paraissent des prolongements, se soudent à leur partie antérieure, comme les cartilages paracordaux, pour donner lieu à une lame horizontale ou *plaque ethmoïdale*, de la face inférieure de laquelle descend une lamelle verticale, le *septum narium* (*cloison des fosses nasales*) (fig. 346, *S*). La

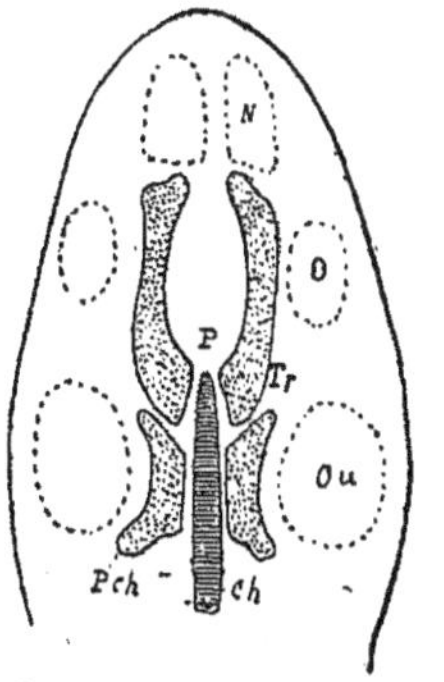

Fig. 345. — Première ébauche cartilagineuse du crâne (schématique, d'après WIEDERSHEIM).

ch, corde dorsale. — *pch*, cartilage paracordal. — *tr*, trabécule du crâne. — *p*, espace pituitaire logeant l'hypophyse et le corps pituitaire. — *N*, fosse nasale. — *O*, vésicule oculaire. — *Ou*, vésicule auditive.

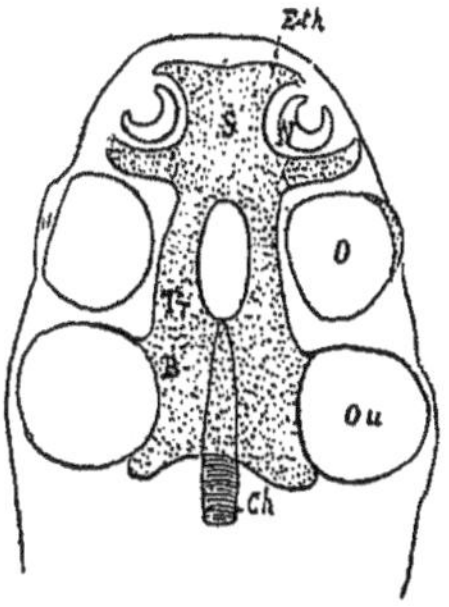

Fig. 346. — Deuxième stade de l'ébauche cartilagineuse du crâne (schématique, d'après WIEDERSHEIM).

Mêmes lettres que ci-dessus, et de plus : *B*, plaque basilaire. — *S*, septumou cloison des fosses nasales et plaque ethmoïdale résultant de la fusion des trabécules en avant.—*eth*, *eth'*, prolongements ethmoïdaux de cette plaque entourant l'organe olfactif.

plaque ethmoïdale renferme l'ébauche cartilagineuse de l'*os ethmoïde*(*eth*), celle du *basipræsphénoïde* (*spha*) et le substratum osseux et cartilagineux de la *cloison des fosses nasales*. Dans leur partie moyenne, les trabécules s'écartent pour circonscrire l'orifice hypophysaire et former plus tard le rebord cartilagineux de la fosse pituitaire.

La description qui précède n'est qu'en partie applicable aux vertébrés supérieurs et à l'homme, chez lesquels plusieurs embryologistes n'ont pas pu retrouver les formations initiales (cartilages paracordaux et trabécules) que les vertébrés inférieurs offrent au contraire de toute évidence. Au début de la chondrification de la base du crâne ils n'ont pu voir qu'une plaque basilaire déjà soudée à la plaque ethmoïdale.

Sur les parties latérales et inférieures du crâne se constituent des capsules cartilagineuses pour les différents organes sensoriels (narines, yeux, oreilles), la *capsule nasale*, la *capsule orbitaire*, la *capsule périotique*. Celle-ci, ébauche du *rocher* ou *os temporal* (fig. 347, *r*), qui renferme l'organe de l'audition, est en continuité avec la plaque basilaire. A la formation des capsules orbitaires concourent de chaque côté les parties suivantes : une expansion, appelée *grande aile du sphénoïde (ga)*, émise par le cartilage basilaire au niveau du sphénoïde postérieur et se continuant en arrière avec la capsule périotique par l'*écaille cartilagineuse du temporal (t)* ; un prolongement de moindre importance, ou *petite aile du sphénoïde (pa)* poussé par la plaque ethmoïdale au niveau du sphénoïde antérieur; *les parties postéro-latérales* du rocher se prolongent en haut par la *lame pariétale (p)* qui est destinée à disparaître; en avant la petite aile se rattache à la plaque ethmoïdale par la *lame frontale* ou *orbitaire (fr)*, qui forme temporairement le plafond de la cavité orbitaire dans laquelle est logé l'organe de la vision. Enfin la plaque ethmoïdale se complique de prolongements conformés d'une façon bizarre que l'on appelle les *cornets* et qui entourent les fosses nasales, réceptacle de l'organe olfactif; en avant la plaque ethmoïdale se continue par plusieurs pièces cartilagineuses qui formeront la *charpente du nez (n)* placée à l'entrée des fosses nasales. Tout à fait en arrière, la plaque basilaire, au niveau du basioccipital, se soulève de chaque côté pour former sur les flancs et sur la face dorsale du cerveau les ébauches cartilagineuses de l'*écaille de l'occipital (oci)*.

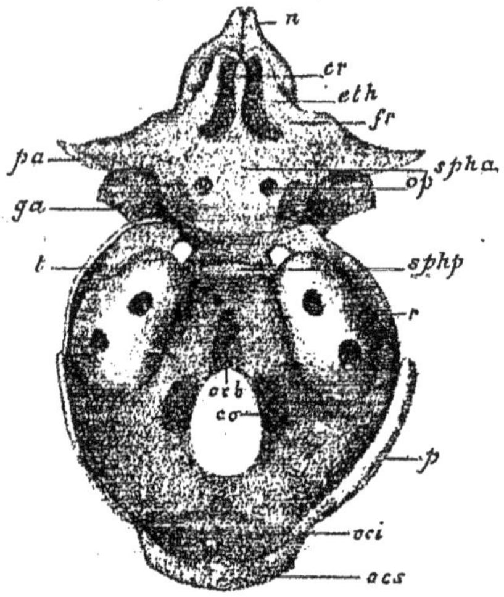

Fig. 347. — Base du crâne primordial d'un embryon humain de trois mois, vue d'en haut (d'après KOLLIKER).

ocs, moitié supérieure de l'écaille de l'occipital (d'origine membraneuse). — *oci*, moitié inférieure de l'écaille (d'origine cartilagineuse). — *p*, lame pariétale cartilagineuse. — *co*, partie condylienne de l'occipital. — *ocb*, partie basilaire de l'occipital. — *r*, capsule périotique ou rocher. — *sphp*, selle turcique avec au-devant d'elle le basipostsphénoïde cartilagineux et ses deux points d'ossification. — *spha*, basipræsphénoïde cartilagineux avec ses deux points d'ossification pour les apophyses clinoïdes antérieures. — *pa*, petites ailes. — *ga*, grandes ailes. — *eth*, cartilage ethmoïdal. — *cr*, apophyse *crista-galli*. — *n*, prolongement nasal du cartilage ethmoïdal. — *t*, bandelette cartilagineuse entre les grandes ailes et la lame pariétale (écaille cartilagineuse du temporal). — *fr*, bandelette cartilagineuse entre le cartilage ethmoïdal et les petites ailes (lame frontale). — *op*, trou optique.

Le crâne cartilagineux subit des destinées différentes suivant les points que l'on considère. Quelques-unes de ses parties disparaissent sans laisser de traces. D'autres, comme les cartilages qui forment la charpente du nez, demeurent à l'état cartilagineux pendant toute la vie. La majeure partie enfin du crâne cartilagineux s'ossifie, en plusieurs points d'ossification.

L'étude de ces points d'ossification sera faite plus loin. Mais dès à présent nous pouvons indiquer quelle sera la loi générale de cette ossification. Les différents points d'ossification qui paraîtront dans la masse cartilagineuse du crâne correspondent à autant d'os distincts qui composent le crâne des vertébrés inférieurs tels que les poissons. Seulement ces points d'ossification, chez les vertébrés supérieurs et chez l'homme en particulier, ne deviendront pas autant d'os indépendants mais se souderont de plus ou moins bonne heure de manière à se réunir plusieurs à la fois pour constituer un os de l'adulte. Le nombre des os crâniens sera ainsi très réduit chez les vertébrés supérieurs par rapport au nombre des os du crâne du fœtus ou d'un vertébré inférieur.

Nous venons de voir la plus grande partie du crâne représentée par une ébauche cartilagineuse. Mais nous avons indiqué déjà que cette ébauche de cartilage ne doit pas à elle seule former le crâne tout entier. Celui-ci en effet, outre les os développés dans la masse primordiale cartilagineuse (*os enchondraux* ou *primaires*), est constitué par plusieurs os qui sont destinés à former spécialement la voûte du crâne ou tout au moins à la compléter par en haut et qui, non précédés d'une ébauche cartilagineuse primitive, se développent dans une masse connective préexistante. Ces os, dont il a déjà été question dans le chapitre général consacré au développement de l'os, sont appelés *os de membrane* ou *os dermiques,* parce qu'ils ont pour matrice le tissu conjonctif dermique ou plutôt sous-dermique, *os de revêtement,* parce qu'en maint endroit ils s'appliquent sur le squelette cartilagineux du crâne et le revêtent sur une certaine étendue de telle sorte que chez certains animaux on peut les en détacher aisément, *os secondaires* enfin à cause de leur époque d'apparition qui est postérieure à celle non pas des os enchondraux mais de leurs précurseurs cartilagineux. Les os de revêtement sont entièrement étrangers au squelette crânien cartilagineux, auquel ils forment même dans certains cas une doublure complète. Développés en dehors du squelette cartilagineux du crâne qui, comme la colonne vertébrale cartilagineuse, fait partie de l'endosquelette, formés au-dessous du derme ou de la muqueuse buccale qui le prolonge, ils appartiennent au squelette cutané ou exosquelette et méritent le nom d'os dermiques qui leur convient le mieux.

Chez les vertébrés inférieurs, les os de revêtement offrent par rapport aux os enchondraux leur situation superficielle caractéristique. Mais chez les vertébrés les plus élevés, la voûte cartilagineuse du crâne faisant défaut en grande partie, ce rapport distinctif ne peut plus être facilement reconnu; les os dermiques paraissent alors se former sur le prolongement des os cartilagineux et avoir le même rang qu'eux dans la succession des couches de tissus différents qui constituent la tête. Par leurs bords, les os dermiques s'unissent ensuite avec les os primaires, pour former une boîte crânienne continue, dont les composants ont une origine différente, bien que cependant les différences d'origine deviennent par la suite méconnaissables. Bien plus, non seulement des noyaux osseux enchondraux se soudent ensemble pour former un os unique, comme on l'a vu tout à l'heure, mais celui-ci peut résulter de la fusion de points osseux d'origine différente, les uns enchondraux, les autres dermiques. On comprend que tous ces phénomènes sont bien propres à effacer les distinctions qui séparent les deux catégories d'os.

De même que les os enchondraux de la base du crâne, les os membraneux de la voûte demeureront pendant longtemps encore séparés par des espaces que remplit seul le tissu fibreux préexistant, et qui ici portent aussi le nom de fontanelles.

Il n'y a pas lieu d'insister davantage sur les os de revêtement du crâne, dont le développement général a été fait plus haut et dont le développement spécial sera étudié avec les points d'ossification.

§ III. — DÉVELOPPEMENT DE LA FACE

Le squelette branchial ou viscéral, qui entoure de ses arceaux cartilagineux l partie antérieure de l'intestin et l'orifice buccal, représente phylogénétiquemer et ontogénétiquement le point de départ de la face.

Quand on suit l'évolution des arcs branchiaux chez un embryon humain o chez l'embryon d'un mammifère quelconque, on voit comment ces arcs se mo difient et se perfectionnent en s'adaptant pour la plupart à de nouvelles fonc tions. On assiste aux mêmes modifications et à un semblable perfectionnemen quand on examine la série des vertébrés en s'élevant des sélaciens aux mam mifères.

Il ne sera pas inutile, avant d'étudier le développement ontogénique de la fac chez l'homme, de jeter un coup d'œil sur l'évolution phylogénique des arc branchiaux, qui éclairera la description des phénomènes ontogéniques.

A. — **Evolution phylogénique des arcs branchiaux.** — L'appareil branchia d'un embryon âgé de sélacien, ou même d'un sélacien adulte, doit nous servi de type initial. Il se compose de sept paires d'arcs branchiaux, laissant entr

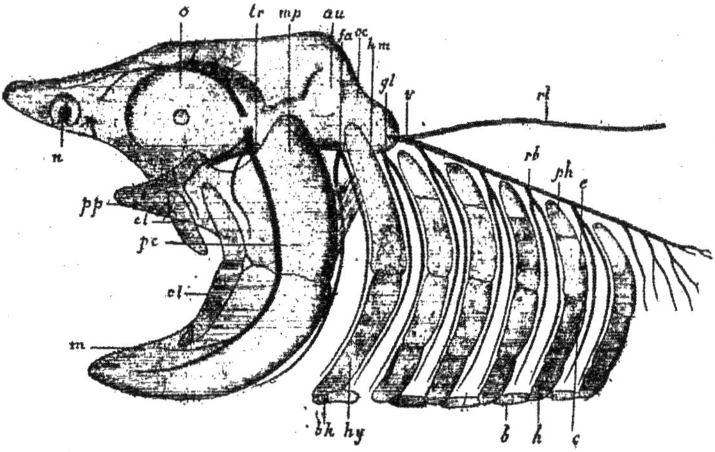

Fig. 348. — Schéma du crâne et du squeletto viscéral cartilagineux d'un Sélacien (d'après O. Hertwig, un peu modifié).

n, capsule nasale (région ethmoïdale du crâne primordial). — *o*, cavité orbitaire (régio orbitaire). — *au*, région auditive ou périotique. — *oc*, région occipitale. — *cl*, *cl*, cartilages la biaux. — *pc*, palato-carré. — *mp*, métaptérygoïde. — *pp*, ptérygo-palatin. — *m*, cartilage maxillaire *hm*, hyomandibulaire. — *hy*, cartilage hyoïdien. — *bh*, basihyal. — *ph*, pharyngo-branchial. - *e*, épibranchial. — *c*, cératobranchial. — *h*, hypobranchial. — *b*, basibranchial ou copule. — *t* nerf trijumeau. — *fa*, nerf facial. — *gl*, nerf glosso-pharyngien. — *v*, nerf vague ou pneumo gastrique. — *rl*, son rameau latéral (nerf latéral. — *rb*, ses rameaux branchiaux.

eux six paires de fentes branchiales qui mènent de la cavité intestinale à l'exté rieur (fig. 348). Les arcs branchiaux, d'abord membraneux, subissent ensuite un différenciation, cartilagineuse dans leur partie axiale et deviennent alors de arcs viscéraux cartilagineux. Chaque arc se compose du reste de plusieurs pièce placées bout à bout, réunies et séparées tout à la fois par du tissu conjonctif auxquelles on donne les noms suivants, en procédant de haut en bas : *pharyngo-branchial, épibranchial, cératobranchial, hypobranchial*. Les deux arcs branchiaux d'une même paire sont réunis typiquement par une pièce impaire médiane et ventrale, appelée *basibranchial* ou *copula* (fig. 348).

Les sept arcs branchiaux successifs, en ne comprenant pas dans cette énumération de petits « cartilages labiaux » (fig. 348, *cl, cl'*) placés en avant de la bouche, sont : l'*arc mandibulaire* ou *maxillaire*, l'*arc hyoïdien*, les cinq *arcs branchiaux proprement dits*.

Le plus antérieur, l'*arc maxillaire*, délimite la cavité buccale et sert à la mastication. Il se compose d'une pièce basale et d'une pièce terminale. La pièce basale, *cartilage palato-carré* ou *ptérygo-carré*, articulée au crâne, émet trois prolongements : l'un postérieur et dorsal, *métaptérygoïde*, qui ne nous intéresse pas ; l'autre antérieur et dorsal, *ptérygo-palatin*, situé au-dessus et en avant de la bouche, représente la mâchoire supérieure et à son extrémité s'articule avec le crâne ; le troisième, ventral, est très court et s'unit avec la pièce terminale de l'arc maxillaire. Celle-ci, appelée *cartilage maxillaire* ou *mandibulaire proprement dit* ou encore *cartilage de Meckel*, borde la bouche en arrière et en dessous et représente la *mâchoire inférieure*. Son extrémité libre s'unit avec celle du cartilage congénère du côté opposé par un ligament de tissu fibreux ou *symphyse*.

Le second arc ou *arc hyoïdien*, lui aussi, est formé typiquement de deux pièces principales au moins. La pièce supérieure s'appelle *hyo-mandibulaire*, à cause de son union avec l'arc mandibulaire par des ligaments. La pièce inférieure ou *cartilage hyoïdien proprement dit* peut renfermer plusieurs segments désignés de haut en bas sous les noms d'*épihyal, cératohyal, hypohyal* ou *apohyal*. Les deux arcs hyoïdiens sont reliés l'un à l'autre, sur la ligne médiane ventrale, par une *copula hyoïdienne* ou *basihyal*.

Quant aux *arcs branchiaux proprement dits*, ils sont formés chacun de plusieurs pièces, que nous avons nommées déjà *pharyngo-branchial, épibranchial, cératobranchial* et *hypobranchial*. Les copules correspondant à ces paires d'arcs se soudent dans le sens longitudinal en un cartilage unique, de la même façon que les côtes se fusionnent par leurs extrémités ventrales pour constituer le sternum.

Voici maintenant quelles vont être les modifications que les arcs branchiaux subiront dans la série des vertébrés. Ces modifications seront de deux ordres. Elles consisteront d'abord dans une réduction numérique des arcs branchiaux, qui disparaissent d'arrière en avant, si bien que chez les mammifères et l'homme il n'en existe plus que cinq, le cinquième étant très rudimentaire. En second lieu les arcs persistants subiront des changements de forme et prendront des rapports nouveaux, qui leur permettront de remplir des fonctions différentes de celles qu'ils avaient jusqu'alors. Nous n'insisterons pas sur la diminution du nombre des arcs branchiaux, que montre suffisamment la comparaison des figures 341 et 348. Mais nous décrirons avec quelques détails les métamorphoses des arcs.

La pièce carrée de l'arc mandibulaire, qui sert d'appareil suspenseur *(suspensorium)* de la mâchoire, perdra ses relations tant avec le prolongement ptérygo-palatin qu'avec le cartilage maxillaire ou de Meckel. Celui-ci alors s'articulera directement avec la base du crâne dans la région de la capsule périotique. Cette pièce carrée dès lors, se mettant, à partir de la classe des mammifères, au service de l'appareil de l'audition, grâce à ses relations étroites de voisinage avec cet appareil, deviendra le *marteau* et l'*enclume*, c'est-à-dire deux des futurs osselets de l'ouïe, organes transmetteurs des sons. Ces transformations, que nous ne faisons qu'indiquer ici, seront examinées avec plus de détails à propos du développement de l'appareil de l'ouïe. Quant au cartilage de Meckel, il ne deviendra pas en s'ossifiant la mâchoire inférieure, comme on pourrait le croire tout d'abord. Il sert simplement de tige directrice et de support à tout un complexus de pièces osseuses d'origine dermique qui prennent naissance en dehors de lui et en dessous de la peau. Ces pièces, distinctes chez les vertébrés inférieurs, se fusionnent chez les vertébrés supérieurs en une seule formation qui est le maxillaire inférieur. De même, le prolongement cartilagineux ptérygo-palatin est appelé à disparaître; il n'arrive même plus à se former chez les embryons de mammifères, et il est remplacé par plusieurs os de membrane qui constituent la mâchoire supérieure et le palais.

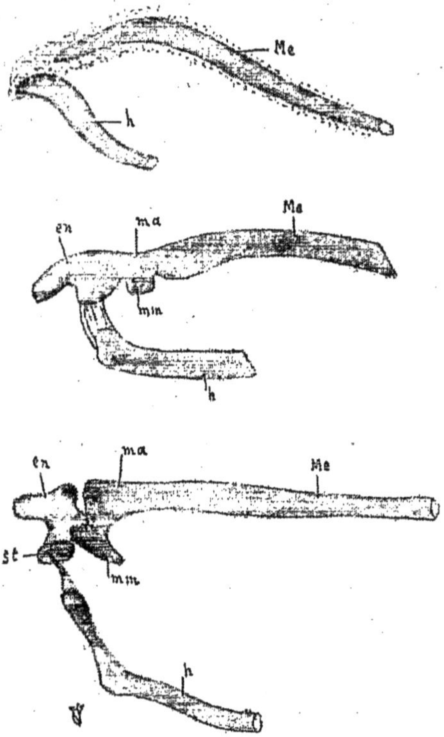

Fig. 349. — Arcs mandibulaire et hyoïdien cartilagineux d'embryons de brebis, fortement grossis (d'après SALENSKY).

Me, cartilage maxillaire ou de Meckel. — *ma*, marteau. — *en*, enclume. — *mm*, manche du marteau. — *st*, étrier. — *h*, arc hyoïdien.

L'arc hyoïdien cartilagineux subit aussi d'importantes transformations, moins profondes cependant que celles de l'arc précédent. On admettait autrefois que sa pièce hyo-mandibulaire devenait l'un des osselets de l'ouïe, l'*étrier*; mais on reconnaît plus volontiers aujourd'hui une autre origine à cet osselet. L'arc hyoïdien sur la plus grande partie de son étendue n'est plus que ligamenteux chez les mammifères les plus élevés, tels que l'homme; il ne persiste à l'état cartilagineux que l'extrémité basale de l'arc, *stylhyal,* qui s'unit à la base du crâne pour former l'*apophyse styloïde du temporal,* et l'extrémité terminale, *hypohyal* ou *apohyal (petite corne de l'os hyoïde)*; la portion moyenne, ligamenteuse, de beaucoup plus étendue, est le *ligament stylohyoïdien.* Exceptionnellement chez l'homme, les différentes pièces cartilagineuses de l'arc hyoïdien peuvent persister dans l'état où on les trouve chez d'autres mammifères et chez les vertébrés plus inférieurs. La copule hyoïdienne devient le *corps de l'os hyoïde.*

Parmi les arcs branchiaux proprement dits, il n'y a plus chez les mammifères qu'une partie du premier d'entre eux qui persiste à l'état cartilagineux, en formant la *grande corne de l'os hyoïde.* Tous les autres deviennent membra-

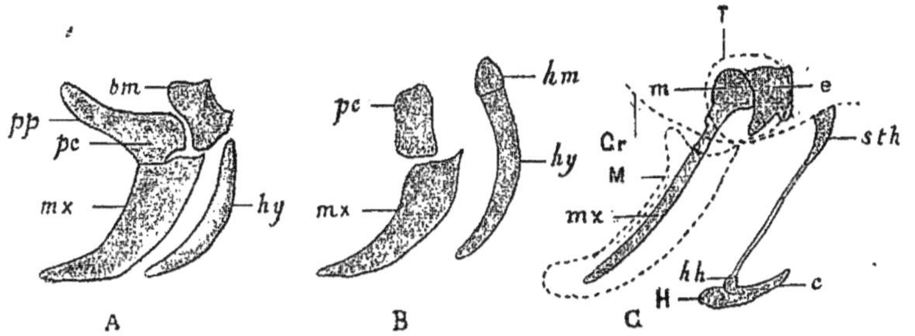

Fig. 350. — Schéma des métamorphoses de l'arc maxillaire et de l'arc hyoïdien dans la série des vertébrés (imité de WIEDERSHEIM).

A, sélaciens. — B, amphibiens, reptiles, oiseaux. — C, mammifères. — *pc*, palato-carré. — *pp*, son apophyse ptérygo-palatine. — *mx*, cartilage maxillaire ou de Meckel. — *bm*, *hm*, hyo-mandibulaire. — *hy*, cartilage hyoïdien. — *m*, marteau. — *e*, enclume. — *H*, os hyoïde. — *hh*, hypohyal ou apohyal (petite corne de l'hyoïde). — *c*, grande corne de l'hyoïde. — *sth*, stylhyal (apophyse styloïde). En *C* sont indiqués les contours de la mâchoire inférieure (*M*), de la membrane du tympan (*T*), de la base du crâne (*Cr*).

neux, ou ne deviennent cartilagineux que tardivement et prennent part à la formation des parois latérales du cou et du larynx.

B. — **Développement ontogénique de la face chez l'homme.** — La face est formée : d'une part, par le premier arc branchial ou arc maxillaire, qui subit pour la constituer les métamorphoses esquissées plus haut ; d'autre part, par un prolongement de la partie antérieure ou frontale du crâne membraneux.

On voit dans la figure 351, I que la bouche a une forme irrégulièrement pentagonale ; le côté supérieur est limité par le *bourgeon frontal* (*bf*) encore très peu proéminent ; les deux côtés inférieurs sont formés par les deux *arcs maxillaires ;* quant aux bords latéraux de l'orifice buccal, qui sont très peu étendus, ils sont constitués par deux bourgeons *(m)*, fournis par les arcs maxillaires correspondants et nommés *bourgeons maxillaires supérieurs.* Les arcs maxillaires nous sont connus. Les bourgeons maxillaires supérieurs correspondent à la pièce ptérygo-palatine de l'arc maxillaire des sélaciens ; ils représentent ici une branche de bifurcation de l'arc maxillaire moins importante que la branche maxillaire inférieure. Le bourgeon frontal, appelé aussi *fronto-nasal,* est un épaississement du tissu conjonctif situé sous la vésicule cérébrale antérieure, c'est-à-dire de la partie la plus antérieure de la capsule crânienne membraneuse.

Dans un stade plus avancé (fig. 351, II), le bourgeon frontal s'est beaucoup accru et surtout a changé de forme. Il se montre partagé, en effet, en une partie médiane, le *bourgeon frontal proprement dit,* et deux parties latérales. La partie médiane, ayant éprouvé un accroissement moindre que les deux autres, demeure en retrait sur le bord supérieur de l'orifice buccal, qui de ce fait paraît légèrement excavé. Les parties latérales sont divisées chacune en deux saillies secondaires par une dépression, la *fossette olfactive* ou *nasale* (*fo*), qui, d'après les recherches les plus récentes, est, à sa première apparition, indépendante de la cavité buccale. Le pourtour de cette fossette est plus proéminent en dehors et en haut d'une part, en dedans et en haut d'autre part, tandis qu'il est déprimé et très bas inférieurement, c'est-à-dire du côté de la cavité buccale. Il en résulte, ces différences s'accentuant du reste davantage par la suite, que la partie supéro-externe et la partie supéro-interne du rebord de la fossette surplombent de plus en plus celle-ci et la rendent de plus en plus profonde, figurant deux bourgeons nasaux : l'un, externe, qui limite la fosse nasale en dehors, est le *bourgeon nasal externe* (*ne*) ; l'autre, interne, qui borde en dedans la fosse nasale, mérite le nom

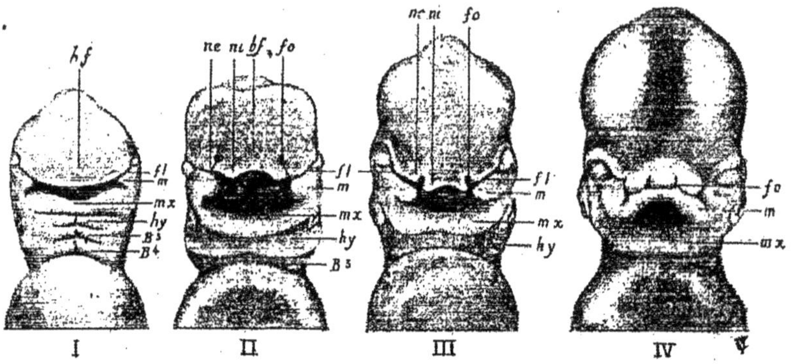

Fig. 351. — Quatre stades différents du développement de la face chez l'embryon humain (d'après Ecker).

I, stade le moins avancé. — IV, dernier stade. — *mx*, arc maxillaire. — *hy*, arc hyoïdien. — B', B', 3e et 4e arcs branchiaux. — *m*, bourgeon maxillaire supérieur. — *bf*, bourgeon frontal. — *ni*, *ne*, bourgeons nasaux interne et externe. — *fo*, fossette olfactive. — *fl*, fente lacrymale.

de *bourgeon nasal interne* (*ni*). Quant à la partie inférieure du rebord de la fossette, elle devient de moins en moins saillante relativement, et se présente maintenant comme une dépression en forme de sillon, le *sillon nasal* ou *fente stomato-narine*, qui descend jusqu'à la bouche, bordée de part et d'autre par les bourgeons nasal interne et nasal externe. Le bourgeon nasal externe délimite encore par son bord externe, avec le bourgeon maxillaire supérieur du côté correspondant, un sillon qui se dirige en haut et en dehors et va jusqu'à l'œil ; c'est la *fente lacrymale* ou *stomato-orbitaire* (*fl*). La fente lacrymale et le sillon nasal confluent du côté interne en une gouttière unique, que l'on peut considérer, si l'on veut, comme le prolongement du sillon nasal, dont la fente lacrymale deviendrait alors un simple affluent ; cette gouttière, placée entre le bourgeon nasal interne et le bourgeon maxillaire supérieur, descend obliquement en bas et en dedans jusqu'à la bouche.

Dès maintenant sont ébauchées toutes les parties molles (*joues, lèvres, nez*) qui entreront dans la constitution de la face à titre d'autant de régions distinctes, aussi bien que les parties osseuses dont se composera le *squelette facial*.

Le développement normal consistera surtout en des processus de soudure entre les divers bourgeons dont il vient être question. Ces processus auront pour effet soit d'annihiler, soit plutôt de convertir en canaux les gouttières décrites ci-dessus.

Au contraire, la persistance de ces gouttières, qui pourront même, avec les progrès de l'âge, devenir de plus en plus profondes et de plus en plus larges, donnera lieu à des malformations par arrêt de développement. On leur donne le nom générique de *becs-de-lièvre*, parce qu'alors les gouttières en question, étant transformées en fentes souvent fort larges, découpent, dans la lèvre supérieure et dans les parties de la face situées au-dessous, des portions de substance qui font saillie et ont inspiré la comparaison à laquelle ces malformations doivent leur nom. Nous ne pouvons qu'indiquer ici cette question qui sera plus amplement traitée plus loin, quand on connaîtra les os qui entrent dans la constitution du squelette facial.

Voyons à présent quelles sont les transformations qui vont s'opérer dans les ébauches de la face sus-mentionnées et quelle sera la destinée de ces diverses ébauches.

Le bourgeon frontal avec les bourgeons nasaux internes, qui forme la partie médiane du bord supérieur de la cavité buccale et qui en même temps borde la fosse nasale en dedans, deviendra : dans sa portion supérieure et superficielle, le *nez* et plus particulièrement le *dos du nez ;* — dans sa portion supérieure et profonde, il s'amincira de plus en plus transversalement jusqu'à constituer une lame peu épaisse ; c'est la partie antérieure de la *cloison des fosses nasales,* dont nous avons vu la partie postérieure formée par une dépendance de la plaque ethmoïdale du crâne ; — en bas et superficiellement, il donne naissance à la *région médiane de la lèvre supérieure ;* — en bas et en arrière, il constitue la région, destinée à s'ossifier, que l'on appelle *intermaxillaire* et qui forme sur la ligne médiane le *plafond de la cavité buccale primitive.*

Entre les bourgeons nasaux internes d'une part, les bourgeons maxillaires supérieurs d'autre part (ou d'après certains auteurs les bourgeons nasaux externes), il se fait une soudure, qui transforme le sillon nasal en un canal, le *canal nasal primitif.* Cette soudure toutefois n'intéresse pas la partie la plus inférieure du sillon nasal, celle qui est contiguë à la cavité buccale. Il en résulte que maintenant nous avons les formations suivantes : en haut, la fossette olfactive, qui est devenue de plus en plus profonde et dont l'entrée s'est rétrécie par la saillie de plus en plus grande de ses bords en un orifice situé au-dessus de la lèvre, qui est la *narine* ou *orifice nasal externe ;* — le *canal nasal,* qui communique avec l'extérieur par la narine ; — un *orifice nasal interne,* ou *fente palatine primitive,* ou *choane primitive,* par lequel le canal nasal débouche dans la cavité buccale et qui est situé juste derrière la lèvre ; il persiste pour former le *conduit naso-palatin* ou *de Stenson* dont le *canal incisif* est le vestige chez l'adulte. Le point de soudure entre le bourgeon nasal interne et le bourgeon maxillaire supérieur tend à constituer une cloison séparative incomplète entre la fosse nasale et la cavité buccale ; on peut l'appeler *palais primitif.* Les bourgeons nasaux externes se soudent par l'extrémité buccale de leur bord inféro-externe au bord supéro-interne du bourgeon maxillaire supérieur ; d'où ce résultat que la gouttière lacrymale, séparée de la cavité buccale, s'ouvrira dans la fosse nasale. La soudure continuant à progresser vers le haut, la gouttière lacrymale, qui était primitivement béante sur toute sa longueur, deviendra, sur une étendue de plus en plus considérable, un canal, le *conduit lacrymo-nasal,* qui, par l'intermédiaire de la fosse nasale et de la narine correspondante, communiquera avec l'extérieur. Les bourgeons nasaux externes deviendront les *ailes* et les *parois latérales du nez.* Pour la plupart des auteurs, ils ne s'emploient pas à la constitution de la lèvre supérieure ; car à aucun moment de leur évolution, ils ne descendent jusqu'au bord supérieur de la cavité buccale; selon Biondi, ils prendraient part tout au moins à la formation de la partie la plus élevée de la région externe de la lèvre, mais ne la formeraient pas sur toute sa hauteur; selon Albrecht, ils constitueraient la portion externe de la lèvre dans toute sa hauteur, c'est-à-dire jusqu'à la cavité buccale.

Le bourgeon maxillaire supérieur enfin produira la *région maxillaire supérieure* où prendra naissance un massif osseux considérable, ainsi que la *portion la plus externe de la lèvre supérieure.*

La fossette olfactive devient de plus en plus spacieuse. Par sa partie supérieure, elle s'enfonce toujours plus profondément sous la base du crâne et particulièrement sous la lame ethmoïdale. La portion inférieure au contraire, qui s'ouvre directement à l'extérieur par l'orifice nasal externe et dans la cavité buccale primitive par l'orifice nasal interne, est respiratoire, et mérite le nom de *canal naso-pharyngien.* L'une et l'autre portion augmentent d'étendue, grâce à la formation de replis de leurs parois, replis que nous avons appelés déjà les cornets et qui sont supportés par la lame ethmoïdale, ainsi qu'on l'a vu plus haut, et grâce aussi à la constitution de diverticules ou cavités nasales accessoires nommées *sinus des fosses nasales.*

Le canal naso-pharyngien s'agrandit principalement à la suite d'un important processus dont le bourgeon maxillaire supérieur est le siège. On voit en effet

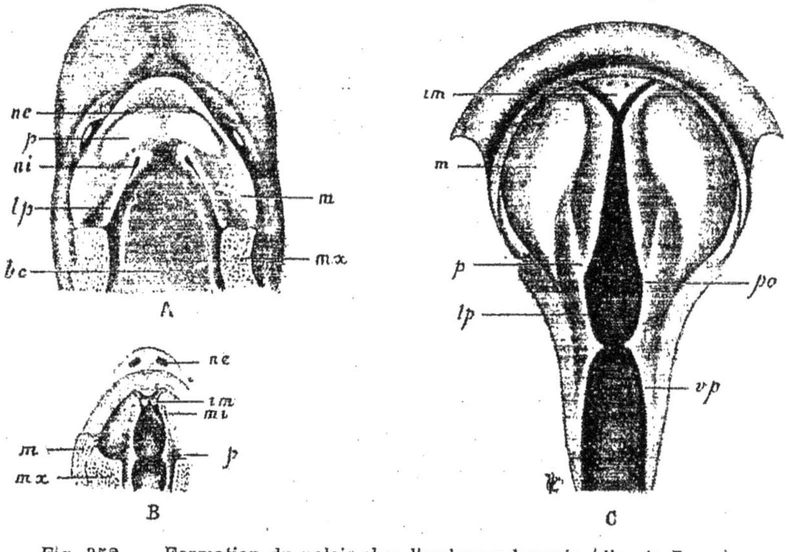

Fig. 352. — Formation du palais chez l'embryon humain (d'après Dursy).

A. Tête d'un embryon de 1, 9 cm. vue de dessous. — *ne*, narines (orifices nasaux externes). — *ni*, orifices nasaux internes. — *p*, pont de soudure entre le bourgeon nasal interne et le bourgeon maxillaire supérieur (palais primitif). — *lp*, début de la lame palatine. — *m*, bourgeon maxillaire supérieur. — *mx*, coupe de l'arc maxillaire (maxillaire inférieur). — *bc*, base du crâne.
B. Vue du palais d'un embryon de 3 8 cm. — *mx*, *m*, *ne*, *p*, comme ci-dessus. — *im*, région intermaxillaire. — *mi*, orifices nasaux internes.
C. Palais d'un embryon plus âgé. — *lp*, fente palatine. — *po*, moitié latérale du palais osseux. — *vp*, moitié latérale du palais membraneux ou voile du palais ; les autres lettres comme ci-dessus.

partir du bord interne des bourgeons maxillaires supérieurs de chaque côté une lame horizontale, que l'on appelle *lame palatine* (fig. 352, *p*). Les bords internes des lames palatines droite et gauche limitent une fente, la *fente palatine proprement dite,* qui se rétrécit de plus en plus, jusqu'à ce qu'enfin elle disparaisse par la coalescence des deux lames congénères. Ce processus a pour résultat de partager la cavité buccale primitive en deux régions : une, inférieure, est la *cavité buccale définitive* de l'adulte ; l'autre, supérieure, est incorporée aux fosses nasales, et se trouve partagée en deux moitiés droite et gauche par la cloison des fosses nasales, qui descend toujours davantage jusqu'à venir s'appuyer par son bord inférieur sur la face supérieure des lames palatines soudées et se fusionner avec elles. La cloison horizontale qui vient d'être formée est le *palais définitif* ou *voûte palatine ;* sa portion antérieure s'ossifiera pour constituer la *voûte palatine osseuse;* sa portion postérieure demeurera molle et formera la *voûte palatine membraneuse* ou *voile du palais* (fig. 352, C, *po*, *vp*). Si, à la naissance, la réunion des deux lames palatines en un palais continu ne s'est pas faite, le nouveau-né sera atteint de *fissure palatine congénitale.*

A l'extrémité postérieure de la cloison horizontale que forme le palais, les deux fosses nasales et particulièrement les deux canaux naso-pharyngiens communiquent naturellement avec la cavité buccale définitive, ou plutôt avec le pharynx qui prolonge celle-ci en arrière, par deux orifices, correspondant chacun à une fosse nasale; ce sont les *choanes* ou *orifices postérieurs des fosses nasales.*

En outre du bourgeon maxillaire supérieur et du bourgeon frontal qui, avec

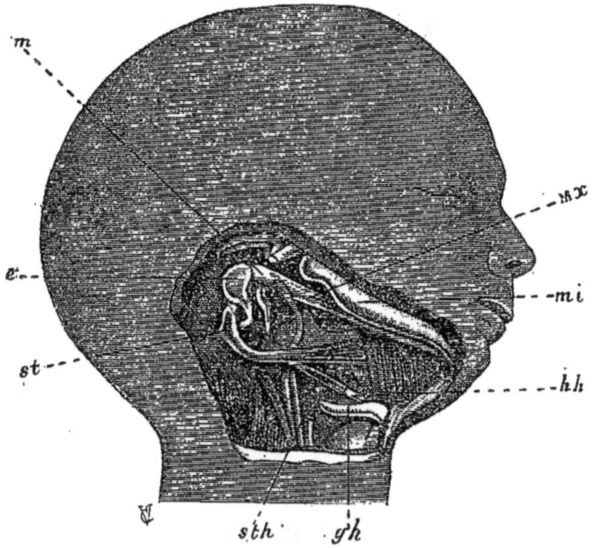

Fig. 353. — Tête et cou d'un embryon humain du cinquième mois (d'après KOELLIKER).

Le maxillaire inférieur *mi* est légèrement relevé pour montrer le cartilage de Meckel *mx*, aboutissant au marteau *m* et à l'enclume *e*. — *st*, apophyse styloïde. — *sth*, ligament stylo-hyoïdien. — *hh*, hypohyal ou petite corne de l'os hyoïde. — *gh*, grande corne.

leurs dépendances, interviennent dans la constitution de la face proprement dite, il faut encore rattacher à la face la *mâchoire inférieure.* Pour la constituer, l'arc maxillaire éprouve les mêmes transformations dont il a été déjà question plus haut, à propos du développement phylogénique de cet arc. Nous nous contenterons ici de les rappeler sommairement, en les faisant comprendre à l'aide d'une figure empruntée à un embryon humain : la partie proximale (c'est-à-dire voisine du crâne) de cet arc devient les osselets auditifs (marteau et enclume) ; la portion distale (éloignée du crâne) est le cartilage de Meckel ; celui-ci ne se transformera pas directement en mâchoire supérieure, mais la mâchoire prendra naissance dans le tissu conjonctif placé à sa surface (fig. 353).

Les diverses ébauches aux dépens desquelles se formera le squelette de la face sont presque toutes à l'état membraneux et ne passeront jamais par l'état cartilagineux. Les os se développeront donc directement dans le tissu conjonctif fibreux qui constitue ces ébauches et seront ainsi des os de membrane ou dermiques. C'est ainsi que le bourgeon maxillaire supérieur donne naissance à des os, *maxillaire supérieur, palatin, ptérygoïdien,* qui forment la *mâchoire supérieure proprement dite* et le *palais osseux,* et à des os jugaux ou *malaires* qui constituent la *pommette* ou *région jugale osseuse.* Le bourgeon frontal produit les *os nasaux,* les *lacrymaux,* le *vomer,* les *intermaxillaires,* qui sont des os de revêtement du cartilage ethmoïdal et de la cloison des fosses nasales, et qui prendront part à la constitution de la *charpente osseuse du nez.*

ARTICLE DEUXIÈME

OS DU CRANE

Le crâne, dont nous venons d'étudier le développement, est donc constitué par huit pièces osseuses ; *quatre* de ces os sont *impairs et médians ;* ce sont d'arrière en avant : l'*occipital,* le *sphénoïde,* l'*ethmoïde,* et le *frontal ;* — quatre autres sont pairs et situés sur les parties latérales : ce sont les *deux pariétaux* et les *deux temporaux.*

Nous décrirons successivement chacun de ces os pour étudier ensuite la boîte osseuse qu'ils composent.

Les os qui entrent dans la constitution de la boîte crânienne sont, pour la plupart, des os plats. Ils sont, ceux de la voûte surtout, formés de deux lames de tissu compact séparées par une couche intermédiaire de tissu spongieux qui porte le nom de *diploë;* les lames de tissu compact sont désignées par les noms de *table externe* et de *table interne.*

§ I. — DES OS DU CRANE EN PARTICULIER

OCCIPITAL

L'occipital forme la partie postéro-inférieure de la boîte crânienne ; situé sur la ligne médiane, il se compose : 1° d'une partie antérieure épaisse et étroite, le *corps de l'occipital* ou *apophyse basilaire ;* — 2° d'une partie postérieure, large et mince, l'*écaille de l'occipital ;* — 3° de deux pièces osseuses, les *masses latérales de l'occipital* ou *occipitaux latéraux,* qui unissent de chaque côté le corps à l'écaille, circonscrivant ainsi un grand trou, le *trou occipital,* qui met en communication la cavité crânienne et le canal vertébral. Cette division de l'occipital, commode pour la description de l'os, est justifiée par le développement et l'anatomie comparée : elle permet seule de donner une description complète et compréhensible de l'os.

Je décrirai donc successivement ces parties constituantes : *corps* (occipital basilaire), *écaille* (occipital supérieur), *parties* ou *masses latérales* (occipitaux latéraux).

Tourner en avant la face concave, en bas le grand trou dont l'os est percé, en le plaçant à peu près horizontalement.

CORPS OU OCCIPITAL BASILAIRE. — Il continue la série des corps vertébraux ; mais la forme de ce corps vertébral est bien modifiée, et sa direction bien différente. En effet, il se dirige de haut en bas et d'avant en arrière : épais au niveau de sa face supérieure, laquelle est invisible sur le squelette entier, car elle est soudée avec le corps du sphénoïde, il s'amincit peu à peu et vient finir sur le contour antérieur du trou occipital par un bord tranchant, concave en arrière.

Face endocrânienne *(interne, postérieure, encéphalique)*. — La face endo-

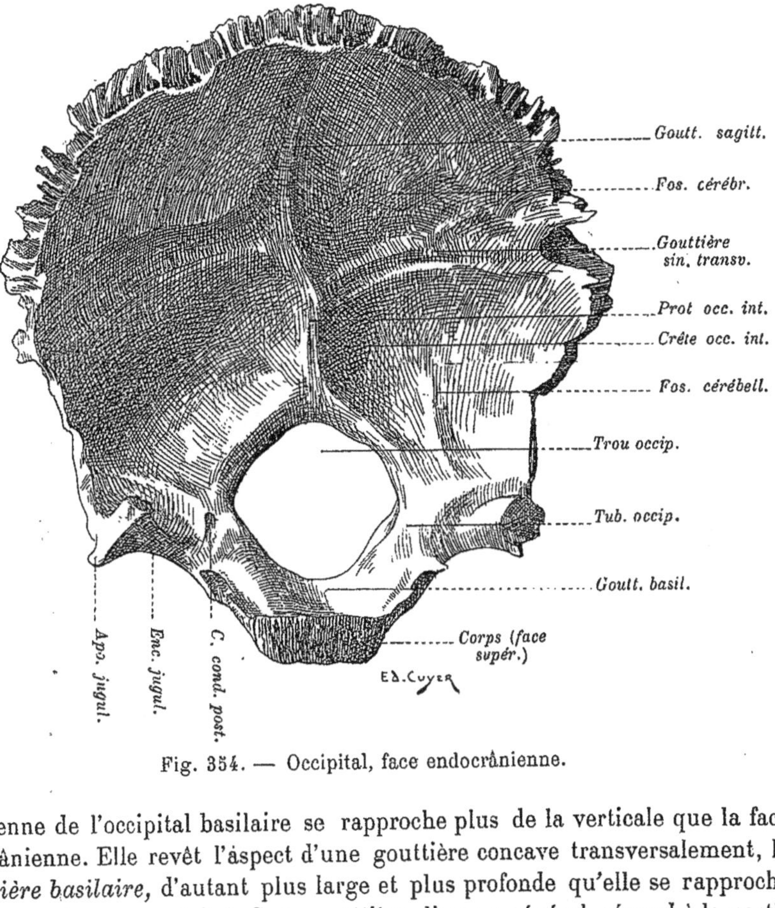

Fig. 354. — Occipital, face endocrânienne.

crânienne de l'occipital basilaire se rapproche plus de la verticale que la face exocrânienne. Elle revêt l'aspect d'une gouttière concave transversalement, la *gouttière basilaire,* d'autant plus large et plus profonde qu'elle se rapproche davantage du trou occipital. Cette gouttière, lisse en général, répond à la partie supérieure du bulbe et à la protubérance : il faut cesser de dire qu'elle est « destinée » à recevoir ces organes, car ceux-ci sont séparés de la paroi osseuse par le gros tronc artériel basilaire, et par une épaisse couche de liquide céphalo-rachidien.

Sur les parties latérales de cette face, de chaque côté de la grande gouttière basilaire, on peut voir deux petites rigoles, descendant le long des bords ; ces deux sillons, réunis à deux rigoles semblables de l'os temporal, composent, sur le crâne entier, deux gouttières, qui logent les sinus pétreux inférieurs. A leur partie postérieure, ces petites gouttières se recourbent en bas et se continuent, sous forme de canal distinct, dans la partie antérieure de ce que nous appellerons bientôt le *trou déchiré postérieur*.

Face exocrânienne *(externe, antérieure, pharyngienne)*. — La face exocrânienne du corps de l'occipital est rugueuse et convexe transversalement. Elle présente, à quelques millimètres en avant du trou occipital, un tubercule médian, le *tubercule pharyngien* (crête basilaire des Allemands) qui donne attache au faisceau antérieur du ligament occipito-atloïdien antérieur; ce tubercule se prolonge en arrière jusqu'au trou occipital par deux lignes sail-

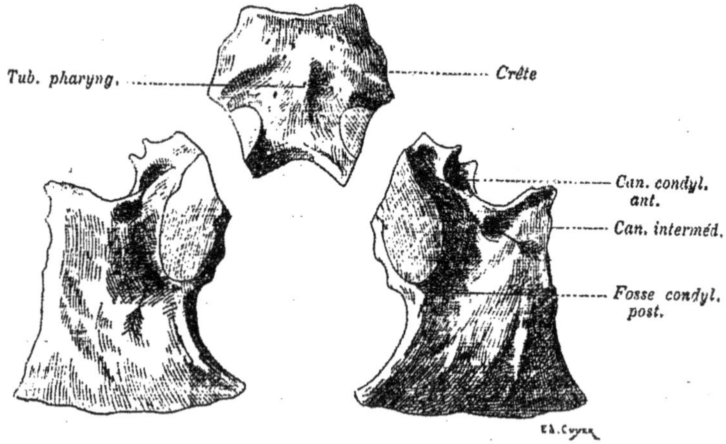

Fig. 355. — Occipital, corps et masses latérales, face exocrânienne.

A droite une flèche pénètre dans le canal condylien intermédiaire; à gauche une autre flèche pénètre dans le canal condylien postérieur, qui n'existait que de ce côté sur l'occipital qui nous a servi de modèle.

lantes limitant une dépression triangulaire. — En avant du tubercule existe parfois une fossette, la *fossette pharyngienne* (A). — Latéralement et d'arrière en avant, la face exocrânienne du corps de l'occipital présente : 1° la *fossette précondylienne ;* — 2° une crête rugueuse, à direction sensiblement transversale, la *crête musculaire,* qui donne insertion au petit droit antérieur de la tête ; — 3° *une fossette* en forme d'empreinte qui répond à l'insertion du grand droit. Souvent la crête musculaire est dédoublée : une légère dépression sépare alors la crête musculaire vraie qui reste en arrière, d'une autre crête antérieure, la *crête synostosique*. Cette dernière transversale ou oblique en arrière et en dehors, est bien marquée surtout en dehors, où elle prend parfois la forme d'un tubercule, répondant à la séparation des deux pièces qui composent la portion basilaire (basi-occipital et basiotique) (B).

Face supérieure (*sphénoïdale*). — Elle ne peut être vue que sur un occipital jeune détaché par macération du cartilage qui unit cet os au corps du sphénoïde; elle apparaît alors comme formée par la juxtaposition de petits mamelons osseux.

Face inférieure. — Elle est représentée par le bord concave et tranchant qui limite en avant le trou occipital.

Bords. — Les bords de l'apophyse basilaire, taillés en biseau dans leurs deux tiers inférieurs aux dépens de la face exocrânienne, offrent une surface rugueuse sur laquelle vient s'appliquer le sommet de la pyramide temporale (rocher); dans leur tiers supérieur, qui reçoit une crête osseuse terminant la pyramide temporale, ils sont taillés en biseau aux dépens de la face endocrânienne. Il y a donc un véritable engrènement de l'occipital et du temporal. Ces considérations anatomiques sont peu connues malgré l'intérêt qu'elles présentent pour les fractures du rocher. En arrière les bords latéraux se continuent avec les masses latérales de l'occipital.

ÉCAILLE. — L'écaille comprend toute cette partie de l'os qui est en arrière du trou occipital. Assez mince, de forme losangique, elle est concave en avant et en haut.

Face endocrânienne (*antérieure*). — Franchement concave, elle apparaît divisée en quatre compartiments par une saillie cruciale, dont le point culminant, médian, porte le nom de *protubérance occipitale interne*. Au niveau de cette protubérance l'os est creusé de nombreux orifices vasculaires.

La *branche horizontale* de la croix écailleuse représente une large gouttière, qui loge le sinus transverse. — La *branche verticale,* excavée dans sa moitié supérieure en une gouttière qui continue la gouttière sagittale et répond à la terminaison du sinus longitudinal supérieur, prend, dans sa moitié inférieure, la forme d'une crête qui vient se bifurquer sur le contour postérieur du trou occipital : c'est la *crête occipitale interne,* insertion de la faux du cervelet. Des *quatre compartiments* ou *loges,* les deux supérieurs, *fosses cérébrales,* répondent aux lobes occipitaux du cerveau dont ils gardent les empreintes ; les deux inférieurs, *fosses cérébelleuses,* plus grandes et plus unies que les précédentes, reçoivent les hémisphères cérébelleux.

Face exocrânienne (*postérieure*). — Elle est divisée en deux parties, d'aspect fort différent par une ligne rugueuse, transversale, la *ligne courbe* ou *demi-circulaire supérieure.* Les deux lignes courbes supérieures, droite et gauche, se rencontrent au niveau d'une saillie médiane, la *protubérance occipitale externe,* plus ou moins marquée suivant les sujets ; le sommet de cette éminence est souvent attiré en bas par le ligament cervical postérieur qui y prend attache.

La ligne demi-circulaire supérieure répond par sa partie inférieure aux insertions du trapèze et du sterno-cléido-mastoïdien, et, par sa partie supérieure, au muscle occipital et à l'aponévrose épicrânienne.

Les parties de l'écaille situées au-dessus et au-dessous de la ligne demi-circulaire supérieure sont fort différentes. — La partie située au-dessus de la ligne courbe supérieure est lisse, criblée de trous; recouverte par le muscle occipital et le cuir chevelu, elle répond à la région de l'occiput. — Toute la partie

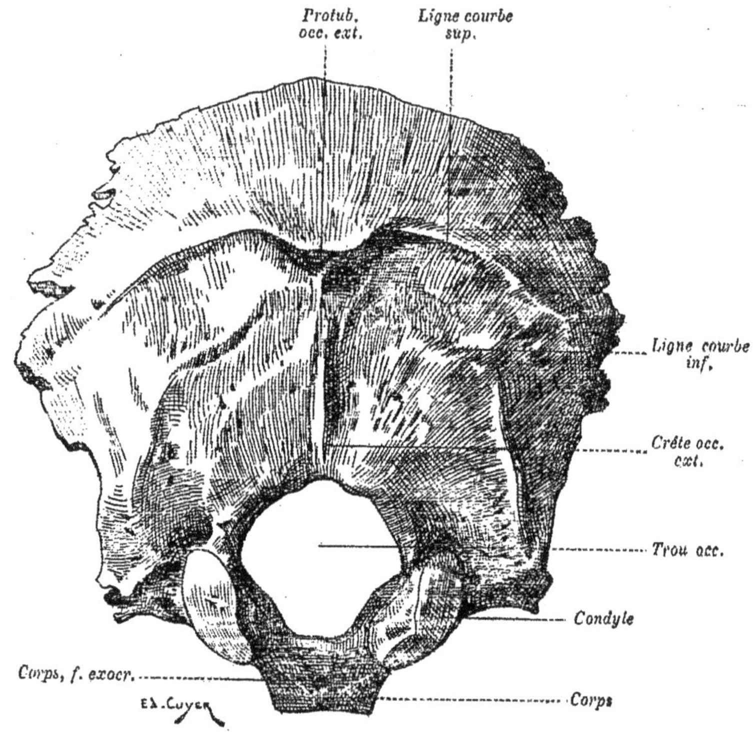

Fig. 356. — Occipital, face exocrânienne.

située au-dessous, jusqu'au trou occipital, se porte en bas et en avant; beaucoup moins régulière, elle est sillonnée de crêtes et marquée par les empreintes des muscles de la nuque (fig. 357).

De la protubérance occipitale externe descend une crête médiane, la *crête occipitale externe*, sur laquelle viennent se rencontrer deux lignes courbes, formant par leur réunion la *ligne demi-circulaire inférieure*.

Bords et angles. — Les bords du losange écailleux, d'abord obliquement descendants en bas et en dehors, sont, dans cette première partie de leur trajet, hérissés de dentelures longues et irrégulières, par lesquelles ils s'engrènent avec le bord postérieur du pariétal.

Dans leur partie inférieure, les bords se portent très obliquement en bas, en avant et en dedans et s'engrènent par des dentelures beaucoup moins longues avec le bord postérieur de la portion mastoïdienne du temporal (C).

A la jonction de leur partie pariétale et de leur partie temporale, les bords de l'écaille forment un angle (*angle latéral*), duquel part une fente ou fissure, souvent visible sur la face postérieure de l'os ; cette fissure est le vestige de la soudure de l'occipital supérieur avec l'interpariétal.

PIÈCES OU MASSES LATÉRALES (*occipitaux latéraux*). — Ce sont deux pièces osseuses, symétriquement disposées de chaque côté du trou occipital, traits d'union entre le corps et l'écaille. A leur union avec le corps, elles sont aplaties

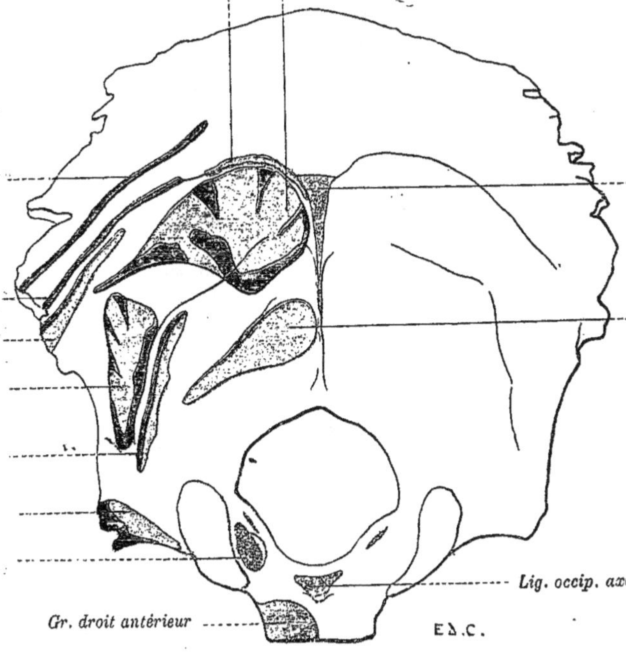

Fig. 357. — Occipital, face exocrânienne, insertions musculaires et ligamenteuses.

transversalement, plus hautes que larges ; au contraire, dans leur partie postérieure, elles sont élargies de haut en bas, et se continuent insensiblement avec l'écaille.

Vers leur partie moyenne, elles sont échancrées par une large encoche, qui répond à l'origine de la jugulaire, l'*encoche jugulaire,* qui forme la paroi postérieure et interne du trou déchiré postérieur.

Face endocrânienne *(supérieure)*. — Cette face montre, à son union avec le corps, un tubercule plus ou moins saillant, le *tubercule de l'occipital.* J'ai démontré dans mon Traité d'Anatomie médico-chirurgicale (t. I, p. 45) que ce tubercule, dont peu d'auteurs parlent, et dont la signification a été jusqu'ici méconnue, répond à la soudure des masses latérales avec le corps. Il a la forme d'une pyramide triangulaire dont le sommet se dirige en haut et en dedans ; sa face postérieure est d'ordinaire excavée en une gouttière transversale dans laquelle passent les nerfs glosso-pharyngien, pneumogastrique et spinal.

Immédiatement en arrière et au-dessous du tubercule occipital, on voit l'orifice interne du *canal condylien antérieur* (hypoglosse), canal qui traverse l'os obliquement de dedans en dehors et d'arrière en avant : une gouttière large conduit à l'orifice interne de ce canal. Dans le canal de l'hypoglosse passent, avec le nerf, des veines (D).

En dehors du tubercule de l'occipital, on voit une gouttière large et profonde, terminaison du sinus transverse, qui embrasse dans sa concavité l'apophyse

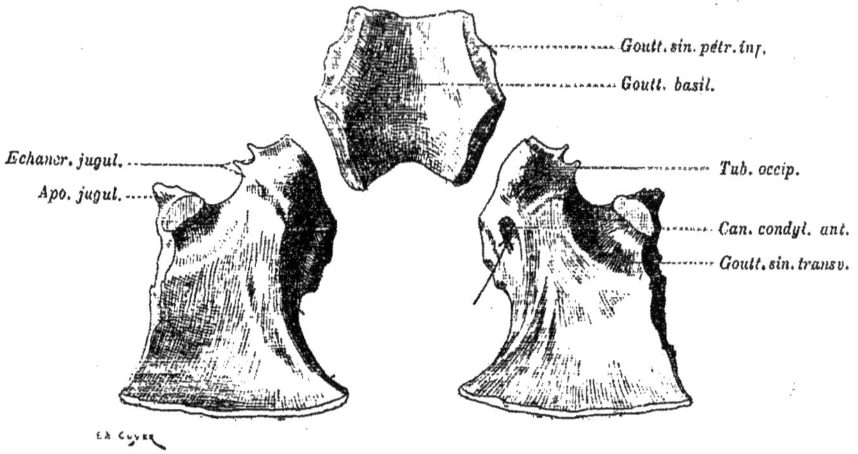

Fig. 358. — Occipital, corps et masses latérales, face endocrânienne. (A droite une flèche pénètre dans le canal condylien antérieur.)

jugulaire et vient s'ouvrir dans l'échancrure jugulaire. Plus en arrière, la face endocrânienne des pièces latérales se confond avec la face endocrânienne de l'écaille.

Face exocrânienne *(inférieure)*. — La face exocrânienne de chaque pièce latérale présente une éminence, articulaire, elliptique, tronquée à sa partie antérieure, le *condyle de l'occipital,* qui s'articule avec les cavités glénoïdes de l'atlas. La surface articulaire de chaque condyle, convexe d'avant en arrière et un peu de dehors en dedans, ne regarde pas directement en bas, mais en bas et en dehors. Les grands axes des condyles sont obliquement dirigés d'arrière en avant et de dehors en dedans ; prolongés, ils se rencontreraient vers la limite antérieure du corps de l'os (E).

En dehors des condyles, vers les masses latérales, existe une dépression profonde, la *fosse condylienne antérieure,* au fond de laquelle se voit l'orifice externe du canal de l'hypoglosse ; Trolard a rappelé l'attention sur cette fosse qui répond au confluent veineux condylien antérieur.

L'extrémité postérieure des condyles plonge dans une dépression profonde, la *fosse condylienne postérieure,* dans laquelle se trouve l'orifice d'un canal, dit *canal condylien postérieur.* Ce canal, d'existence inconstante, se dirige en avant et en haut pour s'ouvrir dans le golfe jugulaire ou dans le canal de l'hypoglosse ; il donne passage à une veine, à l'existence de laquelle sa présence est liée (F).

Entre le condyle et l'apophyse jugulaire, on peut voir quelquefois l'ouverture d'un canal beaucoup plus petit que le précédent, qui va s'ouvrir dans le canal de l'hypoglosse ou dans le canal condylien postérieur. Henle l'appelle *canal condylien postérieur et inférieur;* Schwegel le désigne sous le nom de *canal condylien intermédiaire* parce qu'il se trouve placé entre les canaux condyliens antérieur et postérieur (G).

Bords. — Le *bord externe,* rugueux et dentelé dans sa partie postérieure, est échancré dans sa partie antérieure par l'encoche jugulaire. Il présente à la jonction de ces deux parties une apophyse très saillante, l'*apophyse jugulaire,* qui, recourbée en haut et en avant, se termine par une large surface rugueuse sur laquelle vient s'appuyer et s'articuler une surface semblable de la portion pétreuse du temporal : la soudure des deux os en ce point s'opère rapidement (H). — En arrière de l'apophyse jugulaire, le bord externe, mince, rugueux, s'unit avec le temporal par une suture dentelée qui continue la suture dite occipito-mastoïdienne.

En avant de l'apophyse, le bord externe présente la large échancrure qui contribue à former le *trou déchiré postérieur.* Cette échancrure est divisée en trois compartiments par deux épines osseuses : l'épine antérieure, constante, toujours bien développée, porte le nom d'*épine jugulaire ;* l'épine postérieure est souvent peu accentuée. Chacune de ces épines est reliée à des épines analogues du bord postérieur du rocher par des trousseaux fibreux, qui s'ossifient quelquefois ; il en résulte que le trou déchiré postérieur est divisé en trois compartiments : un antérieur, étroit et effilé, répond au sinus pétreux inférieur ; un autre postérieur, large, constitue la fosse jugulaire ; un moyen, intermédiaire aux précédents, est occupé par les nerfs glosso-pharyngien (IX), pneumogastrique (X) et spinal (XI) et par une petite artère méningée.

Le *bord interne,* concave et large, forme les parties latérales du trou occipital ; on voit sur ce bord le large orifice du canal de l'hypoglosse, et au-dessous de celui-ci la face interne du condyle qui fait saillie dans l'aire du trou occipital, et qui montre l'empreinte d'insertion du ligament occipito-odontoïdien latéral.

TROU OCCIPITAL. — Le trou occipital est un grand orifice ovalaire à grosse extrémité postérieure. Il mesure en moyenne 35 mm. dans le sens antéro-postérieur et 30 dans le sens transversal. On a signalé son étroitesse anormale chez quelques sujets, et son élargissement chez des vieillards. Ses bords taillés en biseau font qu'il est plus évasé en dedans qu'en dehors. Sa moitié postérieure est assez régulièrement circulaire ; sa moitié antérieure, plutôt angulaire, est rétrécie sur les côtés par la saillie des condyles.

Ossification. — L'occipital se développe par *huit points* d'ossification : quatre pour l'écaille, deux pour les pièces latérales ou exoccipitaux, deux pour la portion basilaire ou basioccipital. — Vers le quatrième mois de la vie intra-utérine (Rambaud et Renault), apparaît un neuvième point complémentaire et inconstant, l'osselet de Kerckringe.

a) L'*écaille* de l'occipital présente deux parties : la supérieure qui ne dépend pas du cartilage et s'ossifie dans la membrane du crâne embryonnaire et la partie inférieure qui dépend du cartilage primordial et s'ossifie à ses dépens. — La portion cartilagineuse de l'écaille présente deux points d'ossification visibles dès la sixième et la septième semaine. Dans la portion membraneuse de l'écaille, les deux points ou centres d'ossification ne sont visibles qu'au deuxième mois de la vie intra-utérine. Les quatre pièces de l'écaille ainsi formées se soudent ensemble à la fin du quatrième mois. — Les fosses cérébrales sont déjà marquées sur la partie supérieure de l'écaille dès le sixième mois. — A la même époque, sur la partie inférieure de l'écaille, on trouve trois fossettes : deux latérales, les *fosses cérébelleuses* vraies, une médiane, la *fossette vermienne* (qui existe normalement chez tous les mammifères, sauf chez l'homme). Cette dernière est constante jusqu'au moment de la naissance; elle serait due à la pression qu'exerce le vermis médian très développé chez l'embryon sur la face endocrânienne de l'écaille. Après la naissance se forme peu à peu à la place de cette fossette vermienne la crête occipitale interne, grâce à un arrêt subi par le vermis médian dans son développement.

La protubérance occipitale externe (inion) apparaît dès le quatrième mois de la vie intra-utérine; la crête occipitale externe au cinquième mois. Au sixième mois enfin, la surface exocrânienne de l'écaille présente toutes les différenciations que l'on trouve sur la face externe d'un occipital adulte.

b) Les *parties latérales condyliennes* ou exoccipitaux se développent chacune par un point d'ossification. Ces points apparaissent vers la huitième semaine (Rambaud et Renault),

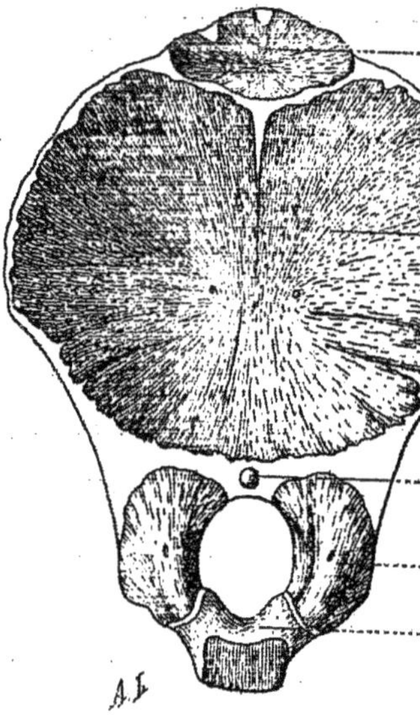

Fig. 359. — Occipital, face endocrânienne, ossification.

vers la dixième (Hannover). Le trou condylien antérieur est visible au deuxième mois; le trou condylien postérieur au cinquième mois ou au deuxième (Hannover), en même temps que l'apophyse jugulaire. — Quelques auteurs ont décrit une épiphyse ou point complémentaire sur la face inférieure des condyles de l'occipital. Rambaud et Renault ont trouvé cette pièce dans la série animale et ne l'ont point retrouvée chez l'homme.

c) La *portion basilaire* (basioccipital) présente, dès la sixième semaine de la vie intra-utérine, deux points d'ossification situés sur la ligne médiane, l'un au-devant de l'autre (basioccipital et basiotique d'Albrecht). Le nombre des points d'ossification de la portion basilaire a été très discuté : deux (Rambaud et Renault, Albrecht, Lucy, thèse Lyon, 1889); quatre (Geoffroy Saint-Hilaire); un seul (Hannover).

La soudure des différentes pièces constituant l'occipital se fait dans l'ordre suivant : l'écaille se soude aux portions condyliennes (exoccipitaux) dans le cours de la deuxième année; la portion basilaire se soude aux portions condyliennes dans la troisième ou quatrième année.

La formule que nous avons donnée pour le nombre des points d'ossification de l'écaille occipitale n'est pas acceptée par tous les auteurs. Sappey n'admet que deux points; Merkel, Hartmann, Kœlliker trouvent huit points, quatre de chaque côté superposés les uns aux autres; Hagen et Anoutchine décrivent huit points aussi, mais deux seulement pour la portion cartilagineuse, les autres pour la partie membraneuse. — Hannover (1881) revient à l'opinion de Sappey; il n'admet que deux points d'ossification pour l'écaille, tandis que les recherches les plus récentes de Lucy confirment l'opinion ancienne (quatre points) (Kerckringe, Rambaud et Renault).

Parmi ces points d'ossification plus ou moins rares et qui peuvent expliquer, jusqu'à un certain point, la divergence qui existe encore entre les anatomistes, à ce point de vue, nous devons signaler celui qui forme *l'osselet dit de Kerckringe*. Cet os, situé entre l'écaille d'une part et les deux portions condyliennes d'autre part, se montrerait plus fréquemment sur la face postérieure de l'occipital (Hannover). S'il n'existe pas constamment, il se trouve dans la plupart des cas, soit en entier, soit à l'état de vestige. Jusqu'au sixième mois de la vie intra-utérine, il conserve son indépendance ; ensuite il se soude à l'écaille et aux portions condyliennes. D'après Lucy, l'osselet de Kerckringe serait à peu près constant, mais il serait visible à des époques variables de la vie intra-utérine.

Avant que l'occipital (basioccipital) ne s'unisse au sphénoïde, il se forme, au niveau de la synchondrose des deux côtés, deux disques osseux analogues aux disques dus aux points complémentaires des corps vertébraux. Au centre de la suture ossifiée il se trouve une masse fibro-cartilagineuse ou une cavité (surtout chez le vieillard): cette masse est formée surtout par le reste de la notocorde; elle peut être le point de départ d'excroissances faisant saillie dans la cavité crânienne (Virchow, Welcker, Luschka).

Os épactal. — Vers la fin du cinquième mois de la vie fœtale on voit apparaître de chaque coté de la ligne médiane, dans l'espace laissé libre par le sommet de l'écaille et les deux pariétaux deux points qui ne tardent pas à se souder en une pièce triangulaire : c'est *l'os épactal* ou *interpariétal*, qui n'est pas un os wormien, car il est constant dans la série animale. Chez l'homme, il se soude d'ordinaire à l'écaille, mais il peut aussi rester indépendant. Rambaud et Renault l'ont trouvé seize fois sur quatre-vingt-cinq. Chiarugi (Asti d. R. Acad. Siena, 1889) pense qu'il existe un certain rapport entre les os interpariétaux et la suture métopique.

Architecture. — L'occipital est construit sur le type des os plats dans sa partie écailleuse, et sur le type des os courts dans ses parties condylienne et basilaire. — On remarque dans l'écaille des épaississements considérables de la table externe, correspondant aux lignes demi-circulaires et aux crêtes ; au niveau des protubérances, l'os atteint quinze à vingt millimètres d'épaisseur, dont six ou huit pour la lame externe compacte ; le tissu spongieux contient des canaux veineux. — Les condyles ont une structure radiée, c'est-à-dire que les travées principales du tissu spongieux convergent de la surface articulaire à la lame compacte épaisse qui borde l'orifice endocrânien du canal condylien antérieur. — L'apophyse basilaire a une table antérieure épaisse ; les travées du tissu spongieux se déploient en lignes entrecroisées du bord postérieur du trou occipital aux deux tables du corps du sphénoïde avec lequel elles se confondent.

Connexions. — L'occipital s'articule avec l'atlas et avec cinq os du crâne, les deux pariétaux, les deux temporaux, et le sphénoïde.

Insertions musculaires. —

Écaille { Occipital ; sterno-cléido-mastoïdien ; trapèze ; grand complexus ; splénius grand droit et petit droit postérieurs de la tête, petit oblique.

Masses latérales. Droit latéral.

Apophyse basilaire. Grand droit et petit droit antérieurs de la tête.

Varia. — A. — Romiti a rencontré la *fossette pharyngienne* sept fois sur 990 crânes ; suivant cet auteur, elle représenterait un arrêt dans l'ossification ; on la retrouverait normalement chez certains animaux (phoque) et elle répondrait à un diverticule pharyngien. Il est plus vraisemblable de croire que cet enfoncement résulte d'une soudure incomplète entre le basioccipital et le basiotique ; en effet, il est démontré que le prolongement pharyngien de Rathke passe fort en avant entre les deux pièces du sphénoïde (Suchanneck).

B. — En 1883, Albrecht a montré que la portion basilaire de l'occipital avait la valeur de deux os placés l'un au-devant de l'autre dans le sens crânio-caudal, et que ces deux os représentaient deux corps vertébraux ; il a nommé *basioccipital* la vertèbre postérieure, qui réunit les deux pièces latérales, et *basiotique* la pièce antérieure dont les périotiques (Voy. développement) représentent les neurapophyses. Quelquefois une trace de la réunion des deux corps vertébraux qui forment l'apophyse basilaire persiste sous forme d'une incisure latérale qui peut être profonde de trois à cinq millimètres ; dans des cas très rares la séparation persiste complètement. — G. Mingazzini (Anat. Anzeiger, nº 14, 1891) ayant étudié les vestiges de la soudure des deux vertèbres basilaires a constaté que cette soudure était souvent marquée par une crête (crête synostosique) légèrement oblique qui se confond avec la crête d'insertion des muscles droits, mais qui peut aussi en rester isolée et siège alors en avant de la précédente.

C. — On trouve souvent, au milieu de la suture occipito-mastoïdienne, l'orifice d'un canal, *trou ou canal mastoïdien,* qui va s'ouvrir dans la portion temporale du sinus transverse et donne passage à une grosse veine.

D. — Le *canal condylien antérieur* est assez fréquemment double ou plutôt divisé en deux compartiments par une lamelle osseuse plus ou moins épaisse : on l'a même vu subdivisé en quatre compartiments. Jaboulay et Lucy ont trouvé des cas nombreux de la division en deux compartiments donnant passage à un nerf hypoglosse dédoublé; évidemment c'est le dédoublement du nerf qui commande celui du canal osseux. On sait, d'après les recherches de Froriep sur des embryons de veau, que le nerf hypoglosse correspond à trois nerfs rachidiens, et que le canal représente la fusion des trous de conjugaison des protovertèbres qui séparaient ces faisceaux d'origine. — La duplicité du canal condylien antérieur se rencontre dans la proportion de 15 pour 0/0.

E. — La *surface articulaire des condyles* est souvent étranglée à la jonction de ses deux tiers postérieurs avec son tiers antérieur ou divisée par une crête en deux segments dont l'antérieur est plus petit. En avant de cet étranglement, qui répond à celui que l'on remarque sur la surface articulaire de l'atlas, on en voit souvent un autre qui répond à la soudure du cinquième antérieur des condyles avec leur quatre cinquièmes postérieurs développés sur la masse latérale. — Je possède un certain nombre de pièces qui ne permettent aucun doute à cet égard ; sur ces pièces, appartenant à des sujets d'âges divers, on voit très distinctement les deux étranglements coupant la surface articulaire.

F. — Le *canal condylien postérieur* commence dans la fossette condylienne postérieure, au même niveau que l'extrémité postérieure du condyle ; il se dirige en haut et en dehors, et vient se terminer soit dans la fosse jugulaire, soit au voisinage de celle-ci, soit en arrière du tubercule occipital par une gouttière qui vient déboucher dans la fosse jugulaire. — Ce canal est quelquefois bifurqué. — Son absence n'est pas très rare ; sur trente crânes, je l'ai observée trois fois ; il existait à sa place plusieurs petits trous.

G. — Le *canal condylien intermédiaire* est dirigé obliquement en dedans et en avant ; il est limité en dedans par la face non articulaire du condyle, et en dehors par le bord inférieur de la fosse jugulaire, lamelle repliée en forme de cornet. Il se présente tantôt sous forme de gouttière, tantôt sous celle de canal complet. Sur trente et un occipitaux examinés, six fois je l'ai trouvé à l'état de canal complet, et neuf fois à l'état de gouttière.

H. — *Apophyse paramastoïde.* — On rencontre parfois sur la face condylienne des occipitaux latéraux, immédiatement en dehors du condyle, et sous l'apophyse jugulaire, un soulèvement osseux, arrondi, dont la saillie varie de un à dix millimètres : c'est l'*apophyse paramastoïde.* Cette apophyse est normale chez les mammifères (herbivores surtout), où elle remplace l'apophyse mastoïde. Sa réapparition chez l'homme, d'ailleurs très rare (1 à 2 pour 0/0), est un retour atavique.

Hyrtl a vu entre le condyle et l'apophyse mastoïde une apophyse qui, sur une coupe verticale, montrait la structure de l'apophyse mastoïde : ses cellules remplies d'air communiquaient avec les cellules mastoïdiennes : Hyrtl donne à cette apophyse le nom de *processus pneumaticus.*

Troisième condyle. — On rencontre parfois sur la partie antérieure du trou occipital (bord postérieur du basi-occipital) un tubercule osseux, simple ou double. Dans d'autres cas, il y a à la place du tubercule une facette articulaire ; parfois enfin le tubercule est surmonté d'une facette articulaire (Tafani, Romiti, Sergi) : c'est la forme la plus complète de cette anomalie que l'on décrit sous le nom de troisième condyle de l'occipital. — Lucy a rencontré quinze fois sur trois cents crânes un tubercule non articulaire ; une seule fois il l'a vu articulaire. — Pour beaucoup d'auteurs le troisième condyle est l'homologue du condyle basilaire de la tortue et de la portion médiane du condyle des oiseaux et des crocodiles.

SPHÉNOIDE

Le sphénoïde répond à la partie moyenne de la base du crâne. Sa forme est irrégulière : à bien regarder, on reconnaît que cet os se compose d'un *corps* ou partie centrale, impaire, médiane, et de parties latérales ou *apophyses* se détachant des côtés du corps pour se porter dans des directions diverses. Les premières se détachent des parties antéro-supérieures du corps et se portent en dehors sous la forme de lames triangulaires, aplaties de haut en bas, ce sont les *petites ailes* ou *ailes orbitaires* — les deuxièmes qui se détachent des faces latérales sont de grosses lames, largement étalées, concaves en arrière; ce sont les *grandes ailes* ou *ailes temporales* du sphénoïde; — les troisièmes enfin, qui naissent au-dessous des précédentes, se portent directement en bas et forment les *apophyses ptérygoïdes.*

Une comparaison peut aider à fixer la forme compliquée de cet os : on a comparé le sphénoïde dans son entier à une chauve-souris : le rapprochement peut séduire par la forme pointue des petites ailes, et la forme anguleuse des grandes ; disons donc : le corps du sphénoïde représente le corps de l'animal, dont les ailes orbitaires sont les oreilles, les ailes temporales, les ailes vraies, et les apophyses ptérygoïdes, les membres inférieurs. Tout y est, y compris le bec ou rostrum, et la queue représentée par la soudure basilaire.

Je décrirai successivement : le *corps,* les *petites ailes,* les *grandes ailes,* les *apophyses ptérygoïdes.*

Placer en haut et horizontalement la face lisse des petites ailes, en avant leur bord tranchant et dentelé.

CORPS. — Le corps du sphénoïde, intermédiaire à l'ethmoïde placé en avant, et à l'occipital placé en arrière, apparaît superposé au corps de l'occipital ; il est aussi placé sur un plan antérieur, en raison de l'inflexion subie par la colonne vertébro-crânienne : aussi les faces de soudure ne sont plus seulement supérieure et inférieure, comme elles étaient sur les corps vertébraux, elles sont devenues antéro-supérieure et postéro-inférieure.

La face supérieure répond à la cavité crânienne ; — la face inférieure répond au pharynx nasal ; — la face postérieure est soudée à l'occipital ; — la face

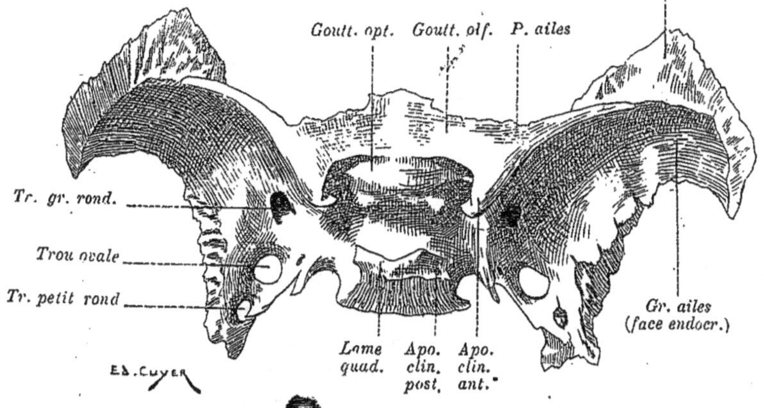

Fig. 360. — Sphénoïde, vue supérieure.

antérieure ne répond à l'ethmoïde que par une bande étroite qui suit son bord supérieur : dans le reste de son étendue, elle répond aux fosses nasales ; — les faces latérales sont masquées en grande partie par l'insertion des apophyses qui s'en détachent (A).

Face supérieure *(endocrânienne).* — Elle présente d'avant en arrière : 1° une surface quadrilatère, unie, sur laquelle une crête mousse, sagittale, continuant en arrière l'apophyse crista galli, sépare deux gouttières, à peine indiquées, les *gouttières olfactives,* qui se continuent en avant avec les gouttières ethmoïdales, et répondent aux bandelettes olfactives. — 2° Une gouttière transversale, dont les extrémités se recourbent en avant pour se continuer avec la paroi interne des canaux optiques : c'est la *gouttière optique,* qui répond au chiasma (entrecroisement) des nerfs optiques ; il faut remarquer que la partie moyenne de cette gouttière est rarement excavée et beaucoup plus souvent plane ou convexe. — 3° Une excavation profonde en forme de selle, la *selle turcique,* encore appelée fosse pituitaire ou hypophysaire, parce qu'elle loge le corps pituitaire ou hypophysaire. Le *pommeau* de cette selle, excavée à la façon des selles turques, est représenté par une crête transversale, la *crête optique* qui forme le bord postérieur de la gouttière optique ; cette crête se prolonge sur les côtés et va se continuer avec la paroi inférieure du canal optique, paroi qui forme en même temps la racine inférieure et postérieure de la petite aile du sphénoïde. On trouve parfois, dans la selle turcique, une légère saillie transversale, située immédiatement en arrière de la crête ; cette saillie, qui répond à la soudure des deux sphénoïdes, limite en arrière un sillon qui marque le passage d'un sinus veineux circulaire entourant le corps hypophysaire ; les extrémités latérales de cette crête, ordinairement peu apparente, se renflent parfois en une petite saillie conique, l'*apophyse clinoïde moyenne* (B).

La selle turcique, convexe transversalement, offre une concavité sagittale très prononcée ; sur les côtés elle se continue avec les faces latérales de l'os ; parfois une crête mousse la sépare de la gouttière carotidienne creusée sur les faces latérales. — En arrière, son *dos* ou *troussequin* se relève et est formé par une *lame osseuse quadrilatère* assez mince, qui se porte en haut et en avant, en continuant le plan antérieur de la gouttière basilaire. On rencontre parfois une crête transversale marquant la ligne de soudure du sphénoïde et de l'occipital. — Les *bords latéraux* de la lame quadrilatère présentent, dans l'état d'intégrité parfaite, deux échancrures ; l'une supérieure, qui répond au passage des nerfs se rendant vers l'orbite ; l'autre inférieure, plus petite, creusée par le passage du sinus pétreux inférieur (C). — Le *bord supérieur,* quadrilatère, est concave transversalement ; ses angles latéraux sont renflés en saillies coniques, les *apophyses clinoïdes postérieures* (D).

Face inférieure (*pharyngienne*). — Sur un sphénoïde en état de parfaite intégrité, cette face apparaît comme formée par la juxtaposition de trois pièces triangulaires, séparées par deux sillons. — Le triangle médian, dont la base est postérieure, représente la face inférieure proprement dite du corps du sphénoïde. — Les triangles latéraux, disposés symétriquement de chaque côté, ont leur base antérieure : ils sont formés par des os primitivement indépendants du sphénoïde, les *cornets de Bertin,* qui se soudent ultérieurement au corps de l'os.

Le triangle moyen est pourvu d'une crête sagittale dont l'extrémité antérieure plus saillante porte le nom de *bec du sphénoïde.* Cette crête est souvent interrompue, vers le bord antérieur de l'os, par une dépression qui répond à la soudure du sphénoïde antérieur avec le sphénoïde postérieur. Sur le crâne entier, la crête est reçue dans un écartement des deux lames du vomer.

Les triangles latéraux sont formés par les *cornets de Bertin.* Ceux-ci (Voy. ossification) sont constitués par une lamelle osseuse, mince, enroulée en demi-cône, dont la base vient se terminer en croissant sur la face antérieure de l'os, tandis que le sommet dirigé en arrière s'unit au corps du sphénoïde.

La face inférieure du corps du sphénoïde présente : 1° sur la ligne médiane,

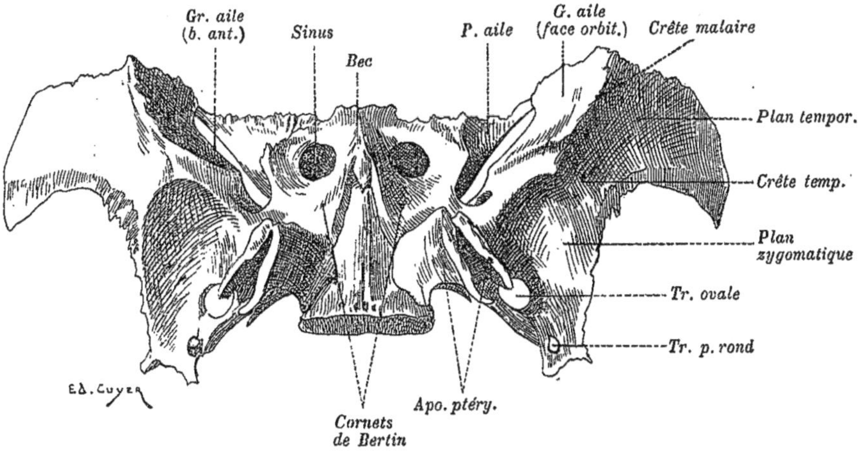

Fig. 361. — Sphénoïde, vue inférieure.

une surface plane, transformée en canal antéro-postérieur par les ailes du vomer, le *canal sphéno-vomérien médian*. — 2° un peu plus en dehors, une gouttière, transformée en canal par l'apophyse vaginale des apophyses ptérygoïdes ou par

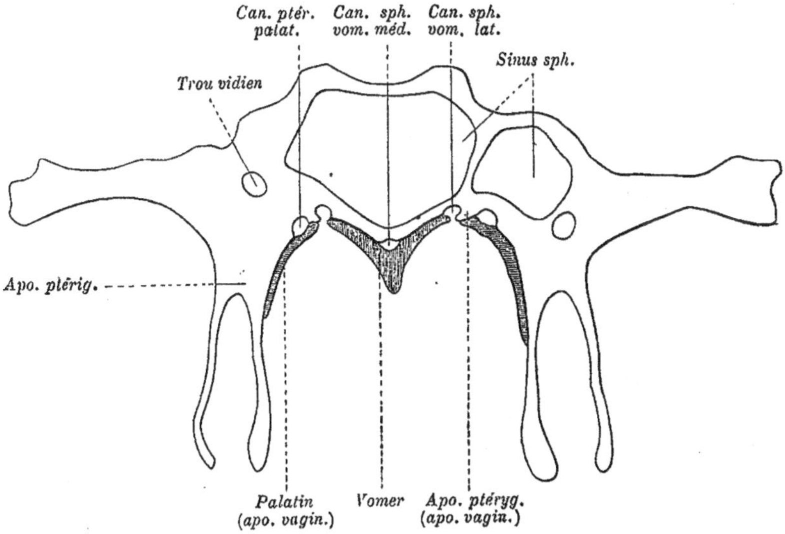

Fig. 362. — Sphénoïde, coupe vertico-tranversale schématique destinée à montrer la transformation en canaux des gouttières creusées à la face inférieure du corps du sphénoïde.

l'apophyse sphénoïdale du palatin, c'est le *canal sphéno-vomérien latéral*. — 4° plus en dehors encore, sur la base de l'apophyse ptérygoïde, une troisième gouttière transformée en canal, le *canal ptérygo-palatin* (E).

Face antérieure (*ethmoïdo-nasale*). — Elle présente sur la ligne médiane une crête verticale, tranchante, qui se continue en bas avec celle de la face inférieure, et contribue à former le *bec* du sphénoïde ; elle s'articule avec la lame perpendiculaire de l'ethmoïde. — De chaque côté de cette crête, la face antérieure présente : 1° une large *gouttière verticale,* qui forme la partie postérieure de la voûte des fosses nasales, et, vers la partie moyenne de cette gouttière, un *orifice* rond ou ovalaire, de 3 à 6 mm. de diamètre, qui conduit dans le sinus sphénoïdal (V. architecture) ; — 2° une bande verticale, rugueuse, creusée de demi-cellules osseuses qui s'unissent aux cellules ethmoïdales postérieures et à l'apophyse du palatin.

Cette face est limitée en haut par un bord horizontal qui s'articule avec le bord postérieur du frontal et de l'ethmoïde par une suture plus ou moins dentelée.

Face postérieure (*occipitale*). — Inclinée de haut en bas et d'arrière en avant, elle est constituée par une surface quadrilatère, mamelonnée, légèrement concave, parcourue par des sillons qui répondent à des sillons semblables de l'occipital. Sur la plupart des os, cette surface apparaît plane et spongieuse : ce n'est point la face postérieure du sphénoïde, mais la coupe d'un trait de scie qui a séparé artificiellement le sphénoïde et l'occipital, qui se soudent de très bonne heure, constituant ainsi un os unique, l'os *tribasilaire* de Virchow. Quand les deux os, non encore intimement soudés, ont pu être séparés par la macération ou tout autre procédé, la surface apparaît telle que je l'ai décrite. Vers les angles inférieurs de la face postérieure, on peut voir, de chaque côté, le commencement des gouttières caverneuses que nous allons retrouver sur les faces latérales.

Faces latérales. — Des faces latérales se détachent les ailes du sphénoïde : les petites ailes naissent de l'extrémité antéro-supérieure ; les grandes ailes de la partie postéro-inférieure. Au-dessus de la large base d'insertion de la grande aile on voit la *gouttière en S* creusée par l'artère carotide logée dans le sinus caverneux. — Entre les deux ailes, la face latérale forme le bord interne de la *fente sphénoïdale* ou orbitaire supérieure, limitée par les deux ailes ; elle est visible au sommet de la paroi interne de l'orbite à la formation de laquelle elle prend part par une petite surface triangulaire.

PETITES AILES (*ailes orbitaires, apophyses d'Ingrassias*). — Elles naissent de la partie antérieure et supérieure de la face latérale du corps par *deux racines,* l'une *supérieure,* l'autre *inférieure.* Ces deux racines, lamelles osseuses larges d'un centimètre, s'unissent en dehors et circonscrivent avec le corps de l'os un canal, le *canal optique,* par lequel le nerf optique et l'artère ophthalmique se rendent dans l'orbite.

Les ailes orbitaires se dirigent horizontalement en dehors ; leur forme est celle d'une lame triangulaire, dont la pointe très effilée est dirigée en dehors et légèrement recourbée en arrière ; d'ordinaire cette pointe se trouve placée en arrière du bord supérieur des grandes ailes ; mais elle peut répondre à ce bord et même lui être soudée (F).

Leur *face supérieure* (endocrânienne), plane et unie, forme la partie postérieure et interne de l'étage supérieur de la base du crâne sur lequel repose le lobe orbitaire. — Leur *face inférieure* (orbitaire), qui continue la face latérale du sphénoïde, est plus petite que la supérieure ; elle forme la partie la plus profonde de la voûte orbitaire.

Le *bord antérieur* finement dentelé s'engrène avec le bord postérieur du frontal. — Le *bord postérieur,* concave et tranchant en dehors, s'épaissit peu à peu et se termine en dedans par une saillie anguleuse, l'*apophyse clinoïde antérieure,* dont le sommet est attiré en arrière par l'insertion de la tente cérébelleuse (G).

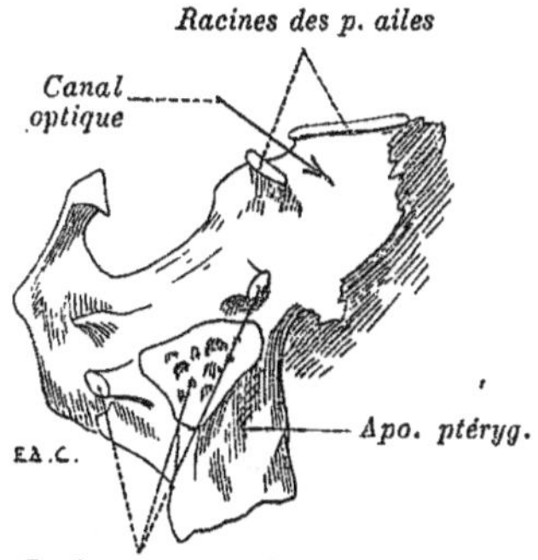

Fig. 363. — Sphénoïde, racines des grandes et des petites ailes.

GRANDES AILES *(ailes temporales).* — Ce sont deux larges ailes, à contour anguleux, fortement incurvées en haut et en arrière, épanouies en éventail sur les côtés du corps sphénoïdal ; par leur face interne, concave, elles apparaissent dans l'étage moyen de la base du crâne, dont elles forment le tiers antéro-interne ; par leur face externe, elles prennent part à la constitution de la paroi orbitaire externe et des fosses temporale et zygomatique. Je décrirai aux grandes ailes : une *base d'implantation, deux faces* et *trois bords* (H).

Base d'implantation. — La base ou racine des grandes ailes sur le sphénoïde, ou leur racine, est large, aplatie de haut en bas, limitée en avant par un bord concave qui forme l'angle inférieur, arrondi de la *fente sphénoïdale ;* en arrière, par un bord également concave, la *gouttière caverneuse,* que limite en dehors la *lingula.* Cette base ou racine présente sur sa face supérieure une gouttière plus ou moins marquée qui conduit à un trou (canal serait mieux), le *trou grand rond;* ce canal, qui traverse obliquement d'arrière en avant le tiers antérieur de la racine, donne passage au nerf maxillaire supérieur (I).

Face endocrânienne (*supérieure*). — Concave, très allongée transversalement, étroite d'avant en arrière, elle est parsemée d'impressions digitales et d'éminences mamillaires, moule grossier de la pointe du lobe temporo-sphénoïdal, qui vient à leur contact. — Sa partie postérieure s'allonge en pointe triangulaire que termine une épine très saillante, visible seulement sur la face externe de l'os, l'*épine du sphénoïde* (J).

Cette pointe triangulaire porte deux trous : l'un grand, ovalaire, situé à 15 ou 20 mm. en arrière et un peu en dehors du trou grand rond, c'est le *trou ovale,* par lequel sort du crâne le nerf maxillaire inférieur, troisième branche du trijumeau ; — l'autre, situé en arrière, en dehors et tout près du précédent, c'est le *trou petit rond* qui donne passage aux vaisseaux méningés moyens (K).

Face exocrânienne (*zygomato-temporale, inférieure* ou *externe*). — Elle est divisée par une crête verticale très saillante, la *crête malaire,* qui s'articule avec le bord postérieur de l'os malaire en deux parties ou plans d'orientation très différente : l'une, *orbitaire*, regarde en dedans et en avant ; l'autre, *zygomato-temporale*, en dehors et légèrement en avant (L).

La *portion interne*, qui regarde en dedans et en avant, appartient à la paroi

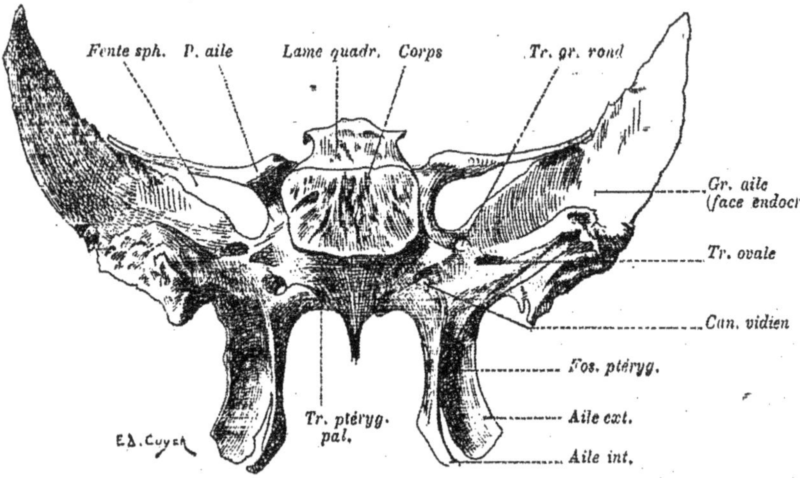

Fig. 364. — Sphénoïde, vue postérieure.

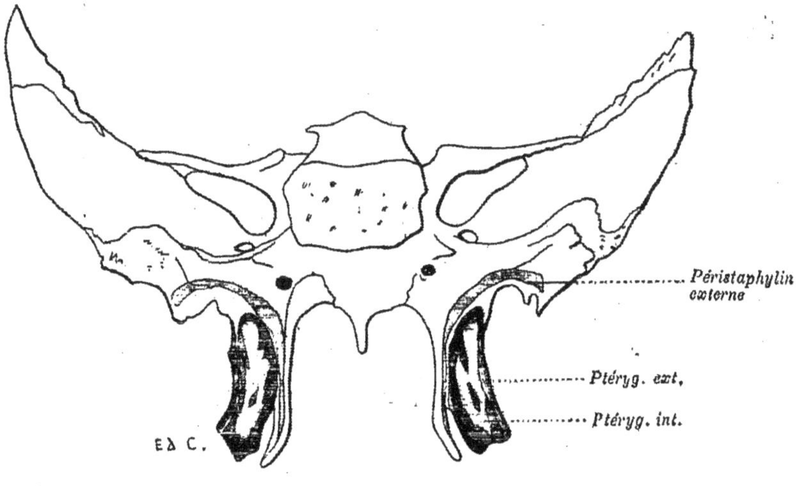

Fig. 365. — Sphénoïde, vue postérieure, insertions musculaires.

externe de l'orbite : c'est une surface triangulaire, plane, dont le sommet répond au sommet de l'orbite, dont la base répond à la crête malaire, et dont les bords appartiennent, le supérieur à la *fente sphénoïdale* (fissure orbitaire supérieure), l'inférieur à la *fente sphéno-maxillaire* (fissure orbitaire inférieure). — Le bord supérieur présente souvent, dans son tiers postéro-interne, une petite épine sur laquelle s'attache le muscle droit externe de l'œil.

La *portion externe* de la face exocrânienne des grandes ailes sphénoïdales, beaucoup plus allongée dans le sens vertical et fortement convexe, est, elle aussi, divisée par une crête mousse transversale en une partie supérieure qui regarde en dehors, fait partie de la fosse temporale, et donne insertion au muscle temporal ; — et une partie inférieure regardant en bas, qui forme la paroi supérieure de la fosse ptérygo-maxillaire, et donne attache au muscle ptérygoïdien externe ; elle se continue par une courbure à concavité externe avec la face externe de l'apophyse ptérygoïde.

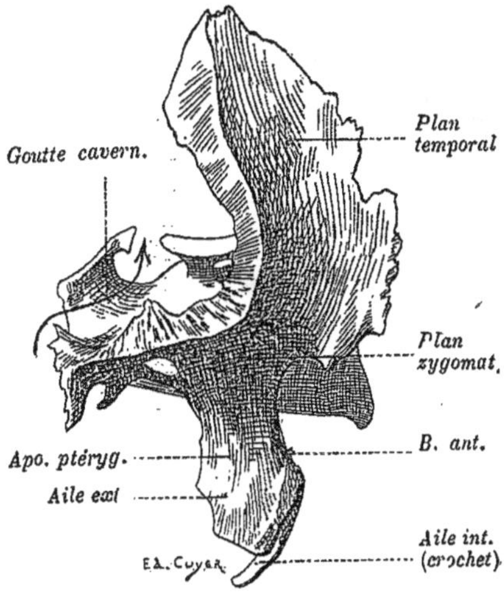

Fig. 366. — Sphénoïde, vue latérale.

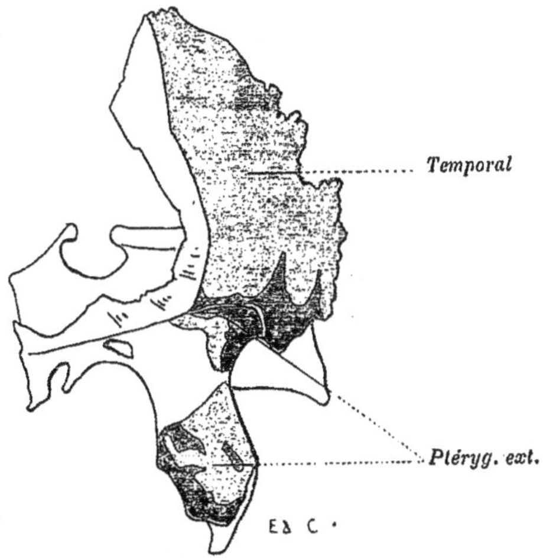

Fig. 367. — Sphénoïde, vue latérale, insertions musculaires.

La crête qui sépare ces deux parties de la face inférieure (*crête temporale du sphénoïde*), est concave en bas, parfois tranchante et hérissée de saillies qui donnent attache à des faisceaux fibreux du muscle temporal ; son extrémité antérieure, qui avoisine la fente sphéno-maxillaire, se recourbe en une apophyse, à pointe inférieure, le *tubercule sphénoïdal* (M).

Bords. — Le contour de la grande aile du sphénoïde peut être divisé en trois segments ou bords : un *antérieur*, un *postérieur*, libres, courts, rectilignes et presque tranchants ; et un troisième, *externe*, très long, à contour brisé, épais et dentelé, par lequel la grande aile s'articule avec les os voisins.

Le *bord antérieur*, court, tranchant, dirigé en avant et en dehors, forme le bord inférieur de la fente sphénoïdale. — Le *bord postérieur*, dirigé en dehors et en arrière, limite en avant l'étroite fente, que l'on désigne sous le nom de *trou déchiré antérieur* ; il est constitué par une lamelle qui répond à la trompe d'Eustache, et donne insertion par sa moitié inférieure au péristaphylin externe.

Le *bord externe* commence par une très large surface triangulaire, dentelée, qui continue en dehors le bord antérieur : c'est *la surface frontale* par laquelle un contact articulaire très étendu s'établit entre le frontal et le sphénoïde : sur l'angle postérieur de cette surface frontale vient s'articuler l'angle antéro-inférieur du pariétal. A partir de ce point le bord externe prend l'aspect d'une large échancrure curviligne, ouverte en arrière et en haut, dans laquelle vient s'articuler le bord antérieur de l'écaille du temporal. Dans sa moitié supérieure le

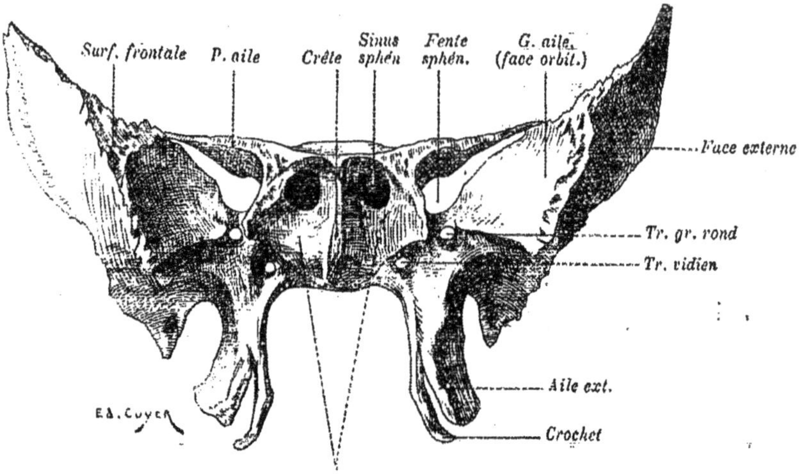

Fig. 368. — Sphénoïde, vue antérieure.

biseau articulaire de cette échancrure est externe, à peine strié ; dans sa moitié inférieure, il est interne, beaucoup plus large et fortement dentelé.

A l'union du bord externe et du bord postérieur, la grande aile forme un angle aigu qui vient se loger dans l'angle rentrant que lui présentent en s'unissant l'écaille et la pyramide du temporal. C'est à l'extrémité inférieure de cet angle que se trouve l'épine du sphénoïde dont j'ai déjà parlé.

APOPHYSES PTÉRYGOIDES. — Les apophyses ptérygoïdes naissent de la face inférieure du corps et de la base de la grande aile du sphénoïde par deux racines : l'une, externe, grosse, se détache de la base de la grande aile pour se porter directement en bas ; l'autre, interne, petite, naît des parties latérales de la face inférieure du corps. A ces deux racines succèdent deux lames osseuses, qui se fusionnent en avant et s'écartent en arrière : ce sont les *ailes, externe* et *interne*, de l'apophyse ptérygoïde ; elles limitent en arrière une fosse, la *fosse ptérygoïdienne*.

En se réunissant dès leur origine, les deux racines ptérygoïdiennes circonscrivent avec la racine de la grande aile du sphénoïde un canal horizontal, antéro-postérieur, qui s'ouvre en arrière dans le trou déchiré postérieur et vient déboucher en avant dans l'arrière-fond ptérygo-maxillaire : c'est le *trou*, ou mieux le *canal vidien*, qui donne passage au nerf vidien et à l'artère vidienne.

Aile interne. — Elle est formée par une lamelle quadrilatère, très légèrement concave en dedans. Sa *face interne* répond à la partie la plus profonde de la paroi externe des fosses nasales. Sa *face externe* répond à la fosse ptérygoïdienne : dans sa partie supérieure, elle présente une fossette allongée en fuseau, la *fossette* scaphoïde, qui donne insertion au péristaphylin externe.

De l'extrémité supérieure de la racine de l'aile interne se détache une lamelle dite *apophyse vaginale,* qui s'applique sur le triangle postéro-externe de la face inférieure du corps du sphénoïde, formant ce que nous avons appelé le *canal sphéno-vomérien latéral.* En dehors de ce canal l'apophyse vaginale forme avec l'apophyse sphénoïdale du palatin un autre canal, le *canal ptérygo-palatin,* qui donne passage au nerf pharyngien de Bock et à l'artère ptérygo-palatine.

Le *bord inférieur* de l'aile interne descend plus bas que celui de l'aile externe; il se termine en arrière par un crochet, recourbé en bas et en dehors, à concavité supérieure, sur lequel le tendon du péristaphylin externe se plisse et se réfléchit. — Le *bord antérieur* se soude partiellement au bord antérieur de l'aile externe. — Le *bord postérieur,* mince et tranchant, présente dans sa moitié supérieure une large échancrure qui répond au passage de la trompe d'Eustache.

Aile externe. — C'est une lame osseuse quadrilatère, déjetée en dehors. — La *face externe* regarde en dehors et en avant : dans sa partie supérieure elle s'incurve en dehors et en bas pour se continuer avec la face externe du sphénoïde; cette face limite en dedans la fosse ptérygo-maxillaire. — Le *bord postérieur* concave et tranchant répond à la séparation des deux ptérygoïdiens, dont l'un s'insère à la face interne, et l'autre à la face externe de cette aile.

Les deux ailes se fusionnent en avant par un bord épais formant une véritable face. Dans sa moitié supérieure, ce bord (*bord antérieur*) limite en arrière l'entrée de l'arrière-fond de la fosse ptérygo-maxillaire ; il est creusé d'une gouttière légèrement oblique en bas et en dehors qui continue en avant le canal vidien; dans sa partie inférieure, cette gouttière est transformée en canal par deux gouttières, creusées l'une sur la face postérieure de l'apophyse pyramidale du palatin, l'autre sur le bord postérieur du maxillaire supérieur ; ce canal, *canal palatin postérieur,* donne passage aux vaisseaux et nerfs palatins postérieurs.

En bas, les bords antérieurs des deux ailes, jusque-là réunis, se séparent et se portent en arrière et en bas, présentant un angle à bords dentelés dans lequel vient s'articuler l'apophyse pyramidale du palatin.

La *fosse ptérygoïdienne,* comprise entre les deux ailes en arrière, est plus profonde en bas qu'en haut. Sa paroi interne est souvent hérissée de crêtes d'insertion par le ptérygoïdien interne. Le péristaphylin externe qui s'insère dans la fossette scaphoïde suit la paroi interne de cette fosse.

Ossification. — Le sphénoïde est un des premiers os du crâne qui s'ossifie. Il se compose primitivement de plusieurs pièces qui se fusionnent chez l'homme à la fin de la vie fœtale, mais restent à l'état d'os distincts chez les vertébrés inférieurs.

Le corps de l'os est d'abord formé par deux pièces distinctes, l'une postérieure, le ***basisphénoïde*** ou sphénoïde postérieur; l'autre antérieure, le ***présphénoïde*** ou sphénoïde antérieur. Du dernier se détachent les petites ailes, tandis que les grandes ailes appartiennent au basisphénoïde; la lame externe des apophyses ptérygoïdes appartient aux grandes ailes, tandis que la lame interne est formée par un os primitivement distinct, l'***os ptérygoïde***.

Le sphénoïde présente quatorze points d'ossification (Sappey) : quatre pour le sphénoïde antérieur, deux pour la portion antérieure du corps, deux pour les petites ailes, huit pour le sphénoïde postérieur (quatre pour les portions postérieures du corps, deux pour les grandes ailes et l'aile externe des apophyses ptérygoïdes, et deux pour l'aile interne de celles-ci), deux pour les cornets de Bertin.

Tous ces points d'ossification apparaissent entre deux mois et demi (les points des grandes ailes) et le commencement du quatrième mois de la vie intra-utérine, sauf les points des cornets qui n'apparaissent qu'après la naissance.

1° Les quatre points du *sphénoïde antérieur* s'unissent ensemble vers la fin du cinquième mois. Les petites ailes envoient des prolongements en forme d'arcades qui vont s'unir au corps du sphénoïde antérieur. Sous ces arcades sont réservées les canaux optiques.

2° Des quatre points du corps du *sphénoïde postérieur*, deux sont internes ou *médians:* ils forment par leur union (au début du quatrième mois) la partie centrale du corps; deux

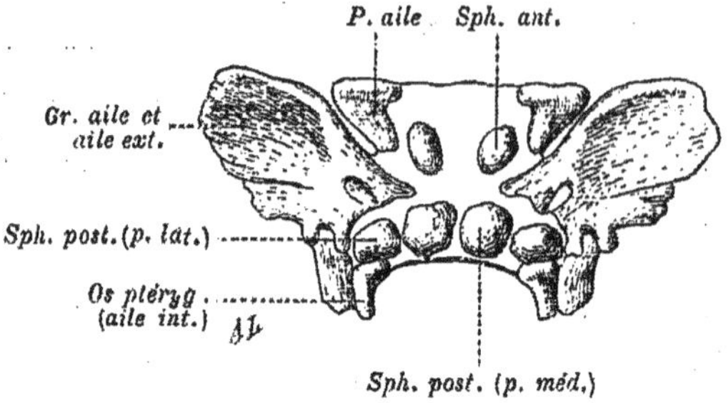

Fig. 369. — Sphénoïde, ossification (fœtus de 3 mois 1/2 à 4 mois, d'après Sappey).

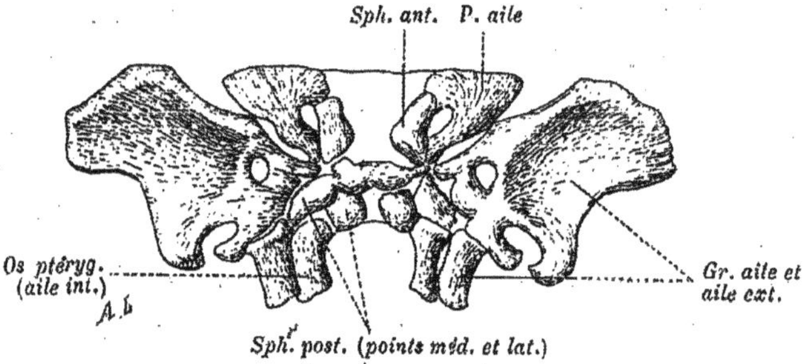

Fig. 370. — Sphénoïde, ossification (fœtus de 8 mois, d'après Sappey).

autres sont *latéraux*, externes ou caverneux ; ils répondent aux régions des gouttières caverneuses ; allongés dans le sens transversal, ils se soudent aux précédents vers la fin du quatrième mois. Les deux points des grandes ailes et de la portion externe des apophyses ptérygoïdes apparaissent les premiers à deux mois et demi, pour se souder bientôt avec les points de la partie interne des apophyses ptérygoïdes et avec ceux des parties latérales du corps. Au niveau du point où a lieu cette soudure se trouve réservé le canal vidien.

Le sphénoïde antérieur commence à se souder au postérieur au septième mois de la vie intra-utérine. Cette soudure se fait d'abord sur les parties latérales de l'os au niveau des gouttières caverneuses, de façon qu'au huitième mois on voit les deux corps du sphénoïde séparés sur la ligne médiane par un espace cartilagineux triangulaire à base postérieure. Cet espace s'ossifie bientôt de haut en bas. A la naissance, les corps des deux sphénoïdes complètement unis supérieurement sont encore séparés par du cartilage à leur face inférieure.

Chez le nouveau né, Landzert (Pétersburger medicinische Zeitschrift, 1868, tome XIV, p. 133) a trouvé dans le sphénoïde postérieur un canal (*canal crânio-pharyngien*) s'étendant de la selle turcique dans l'épaisseur de l'os. — Ce canal atteint la face inférieure du corps de l'os, dix fois sur cent cas; il contient un prolongement dure-mérien. Ce prolongement s'arrête ordinairement au milieu du trajet, mais va parfois se perdre dans le tissu fibreux qui tapisse la face inférieure de l'os. Parfois ce prolongement est creux et se termine en cul-de-sac. Ce canal serait le résidu de l'invagination de la muqueuse pharyngienne, à travers la base du crâne pour former l'hypophyse (Ratkhe).

3° La formation des *cornets de Bertin* est diversement décrite par les auteurs. D'après Sappey, les deux points qui les forment se montrent six ou huit mois après la naissance, de chaque côté du bec du sphénoïde, sous la forme d'une petite lamelle triangulaire à base antérieure, s'enroulant sur elle-même. Vers l'âge de deux ans, cette lamelle représente un demi-cône ; à trois ou quatre ans, elle formera un cône complet dont la base regarde les gouttières ethmoïdales. En même temps que les cornets complètent leur évolution, les parties voisines du corps sphénoïdal se creusent et se réduisent à une simple cloison séparant deux cavités, les sinus sphénoïdaux.

Les cornets de Bertin se soudent au corps du sphénoïde ordinairement vers douze à quinze ans, rarement plus tard, souvent plus tôt. D'après Rambaud et Renault, Dursy et Kœlliker, les cornets de Bertin doivent être rattachés aux masses latérales de l'ethmoïde.

Architecture. — Le sphénoïde est presque exclusivement formé de tissu compact : on y rencontre du tissu spongieux au niveau de la partie postérieure du corps, de la base des apophyses ptérygoïdes et de la surface frontale des grandes ailes.

Sinus sphénoïdaux. — Le corps est transformé en deux ou plusieurs cellules, qui constituent les *sinus sphénoïdaux*. Ces sinus, généralement au nombre de deux, sont séparés l'un de l'autre par une cloison verticale, le plus souvent déviée à droite ou à gauche ; ils s'ouvrent dans les fosses nasales par l'orifice que nous avons décrit sur la face antérieure du corps du sphénoïde ; quelquefois ils se prolongent en arrière dans l'apophyse basilaire de l'occipital, ou sur les côtés dans la base des apophyses ptérygoïdes. Leurs parois présentent fréquemment des débris de cellules ; leurs dimensions et leur forme sont soumises à toutes sortes de variations. — Il existe quelquefois plusieurs cloisons et par suite un plus grand nombre de sinus ; en revanche la cloison peut manquer ; dans quelques cas leur orifice est réduit à une simple fente. Les sinus sphénoïdaux, dépendances des fosses nasales, sont tapissés par la muqueuse pituitaire ; ils se développent d'avant en arrière par disparition du tissu spongieux.

Connexions. — Le sphénoïde s'articule avec tous les os du crâne, l'occipital, les temporaux, les pariétaux, le frontal et l'ethmoïde, et avec cinq os de la face, le vomer, les palatins et les os malaires.

Insertions musculaires. —

Grandes ailes	Temporal.	
Apo. ptérygoïdes . .	Aile externe . .	Ptérygoïdien externe. Ptérygoïdien interne.
	Fossette scaphoïde.	— Péristaphylin externe.

Varia. — A. — L'embryologie nous a appris que le sphénoïde est formé par deux pièces distinctes, l'une postérieure (basisphénoïde), l'autre antérieure (présphénoïde), représentant deux vertèbres. Les petites ailes représenteraient l'arc vertébral de la première de ces vertèbres sphénoïdales ; les grandes ailes, l'arc vertébral de la seconde ; les apophyses ptérygoïdes représenteraient les arcs viscéraux (apophyses transverses et côtes) de ces vertèbres sphénoïdales.

B. — Il n'est pas très rare de voir l'*apophyse clinoïde moyenne* s'allonger en pointe et se souder à l'apophyse clinoïde antérieure ; il en résulte la formation d'un anneau osseux, l'*anneau carotidien*, dans lequel passe la carotide interne. Elle peut être unie à l'apophyse clinoïde postérieure par un pont osseux ; il s'agit là évidemment d'une ossification dans le tissu fibreux de la dure-mère.

C. — L'échancrure inférieure des bords latéraux de la lame quadrilatère est parfois transformée en trou par une lamelle osseuse qui va rejoindre le sommet de la pyramide temporale ; cette anomalie a été bien étudiée par Grüber et Schwegel.

D. — La forme des *apophyses clinoïdes postérieures* est très variable ; parfois leur extrémité antérieure s'allonge et s'unit par un pont osseux avec l'apophyse clinoïde antérieure ; plus souvent elles forment une sorte de crochet à pointe postérieure ; ces variétés de forme sont dues à l'ossification partielle des trousseaux fibreux par lesquels la tente cérébelleuse vient s'attacher sur l'apophyse. Grüber a même trouvé ces ossifications sous forme de petits noyaux osseux indépendants, articulés par suture avec l'apophyse clinoïde.

E. — Les *canaux sphéno-vomériens* ont été étudiés par Tourtual, Henle, Gray, etc. ; pour bien en voir la disposition, il faut les étudier sur une base du crâne complète. — *Le canal sphéno-vomérien médian*, d'ailleurs inconstant, est formé par l'union de la gouttière vomérienne avec la face inférieure du sphénoïde ; son orifice postérieur est élargi en entonnoir. Le canal se dirige d'arrière en avant entre le vomer et le sphénoïde, puis entre les deux lames du vomer, tantôt il finit en cul-de-sac, tantôt il va s'ouvrir sur l'une ou l'autre face du vomer.

Le canal sphéno-vomérien latéral s'ouvre par son orifice postérieur à quatre ou cinq millimètres en dehors de la ligne médiane. Sa paroi supérieure est formée par un sillon creusé sur la face inférieure du sphénoïde; sa paroi inférieure mince, quelquefois déhiscente, est formée par l'accolement de l'apophyse vaginale ptérygoïdienne avec le bord externe de l'aile du vomer. Il continue son trajet obliquement en haut, en dehors et en avant, en longeant la paroi externe du sinus sphénoïdal, et vient s'ouvrir au niveau de l'angle interne de la fente sphénoïdale, près de la racine inférieure de la petite aile. L'orifice antérieur de ce canal est à peu près constant; mais au lieu de s'ouvrir sur la face inférieure du corps, le canal peut se terminer en cul-de-sac ou s'ouvrir dans le sinus sphénoïdal. Chez les enfants de quatre à cinq ans l'existence de ce canal est constante. D'après Steinberg (Anat. Anzeig. nº 26, S. 784-786) qui lui donne le nom de canal pharyngien latéral, il existe 4 pour 0/0 environ des crânes humains. De petits canaux accessoires s'en détachent pour pénétrer dans le corps du sphénoïde. Ce canal contient un prolongement périostique et des veinules.

Le *canal ptérygo-palatin* est situé plus en dehors et sur un plan plus inférieur que le précédent; sa paroi supérieure est formée par une gouttière creusée sur la base de l'apophyse ptérygoïde; sa paroi inférieure par l'apophyse sphénoïdale du palatin. Ce canal est court et arqué; son orifice postérieur ordinairement bien visible, situé à un centimètre en avant de l'orifice des canaux sphéno-vomériens, est prolongé en arrière par une gouttière; son orifice antérieur s'ouvre dans l'arrière-fond de la fosse ptérygo-maxillaire. Quelquefois le canal ptérygo-palatin est exclusivement constitué par un conduit percé dans la base de l'apophyse ptérygoïde; d'autres fois il est confondu avec la moitié antérieure du canal sphéno-vomérien latéral.

F. — Schultz (cité par Henle) a vu la pointe de l'aile orbitaire unie au corps de l'aile par une suture dentelée.

G. — La face supérieure de l'apophyse clinoïde antérieure est creusée, le long de son bord interne, d'une gouttière ou empreinte qui répond au passage de l'artère ophthalmique (Henle); le plus souvent cette empreinte manque et l'on remarque une échancrure linéaire qui divise le bord interne de l'apophyse.

H. — Quelques auteurs décrivent à la grande aile du sphénoïde trois faces, et donnent comme justification une coupe portant sur le tiers moyen de l'apophyse. Cette manière de voir n'est pas juste à mon avis; il est plus simple et plus anatomique de subdiviser la face exocrânienne en deux plans, *plan temporo-zygomatique* et plan orbitaire.

I. — On pourrait encore décrire avec Henle la base d'implantation de la grande aile comme formée de trois racines : une moyenne, large, et deux autres, antérieure et postérieure, qui circonscrivent, en se réunissant à la racine moyenne, les trous grand rond et ovale (Voy. fig. 363, imitée de Henle).

J. — L'épine du sphénoïde donne insertion à une lame fibreuse qui s'insère d'autre part à une épine que porte le bord postérieur de l'aile externe de l'apophyse ptérygoïde et que l'on peut appeler *épine ptérygoïdienne postérieure*. Cette lame fibreuse (ligament ptérygo-épineux de Civini) forme avec la partie postérieure de la face exocrânienne des grandes ailes, un trou ou canal, le *trou ptérygo-épineux*, qui donne passage aux nerfs et artères ptérygoïdiens internes et à une veine temporale profonde. L'ossification du ligament se rencontre assez fréquemment; les parois du canal sont alors complètement osseuses. Dans d'autres cas, le bord postérieur de la lame externe de l'apophyse ptérygoïde présente deux épines superposées, toutes les deux reliées à l'épine sphénoïdale par un ligament; il y a alors deux trous ptérygo-épineux (V. von Brunn, Anat. Anzeiger, 1891).

K. — Le *trou petit rond* est parfois incomplètement formé et représenté par une échancrure que le bord antérieur du temporal transforme en trou.

L. — On pourrait dire avec raison que la face exocrânienne des grandes ailes affecte la forme d'une pyramide triangulaire dont le sommet répond au tubercule sphénoïdal et dont les trois faces ou plans, nettement séparés, répondent l'un à l'orbite, l'autre à la fosse temporale, et la troisième, regardant en bas, à la fosse ptérygo-maxillaire, dont elle forme la paroi supérieure.

M. — Le *tubercule sphénoïdal* peut être un point de repère précieux lorsqu'on va à la recherche du nerf maxillaire supérieur au fond de la fosse ptérygo-maxillaire, comme dans le procédé de mon collègue et ami P. Segond. Le tubercule est relié par un trousseau fibreux à une épine qui fait saillie sur le bord antérieur de l'apophyse ptérygoïde (épine ptérygoïdienne antérieure); de là résulte la formation d'un trou ovale dans lequel s'engage l'artère maxillaire interne et de grosses veines.

ETHMOIDE

L'ethmoïde est essentiellement formé par deux lames osseuses, l'une, *verticale et médiane*, l'autre *horizontale*, coupant à angle droit la première, en un point voisin de l'extrémité supérieure de celle-ci, et par des *masses celluleuses* latérales, appendues à la lame horizontale. — La lame verticale ou perpendiculaire descend dans la cavité nasale et contribue à la formation de la cloison des fosses nasales; d'autre part, elle s'élève dans la cavité crânienne où elle forme une apophyse très saillante, l'*apophyse crista galli.* — La lame horizontale ou criblée forme la partie moyenne de l'étage antérieur de la base du crâne. — Les masses latérales constituent les deux *labyrinthes ethmoïdaux,* composés de grandes cavités osseuses, les *cellules ethmoïdales;* chaque labyrinthe est limité, du côté de l'orbite, par une lame mince, lisse, carrée, la *lame papyracée* (*os planum*), tandis que par sa face interne tournée vers la cloison et hérissée de saillies plus ou moins enroulées en cornets, il prend part à la constitution de la paroi externe de la fosse nasale correspondante.

On peut comparer l'ethmoïde à une balance dont la tige est représentée par la lame perpendiculaire continuée par l'apophyse crista galli, dont le fléau est la lame horizontale portant comme plateaux les labyrinthes, avec leurs cellules et leurs cornets.

L'ethmoïde, situé à la partie moyenne et antérieure de la base du crâne, reçu dans l'échancrure médiane du frontal, et placé au-devant du sphénoïde, appartient plutôt aux fosses nasales qu'au crâne.

Je décrirai successivement chacune des parties qui le composent.

Placer en haut et horizontalement la portion de l'os qui est criblée de trous, et en avant la saillie triangulaire qui surmonte cette portion.

Lame horizontale ou **criblée.** — C'est à elle que l'ethmoïde doit son nom (ἠθμὸς, crible, εἶδος, forme). Elle est de forme à peu près rectangulaire, allon-

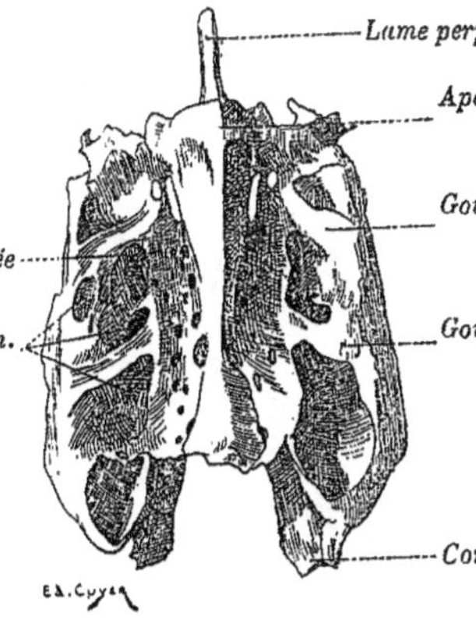

Fig. 371. — Ethmoïde, vue supérieure.

gée d'avant en arrière. Son bord antérieur s'unit au frontal; son bord postérieur s'articule avec le bord antérieur du corps du sphénoïde qui s'avance au-dessus de lui; vers ses parties latérales, la lame horizontale se relève en haut et en dehors pour rejoindre les bords de l'échancrure ethmoïdale du frontal. Dans son ensemble, elle représente une véritable fosse, concave transversalement, concave aussi d'avant en arrière, la *fosse ethmoïdale.* L'apophyse crista galli et la crête qui la continue en arrière divisent cette fosse en deux gouttières latérales, les *gouttières olfactives,* qui logent les *bulbes* des nerfs olfactifs. Le fond de ces gouttières est criblé de trous, de dimensions variables, de distribution irrégulière, plus nombreux en avant qu'en arrière et qui donnent passage à des filets du nerf olfactif. Sappey, qui divise ces trous en grands, moyens et petits, a vu, en les observant à la loupe, que les plus grands représentent de simples fossettes dont le fond est criblé de trous plus petits ; quelques-uns représentent de véritables canaux très courts. Les deux plus antérieurs de ces trous sont intéressants : l'un, interne, adjacent à la base de l'apophyse crista galli, est une véritable fente ou boutonnière dans laquelle s'engage un prolongement de la dure-mère ; l'autre, externe, est l'aboutissant d'un sillon visible sur la face supérieure de la lame criblée, le *sillon ethmoïdal,* qui succède en arrière au conduit ethmoïdal antérieur (V. Endocrâne, base).

Lame perpendiculaire. — Elle forme, au-dessus de la lame horizontale, l'*apophyse crista galli ;* la partie située au-dessous porte le nom de lame *perpendiculaire proprement dite,* et elle contribue à former la cloison des fosses nasales.

L'*apophyse crista galli,* lame triangulaire, verticale, commence vers le bord postérieur de l'ethmoïde par une crête qui se renfle et s'élève peu à peu jusqu'au sommet dirigé en avant et en haut. Immédiatement au-dessous du

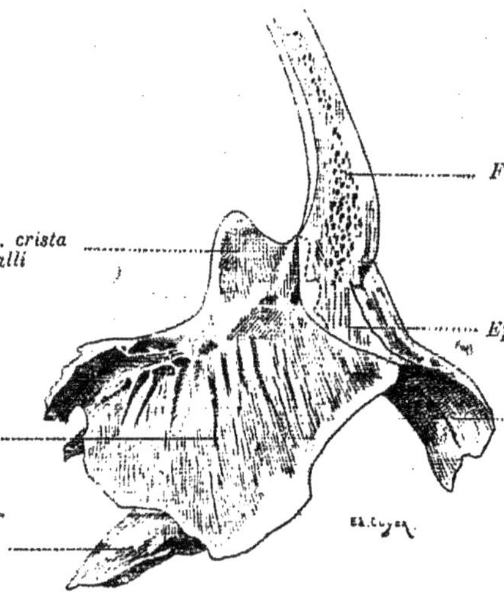

Fig. 372. — Ethmoïde, face latérale droite de la lame perpendiculaire.

sommet, le bord antérieur de l'apophyse très épais et vertical s'articule avec le frontal ; ce bord présente d'ordinaire une échancrure médiane de chaque côté de laquelle deux *petites apophyses en crochet* (processus alaris ou humulus), qui s'articulent avec le frontal, limitent avec le sillon médian un trou, *trou fronto-ethmoïdal* (foramen cæcum ou trou borgne) qui donne passage à un prolongement de la dure-mère et, trois fois sur cinq, à la veine fronto-ethmoïdale de Sabatier et Blandin.

La *lame perpendiculaire proprement dite* est mince et de forme quadrilatère. Son *bord supérieur,* qui répond, sur la lame criblée, à la base de l'apophyse crista galli, est parfois épaissi et creusé de canaux latéraux, qui continuent les canaux de la lame criblée. — Le *bord inférieur* n'est point tout à fait parallèle au bord supérieur; il se dirige très obliquement en haut et en avant; épais et rugueux, il présente une ébauche de bifurcation dans laquelle est reçu le cartilage de la cloison. — Le *bord antérieur* fait suite au bord antérieur de l'apophyse crista galli; comme celui-ci, il est d'abord épais, puis il diminue un peu de largeur; il se dirige obliquement en bas et en avant, répondant à la suture sagittale qui réunit les os propres du nez. — Le *bord postérieur,* parallèle à l'antérieur, est bifurqué dans sa moitié supérieure qui embrasse la crête sphénoïdale; il est plus mince dans sa moitié inférieure où il répond au bord antérieur du vomer. — On voit sur les faces de la lame perpendiculaire, surtout dans la partie supérieure, des gouttières, plus ou moins apparentes, qui répondent aux rameaux du nerf olfactif (A).

Labyrinthes. — Chacun des deux labyrinthes, de forme cuboïde, allonge d'avant en arrière sa masse celluleuse aplatie de dehors en dedans, entre la cavité orbitaire située en dehors, et la fosse nasale située en dedans.

Le labyrinthe présente : une *face externe,* plane, lisse, répondant à la paroi interne de l'orbite sur laquelle elle apparaît sous le nom de *lame papyracée* ou d'*os planum.*

L'os planum, rectangulaire, s'articule en haut avec le frontal, en bas avec le maxillaire supérieur, en avant avec l'unguis, en arrière avec le sphénoïde, et au niveau de son angle postéro-inférieur avec l'apophyse orbitaire du palatin (B).

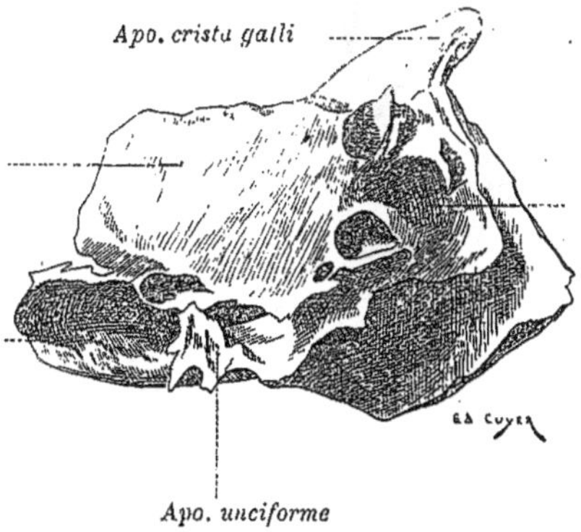

Fig. 373. — Ethmoïde, vue latérale (os planum).

Dans la suture qui unit l'os planum au frontal, on rencontre les *trous ethmoïdaux antérieur et postérieur.* Ces trous conduisent dans des *canaux* formés, comme l'orifice même, par une gouttière ethmoïdale, à laquelle s'applique une gouttière frontale; ils vont s'ouvrir dans la cavité crânienne sur les côtés de la fosse ethmoïdale.

Le *canal ethmoïdal antérieur,* plus grand, constant, donne passage aux vaisseaux ethmoïdaux antérieurs et au filet ethmoïdal du rameau nasal de la branche ophthalmique de Willis. — Il est précédé d'une gouttière répondant à l'artère ethmoïdale antérieure, et que j'ai déjà décrite sous le nom de *sillon ethmoïdal.*

Le *canal ethmoïdal postérieur,* plus petit, livre passage aux vaisseaux ethmoïdaux postérieurs et à un filet nerveux, inconstant, signalé par Luschka (C).

La *face interne* du labyrinthe, qui constitue les deux tiers supérieurs de la paroi externe des fosses nasales, montre deux lames enroulées en forme de cornets, le *cornet supérieur* et le *cornet moyen,* et de nombreux orifices qui conduisent dans les cellules ethmoïdales. L'espace compris entre le cornet supérieur et le moyen est désigné sous le nom de méat supérieur ; au-dessous du cornet moyen commence le méat moyen (D).

Je décrirai ces cornets et ces orifices en même temps que la paroi externe des *fosses nasales;* je dis seulement ici que le cornet supérieur, moitié plus petit que le moyen, est aussi plus postérieur; les lamelles qui les forment offrent une surface irrégulière, creusée de nombreuses cavités et hérissée d'une fine dentelle osseuse, répondant à certaines particularités de structure de la muqueuse olfactive qui les recouvre et aux filets nerveux de l'olfactif qui s'y répandent.

De la paroi interne du labyrinthe, près de son extrémité antérieure, se détache une lamelle osseuse très mince, qui se porte de bas et en dedans en s'enroulant à la façon des cornets qui naissent en cette paroi : c'est l'*apophyse ou lame unciforme.* Dans son extrémité supérieure elle entre en contact avec le bord postérieur de l'apophyse montante du maxillaire supérieur et avec la face

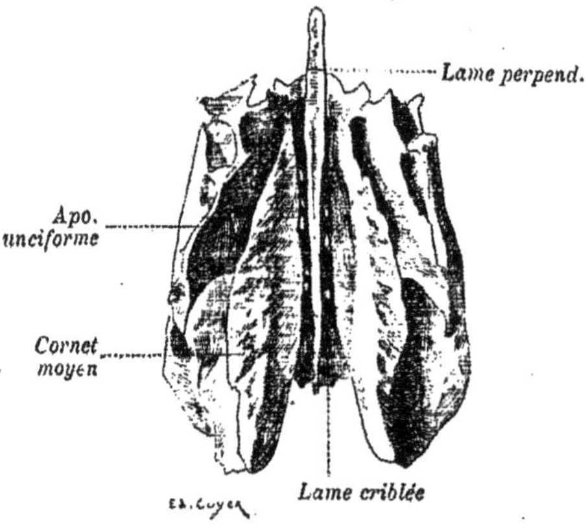

Fig. 374. — Ethmoïde, vue inférieure.

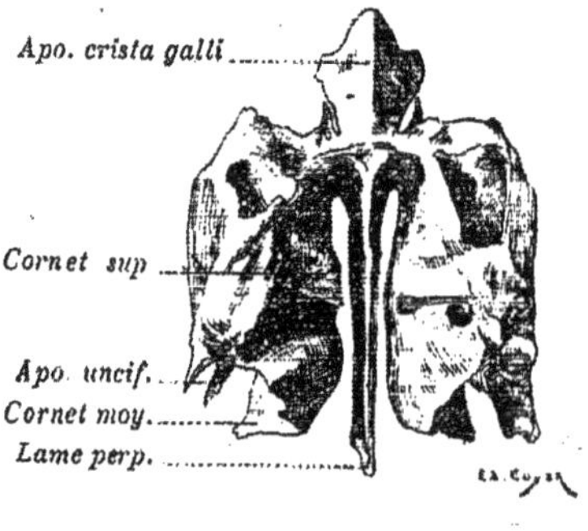

Fig. 375. — Ethmoïde, vue postérieure.

interne du lacrymal, si bien que l'on pourrait croire qu'elle se détache de cet os. Elle est située en dehors du cornet moyen et se dirige obliquement en arrière et en bas dans le méat moyen. — Son extrémité inférieure descend un peu plus bas que le bord inférieur du cornet moyen, passe au-devant du grand trou qui donne accès dans le sinus maxillaire, et se termine par une lamelle qui entre en contact avec une autre apophyse unciforme qui s'élève du cornet inférieur ; par leur jonction, ces deux apophyses divisent en deux trous le grand orifice du sinus maxillaire (E).

Par sa *face antérieure,* le labyrinthe s'articule avec la branche montante du maxillaire supérieur et l'os lacrymal ; il est creusé dans cette partie de demi-cellules ouvertes en avant (V. cellules ethmoïdales) ; plus en bas et en dedans on voit le bord antérieur du cornet moyen, descendant verticalement dans la cavité des fosses nasales.

La *face postérieure* montre : 1° une large échancrure qui sépare les deux cornets ethmoïdaux, et répond au méat supérieur ; 2° au-dessus et en dehors, une ou deux demi-cellules ouvertes en arrière du côté du sphénoïde qui les complète.

Etudié par sa *face inférieure,* le labyrinthe nous présente en dedans le bord épais et enroulé du cornet moyen ; en dehors de celui-ci, une gouttière profonde qui fait partie du méat moyen ; — plus en dehors encore une surface oblique par laquelle l'ethmoïde s'articule avec le maxillaire supérieur.

La *face supérieure* du labyrinthe offre en dehors de la lame criblée des demi-cellules et des gouttières, ouvertes en haut, que le frontal vient transformer en cellules complètes et en canaux, les *canaux ethmoïdaux,* dont j'ai déjà parlé.

Ossification. — L'ethmoïde présente quatre points d'ossification, *deux latéraux, deux médians.*

Les deux points latéraux formant les masses latérales apparaissent au cinquième mois de la vie intra-utérine, dans les lames cartilagineuses intercellulaires et se propagent de dedans en dehors. Les cellules ethmoïdales centrales ouvertes d'abord du côté de l'orbite, sont bientôt fermées de ce côté par l'apparition de l'os planum.

A la naissance, les masses latérales seules de l'ethmoïde sont osseuses, elles sont réunies par une lame fibreuse épaisse passant en capuchon au-dessus de l'apophyse crista galli, encore cartilagineuse. L'ossification de la portion médiane de l'ethmoïde ne commence que vers la fin de la première année ; elle se fait par l'extension de deux points ou centres d'ossification, formés par la réunion d'un certain nombre de nodules osseux (cinq de chaque côté) situés à la base de l'apophyse crista galli de chaque côté de la ligne médiane. L'extension de ces noyaux formera successivement : l'apophyse crista galli, la lame criblée et la lame perpendiculaire. Le bord supérieur de l'apophyse crista galli reste encore cartilagineux, jusqu'à la quatrième année. La lame criblée est ossifiée, d'une part, par l'extension de l'apophyse crista galli, d'autre part par celle des masses latérales (Rambaud et Renault). L'union de la lame criblée aux masses latérales se fait vers la fin de la première année Entre la lame criblée et le sphénoïde, il reste longtemps une espèce de synchondrose ; à six ans, il y a encore une fine suture ; à la fin de la croissance, les deux os sont complètement unis. Quelquefois l'ossification de l'ethmoïde est complétée par l'apparition tardive de deux points d'ossification complémentaires inconstants : l'un pour le sommet de l'apophyse crista galli ; l'autre pour le bord externe de la fente ethmoïdale.

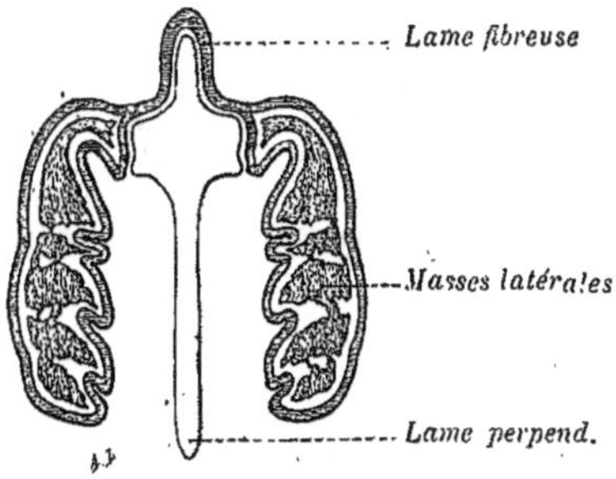

Fig. 376. — Ethmoïde, ossification (d'après Rambaud et Renault).

L'ossification de l'ethmoïde est complète vers la sixième année. A l'âge de 40 à 45 ans la lame perpendiculaire se soude au vomer.

En somme nous voyons : 1° que la partie médiane de l'ethmoïde est d'abord double ; 2° que les cellules ethmoïdales ne sont pas le résultat de la résorption du tissu spongieux, mais sont dues au mode d'ossification de l'os.

Architecture ; cellules ethmoïdales. — L'ethmoïde est presque exclusivement formé de lamelles de tissu compact : on rencontre quelques traces de tissu spongieux au niveau de l'apophyse crista galli.

Les labyrinthes sont formés de lamelles compactes circonscrivant un système de cavités, à parois minces et très fragiles, les *cellules ethmoïdales,* annexes de la grande cavité nasale. On répartit d'ordinaire ces cellules en deux groupes : un *groupe antérieur* et un *groupe postérieur.* Cette répartition est insuffisante et doit être remplacée par une autre plus complète et plus anatomique. Dans la partie du labyrinthe qui répond à l'os planum, on trouve des cellules *centrales, ethmoïdales proprement dites :* j'entends par là que toutes leurs parois sont formées par des lamelles osseuses appartenant à l'ethmoïde ; — mais sur toute la périphérie du labyrinthe désarticulé, nous avons remarqué la présence de demi-cellules béantes ; ces demi-cellules sont transformées en cellules complètes par les os voisins qui s'articulent avec l'ethmoïde. Ainsi nous avons en avant des cellules *ethmoïdo-frontales*, en arrière des cellules *ethmoïdo-sphénoïdales* et *ethmoïdo-palatines ;* en bas et en avant des cellules *ethmoïdo-maxillaires*. Toutes ces cellules du labyrinthe vont s'ouvrir dans les méats supérieur et moyen par des orifices que nous étudierons plus tard (V. fosses nasales).

Les cellules *ethmoïdo-frontales* sont particulièrement développées ; elles dédoublent les deux lames du frontal sur une certaine hauteur (Voy. sinus frontaux, p. 408), et viennent s'ouvrir dans le méat moyen par un très large orifice.

Connexions. — L'ethmoïde s'articule avec deux os du crâne : le frontal et le sphénoïde, et avec neuf os de la face : les os propres du nez, les maxillaires supérieurs, les lacrymaux, les palatins et le vomer.

Varia. — A. — Assez souvent la lame perpendiculaire et l'apophyse crista galli sont déviées d'un côté ou de l'autre : il m'a paru que l'apophyse et la lame, lorsqu'elles n'étaient point exactement dans le plan médian, s'inclinaient du même côté.

B. — Parfois l'*os planum* est divisé par une suture verticale en deux parties, dont l'antérieure, plus petite, représente l'os lacrymal postérieur que l'on trouve chez quelques mammifères (Henle).

C. — Luschka a remarqué que parfois l'orifice externe du *canal ethmoïdal postérieur* était situé à un niveau plus bas dans la suture qui unit la lame papyracée au corps du sphénoïde. On trouve quelquefois un troisième conduit, petit, intermédiaire aux deux autres ; très rarement il y a quatre conduits ethmoïdaux. Dans quelques cas l'un des trous appartient tout entier au frontal.

D. — Très souvent, il existe au-dessus du cornet supérieur un cornet plus petit, le *quatrième cornet* ou *cornet de Santorini ;* cette disposition m'a paru être normale chez les très jeunes sujets.

E. — Le mode de configuration et les dimensions de l'*apophyse unciforme* sont variables : elle est le plus souvent détruite, en partie ou en totalité, sur les têtes osseuses qui servent à l'étude. — Albinus, Sœmmering et Meckel ont décrit, comme *processus uncinatus minor*, une autre lamelle située en dehors de la grande apophyse.

FRONTAL

Situé à la partie antérieure du crâne qu'il ferme en avant, le frontal domine le squelette facial et particulièrement les cavités orbitaires et nasales à la formation desquelles il prend part. Sa forme, que les anciens anatomistes comparaient à celle d'une coquille de pèlerin, peut être mieux comparée à celle d'un segment de sphère aplati dans sa moitié inférieure.

Placer en avant la face convexe, en bas la face qui présente une large échancrure quadrilatère.

Par sa *face concave* ou *endocrânienne*, le frontal répond aux lobes antérieurs du cerveau.

Sa face *convexe*, ou *exocrânienne*, à cause de l'aplatissement subi par la sphère dans son tiers inférieur, doit être divisée en deux parties : une *antérieure frontale proprement dite*, l'autre *inférieure*, horizontale, *orbito-nasale*.

Face endocrânienne. — Concave dans l'ensemble, elle se renfle de chaque côté dans sa partie horizontale, pour former les *bosses orbitaires* que sépare une large échancrure répondant à l'ethmoïde. Cette face présente les empreintes assez peu marquées des circonvolutions frontales, séparées par des élevures répondant aux sillons qui séparent les circonvolutions ; ou, suivant l'expression classique, elle présente des impressions digitales et des éminences mamillaires. Ces empreintes cérébrales sont plus visibles au niveau des bosses orbitaires, où leur chaîne montagneuse répond, quoiqu'on en ait dit, à la conformation des sillons du lobe orbitaire ; on comprend d'ailleurs que ces empreintes soient tou-

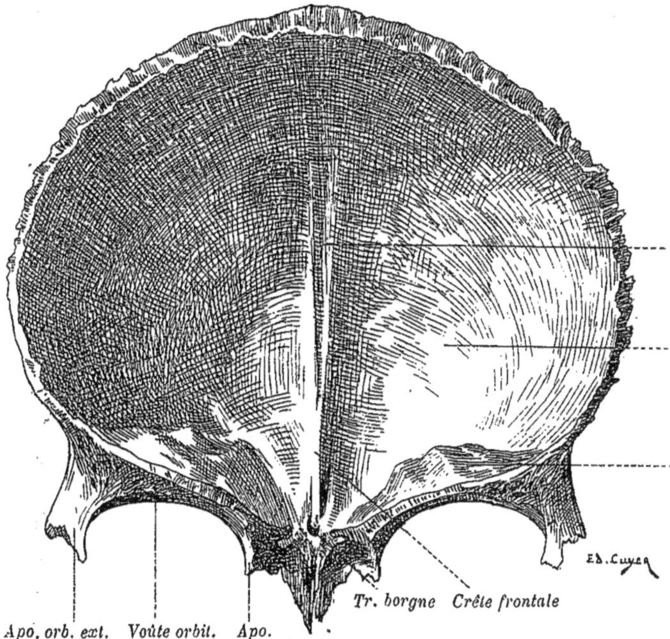

Fig. 377. — Frontal, vue postérieure.

jours plus marquées sur la base du crâne que sur la voûte. — On décrit encore sur cette face, au-dessus des bosses orbitaires, dans la partie verticalement ascendante, une *fosse frontale,* répondant à la bosse frontale que nous étudierons sur la face antérieure de l'os. Bien que, au dire de Cruveilhier, ces fosses frontales « soient plus profondes que ne semble l'indiquer la saillie des bosses correspondantes » je suis obligé d'avouer que je ne les ai point vues distinctement sur la plupart des frontaux que j'ai examinés. — Sur les parties latérales de cette face, on voit des sillons ramifiés, creusés par les branches antérieures de l'artère méningée moyenne.

Sur la ligne médiane, et dans ses deux tiers supérieurs, la face endocrânienne du frontal offre une large *gouttière*, qui répond au sinus longitudinal supérieur. Large en haut, cette gouttière se rétrécit en descendant ; peu à peu ses bords se rapprochent, et, à deux ou trois centimètres au-dessus de l'échancrure ethmoïdale, ils se réunissent en une crête, la *crête frontale* (A).

Immédiatement au-dessous de la crête, tout près de l'échancrure, on voit le *trou borgne* (mieux appelé trou fronto-ethmoïdal), tantôt creusé en totalité dans le frontal, tantôt représenté sur cet os par un sillon que le bord antérieur de l'apophyse crista galli transforme en trou (V. ethmoïde, page 398).

De chaque côté du trou borgne ou du sillon qui le remplace, on voit deux petites surfaces rugueuses sur lesquelles viennent s'appliquer les *ailettes* de l'apophyse crista galli.

Il n'est point rare de rencontrer de chaque côté de la gouttière sagittale des empreintes répondant aux glandes de Pacchioni, logées dans l'épaisseur de la dure-mère qui tapisse toute la face endocrânienne (B).

Face exocrânienne. — J'ai déjà dit que cette face était divisée en une portion frontale et une portion orbito-nasale. La limite entre ces deux parties de la face externe, coudée à angle droit, est nettement établie par une *crête transversale*, découpée en trois arcades ; c'est cette crête que l'on décrit d'ordinaire sous le nom de *bord antérieur*.

Crête transversale. — Elle est formée sur la ligne médiane par l'*échancrure nasale*, et, de chaque côté, par les *arcades orbitaires*. — L'*échancrure nasale* forme un arc dans la concavité duquel viennent s'engréner les os propres du nez et l'apophyse montante du maxillaire supérieur. — Les *arcades orbitaires*, arciformes à concavité inférieure, sont limitées en dedans par un bord arrondi et vertical qui les sépare de l'échancrure nasale, l'*apophyse orbitaire interne*, et, en dehors, par une apophyse prismatique et triangulaire, qui descend très obliquement en bas et en dehors pour s'articuler avec l'angle supérieur de l'os malaire, d'où son nom d'*apophyse orbitaire externe* ou *apophyse malaire du frontal ;* l'apophyse orbitaire interne descend plus bas que l'externe.

Le bord même de l'arcade orbitaire est tranchant dans ses deux tiers externes, et arrondi dans son tiers interne. A la rencontre de ces deux parties, il présente une échancrure, *échancrure sus-orbitaire*, assez souvent transformée en canal par un petit pont osseux, le *canal sus-orbitaire*, qui s'ouvre en dedans sur la voûte orbitaire. Echancrure ou canal donnent passage aux vaisseaux sus-orbitaires et au nerf frontal externe (C). A quelques millimètres en dedans de l'échancrure sus-orbitaire, on voit parfois, sur le bord orbitaire, un sillon qui répond au passage de l'artère frontale interne (D).

Portion frontale. — La partie frontale de la face exocrânienne est d'abord franchement ascendante ; puis elle continue de monter, mais en s'inclinant fortement en arrière pour aller s'unir au bord antérieur des os pariétaux ; dans cette dernière partie, elle n'appartient plus au front, mais à la voûte du crâne. Convexe et lisse dans la plus grande partie de son étendue, elle s'aplatit sur les côtés.

Sur la ligne médiane, cette face nous montre, immédiatement au-dessus de l'échancrure nasale, une saillie mousse, transversale, peu prononcée, la *glabelle*. Cette voussure médiane inconstante, surtout sur les crânes féminins, résulte de la rencontre de deux saillies transversales que l'on peut voir à un centimètre environ au-dessus de la moitié interne du rebord orbitaire, arquées parallèlement à lui, ce sont *les arcades sourcillières* (E).

On trouve très souvent, sur la ligne médiane de cette face, la trace de la suture qui a réuni les deux moitiés, primitivement séparées, de l'os frontal. Cette suture, dite *métopique* ou *médio-frontale*, peut persister chez l'adulte (F).

Au-dessus des arcades sourcillières sont les *bosses frontales*, éminences arrondies, séparées des précédentes par une dépression transversale dont la profondeur est en rapport avec le volume des saillies qu'elles séparent. La *bosse frontale*, plus marquée, en général, sur le crâne de la femme et de l'enfant que sur celui de l'homme, est placée à un travers de doigt au-dessus et un peu en dehors de l'arcade sourcillière; sa saillie, quelquefois appréciable par la vue, se révèle toujours à la palpation.

Au-dessus et en dehors des bosses frontales on voit presque constamment

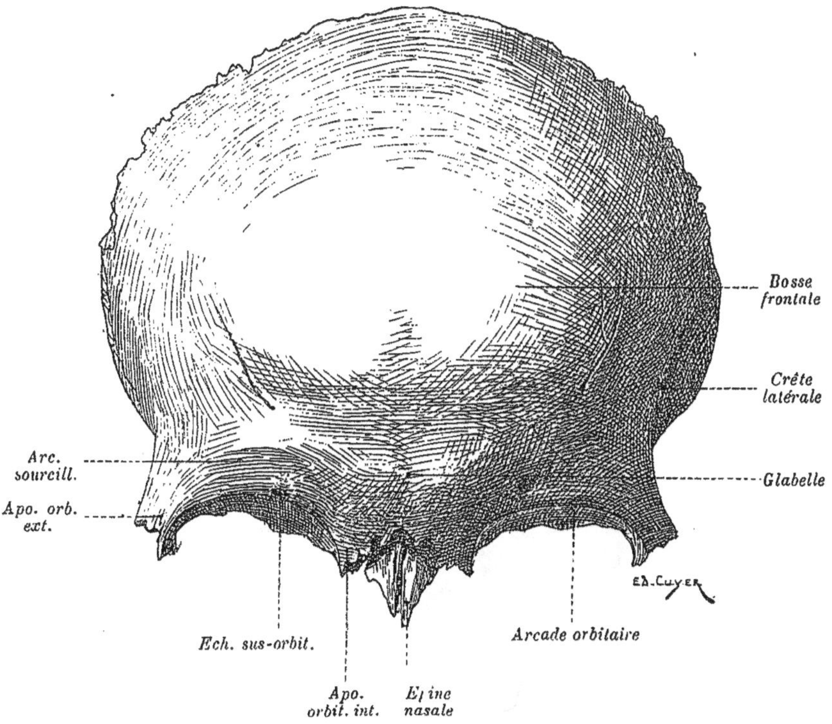

Fig. 378. — Frontal, vue antérieure.

une gouttière vasculaire, obliquement ascendante en haut et en arrière. Cette gouttière, quelquefois remplacée par un trou, répond à une branche profonde de l'artère sus-orbitaire, ou quelquefois à une branche antérieure de la temporale (G).

Les parties latérales de la face exocrânienne du frontal présentent une crête curviligne, *crête latérale* du frontal ; origine de la ligne demi-circulaire du temporal, cette crête naît de l'apophyse orbitaire externe, et décrivant une courbe à concavité postérieure, sépare de la région médiane qui répond au front, une petite surface triangulaire, aplatie et moins lisse, qui répond à la fosse temporale et donne insertion au muscle de ce nom.

Portion orbito-nasale (horizontale). — Décrite par les auteurs sous le nom de face inférieure du frontal, cette portion de la face exocrânienne comprend trois parties : une médiane, *nasale ;* — deux latérales, *orbitaires*.

a) La *partie nasale* (médiane) présente l'*échancrure ethmoïdale* dans laquelle est encastrée la face supérieure de l'ethmoïde. L'échancrure est limitée par un contour, en forme d'U à ouverture postérieure ; les branches de l'U, larges en avant d'un centimètre environ, s'effilent en arrière : elles présentent des demi-cellules osseuses qui forment couvercle aux demi-cellules offertes par la face supérieure des labyrinthes ethmoïdaux. Entre ces cellules, on peut voir deux gouttières obliques en avant et en dedans, les *gouttières ethmoïdales,* qui, complétées par des gouttières analogues de l'ethmoïde, deviendront les conduits ou *canaux ethmoïdaux antérieur* et *postérieur* que j'ai décrits plus haut (V. ethmoïde).

La branche transverse de l'U répond en avant à l'échancrure nasale et en arrière, au fond de l'échancrure ethmoïdale. La surface large, dentelée, présente sur la ligne médiane une apophyse saillante, dont la pointe se dirige en bas et en avant (voyez la coupe, fig. 372), c'est l'*épine nasale* du frontal. — La face antérieure de l'épine, rugueuse, s'articule avec la face postérieure des os propres du nez auxquel elle sert de contrefort. — Sa face postérieure est pourvue d'une crête rugueuse, médiane, qui s'articule avec le bord antérieur de la lame perpendiculaire de l'ethmoïde ; elle montre, de chaque côté de cette crête,

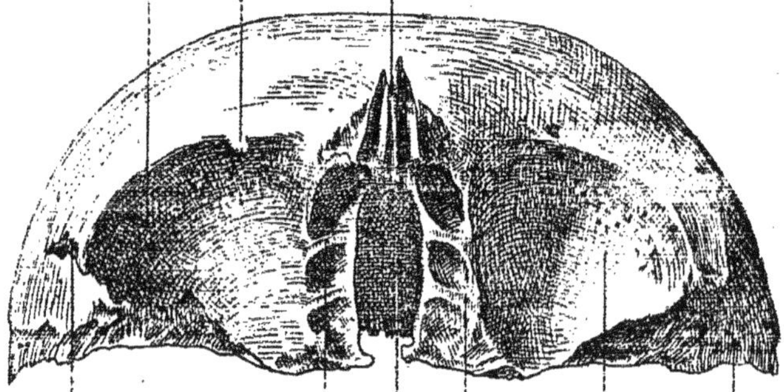

Fig. 379. — Frontal, vue inférieure.

deux petites gouttières qui, continues en arrière avec la lame horizontale de l'ethmoïde, en avant avec la face postérieure des os propres du nez, complètent cette partie de la voûte des fosses nasales. Sur les côtés de cette gouttière on trouve d'ordinaire un orifice très large qui conduit dans les sinus frontaux. — En avant de l'épine on voit la large surface dentelée par laquelle le frontal s'engrène avec les os propres du nez sur la ligne médiane, et plus en dehors avec les apophyses montantes du maxillaire supérieur.

b) Les *parties orbitaires* (latérales), lisses, triangulaires à base antérieure, à sommet tronqué, concaves dans tous les sens, portent le nom de *fosses orbitaires.* — Elles présentent : 1° vers leur angle externe une très large excavation, mal limitée, la *fosse lacrymale,* qui répond à la glande du même nom ; — 2° vers leur angle antérieur et interne une empreinte, plus petite, mais mieux frappée, l'*empreinte trochléaire,* qui marque le lieu d'attache de la bande ou poulie fibreuse sur laquelle se réfléchit le tendon du grand oblique de l'œil.

Des trois bords de la fosse orbitaire, l'*antérieur*, épais et saillant, est formé par l'arcade orbitaire. — Le bord *interne*, antéro-postérieur, tranchant, est le bord externe de l'échancrure ethmoïdale : il s'articule d'avant en arrière avec l'os lacrymal et la lame papyracée de l'ethmoïde ; il présente dans cette dernière partie les deux petites échancrures qui contribuent à la formation des conduits ethmoïdaux. — Le bord *externe* est épais et dentelé dans sa moitié antérieure où il est formé par l'extrémité inférieure de l'*apophyse orbitaire externe* ou malaire. Cette apophyse, pyramidale et triangulaire, appartient par sa face interne à l'orbite, par sa face externe à la fosse temporale ; par sa face antérieure, elle continue le plan frontal. Dans sa moitié postérieure, le bord externe répond à une large surface triangulaire rugueuse, par laquelle le frontal s'articule avec la grande aile du sphénoïde : je l'appelle *surface sphénoïdale.*

Le *sommet*, tronqué, de la fosse orbitaire, s'articule avec le bord antérieur des petites ailes du sphénoïde ; il appartient, ainsi que la surface sphénoïdale, au bord circonférentiel de la demi-sphère frontale. Entre ces deux surfaces articulaires, une petite partie du bord externe est libre : elle répond à la partie la plus élevée de la fente sphénoïdale.

Bord circonférentiel. — Dans toute sa partie supérieure, demi-circulaire, ce bord dentelé s'articule avec le bord antérieur des pariétaux ; à ce niveau, il est taillé en biseau aux dépens de la face endocrânienne de l'os, tandis que, sur ses parties latérales, il est plus mince et taillé en biseau aux dépens de la face exocrânienne.

A la réunion de sa portion circulaire avec sa portion horizontale, ce bord présente la très large surface sphénoïdale par laquelle le frontal s'appuie sur la grande aile du sphénoïde ; le bord postérieur de cette surface présente une gouttière assez large que la grande aile du sphénoïde complète, et qui reçoit le sinus spnéno-pariétal de Breschet. Dans sa portion horizontale, le bord est assez mince : il répond d'abord sur une étendue de 3 à 4 mm. à la partie la plus élevée de la fente sphénoïdale ; puis il devient rugueux pour son articulation avec le bord antérieur de la petite aile du sphénoïde ; enfin il est interrompu sur sa partie médiane par l'échancrure ethmoïdale.

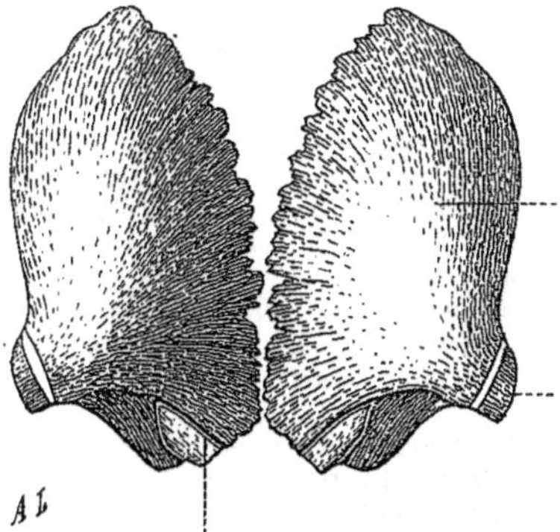

Fig. 380. — Frontal, ossification (d'après Rambaud et Renault).

Ossification. — Le frontal présente *cinq* points d'ossification : *deux primitifs* et principaux et *trois complémentaires.* — Les deux points primitifs apparaissent du quarantième au quarante-cinquième jour de la vie intra-utérine au niveau des arcades orbitaires pour rayonner ensuite vers les deux parties verticales et horizontales du frontal — Les trois points complémentaires décrits par Serres, Rambaud et Renault forment l'épine nasale, l'apophyse orbitaire externe, le point osseux situé un peu au-dessous de la poulie de réflexion du muscle grand oblique.

La soudure des points d'ossification entre eux commence par celle des points complémentaires ; ceux-ci perdent leur individualité dès le septième mois de la vie intra-utérine. La soudure des deux points primitifs ne s'effectue que plus tard. A la naissance, le frontal est encore formé de deux moitiés symétriques séparées par la suture métopique (V. note E).

Architecture. — Le frontal est presque exclusivement formé de tissu compact ; les deux tables de l'os sont séparées par des îlots irréguliers de tissu spongieux. Au niveau des bosses orbitaires, la couche compacte est si mince que l'os est transparent ; ainsi s'explique la facilité avec laquelle des instruments vulnérants pénètrent dans le crâne à travers la voûte orbitaire. La couche spongieuse apparaît plus épaisse au niveau des apophyses orbitaires et de la surface sphénoïdale.

Sinus frontaux. — Au niveau de la glabelle, les deux lames du frontal s'écartent pour loger les sinus frontaux.

Les cavités désignées sous ce nom sont en général au nombre de deux, séparées par une cloison médiane, souvent incomplète, qui peut être déviée à droite ou à gauche. Anormalement on a observé trois ou quatre cloisons ; mais c'est bien à tort que Roser décrit sur la plupart des sujets trois sinus frontaux. Il est ordinaire de rencontrer sur les parois des sinus des crêtes, ou des demi-cellules osseuses, dont le mode de développement de ces cavités explique la présence.

Les dimensions et la capacité des sinus frontaux sont très variables ; leur forme, assez irrégulière, permet cependant de leur décrire une paroi antérieure ou frontale, une paroi postérieure ou crânienne, et une paroi inférieure ou orbitaire. — Chaque sinus va s'ouvrir en bas dans l'infundibulum de l'ethmoïde par un canal creusé dans les cellules antérieures de cet os ; ce canal doit être appelé *frontal* ou *fronto-nasal*, et l'on doit réserver le nom d'*infundibulum* à la partie évasée par laquelle il s'ouvre dans le méat moyen.

Les sinus frontaux apparaissent dans le cours ou vers la fin de la deuxième année ; leur présence est alors assez difficile à constater, car ils sont représentés par un bourgeonnement des cellules ethmoïdales dans la partie inférieure du frontal ; vers la septième année, ils ont acquis le volume d'un pois ; leur développement s'achève de quinze à vingt ans, et contribue à donner à la face son caractère définitif. — Les sinus frontaux résultent donc d'un envahissement du frontal par les cellules ethmoïdales antérieures. Inzani, Steiner, Sappey les ont vus apparaître dans la partie nasale du frontal, sous la forme d'une cellule qui monte peu à peu dans l'épaisseur de l'os. — Steiner (*Arch. f. clin., Chir.*, B. 13, S. 144) a montré que, dans un certain nombre de cas, les sinus se présentaient sous la forme de cellules ou globules osseux soufflés entre les deux lames du frontal, et qu'ils étaient pourvus d'une paroi propre, indépendante des lames du frontal, et représentant la paroi même des bulles ethmoïdales. Ces faits intéressants confirment l'opinion généralement admise sur le mode de développement et l'usage de ces cavités, annexes des fosses nasales (V. Paul Poirier, *Anat. méd. chirurg.*, t. I, p. 25).

Connexions et insertions musculaires. — Le frontal s'articule avec douze os : le sphénoïde, l'ethmoïde, les pariétaux, appartenant au crâne ; — les os nasaux, les maxillaires supérieurs, les unguis et les malaires, appartenant à la face. — Il donne insertion à l'orbiculaire des paupières, au frontal, au sourcillier, au temporal.

Varia. — A. — La *crête frontale*, qui donne attache à la dure-mère, est d'ordinaire peu élevée, de 2 à 3 mm. en moyenne ; parfois elle atteint 5 mm. Sur un des frontaux qui servent aux démonstrations de notre École pratique d'anatomie, elle a plus d'un centimètre de hauteur ; quelquefois elle est longée par un petit sillon qui continue le trajet du sinus vers le trou borgne.

B. — Les *empreintes pacchioniennes* se présentent sous des aspects différents ; tantôt ce sont de simples dépressions ; tantôt elles forment de véritables excavations dont le fond est formé de logettes osseuses criblées de trous ; quelquefois même, il y a perforation complète de l'os.

C. — L'*échancrure* ou le *canal sus-orbitaire* sont en moyenne situés à 25 ou 30 mm. de la ligne médiane ; d'après Schwegel ils peuvent se rapprocher jusqu'à 13 mm. et s'éloigner jusqu'à 4 centimètres de la ligne médiane. J'ai vu sur quelques crânes jusqu'à 2 ou 3 trous sus-orbitaires du même côté ; j'en ai vu qui s'ouvraient à plus d'un centimètre au-dessus du rebord orbitaire. D'après les recherches de Krause sur 409 crânes, on trouve l'échancrure dans les trois quarts des cas, et le canal dans l'autre quart. Au niveau de l'échancrure sus-orbitaire, l'arcade orbitaire présente, dans la très grande majorité des cas, un petit orifice auquel fait suite un canal qui pénètre dans l'épaisseur de l'os et livre passage à une artère nourricière ; sur 115 frontaux que j'ai examinés, cet orifice ne manquait que dix fois.

D. — Krause a étudié le sillon que creuse l'artère frontale interne sur le rebord orbitaire ;

un peu en dedans de l'échancrure sus-orbitaire ; le sillon existait sur près de la moitié des crânes examinés (194); onze fois le sillon était transformé en canal par une lamelle osseuse.

E. — Il faut savoir que le sourcil répond, non à l'arcade sourcillière, mais à l'arcade orbitaire, c'est-à-dire au bord supérieur de l'orbite. Les arcades sourcillières sont en rapport comme saillie et comme volume, avec le développement des sinus frontaux. Sur les crânes féminins, dont les sinus sont petits, la saillie des arcades sourcillières est beaucoup moindre que sur le crâne masculin dont les sinus sont, en général, bien développés. Quand les arcades sourcillières n'arrivent pas à se rencontrer sur la ligne médiane, la saillie glabellaire est remplacée par une dépression.

F. — Dans les cas de persistance de la *suture métopique*, ses vestiges apparaissent le plus souvent sous forme de dentelures, plus ou moins fines, au niveau de la glabelle; quelquefois ils sont seulement indiqués par une saillie médiane très peu apparente. — La fréquence de cette persistance varie beaucoup suivant les races; elle a été trouvée de 10 0/0 sur 10,000 crânes des Catacombes de Paris examinés par MM Topinard et Manouvrier. Une statistique entreprise par M. Anoutchine sur plus de 16,000 crânes, et dans laquelle l'auteur a joint à ses propres observations dans les divers musées d'Europe les observations faites par différents auteurs a donné les principaux résultats suivants :

Race blanche	(11,459 crânes)	— 8,2 0/0
— mongolique	(621 —)	— 5,1 —
— mélanésiennne	(698 —)	— 3,4 —
— américaine	(1,191 —)	— 2,1 —
— malaise	(892 —)	— 1,9 —
— nègre	(959 —)	— 1,2 —
Australiens	(199 —)	— 1,0 —

Le fait le plus saillant de cette statistique est que la persistance de la suture métopique est beaucoup plus fréquente chez les Européens que chez les peuples sauvages. La brachycéphalie semble favoriser cette persistance (Calmettes); mais sa fréquence n'en atteint pas moins un degré très élevé chez les peuples dolichocéphales civilisés.

G. — La *gouttière vasculaire* de la face convexe du frontal existe plus ou moins développée dans la proportion de 50 0/0. Elle est surtout apparente sur les côtés de la bosse frontale, au niveau où la convexité de l'os, sur laquelle elle est appliquée par l'appareil musculo-aponévrotique du cuir chevelu (aponévrose épicrânienne et ses muscles).

PARIÉTAL

Le pariétal (paries, paroi) est un os plat, de figure quadrilatère, fortement bombé vers l'extérieur ; réuni sur la ligne médiane avec son homonyme de l'autre côté par une suture sagittale, il forme avec lui une partie notable, un peu plus du tiers, de la voûte crânienne.

Le pariétal offre à étudier *deux faces*, *quatre bords* et *quatre angles*.

Placer en dedans la face concave de l'os, et tourner en bas et en avant l'angle d'où rayonnent sur cette face des sillons vasculaires.

Face exocrânienne (*externe*) est divisée en deux parties par une ligne ou mieux par une bande osseuse comprise entre deux lignes courbes à concavité inférieure, les *lignes temporales, supérieure* et *inférieure*. Ces lignes sont plus marquées vers le bord antérieur de l'os que vers le postérieur (B).

Au-dessus de la *bande temporale*, la surface pariétale, lisse, mate, criblée de trous très fins, répond à l'aponévrose épicrânienne ; au-dessous l'aspect change, et la face est striée par des lignes radiées que laisse l'insertion du muscle temporal. Vers le tiers postérieur de cette portion, on trouve, dans la moitié des cas environ, un sillon qui descend vers le bord inférieur de l'os pour se continuer avec un sillon plus nettement tracé sur le tiers postérieur de l'écaille du temporal: il répond au passage de *l'artère temporale profonde postérieure.*

La face exocrânienne offre une convexité transversale très prononcée; dans le sens antéro-postérieur, la convexité est beaucoup moindre. Le sommet de cette voussure forme la *bosse pariétale ;* celle-ci n'est point située tout à fait au centre de la face externe ; placée à égale distance du bord antérieur et du bord postérieur, elle se rapproche un peu plus du bord inférieur de l'os. Très saillante

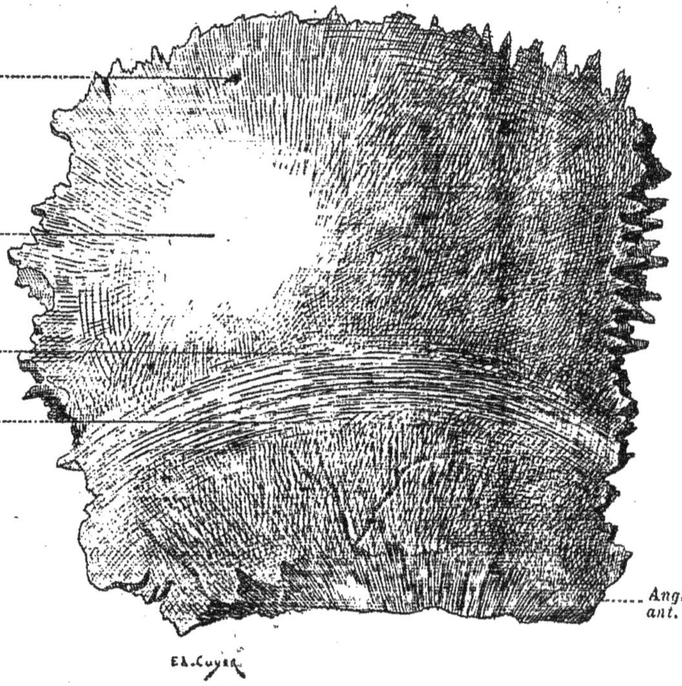

Fig. 381. — Pariétal, face exocrânienne.

sur les crânes de fœtus et d'enfants, elle est souvent peu prononcée et difficile à reconnaître sur les crânes d'adultes (C).

On trouve encore sur cette face vers le tiers postérieur du bord supérieur un trou, *trou pariétal,* orifice d'un canal qui traverse l'os obliquement d'avant en arrière pour aller déboucher sur les bords de la gouttière sagittale ; il donne passage à une artériole et à une veine.

Face endocrânienne. — Cette face concave présente des empreintes cérébrales, plus marquées dans sa moitié inférieure que dans sa moitié supérieure : elle est parcourue par *deux systèmes* de *sillons vasculaires,* qui logent les branches de l'artère méningée moyenne. Le système antérieur rayonne le plus souvent d'une gouttière unique qui occupe l'angle antéro-inférieur de l'os; ses branches, sinueuses et ramifiées, se dirigent en haut et en arrière, sillonnant plus de la moitié antérieure du pariétal : les antérieures montent presque directement en haut, les postérieures se dirigent obliquement en arrière et en haut;

— le système postérieur, plus simple, naît du bord inférieur de l'os ; les gouttières qui le composent, moins profondes et moins larges, se dirigent obliquement en arrière et en haut. — Le fond de ces gouttières artérielles est lisse, régulier et n'offre point d'orifices.

Parallèlement à la gouttière qui loge la branche antérieure (grosse branche) de l'artère méningée moyenne, chemine une gouttière plus large, moins régulière, dont le fond est criblé de fins orifices ; elle répond au *sinus sphéno-pariétal de Breschet ;* cette gouttière s'éloigne de la gouttière artérielle en haut pour se rendre par un trajet bifurqué à des excavations qui logent les granulations pacchioniennes, en bas pour s'engager sous la petite aile du sphénoïde, et s'aboucher avec la veine ophthalmique dans le sinus caverneux ; chemin faisant

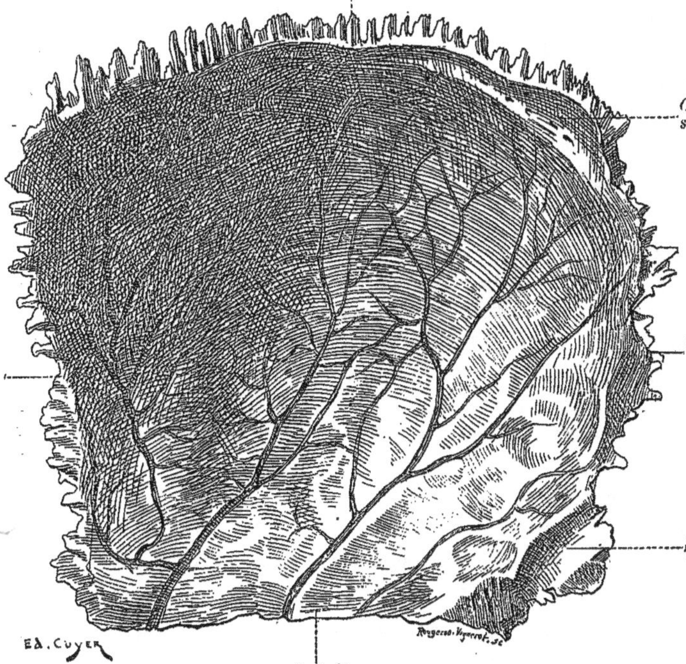

Fig. 382. — Pariétal, face endocrânienne.

le sinus reçoit des veines diploïques qui émergent des orifices dont sa paroi osseuse est criblée (E).

La face endocrânienne du pariétal présente vers son centre une fosse, la *fosse pariétale,* de limites indécises, répondant à la *bosse pariétale.* Tout près et le long du bord supérieur de l'os, surtout vers la partie postérieure, on peut voir les traces d'une large gouttière, que la réunion des deux pariétaux achève, la *gouttière sagittale ;* continue en avant avec la gouttière frontale, en arrière avec la gouttière de l'occipital, cette gouttière loge le sinus longitudinal supérieur. Çà et là, le long de ce bord, apparaissent les excavations plus ou moins profondes qui répondent aux granulations de Pacchioni. — Vers l'angle postéro-inférieur, on trouve encore une portion de la gouttière que nous avons déjà étudiée sur la face endocrânienne de l'occipital et qui loge le sinus latéral.

Bords. — Le *bord supérieur* (sagittal), épais, montre les dentelures par lesquelles les pariétaux s'articulent entre eux. Dans le point de ce bord qui répond au trou pariétal, les dentelures sont moins saillantes, la suture sagittale tend à devenir rectiligne sur une longueur de trois ou quatre centimètres : c'est *l'obélion* (Broca, Welcker) (F).

Le *bord inférieur* (temporo-sphénoïdal), plus court, très mince, presque tranchant, décrit une courbe dont la concavité est tournée en bas et en avant; taillé en biseau très oblique aux dépens de la face exocrânienne de l'os, il est uni en avant et sur une très petite étendue à la grande aile du sphénoïde, et, dans le reste de son trajet, à l'écaille du temporal.

Les bords *antérieur* (frontal) et *postérieur* (occipital) naissent à angle droit du bord sagittal et se portent en dehors et en bas en convergeant légèrement. L'*antérieur*, dentelé sur toute sa longueur, s'amincit vers son quart inférieur, et recouvre par son biseau interne le biseau externe que présente la portion correspondante du frontal; dans le reste de son étendue, au contraire, il est recouvert par le biseau interne du frontal. — Le *postérieur*, pourvu de dentelures plus longues et plus grosses que les autres, s'articule par engrenage avec les bords latéraux de l'écaille occipitale.

Angles. — Ils sont au nombre de quatre. L'*angle antéro-supérieur* est droit; il forme, en s'unissant au pariétal du côté opposé et au frontal, le *bregma*, point de rencontre des trois os. — L'*angle antéro-inférieur*, tranchant, s'unit à la grande aile du sphénoïde sur une largeur qui varie de quelques millimètres à deux centimètres; il forme la branche horizontale de l'ensemble des sutures décrit sous le nom de *ptérion*. Très rarement, cet angle n'arrive pas au contact de l'aile sphénoïdale, dont il reste séparé par un prolongement du temporal ou par un os wormien. L'angle *postéro-supérieur*, légèrement obtus, s'articule avec le pariétal opposé et le bord supérieur de l'écaille occipitale; la ligne de suture des trois os affecte la forme d'un λ, d'où le nom de *suture lambdoïde*. — L'angle *postéro-inférieur*, épais, tronqué, souvent concave, s'articule avec la portion mastoïdienne du temporal.

Ossification. — Le pariétal présente un seul point d'ossification, qui apparaît vers le quarante-cinquième jour de la vie intra-utérine dans l'épaisseur du crâne membraneux, là où sera plus tard la bosse pariétale; comme l'écaille temporale et la partie supérieure de l'écaille occipitale, le pariétal s'ossifie sans passer par l'état cartilagineux. De ce centre d'ossification les fibres osseuses rayonnent en deux couches dans tous les sens : la couche profonde formera plus tard la table interne de l'os, l'autre superficielle deviendra la table externe du pariétal.

Le pariétal présente pendant longtemps une forme circulaire, d'où il résulte entre lui et les os voisins l'existence d'espaces membraneux (fontanelles), qui ne disparaissent que tardivement alors que l'ossification du pariétal est parachevée et qu'il a pris sa forme quadrilatère définitive.

Les trous pariétaux sont des fentes réservées entre les lamelles osseuses allant des bosses pariétales vers l'angle postéro-supérieur.

Architecture. — Séparées par une couche assez épaisse de diploé dans les deux tiers supérieurs de l'os, les deux tables compactes ne sont plus séparées dans le tiers inférieur que par des îlots irréguliers de tissu spongieux; aussi à ce niveau le pariétal est-il le plus souvent transparent. Des canaux veineux parcourent le diploé et se continuent avec ceux des os voisins.

Connexions et insertions musculaires. — Le pariétal s'articule avec cinq os du crâne, le frontal, le pariétal du côté opposé, l'occipital, le temporal et le sphénoïde. Il donne insertion au muscle temporal.

Varia. — A. — Tarin, Sœmmering, Gruber, ont vu le pariétal divisé par une suture plus ou moins oblique en deux moitiés supérieure et inférieure.

B. — J'ai fait remarquer ailleurs *(in Topographie crânio-encéphalique)*, que la bande osseuse interposée entre les deux lignes temporales était sillonnée de lignes parallèles qui marquaient, sans doute, les étapes de retrait du muscle temporal, en voie d'atrophie dans nos races civilisées comme l'ensemble de l'appareil masticateur.

C. — J'ai vu assez souvent des sillons vasculaires se concentrer vers la bosse pariétale, où l'on trouve parfois un véritable aqueduc nourricier dirigé en bas et en avant.

D. — Le *trou pariétal* manque quelquefois; il peut s'éloigner à deux et même à trois centimètres de la ligne sagittale. La largeur du trou pariétal est très variable : il est souvent très petit. Wrany (in Henle) a vu au musée de Prague quatre voûtes crâniennes avec des trous pariétaux énormes. Quelquefois ils contiennent seulement l'artère; la veine passe alors par un orifice impair et médian situé dans la suture sagittale. Dans d'autres cas, l'artériole très développée trace un sillon endocrânien qui va s'anastomoser avec les sillons postérieurs de la méningée moyenne. — Sur les crânes à large trou pariétal, la suture pariétale est oblitérée au niveau et au delà du trou.

E. — Dans un certain nombre de cas, le *sinus spheno-pariétal* est logé, sur une étendue plus ou moins grande, dans l'épaisseur du diploë, et l'on peut alors le considérer comme une veine diploïque temporale.

F. — Souvent, près du bord supérieur et parallèlement à lui, existe une saillie qui, avec une saillie correspondante du pariétal opposé, forme une dépression plus ou moins profonde dans laquelle se trouve la suture sagittale (Barkow).

TEMPORAL

Le temporal est situé à la partie latérale et inférieure du crâne, au dessous du pariétal, en avant de l'occipital, en arrière du sphénoïde. De forme très irrégulière, il est creusé de cavités qui logent les organes de l'ouïe et traversé par de nombreux canaux vasculaires et nerveux.

Placer en haut la partie de l'os en forme d'écaille, en dehors la face d'où se détache une apophyse plate et recourbée, et en avant l'extrémité libre de cette apophyse.

Le temporal se compose de plusieurs parties primitivement isolées, et qui se soudent plus ou moins complètement chez l'adulte. Prenant pour base la division primitive de l'os, je décrirai au temporal adulte trois parties principales : 1° Une partie externe, large, aplatie, répondant surtout à la face externe du crâne, la *portion écailleuse* ou *écaille;* — 2° une masse pyramidale, dont la base apparait sur la face externe du crâne sous la forme d'une grosse apophyse, l'*apophyse mastoïde* et dont le corps répond à la base du crâne : c'est la *portion pétreuse* ou *rocher;* — 3° une gouttière osseuse qui vient s'appliquer et se souder à la face inférieure

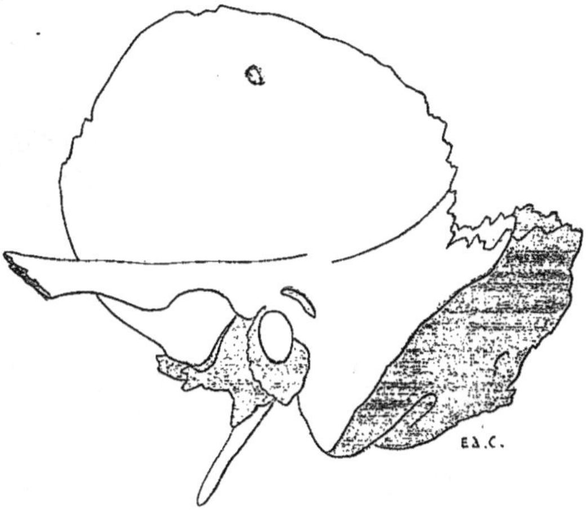

Fig. 383. — Schéma des trois portions du temporal; la gouttière tympanale est en bleu; la portion pétreuse, en rouge.

des portions précédentes : la *portion tympanique*, développée aux dépens d'un anneau primitivement isolé, l'anneau tympanal.

La division que j'adopte n'est point celle des classiques qui décrivent au temporal trois portions, écailleuse, pétreuse et mastoïdienne. La description classique me semble défectueuse : 1° parce qu'elle ne tient pas compte d'une portion de grande importance, la portion tympanique ; — 2° parce qu'elle donne à la portion mastoïdienne une valeur qu'elle n'a pas : l'apophyse mastoïde n'est pas plus une portion à part du temporal que l'apophyse zygomatique ; elle appartient au rocher, comme le zygoma appartient à l'écaille. D'ailleurs l'ossification nous prouvera que la portion mastoïdienne fait partie du rocher, bien qu'elle ait son point osseux particulier, comme d'autres parties du rocher (Rambaud et Renault).

Je dois dire, d'autre part, que la division que j'adopte est celle qu'Arnold basa, le premier, je crois, sur le développement embryologique du temporal ; elle est adoptée par Gegenbaur et Henle. Gegenbaur insiste sur ce fait que cette division est étayée encore sur l'anatomie comparée, montrant les portions pétreuse, écailleuse et tympanique à l'état d'os isolés, parfaitement distincts pendant toute la durée de la vie, chez la plupart des mammifères.

1° **PORTION ÉCAILLEUSE OU ÉCAILLE.** — Les limites de l'écaille, évidentes en haut, en avant et en arrière, sont moins faciles à déterminer en bas sur l'os adulte (A).

Limites. — Dans ses trois quarts supérieurs, la portion écailleuse est limitée par un bord tranchant, demi-circonférentiel, taillé en biseau interne pour s'articuler avec le bord inférieur du pariétal et la grande aile du sphénoïde. Dans la partie postérieure, l'écaille s'unit assez intimement à l'apophyse mastoïde par une suture qui descend obliquement sur la face externe de l'apophyse ; cette suture, dite *squamo-mastoïdienne*, serait mieux appelée *pétro-squameuse externe*, par opposition à celle que nous allons rencontrer sur la face endocrâ-

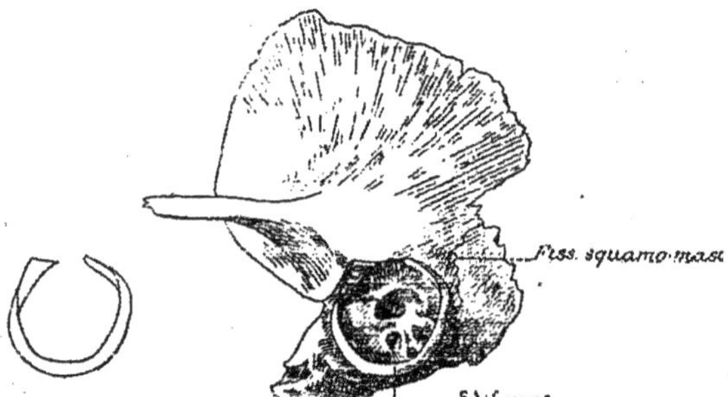

Fig. 384. — Le temporal du nouveau-né, face exocrânienne.

La portion tympanique, encore à l'état d'anneau, a été détachée et représentée à gauche de la figure ; comme elle n'est pas complètement développée, on aperçoit ce que je décrirai sous le nom de *face exocrânienne antérieure du rocher*.

nienne du temporal. — La suture pétro-squameuse externe commence au fond d'une large découpure, l'*incisure pariétale*, qui sépare le bord horizontal de la base du rocher du bord verticalement ascendant de l'écaille. Du fond de l'incisure, la suture vient aboutir près du sommet de l'apophyse mastoïde : toujours elle est visible, même chez des sujets d'un âge avancé ; très souvent, elle est marquée par un sillon profond, inégal, dans lequel le périoste s'enfonce.

C'est vers sa partie inférieure que le contour de l'écaille est le moins aisé à bien déterminer ; on y arrive toutefois en l'étudiant sur des temporaux en voie de développement. Sur le nouveau-né, l'on constate que la partie inférieure de l'écaille forme un angle rentrant qui s'avance vers la partie correspondante du

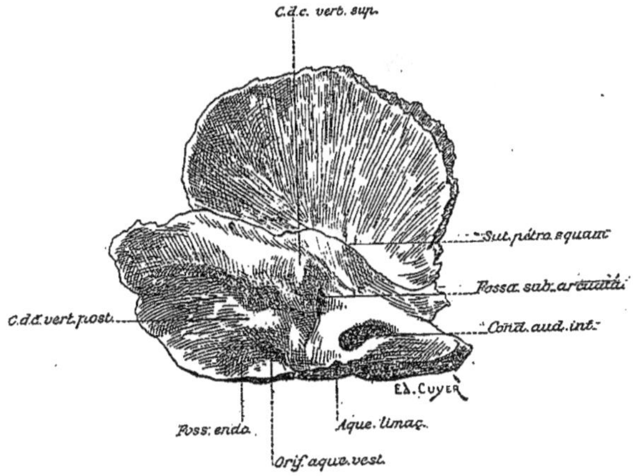

Fig. 385. — Le temporal du nouveau-né, face endocrânienne.

rocher. Sur le nouveau-né, le fond de l'angle, formé par les deux parties, est un peu en dedans du point où les deux cornes du cercle tympanal viennent toucher la face externe de l'écaille.

Chez l'adulte, le même angle rentrant existe toujours, mais son sommet, qui répond à la paroi supérieure de la caisse du tympan, est masqué par le développement de la portion tympanique. En effet, la gouttière tympanale, concave en

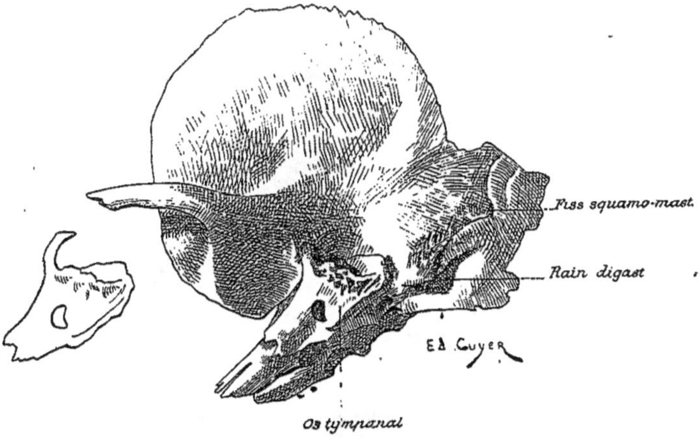

Fig. 386. — Temporal, face exocrânienne (enfant de deux ans).

La portion tympanique, en voie de développement, est représentée détachée à gauche de la figure.

haut, est venue se souder à l'écaille ; les traces de cette soudure persistent et sont représentées : 1° par la *fissure tympano-squameuse* que l'on voit sur la paroi postérieure du conduit auditif externe (B), 2° par la *scissure de Glaser,* que l'on aperçoit très nettement au fond de la cavité glénoïde. En ce dernier point, le contour de l'écaille redevient libre, et on le voit se souder à la pyramide rocheuse qui apparaît au fond de la cavité, entre les portions écailleuse et tympanale qu'elle sépare ; les traces de cette soudure se voient sous la forme d'une fissure, dite *fissure pétro-squameuse* que l'on voit au fond de la cavité glénoïde immédiatement en avant de la *fissure pétro-tympanique* ou scissure de Glaser proprement dite (V. plus loin).

Ainsi limitée l'écaille revêt la forme d'une paroi osseuse, à contour à peu près circulaire, dont le tiers inférieur est replié en dedans, à angle droit ; les deux tiers supérieurs appartiennent à la face externe du crâne, le tiers inférieur appartient à la base.

Face endocrânienne (*interne*). — Cette face, aux dépens de laquelle est taillé le biseau par lequel l'os s'applique sur le pariétal, est divisée en deux parties, l'une supérieure, très grande, visible (*champ cérébral*) ; l'autre, inférieure, invisible, parce qu'elle est masquée par la base de la pyramide rocheuse (*champ tympanal*) ; sur les confins de ces deux portions, on voit une crête horizontale qui s'unit par suture plus ou moins complète avec cette lamelle du rocher que nous décrirons bientôt sous le nom de *tegmen tympani ;* la trace de cette soudure reste

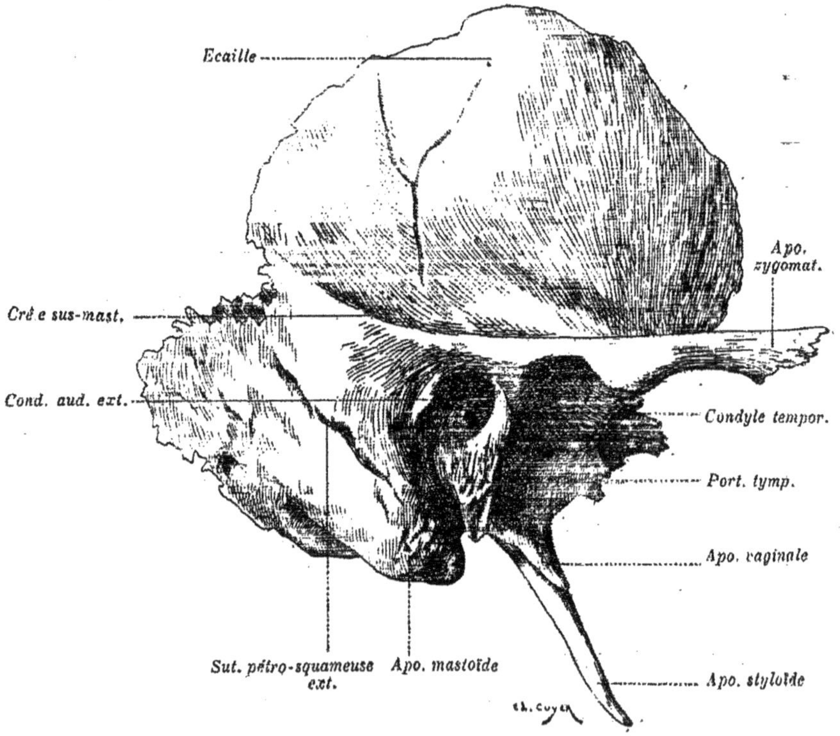

Fig. 387. — Temporal, face exocrânienne.

toujours visible, sous l'aspect d'une ligne sinueuse et anguleuse au fond de l'angle que forme la face interne de l'écaille et la face supérieure du rocher.

Le *champ cérébral* de la face endocrânienne présente les empreintes laissées par les circonvolutions et sillons du lobe temporal : il est coupé horizontalement par une gouttière vasculaire qui, sur le crâne entier, commence au trou petit rond, décrit une courbure à concavité pour se porter ensuite horizontalement en arrière et se terminer dans l'angle antéro-supérieur du sinus transverse : c'est la *gouttière de sinus pétro-squameux* (C).

Face exocrânienne (*externe*). — Elle est divisée aussi en une partie supérieure, *champ temporal*, et une partie inférieure, *champ basilaire*, par une crête horizontale de laquelle naît en avant une apophyse saillante, l'*apophyse zygomatique*, et qui se relève en arrière sous le nom de *crête sus-mastoïdienne :* cette crête transversale passe immédiatement au-dessus du méat auditif.

Le *champ temporal* fait partie de la fosse temporale : il présente les empreintes

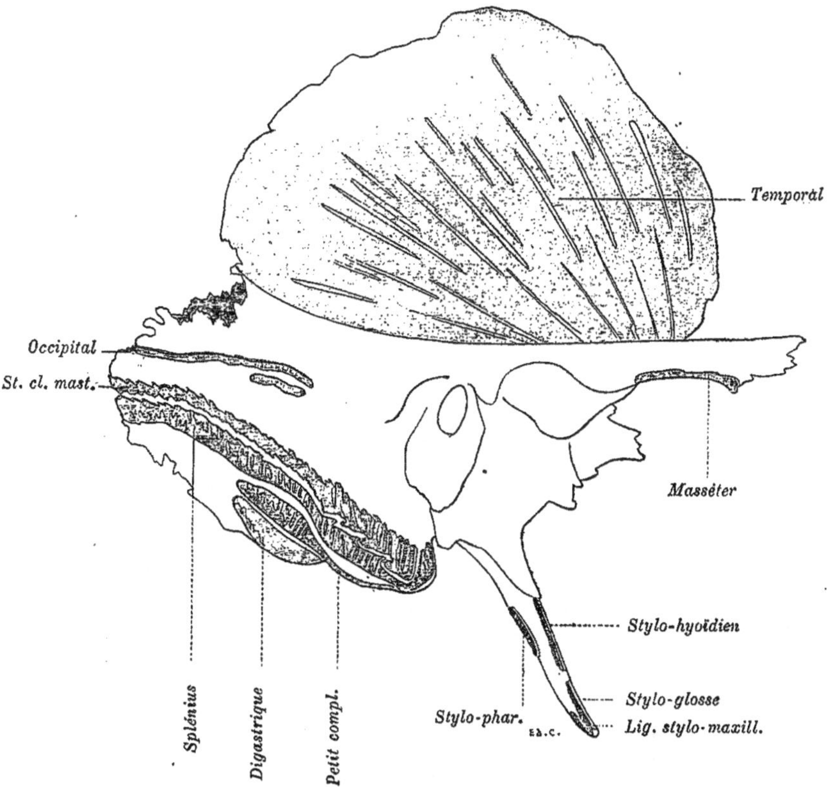

Fig. 388. — Temporal, face exocrânienne, insertions musculaires et ligamenteuses.

d'insertion du muscle temporal, et dans son tiers postérieur un sillon vasculaire ascendant creusé par l'artère temporale profonde postérieure.

Le *champ basilaire* est lui-même subdivisé en deux parties par une crête transversale qui répond à la scissure de Glaser et à la soudure du bord antérieur de la gouttière tympanique. En arrière de cette crête il forme le toit et une partie de la paroi postérieure du conduit auditif externe; il se soude au bord postérieur de la gouttière tympanale (scissure dite tympano-mastoïdienne), et descend verticalement jusqu'au sommet de l'apophyse mastoïde, l'écaille formant ainsi le tiers antérieur de l'apophyse. On remarque, immédiatement au-dessus et en arrière du méat auditif, une épine rugueuse, saillante, sorte de lamelle incurvée concentriquement au conduit; c'est l'*épine tympanale*, en arrière de laquelle est une fossette plus ou moins profonde (D).

La partie du champ basilaire située en avant de la crête transversale présente : 1° immédiatement en avant de la scissure de Glaser (*fissure pétro-tympanique*), la *fissure pétro-squameuse ;* séparées en dedans par une bande osseuse qui appartient au rocher, les deux fissures sont réunies en dehors ; 2° une excavation à grand axe transversal, la *cavité glénoïde*, qui reçoit partiellement le condyle du maxillaire inférieur (E) ; — 3° une saillie transversale, le *condyle temporal*, qui fait partie de l'articulation temporo-maxillaire, et est revêtu de cartilage ; — 4° enfin, en avant du condyle, une surface plane, triangulaire, à sommet antérieur, qui se continue avec la partie sous-temporale de la grande aile du sphénoïde, et que l'on peut appeler pour cette raison, avec Henle, le *plan sous-temporal*. Ce plan est parfois séparé du condyle par une crête saillante, convexe en avant, qui limite la surface articulaire de celui-ci.

Apophyse zygomatique. — Cette apophyse, qui se détache de la face exocrânienne de l'écaille, est d'abord large, aplatie de haut en bas, et dirigée horizontalement en dehors; puis elle se rétrécit et se porte directement en avant; dans cette dernière portion elle est aplatie de dehors en dedans.

La première portion, horizontale, aplatie de haut en bas, constitue ce qu'on appelle la *base* de l'apophyse zygomatique ; on lui décrit *deux racines ;* une *postérieure*, qui passe horizontalement au-dessus du conduit auditif et va se continuer avec la crête sus-mastoïdienne ; elle donne naissance en bas à une saillie osseuse, le *tubercule zygomatique postérieur*, qui limite en arrière la cavité glénoïde ; l'autre transverse, qui répond au condyle du temporal. Au point de jonction ou de séparation de ces deux racines, on voit sur le bord inférieur une autre saillie, *tubercule zygomatique antérieur;* qui limite en avant la cavité glénoïde, comme le postérieur la limitait en arrière. La face supérieure de la base du zygoma est concave, et limitée en avant par un bord concave : sur cette gouttière, le muscle temporal se réfléchit. On trouve très souvent sur cette face des trous veineux, qui me paraissent représenter les vestiges du sinus pétro-squameux, dont le trajet est visible sur la face endocrânienne de l'écaille, le long de la suture tympano-squameuse.

L'apophyse zygomatique elle-même, aplatie de dehors en dedans, offre un bord supérieur assez mince, parfois tranchant, qui donne insertion au feuillet épais et unique de l'aponévrose temporale ; un bord inférieur, plus large, martelé par les insertions du muscle masséter, et un sommet dentelé aux dépens du bord inférieur, par lequel le temporal s'articule avec l'os malaire.

2° PORTION TYMPANIQUE. — C'est la partie la plus petite du temporal ; elle revêt la forme d'une gouttière osseuse, ouverte en haut, et forme ainsi les faces antérieure, inférieure et postérieure du conduit auditif externe dont l'écaille forme la face supérieure.

J'ai indiqué ailleurs comment cette gouttière osseuse se forme aux dépens de l'anneau-tympanal, qui, primitivement composé d'un simple anneau dans la rainure duquel est sortie la membrane du tympan, s'accroît en dehors pour former la gouttière tympanique, et en dedans pour fournir une lamelle osseuse, qui va s'appliquer et se souder à la face exocrânienne antérieure de la portion pétreuse; cette lamelle fermera en avant la cavité tympanique et le canal musculo-tubaire, dont la paroi opposée est formée par la portion pétreuse.

J'ai aussi parlé des traces de la soudure de cette portion tympanique, en arrière, *fissure pétro-tympanique*, en avant, *fissure pétro-squameuse*.

La portion tympanique offre une face postérieure et une face antérieure. — La *face postérieure,* moins haute, s'applique et se soude au bord antérieur ou écailleux de l'apophyse mastoïde. — La *face antérieure*, beaucoup plus haute et plus large, présente une excavation qui complète en arrière la cavité glénoïde du temporal, dont elle est séparée par les fissures pétro-tympanique et pétro-squameuse. Cette face antérieure de la gouttière tympanique, concave transversalement et de haut en bas, forme aussi la paroi antérieure du conduit auditif externe (F). — En dedans, elle se prolonge en une mince lamelle qui ferme en avant la cavité tympanique et le canal musculo-tubaire. — Les deux faces tympaniques convergent en bas pour constituer une crête rugueuse en dehors, tranchante en dedans, où elle contribue à former l'*apophyse vaginale* et la paroi antérieure du canal carotidien.

Le *bord externe* de la gouttière est rugueux et criblé de trous; il donne attache au cartilage du conduit auditif externe, qui continue en dehors la gouttière tympanique. — Le *bord interne*, très obliquement taillé de haut en bas et de dehors en dedans, s'applique au rocher et forme en bas la cavité tympanique et le conduit musculo-tubaire.

3° **PORTION PÉTREUSE.** — La portion pétreuse du temporal revêt la forme d'une pyramide quadrangulaire dont la base, dirigée en dehors, est représentée par l'*apophyse mastoïde,* et dont le sommet, dirigé en dedans et en avant, vient se mettre en contact avec les faces latérales du corps du sphénoïde. Le corps même de cette pyramide porte le nom de *rocher*.

Je décrirai successivement : 1° le *rocher ;* 2° l'*apophyse mastoïde*.

ROCHER. — Le rocher affecte la forme d'une pyramide quadrangulaire, avec quatre faces, quatre bords, une base et un sommet. Deux des faces sont *endocrâniennes,* l'une, inclinée en avant et en bas, appartient à l'étage moyen de la base du crâne ; c'est la *face endocrânienne antérieure;* — l'autre, inclinée en arrière et en bas, fait partie de l'étage postérieur ; c'est la *face endocrânienne postérieure.* — Les deux autres faces sont *exocrâniennes* et apparaissent sur la base du crâne, l'une inclinée vers le sphénoïde, l'autre vers l'occipital : ce sont les *faces exocrâniennes antérieure et postérieure;* — l'antérieure, la plus importante, est masquée, en grande partie, par la gouttière tympanique.

Il faut, si l'on veut faire une étude complète et compréhensible du temporal, détacher par la pensée la gouttière tympanale : alors apparaîtra la face exocrânienne antérieure du rocher, qui répond à la paroi interne de la caisse du tympan ; on le voit bien sur des temporaux en voie de développement, là où la gouttière tympanique n'est représentée que par un anneau (V. fig. 384 et 386).

Les *bords* de la pyramide, au nombre de quatre, sont sur deux lignes réciproquement perpendiculaires : le *supérieur endocrânien* sépare les deux faces endocrâniennes ; l'*inférieur exocrânien* sépare les deux faces exocrâniennes ;

tous deux sont sur une même ligne verticale. — Les bords *antérieur* ou *sphénoïdal*, et *postérieur* ou *occipital*, sont sur une ligne horizontale, perpendiculaire à la verticale menée par les bords supérieur et inférieur.

Cette orientation du rocher apparaît nettement sur une coupe perpendiculaire au grand axe de la pyramide (Voy. fig. 389).

Je ne puis donc consentir à décrire au rocher trois faces, puisqu'il en possède *quatre*, comme le montre notre coupe ; il se trouve même que la face omise par les auteurs, qui considèrent le rocher comme une pyramide triangulaire,

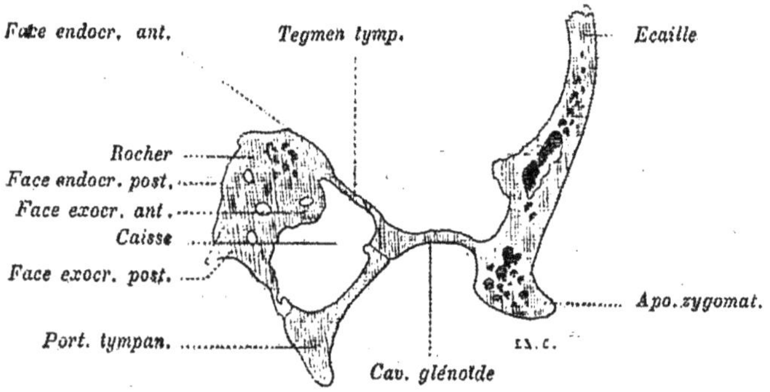

Fig. 389. — Temporal, coupe schématique destinée à montrer la forme pyramidale quadrangulaire du rocher (la coupe est perpendiculaire à l'axe du rocher).

est des plus importantes, puisqu'elle offre les ouvertures par lesquelles s'établit la communication entre l'oreille moyenne (caisse du tympan), et l'oreille interne logée dans l'épaisseur du rocher.

Je décrirai donc le rocher comme si la gouttière tympanique avait été enlevée.

La figure 389 montre encore qu'une lamelle osseuse se détache du bord antérieur (tympano-sphénoïdal) du rocher pour aller s'unir par la suture pétro-squameuse à la crête que nous avons décrite à la face interne de l'écaille ; cette lamelle d'union entre le rocher et l'écaille forme le toit de la caisse du tympan et porte pour cette raison le nom de *tegmen tympani ;* son épaisseur est variable : elle est quelquefois d'une minceur extrême, presque transparente. C'est le bord antérieur de ce tegmen tympani qui apparaît au fond de la cavité glénoïde entre la suture pétro-squameuse et la suture pétro-tympanique.

Face endocrânienne antérieure (*cérébrale*). — Elle apparaît dans l'étage moyen, formant la partie postérieure de la fosse moyenne : son plan regarde en haut et en avant. Formée par la partie massive du rocher dans ses deux tiers internes, elle est achevée, dans son tiers externe, par le tegmen tympani. Limitée en arrière par le bord supérieur et en avant par le bord antérieur du rocher, elle est séparée de l'écaille par la suture pétro-squameuse : elle est plus large en dehors qu'en dedans. Sur cette face on remarque : 1° à la jonction du tiers externe avec les tiers internes, une éminence arrondie coupant transversalement l'axe de la pyramide : cette éminence répond à la saillie du canal demi-circulaire supérieur, c'est l'*éminentia arcuata ;* — 2° un peu en avant et en dehors de cette saillie, près du bord antérieur de l'os, est une fente, ouverte en dedans; c'est l'*hiatus du canal de Fallope,* qui va s'ouvrir dans le canal du facial. De l'hiatus part un *sillon* nettement tracé, qui se dirige vers le sommet de la pyramide et qui loge le grand nerf pétreux superficiel. — 3° Immédiatement en avant de l'hiatus de Fallope et tout près du bord antérieur du rocher, on trouve un très petit orifice, auquel conduit un sillon parallèle au précédent, mais plus petit, dans lequel s'engage le petit nerf pétreux superficiel; 4° tout près du sommet de la pyramide on trouve enfin une dépression plus ou moins profonde qui répond au ganglion du trijumeau (ganglion de Gasser).

Face endocrânienne postérieure (*cérébelleuse*). — Cette face, limitée par le bord supérieur et le bord postérieur du rocher, regarde en bas et en arrière.

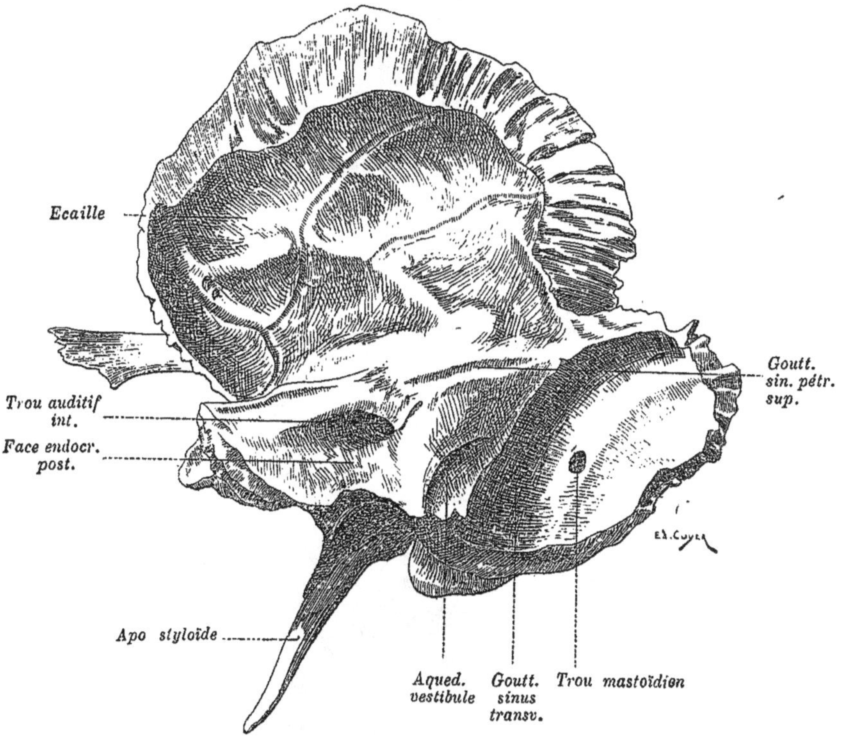

Fig. 390. — Temporal, face endocrânienne.

Elle présente : 1° à l'union du tiers interne et des tiers externes, un large orifice, le *trou auditif interne,* auquel succède dans le rocher le canal du même nom.

L'*orifice* est elliptique, parfois très rapproché du bord supérieur. Le *canal* est de forme cylindrique ; sa paroi postérieure est un peu concave ; sa longueur varie de 6 à 8 mm. ; son axe n'est point exactement transversal, mais décrit une légère concavité antérieure. En plongeant le regard au fond du conduit, on peut voir qu'il est fermé par une lame osseuse qu'une crête transversale falciforme divise en deux étages. L'étage supérieur est divisé en deux facettes par une crête verticale : la fossette antérieure est l'orifice de l'aqueduc de Fallope (canal du facial); la fossette postérieure et l'étage inférieur présentent des ori-

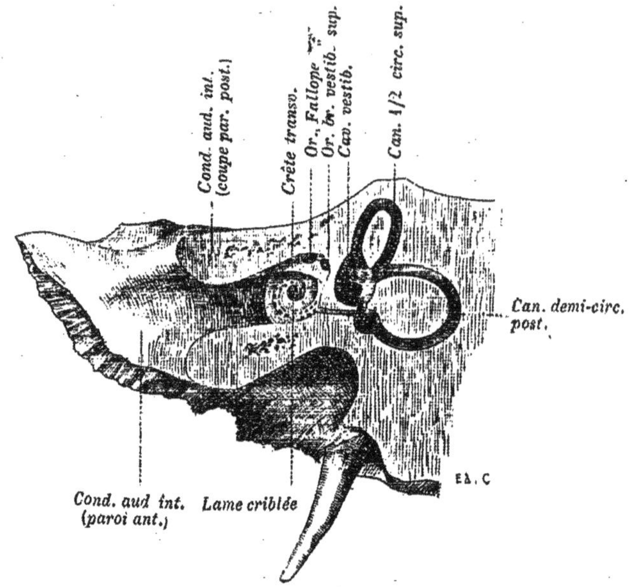

Fig. 391. — Fond du conduit auditif interne (d'après Sappey).

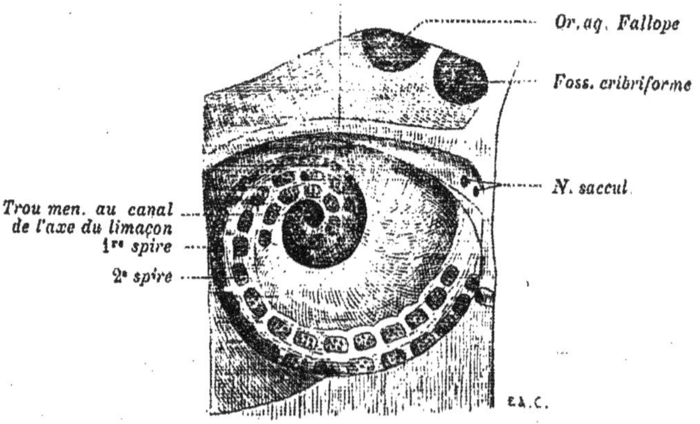

Fig. 392. — Lame criblée spiroïde du limaçon (d'après Sappey).

fices beaucoup plus fins disposés en plaques sur une ligne spirale, et formant le commencement de la lame criblée spiroïde du limaçon (Sappey). — Sur la paroi postérieure du conduit se trouve un trou isolé : c'est le *foramen singulare* de Morgagni, qui donne passage au nerf ampullaire inférieur. — Dans le canal auditif interne s'engagent le nerf facial, le nerf auditif, le nerf intermédiaire de Wrisberg et les artères auditives internes.

2° En dehors du trou auditif interne, on voit un orifice en forme de fente allongée, limitée par une mince lamelle osseuse : c'est l'orifice de l'*aqueduc du vestibule*, par lequel s'engagent, avec un prolongement de la dure-mère, des vaisseaux sanguins allant au labyrinthe ; par l'aqueduc du vestibule émerge le *canal endolymphatique* qui s'épanouit aussitôt en un sac, le sac endolymphathique, lequel est logé dans une fossette, fossette unguéale, plus ou moins profonde que l'on peut voir immédiatement au-dessous de la fente osseuse (G).

3° Plus en dehors, la face endocrânienne postérieure s'unit à la face interne de l'apophyse mastoïde; une large gouttière, représentant la *portion temporale du sinus transverse,* est creusée aux dépens du rocher et de la mastoïde.

Face exocrânienne antérieure *(tympano-sphénoïdale)*. — Cette face du rocher est masquée sur l'os entièrement développé par la gouttière tympanique

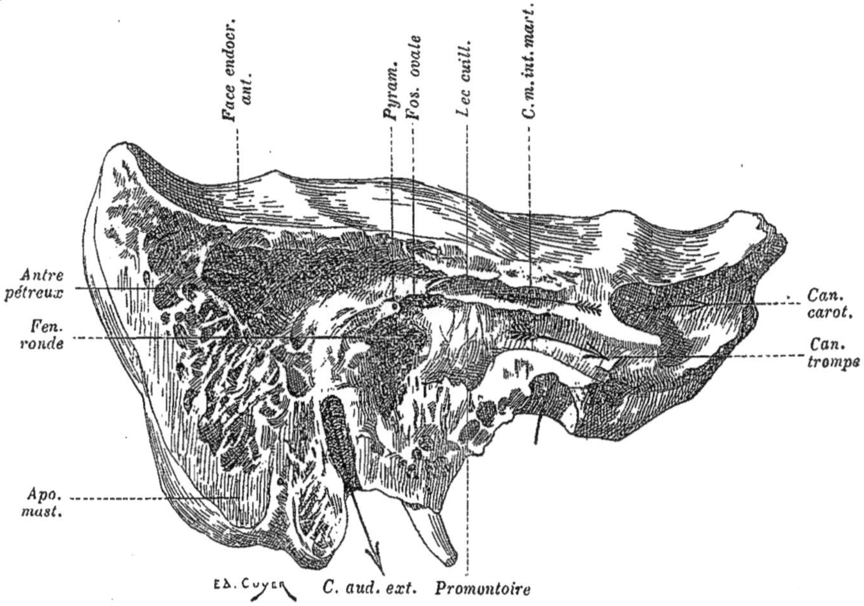

Fig. 393. — Temporal, face exocrânienne antérieure (la portion tympanique a été détachée)

et ne devient libre que vers le sommet de la pyramide. On la voit bien sur des temporaux de nouveau-nés qui n'ont encore qu'un croissant tympanal. Pour la voir sur l'adulte il faut détacher à la gouge et au maillet la portion tympanique; c'est une préparation de ce genre que j'ai fait représenter dans la figure 393.

J'insiste sur cette façon de concevoir la face exocrânienne antérieure du rocher : sa description servira de justification, puisqu'elle nous montrera cette face, paroi interne de la caisse du tympan, criblée par les orifices qui conduisent les ondes sonores venues du dehors dans les cavités dont est creusé le rocher.

D'arrière en avant, c'est-à-dire de la base vers le sommet de la pyramide, cette face nous présente : 1° une surface large, creusée de cellules, répondant à la réunion du rocher et de l'apophyse mastoïde ; ce sont les *cellules pétro-mastoïdiennes*.

2° En avant de ces cellules, une cavité, à parois anfractueuses, l'*antre pétreux* (H). L'antre pétreux s'ouvre en avant en un large canal, *l'aditus ad antrum,* sur la partie moyenne de la face exocrânienne antérieure.

3° *La paroi interne de la caisse du tympan* qui nous offre : *a)* une éminence arrondie, le *promontoire,* sillonnée de canaux qui logent les filets du nerf de Jacobson : ce nerf pénètre dans la caisse par un canal qui vient s'ouvrir au-dessous du promontoire ; — *b)* au-dessus du promontoire est une fossette ovalaire, la *fosse ovale ;* — *c)* au-dessous de celle-ci existe une saillie cylindrique horizontale, *relief du canal du nerf facial ;* — *d)* au-dessous et en arrière de la fosse ovale, se trouve une saillie acuminée, la *pyramide,* perforée à son sommet d'un orifice par lequel s'échappe le tendon du muscle de l'étrier logé dans la pyramide ; — *e)* au-dessous de la pyramide on voit une fossette, la *cavité sous-pyramidale ;* — *f)* au-dessous de la cavité sous-pyramidale, se trouve une niche arrondie, au fond de laquelle se cache la *fenêtre ronde,* c'est la *niche de la fenêtre ronde ;* — *g)* au-dessus du promontoire existe une gouttière, qui formera le *canal du muscle du marteau ;* le bec de la gouttière se recourbe en dehors, au-dessus du promontoire, formant ainsi le *bec de cuiller,* par le sommet duquel émerge le tendon du muscle inclus.

4° Sur le tiers interne de la face exocrânienne antérieure courent juxtaposés et parallèles, la *gouttière du muscle interne du marteau* et la *gouttière de la trompe.* Lorsque la portion tympanale est réunie à la portion pétreuse, ces deux gouttières deviennent deux canaux : le canal du muscle du marteau et la trompe osseuse.

5° Enfin, la face exocrânienne s'achève vers le sommet de la pyramide par une mince lamelle osseuse qui contribue à former la paroi du canal carotidien. Dans cette lame, là où elle sépare le canal carotidien du canal du muscle tenseur, chemine un très petit canal par lequel passe le petit nerf pétreux profond.

Face exocrânienne postérieure (*occipitale*). — Elle présente de dehors en dedans, c'est-à-dire de la mastoïde vers le sommet de la pyramide rocheuse, les détails suivants :

1° La *rainure digastrique* et la gouttière de l'artère occipitale sur lesquelles nous reviendrons en étudiant l'apophyse mastoïde ; — 2° une surface dentelée qui s'engrène avec l'occipital : c'est la *facette jugulaire* du temporal ; — 3° en avant de celle-ci, un trou, le *trou stylo-mastoïdien,* orifice inférieur du canal de Fallope ; il donne passage au nerf facial et à l'artère stylo-mastoïdienne ; en regardant avec attention dans le canal, on voit, sur la paroi antérieure, l'orifice par lequel s'engage la corde du tympan ; — 4° Immédiatement en avant et en dedans, on peut voir émerger de la face inférieure une saillie cylindro-conique, l'*apophyse styloïde.* Bien que tous les auteurs, y compris Henle et Gegenbaur, décrivent l'apophyse styloïde avec le temporal, je dois dire que cette apophyse n'appartient nullement à cet os auquel elle est seulement soudée ; elle est une dépendance de l'appareil hyoïdien, avec lequel je la décrirai. — L'apophyse styloïde est entourée d'une *gaîne vaginale,* plus ou moins complète, mais développée surtout en avant où elle est formée en partie par la crête inférieure de la portion tympanique. Dans la fissure tympano-mastoïdienne, juste en avant du sommet de la mastoïde, on voit le petit orifice d'un canal, par lequel passe la branche auriculaire du nerf vague ; cet orifice, très petit et souvent difficile à distinguer, porte le nom d'*ostium exitus :* il est quelquefois double.

En dedans de ces trois parties, on trouve sur cette face, étagées d'arrière en avant :

5° La *fosse jugulaire,* gouttière large, répondant au golfe de la veine jugulaire ;

6° Sur la paroi ou le bord externe de la fosse un large sillon, qui conduit à

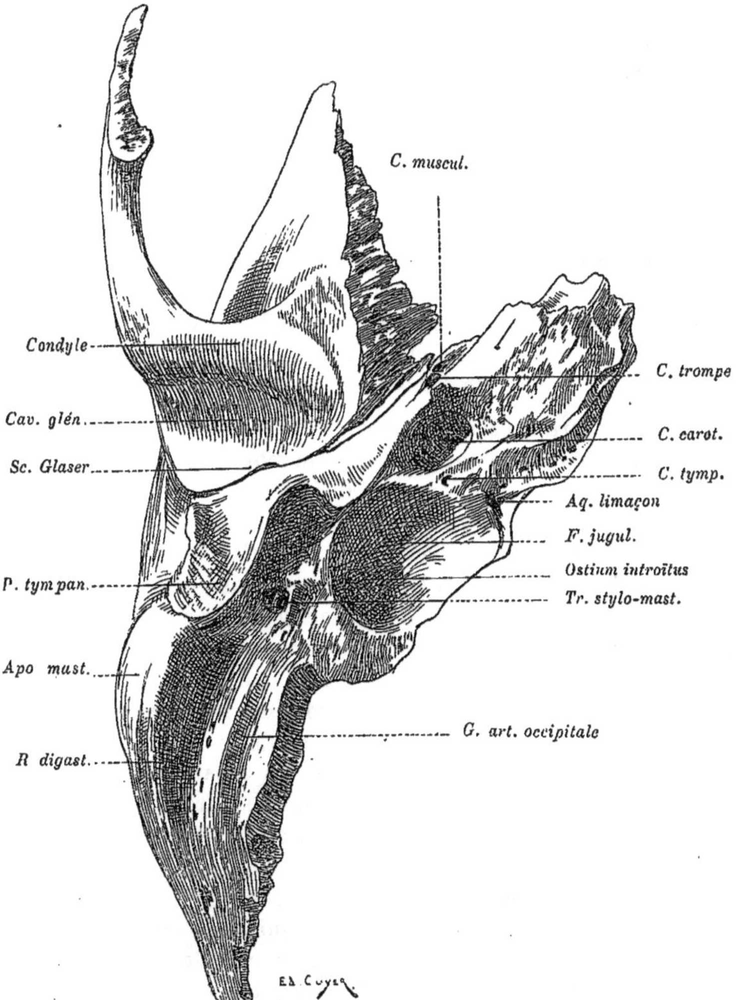

Fig. 394. — Temporal, face exocrânienne postérieure, l'apophyse styloïde a été détachée. — (J'ai cru devoir donner à cette figure de grandes dimensions pour mieux montrer les nombreux détails qu'elle doit mettre en évidence).

l'orifice, *ostium introitus,* par lequel s'engage le rameau auriculaire de pneumogastrique qui va sortir par l'ostium exitus que nous avons décrit dans la fissure tympano-mastoïdienne ;

7° En avant de la fosse jugulaire, l'*orifice inférieur* du *canal carotidien,* dont la paroi antérieure est complétée et allongée par la crête inférieure de la portion tympanique ; en regardant dans l'intérieur du canal, on peut voir, sur la paroi externe, l'orifice du *canal carotico-tympanique.*

8° En arrière du trou carotidien est une fossette de forme pyramidale, qui se prolonge jusqu'au bord postérieur du rocher, empiétant même un peu sur la face endocrânienne postérieure de l'os, c'est la *fossette pyramidale* qui répond au ganglion d'Andersch : au fond on aperçoit l'*orifice externe de l'aqueduc du limaçon,* par lequel passent des vaisseaux avec un prolongement de la dure-mère, et par lequel une communication s'établit entre l'espace périlymphatique de l'oreille interne et la cavité arachnoïdienne.

9° La séparation entre la fosse jugulaire et le canal carotidien est établie par une crête saillante : sur le versant carotidien de cette crête, on voit l'orifice inférieur du *canal tympanique* qui conduit dans la cavité tympanique et qui donne passage au nerf de Jacobson, rameau du glosso-pharyngien.

10° Enfin la face exocrânienne postérieure est achevée, vers le sommet du rocher, par une surface rugueuse qui, dans sa partie antérieure, forme la paroi inférieure du canal carotidien et le lit osseux de la trompe cartilagineuse, et qui, dans sa moitié postérieure, répond à la gouttière pétro-occipitale, aux ligaments et aux osselets qui remplissent cette gouttière.

Bords. — Le *bord supérieur* (endocrânien) apparaît dans la cavité crânienne sous la forme d'une crête qui sépare l'étage moyen (cérébral) de l'étage postérieur (cérébelleux). Il est obliquement dirigé d'arrière en avant et de dehors en dedans ; commençant en arrière, sur la partie mastoïdienne, par une crête qui domine le sinus transverse, il vient finir sur les côtés du corps du sphénoïde (I). Dans toute sa longueur, le bord supérieur présente les traces d'une gouttière qui répond au sinus pétreux supérieur. Vers son tiers moyen existe une dépression irrégulière, sorte de cicatrice osseuse, vestige de la très large *fossa subarcuata* que l'on voit sur le temporal du nouveau-né (J) (V. fig. 385).

Le *bord inférieur* (exocrânien) est encore désigné sous le nom de crête pétreuse ; il commence en dehors, à la fissure tympano-mastoïdienne, se continue par le bord antérieur de la fosse jugulaire et du canal carotidien ; il s'émousse vers son tiers interne pour former le lit osseux de la trompe cartilagineuse ; sur le temporal entier, ce bord devient une crête tranchante par l'addition de la crête inférieure de la portion tympanique.

Le *bord postérieur* (occipital) présente de dehors en dedans : une échancrure qui répond au sinus transverse ; une lamelle qui limite en arrière la fosse jugulaire, séparée de la fossette pyramidale par une petite épine, *épine jugulaire,* qui va au-devant de l'épine jugulaire de l'occipital ; cette partie du bord postérieur limite en avant le trou déchiré postérieur. Enfin, dans son extrémité interne qui entre en contact avec les faces latérales de l'occipital, ce bord présente une gouttière obliquement ascendante, qui répond au sinus pétreux inférieur.

Le *bord antérieur* (tympano-sphénoïdal) est formé, dans sa moitié externe, par la fissure pétro-squameuse, unissant le tegmen tympani à l'écaille ; dans sa moitié interne, il devient tranchant et est formé par une mince lamelle qui limite en arrière le trou déchiré antérieur.

Sommet. — Le sommet de la pyramide rocheuse présente l'orifice interne ou antérieur du canal carotidien ; il entre en contact, par sa pointe, avec l'apophyse basilaire de l'occipital ; en avant et en bas, il s'oppose au corps du sphénoïde et au bord postérieur des grandes ailes sphénoïdales pour former le trou déchiré antérieur que comblent, à l'état frais, des trousseaux fibreux.

APOPHYSE MASTOIDE. — La base de la pyramide rocheuse est constituée, nous l'avons dit, par l'apophyse mastoïde. Réunie par suture chez l'adulte (K) à un triangle osseux qui appartient à l'écaille, l'apophyse mastoïde se présente sous l'aspect d'une éminence osseuse, à sommet inférieur, située immédiatement en arrière du conduit auditif externe et de la gouttière tympanale. Son *bord antérieur* est vertical ; son *bord postérieur* monte obliquement en haut et en arrière, il est dentelé et s'articule avec l'occipital. J'ai insisté suffisamment dans les pages précédentes sur la constitution de l'apophyse par réunion de la base du rocher avec l'écaille (L).

La *face externe* est rugueuse par des insertions musculaires. — La *face interne* qui fait corps avec le rocher dans sa plus grande étendue, en est détachée vers le sommet de l'apophyse par une entaille large et profonde, la *rainure digastrique,* qui donne insertion au ventre postérieur du muscle digastrique ; plus en dedans, entre cette échancrure et la surface rugueuse par laquelle le rocher s'unit à l'apophyse jugulaire de l'occipital, on peut voir une gouttière, plus ou moins marquée, parallèle à la lèvre interne de la rainure digastrique : c'est la *gouttière de l'artère occipitale.*

La face interne de l'apophyse se confond dans ses deux tiers antérieurs avec le corps de la portion pétreuse ; dans son tiers postérieur elle est libre et apparaît dans l'étage postérieur (fosse cérébelleuse). Là elle concourt avec la face endocrânienne postérieure du rocher à la formation de la très large gouttière qui loge la portion temporale du sinus transverse. C'est dans la gouttière du sinus transverse que vient s'ouvrir le *tour* ou *canal mastoïdien,* dont l'orifice externe est sur la face exocrânienne de l'apophyse au voisinage du bord postérieur de celle-ci, ou même dans la suture occipito-mastoïdienne.

L'apophyse mastoïde est creusée de cellules osseuses qui continuent les cellules pétreuses. Le développement de ces cellules est très variable : de là, des types divers d'apophyses que l'on qualifie d'*apophyses pneumatiques, diploïques, scléreuses,* suivant le développement des cellules.

CAVITÉS ET CANAUX CREUSÉS DANS L'ÉPAISSEUR DU TEMPORAL. — **1° Cavités.** — Les cavités creusées dans l'épaisseur du temporal appartiennent à l'appareil auditif : elles sont disposées en forme d'X. L'une des branches de l'X, à peu près transversale, est formée par le conduit auditif interne et le conduit auditif externe séparés l'un de l'autre par la caisse du tympan ; l'autre branche est représentée par la caisse du tympan continuée en avant par le canal musculo-tubaire, en arrière par l'antre pétreux (V. fig. 395).

J'ai déjà décrit le *conduit auditif interne,* creusé dans l'épaisseur de la portion rocheuse, et la lamelle perforée qui en forme le fond. On peut voir sur la coupe faite à la meule (fig. 395) les cavités de l'oreille interne, *limaçon, vestibule,* et *canaux demi-circulaires,* en rapport avec les fossettes décrites au fond du conduit auditif. Je ne puis décrire ici, dans leurs détails, ces parties constituantes du labyrinthe osseux : je les représente sur une figure montrant au centre le *vestibule,* en avant de lui le *limaçon,* et au-dessus et en arrière *les trois canaux demi-circulaires.*

Le *conduit auditif externe* est formé par la gouttière tympanale fermée en haut par la portion inférieure, horizontale, de l'écaille.

La *caisse du tympan* (oreille moyenne) résulte de l'accolement de la gouttière tympanale à la face exocrânienne antérieure du rocher : elle est formée en

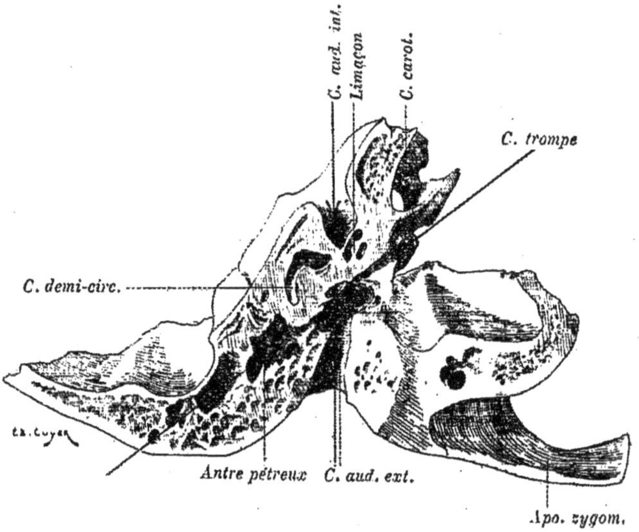

Fig. 395. — Coupe horizontale du temporal, passant par les conduits auditifs externe et interne.

haut par le tegmen tympani. Aplatie de dehors en dedans, elle n'est point dans un plan sagittal, mais inclinée comme la face du rocher qui forme sa paroi interne, c'est-à-dire qu'elle est obliquement placée de haut en bas, d'avant en arrière et de dehors en dedans (V. plus haut la description de la paroi interne de la caisse, page 424 et fig. 393). En avant, la caisse se prolonge par le canal musculo-tubaire jusque dans le pharynx nasal ; en arrière elle est prolongée par l'antre pétreux et les cellules mastoïdiennes jusqu'à la base de la portion pétreuse. Conduit musculo-tubaire, caisse du tympan, antre pétreux, étagés d'avant en arrière et de dedans en dehors sur une même ligne, forment la deuxième branche de l'X auditif.

2° **Canaux.** — J'ai signalé, chemin faisant, les canaux nerveux ou vasculaires creusés dans les diverses parties du temporal ou résultant de la juxtaposition de ces parties. Deux d'entre eux méritent une attention spéciale.

Le *canal carotidien,* moulé sur l'artère carotide interne, commence à la face exocrânienne postérieure de la portion pétreuse par le large orifice que nous connaissons : il est d'abord verticalement ascendant. Après un court trajet, il s'incurve à angle droit pour se porter en dedans et en avant et s'ouvrir en biseau sur la face exocrânienne antérieure et le sommet de la portion pétreuse.

Le *canal du facial* commence à la fossette antéro-supérieure que nous avons étudiée au fond du conduit auditif interne : il continue d'abord la direction de ce conduit en s'inclinant légèrement en avant ; puis il se porte horizontalement en dehors et en arrière sur la paroi interne de la caisse où son relief est visible au-dessus de la fenêtre ovale ; — enfin, dans une troisième partie, il descend vers le trou stylo-mastoïdien. Dans le coude que forment la première et la seconde portion s'ouvre le canal du grand nerf pétreux superficiel ; — dans sa deuxième portion, horizontale, il communique par un trou très petit avec le canal tympanique ; — dans sa portion descendante, il présente deux petits orifices répondant au passage du canal dans lequel chemine le rameau auriculaire du pneumogastrique. Nous avons déjà noté la présence du trou par lequel s'engage la corde du tympan à 2 ou 3 mm. au-dessus du trou stylo-mastoïdien.

Ossification. — Le temporal présente trois centres d'ossification : un pour l'écaille, un pour la portion pétreuse, et un troisième pour le cercle tympanal. Quant à l'apophyse styloïde, son développement est lié à celui de l'appareil hyoïdien dont elle fait partie.

Le *centre d'ossification de l'écaille* apparaît au troisième mois de la vie intra-utérine, en plein crâne membraneux. Il est constitué par *trois points* d'ossification ainsi répartis : le premier occupe la base de l'apophyse zygomatique ; le second appartient à l'écaille proprement dite ; le troisième est situé immédiatement au-dessus du cercle tympanal.

Le *centre d'ossification commun au rocher et à l'apophyse mastoïde* (Béclard, Sappey) apparaît vers la fin du quatrième mois de la grossesse ; il comprend *dix-sept points primitifs* et *neuf complémentaires*. Les points primitifs ont la distribution suivante : deux pour le limaçon, six pour les canaux demi-circulaires, et neuf pour les osselets. — Des neuf points complémentaires, trois sont destinés au limaçon, trois aux canaux demi-circulaires, un pour le toit de la caisse, un pour le plancher, et un pour l'éminence mamillaire (Rambaud et Renault). — Le centre d'ossification du rocher forme aussi, avons-nous dit, l'apophyse mastoïde ; très rarement il existe pour cette apophyse un ou deux points d'ossification particuliers.

Le *troisième centre d'ossification* du temporal apparaît vers le milieu du cinquième mois de la vie intra-utérine ; il forme un anneau osseux incomplet, interrompu à sa partie supérieure, et fixé par ses deux extrémités à l'écaille du temporal, le *cercle tympanal*. Ce centre comprend trois points d'ossification : un médian ou inférieur, et deux latéraux ou supérieurs. Libre dans la plus grande partie de son étendue, fixé seulement par ses deux extrémités, le cercle tympanal se soude ultérieurement, en dedans au rocher pour fermer en bas la caisse du tympan, et se développe en dehors pour former la paroi inférieure du conduit auditif externe. Pour former cette paroi le bord externe du cercle tympanal s'allonge : sa partie moyenne se porte en haut et en dehors, l'antérieure en arrière, la postérieure en avant, en convergeant de la circonférence vers le centre de l'anneau. Mais, tandis que la partie moyenne s'accroît lentement, les parties antérieure et postérieure se développent avec rapidité et se soudent ensemble avant de s'unir à la partie moyenne. De l'union des deux parties antérieure et postérieure, résulte une sorte de pont osseux dont le bord externe limite l'entrée du conduit auditif, et dont le bord interne se trouve séparé de la partie moyenne de l'anneau tympanal par un trou (Sappey).

A la naissance, les trois pièces du temporal sont incomplètement soudées ensemble. La portion mastoïdienne du rocher se soude à l'écaille vers un an et à deux ans. Le bord antérieur du rocher se soude au bord inférieur de l'écaille de deux ans à trois ans ; cette soudure se fait d'arrière en avant ; on en trouve encore des vestiges jusqu'à quatre, cinq ans et même plus.

Le cercle tympanal chez le nouveau-né est soudé à la portion écailleuse par ses deux extrémités et au rocher par la plus grande partie de sa circonférence. A trois ans, l'entrée du conduit auditif externe est complète, mais sa paroi inférieure est encore percée d'un large trou, qui se comble d'habitude à l'âge de trois à quatre ans (Sappey). Cette même paroi d'abord très mince s'épaissit progressivement. La soudure des portions tympanique et écailleuse du temporal présente une solution de continuité persistante, la scissure de Glaser. Enfin le développement de la portion tympanique du temporal présente de nombreuses variétés ; son développement peut se faire avec une grande lenteur et il n'est pas rare de le trouver encore perforé à son centre chez les enfants et même chez l'adulte.

Les *cellules mastoïdiennes* n'existent pas chez le nouveau-né. Le tissu spongieux qui constitue l'apophyse mastoïde à cet âge commence à se résorber dans le cours de la première année, pour laisser la place aux premières cellules aérifères. Ces dernières apparaissent tout d'abord au niveau même du canal par lequel la caisse du tympan communique avec les cellules mastoïdiennes, canal résultant lui-même de la conjugaison des portions écailleuse et mastoïdienne du temporal. — A deux ans, les cellules s'étendent jusqu'à la base de l'apophyse; de deux à trois ans les cellules occupent toute l'apophyse ; c'est à cet âge d'ailleurs que cette dernière commence à se dessiner (K). Ultérieurement, les cellules augmentent de capacité ; elles communiquent largement entre elles ; la table externe de l'apophyse s'éloigne de l'interne ; et les cellules se développent augmente encore de la même façon que les sinus frontaux et sphénoïdaux. (Sappey).

Architecture. — L'*écaille* est formée par deux lames compactes, enveloppant quelques îlots de tissu spongieux. — Le *rocher* est presque exclusivement constitué par un tissu compact très dur ; les parois des canaux et cavités qui le creusent sont constituées par un tissu compact très dense. — La couche compacte qui forme la *gouttière tympanique* est souvent très mince.

Connexions. — Le temporal s'articule avec cinq os ; trois d'entre eux, l'occipital, le pariétal et le sphénoïde, appartiennent au crâne ; les deux autres, le malaire et le maxillaire inférieur, font partie du squelette facial.

Insertions musculaires. —

Ecaille. — Temporal.

Rocher. — Péristaphylin interne ; pétro-pharyngien (inconstant).

Apophyse mastoïde. — Sterno-cléido-mastoïdien ; splénius ; petit complexus ; digastrique ; occipital.

Arcade zygomatique. — Masséter.

Apophyse styloïde. — Stylo-hyoïdien ; stylo-glosse ; stylo-pharyngien.

Varia. — A. — Symington (Journ. of. Anatomy, 1889, p. 653) a trouvé, sur les deux temporaux d'un même crâne, l'écaille distincte du reste de l'os et mobile sur lui, mais ne pouvant cependant être complètement détachée, parce qu'elle s'accroche avec le tegmen tympani. Pour désarticuler l'écaille, Symington a dû briser quelques prolongements du tegmen tympani : il a alors constaté que l'écaille forme la paroi externe de la chambre supérieure de la cavité tympanique et de l'antre pétreux, et que la trompe osseuse a ses parois entièrement formées par le rocher et la gouttière tympanique, et est située un peu en dedans de l'angle pétro-squameux. — Ce cas est très rare : l'auteur n'en a point trouvé d'autre exemple ; la persistance des sutures est assez commune ; mais ici il y avait indépendance complète de la portion écailleuse, disposition que l'on observe sur beaucoup de mammifères.

B. — La *fissure tympano-squameuse* est ordinairement appelée tympano-mastoïdienne, dénomination impropre puisque le tiers antérieur de l'apophyse mastoïde appartient à l'écaille.

C. — Très souvent l'extrémité postérieure de la *gouttière pétro-squameuse* ne prend pas naissance directement dans la gouttière du sinus transverse, mais dans un canal qui se perd dans l'épaisseur de l'os ou aboutit dans la gouttière du sinus transverse. — Son extrémité antérieure n'aboutit pas toujours dans la gouttière méningée moyenne ; quelquefois elle aboutit à un canal qui se perd dans l'épaisseur de l'os. — La partie moyenne de la gouttière peut être, elle aussi, transformée en canal par une lamelle osseuse.

Sur un temporal de ma collection, la gouttière transformée en canal sur une partie de son trajet allait s'ouvrir dans la scissure de Glaser par un trou dont le diamètre n'avait pas moins de deux millimètres.

Deux fois sur quarante crânes examinés, j'ai vu partir du tiers antérieur de la gouttière pétro-squameuse, un canal qui, après un trajet contourné, venait s'ouvrir à la face supérieure de la base de l'apophyse zygomatique : je donne à ce canal, qui n'est autre chose qu'un des canaux agrandis dont le fond de la gouttière est criblé, le nom de *canal zygomatique*. Sur un crâne de ma collection, ce canal était double et s'ouvrait par une de ses branches immédiatement au-dessous du tubercule zygomatique antérieur.

D. — L'*épine tympanale* doit être rattachée à la portion tympanique pour des raisons que j'ai exposées ailleurs *(in Anatomie médico-chirurgicale*, page 224*)*.

E. — Le grand axe de la *cavité glénoïde* et celui du condyle ne sont point exactement transversaux ; ils se dirigent très obliquement en dedans et en arrière ; j'insisterai sur ce point à propos de l'articulation temporo-maxillaire.

F. — La face antérieure de la *portion tympanique* est mince et parfois perforée vers sa partie centrale. Cette perforation peut résulter d'un vice de développement ou de l'usure par frottement de l'angle interne du condyle du maxillaire inférieur.

G. — Le *sac endolymphatique* sur lequel j'ai rappelé l'attention dans mes cours depuis trois ans, n'a point de paroi propre, car il est constitué par un dédoublement de la dure-mère, revêtu d'une couche endothéliale ; c'est ainsi que je l'ai fait dessiner, d'après mes préparations, dans mon *Anatomie médico-chirurgicale;* c'est ainsi qu'il est représenté dans le traité de Key et Retzius et ailleurs : ceux qui l'ont représenté depuis avec une paroi ont fait une innovation bien malheureuse.

H. — Les auteurs appellent l'*antre pétreux* antre mastoïdien, bien qu'il soit situé tout entier dans la portion pétreuse du rocher; j'ai insisté sur ce point qui a une grande importance chirurgicale, dans mon traité d'*Anatomie médico-chirurgicale* (page 285).

I. — L'extrémité interne du *bord supérieur* du rocher est parfois unie à la lame quadrilatère du sphénoïde par une languette osseuse sous laquelle s'engage le sinus pétreux supérieur.

J. — Sur le bord supérieur du rocher, on voit très nettement, sur des temporaux de nouveau-nés, une fosse, la *fossa subarcuata*, qui donne passage à un prolongement duremérien et à de nombreux vaisseaux destinés à la nutrition du temporal; on peut facilement suivre ces vaisseaux jusque dans la portion mastoïdienne. Par les progrès de l'ossification, l'énorme fossa subarcuata se comble ; chez l'adulte, elle n'est plus représentée que par une dépression ou cicatrice.

K. — L'apophyse mastoïde n'existe point chez le nouveau-né ; elle commence à apparaître seulement vers l'âge de deux ans, sur la base de la portion pétreuse. La forme et le volume de l'apophyse mastoïde sont très variables.

L. — J'ai montré à la Société Anatomique et déposé au musée de l'École Pratique une pièce très rare, sur laquelle on voit un véritable enroulement de la face externe de l'apophyse mastoïde dans le fond du sillon pétro-squameux externe : il s'agit bien d'un enroulement et non d'un recouvrement de l'apophyse par l'écaille : l'enroulement est démontré par le trajet spiroïde du sillon et même par ce fait que la rainure digastrique est devenue transversale. Sur ce même temporal, on voit un sinus pétro-squameux très bien formé, qui va s'ouvrir dans la cavité glénoïde par un orifice de 2 mm. de diamètre.

§ II. — DU CRANE EN GÉNÉRAL

Les différents os que nous venons d'étudier se réunissent pour former une boîte osseuse, le *crâne*.

Le crâne, envisagé dans son ensemble chez l'adulte, présente la forme d'un ovoïde à grosse extrémité postérieure, à grand diamètre antéro-postérieur. L'ovoïde crânien est aplati en bas et sur les côtés. Il est rarement symétrique ; ses variétés relatives à la forme et aux dimensions seront étudiées à part dans l'article consacré au squelette de la tête, crâne et face, envisagé au point de vue anthropologique.

Pour l'instant, nous allons étudier :

1° La *configuration extérieure du crâne;*

2° Sa *configuration intérieure.*

CONFIGURATION EXTÉRIEURE DU CRANE : EXOCRANE

La surface extérieure du crâne peut être à premiere vue divisée en deux régions d'aspect différent :

Une région supérieure, la *calotte* ou *voûte;*

Une région inférieure, plus irrégulière, la *base.*

Les deux régions de l'exocrâne sont séparées par une ligne circonférentielle qui, passant en avant par le fond du sillon naso-frontal, en arrière par la protubérance occipitale externe, suit, sur les côtés, les arcades et apophyses orbitaires, les arcs zygomatiques et leur racine postérieure, la crête sus-mastoïdienne et enfin la ligne courbe inférieure de l'occipital.

VOUTE. — La calotte crânienne est constituée en avant par le frontal, dans sa partie moyenne par les deux pariétaux, en arrière par la partie supérieure de l'écaille de l'occipital. Sur les côtés, l'ovoïde crânien s'aplatit ; et ces dépressions latérales, distinctes de la voûte proprement dite, ont reçu le nom de *fosses temporales*.

La voûte du crâne, lisse et régulière, présente : *a*) sur la *ligne médiane* et

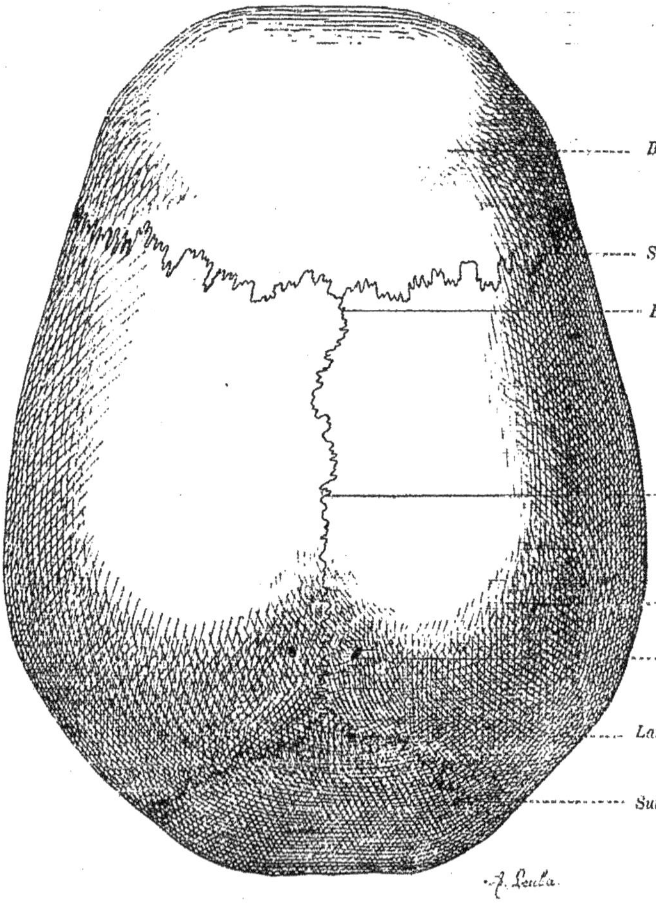

Fig. 396. — Exocrâne, voûte.

d'avant en arrière : 1° une saillie, plus ou moins marquée, surmontant immédiatement le sillon naso-frontal, la *glabelle ;* 2° la face antérieure du frontal, sur laquelle on retrouve parfois les traces d'union des deux moitiés primitives de l'os ; 3° l'intersection de deux sutures : une suture transversale réunissant le frontal aux deux pariétaux, la *suture fronto-pariétale* ou *coronale*, et une suture antéro-postérieure, qui réunit les deux pariétaux, suivant l'axe de la voûte, la *suture bipariétale* ou *sagittale;* 4° dans la bifurcation de la suture sagittale devenant la *suture lambdoïde* (en forme de Λ), la partie la plus élevée de l'*écaille occipitale.*

b) Sur les côtés : le frontal avec la *bosse frontale,* la *suture coronale,* le pariétal avec la *bosse pariétale,* les *sutures pariéto-occipitales,* branches de la suture lambdoïde. Vers l'extrémité postérieure de la suture sagittale, il faut remarquer les trous pariétaux à quelques millimètres en dehors, et de chaque côté de celle-ci. Sur les côtés, la voûte proprement dite est séparée des régions ou fosses temporales par la *ligne courbe temporale supérieure.*

Fosses temporales. — Leur fond est formé par quatre os : le frontal et le sphénoïde étagés dans le tiers antérieur ; le pariétal surmontant l'écaille temporale dans les deux tiers postérieurs.

On y remarque la ligne courbe temporale inférieure et les sutures, qui réunissent les divers os.

Sutures. — La plupart des sutures de la voûte ont été déjà signalées : je crois devoir les décrire plus largement, cette question me semblant intéressante à tous égards.

La suture *fronto-pariétale* ou *coronale,* qui unit le frontal au bord antérieur des pariétaux, forme, sur la voûte du crâne, une courbe à peu près transversale, légèrement concave en avant ; ses deux moitiés sont sensiblement symétriques. Le point d'intersection de la suture fronto-pariétale avec la suture sagittale porte le nom de *bregma.* Partie de ce point, la suture fronto-pariétale descend obliquement en bas, en dehors et en avant, sur la face externe du crâne, croise la ligne temporale au niveau du *stéphanion,* puis descend dans la fosse temporale. Elle se termine au niveau du point où la grande aile du sphénoïde (*ptère*) vient s'articuler avec le frontal en avant, le pariétal en haut, le temporal en arrière. La réunion de ces quatre os donne lieu à la formation de plusieurs sutures : la suture *ptéro-frontale,* entre le bord antérieur de la grande aile et le bord postérieur du frontal ; la suture *ptéro-pariétale,* qui unit le bord supérieur de la grande aile à l'angle antéro-inférieur du temporal ; enfin, la suture *ptéro-temporale,* entre le bord postérieur de la grande aile et le bord antérieur de l'écaille du temporal.

La longueur de la suture ptéro-temporale varie de 1 à 20 millimètres ; le plus souvent elle est de 12 à 15 millimètres. L'ensemble des sutures qui unissent la grande aile aux os voisins porte le nom de *ptérion* (πτερόν, aile) ; d'ordinaire, le ptérion reproduit la forme d'un **H**, dont la suture ptéro-pariétale forme la branche transversale. Mais il peut arriver que la grande aile et le pariétal ne se touchent pas ; dans ce cas, le temporal vient entrer en contact avec le frontal, et, suivant que ce contact s'établit par un point ou par une ligne, on a un ptérion en forme de **K** ou de **H** couché (ce dernier est dit, en anthropologie, *ptérion retourné*).

La suture *pariéto-temporale* (suture *squameuse* ou *écailleuse*) résulte de l'union du bord inférieur du pariétal avec l'écaille du temporal ; elle parcourt la fosse temporale d'avant en arrière, suivant une courbe à concavité inférieure, et finit à la suture pariéto-mastoïdienne.

La *suture pariéto-mastoïdienne,* à peu près horizontale, n'a guère que 1 ou 2 centimètres de long; elle s'unit, en arrière, à la *suture lambdoïde* (pariéto-occipitale), et à la *suture occipito-mastoïdienne.* La rencontre de ces trois sutures forme une sorte d'étoile à trois branches, dont le point central porte le nom d'*astérion.*

La *suture sagittale,* qui unit le bord interne des deux pariétaux, s'étend du

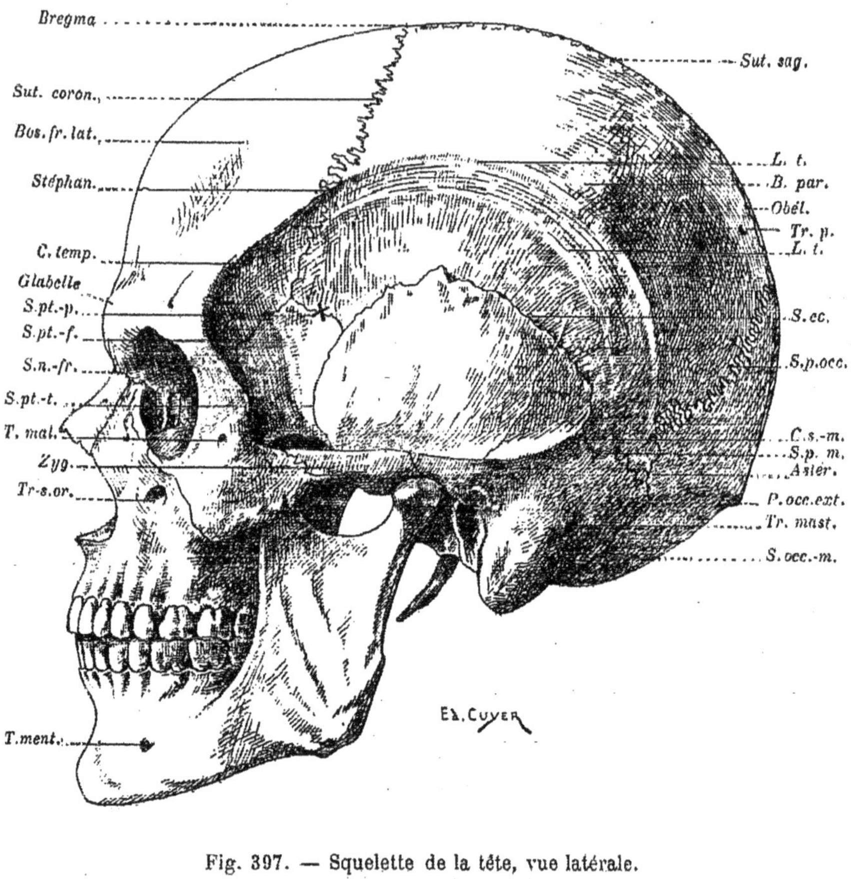

Fig. 397. — Squelette de la tête, vue latérale.

bregma au sommet du V que forment, en se réunissant, les deux sutures pariéto-occipitales. Elle est fortement dentelée, excepté en arrière, au niveau des trous pariétaux; là, les dentelures sont moins accentuées, parfois même la suture est représentée par une simple ligne sur une longueur de 1 à 2 centimètres; Broca a donné à ce point le nom d'*obélion* (ὀβελός, trait).

Les *sutures pariéto-occipitales,* qui unissent les bords postérieurs des pariétaux aux bords supérieurs de l'écaille occipitale, descendent en divergeant sur les côtés du crâne. Comme leurs branches divergentes reproduisent la forme de la lettre grecque Λ, on a donné à l'ensemble des deux sutures pariéto-occipitales le nom de *suture lambdoïde*, et le point de rencontre de la suture sagittale avec le sommet de l'angle lambdoïdien a reçu le nom de *lambda*. Sur la convexité les sutures coronale, sagittale et lambdoïde sont fortement dentelées ; il existe entre les os voisins taillés en biseau, tantôt aux dépens de la face externe, tantôt aux dépens de la face interne, une pénétration, un engrènement très intime, de sorte que les traumatismes fracturent les os plutôt que de disjoindre les sutures. Lorsqu'on étudie le crâne par sa face concave (endocrâne) on constate que les dentelures sont beaucoup moins marquées ; elles sont représentées par une ligne tremblée et déliée, qu'on dirait tracée avec la pointe d'une aiguille (Sappey).

Os wormiens. — Les os wormiens, ainsi appelés du nom de l'anatomiste danois Olaüs Wormius, qui décrivit ces osselets, déjà mentionnés dans les livres d'Hippocrate, sont de petits os surnuméraires que l'on rencontre au niveau des sutures crâniennes.

Ils présentent de très grandes variétés dans leur siège, leur nombre, leurs dimensions et leur forme.

On les a divisés suivant leur siège *en suturaux, fontanellaires et endocrâniens*. C'est surtout au niveau des sutures sagittales et lambdoïdes que l'on rencontre les os wormiens suturaux ; mais on les rencontre aussi dans les sutures des faces latérales et même dans celles de la base.

Les os wormiens fontanellaires ont été dénommés d'après la fontanelle, au niveau de laquelle ils peuvent se rencontrer : *lambdatiques, bregmatiques, astériques, ptériques, glabellaires.*

Manouvrier a rappelé l'attention sur une variété d'os wormiens, qu'il a appelés *endocrâniens :* on les rencontre surtout sur l'étage antérieur de la base du crâne (*os endofrontaux*) ; ils sont parfois *insulés*, c'est-à-dire qu'ils sont tout à fait indépendants des sutures voisines, en plein os. Ces os endocrâniens ne sont point rares ; sur cinquante-huit crânes parisiens examinés, quinze présentaient un ou plusieurs de ces osselets endocrâniens.

Le volume des os wormiens est des plus variables ; il va d'un grain osseux à une lamelle de plusieurs centimètres carrés. Les os wormiens des fontanelles sont ceux qui atteignent les dimensions les plus considérables. Leur nombre varie également dans des limites extrêmes, de deux à trois, à cinquante et plus, puisqu'on a pu en compter une cinquantaine dans la suture lambdoïde.

D'après Hyrtl et Chambellan ces osselets seraient plus fréquents sur les crânes volumineux et brachycéphales. Leur forme est très diverse, tantôt circulaire, ovalaire, triangulaire ; leur contour très irrégulier présente des dentelures d'engrenage avec les os voisins.

Le plus souvent, les os wormiens comprennent toute l'épaisseur de l'os ; mais on en trouve aussi qui sont taillés uniquement aux dépens de la lame externe ou de la lame interne (os wormiens endocrâniens).

Les os wormiens commencent à se montrer à l'époque où les dentelures se forment. On sait que dans les os du crâne la matière calcaire se dépose sous forme d'une réserve qui forme la charpente de l'os (Voy. développement des os) ; il peut arriver que quelques îlots restent isolés.

Sappey a remarqué leur multiplication chez l'enfant affecté d'hydrocéphalie ; il a pu en compter jusqu'à 46 sur un crâne d'hydrocéphale déposé au musée Dupuytren. Chambellan a constaté l'existence de ces îlots sur des crânes de fœtus.

D'après Rambaud et Renault, les os wormiens doivent être considérés comme résultant d'un excès de développement de l'ossification, parce que « dans l'état normal, l'activité formatrice se renferme dans un seul centre d'ossification, tandis que, pour les produire, elle agit sur deux ou plusieurs points ». Quelques-uns d'entre eux, tel l'épactal de la fontanelle lambdatique, homologue de l'os interpariétal, que l'on rencontre chez un grand nombre d'animaux, ont sans doute la valeur de *rappels ataviques*.

BASE. — Aplatie et très inégale, obliquement dirigée de haut en bas et d'avant en arrière, la face exocrânienne de la base du crâne présente *trois étages*, qui sont d'avant en arrière :

1° L'*étage antérieur* ou *frontal ;*

2° L'*étage moyen* ou *sphéno-temporal ;*

3° L'*étage postérieur* ou *occipital.*

Je ne décrirai point, comme on le fait d'ordinaire sous le nom de base du crâne, la base de la tête osseuse. Je décris ici la base du crâne séparée du squelette de la face, qui vient s'y attacher. Quand nous connaîtrons ce dernier, nous le rattacherons au crâne et alors seulement il conviendra de décrire *la base de la tête osseuse.*

Étage antérieur ou frontal. — Il nous présente : *a*) sur la ligne médiane : 1° l'*épine nasale du frontal* s'élevant au milieu de l'*échancrure nasale ;* — 2° la *lame perpendiculaire* et de chaque côté de celle-ci, les gouttières nasales criblées de trous ; — 3° *le bec du sphénoïde,* qui continue la lame perpendiculaire, et de chaque côté de ce bec l'ouverture des sinus sphénoïdaux, circonscrits par le croissant des cornets de Bertin et placés sur la continuité des gouttières nasales.

b) Sur les parties latérales : 1° les *arcades orbitaires,* surmontées en dedans par les crêtes sourcillières ; —2° les *voûtes orbitaires,* limitées en dedans par les échancrures ethmoïdales du frontal, sur lesquelles se fixent les masses latérales de l'ethmoïde, achevant les trous ethmoïdaux antérieur et postérieur, — limités en dehors par un bord tranchant en forme de crête formée en avant par le frontal (apophyse orbitaire interne) et en arrière par le sphénoïde (bord antérieur des grandes ailes). — 3° Au sommet des voûtes orbitaires, la face inférieure des *petites ailes du sphénoïde,* séparées du bord externe par la fente sphénoïdale, et perforées à leur base par le trou optique.

La crête qui limite en dehors les voûtes orbitaires sépare l'étage antérieur de l'étage moyen ; commençant en dehors à l'apophyse orbitaire externe, elle vient aboutir en dedans à la base des apophyses ptérygoïdes, base subdivisée en deux racines par le trou grand rond (Sur la figure 398, les apophyses ptérygoïdes ont été coupées, on ne voit que la trace de leur section ; ces apophyses, comme les masses latérales de l'ethmoïde, également supprimées sur notre planche, appartiennent plus au squelette facial qu'au squelette crânien).

Étage moyen ou sphéno-temporal. — Séparé de l'étage antérieur comme nous l'avons dit, par la crête fronto-ptérygoïdienne, il est limité en arrière par une ligne transversale réunissant les sommets des apophyses mastoïdes et passant par les éminences jugulaires et les condyles occipitaux.

Il présente : *a*) sur la ligne médiane :

1° La face inférieure du *corps du sphénoïde,* de chaque côté de laquelle se voient les faces inférieures triangulaires des *cornets de Bertin;* — 2° la face inférieure de l'*apophyse basilaire,* montrant quelquefois les traces de la soudure occipito-sphénoïdale et toujours la fossette pharyngienne en avant du tubercule pharyngien, duquel naissent les crêtes musculaire et synostosique.

b) Sur les parties latérales :

1° Dans la base des apophyses ptérygoïdes, le fond de la *fosse ptérygoïde* et la *fossette scaphoïde.* — 2° En dedans des apophyses ptérygoïdes, les *apophyses vaginales.* — 3° En dehors, le *plan sphéno-temporal,* plafond de la fosse ptérygo-maxillaire avec laquelle il sera décrit. — 4° En arrière le *trou déchiré antérieur;* ce trou est limité en avant par le bord postérieur des grandes ailes du sphénoïde, que percent les trous ovale et petit rond ; il est limité, en arrière par l'extrémité interne de la face exocrânienne antérieure du rocher montrant l'orifice supérieur plus ou moins large du canal carotidien ; son extrémité interne, large, arrondie, répond à la gouttière carotidienne, creusée sur la face latérale du sphénoïde ; son extrémité externe, effilée, répond à l'épine du sphénoïde. La *lingula,* fine lamelle détachée du bord postérieur des grandes ailes, limite dans l'aire du trou déchiré antérieur la loge carotidienne. — 6° La *face inférieure du rocher* avec le large orifice inférieur du *canal carotidien* (Voy. pour plus de détails la fig. 394). — 7° En dehors de cet orifice et séparé de lui par la crête de l'os tympanal, qui engaîne l'apophyse styloïde surgissant en avant du trou stylo-mastoïdien, on voit *la cavité glénoïde :* celle-ci formée en avant par le temporal avec son condyle, en arrière par l'os tympanal, montre dans son fond les scissures pétro-squameuse et pétro-tympanique. — 8° En arrière de la cavité glénoïde, le *méat auditif externe.* — 9° En arrière du rocher, le *trou déchiré postérieur :* ce trou limité en avant par le temporal, en arrière par l'occipital, est subdivisé en compartiments, l'externe, large, veineux, répondant au golfe de la jugulaire, l'interne plus petit, compartiment nerveux. L'extrémité externe du trou déchiré postérieur, large, s'arrondit avec le golfe de la jugulaire ; son extrémité interne, beaucoup plus étroite, livre aussi passage à un sinus beaucoup plus petit, le sinus pétreux inférieur ; on peut donc, avec une précision extrême, décrire au trou déchiré postérieur, comme je l'ai fait ailleurs (page 391), trois compartiments.

Étage inférieur ou occipital. — Je répète qu'il est séparé du précédent par une ligne transversale unissant les sommets des apophyses mastoïdes.

Sur cette ligne, on trouve de dehors en dedans : *a*) la face interne de l'*apophyse mastoïde;* — *b*) la *rainure digastrique;* — *c*) l'*apophyse jugulaire* de l'occipital conduisant au condyle, en avant duquel s'ouvre le canal condylien antérieur.

L'étage inférieur montre : *a)* sur la ligne médiane :

1° Le *trou occipital ; 2°* la *crête occipitale externe,* allant aboutir à la pro-

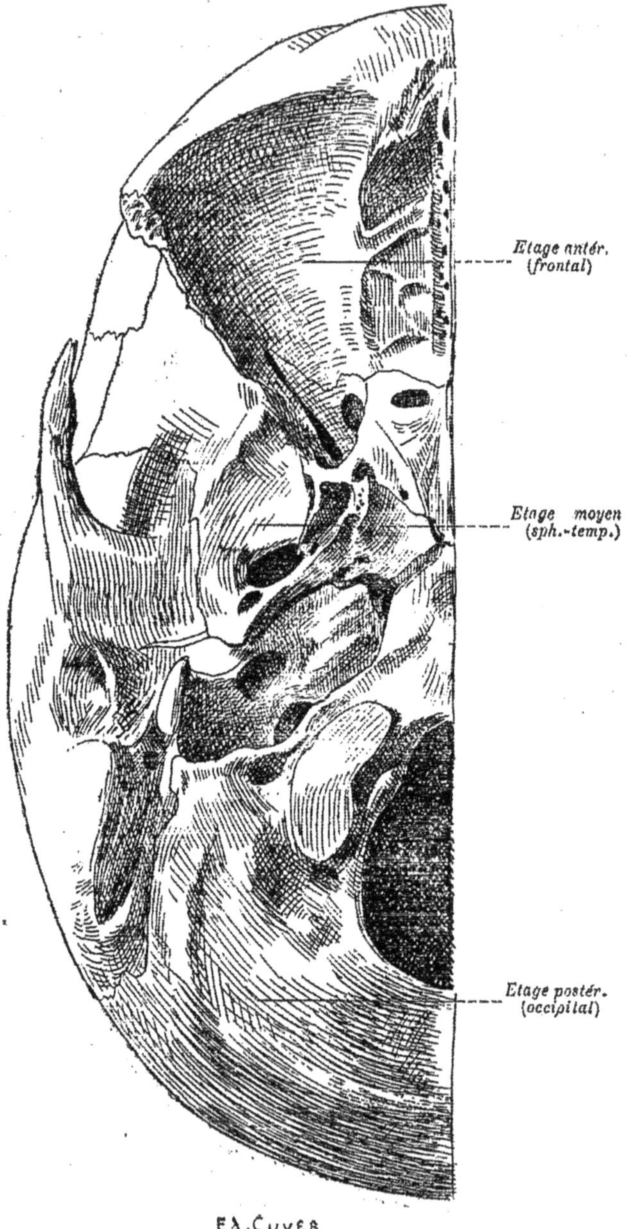

Fig. 398. — Exocrâne, base. (Le massif facial et les masses latérales de l'ethmoïde ont été détachés ; les apophyses ptérygoïdes ont été sciées à leur base.)

tubérance occipitale externe. De cette crête se détachent les lignes courbes occipitales inférieures.

b) Sur les parties latérales :

1° La *fossette rétro-condylienne* montrant l'orifice inconstant du canal con-

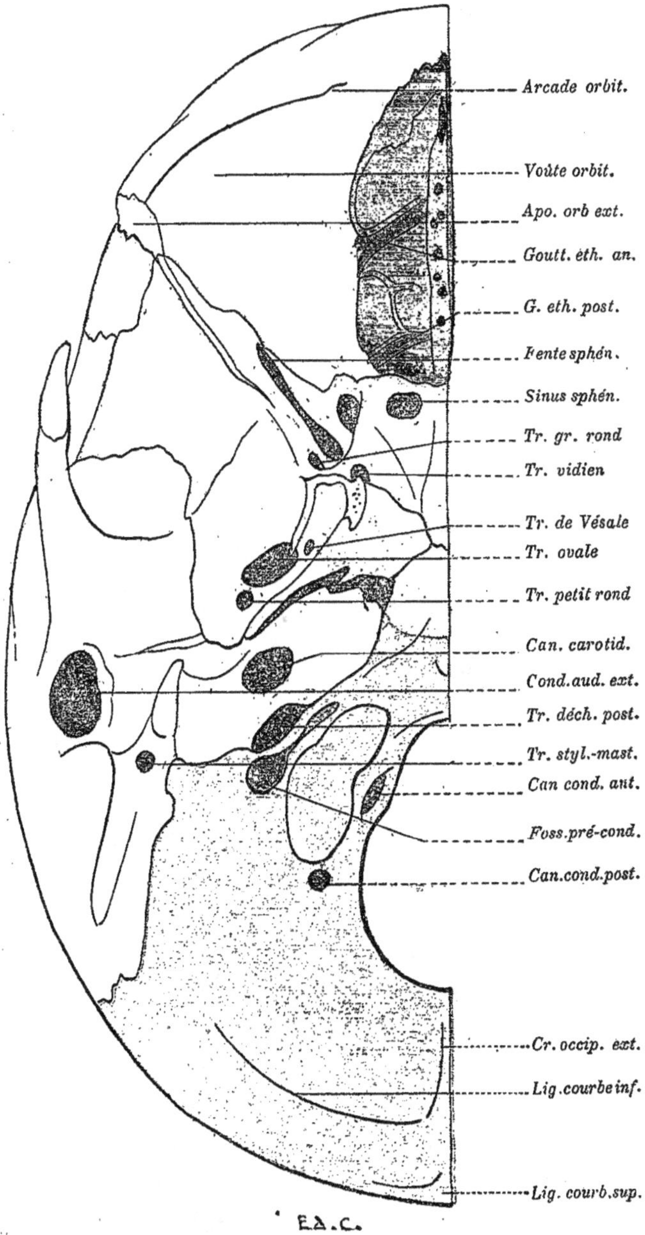

Fig. 399. — Figure schématique destinée à montrer les trous visibles snr la base de l'exocrâne ; rouge, ethmoïde ; bleu, sphénoïde ; rose, occipital.

dylien postérieur ; — 2° la *face inférieure de l'occipital,* subdivisée par les lignes courbes inférieures en champs d'insertions musculaires.

CONFIGURATION INTÉRIEURE DU CRANE : ENDOCRANE

VOUTE. — La face endocrânienne de la voûte, grossièrement modelée sur les circonvolutions cérébrales, est moins lisse que la face exocrânienne ; elle présente des éminences mamillaires séparant des impressions digitales.

On y remarque, sur la ligne médiane, la *crête coronale* qui semble se bifurquer pour former les lèvres d'une large gouttière sagittale et médiane, la *gouttière du sinus longitudinal;* de chaque côté de celle-ci, on voit des excavations

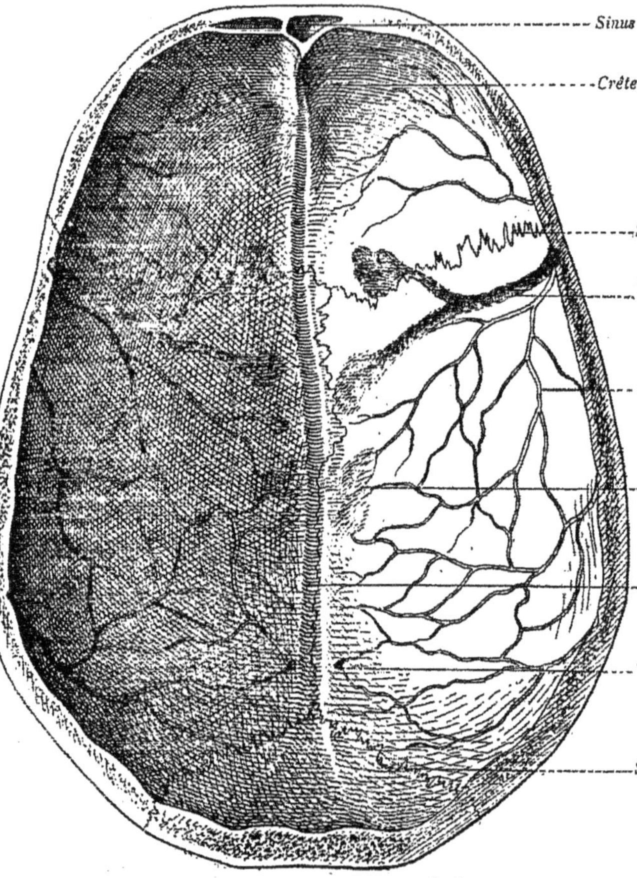

Fig. 400. — Endocrâne, voûte.

arrondies répondant aux granulations de Pacchioni et aux lacs sanguins de la dure-mère. — Sur les parties latérales, on voit en avant les *fosses frontales;* en arrière, les *fosses pariétales,* aussi mal limitées que les bosses de même nom sur la face exocrânienne.

La face endocrânienne des os de la voûte est parcourue par des gouttières dont les arborisations répondent au trajet des artères méningées. Sur le pariétal, on voit les gouttières arborescentes de la méningée moyenne; la gouttière qui répond à la branche antérieure de cette artère monte parallèlement à ment à la suture fronto-pariétale. Immédiatement en avant d'elle, on peut voir une large gouttière, creusée par le sinus de Breschet, et dont le fond est criblé de trous. Cette gouttière se bifurque d'ordinaire vers la ligne sagittale, et ses branches vont aboutir à deux larges excavations creusées par les granulations méningiennes et les lacs sanguins.

BASE. — Autant la voûte est régulière, autant la base se montre inégale, creusée de fosses profondes que séparent des saillies, percée de nombreux trous par le passage des nerfs et des vaisseaux. Son plan, incliné de haut en bas et d'avant en arrière, est brisé en *trois étages* ou *fosses*.

Etage supérieur ou **fronto-ethmoïdal.** — Limité en avant par la partie verticale du frontal, en arrière par le bord postérieur des petites ailes du sphénoïde, il comprend trois parties ; une médiane, la *fosse ethmoïdale,* deux latérales, les *bosses orbitaires.*

La *fosse ethmoïdale* est formée par la *lame criblée,* sur laquelle l'apophyse crista galli sépare les deux gouttières qui reçoivent les nerfs olfactifs (A).

Les sutures qui réunissent cette lame au frontal sur les côtés, au sphénoïde en arrière, sont peu apparentes, souvent même effacées.

Les parties latérales de l'étage supérieur sont formées par les *bosses orbitaires.* Convexes dans tous les sens, celles-ci sont constituées par la portion orbitaire du frontal et la face supérieure des petites ailes du sphénoïde, que réunit la suture fronto-sphénoïdale ; elles présentent des crêtes accusées qui répondent aux incisures de la face inférieure du lobe frontal. La crête curviligne des petites ailes, qui sépare les bosses orbitaires des fosses moyennes, est creusée, en dehors, par la partie terminale du sinus de Breschet.

Etage moyen ou **sphéno-temporal.** — La limite entre l'étage moyen et l'étage postérieur est établie sur les côtés par les bords supérieurs des deux rochers sur lesquels courent les gouttières des *sinus pétreux supérieurs.* — L'étage moyen offre, à sa partie médiane, la *selle turcique* qui loge le corps pituitaire; elle a pour limite antérieure la *gouttière optique,* qui conduit aux trous optiques, pour limite postérieure son dos formé par la *lame quadrilatère du sphénoïde* et les *apophyses clinoïdes postérieures.* Sur les côtés de la selle turcique, on rencontre une saillie, dite *apophyse clinoïde moyenne.* — Sur les côtés, la fosse centrale de la base se continue, par le plan incliné des gouttières caverneuses, avec *les fosses latérales moyennes.* En regardant bien, on voit sur ces gouttières le large sillon creusé par la carotide.

Profondément excavées, les *fosses latérales moyennes* ne sont séparées du plancher de l'orbite que par une lamelle, appartenant à la grande aile du sphénoïde qui limite avec la petite aile la *fente sphénoïdale.* — De plus en plus larges à mesure qu'on s'éloigne de la selle turcique, les fosses latérales moyennes sont formées par les grandes ailes du sphénoïde, par la partie inférieure de l'écaille du temporal, sur laquelle se dessinent les sillons des branches antérieure et postérieure de l'artère méningée moyenne, enfin par la face endocrânienne antérieure du rocher. Sur le rocher, on remarque, de dedans en dehors, la *dépression du ganglion de Gasser,* l'*hiatus de Fallope* pour le passage du grand pétreux superficiel, le *canal du petit nerf pétreux superficiel,* la saillie du *canal demi-circulaire supérieur,* la mince lamelle constituant le *toit de la caisse du tympan,* enfin la *fissure pétro-squameuse,* facile à voir sur les temporaux des jeunes sujets.

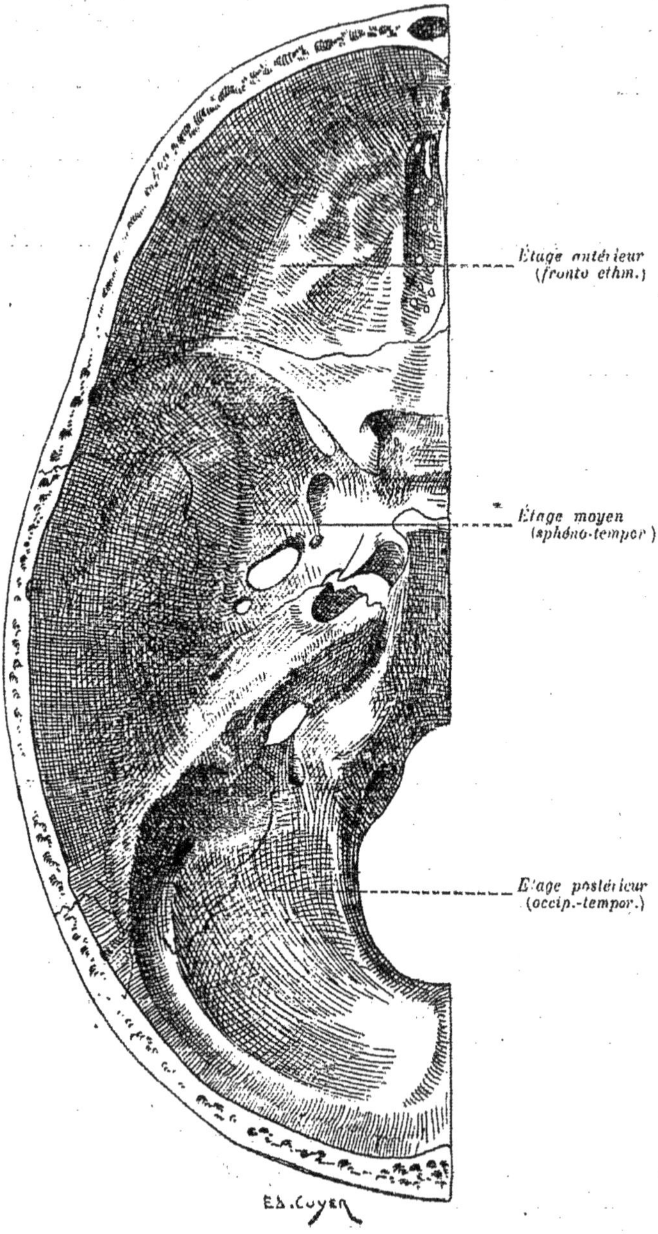

Fig. 401. — Endocrâne, base.

Les grandes ailes sont réunies au corps du sphénoïde par un pédicule, dont la largeur ne dépasse pas 2 centimètres chez l'adulte, échancré en avant par la fente sphénoïdale, par le trou déchiré antérieur, il est perforé par les trous grand rond et ovale (B).

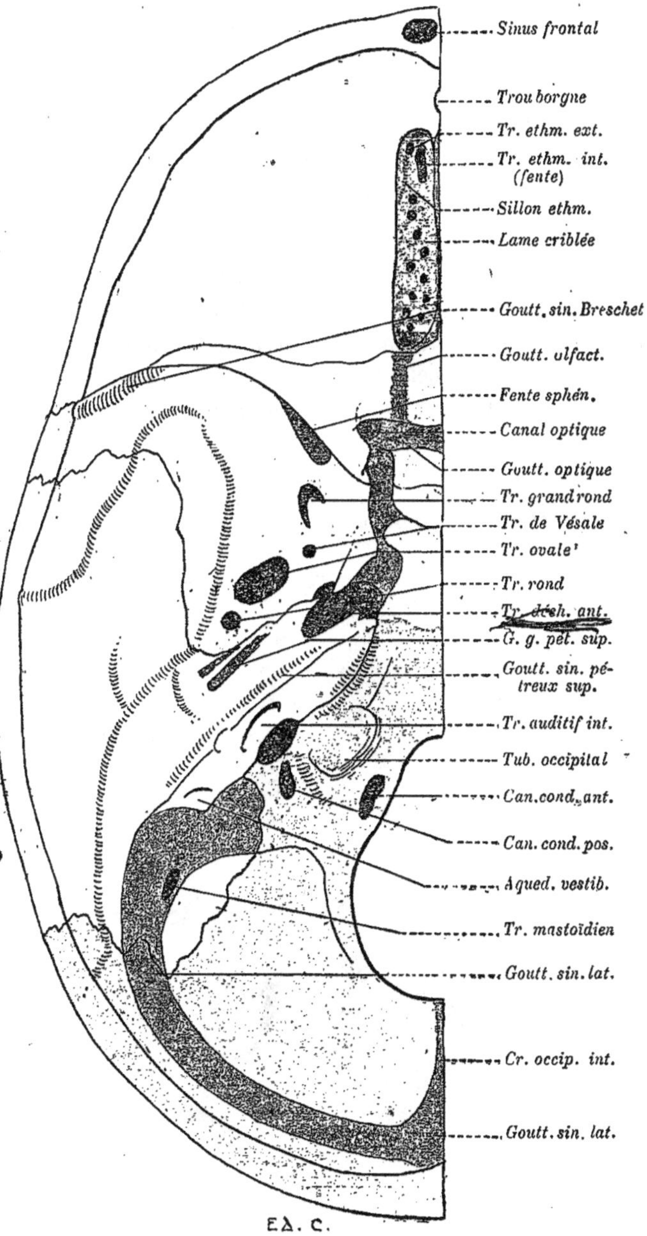

Fig. 402. — Endocrâne, base, schéma des trous et des canaux.

Étage postérieur ou occipito-temporal. — Il présente sur la ligne médiane le plan de la *gouttière basilaire*, descendant vers le *trou occipital*, au delà duquel la paroi osseuse se relève avec la *crête occipitale interne* qui aboutit à la protubérance de même nom.

De chaque côté de la gouttière basilaire, descendent les gouttières des *sinus pétreux inférieurs;* creusées à la jonction du rocher et de l'occipital, elles montrent dans leur profondeur la suture pétro-basilaire, en arrière de laquelle apparaît le large *trou déchiré postérieur* (V. page 391). Sur les parties latérales, on voit en avant la face supérieure des *masses condyliennes* avec le *tubercule de l'occipital,* dont la face postérieure est souvent déprimée en gouttière par les nerfs pneumogastrique, spinal et glosso-pharyngien. Sur la partie interne des masses condyliennes, se trouve l'orifice du *canal condylien antérieur* (hypoglosse). — Plus en arrière se trouvent les *fosses cérébelleuses,* dont la paroi antérieure est formée par la face endocrânienne postérieure du rocher. La portion descendante de la gouttière du *sinus latéral,* creusée surtout aux dépens du temporal, traverse la fosse cérébelleuse; on y voit l'orifice interne du *canal mastoïdien.* En arrière de la gouttière apparaît la *suture temporo-occipitale;* au delà, c'est la fosse cérébelleuse proprement dite, limitée en arrière par la partie horizontale des gouttières du sinus latéral.

Varia. — A. — Henle et Quain signalent sur les côtés de la fosse ethmoïdale un petit sillon osseux, *sulcus ethmoïdalis,* déjà signalé par Albinus (Liber de Sceleto, Leyde, 1762, p. 168), creusé par le passage du filet ethmoïdal du rameau nasal. Tout récemment Trolard (*Journal de l'anat. et de la phys.,* juillet 1890) et Stieda (*Anatomisch. Anzeig.* 1891) ont

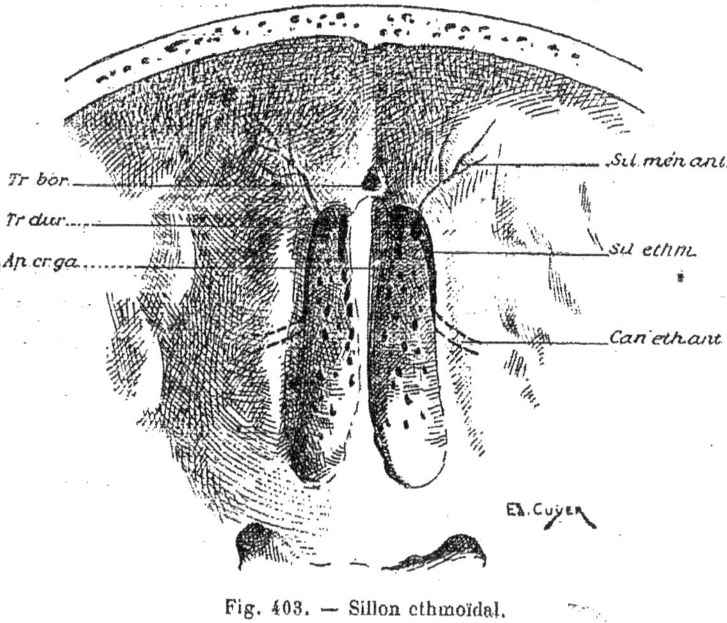

Fig. 403. — Sillon ethmoïdal.

repris l'étude de ce sillon. Les deux trous les plus antérieurs de la lame criblée sont de forme différente : l'interne s'allonge en forme de boutonnière et reçoit un prolongement de la dure-mère ; l'externe, plus arrondi, donne passage au filet ethmoïdal du rameau nasal. En effet, en regardant avec attention, on voit partir de ce trou un petit sillon osseux qui vient s'aboucher dans le canal ethmoïdal antérieur. Je dois prévenir que parfois le sillon se dérobe plus ou moins sous le bord interne du frontal, et que l'apophyse crista-galli très développée peut rendre sa recherche difficile ; il faut alors regarder obliquement, ou introduire une soie de sanglier par le trou ethmoïdal antérieur. L'artère ethmoïdale antérieure accompagne le nerf ; je l'ai trouvée à sa partie interne.

B. — On rencontre quelquefois, en dehors du trou ovale, un petit trou qui m'a semblé plus fréquent du côté gauche. C'est le *trou de Vésale,* ordinairement simple, parfois double (trois fois sur 50 crânes examinés). Sur ces 50 crânes, il manquait 20 fois des deux côtés ; 12 fois il existait des deux côtés ; 7 fois il existait seulement à gauche, et 11 fois à droite. Il ne paraît être que l'orifice supérieur du canal innominé (Arnold), qui livre passage au petit nerf pétreux superficiel, lorsque celui-ci ne passe pas par la suture pétro-sphénoïdale. Ce canal se dirige en bas, en avant et un peu en dehors, pour aboutir sur l'exocrâne en dehors de la pointe postérieure de la fossette scaphoïde, vers l'aile interne de l'apophyse ptérygoïde.

TABLEAUX DES TROUS ET DES CANAUX DE LA BASE DU CRANE

AVEC LES ORGANES QU'ILS CONTIENNENT

1° Orifices visibles à la fois sur l'exocrâne et l'endocrâne.

ÉTAGE ANTÉRIEUR *Fronto-ethmoïdal.*	*Trous de la lame criblée* . .	N. olfactif. Fente ethmoïdale. { Prolongement de la dure-mère. Trou ethmoïdal. . { Artère ethmoïdale antérieure. N. ethmoïdal (filet ethmoïdal du rameau nasal de la branche ophthalmique de Willis du trijumeau (V).
	Canal ethmoïdal antérieur.	Art. ethmoïdale antérieure. Nerf ethmoïdal.
	Canal ethmoïdal postérieur.	Artère ethmoïdale postérieure. Filet nerveux méningien de l'oculo-moteur commun (III).
	Canal optique	Nerf optique (II). Artère ophthalmique.
ÉTAGE MOYEN *Sphéno-temporal*	*Fente sphénoïdale.*	N. oculo-moteur commun (III). N. pathétique (IV). N. oculo-moteur externe (VI). N. nasal, N. frontal, N. lacrymal } ophthalm. de Willis (V). Racine sympathique du ganglion ophthalmique. Branche de l'A. méningée moyenne. Veine ophthalmique.
	Trou grand rond.	N. maxillaire supérieur (V).
	Trou ovale	N. maxillaire inférieur (V). Art. petites méningées et veines satellites.
	Trou petit rond.	Art. méningée moyenne et veines satellites.
	Trou de Vésale (inconstant).	N. petit pétreux superficiel (VII). N. petit pétreux profond (IX).
	Trou déchiré antérieur, horizontalement traversé par	N. grand pétreux superficiel (VII). N. grand pétreux profond (IX). Racine sympathique du ganglion de Meckel. Art. branche de la pharyngienne inférieure.
	Canal carotidien . . .	Art. carotide interne entourée par plexus nerveux carotidien.

ÉTAGE POSTÉRIEUR *occipito-temporal*	*Trou mastoïdien*	Artère et veine mastoïdienne.
	Trou déchiré postérieur. . .	N. glosso-pharyngien (IX). N. pneumogastrique (X). N. spinal (XI). Art. branche de la pharyngienne inférieure. V. jugulaire interne. Anastomose entre la jugulaire interne et le sinus pétreux inférieur.
	Trou condylien antérieur .	N. hypoglosse (XII). Art. branche de la pharyngienne inférieure. Veine condylienne antérieure.
	Trou condylien postérieur .	Anastomose entre veine cervicale profonde et sinus latéral.
	Trou occipital	Bulbe rachidien. N. spinal (XI). Art. vertébrale.

2° Orifices visibles seulement sur l'endocrâne.

ÉTAGE ANTÉRIEUR	*Trou borgne*	Veine fronto-ethmoïdale de Sabattier et Blandin (3 f. sur 5); prolongement dure-mérien.
	Sillons de.	L'art. méningée antérieure.
	Sillon ethmoïdal	Nerf et artère ethmoïdale antérieure.
ÉTAGE MOYEN	*Hiatus de Fallope*	N. grand pétreux superficiel (VII). N. grand pétreux profond (IX). Artère du nerf facial.
	Conduits parallèles à cet hiatus.	N. petit pétreux superficiel (VII). N. petit pétreux profond (IX).
	Trou du bord supérieur du rocher (fossa subarcuata).	Artériole se rendant à l'oreille interne.
ÉTAGE POSTÉRIEUR	*Conduit auditif interne*. . .	N. facial (VII). N. intermédiaire de Wrisberg (VII). N. auditif (VIII). Art. auditive interne.
	Aqueduc du vestibule. . . .	Art. branche de la pharyngienne inférieure. Veines allant au sinus pétreux inférieur. Sac endolymphatique.

3° Orifices visibles sur l'exocrâne seulement.

	G. sphéno-vomérienne médiane.	Artériole.
	G. sphéno-vomérienne latérale.	Veine.
ÉTAGE MOYEN	*Canal ptérygo-palatin* . . .	Nerf pharyngien de Bock, artère et veines pharyngiennes supérieures.
	Canal vidien.	Artère, veines et nerf vidien.
	Canal musculaire	Muscle du marteau.
	Canal de la trompe.	Constituant la trompe osseuse.
	Canal tympanique	Nerf de Jacobson (ram. du glosso-pharyngien, IX).
	Canal carotico-tympanique.	Artériole.
	Fossette pyramidale	Ganglion d'Andersch (IX).
	Aqueduc du limaçon . . .	Vaisseaux, prolongement dure-mérien ; communication entre l'espace périlymphatique de l'oreille interne et la cavité arachnoïdienne.
	Ostium introïtus	Rameau auriculaire du pneumogastrique.
ÉTAGE POSTÉRIEUR	*Trou stylo-mastoïdien*. . . .	Nerf facial ; artère et veines stylo-mastoïdiennes.
	Goutt. de l'artère occipitale.	

ÉLASTICITÉ, RÉSISTANCE, ÉPAISSEUR DU CRANE ; CANAUX VEINEUX DU DIPLOÉ

ELASTICITÉ DU CRANE. — Le crâne est élastique et dépressible : cette élasticité, envisagée dans chaque os en particulier, ne dépasse pas l'élasticité bien connue du tissu osseux, mais l'agencement des os entre eux augmente l'élasticité de la boîte crânienne. Cette élasticité peut être mise facilement en évidence : si on laisse tomber un crâne d'une certaine hauteur il rebondit à la façon d'une balle élastique.

Le crâne de l'enfant présente une élasticité presque nulle, car les os qui le composent sont séparés par la substance molle des sutures. Avec l'âge, l'élasticité diminue, et le crâne qu'on laisse tomber rebondit d'autant moins haut qu'il appartient à un sujet plus âgé.

Le crâne élastique, dépressible, s'aplatit au point percuté et revient aussitôt à sa forme première ; mais si la force traumatique vient à dépasser les limites de l'élasticité, une fracture se produit ; redressement, puis rupture d'une courbe sont les deux temps principaux d'une fracture du crâne.

Les deux tables qui composent la boîte crânienne sont également élastiques : il ne faut donc plus parler du défaut absolu d'élasticité de la lame interne ou vitrée.

L'élasticité de la boîte crânienne a été mesurée. Bruns, Félizet, Baum, etc., Messerer et Hermann, dans ces dernières années, ont mesuré l'élasticité du crâne dans ses divers diamètres. Ces auteurs ont constaté que l'on pouvait réduire le diamètre transversal du crâne d'un centimètre environ, et que, la pression cessant, le crâne revenait à sa forme première. L'élasticité est beaucoup moindre dans le sens antéro-postérieur ou dans le sens vertical que dans le sens transversal.

Quand on vient à dépasser les limites de l'élasticité, le crâne se rompt et *le trait de fracture a toujours une direction parallèle à la pression ; il est transversal quand la pression s'exerce sur les côtés du crâne, antéro-postérieur si la pression est occipito-frontale.*

RÉSISTANCE DE LA BOITE CRANIENNE. — L'ovoïde crânien est composé de huit os assemblés par des sutures ; ces sutures, formées pour la plupart de dentelures osseuses qui s'engrènent, établissent entre les divers os une solidarité telle que les chocs les plus violents ne parviennent pas à les désunir.

Le mode de résistance des parois du crâne a été très judicieusement exposé, dès 1730, par Hunauld. Dans un mémoire adressé à l'Académie des sciences, Hunauld étudia le mode suivant lequel les os sont assemblés par leurs bords, et montra comment la direction des surfaces en contact est disposée, de façon à rendre difficile l'écartement des sutures et l'enfoncement des os. Un choc sur la voûte crânienne tend à effondrer cette voûte ; mais, d'une part, les dentelures de la suture sagittale s'opposent à ce que le bord supérieur des pariétaux s'enfonce ; d'autre part, le bord inférieur de ces os ne peut se porter en dehors, car l'écaille du temporal, taillée en biseau aux dépens de sa face interne, s'applique sur le biseau pariétal, pris sur la face externe de l'os. L'effondrement de la voûte par l'écartement des pariétaux est ainsi empêché: les temporaux, qui empêchent cet écartement, font ici la fonction de véritables murs-boutants de la voûte crânienne. Le bord supérieur des grandes ailes du sphénoïde agit de même. Les biseaux des sutures coronale et lambdoïde sont également disposés de façon à empêcher le déplacement du pariétal, frappé à sa partie inférieure.

Donc, en quelque point que l'on heurte ou que l'on comprime le crâne, les biseaux des sutures sont tellement taillés qu'ils s'opposent à l'enfoncement direct ou à l'écartement. En effet, la disjonction des sutures paraît impossible sans fracture, et il ne semble pas qu'elle ait été observée.

Malgaigne a complété cette théorie de la résistance de la boîte crânienne, en montrant comment les temporaux résistent à l'effort que font les pariétaux pour les rejeter en dehors : l'arcade zygomatique, qui se détache de la face externe du temporal, va, par l'intermédiaire de l'os malaire, se continuer avec le massif maxillaire supérieur ; cette arcade osseuse joue, par rapport au temporal, le rôle d'un arc-boutant, qui transmet aux os de la face une partie du choc porté sur la voûte.

Plus tard Trélat, Félizet, ont parfait l'exposé architectural du crâne, si important pour le mécanisme des fractures dont Aran a dicté les lois.

Épaisseur. — L'épaisseur de la voûte va en augmentant du frontal vers l'occipital jusqu'à la ligne courbe supérieure de cet os; en moyenne, elle est de 5 millimètres : elle diminue quand on descend vers les régions temporales, où elle se réduit à 2 ou 3 millimètres. Au niveau de la protubérance occipitale, elle est de 10 millimètres à l'ordinaire, et quelquefois de 15. Cette épaisseur diminue légèrement, dans les points correspondant aux sinus et aux sillons vasculaires.

Entre les deux tables s'étend une couche de diploé, d'autant plus abondante, en général, que la paroi crânienne est plus épaisse. Cette couche n'est point également répandue entre les deux lames osseuses : en effet, la surface externe du crâne est lisse et unie ; au contraire, la face interne, appliquée à l'encéphale, présente des saillies et des dépressions, très grossièrement moulées sur les organes contenus ; le diploé, disposé en îlots, comble l'interstice des deux tables.

La base présente des points d'une minceur extrême : telles les fosses cérébelleuses et sphénoïdales au fond desquelles les deux tables se sont fusionnées en une lamelle compacte, mince et transparente. Sur d'autres points, rocher, corps du sphénoïde, apophyse basilaire, l'épaisseur atteint 2 à 3 centimètres ; sur le rocher, la lame compacte reste assez épaisse, tandis qu'elle s'amincit beaucoup sur le corps du sphénoïde et sur l'apophyse basilaire, qui représentent de véritables corps vertébraux.

L'épaisseur de la paroi crânienne croît avec l'âge, aussi longtemps que s'accroît la masse squelettique.

D'après les recherches de Manouvrier (Développement quantitatif comparé de l'encéphale et des diverses parties du squelette, Th. Paris, 1882) il existe une corrélation entre l'épaisseur du crâne et le développement relatif de l'encéphale et du squelette.

CANAUX VEINEUX DU DIPLOÉ. — Les os de la voûte crânienne de l'architecture, desquels nous avons parlé à propos de chaque os, sont parcourus par des *canaux veineux* (veines osseuses de Breschet) qui collectent le sang des lacunes du diploé. Ces canaux sont constants, mais présentent dans leur développement de très grandes différences individuelles. Ils doivent être divisés en *frontaux, pariétaux et occipitaux;* — les frontaux se dirigent de haut en bas vers

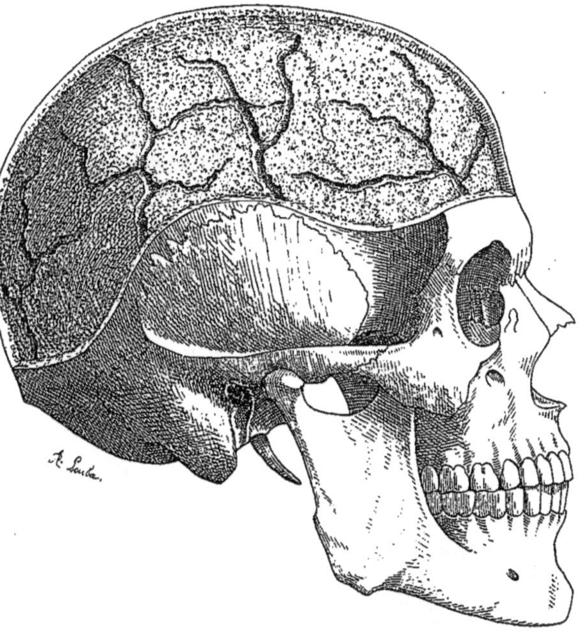

Fig. 404. — Canaux veineux du diploë (La table externe de l'os a été enlevée).

les arcades orbitaires, et se réunissent en deux troncs qui descendent vers le bord inférieur de l'os ; — les pariétaux s'abouchent dans un gros canal, le sinus sphéno-pariétal ; — les occipitaux se dirigent en dehors, s'anastomosent avec le canal pariétal postérieur, ou descendent directement vers le sinus latéral.

Le calibre de ces canaux est très petit chez l'enfant ; il croît en raison directe de l'âge. Chez l'adulte, les canaux de chaque os sont indépendants de ceux de l'os voisin ; dans la vieillesse, ils se prolongent à travers les sutures et finissent par ne former qu'un seul système.

ÉVOLUTION DU CRANE. — Nous avons déjà vu comment le crâne se *forme,* se *développe* et s'*ossifie*. Le processus d'ossification ébauché dans ses traits généraux dans le chapitre du développement du crâne a été ensuite suivi point par point dans les divers os. Il nous reste maintenant à montrer : 1° ce qu'est le *crâne à la naissance;* 2° comment il continue à se développer pour devenir le *crâne adulte;* 3° quelles modifications il subit *pendant la vie,* et 4° ce qu'il devient *chez le vieillard.*

Le crâne à la naissance. — D'après Gratiolet (1857), Schaafhausen et Walker (1866), le crâne présenterait à la naissance une prédominance du diamètre occipito-frontal sur le bipariétal : il serait dolichocéphale. Mais Manouvrier a montré que cette dolichocéphalie du nouveau-né est due aux déformations provoquées par l'accouchement : elle disparaît rapidement ; en réalité, le crâne de l'enfant est légèrement brachycéphale. Immédiatement au-dessus des oreilles, sur les côtés, le crâne présente une protubérance répondant à la portion squameuse du temporal, et au-dessus d'elle une dépression oblique, allant de la grande aile du sphénoïde au centre d'ossification du pariétal. Cette disposition, reste des formes fœtales, s'efface bientôt.

Les bords des différents os sont simplement contigus ; ils sont réunis par des sutures membraneuses. Le rôle de ces sutures est de permettre aux os de se déplacer les uns sur les autres par un léger chevauchement. — Toutes les sutures ne permettent pas un jeu égal aux pièces qu'elles relient. A la naissance, les trois quarts inférieurs de la suture intercoronale ont disparu par la synostose précoce des deux frontaux. La suture pariéto-temporale est déjà très serrée,

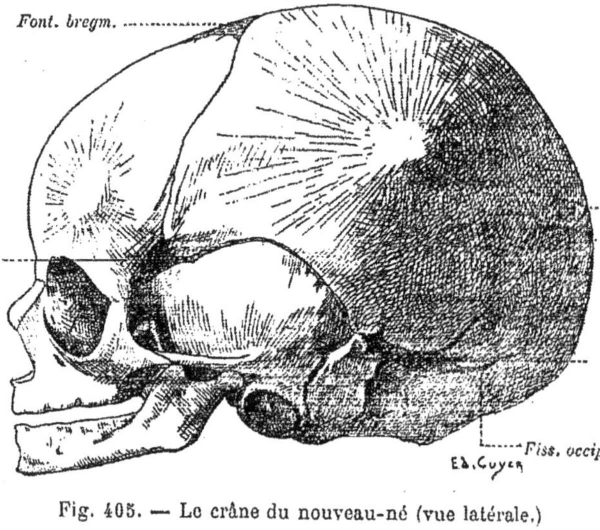

Fig. 405. — Le crâne du nouveau-né (vue latérale.)

de sorte que les deux os ne peuvent s'écarter l'un de l'autre ; on ne sent donc pas d'interligne membraneux à ce niveau. Le contact, bord à bord, du pariétal et du frontal dans les trois quarts externes de leur suture, celui du pariétal et de l'occipital sur toute l'étendue de leurs connexions, sont assez lâches pour permettre un changement dans les rapports des rebords linéaires adjacents. Mais il n'existe pas d'écartement véritable, et, si l'on constate un chevauchement du pariétal sur le frontal ou sur l'occipital, on peut voir que les bords de ces os, grâce à leur souplesse, ne font que s'entre-croiser sur une très petite étendue.

Les angles des diverses pièces osseuses ne sont pas encore envahis par l'ossification au moment de la naissance, Les régions où ces angles viennent se rencontrer sont encore à l'état membraneux et forment ce qu'on appelle les *fontanelles*. La connaissance de la forme et de la situation de ces fontanelles présente un très grand intérêt pour l'accoucheur qui se guide sur elles pour reconnaître la position de la tête fœtale elle est indispensable au chirurgien, auquel elles expliquent la formation de certaines tumeurs de la tête (méningocèles).

Fontanelles. — Normalement, les *fontanelles* sont au nombre de six; anormalement on peut en observer un plus grand nombre. Deux sont *supérieures* et médianes : l'*antérieure, grande fontanelle* ou *bregmatique*, est grande, quadrilatère, et se trouve à la réunion des pariétaux et du frontal. La *fontanelle postérieure, petite* ou *lambdatique*, est une petite lacune triangulaire, située à la rencontre des pariétaux et de l'occipital.

Les quatre autres fontanelles normales sont situées de chaque côté du crâne: *fontanelles latérales*, antérieure et postérieure. — La *fontanelle latérale antérieure* ou *ptérique*, correspond au lieu de réunion du frontal, du pariétal, du temporal et de la grande aile du sphénoïde, c'est-à-dire au ptérion; elle a souvent disparu à la naissance. — La *fontanelle latérale postérieure* ou *astérique* correspond à l'astérion; elle est située entre le pariétal, l'occipital et la portion mastoïdienne du temporal.

Les progrès de l'ossification rétrécissent peu à peu les fontanelles, d'abord les latérales, puis les supérieures, qui ne disparaissent complètement que vers deux ans; quelquefois elles peuvent persister chez l'adulte.

Fontanelles anormales. — Ce sont des espaces membraneux, de forme et de dimensions variables, qui se rencontrent parfois dans les sutures encore imparfaites chez le nouveau-né.

La *fontanelle orbitaire* est placée entre le frontal, l'os planum et la petite aile du sphénoïde; elle disparait généralement vers le huitième mois, mais elle peut persister jusqu'au moment de la naissance.

La *fontanelle sagittale, obélique*, est située entre les deux pariétaux au point où la suture sagittale devient moins dentelée et parfois rectiligne, elle est de forme losangique; l'osselet qui la comble peut rester isolé, formant l'os wormien sagittal.

La *fontanelle naso-frontale* ou *glabellaire*, de forme losangique, siège au point de rencontre des deux moitiés du frontal avec les os nasaux; observée par Le Courtois dans la proportion de 3 0/0, et par Hamy dans celle de 2 0/0, elle est fréquente chez les hydrocéphales. Parfois elle se prolonge en haut entre les deux moitiés du frontal, dans la suture métopique, où son extrémité supérieure élargie peut former une fontanelle dite *médio-frontale*.

La *fontanelle cérébelleuse* signalée par Hamy (Soc. d'Anthropologie, 1867), répond à la moitié postérieure du trou occipital, sur cette partie de l'écaille où apparait l'osselet de Kerckringe.

Peu de temps après la naissance, la voûte du crâne subit une expansion dans sa totalité; les sutures et les fontanelles s'élargissent à tel point que dans certains cas on pourrait croire au développement d'une hydrocéphalie. Les sutures peuvent acquérir de ce fait des dimensions très grandes.

Il reste à signaler quelques caractères particuliers au crâne du nouveau-né. Les bosses pariétales et frontales sont très accusées. La face inférieure de la base est presque plate. Les cavités glénoïdes sont à peu près planes, les apophyses vaginale et styloïde ne sont pas ossifiées. Les apophyses ptérygoïdes sont courtes et inclinées en dehors et en avant. Les condyles occipitaux, à peine distincts, avec leur surface articulaire plate et petite, sont placés en avant du centre de gravité, vu le peu de développement de la face à cette époque ; aussi l'enfant a-t-il une certaine difficulté à tenir sa tête en équilibre. Enfin toutes les saillies et les crêtes sont rudimentaires ; les sinus ne sont pas encore apparus.

Tel est le crâne normal à la naissance ; il faut signaler quelques *anomalies*. Elles tiennent toutes à des variations de l'ossification. Tantôt on voit naître, à plein terme, des enfants d'un volume au-dessus de la moyenne, vigoureux dans tous leurs appareils, et qui offrent un crâne mou, dépressible et sillonné d'espaces membraneux très larges. Tantôt, au contraire, les enfants, ayant tous les caractères de la débilité congénitale, présentent une voûte crânienne très compacte, presque dépourvue de sutures et de fontanelles. Dans le premier cas, il y a eu retard ; dans le second, accélération dans la marche de l'ossification normale. Ces anomalies ont été bien décrites par Bonnaire (Progrès médical, 1891, nos 24 et 25).

Les anomalies d'ossification par défaut peuvent occuper toute la calotte osseuse ; mais leur siège de prédilection est le pariétal. Parmi elles se rangent la largeur des sutures et des fontanelles, l'existence de confluents membraneux qui doivent être comblés à la naissance ou les fontanelles anormales. — Ces anomalies par défaut d'ossification sont assez fréquentes ; d'après Truzzi on les rencontre dans la proportion de 1,229 pour 100. Bonnaire regarde cette proportion comme trop faible. Le même auteur rapporte un fait intéressant d'anfractuosités nombreuses, arborescentes, de la calotte crânienne chez un nouveau-né.

Parmi ces anomalies, les perforations crâniennes, bien étudiées par Parrot (Rev. de méd. et de chirurg., t. III, 1879), ont donné lieu à de nombreuses discussions. Parrot les a divisées en congénitales et acquises : les secondes seraient en relation avec la syphilis. Les congénitales, disposées symétriquement le long des sutures sagittale et métopique, ne dépassent pas en bas les bosses pariétales et frontales ; rares sur les frontaux, on les voit surtout autour du bregma et sur les pariétaux.

L'ossification prématurée fait disparaître les bandelettes membraneuses reliant les pièces osseuses entre elles, et celles-ci peuvent même se trouver entièrement engrenées à la naissance. L'excès d'ossification se traduit par l'apparition de noyaux d'ossification surnuméraires dans l'aire des fontanelles : ces noyaux donnent naissance aux os *wormiens*. D'après Manouvrier l'apparition de points surnuméraires et d'os wormiens n'est point due à un excès d'ossification : elle se produit, au contraire, quand les points d'ossification normaux n'ont pas réussi à recouvrir suffisamment vite l'espace qu'ils devaient recouvrir.

Comme exemple d'hyperossification prématurée du crâne, je signalerai les faits figurés par Ahlfel dans son Atlas (Leipzig, 1882, Tabl. XLII), où presque toutes les sutures étaient synostosées, et les fontanelles entièrement ossifiées. Ces faits ont une grande importance en obstétrique : le crâne, transformé en un bloc irréductible, pouvant devenir une cause de distocie.

Landzert (*Petersb. med. Zeits*, 1868) décrit dans la portion postérieure du corps du sphénoïde du nouveau-né un canal terminé en cul-de-sac. Ce canal prend naissance dans la fosse de l'hypophyse ; dans 10 pour 100 des cas il atteint la face inférieure du corps de l'os. Landzert le considère comme un rudiment de la « poche de l'hypophyse », qui, pendant la vie embryonnaire, met en communication l'arrière-gorge et la cavité crânienne.

Le crâne chez l'adulte *(période ostéo-suturale)*. — Le développement du crâne après la naissance comprend deux périodes d'accroissement bien séparées. Une première qui va de la naissance à la septième année, une seconde qui se prolonge jusqu'à l'achèvement complet. Pendant la première année, l'accroissement du crâne est régulier ; — de 2 à 6 ans, les régions occipitale et frontale se développent, en même temps que la partie faciale s'élargit ; l'accroissement est moins rapide du côté de la base ; — de 6 à 7 ans c'est la base qui s'allonge, tandis que les os de la voûte croissent d'une façon insignifiante ; en même temps la face se développe en hauteur et en profondeur. — *Vers la fin de la septième année, le corps de l'occipital, le trou occipital, le rocher et la lame horizontale de l'ethmoïde ont acquis leurs dimensions définitives.* — La deuxième période, qui commence avec la puberté, est marquée par le développement du frontal, l'élargissement du visage, qui croît aussi en profondeur. Le crâne entier s'élargit fortement, et poursuit son accroissement jusqu'à un âge encore indéterminé.

D'après Quételet la croissance du crâne serait achevée vers 30 ans. Tenon a prétendu que le volume de la tête décroissait dans la vieillesse. Parchappe a conclu de mensurations nombreuses, mais portant sur des sujets de taille différente, que l'augmentation de volume de la tête semblait continuer jusqu'à 60 ans. Malgaigne admet que la tête augmente jusqu'à 40 ans ; il doute fort que son accroissement continue au delà de cette époque.

Chez l'adulte, le crâne est arrivé à son parfait développement; les espaces membraneux, sutures et fontanelles, ont disparu par suite du rapprochement des os du crâne, et de l'engrènement de leurs bords, pour constituer les sutures définitives. Ce crâne adulte est déjà décrit ailleurs; aussi nous n'étudierons ici que les modifications qu'il subit avec l'âge. — On sait que les sutures sont les organes principaux de l'accroissement crânien : or, la modification la plus importante que subit le crâne adulte, c'est l'arrêt de sa croissance par suite de l'*oblitération complète des sutures* ou *synostose crânienne*. Celle-ci a une grande influence sur le développement de l'encéphale.

Très importante, tant au point de vue anthropologique que chirurgical, aujourd'hui surtout qu'on pratique la crâniectomie, pour parer aux inconvénients des synostoses prématurées, cette question a été étudiée de tout temps. Bertin Hunauld, Sœmmering, avaient déjà étudié le mode d'oblitération des sutures. Mais il faut arriver à Gratiolet pour trouver une étude complète sur les sutures, leur rôle et leur mode d'oblitération. — Après avoir relevé les liens étroits qui existent entre la capacité du crâne et le volume de l'encéphale, Gratiolet chercha l'ordre d'oblitération des sutures; il arriva aux conclusions suivantes : 1° la synostose est plus précoce dans les races inférieures que dans les supérieures; 2° dans les races inférieures, l'ossification marche d'avant en arrière; dans les supérieures, elle marche d'arrière en avant.

L'inégal développement des lobes antérieurs du cerveau dans les races inférieures et dans les supérieures, en rapport avec l'inégalité de leur intelligence, serait en rapport avec le fait exprimé dans la deuxième conclusion ou *loi de Gratiolet*. Dans les races supérieures, le cerveau antérieur continue à se développer, alors que le postérieur a cessé son évolution ; la suture lambdoïde, dont le rôle est rempli, s'ossifie avant la coronale, chargée de fournir encore au développement du frontal. Dans les races inférieures, les choses se passent inversement. — Les recherches de Sappey, Pommerol, Hamy, Zuckerkandl, ont infirmé, partiellement, la loi posée par Gratiolet.

Actuellement, grâce aux recherches de Ribbe (thèse de Paris, 1885), il est établi que l'ossification est toujours plus avancée à la table interne du crâne qu'à la table externe. A la table interne, la synostose débute, chez les Parisiens, au niveau de l'obélion, et de là se propage par continuité, ou peu s'en faut, en avant et en arrière. Les sutures du temporal sont les dernières à se fermer. Dans les deux tiers des cas, l'ordre d'oblitération des grandes sutures est le suivant : 1° sagittale; 2° coronale ; 3° lambdoïde. Cette dernière est envahie avant la coronale une fois sur trois.

La marche de l'ossification est très rapide à la table interne, si ce n'est au niveau des sutures du ptérion et de la région temporale. A la table externe, la synostose apparaît, en général, dans le voisinage de l'*obélion* chez les nègres, et dans le plus grand nombre des races supérieures. Chez les Parisiens, et dans les groupes français et étrangers les plus brachycéphales, la suture lambdoïde commence à s'oblitérer avant la fronto-pariétale. Le contraire a lieu dans toutes les autres séries.

Les divisions de la suture sagittale sont envahies dans l'ordre qui suit : 1° obélion ; 2° vertex ; 3° extrémité postérieure ; 4° extrémité antérieure. Dans les races où le vertex se prend d'abord, l'obélion tient toujours le second rang. Vers le ptérion, la suture sphéno-frontale se ferme toujours avant la sphéno-pariétale ; l'une et l'autre sont oblitérées relativement plus tard dans les races inférieures que dans les supérieures. Les sutures écailleuse et mastoïdo-pariétale sont, chez tous les peuples, les dernières envahies par la synostose.

D'après les recherches faites par Ribbe sur 2200 crânes, l'ossification normale apparaît à la table externe, dans les races supérieures, à 20 ans au plus tôt, à 55 au plus tard, entre 40 à 45 ans dans les cas moyens. Dans les races inférieures, les sutures commencent à se fermer en moyenne à l'âge de 25 à 28 ans. En raison des variétés individuelles, il est impossible de fixer, même approximativement, la date des différentes périodes de l'oblitération. Il est illusoire de chercher à établir l'âge d'un sujet, d'après la seule inspection des sutures.

Souvent la marche de la synostose est asymétrique, au niveau des sutures transversales et latérales. L'oblitération est, en général, plus avancée à droite pour la lambdoïde, à gauche pour la coronale et les sutures du ptérion.

La plupart des crânes humains (moitié des cas) sont asymétriques. Le plus souvent l'occipital est plus proéminent à droite, pendant que la bosse frontale gauche l'emporte sur la bosse frontale droite ; quelquefois on trouve l'inverse (30 0/0). Rarement le même côté du crâne est à la fois le plus développé en avant et en arrière. Cette asymétrie du crâne est due à la marche asymétrique de la synostose, qui dépend elle-même d'un inégal développement du cerveau.

Nous avons déjà vu que, une suture étant donnée, l'ossification est, en général, précoce aux endroits les plus simples. La pression réciproque des os du crâne, plus accentuée à la table interne, est la cause efficiente de la disparition des complications internes, et de l'apparition précoce de la synostose à la table interne. Chez le nègre, les sutures sont moins compliquées que chez l'Européen, d'où synostose plus précoce chez le premier.

La synostose de la suture métopique ou médio-frontale est bien plus précoce que celle des autres sutures. On a beaucoup discuté sur l'époque et le mode de son oblitération. Considérée comme un apanage presque exclusif de l'homme (Vésale, Riolan), l'existence régulière de la suture métopique, dans les deux sexes, fut bientôt démontrée (Sœmmering, Fallope). Son oblitération est très précoce : commencée dès un an, elle se termine vers l'âge de deux ans, en laissant en bas une fissure verticale de 10 à 12 mm. de hauteur, qui ne disparaît qu'à la sixième ou septième année, quelquefois même plus tard. L'ossification de la suture se ferait d'après Ribbe (loc. cit., p. 124) dans l'ordre suivant : 1° division moyenne ; 2° division supérieure ; 3° division inférieure. La persistance de cette suture chez l'adulte n'est pas rare : elle constitue le *crâne métopique*. La fréquence du métopisme serait de 1/10 ; chez les races brachycéphales, il serait plus fréquent encore (Auvergnats, 1/7) (Calmettes). Le métopisme n'a que peu d'influence sur la marche de la synostose crânienne : il favorise quelque peu l'oblitération des parties supérieures de la coronale (Ribbe, loc. cit., p. 161).

Toutes les sutures dont nous venons de parler occupent la voûte du crâne. A la base nous trouvons la suture sphéno-occipitale qui s'oblitère plus tard que la métopique, mais plus tôt que les autres sutures du crâne. Elle s'oblitère entre 15 et 16 ans, longtemps après la soudure des deux sphénoïdes. D'après Gratiolet, la synostose sphéno-occipitale serait retardée chez les microcéphales ; cette assertion est infirmée par Vogt.

Synostose prématurée. — Pommerol a vu un cas où la synostose s'était faite pendant la vie intra-utérine. Virchow en 1851 avança le premier que la synostose prématurée avait une grande influence sur la forme du crâne et déterminait des déformations diverses. Après lui Lucae, Welcker, de Baër, Bernard Davis, étudièrent cette question, en se basant sur le fait que le crâne croît par ses sutures, comme les os longs par leurs cartilages épiphysaires.

Virchow a formulé les deux lois suivantes : 1° la croissance des os crâniens soudés entre eux par une ossification précoce s'arrête dans une direction perpendiculaire à la suture ossifiée ; 2° la compensation se fait en sens inverse de l'axe de rétrécissement, et cela, grâce à la poussée cérébrale qui exagère ses effets au niveau des points où elle ne rencontre point de résistance. L'existence d'une relation de cause à effet entre la soudure précoce et la déformation crânienne, admise par Lucae, fut niée par Pommerol, B. Davis, Broca, qui montrèrent des synostoses précoces sans déformations crâniennes, et des déformations sans soudure précoce.

Gudden, à la suite d'expériences nombreuses (ligature des deux carotides) pratiquées sur des lapins peu de jours après la naissance, montra que le rétrécissement du crâne peut avoir lieu sans synostoses, sous l'influence directe de l'état de la circulation artérielle. D'autres expériences prouvèrent qu'on peut produire des synostoses sans rétrécissement, en modifiant encore les conditions circulatoires (ligature des jugulaires internes et externes), chez le lapin, deux ou trois jours après la naissance.

Des expériences de Gudden, il résulterait que les sutures ne seraient pas la seule voie par laquelle se ferait l'accroissement des os, et que la croissance interstitielle joue un rôle aussi grand dans le développement du crâne. Gudden a prouvé ce fait par les expériences suivantes : au moyen d'une pointe d'acier, il pratique sur le crâne de lapins nouveau-nés de petites marques : au bout de six semaines, il sacrifie les lapins et il constate que les marques sont notablement écartées. La croissance interstitielle existe donc en tous les points du crâne : toutefois Gudden a constaté qu'elle est d'autant plus forte qu'on se rapproche plus du bord des os, ce qui laisse aux sutures leur rôle prépondérant.

Ces expériences expliquent aussi la déformation du crâne dans le torticolis, avec compression de certains trous vasculaires du cou. Mais elles ne peuvent pas être appliquées complètement au crâne humain. Aussi faudrait-il s'en tenir à la théorie de Virchow dans l'immense majorité des cas où les faits se prêtent à son application. Dans les cas seulement où cette théorie est manifestement en défaut on devra chercher, dans la voie décrite par Gudden, une explication plus plausible que celles qui ont été jusqu'ici présentées.

Quelle est la cause de la synostose prématurée ? — L'ostéite ? (Virchow), — un manque de toute suture ? (Baer) ; une trop grande proximité de deux centres d'ossification ? (Marcelli).

On sait quelle est l'influence de la synostose précoce sur le développement du cerveau, et par conséquent sur l'état intellectuel des sujets qui en sont atteints. On a vu là une des causes de l'idiotie ; de là les tentatives de guérison par la crâniectomie (Lannelongue) destinée à permettre l'expansion du cerveau.

PÉRIODE SÉNILE (*état sénile ; crâne sénile ; atrophie sénile*). — Les modifications séniles du crâne ont été étudiées par Virchow, Sauvage, etc., etc.

Le caractère de sénilité du crâne consiste dans l'ankylose, dernier terme de la synostose. Parchappe admettait que le crâne augmentait de volume jusqu'à près de cinquante ans, pour diminuer au delà de soixante. Sauvage a infirmé cette opinion. Rien de caractéristique, soit dans l'épaisseur, soit dans le poids et la densité du crâne sénile. La structure histologique des os du crâne des vieillards présente quelques modifications : les canaux de Havers sont plus rares, les ostéoplastes plus petits et les canicules plus rares. Les cellules du diploé sont agrandies, et les colonnettes, ou trabécules qui les séparent, sont plus grêles que chez l'adulte. — Mais, parmi les stigmates des crânes séniles, les plus importants sont : l'atrophie, très fréquente, et l'hypertrophie, très rare.

L'atrophie sénile siège au niveau des pariétaux surtout. On trouve, placé symétriquement des deux côtés, un amincissement de l'os avec une dépression, visible sur la convexité de la calotte crânienne, et qui devient plus frappante lorsqu'on l'examine par transparence. Le siège précis de cette usure de l'os est remarquable par sa constance : ce lieu d'élection se trouve sur les pariétaux, entre les bosses pariétales et l'obélion ; la lésion est ordinairement plus marquée à droite. L'amincissement est produit aux dépens du diploé qui disparait et de la lame externe qui s'atrophie. Aussi, tandis que la face externe est déprimée, l'interne n'est pas modifiée : l'os, épais de moins d'un millimètre, est formé de la table interne intacte, et d'une mince lamelle de table externe. L. B. Schmidt a signalé les stries blanches, plexiformes, que l'on aperçoit dans la plaque d'atrophie, en la regardant à contre jour. Tout autour de la dépression se produit une formation nouvelle, un bourrelet dû à l'épaississement du diploé. La plaque d'atrophie a son grand diamètre dirigé d'avant en arrière et de dehors en dedans ; elle ne dépasse jamais en dehors la ligne courbe temporale, et elle finit en dedans à un centimètre de la ligne médiane : parfois cette plaque n'est pas régulière, elle est serpigineuse. Rarement on a observé la perforation complète de l'os. Wirchow a étudié la structure de la zone atrophiée, et Sauvage en a fait l'analyse chimique ; nous renvoyons pour les détails aux travaux déjà cités de ces auteurs.

D'autres lésions du crâne sénile peuvent être rattachées au même travail d'atrophie. La déhiscence spontanée de la voûte du tympan et des cellules mastoïdiennes qui produit le pneumatocèle du crâne, la perforation de la paroi du sinus longitudinal supérieur, qui peut donner lieu à une variété de tumeur veineuse du crâne en communication avec les sinus. Disons enfin que cette atrophie des pariétaux, dite sénile, peut se montrer sur des crânes adultes.

Hypertrophie. — Je ne sais si ce terme convient pour désigner l'épaississement que l'on remarque parfois sur certains crânes de vieillards. Je possède dans ma collection deux crânes qui présentent un épaississement général de leurs parois : sur l'un d'eux la paroi atteint, en certains points, 4 ou 5 cm. d'épaisseur. Sur ces deux têtes les os de la face sont également très épaissis. Des faits semblables ont été déjà signalés bien des fois, ils relèvent certainement d'une diathèse : reste à déterminer laquelle.

ARTICLE III

SQUELETTE DE LA FACE

Attaché à la moitié antérieure de la base du crâne, le squelette facial est décomposable en deux portions ou massifs : le massif supérieur est formé par treize os unis entre eux par engrènement ou par suture harmonique, le massif inférieur, ne comprenant qu'un seul os, impair et médian, le *maxillaire inférieur,* forme la *mâchoire inférieure.*

Des treize os, formant le massif facial supérieur, un seul, le *vomer,* est impair et médian ; les autres, pairs et latéraux, sont au nombre de six pour chaque côté ; le *maxillaire supérieur,* le *palatin,* le *malaire,* l'*os nasal,* le *lacrymal* et le *cornet inférieur.*

Nous décrirons : 1° chacun des os du squelette facial ; — 2° la face en général ; — 3° quelques régions communes au crâne et à la face.

§ I. — DESCRIPTION DES OS DE LA FACE EN PARTICULIER.

MAXILLAIRE SUPÉRIEUR

Le maxillaire supérieur forme la pièce principale du massif facial supérieur. Uni, sur la ligne médiane, par une *apophyse horizontale,* avec son homonyme du côté opposé, il limite avec lui la cavité des fosses nasales, que l'ethmoïde vient fermer en haut. — D'autre part, les maxillaires réunis forment la mâchoire supérieure, dont le contour inférieur présente une arcade sur laquelle sont implantées des dents.— Enfin, le maxillaire supérieur envoie des prolongements ou apophyses qui vont s'articuler avec le frontal et d'autres os de la face.

La forme du maxillaire supérieur est celle d'une pyramide triangulaire à sommet tronqué. La *base* de la pyramide répond aux fosses nasales et contribue à la formation de la paroi externe de celle-ci. C'est de cette base que naît la large apophyse horizontale, dite *apophyse palatine* qui, unie à l'apophyse palatine du maxillaire de l'autre côté, forme avec elle la plus grande partie d'une cloison horizontale, la *voûte* palatine qui sépare les fosses nasales de la cavité buccale. Le *sommet,* tronqué, s'articule avec un os, le malaire, qui prolonge en dehors la pyramide maxillaire et se bifurque pour s'articuler avec le frontal et le temporal.

Des trois faces de la pyramide, l'une regarde en haut et prend part à la formation du plancher de l'orbite; l'autre, tournée en avant, répond à la joue; la troisième, postérieure, limite en avant une excavation profonde, la fosse ptérygo-maxillaire.

Je décrirai successivement le corps du maxillaire, ses trois faces et les bords qui les limitent ; sa base, son sommet; les apophyses qui se détachent de l'os; le bord alvéolaire, formation particulière, et le sinus maxillaire seront décrits à part.

Placer en bas le bord qui porte les dents, en dedans la concavité de ce bord, et en arrière son extrémité la plus épaisse.

CORPS. — **Face antérieure** (*jugale*). — Elle est convave et légèrement inclinée en bas Sa partie centrale, plus excavée, porte le nom de *fosse canine.* Il importe de remarquer que cette fosse ne répond point à la dent canine; au-dessus de cette dent, on voit en effet, une voussure produite par sa longue racine. La fosse ne répond pas davantage au muscle canin qui ne s'insère pas dans la fosse elle-même, mais à la partie inférieure de celle-ci; très souvent la trace de cette insertion est marquée par une série de rugosités transversales surmontant immédiatement la racine des deux petites molaires. En réalité, la fosse canine répond aux deux premières molaires; sa profondeur, très variable, résulte plutôt de la saillie des parties voisines que d'un enfoncement de l'os. — Au-dessus de la fosse canine, on voit l'orifice d'un canal, le *canal sous-orbitaire,* que nous étudierons avec la paroi orbitaire de la pyramide maxillaire ; le *trou sous-orbitaire,* situé à 6 ou 10 millimètres au-dessous du bord orbitaire de l'os, est limité en dehors par un bord tranchant; dans sa partie interne, il se perd, sans limites précises, sur la face externe de l'os ; le grand axe de ce trou ovalaire est dirigé de haut en bas et de dedans en dehors (A). Au-dessus du trou sous-orbitaire, on peut voir les rugosités d'insertion du muscle élévateur commun profond de la lèvre supérieure et de l'aile du nez.

On remarque encore sur cette face, en dedans de la fosse canine, une petite

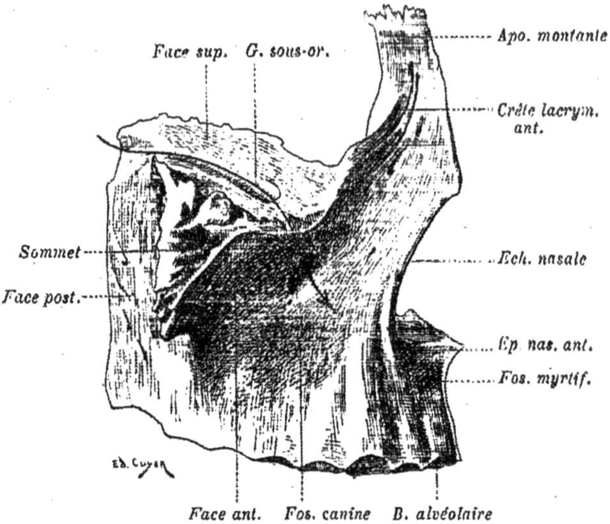

Fig. 406. — Maxillaire supérieur, vue externe.

fossette surmontant la racine des deux incisives médianes, c'est la *fossette myrtiforme*, dont la moitié inférieure donne insertion au muscle myrtiforme.

La face jugale de la pyramide est limitée par *trois bords*. Le *bord supérieur (orbitaire)*, concave en haut, légèrement oblique en bas et en dehors, sépare cette face de la face supérieure. Le bord orbitaire est rugueux dans sa moitié externe qui s'articule avec l'os malaire ; dans sa moitié interne, il monte vers la face externe de l'apophyse frontale, et se détache en une crête tranchante, la *crête lacrymale antérieure*. — Le *bord postérieur*, vertical, épais, mousse, sépare la face jugale de la face postérieure : il continue en bas le bord massétérin de l'os malaire et vient se perdre sur le bord alvéolaire au niveau des racines de la première grosse malaire.

Le *bord antérieur*, tranchant, présente une large échancrure, dont le quart inférieur s'émousse pour se perdre sur le bord alvéolaire ; c'est l'*échancrure nasale* qui limite en dehors l'orifice externe des fosses nasales.

Au niveau de l'angle supérieur et interne, la face externe de la pyramide maxillaire se prolonge en une apophyse large et mince qui monte verticalement vers le frontal, c'est l'*apophyse montante* (frontale) du maxillaire supérieur (V. plus loin).

Face supérieure (*orbitaire*). — Très légèrement inclinée en dehors et en avant, cette face de la pyramide forme la plus grande partie du plancher de l'orbite. Elle est traversée d'arrière en avant et de dehors en dedans par une *gouttière* à concavité supérieure, qui se transforme en *canal* vers le bord orbitaire : la gouttière et le canal *sous-orbitaires* logent le nerf maxillaire supérieur, qui vient émerger sur la face jugale de l'os par le trou sous-orbitaire (B).

Des bords qui limitent cette face, l'*antérieur* nous est connu : c'est le bord orbitaire ; — le *postérieur,* qui forme la lèvre inférieure de la fente sphéno-maxillaire, présente vers son tiers moyen une large échancrure, commencement de

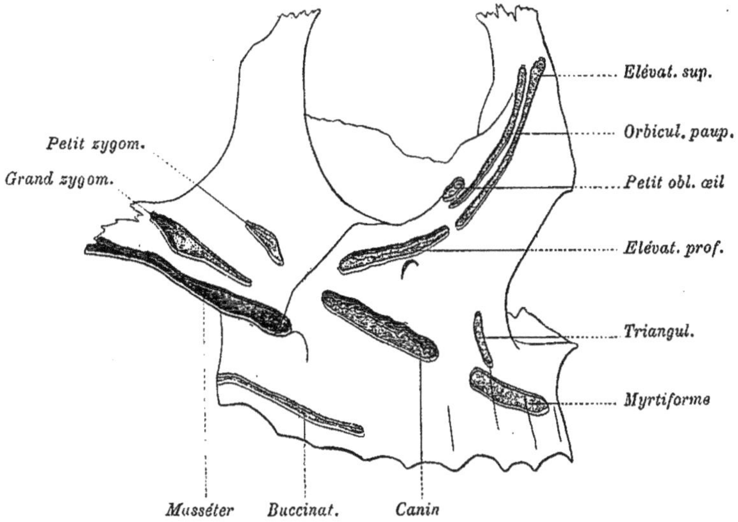

Fig. 407. — Maxillaire supérieur et malaire, vue externe, insertions musculaires.

la gouttière sous-orbitaire. Le *bord interne,* finement frangé, s'articule avec le lacrymal et l'os planum de l'ethmoïde ; à son extrémité ou angle postérieur il s'élargit en une facette triangulaire, rugueuse, qui s'articule avec le palatin ; à son extrémité antérieure, il offre une échancrure arrondie qui limite en dehors le conduit lacrymo-nasal ; le crochet antérieur de cette échancrure semi-lunaire se continue avec le bord postérieur de l'apophyse frontale.

Face postérieure. — Cette face est convexe transversalement et de haut en bas ; dans son tiers externe, elle devient concave pour se continuer avec la face postérieure de l'os malaire. Dans sa moitié supérieure lisse, elle présente une gouttière qui va gagner obliquement l'extrémité postérieure de la gouttière sous-orbitaire ; cette gouttière répond au passage du nerf maxillaire supérieur, qui, sortant de la fosse ptérygo-maxillaire, contourne la tubérosité pour se rendre dans la gouttière sous-orbitaire. Dans sa partie inférieure, cette face présente de petites rugosités et un certain nombre d'orifices, souvent précédés de sillons, par lesquels passent les nerfs et vaisseaux dentaires postérieurs.

Des bords qui limitent cette face, le *supérieur,* échancré par la gouttière sous-orbitaire, et l'*inférieur* arrondi qui la sépare de la face jugale nous sont déjà connus ; l'*interne,* vertical, est aplati et rugueux à ses deux extrémités qui s'articulent avec le palatin ; dans sa partie moyenne, il est lisse et limite avec le bord antérieur de l'apophyse ptérygoïde l'arrière-fond de la fosse ptérygo-maxillaire.

Base. — La base de la pyramide maxillaire répond à la paroi externe des fosses nasales, et prend une large part à la constitution de cette paroi. Si l'on met à part l'apophyse frontale qui prolonge en haut l'angle antéro-supérieur de cette face, elle est quadrilatère : car, aux trois bords ou bases des faces déjà décrites, s'ajoute un quatrième bord, le bord inférieur, formé par l'apophyse palatine.

Cette base présente dans sa partie moyenne un large *orifice* qui conduit dans la cavité dont est creusé l'os, le *sinus maxillaire*. L'orifice est assez grand sur un maxillaire isolé pour permettre le passage de la première phalange du pouce ; sa forme est triangulaire à angles arrondis ou ovalaire ; lorsque le maxillaire a gardé ses rapports avec les os voisins, la forme de l'orifice est modifiée, car l'ethmoïde, le palatin, le cornet inférieur, et l'unguis empiètent sur son contour et diminuent d'autant ses dimensions.

Toute la partie de la base située en arrière de ce large orifice est hérissée de légères aspérités et parcourue par de très fins sillons : cette partie est recouverte par le palatin qui s'unit intimement à elle ; on y voit d'ordinaire une large gouttière lisse, que le palatin transforme en canal, le *canal palatin postérieur*, parfois bifurqué. — Au-dessus de l'hiatus, la face interne est représentée par une lame étroite creusée de cavités cellulaires, que complètent les masses latérales de l'ethmoïde, qui viennent s'articuler avec cette partie de la base. Au-dessous de l'hiatus, la base de la pyramide forme avec la face supérieure

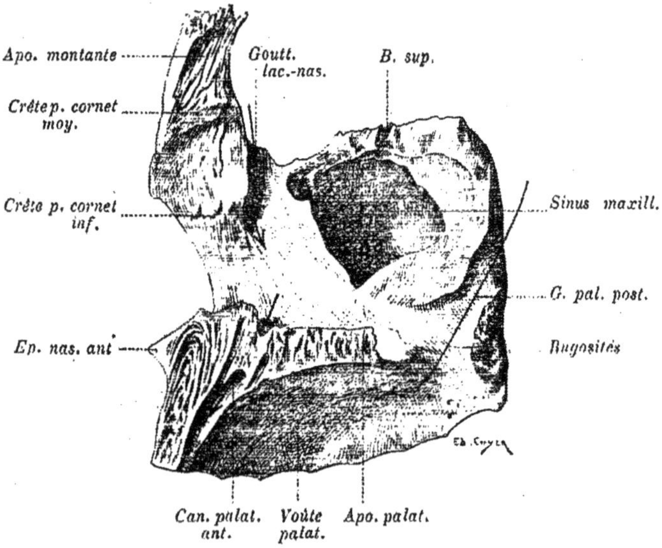

Fig. 408. — Maxillaire supérieur, vue interne.

de l'apophyse palatine une large gouttière, concave transversalement, qui répond au méat inférieur et au plancher des fosses nasales. — En avant de l'hiatus, on trouve une surface lisse qui forme la paroi externe du méat inférieur ; elle est surmontée d'une crête horizontale par laquelle le maxillaire supérieur s'articule avec le cornet inférieur. Au-dessus et en avant de cette crête on voit la face interne de l'apophyse frontale ; au-dessus et en arrière une gouttière très profonde, limitée par deux lèvres saillantes, la *gouttière lacrymale* dont l'unguis et le cornet inférieur feront un canal, le *canal lacrymo-nasal.*

Nous connaissons déjà trois des bords qui limitent cette base, le *bord supérieur* est commun avec la face orbitaire ; le *bord postérieur* avec la face postérieure, le *bord antérieur* n'est autre que l'échancrure nasale qui limite en avant la face jugale. — Le *bord inférieur* est formé par l'insertion de l'*apophyse palatine.*

Sommet. — Le sommet, tronqué, de la pyramide maxillaire revêt l'aspect d'une face triangulaire rugueuse, dont les bords répondent aux faces de la pyramide, et dont les angles répondent à ses bords. Son angle interne, très effilé, s'allonge sur le rebord orbitaire inférieur jusqu'au niveau du trou sous-orbitaire. C'est sur cette surface rugueuse, à bords dentelés, que vient s'articuler l'os malaire.

APOPHYSE PALATINE. — Née du bord inférieur de la base, l'apophyse palatine, lame osseuse quadrilatère, se porte horizontalement en dedans à la rencontre de l'apophyse palatine de l'autre côté, avec laquelle elle s'unit sur la ligne médiane par un bord épais et rugueux.

Faces. — La *face supérieure,* lisse, concave transversalement, forme les deux tiers antérieurs du plancher osseux de la fosse nasale correspondante. — La *face inférieure,* très rugueuse, appartient à la voûte palatine ; elle se continue à angle arrondi avec la face interne de l'arcade alvéolaire, elle est parcourue d'arrière en avant par deux gouttières qui continuent le conduit palatin postérieur et logent les vaisseaux palatins postérieurs (C).

Bords. — Le *bord antérieur* n'est point visible si on le recherche sur la face nasale de cette apophyse ; en effet, il se continue, sans ligne de démarcation, avec la partie incisive de l'arcade alvéolaire ; aussi sa limite apparente est formée par une crête en général fort nette qui continue en bas et en dedans l'échancrure nasale de la face externe et limite inférieurement l'orifice antérieur des fosses nasales. Au fur et à mesure qu'elle se rapproche de la partie médiane, cette crête devient de plus en plus saillante ; elle se termine par une pointe dirigée en avant ; réunie à la pointe appartenant à l'autre maxillaire, elle forme l'*épine nasale antérieure et inférieure;* mais cette dernière partie appartient à l'os incisif. Si on cherche le bord antérieur par la face buccale de l'apophyse palatine, il est le plus souvent indiqué par une ligne suturale qui part d'un conduit, le *conduit palatin antérieur,* situé immédiatement en arrière des incisives médianes, sur la ligne de réunion des deux apophyses palatines. A cette suture finit l'apophyse palatine et commence l'arcade alvéolaire. Le point est d'importance : j'y reviendrai en étudiant l'arcade alvéolaire, et nous verrons alors comment est formé ce qu'on appelle le *canal palatin antérieur.*

Le *bord postérieur,* tranchant, est taillé en biseau aux dépens de la face supérieure de l'os par son articulation avec la lame horizontale du palatin.

Le *bord interne,* très épais, est hérissé de dentelures pour s'articuler avec le même bord de l'apophyse palatine de l'autre côté. Il faut distinguer dans ce bord deux parties : une partie postérieure, horizontale, et une partie antérieure d'épaisseur double, descendant obliquement vers l'arcade alvéolaire, à laquelle elle appartient (D).

En s'unissant, les deux bords internes forment sur la face nasale une crête, la *crête nasale* qui s'articule en arrière avec le bord inférieur du vomer et en avant avec le cartilage de la cloison. Entre les portions antérieure et postérieure du bord interne, on voit les deux bouts d'un *canal complet*, qui va s'ouvrir dans les fosses nasales, en haut, dans la cavité buccale, en bas. — En avant et en arrière de ce canal il existe deux gouttières qui, réunies à deux gouttières de l'apophyse palatine opposée, forment deux canaux plus petits que le précédent : il y a donc en ce point, sur chaque apophyse palatine, un canal complet et deux gouttières ; quand les deux apophyses sont articulées, on trouve quatre canaux, parfaitement isolés et toujours distincts : deux gros canaux latéraux, deux canaux plus petits, situés sur la ligne médiane ; tous vont s'ouvrir dans une large excavation creusée sur la partie antérieure de la voûte palatine, immédiatement en arrière des incisives médianes. J'ai dû insister sur cette description des conduits palatins antérieurs, car les descriptions classiques sont tout à fait insuffisantes et inexactes sur ce point (E).

APOPHYSE MONTANTE (*frontale*). — Elle prolonge en haut, vers le frontal, l'angle antéro-supérieur des faces jugale et nasale du maxillaire supérieur, et va par son extrémité supérieure, tronquée et dentelée, s'articuler avec la partie externe de l'échancrure nasale du frontal. Elle présente une *face externe* (génienne) qui regarde en dehors et en avant, et une *face interne* (nasale) tournée en dedans et en arrière. Le plan de l'apophyse est à peu près parallèle au plan médian sagittal ; toutefois il faut noter que les deux apophyses convergent en haut vers le frontal.

La *face externe* qui forme les parties latérales du squelette nasal présente une saillie verticale, la *crête lacrymale antérieure*, qui va se continuer en dehors avec le rebord inférieur de l'orbite. En arrière de cette crête la face externe est excavée et concourt avec le lacrymal à la formation d'une fosse, la *fosse* du sac *lacrymal*. En avant de la crête, on remarque un sillon vasculaire, ou une ligne sinueuse qui circonscrit plus ou moins complètement une pièce osseuse répondant à la crête. Schultz, Rosenmuller, Rousseau, etc., ont rencontré cette pièce osseuse complètement isolée du reste de l'os : Rousseau lui a donné le nom *d'os lacrymal accessoire* (F).

Sur la *face interne* de l'apophyse montante, on voit des sillons vasculaires très fins, et une crête horizontale qui s'articule avec l'extrémité antérieure du cornet moyen. Au-dessous de cette crête, il en est une autre, parallèle, plus marquée, qui s'articule avec l'extrémité antérieure du cornet inférieur : cette dernière nous est déjà connue.

Le *bord antérieur* de l'apophyse montante se porte en avant et en bas, jusqu'à l'échancrure nasale : il est rugueux et s'articule avec le bord externe des os propres du nez. — Le *bord postérieur*, tranchant, s'articule avec le bord antérieur du vomer et répond au fond de la fosse lacrymale.

ARCADE ALVÉOLAIRE. — L'arcade alvéolaire dont l'existence est liée à celle des dents, qui se développe avec elles et disparaît avec elles, forme une partie tout à fait à part dans le maxillaire (Voy. dévelop.). En forme d'arc à concavité postérieure, si on l'étudie quand les deux maxillaires sont soudés, en forme de crosse à concavité interne, si on l'envisage sur un seul maxillaire, l'arcade alvéolaire présente : une *face externe* sur laquelle des saillies et des dépressions verticales correspondent aux alvéoles et aux cloisons interalvéolaires que nous allons voir sur le bord libre de l'arcade ; une *face interne*, rugueuse, qui s'incurve doucement en haut et en dedans pour se continuer avec la voûte palatine ; et un *bord inférieur* sur lequel se voient 8 dents, ou à leur place 8 alvéoles séparées par des cloisons. La forme et les dimensions des alvéoles sont en rapport avec la disposition et le volume des dents qu'elles reçoivent. La dernière alvéole, qui répond à la dent de sagesse, est assez souvent placée sur la face postérieure de l'os, sur la tubérosité.

SINUS MAXILLAIRE (*antre d'Highmore*). — Les parois de la pyramide maxillaire sont d'une minceur extrême, transparentes le plus souvent ; elles limitent une cavité centrale, le *sinus maxillaire*, dont la forme et les dimensions reproduisent à peu de chose près la forme et les dimensions de la pyramide elle-même, non compris les apophyses qui s'en détachent. — Le sinus est ouvert sur la base de la pyramide par le large orifice que nous avons étudié : cet orifice répond au méat moyen des fosses nasales. — Sur la paroi supérieure du sinus, on peut voir le relief saillant de la gouttière et du canal sous-orbitaire ; — sur la paroi inférieure on aperçoit parfois des saillies répondant aux sommets des racines dentaires. Sur les autres parois on remarque des sillons vasculaires plus ou moins accentués (G).

Ossification. — Le maxillaire supérieur présente cinq points d'ossification ; ils apparaissent au milieu de la trame embryonnaire vers le deuxième mois de la vie intra-utérine, sans être précédés de cartilage, comme cela a lieu pour les points d'ossification de la voûte crânienne. Les cinq points forment : le premier, *externe* ou *malaire*, toute la partie de l'os située en dehors de la gouttière sous-orbitaire ; — le deuxième, *supérieur* ou *orbito-nasal*, à concavité interne, forme le sinus maxillaire et la partie interne du plancher de l'orbite ; — le troisième *inférieur* ou *palatin*, forme les 2/3 postérieurs de l'apophyse palatine et la partie interne du bord alvéolaire ; — le quatrième, *antéro-interne* ou *nasal*, donne naissance à l'apophyse montante, à la gouttière qui formera la plus grande partie du canal nasal et toute la partie de l'os située au-dessous ; — le cinquième, *incisif*, forme l'os incisif. Situé entre le point nasal et la ligne médiane, cet os supporte les deux incisives et constitue le quart antérieur de l'apophyse palatine ; par sa partie supérieure lamelleuse, appliquée contre le point nasal, il forme la portion la plus interne de l'apophyse montante. On peut trouver encore des vestiges de la soudure entre le point incisif et le point palatin sur des maxillaires d'adultes. Rambaud et Renault décrivent encore un sixième point d'ossification au maxillaire supérieur : le *point sous-vomérien*, formant l'os sous-vomérien, coin enfoncé entre le point incisif (os incisif) et le point palatin ; interposé entre les deux gouttières palatines droite et gauche, le point sous-vomérien transforme ces dernières en un canal.

L'évolution de ces points d'ossification mérite quelques détails. L'union des *points malaire et orbito-nasal* forme le plancher orbitaire, la gouttière et le canal sous-orbitaires. La trace de la suture des deux points disparait rapidement sur la gouttière et sur la paroi inférieure du canal, mais elle persiste longtemps sur la paroi supérieure de ce dernier et toujours en arrière du rebord orbitaire Sur le rebord orbitaire même, on trouve encore la trace de la suture jusqu'à six ou dix ans, même jusqu'à dix-huit ans ; mais quelquefois aussi elle a déjà disparu à la naissance (Sappey).

Le *point orbito-nasal* très allongé, prismatique et triangulaire, présente une face supérieure ou orbitaire plane ; une face interne ou nasale déprimée en fossette, *fossètte maxillaire*, qui formera le sinus maxillaire ; par son bord inférieur, ce point se soude au point palatin. Cette suture reste visible jusqu'au quatrième ou cinquième mois de la vie intra-utérine. Par son extrémité antérieure, le point orbito-nasal se soude de bonne heure au point nasal.

Le *point palatin* forme par sa portion horizontale les deux tiers postérieurs de l'apophyse palatine ; par sa portion verticale la partie interne de la gouttière alvéolaire des dents molaires. Cette gouttière est sous-jacente et parallèle à la gouttière sous-orbitaire ; elle est d'abord presque en contact avec cette dernière, mais bientôt le sinus maxillaire vient s'interposer entre elles et les séparer. La gouttière alvéolaire résulte de la soudure des points palatin et malaire. — La face antérieure du *point nasal* forme l'alvéole de la dent canine, la partie antérieure de la fosse canine et l'apophyse montante. La face interne de ce point répond à l'apophyse montante et à la gouttière du canal nasal ; deux interstices le séparent en arrière du point orbito-nasal, en bas du point palatin.

Le *point incisif*, os incisif ou intermaxillaire, est cubique et présente six faces. L'inférieure creusée de deux larges alvéoles loge les incisives. La supérieure forme une partie du plancher nasal. L'interne, inégale, rugueuse, s'articule avec l'os incisif du côté oppsé ; elle présente en arrière une gouttière contribuant à former le conduit palatin antérieur, conduit qui est complété par l'union des deux points palatins et des deux points incisifs. La face externe, contiguë à la face interne du point nasal, répond à la dent canine et à la base de l'apophyse montante ; cette face présente deux apophyses : l'une, grande, forme une partie de la paroi externe du méat inférieur ; l'autre, petite, curviligne, aiguë, fait une partie du contour de l'ouverture des fosses nasales. La face antérieure est recouverte par la muqueuse gingivale et la lèvre supérieure. La face postérieure s'articule avec le point palatin. L'os incisif se soude tout d'abord au point nasal, ensuite au point palatin vers le troisième mois de la vie intra-utérine.

Vers la fin du sixième mois de la vie intra-utérine, tous les points d'ossification du maxillaire supérieur se sont soudés entre eux pour constituer un os unique.

Os intermaxillaire. — *L'os incisif* ou *intermaxillaire* mérite une description détaillée à cause des nombreuses recherches dont il a été le sujet et aussi à cause de l'intérêt pratique qui s'y rattache. Nous avons vu que cet os se développe par un point d'ossification spécial, et qu'il s'unit ultérieurement au reste du maxillaire supérieur. Chez beaucoup d'animaux, les carnivores et les singes inférieurs surtout, cet os conserve son indépendance même chez l'adulte. Aussi, c'est chez ces derniers que l'os intermaxillaire fut décrit tout d'abord. — Galien, en effet, ayant observé un os intermaxillaire isolé par une suture incisivo-maxillaire ou *suture incisive* chez divers animaux et en particulier chez le singe, conclut à l'existence de cet os chez l'homme.

Plus tard, Sylvius, puis Charles Estienne observèrent la suture décrite par Galien sur quelques sujets humains ; Spigel, Eysson et Robert Nesbitt l'observèrent sur des embryons humains de quatre mois ; Vicq d'Azir la suivit sur la voûte palatine et dans les fosses nasales, sur la face interne de l'apophyse montante du maxillaire.

Enfin, en 1786, Gœthe, faisant des recherches sur les grands mammifères, chez lesquels les sutures incisivo-maxillaires persistent, donna une description complète de l'os intermaxillaire dont l'existence fut désormais établie. Depuis, le développement même de cet os a donné lieu à des controverses nombreuses, encore loin d'être résolues.

Nous avons dit que chaque os incisif ou intermaxillaire présentait un seul point d'ossification ; telle était l'opinion classique. Des recherches récentes ont démontré deux centres d'ossification dans chaque intermaxillaire. Albrecht (Soc. d'Anthrop. de Bruxelles, octobre 1882, p. 73) admet l'existence de deux os intermaxillaires de chaque côté, l'un interne, *endognathion* (de γνάθος, mâchoire), l'autre externe, *mésognathion*. Ces deux os se développent chacun par un point osseux spécial ; ils sont réunis entre eux par une suture dite suture *endo-mésognatique*. Les deux intermaxillaires de chaque côté sont réunis sur la ligne médiane par une suture dite *endognathique ;* sur leurs parties latérales ils s'unissent avec l'apophyse palatine du maxillaire, désignée sous le nom d'exognathion, par une suture dite *méso-exognatique*. Je reproduis ci-contre un schéma de ces sutures imité de celui d'Albrecht. Biondi (Arch. f. path. Anat. Dd C. XI, p. 125-176) a trouvé trente-huit fois sur cinquante embryons examinés, une suture séparant l'incisive interne de l'externe (suture endo-mésognathique d'Albrecht). D'après Warynski (Arch. f. path. Anat. Dd. C. XII, p. 507-536), on trouverait constamment cette dernière disposition sur les embryons du cinquième au sixième mois ; ce fait a été contrôlé et admis par d'autres auteurs (Gilis, Lannelongue et Ménard, etc).

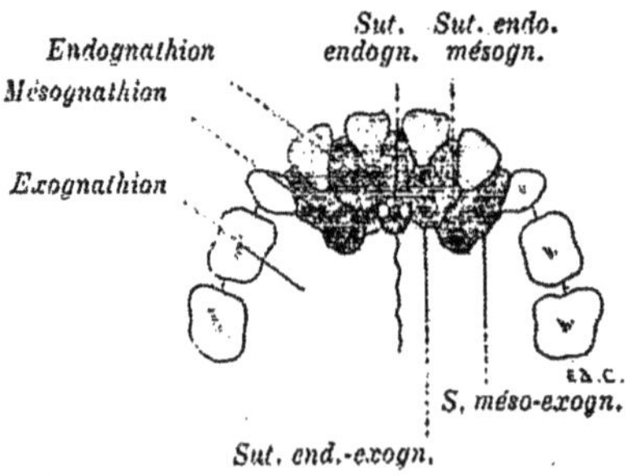

Fig. 409. — L'os incisif et ses sutures (schéma imité d'Albrecht).

Nous avons dit que l'os incisif reste séparé du maxillaire par une suture jusqu'au quatrième ou cinquième mois de la vie intra-utérine. A partir de cette époque, il est fusionné avec le maxillaire dans un grand nombre de cas. Cependant à la naissance il existe encore chez la plupart des sujets des traces évidentes de la suture incisivo-maxillaire (méso-exognathique).

Hamy a fort bien décrit les traces de cette suture, qui part de l'interstice de la canine et de l'incisive externe et quelquefois d'un point situé un peu en dehors de cet interstice, décrit sur la voûte palatine une courbe flexueuse à concavité inférieure plus ou moins prononcée et pénètre dans le trou palatin antérieur.

Le même auteur a montré que si dans la race blanche (orthognathe) la suture incisivo-maxillaire se forme en général avant la naissance, il n'en est pas de même dans les races nègres. Ceux-ci sont orthognathes dans l'enfance; l'allongement du maxillaire que crée la prognathie ne se prononce qu'au moment de la deuxième dentition. Aussi chez eux la suture incisivo-maxillaire persiste-t-elle jusqu'à cette époque; il en est de même chez les Néo-Calédoniens; plus tard la soudure se ferme comme dans les races orthognathes. A l'âge adulte, la suture disparaît ordinairement chez l'homme comme chez les singes et même les vertébrés très éloignés dans la série. Exceptionnellement, on peut la trouver chez l'homme à l'état d'anomalie (Vicq d'Azir, Leuckart, Hamy, Albrecht, Lannelongue et Ménard) et cela sur les crânes hydrocéphales et rachitiques (Hamy).

Théorie du bec-de-lièvre. Un arrêt de développement dans la formation des sutures qui réunissent les différentes pièces de l'os intermaxillaire entre elles et avec le maxillaire supérieur produisent des difformités connues sous le nom générique de *becs-de-lièvre.* Si l'os intermaxillaire ne s'est pas soudé à celui du côté opposé, on a la difformité dite « *bec-de-lièvre complexe médian* »; s'il ne s'est point soudé au maxillaire, c'est le *bec-de-lièvre complexe latéral.* Si, enfin, l'os intermaxillaire manque totalement, c'est la *gueule de loup.*

Dans le bec-de-lièvre médian la fissure se trouve entre les deux os intermaxillaires; sur ce point l'accord est unanime. Il n'en est pas de même au point de vue du siège précis de la fissure dans le bec-de-lièvre latéral; deux théories sont actuellement en présence. Je les résumerai successivement.

D'après la *théorie ancienne de Gœthe,* le siège précis de la fissure dans le bec-de-lièvre latéral répond à la suture incisive; si la fissure est bilatérale, elle isole un tubercule osseux

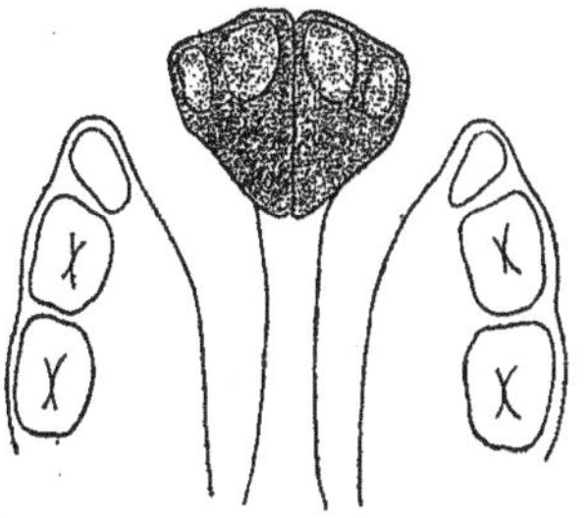

Fig. 410. — Bec de lièvre, théorie ancienne (de Gœthe).

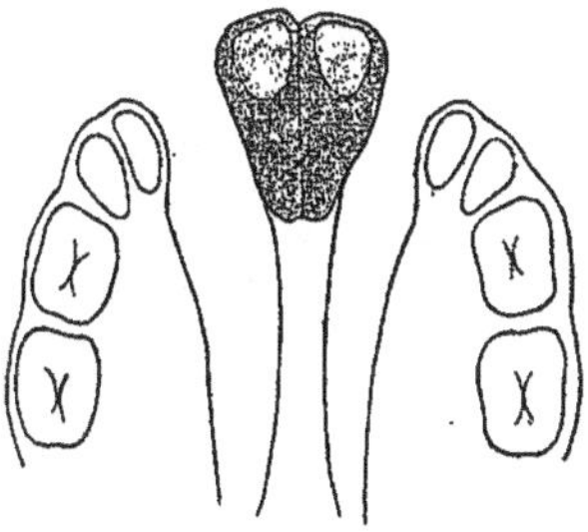

Fig. 411. — Bec-de-lièvre, théorie nouvelle (d'Albrecht).

sur lequel s'implantent les quatre incisives; ce tubercule est formé par les deux intermaxillaires réunis sur la ligne médiane.

D'après la théorie nouvelle d'Albrecht, la fissure passe entre l'incisive médiane et l'incisive latérale, dans la suture *endo-mésognathique;* lorsqu'elle est bilatérale, le tubercule osseux médian ne porte que deux incisives. Elle se trouve donc, non plus entre l'os intermaxillaire et le maxillaire supérieur, mais entre l'os *intermaxillaire interne* et *l'os intermaxillaire externe, dans la suture endo-mésognathique.* Il considère l'augmentation du nombre des dents, observée dans un certain nombre de cas, comme une anomalie réversive, un rappel de ce que l'on trouve chez un grand nombre de mammifères (cheval, chien, lion, ours). Hamy (L'os intermaxillaire de l'homme à l'état normal et à l'état pathologique, Thèse de Paris, 1868) a distingué trois variétés de fissures du bord alvéolaire : une fissure médiane séparant les deux intermaxillaires; une fissure passant entre l'incisive médiane et l'incisive latérale; enfin une fissure intermédiaire à l'incisive et à la canine.

Dans la théorie d'Albrecht, le tubercule osseux médian du bec-de-lièvre compliqué représente non la totalité de l'os intermaxillaire mais seulement les os intermaxillaires internes; tandis que l'intermaxillaire externe, situé en dehors de la fissure adhère au maxillaire supérieur. La théorie d'Albrecht qui ne tient pas compte de ce fait, que le bourgeon nasal médian (Voy. Développement) va se souder au bourgeon maxillaire supérieur en passant au-dessous du bourgeon nasal externe, qui ne descend point jusqu'au bord libre, a rencontré des adversaires sérieux : Kœlliker, Biondi, Warynski ayant repris l'étude embryologique du maxillaire supérieur et de l'os incisif, l'ont combattue. D'autres l'ont acceptée en se basant sur l'examen de la dentition dans des cas de bec-de-lièvre : c'est ainsi que Broca l'a confirmée et vulgarisée chez nous.

Mais il semble que les objections tirées du nombre des dents sont sans valeur, les recherches récentes de Warynski ayant démontré que les fissures coupent les germes den-

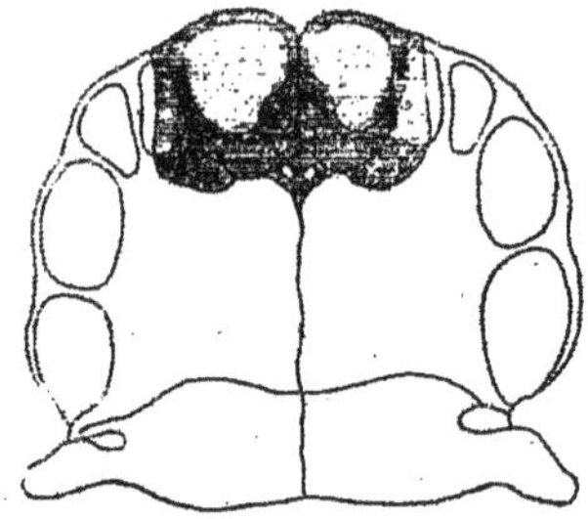

Fig. 412. — L'os incisif, d'après Warynski.

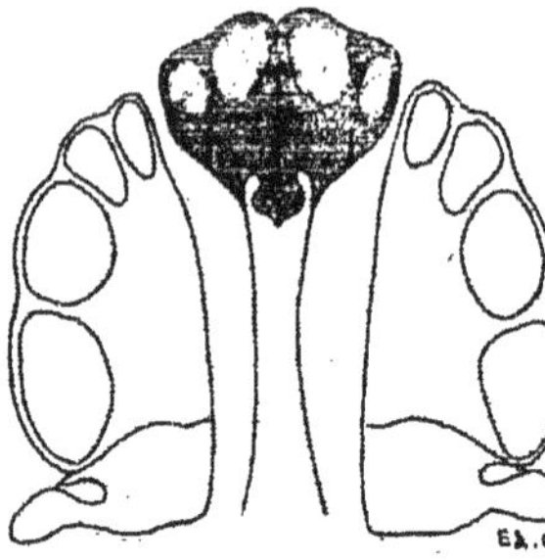

Fig. 413. — Schéma du bec-de-lièvre ordinaire, d'après Warynski.

taires et les dédoublent, comme nous le représentons dans le schéma ci-contre. Pour Warynski, dont le travail est basé sur l'examen d'un grand nombre de pièces à des âges divers de la vie fœtale « la fissure congénitale sur la face palatine est toujours disposée dans la direction de la suture incisive ; elle partage l'alvéole et le follicule de la dent incisive. » Le beau travail de Warynski marque donc un retour complet vers l'ancienne théorie.

Architecture. — Le maxillaire supérieur présente des formes architecturales variées ; son apophyse montante est essentiellement compacte ; son bord alvéolaire, essentiellement spongieux ; son corps est creusé d'une vaste cavité aérienne, le sinus. — Les travées de l'apophyse palatine sont verticales sur la partie postérieure, obliques en avant au niveau des incisives. On remarquera le fort pilier de l'apophyse malaire, à structure dense, avec des fibres allongées dans le sens de l'arcade zygomatique ; ce pilier correspond aux fortes pressions verticales de la mastication au niveau des grosses molaires.

Connexions et insertions musculaires. — Le maxillaire supérieur s'articule avec deux os du crâne, le frontal et l'ethmoïde, et avec six os de la face, l'os nasal, le lacrymal, le malaire, le palatin, le cornet inférieur, et le maxillaire du côté opposé. — Il donne attache aux muscles canin, myrtiforme, triangulaire du nez, buccinateur, élévateurs communs de l'aile du nez et de la lèvre supérieure, orbiculaire des paupières, et petit oblique de l'œil.

Varia. — A. — De l'angle supérieur du trou sous-orbitaire part une fine ligne suturale, vestige de la réunion de l'épiphyse malaire qui forme le sommet du maxillaire, avec le corps de l'os. On voit assez souvent cette suture monter verticalement et se réunir à la suture maxillo-malaire.

B. — La *gouttière* et le *canal sous-orbitaire* résultent de la juxtaposition, puis de la superposition de deux parties de l'os primitivement isolées ; les traces de cette réunion restent toujours visibles sous l'aspect de la fine ligne suturale que nous venons de voir aboutir à l'angle supéro-interne du trou sous-orbitaire.

Le canal sous-orbitaire s'ouvre anormalement sur la face externe du maxillaire par deux ou plusieurs orifices ; Grüber en a signalé jusqu'à cinq. J'ai étudié avec M. Friteau ce détail, qui a bien son importance en chirurgie, sur 217 crânes de l'École pratique et de l'École d'Anthropologie, nous avons constaté sur la face externe du maxillaire, 9 fois, deux orifices de chaque côté ; 26 fois, deux orifices d'un seul côté (15 à gauche, 11 à droite). Dans ces cas de dédoublement, l'orifice externe est le plus grand : il a à peu près les dimensions du trou normal ; l'orifice interne, au contraire, situé en dedans et au-dessus du précédent, est de dimensions moindres. Sur deux crânes nous avons observé trois orifices d'un côté, deux orifices de l'autre. Enfin un maxillaire possédait 3 orifices du côté gauche, et 4 du côté droit. Dans ce dernier cas, trois des orifices étaient situés à peu près à égale distance du rebord orbitaire, le plus grand étant l'externe ; le quatrième orifice, très rapproché du rebord orbitaire et plus interne que les autres, se continuait en haut et en dedans avec une gouttière vasculaire, creusée sur la face externe de l'apophyse montante du maxillaire, ce trou devait livrer passage à une artériole anastomosant la sous-orbitaire avec une branche de l'ophtalmique (la palpébrale inférieure probablement). Dans le cours de nos recherches, nous avons constaté assez fréquemment la présence de ce sillon vasculaire sur la face cutanée de l'apophyse montante du maxillaire.

C. — A y regarder de près, on voit sur la *face inférieure* de l'*apophyse palatine* deux gouttières ; l'une, externe, longe l'arcade alvéolaire et répond à l'artère ; l'autre, interne, répond aux nerfs palatins et à de fins rameaux vasculaires.

D. — Les deux parties, antérieure et postérieure, du *bord interne* de l'apophyse palatine répondent à une division primitive très nette de ce bord, développé, comme nous l'avons vu, aux dépens de deux os primitivement indépendants : le *maxillaire supérieur proprement dit,* et l'*intermaxillaire.*

E. — Lorsqu'on étudie avec attention le *canal palatin antérieur* ou canal incisif, on voit sans peine les 4 trous ou canaux qu'il contient. Ces canaux sont placés en croix, comme le montre notre schéma imité de celui de Scarpa : deux sont dans le plan frontal, deux dans le plan sagittal et médian. Les deux canaux latéraux sont gros, juxtaposés comme les canons d'un fusil ; ils livrent passage aux vaisseaux palatins antérieurs ; très rapprochés en bas, où ils s'abouchent dans une fosse commune, *fosse incisive,* ils s'écartent en haut, à la façon des deux branches d'un Y, pour aller déboucher chacun dans la fosse nasale correspondante par un orifice large. — Des deux canaux médians, l'antérieur, qui est toujours le plus petit, se dirige obliquement en arrière et en haut : le plus souvent il est borgne ; parfois on peut le suivre entre les deux lames du vomer ; plus rarement il s'ouvre dans l'une ou l'autre fosse nasale. — Le canal médian postérieur est de dimensions variables : généralement il se bifurque après un court trajet et chacune de ses branches va s'ouvrir dans le canal latéral correspondant.

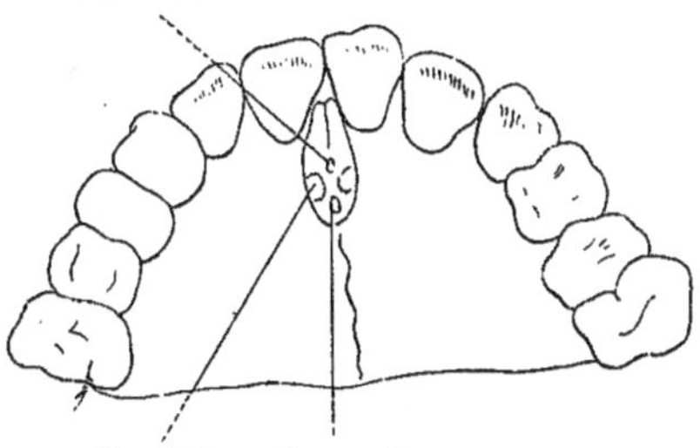

Fig. 414. — Les trous palatins antérieurs, schéma imité de Scarpa.

Cette description répond à la majorité des cas ; mais assez souvent la disposition est un peu différente. J'ai étudié ces canaux avec M. Juvara sur plus de 50 crânes et dans plus de la moitié des cas, nous avons rencontré la disposition que j'ai décrite. Nous avons vu les vaisseaux palatins antérieurs dans les canaux latéraux et les nerfs dans le canal postérieur ; le canal antérieur est peut-être un conduit nourricier. — L'anatomie de ces canaux est traitée avec une précision extrême dans le « liber secundus Anatomicarum Annotationum » de Scarpa (page 65 à 82).

F. — On rencontre presque constamment sur la partie inférieure de la face externe de l'apophyse montante un trou vasculaire assez gros : c'est l'orifice d'un canal qui pénètre à une profondenr de 8 à 10 millimètres dans l'épaisseur de l'os ; parfois ce canal va s'ouvrir dans le sinus ou dans le méat inférieur.

G. — W. Gruber (Virchow's Archiv. B. 113) a trouvé sur 200 crânes le sinus maxillaire divisé en deux cavités distinctes ; 3 fois à gauche, 1 fois à droite, 1 fois des deux côtés : soit 1,5 0/0.

PALATIN

Le palatin est un os plat, de forme assez irrégulière ; interposé entre l'apophyse ptérygoïde et la tubérosité du maxillaire supérieur, il continue en arrière la face nasale de cet os. Il est essentiellement composé de deux lames osseuses, soudées à angle droit : l'une de ces lames, *verticale* ou nasale, prend part à la formation du tiers postérieur de la paroi externe des fosses nasales ; l'autre, *horizontale* et transversale, forme le tiers postérieur de la voûte palatine (A). — Trois apophyses complètent cet os : l'une d'elles se détache du point de réunion des lames horizontale et verticale, se porte en arrière et en bas, et va se loger dans la bifurcation des ailes ptérygoïdiennes ; c'est l'*apophyse pyramidale ;* — les deux autres résultent de la division par une large échancrure du bord supérieur de la lame verticale : l'une se porte en avant et en haut vers l'orbite, c'est l'*apophyse orbitaire;* l'autre s'incline en arrière et en dedans vers le sphénoïde, c'est l'*apophyse sphénoïdale.*

Placer en bas la petite lame ou lame horizontale, en arrière le bord concave de cette lame, en dedans son bord le plus épais.

Lame horizontale. — Elle continue en arrière l'apophyse palatine du maxillaire supérieur. Sa *face supérieure,* lisse, concave transversalement, forme le tiers postérieur du plancher des fosses nasales. — Sa face *inférieure* répond au tiers postérieur de la voûte palatine ; elle présente une très large gouttière trans-

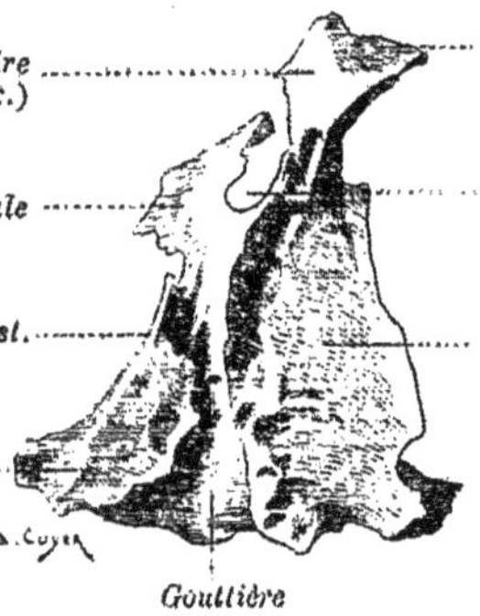

Fig. 415. — Palatin, vue externe.

versale, limitée en avant et en arrière par deux crêtes très saillantes, la postérieure surtout; en dehors cette gouttière aboutit à une large échancrure qui s'oppose à une échancrure du maxillaire pour circonscrire l'orifice inférieur du *canal palatin postérieur.*

Le *bord antérieur,* tranchant, taillé en biseau aux dépens de la face infé-

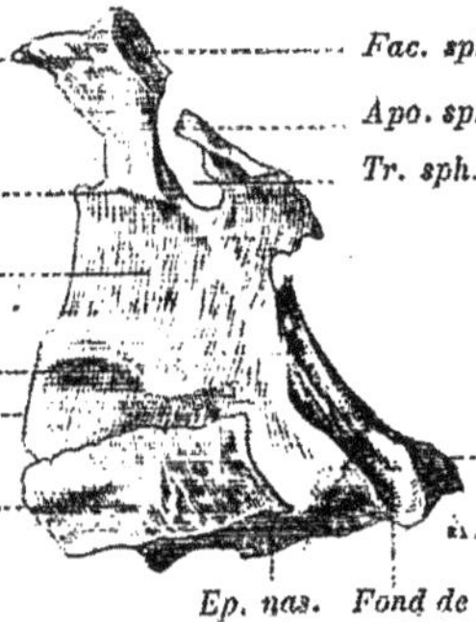

Fig. 416. — Palatin, vue interne.

rieure, repose sur le biseau de l'apophyse palatine du maxillaire. — Le *bord postérieur,* mince, concave, tranchant, reçoit l'insertion de l'aponévrose palatine. — Le *bord externe* s'unit avec la lame verticale. — Le *bord interne* épais et feuilleté verticalement, se réunit avec son homologue du côté opposé les deux bords ainsi réunis forment en bas la crête palatine, et en haut la crête nasale : cette dernière bifurquée reçoit le bord inférieur du vomer ; de la réu nion des deux bords naît en arrière un prolongement en forme d'épine très pointue, l'*épine nasale postérieure* (B).

Lame verticale. — Plus longue et plus mince que la précédente, rectangulaire aussi, elle est accolée à la partie postérieure de la face nasale du maxillaire supérieur ; elle empiète par son bord antérieur sur l'hiatus de l'antre d'Highmore, qu'elle contribue à rétrécir.

La *face externe*, libre au niveau du point où elle s'avance dans l'hiatus, devient légèrement rugueuse pour s'articuler avec le maxillaire par une bande verticale plus longue que large ; en arrière de cette surface rugueuse, elle redevient libre et forme le fond de la fosse ptérygo-maxillaire ; enfin, plus en arrière et en dehors vers le bord postérieur, elle est excavée et rugueuse pour s'articuler par une bandelette étroite avec l'aile interne de l'apophyse ptérygoïde.

Dans sa portion libre, au fond de la fosse ptérygo-maxillaire, la face externe est parcourue par un large sillon vertical, d'autant plus profond qu'on l'envisage sur un point plus inférieur ; ce sillon, complété inférieurement par le sillon que nous avons décrit sur le maxillaire, devient le *conduit palatin postérieur* (C).

La *face interne* constitue la partie postérieure de la face externe des fosses nasales ; elle est parcourue par deux crêtes horizontales : l'une, supérieure, très courte, située sur le pédicule même de l'apophyse orbitaire, s'articule avec l'extrémité postérieure du cornet moyen (D) ; — l'autre, inférieure, plus longue, traverse la face interne dans toute sa largeur et s'articule avec l'extrémité postérieure du cornet inférieur. Entre ces crêtes la face interne, lisse, répond au méat moyen ; au-dessous de la crête inférieure, elle répond au méat inférieur.

Le *bord antérieur* de la lame verticale s'avance par une apophyse plus ou moins longue, sur la partie postérieure de l'orifice du sinus qu'il rétrécit d'autant ; — le *postérieur* se soude à l'aile interne de l'apophyse ptérygoïde ; — l'*inférieur* est soudé à la lame horizontale ; — le *supérieur*, échancré, donne naissance aux deux apophyses orbitaire et sphénoïdale.

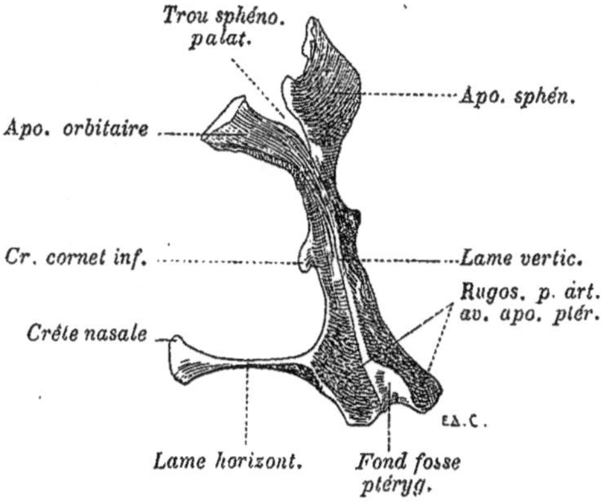

Fig. 417. — Palatin, vue postérieure.

Apophyse pyramidale. — De l'union du bord postérieur de la lame horizontale et de la lame verticale naît une apophyse volumineuse, qui se dirige obliquement en bas, en arrière et en dehors, pour aller se loger dans l'écartement des deux ailes de l'apophyse ptérygoïde. Cette apophyse a la forme d'une pyramide triangulaire, d'où son nom d'*apophyse pyramidale*.

Sa *face supérieure*, qui est la plus large, présente une partie moyenne, lisse, excavée, et deux parties latérales excavées également, mais très rugueuses ; les parties latérales s'articulent avec le bord inférieur des ailes ptérygoïdiennes, tandis que la partie moyenne, lisse, forme le fond de la fosse ptérygoïdienne.

La face *inférieure*, ou *palatine*, plus étroite que la précédente, contourne la tubérosité du maxillaire : sur cette face, les orifices des conduits palatins postérieurs se détachent du conduit palatin principal à la formation duquel nous avons assisté.

La *face externe* présente une partie antérieure dentelée par laquelle l'apophyse s'articule avec la tubérosité du maxillaire, et une partie lisse qui apparaît au fond de la fosse ptérygo-maxillaire (E).

Apophyses sphénoïdale et orbitaire. — J'ai déjà dit que le bord supérieur de la lame verticale était divisé par une échancrure large et arrondie en *deux apophyses* : l'une, postérieure, se recourbe en dedans pour s'appliquer à la face inférieure du corps du sphénoïde, c'est l'*apophyse sphénoïdale* ; — l'autre, antérieure, plus élevée et plus grosse, s'incline légèrement en dehors et concourt à la formation de la cavité orbitaire, c'est l'*apophyse orbitaire*. — L'échancrure qui les sépare, convertie en trou par le sphénoïde, ou quelquefois par une lamelle unissant les deux apophyses, devient le trou *sphéno-palatin*, par lequel les vaisseaux et nerfs du même nom passent de la fosse ptérygo-maxillaire dans les fosses nasales.

Apophyse sphénoïdale. — L'apophyse sphénoïdale, lamelle quadrangulaire, incurvée à angle presque droit sur la lame verticale, se porte en dedans et en arrière pour s'appliquer, par sa face supérieure, à la face inférieure du sphénoïde ; là elle va à la rencontre des apophyses vaginales, le *conduit ptérygo-palatin* ; dans d'autres cas, ce conduit est creusé entre l'apophyse sphénoïdale et la face inférieure du corps du sphénoïde (V. sphénoïde). La face inférieure de l'apophyse sphénoïdale répond à la voûte des fosses nasales.

Apophyse orbitaire. — Rattachée à la lame verticale par un pédicule assez étroit, sur la face interne duquel court la petite crête qui s'articule avec l'extrémité postérieure du cornet moyen, elle est de forme pyramidale, à sommet dirigé en haut et en dehors ; elle est creusée d'une cavité, le *sinus palatin*, que l'on voit s'ouvrir largement sur la base de l'apophyse (F).

La *base* de la pyramide est décomposée en deux versants ou facettes excavées : une *facette ethmoïdale*, une *facette sphénoïdale* par lesquelles l'apophyse orbitaire s'articule avec l'ethmoïde et le sphénoïde ; elle complète ainsi les cellules de l'ethmoïde, d'une part, et contribue de l'autre à la fermeture du sinus sphénoïdal.

Le corps de la pyramide s'applique, par une de ses faces, rugueuse, sur le sommet de la face orbitaire du maxillaire supérieur ; ses deux autres faces, lisses et unies, forment la partie la plus reculée du plancher de l'orbite (*facette orbitaire*), et la partie la plus élevée de l'arrière-fond de la fosse ptérygo-maxillaire (*facette sphéno-maxillaire*).

Le bord qui sépare les deux facettes, libre, forme la partie la plus reculée du bord inférieur de la fente sphéno-maxillaire.

En somme, *cinq facettes* à l'apophyse orbitaire : trois rugueuses par lesquelles cette apophyse entre en contact avec le sphénoïde, l'ethmoïde et le maxillaire ; deux lisses, dont l'une répond à la cavité orbitaire, et l'autre à la fosse ptérygo-maxillaire.

Ossification. — L'os palatin présente quatre points d'ossification : deux primitifs et deux complémentaires (Rambaud et Renault). Les deux points primitifs apparaissent vers le quarante-cinquième jour de la vie intra-utérine, ils forment : *le postérieur*, l'apophyse pyramidale et la portion de la lame verticale située en arrière de l'échancrure palatine, *l'antérieur*, le reste de l'os, sauf les apophyses sphénoïdale et orbitaire. Les deux points complémentaires forment ces deux apophyses ; ils apparaissent plus tard.

Sappey ne décrit à l'os palatin qu'un seul point d'ossification qui occuperait l'angle de réunion des deux portions : verticale et horizontale. Ce point s'étendrait ultérieurement sur les deux lames.

Architecture. — Formé par deux lamelles de tissu compact, le palatin ne présente de tissu spongieux qu'au niveau de l'apophyse pyramidale.

Connexions. — Le palatin s'articule avec six os : le palatin du côté opposé, le vomer, le cornet inférieur, l'ethmoïde, le sphénoïde et le maxillaire supérieur.

Varia. — A. — Hyrtl a observé la réunion par suture anormale des deux portions, verticale et horizontale, du palatin.

B. — Le même auteur a constaté dans un cas l'interposition, entre les deux lames horizontales, d'un éperon venant des lames palatines du maxillaire supérieur et formant *l'épine nasale postérieure*.

C. — Le *conduit palatin postérieur*, très large, est surtout creusé aux dépens de l'os palatin ; quelquefois même il est formé complètement par cet os. Parfois encore on observe une bifurcation du canal dans sa partie inférieure. Henle a vu une branche du canal palatin traverser obliquement la lame verticale de dehors en dedans et de bas en haut.

D. — La *crête supérieure* de la face interne de la lame verticale se poursuit assez fréquemment sur le pédicule de l'apophyse sphénoïdale.

E. — *L'apophyse pyramidale* peut anormalement être formée par un prolongement du maxillaire supérieur.

F. — *L'apophyse orbitaire* est de volume variable ; Grüber (in Henle) l'a vue remonter entre l'ethmoïde et le sphénoïde pour atteindre le frontal ; et Weber (ibidem) a vu sa cavité s'ouvrir dans le sinus maxillaire.

MALAIRE

Le malaire (*os jugal, zygomatique, de la pommette*) est un os d'union entre le maxillaire supérieur et les os qui forment la partie antéro-latérale de la boîte crânienne. En effet, d'une part, il repose largement sur le sommet de la pyramide maxillaire, qu'il semble prolonger en dehors et en haut ; et, d'autre part, il se bifurque en apophyses ou angles qui vont s'articuler en arrière avec le temporal, en dedans avec la grande aile du sphénoïde, en haut avec le frontal. Il prend part à la formation du squelette de la face, de la cavité orbitaire et de la fosse temporale.

De figure irrégulièrement quadrilatère, il présente *deux faces, quatre bords* et *quatre angles*.

Placer en dehors la face lisse de l'os, en avant la surface en forme de croissant que porte l'apophyse la plus longue, en bas et horizontalement la partie la plus étroite de cette surface.

Faces. — La *face externe*, ou *génienne*, convexe d'avant en arrière, répond à la peau, sous laquelle elle dessine sa forme quadrilatère sur les sujets amaigris ; elle donne insertion aux muscles zygomatiques (V. fig. 407) et présente un ou deux trous, orifices antérieurs des canaux malaires.

La *face interne*, lisse et concave, fait partie de la fosse temporale ; elle présente une lame osseuse, incurvée comme le bord orbitaire dont elle se détache, l'*apophyse orbitaire*. — L'apophyse orbitaire répond à la fosse temporale par sa face postérieure convexe, tandis que, par sa face antérieure concave, elle répond à la partie antérieure de la paroi externe de l'orbite; de forme quadrangulaire,

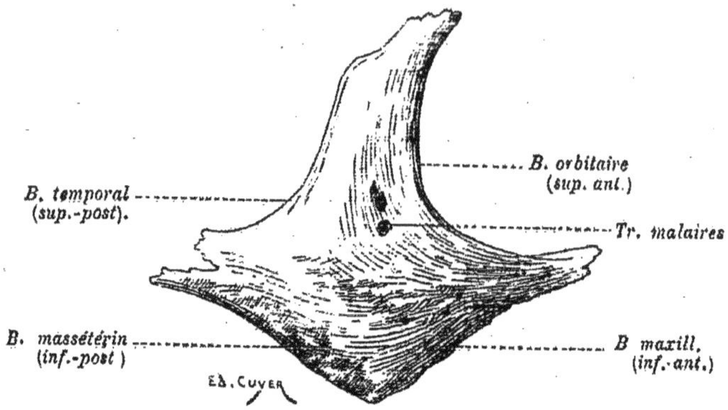

Fig. 418. — Malaire, face externe

articulée en haut avec le frontal, en arrière avec la grande aile du sphénoïde, et en bas avec le maxillaire supérieur, elle présente sur sa face orbitaire un ou deux trous, orifices des canaux malaires (A).

La face interne du malaire présente encore, immédiatement au-dessous de

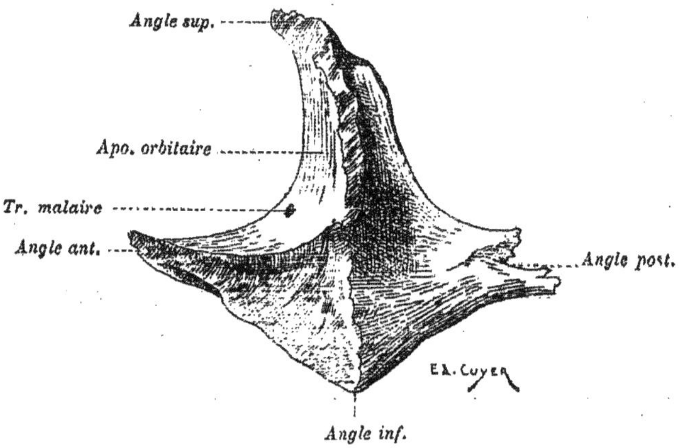

Fig. 419. — Malaire, face interne.

l'apophyse orbitaire, une large surface triangulaire, rugueuse, par laquelle cet os s'articule avec le sommet tronqué de la pyramide maxillaire.

Bords. — La face externe du malaire est limitée par quatre bords : *deux supérieurs, deux inférieurs*. Des deux inférieurs, l'un est obliquement dirigé en arrière et en bas; il s'articule avec le maxillaire supérieur : c'est le *bord maxillaire* (inféro-antérieur) ; — l'autre, horizontal, épais, tuberculeux, va du bord inférieur de la pyramide maxillaire au sommet de l'apophyse zygomatique du temporal ; il donne insertion au muscle masséter : c'est le *bord massétérin* (inféro-postérieur). — Des deux bords supérieurs, l'un, incurvé en *S*, descend verticalement de l'apophyse orbitaire externe du frontal, puis devient horizontal pour se continuer avec le bord supérieur de l'apophyse zygomatique; il donne insertion à l'aponévrose temporale; aussi l'appelons-nous *bord temporal* (supéro-postérieur) (B); — l'autre, concave, en croissant, forme le tiers externe du rebord orbitaire : c'est le *bord orbitaire* (supéro-antérieur).

Angles. — Ils sont au nombre de quatre : l'*antérieur,* très aigu, s'avance sur la partie inférieure du rebord de l'orbite jusqu'au-dessus du trou sous-orbitaire (C). — Le *postérieur,* dentelé, s'articule avec le sommet de l'apophyse zygomatique du temporal qui repose sur lui. — Le *supérieur,* légèrement incurvé en avant, s'articule par de longues dentelures avec l'apophyse orbitaire externe du frontal. — L'*inférieur,* mousse, répond à la pointe inférieure de la surface articulaire par laquelle le malaire s'articule avec la pyramide maxillaire; il forme un tubercule saillant, le *tubercule malaire,* tangible au travers des parties molles.

Ossification. — Rambaud et Renault ont établi que le malaire s'ossifie par *trois points:* un pour la portion zygomatique, et deux pour la portion orbitaire, visibles vers la fin du deuxième mois de la vie intra-utérine. Ces points sont soudés vers le cinquième mois de la vie fœtale.

Les trois pièces osseuses dont se compose primitivement l'os malaire ont reçu les noms de *prémalaire, postmalaire, hypomalaire.* Elles peuvent anormalement rester indépendantes ou s'unir deux à deux ; Sandifort, Sœmmering, Gruber ont rencontré des *malaires bipartis.* Au dire de Hilgendorf, cette anomalie se rencontrerait dans 7 0/0 des crânes japonais, de là le nom d'*os japonicum* donné à ce malaire biparti. Spix, Breschet ont même observé la persistance des trois pièces primitives. Albrecht a montré que ces anomalies répondaient à des états normaux dans la série des vertébrés et devaient être rangées parmi les anomalies réversives (D).

Architecture; canaux. — L'os malaire a pris chez l'homme une architecture compacte où l'on ne trouve plus trace des cellules aériennes qui, chez beaucoup de singes, font communiquer les cellules mastoïdiennes avec le sinus maxillaire; anormalement on a vu la cavité du sinus se prolonger dans le malaire. Une plaque de tissu spongieux dense occupe le centre de l'os et se prolonge en treillis serrés dans les quatre angles qui unissent le malaire aux os voisins.

Le malaire est traversé par *deux conduits* ou *canaux* dont nous avons relevé les orifices au cours de notre description. Tous deux prennent naissance sur la face orbitaire de l'apophyse orbitaire, tantôt par un orifice unique, plus souvent par deux orifices. De là ils se portent, l'un en bas et en avant pour déboucher sur la face génienne de l'os; — l'autre en haut et en arrière pour aller s'ouvrir sur la face temporale de l'apophyse orbitaire, tout près de l'articulation de l'angle supérieur avec l'apophyse orbitaire externe du frontal; ce dernier chemine au voisinage de l'aile sphénoïdale et parfois même dans la suture qui réunit le sphénoïde et le malaire. Les deux conduits livrent passage à des rameaux orbito-malaires provenant du nerf maxillaire supérieur.

Connexions et insertions musculaires. — Sorte de pont jeté entre le crâne et le massif facial, l'os malaire s'articule avec le temporal, le frontal et le sphénoïde (crâne), et le maxillaire supérieur (face). Il donne insertion au masséter et aux deux zygomatiques, grand et petit.

Varia. — A. — Dans la moitié des cas, une petite portion du pourtour de l'*apophyse orbitaire,* comprise entre la partie sphénoïdale et la partie maxillaire, prend part à la formation de la fente sphéno-maxillaire Dans l'autre moitié des cas, la fente est toute entière limitée par le sphénoïde et le maxillaire qui viennent au contact en avant, ou bien ces os restent à distance et c'est alors un petit os wormien qui répond à l'angle antérieur de la fente sphéno-maxillaire (Gruber, Froment, Werfer).

B. — Assez souvent, la portion descendante du *bord temporal* présente une saillie appréciable; parfois même elle se prononce en une apophyse, l'*apophyse marginale* de Luschka, qui, d'après Werfer serait toujours plus prononcée du côté droit. — Le bord du malaire donne insertion à l'aponévrose temporale.

C. — Schwegel et Krause ont trouvé au niveau de *l'angle antérieur* de petits os intercalaires. Souvent, au point de jonction de cet angle et du maxillaire, le rebord orbitaire présente un tubercule saillant, que l'on peut reconnaître par la palpation et utiliser pour les opérations à pratiquer sur le nerf sous-orbitaire qui émerge par le trou sous-jacent.

D. — Romiti (Esh. d. atti dell. Soc. Tosc. di sc. natur. res. Pisa, Vol. X, fasc. I) a trouvé sur le crâne d'un adulte l'os malaire partagé par une suture dentelée en deux parties, la supérieure étant la plus volumineuse. Sur l'os gauche, la partie inférieure n'était pas indépendante, mais était soudée à l'apophyse pyramidale du maxillaire.

OS NASAL

Les os nasaux, ou *os propres du nez,* au nombre de deux, sont situés de chaque côté de la ligne médiane ; ils occupent l'espace compris entre les apophyses nasales du maxillaire supérieur, et l'échancrure nasale du frontal ; ils forment le squelette de la voûte du nez et répondent par leur bord libre à l'orifice externe des fosses nasales.

Chaque os nasal a la forme d'une lame osseuse, rectangulaire, allongée de haut en bas et d'avant en arrière, rétrécie et épaissie dans sa partie supérieure.

Placer en dehors la face convexe, en bas le bord qui présente une échancrure, et en avant le bord vertical le plus épais.

La *face externe* ou *cutanée* est unie et convexe transversalement ; dans le sens vertical, elle est très légèrement concave dans sa moitié supérieure, et convexe dans sa moitié inférieure ; elle offre en somme, dans le type ordinaire, une courbure en *S* italique très allongée. Elle présente, vers sa partie moyenne,

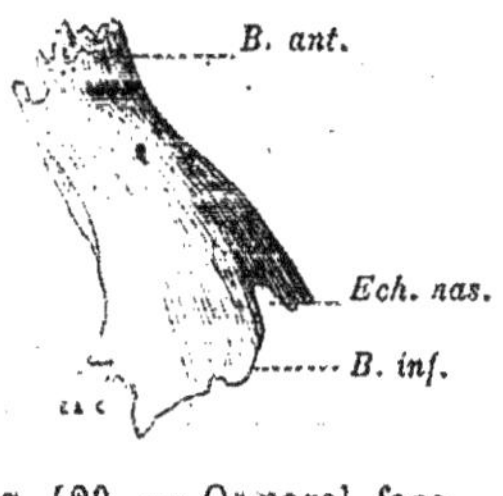

Fig. 420. — Os nasal, face externe.

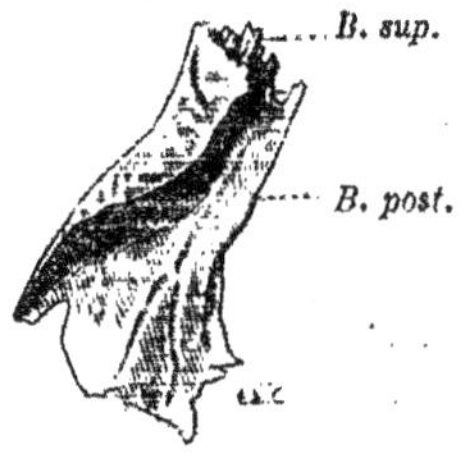

Fig. 421. — Os nasal, face interne.

l'orifice d'un conduit vasculaire qui traverse l'os et va s'ouvrir sur la face interne ; par ce trou une communication vasculaire s'établit entre les fosses nasales et la région nasale.

La *face interne ou nasale,* concave transversalement et de haut en bas, continue en avant la voûte des fosses nasales ; elle présente dans son quart supérieur une surface dentelée par laquelle l'os nasal s'articule avec l'épine nasale du frontal. Elle est parcourue de haut en bas par un fin sillon, quelquefois ramifié, qui continue le sillon ethmoïdal et loge le filet nerveux ethmoïdal.

Le *bord interne,* droit, épais surtout dans sa partie supérieure, présente de fines dentelures par lesquelles il s'engrène avec le bord interne de l'autre os nasal ; les deux bords internes, en se réunissant, forment dans la cavité nasale une crête qui s'articule avec l'épine nasale du frontal, et plus bas avec la lame perpendiculaire de l'ethmoïde.

Le *bord externe,* oblique en dehors, est taillé en biseau aux dépens de la face externe et s'articule avec le bord antérieur de l'apophyse montante du maxillaire supérieur.

Le *bord supérieur,* très épais, s'engrène par de longues dentelures avec la partie moyenne de l'échancrure nasale du frontal.

Le *bord inférieur,* plus large, libre et tranchant sur le squelette, s'articule avec les cartilages nasaux ; il présente d'ordinaire une échancrure qui répond à l'extrémité inférieure du sillon ethmoïdal de la face interne, et livre passage au filet nervèux *naso-lobaire.*

Ossification. — Chaque os nasal présente un seul point d'ossification, qui se montre dans les premiers jours du troisième mois de la vie intra-utérine.

Architecture ; connexions. — Cet os est presque exclusivement composé de tissu compact. Il s'articule avec le frontal, le maxillaire supérieur et le nasal du côté opposé.

Varia. — La forme, l'inclinaison, la courbure, la longueur même des os propres du nez présentent de grandes variétés individuelles et ethniques. — On a observé : l'inégalité des deux os ; — leur soudure sur la ligne médiane, disposition normale chez les singes, plus fréquente sur les races inférieures (Broca). — On les a vu séparés du frontal par des prolongements des apophyses montantes du maxillaire supérieur ; parfois on rencontre des *os nasaux surnuméraires,* soit dans la suture fronto-nasale, soit dans la suture qui réunit les deux os nasaux.

OS LACRYMAL

Le lacrymal est un os pair constitué par une mince lamelle osseuse à peu près quadrilatère, et situé à la partie antérieure de la paroi interne de l'orbite. Il présente *deux faces* et *quatre bords.*

Placer en dehors la face pourvue d'une crête verticale, et tourner en bas et en avant le crochet qui termine cette crête.

L'os lacrymal recouvre par sa face interne ou ethmoïdale les cellules antérieures de l'ethmoïde, tandis que sa face externe ou orbitaire apparaît sur la paroi interne de l'orbite, articulée en avant avec le bord postérieur de l'apophyse montante du maxillaire supérieur, en arrière avec le bord antérieur de l'os planum de l'ethmoïde, en haut avec le frontal, en bas avec la face orbitaire du maxillaire supérieur.

Faces. — La *face orbitaire* ou externe est divisée par une crête verticale, la crête lacrymale postérieure, en deux parties inégales : la partie postérieure, plus grande, est lisse, se continue avec l'os planum, et forme la partie la plus anté-

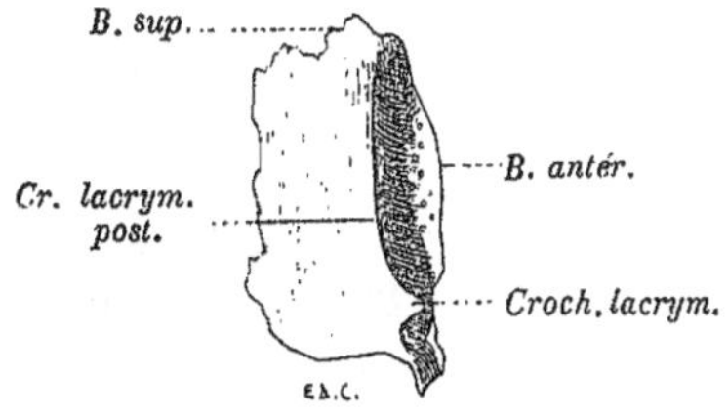

Fig. 422. — Lacrymal, face externe (orbitaire).

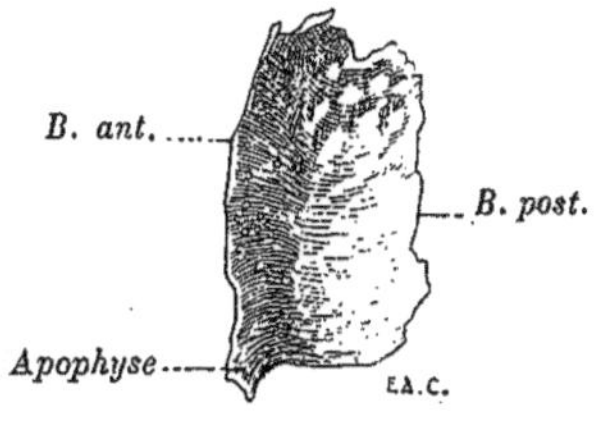

Fig. 423. — Lacrymal, face interne (ethmoïdale).

rieure de la paroi interne de l'orbite ; — la partie antérieure, plus étroite, est excavée en une demi-gouttière verticale qui constitue d'abord avec la demi-gouttière de la branche montante du maxillaire la *gouttière lacrymale,* et, plus bas, avec la gouttière creusée sur la face nasale du maxillaire, le *canal lacrymal.* La crête elle-même, légèrement incurvée en avant, se termine en bas par une sorte de crochet qui se porte en dehors, rejoint le bord postérieur de l'échancrure lacrymale du maxillaire, et complète ainsi l'orifice supérieur du canal lacrymal. Ce canal, qui succède à la gouttière lacrymale, est donc formé, dans ses 3/4 externes, par la gouttière lacrymale creusée sur la face nasale du maxillaire, et dans son quart interne par l'unguis : l'apophyse unguéale du cornet inférieur achève sa partie inférieure.

La *face ethmoïdale* ou interne est, dans sa moitié supérieure, creusée de demi-cellules qui complètent les cellules antérieures de l'ethmoïde ; dans sa moitié inférieure, elle est libre, parcourue par un sillon vertical qui répond à la crête de la face interne.

Bords. — J'ai déjà signalé les connexions des bords ; j'ajoute seulement que le bord inférieur, plus long que le supérieur, s'articule avec les bords de l'échancrure lacrymale du maxillaire, et, entre ceux-ci, avec l'apophyse unguéale du cornet inférieur.

Ossification. — L'unguis présente un seul point d'ossification qui paraît au troisième (Rambaud et Renault), ou au quatrième mois de la vie intra-utérine (Sappey).

Architecture; connexions. — L'unguis est essentiellement formé de tissu compact. Il s'articule avec quatre os : le frontal, l'ethmoïde, le cornet inférieur et le maxillaire supérieur.

Varia.—Parfois l'unguis, incomplètement ossifié, présente des perforations ; il peut même être réduit à un réseau osseux délicat (Schultz); plus rarement il est divisé en plusieurs petites pièces osseuses.

Sœmmering, Gruber ont noté l'absence du lacrymal et son remplacement par des lamelles osseuses détachées du frontal, du maxillaire supérieur ou de l'ethmoïde.

L'unguis peut être divisé en deux par une suture verticale (Hyrtl).

CORNET INFÉRIEUR

Lamelle osseuse enroulée et horizontalement étendue sur la paroi externe des fosses nasales, au-dessous du deuxième cornet ethmoïdal, le cornet inférieur ressemble plus à une coquille fusiforme qu'à un cornet. Il se détache de la face nasale du maxillaire supérieur et descend dans la fosse nasale correspondante, dans laquelle son bord libre se termine à quelque distance du plancher.

Tourner en dedans la face convexe, en haut le bord hérissé de saillies, en arrière l'extrémité effilée en pointe aiguë.

La *face interne,* convexe, tournée vers la cloison, est lisse dans sa partie supérieure qui répond au méat moyen ; au fur et à mesure qu'elle descend vers le bord libre de l'os, elle devient très inégale ; on la voit parcourue par des sillons et des canaux, frappée d'empreintes à contours arrondis, hérissée de dentelures et d'aiguilles osseuses ; toutes ces inégalités répondent aux divers éléments de la muqueuse des fosses nasales, qui acquiert à ce niveau son maximum d'épaisseur et de vascularité.

La *face externe,* concave, moins inégale que la précédente, répond au méat inférieur qu'elle limite en dedans.

Le *bord inférieur* ou libre, épais, *convexe* d'avant en arrière et légèrement déjeté en dehors, présente au maximum les irrégularités relevées sur la face convexe.

Le *bord supérieur* ou adhérent présente deux parties extrêmes et une partie moyenne, d'aspect fort différent. Près des extrémités antérieure et postérieure

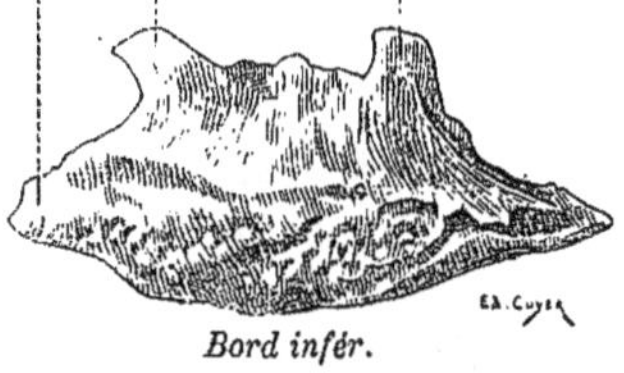

Fig. 424. — Cornet inférieur, face interne (convexe).

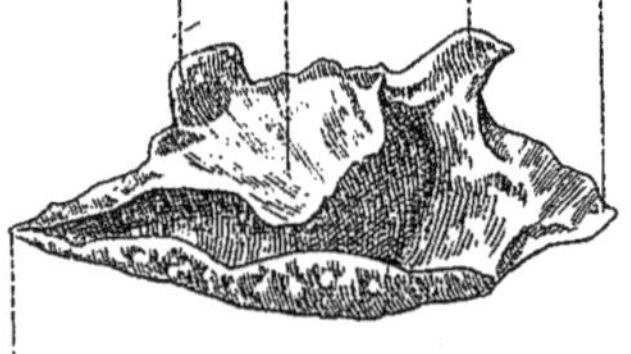

Fig. 425. — Cornet inférieur, face externe (concave).

de l'os, le bord est réduit à une crête mince qui s'articule en avant avec la crête horizontale de la face nasale du maxillaire, en arrière avec la crête horizontale inférieure de la lame verticale du palatin. — Dans la partie moyenne, le bord s'élève; trois apophyses s'en détachent : deux se dirigent en haut ; une troisième, intermédiaire, est dirigée en bas.

Ces apophyses sont disposées d'avant en arrière dans l'ordre suivant : 1° l'*antérieure,* assez petite, concave en dehors, représente une sorte de demi-gouttière qui monte verticalement pour atteindre le bord inférieur de l'unguis et compléter avec cet os la paroi interne du canal nasal : c'est l'*apophyse unguéale.* — 2° L'apophyse *moyenne,* descendante, est une large lamelle osseuse, triangulaire, véritable agrafe par laquelle le cornet inférieur pénètre dans l'antre d'Highmore et s'articule avec le maxillaire supérieur; Bertin, l'ayant comparée à une oreille de chien, l'a appelée *apophyse auriculaire.* — 3° L'apophyse *postérieure,* ascendante, en général très petite, se détache du bord immédiatement en arrière de la précédente, et s'avance, sur l'hiatus maxillaire, à la rencontre de l'apophyse unciforme de l'ethmoïde ; c'est *l'apophyse ethmoïdale.* La jonction de ces deux apophyses rétrécit et divise en deux le large orifice qui conduit dans le sinus maxillaire.

Ossification. — Le cornet inférieur ne présente qu'un seul point d'ossification ; ce point se montre dans les premiers mois qui suivent la naissance (troisième ou quatrième).

Architecture. — Lamelle de tissu compact, le cornet inférieur s'épaissit vers son bord inférieur où il est souvent creusé de canaux répondant au passage des gros vaisseaux de la muqueuse nasale.

Connexions. — Le cornet inférieur s'articule avec quatre os : l'unguis, l'ethmoïde, le palatin, et le maxillaire supérieur.

Varia. — Hyrtl a noté une fois l'absence des cornets inférieurs. — Il est presque normal d'observer la soudure complète du cornet avec le maxillaire supérieur chez les sujets âgés.

VOMER

Le vomer, os impair, est constitué par une lame osseuse, irrégulièrement quadrilatère. Il s'étend de la face inférieure du corps du sphénoïde à la suture médiane de la voûte palatine, et forme ainsi la partie postérieure de la cloison médiane des fosses nasales. Le vomer a *deux faces* et *quatre bords*.

Placer en haut le bord muni de deux prolongements latéraux, et en arrière la partie la plus évasée de ce bord ; le canal qui parcourt le vomer doit être horizontal.

Faces. — Les faces, ordinairement planes et verticales, présentent quelques sillons ou orifices vasculaires ; un de ces sillons, plus long et plus marqué, répond au trajet du nerf naso-palatin (A).

Bords. — Les quatre bords, à peu près parallèles deux à deux, se divisent en antérieur et postérieur, supérieur et inférieur.

Le *bord antérieur*, le plus long, très obliquement dirigé en bas et en avant, s'articule dans sa moitié supérieure avec la lame perpendiculaire de l'ethmoïde; il est généralement divisé en deux minces feuillets dans l'interstice desquels la lame perpendiculaire vient se loger. Dans sa moitié inférieure, il reste libre sur le squelette, tandis que sur le vivant, il s'unit au cartilage de la cloison.

Le *bord postérieur*, mince et tranchant, moins oblique que le précédent, reste libre et forme le bord postérieur de la cloison des fosses nasales.

Le *bord inférieur*, légèrement concave et horizontal, s'articule avec la crête que forment en se réunissant sur la ligne médiane les bords internes des lames

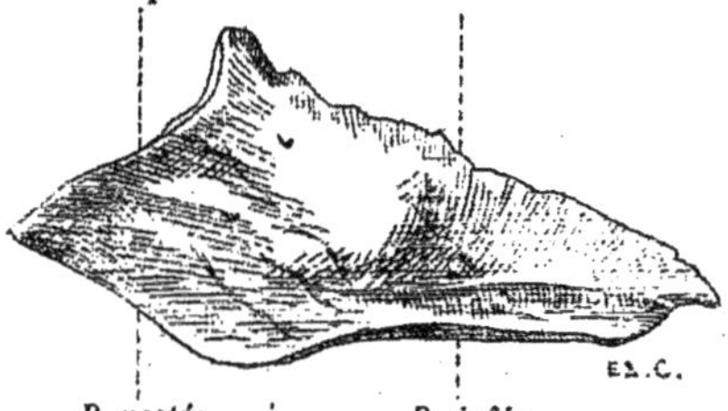

Fig. 426. — Vomer, face latérale droite.

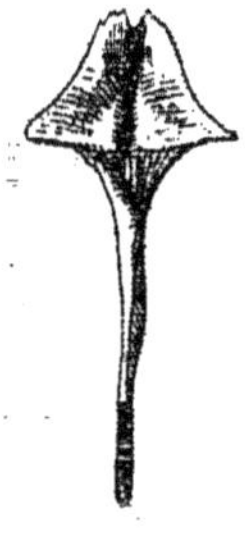
Fig. 427. — Vomer, vue supérieure.

horizontales du maxillaire supérieur et du palatin ; tantôt il est reçu dans un léger sillon, tantôt il coiffe l'arête palatine médiane.

Le *bord supérieur*, un peu oblique en arrière et en bas, répond à la face inférieure du corps du sphénoïde et à la crête médiane de cette face. A son niveau le vomer s'épaissit et se bifurque en deux lamelles, *ailes du vomer*, qui, déjetées horizontalement en dehors, s'appliquent à la face inférieure du corps du sphénoïde, presque jusqu'à la base des apophyses ptérygoïdes, tandis que la gouttière qui les sépare reçoit la *crête sphénoïdale*.

Ossification. — Le vomer présente deux points d'ossification de chaque côté de la ligne médiane, à droite et à gauche de la partie inférieure du cartilage de la cloison. Ces points apparaissent dans la trame embryonnaire, et non dans le cartilage, du cinquième au sixième mois de la vie intra-utérine sous la forme de deux lamelles elliptiques longues de trois millimètres et hautes de un millimètre environ. Ces deux lamelles se soudent très rapidement par leur bord inférieur de façon à former une gouttière ouverte en haut, dans laquelle repose le cartilage vomérien. Les deux lèvres de la gouttière s'élèvent tandis que la gouttière elle-même s'allonge constamment, de telle façon qu'elle se prolonge, d'une part, jusqu'au conduit palatin antérieur et jusqu'à l'épine nasale postérieure ; et, d'autre part, jusqu'à la crête du sphénoïde. Quelques années après la naissance, le cartilage se résorbe en bas ; les deux lames osseuses se rapprochent pour se confondre bientôt. La disparition du cartilage et la fusion des deux lames qui en est la conséquence se limite pendant longtemps à la partie inférieure du vomer, mais à un certain âge, chez les vieillards surtout, il n'est pas rare de voir le cartilage disparu dans toute la hauteur du vomer et son remplacement par le vomer osseux. Chez l'adulte on peut voir aussi, au niveau du bord antérieur du vomer, un écartement des deux lames osseuses entre lesquelles s'insinue un prolongement du cartilage de la cloison (prolongement caudal).

Architecture. — A l'état adulte, le vomer est formé de deux lames de tissu compact, séparées par un canal. Ce canal, de direction antéro-postérieure, a son origine dans le canal sphéno-vomérien médian, et vient déboucher le plus souvent sur le bord antérieur de l'os ; il renferme les vaisseaux nourriciers du vomer. Assez souvent ce canal est remplacé, sur une plus ou moins grande étendue, par une gouttière creusée sur l'une des faces du vomer (B).

Connexions. — Le vomer s'articule avec six os : l'ethmoïde, le sphénoïde, les palatins et les maxillaires supérieurs.

Varia. — A. — Il est assez rare que les deux faces restent exactement parallèles au plan médian ; dans la plupart des cas, l'os est dévié de l'un ou de l'autre côté, de sorte qu'une des faces devient concave au niveau du point où l'autre présente une convexité ; il faut aussi noter qu'au point même de la déviation, la lamelle osseuse est fort épaissie.

B. — Parfois les deux lames compactes du vomer sont très écartées et circonscrivent une cavité centrale, qui n'est autre chose, à mon avis, que l'épanouissement du canal vomérien.

MAXILLAIRE INFÉRIEUR

Le maxillaire inférieur, os impair, médian et symétrique, situé à la partie inférieure et postérieure de la face, constitue à lui seul le squelette de la mâchoire inférieure. La partie moyenne ou *corps* est concave en forme de fer à cheval ; les extrémités ou *branches* se relèvent et montent dans une direction verticale formant un *angle* presque droit avec le corps, dont la courbe est inscrite dans un plan horizontal.

Je décrirai successivement le corps, les branches et l'angle du maxillaire inférieur.

Placer en avant la face convexe, en haut et horizontalement le bord alvéolaire.

CORPS. — Le corps, arciforme à convexité antérieure, offre une *face externe*, une *face interne* et *deux bords :* un bord *inférieur,* libre, et un bord *supérieur* ou *alvéolaire.*

Les deux faces du corps sont à peu près verticales ; cependant l'externe est légèrement inclinée en haut, tandis que l'interne regarde un peu en bas. Cette inclinaison des faces du maxillaire provient de ce fait que le corps de l'os comprend deux parties fort différentes : le corps proprement dit, arciforme, à concavité postérieure et l'*arcade alvéolaire,* superposée au corps, et arciforme également. Comme le rayon de cette dernière est plus petit que le rayon du premier, le bord supérieur ou alvéolaire du maxillaire inférieur est compris ou inscrit dans la courbe du bord inférieur ou libre ; sur la partie médiane du corps, on observe déjà une sorte de retrait de la portion alvéolaire ; sur les parties latérales, l'arcade alvéolaire est fort déjetée en dedans et paraît appliquée sur la face interne du corps; la coupe ci-contre met bien en évidence cette particularité de structure (A).

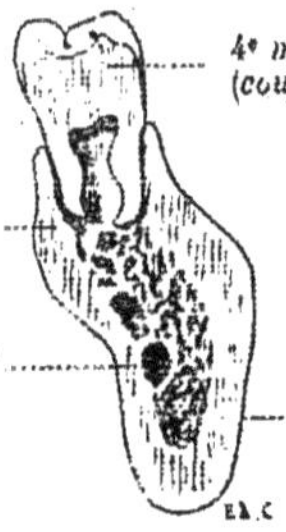

Fig. 428. — Maxillaire inférieur, coupe vertico-transversale, au niveau de la quatrième molaire.

Faces. — La *face externe* (ce qualificatif est plus juste que celui d'antérieure, ordinairement employé), montre sur la ligne médiane une crête ou un sillon vertical plus ou moins marqué, trace de la soudure des deux moitiés dont le maxillaire inférieur est primitivement composé. Cette crête aboutit, un peu au-dessus du bord inférieur de l'os, à un tubercule, l'*éminence mentonnière,* pyramidale à base inférieure, de développement très variable (B).

Au-dessus du tubercule, la portion alvéolaire est soulevée en saillies verticales répondant aux racines des incisives et de la canine; entre ces saillies arrondies, des sillons répondent aux cloisons interalvéolaires; les saillies répondant aux dents canines sont plus prononcées que les autres.

Des angles latéraux de l'éminence mentonnière, parfois indiqués par un tubercule plus ou moins saillant, part une ligne, dite *ligne oblique externe,* qui suit d'abord le bord inférieur de l'os, puis se relève sur les parties latérales qu'elle traverse en diagonale pour aller se continuer avec le bord antérieur de la branche ascendante.

A 25 ou 30 mm. de chaque côté de la symphyse mentonnière, on voit sur la

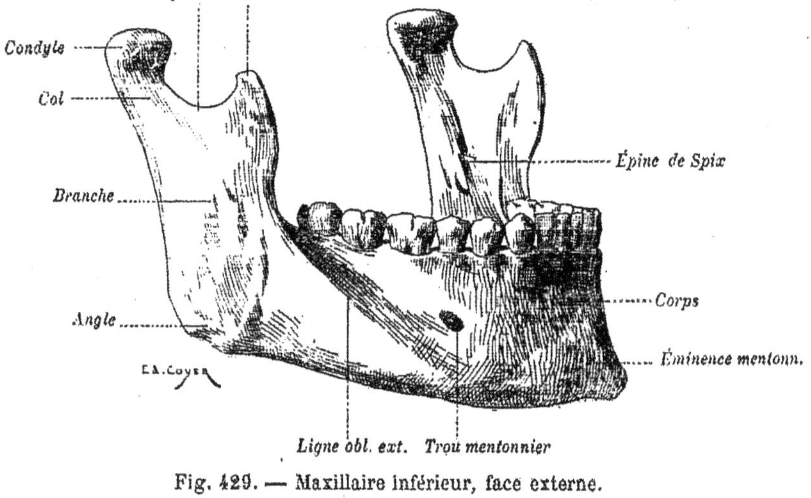

Fig. 429. — Maxillaire inférieur, face externe.

face externe le *trou mentonnier,* orifice du canal dentaire inférieur, par lequel émerge une artériole et le bouquet du nerf dentaire inférieur. Le trou mentonnier est sur la verticale passant par la deuxième petite molaire : il est à distance à peu près égale du bord alvéolaire et du bord libre, toutefois un peu plus rapproché de ce dernier, quand la portion alvéolaire est entière (C).

Face interne. — Elle montre aussi sur la ligne médiane les traces de la soudure répondant à la symphyse; à la partie inférieure de celle-ci, on voit des rugosités d'insertion réparties en tubercules ou apophyses, les *apophyses géni ;* celles-ci symétriquement disposées de chaque côté de la ligne médiane sont au nombre de *quatre; deux supérieures,* acuminées, donnent insertion aux muscles génio-glosses ; — *deux inférieures,* disposées en crêtes de chaque côté de la ligne médiane, donnent insertion aux *génio-hyoïdiens;* presque toujours ces deux apophyses inférieures sont réunies en une crête médiane, sur les versants de laquelle s'insèrent les muscles génio-hyoïdiens (D).

De chaque côté des apophyses géni, naît une ligne, *ligne oblique interne,* qui, d'abord peu marquée, s'accentue davantage et monte obliquement sur la face interne de l'os pour disparaître enfin vers la partie moyenne de la branche ascendante, un peu en arrière et au-dessous de la dernière molaire. Cette ligne ne va pas se confondre en arrière avec le bord antérieur de la branche montante. Comme elle donne attache au muscle mylo-hyoïdien, on l'appelle encore ligne

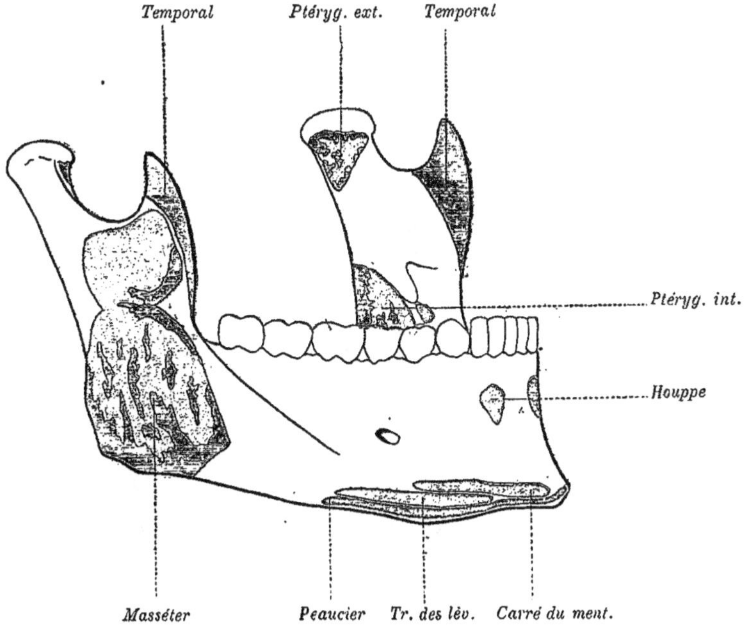

Fig. 430. — Maxillaire inférieur, face externe, insertions musculaires.

mylo-hyoïdienne : c'est surtout au-dessous des dernières molaires qu'elle devient proéminente.

La ligne mylo-hyoïdienne divise la face interne du maxillaire en deux parties d'étendue, d'inclinaison et de rapports très différents. La partie supérieure ou *buccale* est lisse ; très haute en avant où elle répond aux incisives, elle s'effile sur les parties latérales : elle offre, de chaque côté des apophyses géni, une

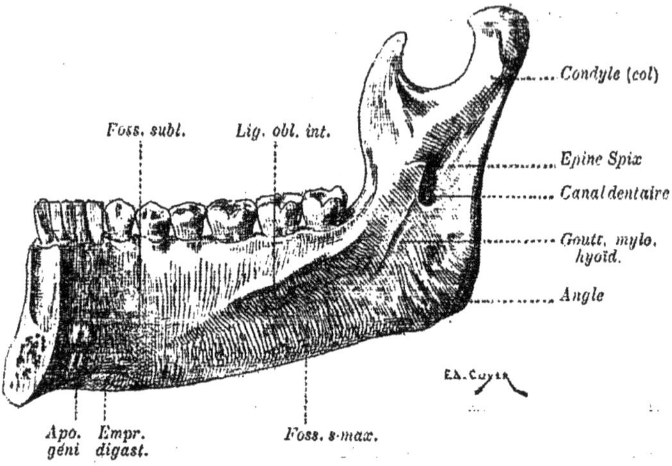

Fig. 431. — Maxillaire inférieur, face interne.

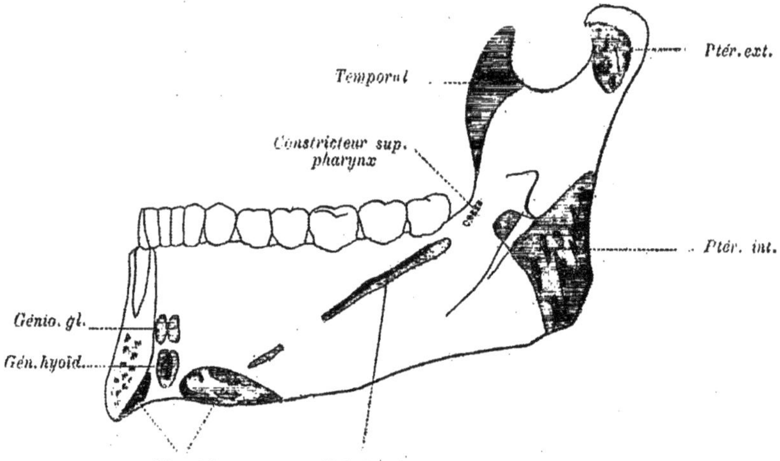

Fig. 432. — Maxillaire inférieur, face interne, insertions musculaires.

fossette, la *fossette sublinguale,* creusée par le contact de l'os avec la partie antérieure de la glande sublinguale ; on y remarque d'ordinaire un trou vasculaire assez gros.

La portion de la face interne située au-dessous de la ligne mylo-hyoïdienne peut être dite *cervicale,* car elle répond aux parties molles du cou : elle n'est plus verticale comme la précédente, mais oblique en bas et en avant. Elle présente, de chaque côté de la ligne médiane, au-dessous de la fossette sublinguale, l'empreinte ovalaire d'insertion du ventre antérieur du digastrique (E). — En dehors de cette empreinte la portion cervicale est excavée par une dépression en gouttière qui répond à la partie supérieure de la glande sous-maxillaire. — On voit encore sur cette face interne du maxillaire un sillon parallèle et sous-jacent à la ligne mylo-hyoïdienne, c'est le *sillon mylo-hyoïdien* qui répond au nerf et aux vaisseaux du même nom ; nous étudierons l'origine de ce sillon sur la face interne de la branche montante.

Bords. — Le *bord inférieur* du corps est arrondi et répond à la peau dont il n'est séparé que par le peaucier : il est fort épais et décrit une courbe allongée à convexité inférieure. — Le bord *supérieur* ou *alvéolaire* présente des cavités alvéolaires adaptées à la forme, au nombre et à la disposition des racines des dents (F).

BRANCHES. — La *face externe* présente, surtout dans sa moitié inférieure, des lignes rugueuses dirigées obliquement d'avant en arrière et de haut en bas; ces lignes répondent à l'insertion des lames fibreuses incluses dans le muscle masséter; elles s'accentuent d'autant plus que l'on se rapproche davantage de l'angle du maxillaire; souvent cet angle est comme déjeté en dehors et attiré en haut par la traction du muscle.

Sur la partie de la *face interne* qui avoisine l'angle, on trouve des séries de rugosités, parallèles aux précédentes, et répondant à l'insertion du ptérygoïdien interne. Vers la partie moyenne de cette face, on voit l'*orifice interne* du *canal dentaire :* cet orifice, situé à égale distance des quatre bords qui limitent la branche ascendante, est énorme; il s'ouvre en arrière et en haut; le canal qui lui succède, obliquement dirigé en avant et en bas, donne passage aux vaisseaux et nerfs dentaires inférieurs; la lèvre antérieure du trou est tranchante et se termine en haut par une épine triangulaire, l'*épine de Spix,* à laquelle s'attache le ligament sphéno-maxillaire.

Au-dessous de l'orifice du canal dentaire commence le *sillon mylo-hyoïdien,* tracé par le nerf et les vaisseaux mylo-hyoïdiens (G).

Le *bord antérieur,* mince, presque tranchant, légèrement concave en avant, se continue avec le bord antérieur de l'apophyse coronoïde.

Le *bord postérieur,* épais et arrondi, très légèrement concave en arrière, s'élargit en haut où il forme la face postérieure du condyle.

Le *bord inférieur* de la branche montante fait suite au bord inférieur du corps: il est moins épais que celui-ci; au point où il se continue avec le bord inférieur du corps, il porte parfois l'empreinte de l'artère faciale (Sappey).

Le *bord supérieur,* présente deux saillies séparées par une large échancrure, l'*apophyse coronoïde* en avant, le *condyle* en arrière.

L'*apophyse coronoïde* est une lame osseuse triangulaire, aplatie de dedans en dehors; son sommet, recourbé en arrière et déjeté en dehors, se trouve, le plus souvent, au même niveau que l'horizontale menée par le condyle; il reste parfois au-dessus, parfois au-dessous. La base de l'apophyse se continue avec la branche montante. L'apophyse est engaînée par l'insertion tendino-charnue du muscle temporal. Sa face externe est lisse; sa face interne offre une saillie mousse qui descend parallèlement au bord antérieur et vient se perdre sur la partie interne de la dernière alvéole, où elle rejoint la ligne oblique interne. Le bord antérieur, convexe, tranchant, forme avec cette crête interne, mousse, une gouttière triangulaire, à sommet supérieur, dont la base répond à la dernière molaire; cette gouttière est traversée obliquement par une petite crête osseuse qui marque l'insertion du buccinateur.

L'*échancrure sigmoïde*, demi-circulaire à concavité supérieure, sépare l'apophyse coronoïde du condyle : elle donne passage aux vaisseaux et nerfs massétérins.

Le *condyle* est une éminence de forme ovoïde, dont le grand axe se dirige de dehors en dedans et d'avant en arrière (II). — Il importe de remarquer que le condyle est situé *tout entier* en dedans du plan passant par la branche montante du maxillaire inférieur; aussi sa saillie est à peu près nulle sur la face externe de cette branche; par contre elle se montre toute entière sur la face interne. Le bord tranchant de l'échancrure sigmoïde va aboutir à l'angle externe du condyle ou tout près de cet angle (I). La face postérieure du condyle est large, triangulaire à sommet inférieur; elle se présente comme un élargissement du bord postérieur de la branche montante. — La face antérieure est excavée par la fossette d'insertion du muscle ptérygoïdien externe. — La partie articulaire, conformée en dos d'âne, présente un versant antérieur, convexe, et un versant postérieur aplati qui continue le plan de la face postérieure du condyle. Sous l'angle externe on remarque toujours un tubercule, qui reçoit l'insertion du faisceau principal du ligament latéral externe. La portion rétrécie, intermédiaire au condyle et à la branche montante, porte le nom de *col* du condyle.

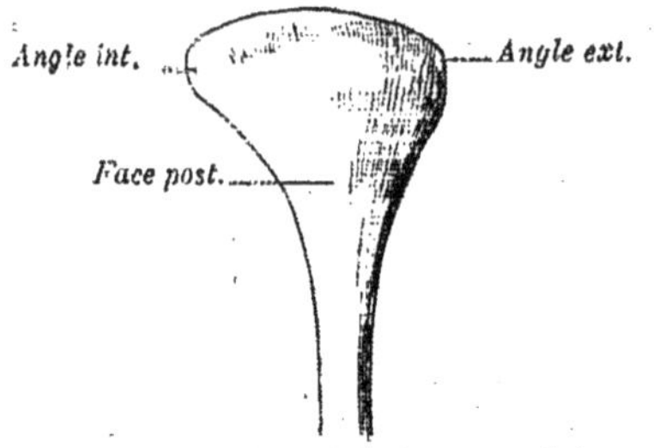

Fig. 433. — Maxillaire inférieur, condyle, vue postérieure.

ANGLE — Presque droit, il est souvent déjeté en dehors par la traction du masséter; il donne insertion au ligament stylo-maxillaire (J).

Ossification. — Le maxillaire inférieur est primitivement formé de *deux os distincts* ou moitiés. Chacune de ces moitiés présente *six points* d'ossification (Rambaud et Renault).

Un premier point, *point inférieur*, apparaît d'abord vers le trente-cinquième jour, sous la forme d'une traînée osseuse qui commence vers l'angle de la mâchoire et s'étend rapidement jusqu'au tiers antérieur de celle-ci : ce point forme le bord inférieur de la mâchoire. — Un deuxième, *point incisif*, apparaît peu après; il occupe de chaque côté de la symphyse la place où se développeront les dents incisives. — Un troisième, *point supplémentaire du trou mentonnier*, forme une petite lamelle osseuse destinée à former le trou mentonnier. — Le quatrième ou *point condylien* forme le condyle et la portion de la branche montante du maxillaire qui supporte ce dernier. — Le cinquième ou *point coronoïdien* forme l'apophyse coronoïde et le segment de la branche montante qui la supporte. — Le

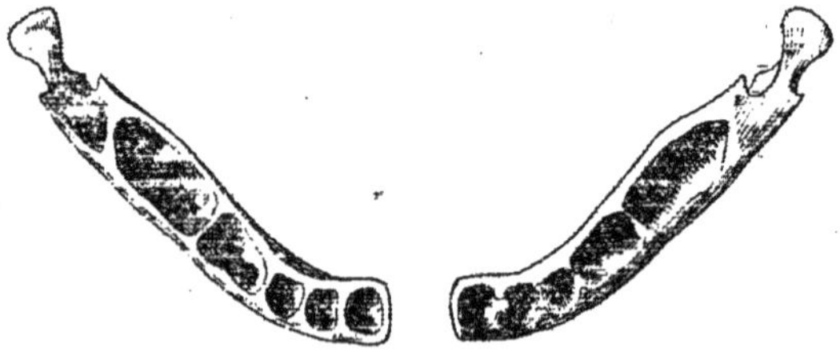
Fig. 434. — Maxillaire inférieur, bord alvéolaire de fœtus à terme (d'après Rambaud et Renault).

sixième enfin, *point de l'épine de Spix*, forme la partie de l'os compris entre le point incisif et l'orifice supérieur du canal dentaire.

Le maxillaire ainsi formé se présente comme une gouttière ouverte en haut et sans subdivision. Puis les cloisons interalvéolaires apparaissent autour des germes dentaires, formant les alvéoles étagées en deux séries répondant aux deux dentitions. Autour des vaisseaux et nerfs qui se rendent aux papilles dentaires la substance osseuse se dépose et modèle deux canaux superposés : le canal de la dentition temporaire, et le canal de la dentition permanente.

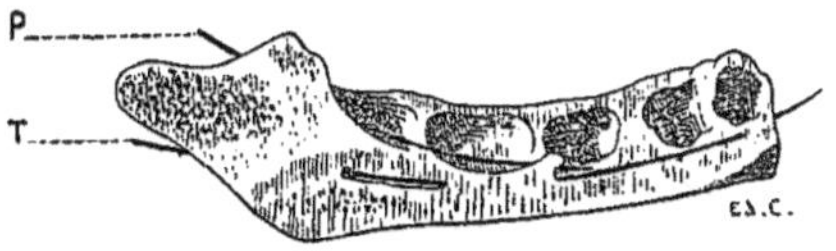

Fig. 435. — Maxillaire inférieur, moitié droite; les canaux de dentition.
P, canal de dentition permanente ; T, canal de dentition temporaire (imitée de RAMBAUD et RENAULT).

Les deux moitiés du maxillaire inférieur se soudent ensemble un peu après la naissance. La trace de cette soudure est marquée par la symphyse du menton.

Cartilage de Meckel. — Le maxillaire inférieur se développe à la face externe d'un cartilage arciforme, sur lequel il semble se modeler et vis-à-vis duquel il se comporte comme les os de revêtement du crâne vis-à-vis du chondrocrâne primitif. Ce cartilage découvert par Meckel (1802) apparaît dès le premier mois de la vie intra-utérine dans l'épaisseur de la branche maxillaire de l'arc facial; il a la forme d'un fer à cheval, à concavité postérieure, dont les deux extrémités aboutissent aux régions auriculaires. De la cavité tympanique où il prend naissance, le cartilage de Meckel passe derrière le cercle tympanal, en dedans de la parotide et de la carotide externe, en dehors du muscle ptérygoïdien interne, s'engage entre le maxillaire et le muscle mylo-hyoïdien, pour aboutir à la symphyse du menton, où ses deux moitiés droite et gauche se réunissent (Robin et Magitot, Soc. de Biol, 1862). — L'extrémité tympanique ou auriculaire du cartilage de Meckel forme le marteau et l'enclume ; quant à son extrémité interne ou mentonnière, les opinions des auteurs diffèrent : les uns prétendent qu'elle disparait sans prendre aucune part à la formation de la mâchoire inférieure. D'après ces auteurs, le cartilage de Meckel, dans sa portion maxillaire, ne jouerait vis-à-vis du maxillaire qu'un rôle de soutien, et disparaîtrait, par résorption, après l'ossification.

D'après les auteurs les plus récents (Kœlliker, Broch, Masquelin, Julin) au contraire, la portion maxillaire du cartilage de Meckel ferait plus ; par son extrémité interne ou mentonnière, le cartilage s'ossifierait et se confondrait avec la portion symphysienne du maxillaire inférieur tandis que sa partie moyenne seule disparaîtrait par résorption ; d'après ces auteurs le condyle s'ossifierait également aux dépens du cartilage. En somme, le maxillaire inférieur se développerait, en partie dans la trame embryonnaire, en partie aux dépens d'un cartilage préexistant, le cartilage de Meckel. Ajoutons aussi que le condyle s'ossifierait aux dépens d'un condyle cartilagineux.

Architecture. — La formule classique : « le maxillaire a la structure de tous les os courts, il est constitué par une masse spongieuse enveloppée de tissu compact » est mauvaise. On se rapprocherait plus de la vérité en disant : le maxillaire a la structure d'un os long dont le canal médullaire serait comblé par un tissu aréolaire à trabécules épaisses. En effet, si l'on considère le corps même du maxillaire, on voit que ses parois sont formées par une couche compacte d'une épaisseur comparable à celle de la diaphyse des os longs; cette épaisseur atteint son maximum le long du bord inférieur où elle varie de 3 à 5 mm.

Le *condyle* est formé par une masse spongieuse résistante, à travées verticales.

Quant à la *portion alvéolaire*, son architecture est fort différente, comme le développement de cette portion annexe de l'appareil dentaire permettait de le prévoir ; elle est formée par un tissu spongieux enfermé dans une mince coque osseuse; son système trabéculaire est dense et ses fibres rayonnent autour de la cavité, sous les pressions dentaires.

Un canal, *canal dentaire inférieur*, dont la formation est commandée par la disposition des vaisseaux et nerfs dentaires inférieurs (Voy. ossification), parcourt chaque moitié ; ce canal, qui commence sur la face interne de la branche montante, se dirige ensuite en bas et en avant, puis horizontalement en avant, à un centimètre au-dessus du bord inférieur de l'os. Il se bifurque vers le tiers antérieur de l'os : sa branche externe vient aboutir au trou mentonnier, tandis que sa branche interne poursuivant le trajet du tronc vers la symphyse va se terminer sous les racines des incisives. De la paroi supérieure de ce canal partent les petits canalicules par lesquels les vaisseaux et nerfs dentaires gagnent le fond des alvéoles et les racines des dents.

Connexions. — Le maxillaire inférieur s'articule avec les deux temporaux.

Insertions musculaires. —

Corps.
- *Face externe* . . . Peaucier du cou ; houppe du menton ; carré du menton ; triangulaire des lèvres.
- *Face interne*. . . . Mylo-hyoïdien : constricteur supérieur ; génio-hyoïdien ; génio-glosse.
- *Bord inférieur*. — Digastrique.

Branches.
- *Face externe*. — Masséter.
- *Face interne (angle)*. — Ptérygoïdien interne.

Apophyse coronoïde. — Temporal.
Condyle. — Ptérygoïdien externe.

Varia. — A. — L'étude comparative d'un maxillaire privé de toute sa portion alvéolaire, et par suite réduit de moitié en hauteur, comme on le trouve chez certains vieillards ayant perdu toutes leurs dents, et d'un maxillaire adulte entouré de toute sa partie alvéolaire est des plus instructives. — Dans le tiers moyen, la hauteur du corps est plus considérable que sur les parties latérales ; en avant la portion alvéolaire est directement superposée à la portion maxillaire, tandis que sur les parties latérales elle est déjetée en dedans. Cette inclinaison des deux faces est à son maximum sur les maxillaires édentés : sur ces maxillaires le corps s'aplatit et s'élargit, par le fait de pressions répétées, dans la région des molaires surtout.

B. — La saillie du menton est mesurée en anthropologie par l'*angle symphysien* qui exprime le degré de saillie du menton par rapport au bord alvéolaire. La saillie du menton est un caractère humain des plus tranchés ; en effet, chez les anthropoïdes, non seulement le menton ne se porte pas en avant, mais encore le bord mentonnier de la mâchoire est en retrait sur la base des incisives médianes. Il y a des mentons *humains* à caractère *simien*.

C. — Le bord inférieur de ce trou est tranchant ; le supérieur est mousse, d'où l'on peut conclure que le bouquet nerveux s'épanouit en haut et un peu en arrière de l'orifice par lequel il sort. Parfois le trou mentonnier est double.

D. — On trouve bien rarement les quatre apophyses géni des descriptions classiques. — Entre les deux apophyses géni supérieures s'enfonce un conduit vasculaire, constant, obliquement dirigé en bas et en avant.

E. — Entre les deux facettes digastriques, on observe parfois un tubercule médian, qui répond au raphé d'insertion du muscle mylo-hyoïdien.

F. — On observe constamment, sur la lèvre postérieure du bord alvéolaire, de chaque côté des incisives médianes, deux petits trous, orifices de canaux vasculaires.

G. — La gouttière mylo-hyoïdienne est parfois transformée en canal complet. On observe quelquefois en arrière du sillon un orifice, vestige du canal de la première dentition.

H. — Très rarement le grand axe du condyle est transversal ; je n'ai observé cette disposition qu'une fois sur 36 maxillaires. D'après mes mensurations, le grand axe du condyle a une longueur moyenne de 19 mm. 7.

I. — Le déjettement en dedans du condyle est intéressant au point de vue de ses fractures : dans un coup ou lors d'une chute sur le menton, on comprend que les deux tiers internes des condyles, qui n'ont point d'appui, se détachent, alors que l'angle externe soutenu par le bord antérieur de l'échancrure résiste.

J. — L'angle maxillaire varie suivant l'âge et les races. D'après les mensurations de Humphry, Villet, Magitot, Debierre, etc., il est de 150° à 160° à la naissance, de 110 à 120° *après la seconde dentition* et chez l'adulte ; chez le vieillard, *après la disparition des dents et des alvéoles*, il s'ouvre et revient à des dimensions (130 à 140°) voisines de celles qu'il avait chez l'enfant *avant l'apparition des dents*. — Broca a nommé *gonion* le sommet de l'angle mandibulaire ; cet angle est plus ouvert en moyenne chez les Européens que chez les nègres, 107 à 120° chez les négroïdes (Renard, Debierre).

§ II. — DU SQUELETTE FACIAL EN GÉNÉRAL

Les quatorze os que nous venons de décrire, réunis entre eux et au crâne, forment un ensemble squelettique, fixé à la partie antéro-inférieure du crâne : c'est le squelette de la face.

A première vue, le squelette de la face apparaît comme essentiellement formé de deux parties mobiles l'une sur l'autre, les deux mâchoires : c'est en effet la fonction de mastication qui commande ses dispositions principales tant extérieures qu'intérieures ; il est creusé de cavités dans lesquelles les organes des sens (vue, odorat, goût) sont reçus et abrités.

Beaucoup moins volumineux que celui du crâne, le squelette facial ne

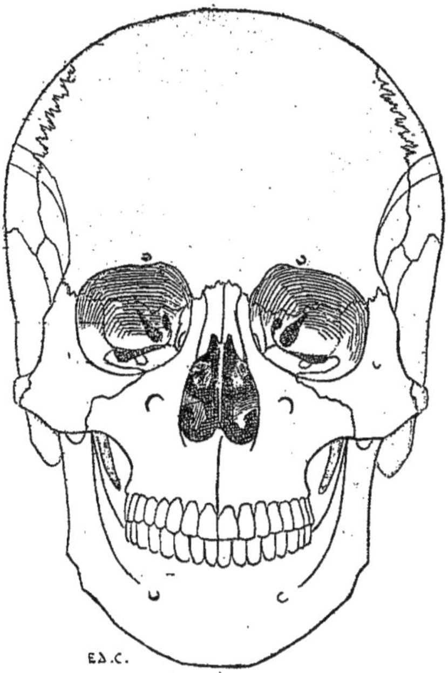

Fig. 436. — Face antérieure de la tête osseuse.

Squelette du crâne, rose ; squelette de la face, bleu.

forme guère que le quart du volume total de la tête. Dans son ensemble il représente une *pyramide quadrangulaire,* dont la *base* dirigée en haut et en arrière est unie à la base du crâne, et dont le *sommet* dirigé en bas et en avant répond au menton ; les *faces,* au nombre de quatre, sont l'une *antérieure,* l'autre *postérieure* et les deux autres *latérales.*

FACE ANTÉRIEURE. — C'est la face dans l'acception vulgaire du mot. Limitée en bas par le bord inférieur du maxillaire inférieur, elle est limitée en haut par trois prolongements verticaux qui circonscrivent deux échancrures profondes : le prolongement médian est formé par les *apophyses montantes du maxillaire supérieur* et les *os nasaux ;* les prolongements latéraux sont constitués par les *apophyses orbitaires* des *os malaires ;* les échancrures ou *croissants orbitaires,* tournent en haut leur concavité. L'articulation des prolongements latéraux et médian avec le frontal achève la formation des cavités orbitaires et commence le rattachement du squelette facial à celui du crâne.

La face antérieure présente de haut en bas sur la ligne médiane : *a)* la *suture médio-nasale ;* — *b)* l'*échancrure nasale,* cordiforme à pointe supérieure ; —

c) l'*épine nasale antérieure* et *inférieure;* — d) la suture qui réunit les *deux maxillaires supérieurs;* — e) les *incisives;* — f) la *symphyse mentonnière* aboutissant à l'éminence mentonnière.

De chaque côté et toujours de haut en bas, on rencontre : a) le *croissant orbitaire* circonscrit dans sa moitié interne par l'apophyse montante du maxillaire supérieur et dans sa moitié externe par le malaire; — b) au-dessous la face

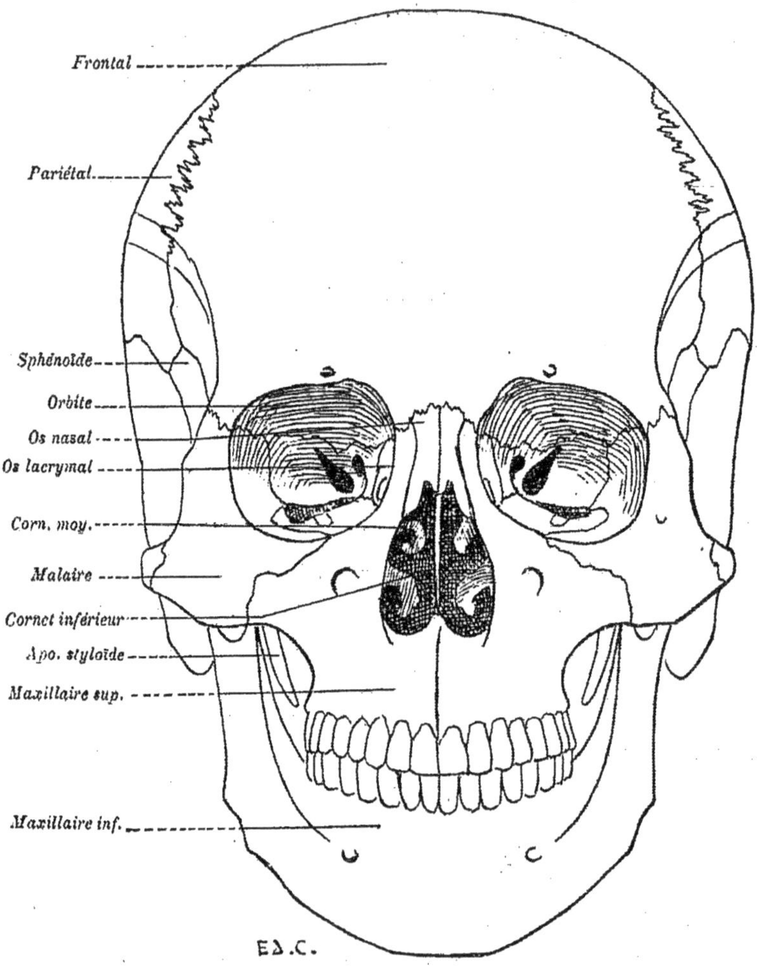

Fig. 437. — Squelette de la tête, vue antérieure.

antérieure du *maxillaire supérieur*, percée par le *canal sous-orbitaire*, que surmonte la *suture maxillo-malaire;* cette face est creusée par la *fosse canine* dans sa partie moyenne et par la *fosette myrtiforme* au-dessous de l'échancrure nasale; — c) l'*arcade alvéolaire;* — d) les *dents* supérieures et inférieures; — e) la face externe du *maxillaire supérieur* avec son *trou mentonnier*.

FACE POSTÉRIEURE OU INFÉRIEURE. — Elle se présente sous l'aspect d'une vaste excavation, circonscrite en avant et sur les côtés par le bord inférieur du maxillaire inférieur et le bord postérieur de ses branches. Le fond de l'excavation est formé par la *voûte palatine*.

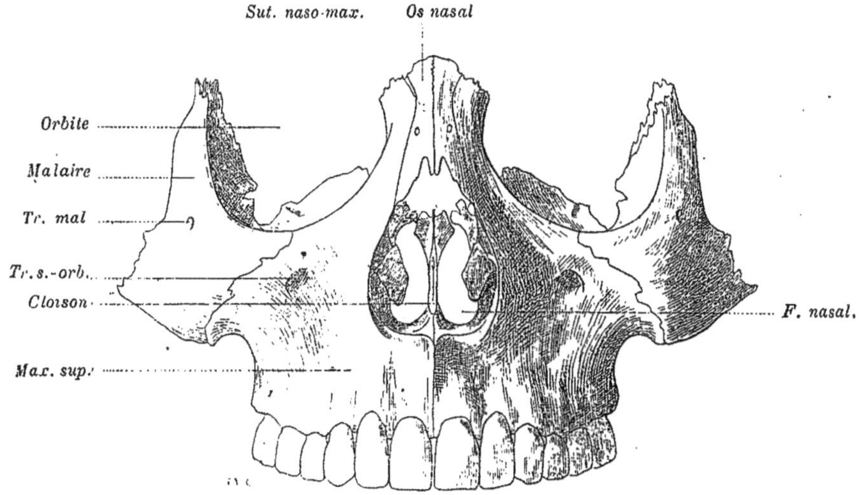

Fig. 438. — Massif facial supérieur, vue antérieure.

Sur la face postérieure, on remarque :

1° Sur la ligne médiane : *a*) la *symphyse mentonnière* avec les apophyses géni ; — *b*) les *incisives* ; — *c*) la *suture médio-palatine* avec le *trou palatin anté-*

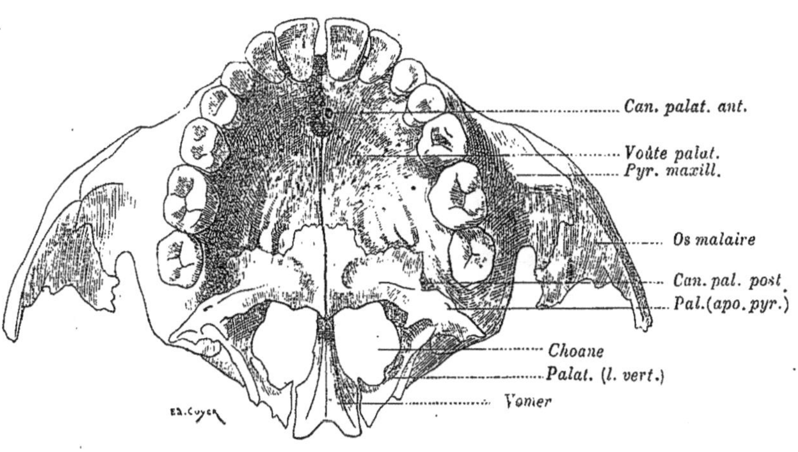

Fig. 439. — Massif facial supérieur, vue inférieure.

rieur ; — *d*) l'*épine nasale inférieure* et postérieure ; — *e*) le *bord postérieur du vomer* séparant les *orifices postérieurs* des *fosses nasales*.

2° Sur les côtés, on trouve : *a*) la *face interne du maxillaire inférieur* avec son sillon mylo-hyoïdien et l'orifice du canal dentaire surmonté par l'épine de Spix ; — *b*) les *dents ;* — *c*) l'*arcade alvéolaire* du *maxillaire supérieur*, circonscrivant la voûte palatine ; — *d*) les *tubérosités maxillaires* masquées en partie par les *apophyses pyramidales des os palatins.*

La *voûte palatine*, formée dans ses deux tiers antérieurs par l'apophyse palatine du maxillaire supérieur, et dans son tiers postérieur par l'apophyse palatine du palatin, montre sur ce tiers postérieur le trou palatin postérieur, duquel se détache un bouquet de gouttières. La plus externe est destinée à l'artère palatine; la moyenne loge, avec les nerfs palatins, un rameau de l'artère palatine; l'interne, ou postérieure, transversale, large, répond à des veines.

FACES LATÉRALES. — Chacune d'elles est essentiellement constituée par la

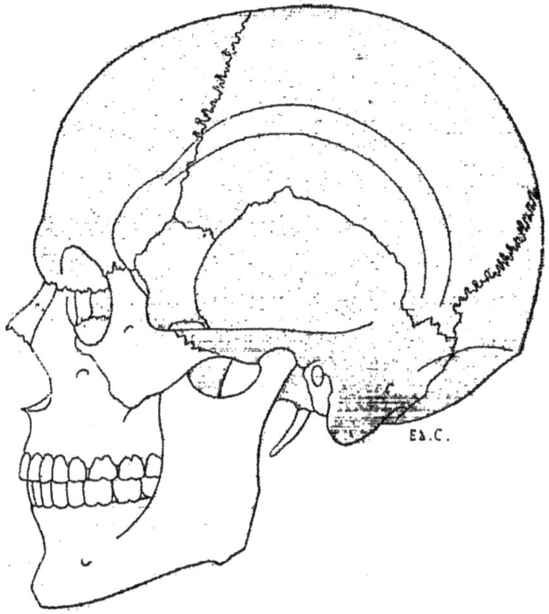

Fig. 440. — Face latérale de la tête osseuse.

Squelette du crâne, rose ; squelette de la face, bleu.

face externe de l'os malaire, la face postérieure de la pyramide maxillaire et la face externe de la branche du maxillaire inférieur.

On y remarque : *a*) l'*angle postérieur* du *malaire*, dont les dentelures s'engrènent avec celles de l'apophyse zygomatique du temporal; *b*) l'*échancrure sigmoïde* du *maxillaire inférieur*, conduisant dans la fosse ptérygo-maxillaire; cette échancrure se relève en avant avec l'apophyse coronoïde, en arrière avec le condyle. Entre le bord inférieur du malaire, continué en bas par le bord inférieur de la pyramide maxillaire, d'une part, et le bord antérieur de la branche du maxillaire inférieur, d'autre part, une large ouverture conduit dans la cavité bucco-pharyngienne.

BASE. — La base du squelette facial apparaît hérissée sur son pourtour de prolongements par lesquels il va s'articuler avec le squelette crânien.

Ces prolongements sont au nombre de cinq : les moyens, *nasal* et *orbitaire interne* ont été signalés avec la face antérieure ; les prolongements externes, constitués par les *apophyses zygomatiques* des *malaires,* ont été également décrits. La partie moyenne de la base montre la large *échancrure ethmoïdale* au fond de laquelle le *vomer* cloisonne la grande cavité nasale. Sur les côtés de l'échancrure ethmoïdale, la base est formée par la face supérieure des *maxillaires supérieurs,* planchers orbitaires, traversés par la gouttière et le canal sous-orbitaires.

Architecture. — Sur quatorze os qui entrent dans la constitution de la face, treize seulement, unis par des sutures harmoniques ou finement dentelées, forment ce qu'on peut appeler *le massif maxillaire supérieur,* creusé par le sinus maxillaire supérieur ; le 14e, mâchoire inférieure, est mobile sur le maxillaire supérieur qui prend sur la base du crâne cinq points d'appui constitués par autant de parties renforcées de son squelette. Ce sont les *piliers faciaux.*

§ III. — DESCRIPTION DE QUELQUES RÉGIONS COMMUNES AU CRANE ET A LA FACE

Je décrirai successivement : 1° *les cavités orbitaires ;* 2° les *fosses nasales ;* 3° la *fosse ptérygo-maxillaire.*

CAVITÉS ORBITAIRES

Les *orbites* sont deux cavités, symétriquement placées de chaque côté de la racine du nez, sur les confins de la face et du crâne. Chaque cavité orbitaire a été comparée à une pyramide quadrangulaire ; toutefois, tout en retenant cette comparaison, qui permet de distinguer les parois orbitaires comme faces de la pyramide, il est bon d'observer que la cavité orbitaire modelée sur le globe de l'œil, tend à se rapprocher de la forme sphéroïdale.

Conformément à l'usage, je décrirai à l'orbite, pyramide quadrangulaire, *quatre faces, quatre angles,* une *base* et un *sommet.*

Faces. — Les faces de la pyramide constituent les *parois de l'orbite ;* elles sont : *supérieure* ou *cérébrale, inférieure* ou *maxillaire, interne* ou *nasale, externe* ou *temporale.*

La paroi supérieure, appelée encore *voûte de l'orbite,* est de figure triangulaire ; formée pour la plus grande partie par le frontal, elle est complétée en arrière par la petite aile du sphénoïde. La voûte de l'orbite est concave ; la concavité, très légère en arrière, se prononce davantage en avant et surtout vers l'angle externe où l'on peut voir une véritable excavation sans limites précises, la *fosse lacrymale*. Vers la partie antérieure et interne de la voûte, on remarque une petite dépression assez souvent surmontée d'une épine osseuse, qui répond à l'insertion de la poulie sur laquelle se réfléchit le muscle grand oblique de l'œil. La voûte de l'orbite est mince, transparente, fragile.

La paroi inférieure, ou *plancher de l'orbite*, est aussi triangulaire. Au maxillaire supérieur, qui en constitue la plus grande partie, s'ajoutent en arrière la facette supérieure de l'apophyse orbitaire du palatin et l'os malaire vers la partie antérieure et externe. Plan ou très légèrement concave, le *plancher de l'orbite* est incliné en avant et en dehors ; il devient assez souvent convexe, étant comme soulevé par le sinus maxillaire sous-jacent. Le plancher de l'orbite est traversé par le nerf maxillaire supérieur, auquel il offre dans sa moitié postérieure une gouttière continuée dans la moitié antérieure par un canal osseux qui va aboutir au trou sous-orbitaire. — Le plancher de l'orbite est plus mince que la voûte.

La paroi interne, parallèle au plan médian du corps, est légèrement con-

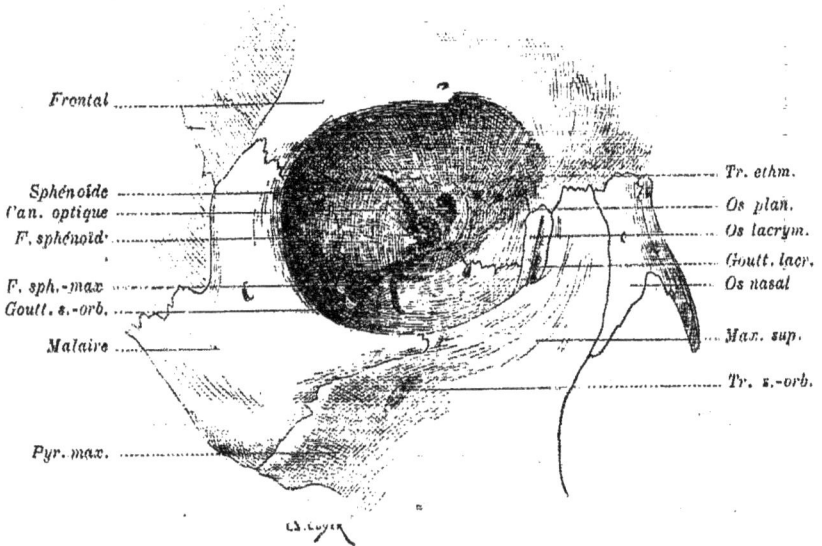

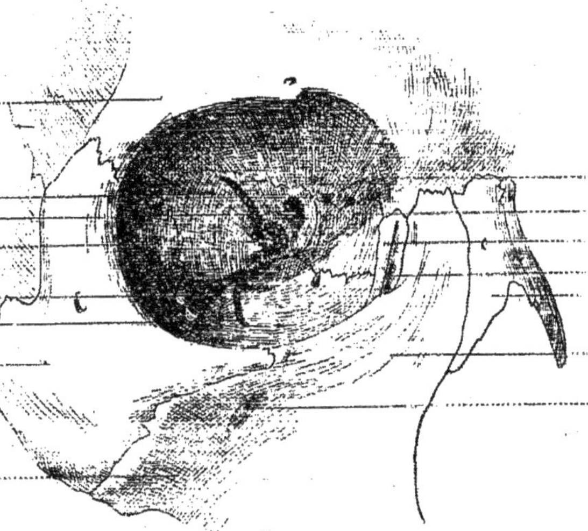

Fig. 441. — Cavité orbitaire, vue antérieure.

vexe d'avant en arrière. Elle est constituée par l'unguis, l'os planum de l'ethmoïde et la partie latérale et antérieure du sphénoïde : les sutures qui unissent ces os sont verticales et parallèles. Sa minceur est extrême.

La paroi externe, à peu près plane et de figure triangulaire comme les précédentes, est très obliquement dirigée en avant et en dehors. Elle est constituée dans ses deux tiers postérieurs par la grande aile du sphénoïde, dans son tiers antérieur par le malaire, et un peu par l'apophyse orbitaire du frontal. Dans la suture sphéno-malaire, on rencontre assez fréquemment de petits os isolés, analogues aux os wormiens du crâne. Dans la partie malaire, on remarque les orifices des conduits malaires. Tout près du sommet de cette face encadrée par les fentes sphénoïdale et sphéno-maxillaire, on peut voir de petites rugosités, qui donnent insertion à quelques faisceaux du muscle droit externe (*épine* du muscle droit externe). La paroi externe est de toutes la plus épaisse.

Angles. — On désigne sous ce nom, aussi inexact que commode pour la description, les surfaces courbes par lesquelles les quatre faces orbitaires se continuent.

Dans *l'angle supérieur et interne,* on voit la suture qui unit l'ethmoïde et l'unguis au frontal : sur cette suture sont placés les deux *trous ethmoïdaux* qui donnent passage aux artères et veines ethmoïdales (l'antérieur donne en outre passage au filet ethmoïdal du rameau nasal). — L'angle supérieur et interne conduit au *trou optique ;* véritable canal osseux de 4 à 8 mm. de longueur, le *canal optique,* obliquement dirigé, va croiser son homologue vers le milieu de la selle turcique ; il donne passage au nerf optique, et à l'artère ophtalmique, qui occupe la partie inférieure et externe du conduit.

L'angle supérieur et externe répond à la *fosse lacrymale* dans sa partie antérieure ; en arrière, il est mieux constitué par la *fente sphénoïdale.* La fente sphénoïdale a la forme d'une massue à grosse extrémité postérieure, ou mieux celle d'une virgule ; interrompue par l'épine du muscle droit externe (*spina musculi externi*), elle conduit dans l'étage moyen du crâne. La fente sphénoïdale livre passage aux vaisseaux et nerfs de l'orbite, l'artère exceptée (Voy. fig. 442).

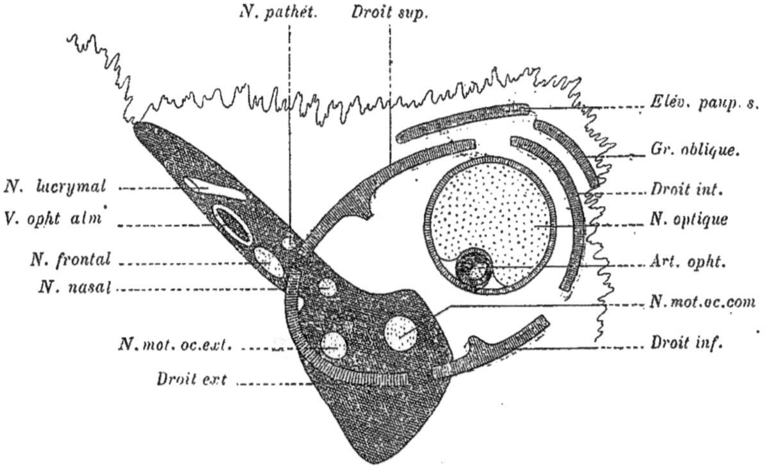

Fig. 442. — Schéma de la fente sphénoïdale et du sommet de l'orbite.

L'angle inférieur et interne répond à la suture du maxillaire supérieur avec l'unguis et l'ethmoïde, et tout à fait en arrière à la suture qui réunit l'ethmoïde à l'apophyse orbitaire du palatin.

L'angle inférieur et externe est constitué dans son tiers antérieur par le malaire, dans ses deux tiers postérieurs par la *fente sphéno-maxillaire,* comblée à l'état frais par une membrane fibreuse dans laquelle passe un filet du nerf maxillaire supérieur. Elle conduit dans la fosse ptérygo-maxillaire et dans son arrière-fond.

La fente sphéno-maxillaire étroite dans sa partie moyenne s'élargit à ses deux extrémités: son extrémité antérieure arrondie est formée par une petite languette osseuse qui dépend du maxillaire supérieur.

Base. — La base de l'orbite, irrégulièrement quadrilatère, regarde en avant, en dehors et un peu en bas. Son contour est constitué : en haut, par l'arcade orbitaire du frontal avec ses deux apophyses orbitaires ; en dehors, par le bord concave du malaire ; en bas par le maxillaire supérieur ; en dedans par la crête de l'os unguis (A). La partie inférieure du contour est légèrement en retrait sur la partie supérieure. — Les parties latérales sont concaves en avant, l'externe surtout ; on peut s'en assurer en regardant un crâne de profil. — Le contour présente à la partie supérieure l'échancrure ou *trou sus-orbitaire,* et est traversé à la partie inférieure par le *canal sous-orbitaire,* qui débouche au-dessous du bord inférieur par le *trou sous-orbitaire.*

Sommet. — Le sommet est placé par les uns au trou optique, de telle sorte que l'axe prolongé irait croiser celui du côté opposé au niveau de la selle turcique ; pour les autres il répond à l'angle interne de la fente sphénoïdale ; dans ce cas les axes prolongés en arrière se rencontreraient dans le trou occipital.

Au point de vue anatomique le sommet de l'orbite est mieux placé au trou optique, autour duquel rayonnent les muscles de l'œil.

Dimensions. — Les dimensions de la cavité orbitaire varient suivant les individus, l'âge, la race, et les points de repère adoptés pour les mensurations. Gayat (Annales d'Oculist. 1873) nous a donné des chiffres très précis; il nous paraît suffisant de dire que la profondeur moyenne est de 40 à 45 mm. chez l'homme, de 40 mm. environ chez la femme.

Le diamètre horizontal est de 40 mm. en moyenne ; il l'emporte de 5 mm. environ sur le diamètre vertical.

Chez l'enfant, les dimensions de la cavité orbitaire, tout en étant moins grandes que chez l'adulte, sont considérables relativement à celles des autres cavités de la face, ce qui est en rapport avec le développement précoce de l'œil. D'après Zinn, l'axe de la cavité orbitaire serait horizontal chez l'enfant. Comme différences sexuelles, il faut noter que, chez la femme, les contours de l'orbite sont plus arrondis que chez l'homme.

Varia. — A. — La fosse du sac lacrymal interrompt le contour orbitaire : la partie inférieure se continue avec la crête lacrymale antérieure (maxillaire supérieur), tandis que la partie supérieure descend par une ligne rugueuse vers la crête lacrymale appartenant à l'unguis. *L'anneau* osseux, qui formait le contour orbitaire est ainsi brisé et la fosse du sac lacrymal est logée dans l'écartement de ses deux branches.

FOSSES NASALES

Creusées à la partie supérieure et médiane du massif facial, les fosses nasales sont, comme le montre la coupe (fig. 443), deux cavités anfractueuses situées au-dessous de la partie moyenne de l'étage antérieur du crâne, au-dessus de la cavité buccale dont les sépare la voûte palatine ; latéralement, elles répondent aux cavités orbitaires en haut, aux sinus maxillaires en bas. Séparées par une mince cloison verticale, elles communiquent en avant avec l'extérieur par l'orifice nasal antérieur, elles s'ouvrent en arrière dans une large excavation limitée en avant par la face inférieure du squelette de la face et en arrière par la face inférieure du sphénoïde et la colonne vertébrale, c'est la *grande fosse pharyngobuccale*. — Les fosses nasales envoient de nombreux prolongements dans les os voisins ; ces prolongements *ou sinus* constituent des cavités annexes et communiquent avec la cavité centrale par des orifices que nous avons à étudier.

La forme générale des fosses nasales est assez difficile à déterminer ; leurs

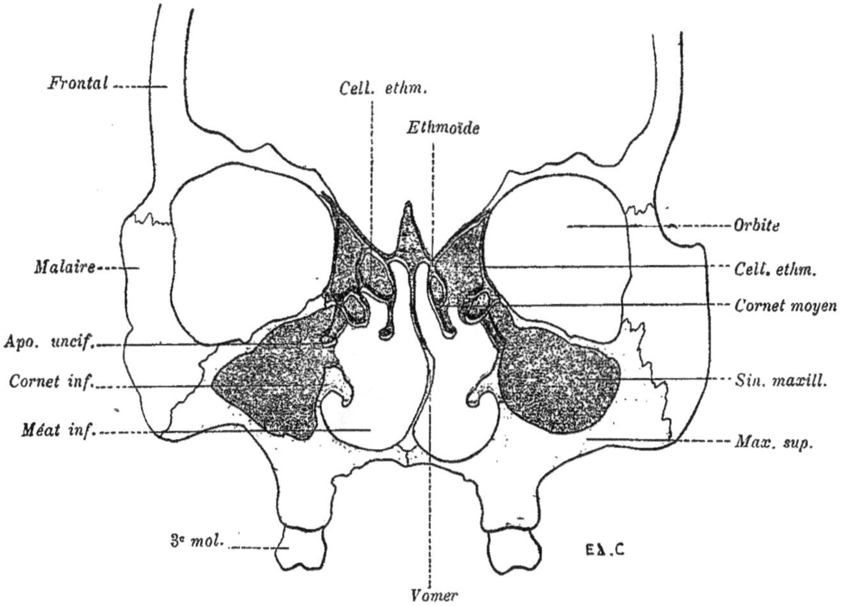

Fig. 443. — Coupe vertico-transversale de la face, passant par la 3e molaire.

Rouge, ethmoïde ; rose, cornet inférieur ; bleu clair, vomer.

parois minces, anfractueuses, surmontées de saillies qui tendent à s'enrouler à la façon de cornets, présentent, l'externe surtout, une irrégularité extrême.

Je décrirai successivement la *paroi supérieure* (voûte), la *paroi inférieure* (plancher), les *parois latérales, la cloison* et *enfin les deux orifices*.

Paroi supérieure. — La voûte des fosses nasales offre l'aspect d'une longue gouttière antéro-postérieure ; obliquement ascendante et concave avec la face postérieure des os du nez et de l'épine nasale du frontal, elle devient horizontale avec le frontal et la lame criblée de l'ethmoïde ; elle se porte ensuite presque verticalement en bas dans sa partie postérieure constituée par la face antérieure du corps du sphénoïde ; enfin elle descend très obliquement en arrière et en bas dans sa dernière portion formée par le corps du sphénoïde, les expansions latérales du vomer et l'apophyse sphénoïdale du palatin.

Assez large d'abord dans sa partie antérieure ou nasale, la voûte devient très étroite (2 à 3^{mm}) dans sa partie moyenne ou ethmoïdale ; là, les nombreux trous percés dans la lame ethmoïdale transforment cette partie de la voûte en une véritable dentelle osseuse d'une extrême fragilité. Sur la partie postérieure ou sphénoïdale de la voûte on trouve le très large orifice du sinus sphénoïdal.

Paroi inférieure. — La paroi inférieure ou *plancher des fosses nasales*, est formée dans ses deux tiers antérieurs par l'apophyse palatine du maxillaire supérieur et par la portion horizontale du palatin dans son tiers postérieur. Elle est sensiblement horizontale : cependant la saillie du bourgeon incisif, porteur de l'épine nasale antérieure et inférieure, relève son extrémité antérieure et donne ainsi au plancher une très légère inclinaison de haut en bas et d'avant en arrière.

Très étroite près de l'entrée, la paroi inférieure s'élargit aussitôt (19 millimètres environ) pour se rétrécir légèrement au niveau de l'orifice postérieur

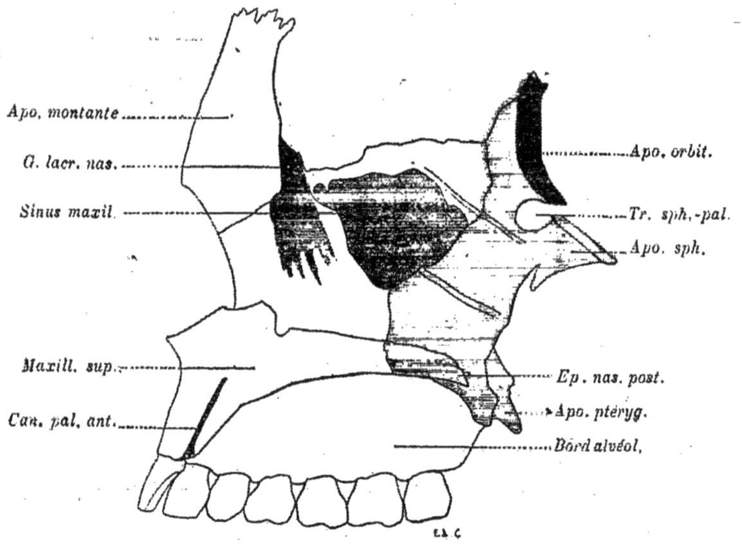

Fig. 444. — Fosses nasales, sinus maxillaire : bleu foncé, palatin.

(12 millimètres). Concave transversalement, la paroi inférieure est beaucoup plus courte que la supérieure. Assez épais dans ses deux tiers antérieurs, mince mais formé de tissu compact dans sa partie postérieure, le plancher est la plus solide et la plus résistante des parois des fosses nasales.

Près de l'entrée, immédiatement en arrière de la saillie de l'os incisif et tout près de la cloison, on aperçoit les orifices des conduits palatins antérieurs.

Paroi externe. — La paroi externe est formée par les masses latérales de l'ethmoïde et le maxillaire supérieur sur lequel s'attachent l'unguis, le cornet inférieur, et le palatin. Oblique de haut en bas et de dedans en dehors, cette paroi est remarquable par les anfractuosités ou *méats* qui la creusent, séparant des saillies osseuses, les *cornets*.

Cornets. — Trois lames osseuses, allongées d'avant en arrière, plus ou moins recourbées et enroulées de haut en bas et de dehors en dedans, se détachent de cette paroi et s'avancent dans l'intérieur de chaque cavité nasale : ce sont les *cornets* divisés en supérieur, moyen et inférieur, et séparés par les méats.

Les *cornets supérieur et moyen* s'élèvent de la face interne du labyrinthe ethmoïdal : confondu en avant avec le cornet moyen, le *cornet supérieur* ne

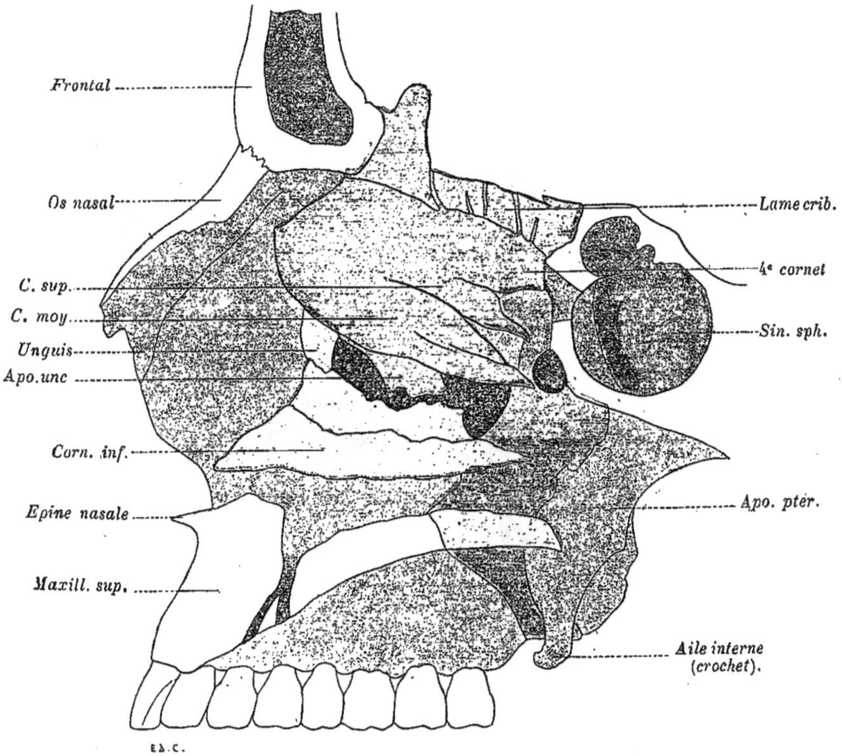

Fig. 445. — Fosses nasales, paroi externe avec les cornets.

Rouge, ethmoïde ; bleu clair, unguis ; rose, cornet inférieur ; bleu foncé, palatin. De même pour les figures suivantes.

devient indépendant que dans sa partie moyenne et postérieure. Il se termine en face du corps du sphénoïde, sur le pourtour du trou sphéno-palatin (A).

Le cornet moyen, comme le précédent, appartient à l'ethmoïde : mais il s'en détache plus franchement ; il descend dans la fosse nasale comme un volet osseux, dont le bord antérieur libre descend verticalement, tandis que l'extrémité postérieure très effilée dépasse de beaucoup celle du cornet supérieur pour se terminer au-dessous du trou sphéno-palatin. Le bord inférieur, libre et épais, est parallèle au bord libre du cornet inférieur. Des trois cornets, c'est le moyen qui se rapproche le plus de la cloison avec laquelle il limite un espace en forme de fente, *la fente olfactive.* Il n'est pas rare de constater un épaississement du bord inférieur du cornet moyen, qui se renfle en forme de *bulle*. Zuckerkandl a insisté sur la fréquence de ces cornets bulleux.

Le cornet inférieur est formé par un os indépendant. Fixé et comme accroché à la paroi externe des fosses nasales par son bord adhérent, il se détache de cette paroi et se dirige vers la cloison, puis vers le plancher, en s'enroulant sur lui-même. Des trois cornets, c'est le plus long : en avant, il s'avance jusqu'aux

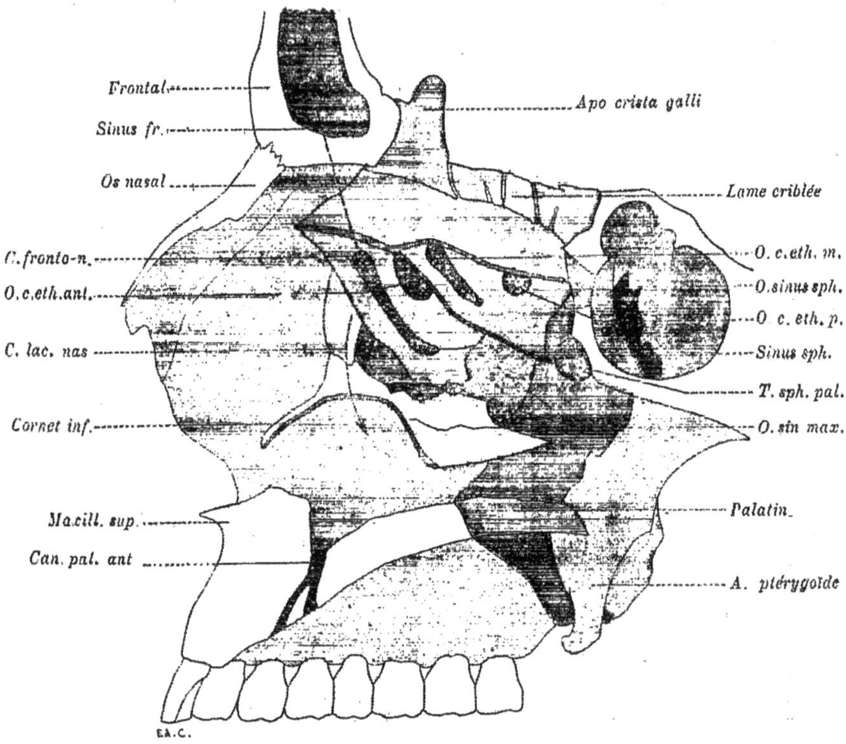

Fig. 446. — Fosses nasales, paroi externe.

Les cornets ont été en partie détachés pour mieux montrer les orifices des cavités et des cellules qui s'ouvrent dans les fosses nasales.

limites osseuses des fosses nasales ; en arrière, il se continue par une arête fixée sur le palatin.

Méats. — Les méats, espaces compris entre les cornets et la paroi externe des fosses nasales, sont aussi au nombre de trois.

Le *méat supérieur*, très petit, inaccessible à la vue, présente un ou plusieurs orifices par lesquels il communique avec les cellules postérieures de l'ethmoïde ; j'ai déjà signalé le trou sphéno-palatin répondant à l'extrémité postérieure du cornet supérieur.

Le *méat moyen*, compris entre la concavité du cornet moyen et la face externe des fosses nasales, présente dans sa partie moyenne le large orifice, irrégulièrement triangulaire, du *sinus maxillaire;* 3 lamelles osseuses rétrécissent et dédoublent cette large ouverture. D'une part, la lame verticale du palatin s'avance sur l'angle postérieur; d'autre part, l'apophyse unciforme de l'ethmoïde et l'apophyse ethmoïdale du cornet inférieur, allant à la rencontre l'une de l'autre, se rejoignent et dédoublent la partie restante de l'ouverture en deux orifices; l'antérieur, plus grand, persiste et forme l'ouverture normale du sinus dans le méat moyen; l'orifice postérieur est, d'ordinaire, fermé sur le sujet entier, par le passage de la muqueuse (B). En avant, la paroi du méat moyen est formée par l'apophyse montante du maxillaire supérieur et l'os unguis, paroi interne du canal nasal dont la saillie verticale peut être facilement observée. De la partie antérieure et supérieure du méat moyen, on aperçoit, lorsque

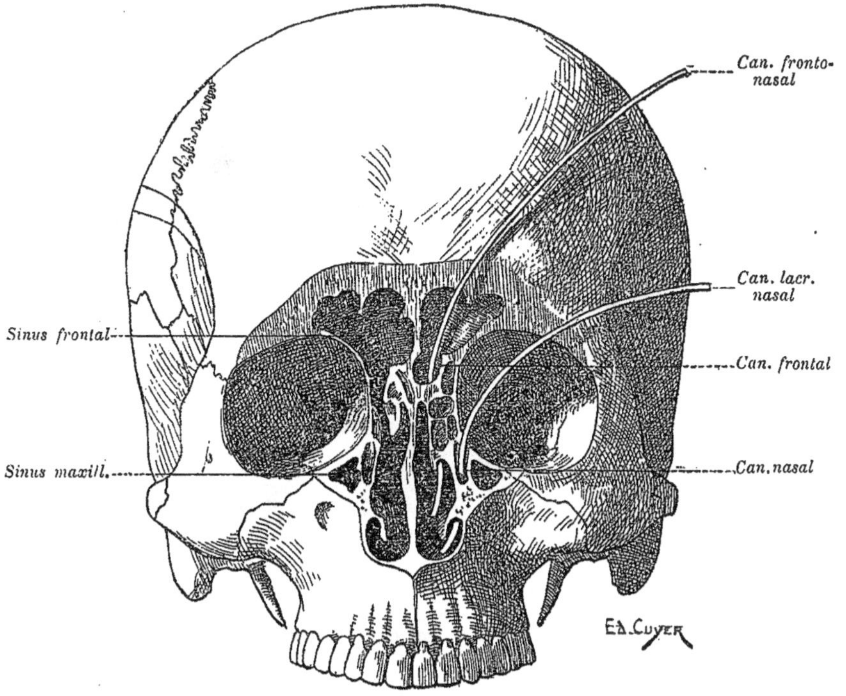

Fig. 447. — Coupe frontale des sinus frontaux et des fosses nasales.

le cornet a été détaché, dans l'infundibulum de l'ethmoïde, l'orifice en entonnoir et la gouttière qui conduisent dans le sinus frontal. Un peu en arrière de ce dernier sinus, on voit les orifices d'ouverture des cellules ethmoïdales antérieures.

Le *méat inférieur,* circonscrit par la face concave du cornet inférieur, la face externe et le plancher des fosses nasales, présente l'orifice inférieur du canal lacrymo-nasal (Voir fig. 448).

Cloison. — Elle est formée en haut par la lame verticale de l'ethmoïde, en bas par le vomer. On y voit la suture qui réunit ces deux os. Cette union ménage un angle rentrant ouvert en avant : à l'état frais, cet angle est comblé par le cartilage de la cloison. Très souvent la cloison est déviée à droite et à gauche.

Orifice antérieur. — Sur le squelette, c'est une ouverture cordiforme à pointe supérieure, circonscrite par les deux maxillaires et les deux os propres du nez ; l'épine nasale antérieure échancre la partie moyenne de sa base. Dans la profondeur, on voit le bord antérieur de la cloison et l'extrémité antérieure des cornets.

Orifices postérieurs. — Au nombre de deux, un pour chaque fosse nasale, et

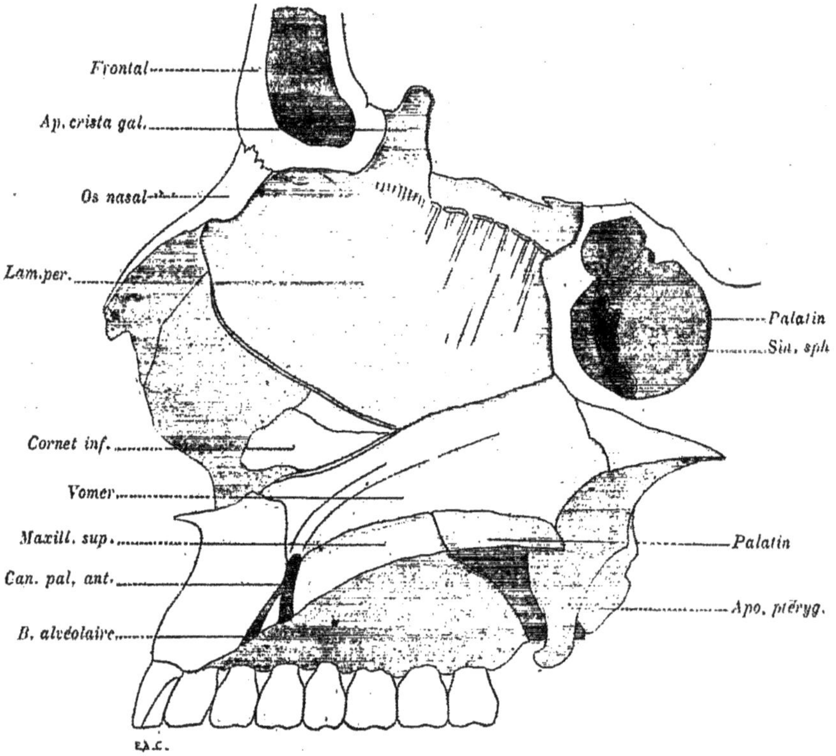

Fig. 448. — Fosses nasales, paroi interne.

séparés l'un de l'autre par le bord postérieur du vomer, ils sont de forme quadrangulaire, à grand diamètre vertical. Coudés en haut par le corps du sphénoïde sur lequel s'applique l'aile vomérienne, ils sont limités en bas par le bord postérieur de la lame horizontale du palatin, et en dehors par l'aile interne de l'apophyse ptérygoïde. En rhinologie, ces orifices sont désignés sous le nom de *choanes*.

Varia. — A. — Le cornet supérieur est très souvent dédoublé, surtout chez l'enfant ; ce dédoublement est toujours indiqué par une encoche osseuse qui échancre l'extrémité postérieure du cornet ; lorsque le dédoublement est complet, on peut dire avec Zuckerkandl qu'il y a quatre cornets. Cette disposition normale chez certains mammifères (Krauss) serait plus fréquente dans les races nègres. J'ai rencontré ce dédoublement sur la plupart des squelettes de tête de nouveau-né ; il est représenté comme normal dans le traité de Sappey.

B. — Souvent des aiguilles osseuses se détachent de l'apophyse unciforme et se rendent au pourtour osseux de l'orifice du sinus, limitant ainsi de petits orifices que le passage de la muqueuse vient d'ordinaire fermer ; seule l'union de cette apophyse avec le cornet inférieur est constante.

FOSSE PTÉRYGO-MAXILLAIRE

Je décris sous ce nom la vaste excavation qui, sur le squelette, est comprise entre la face inférieure du sphénoïde (corps et grandes ailes) et l'aile externe de l'apophyse ptérygoïde, d'une part, et la tubérosité du maxillaire supérieur, d'autre part. Cette région est souvent décrite sous le nom de *fosse zygomatique*, sous le prétexte qu'elle est au-dessous de l'apophyse de ce nom ; l'argument n'est pas de nature à convaincre, c'est pourquoi je préfère le nom de *fosse ptérygo-maxillaire*.

Etudiée sur une tête osseuse privée de son maxillaire inférieur, cette fosse

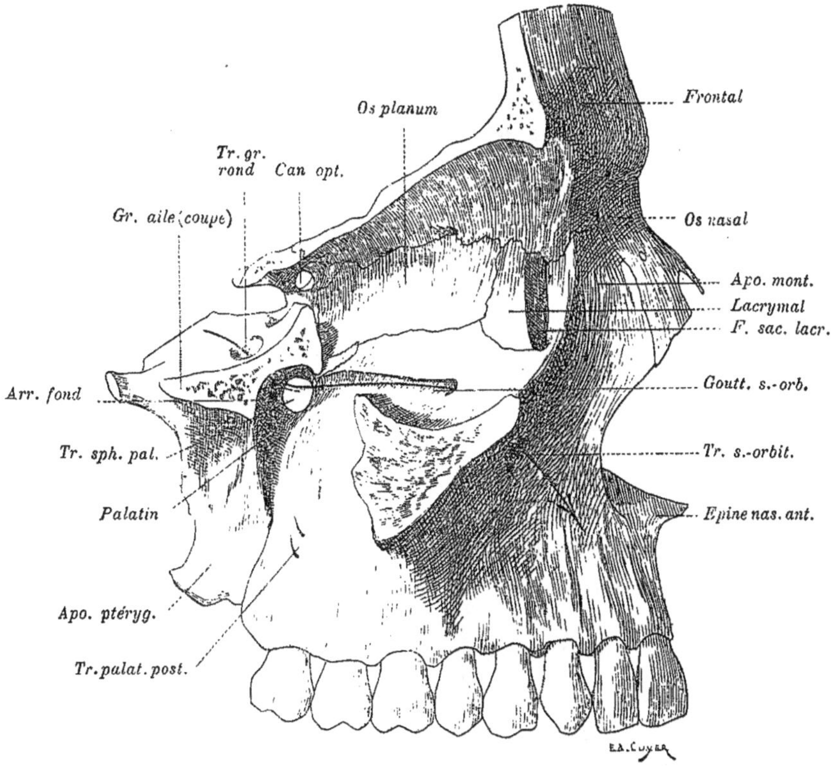

Fig. 449. — Fosse ptérygo-maxillaire.

apparaît pyramidale triangulaire ; son sommet, interne, répond au trou sphéno-palatin ; sa base, largement ouverte au dehors, est fermée partiellement par la branche montante du maxillaire inférieur, quand cet os a été remis en place. Les parois sont : une, *antérieure*, large, formée par la tubérosité du maxillaire supérieur ; une, *supérieure*, par le plan sphéno-temporal ; une, *interne*, par l'aile externe de l'apophyse ptérygoïde (cette paroi interne est complétée sur la tête entière par une aponévrose qui la prolonge en arrière). Au fond de la cavité, on voit une fente verticale, entre la tubérosité maxillaire et le bord antérieur de l'apophyse ptérygoïde, c'est *la fente ptérygo-maxillaire.* Cette fente conduit dans la partie la plus profonde de la fosse ptérygo-maxillaire. J'appelle cette partie, voisine du sommet de la fosse, *arrière-fond de la fosse ptérygo-maxillaire.*

Les parties étant ainsi désignées, je décrirai successivement dans leurs détails :

1° *La fosse ptérygo-maxillaire;* 2° *la fente ptérygo-maxillaire ;* 3° *l'arrière-fond de la fosse ptérygo-maxillaire.*

FOSSE PTÉRYGO-MAXILLAIRE. — **Faces.** — La *face antérieure* est formée par la face postérieure triangulaire de la tubérosité maxillaire. Elle regarde en arrière et en dehors. Elle présente les canaux dentaires postérieurs au nombre de deux ou trois, dans lesquels pénètrent les branches dentaires postérieures.

La *face supérieure* est formée dans sa partie la plus interne par le plan *sphéno-temporal,* et dans sa partie externe par le *trou zygomatique.* Le plan sphéno-temporal, rectangulaire, est limité en dehors par la crête du sphénoïde formée par une série de petits tubercules; en arrière par la racine transverse de l'arcade zygomatique; en avant par le bord inférieur de la face orbitaire de la grande aile du sphénoïde; en dedans, par une ligne qui part de l'épine du sphénoïde, et se dirige en avant pour se terminer à la partie externe de la base de l'apophyse ptérygoïde. Dans l'angle antéro-externe de cette face, se trouve le tuber-

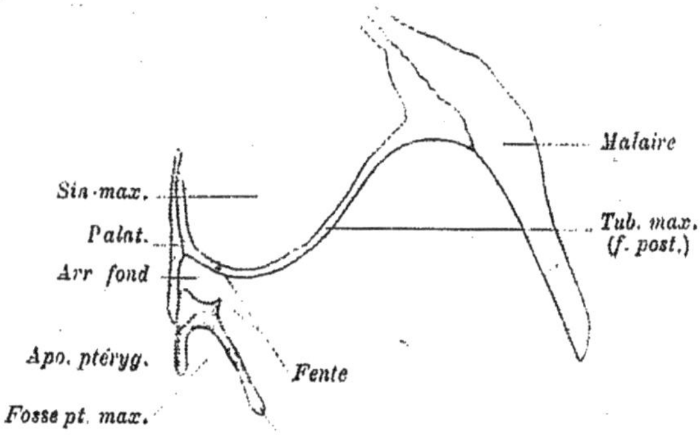

Fig. 450. — Schéma de la fosse ptérygo-maxillaire et de son arrière-fond.

cule du sphénoïde, et dans l'angle opposé l'épine du même os dont la base est perforée par le trou petit rond.

Ce plan répond en avant à l'insertion du faisceau sphénoïdal du ptérygoïdien externe, en arrière à l'articulation temporo-maxillaire.

La *face interne,* étroite sur le squelette, est formée par la face externe de l'apophyse ptérygoïde; comme cette dernière, elle regarde en dehors et en avant. Elle donne insertion au faisceau ptérygoïdien du muscle ptérygoïdien externe.

Base. — Sur le squelette de la tête, sans maxillaire inférieur, elle est largement ouverte; sur un squelette entier, elle est formée par la branche montante du maxillaire inférieur, surmontée de ses deux apophyses (condyle et apophyse coronoïde) et par la face interne de l'arcade zygomatique.

Angles. — Les angles, séparant les trois faces, se réunissent en étoile pour former le sommet de la pyramide; — l'*angle supérieur* répond à la fente sphéno-maxillaire; — l'*inférieur,* à l'union de la tubérosité maxillaire et de l'apophyse ptérygoïde et dans sa partie supérieure à la fente ptérygo-maxillaire; — le *postérieur* répond à l'apophyse ptérygoïde, il montre les trous ovale et petit rond et l'épine du sphénoïde.

Ainsi constituée la fosse ptérygo-maxillaire communique : en haut par le trou zygomatique avec la fosse temporale;

En avant, par la fente sphéno-maxillaire, avec l'orbite;

En dedans, par la fente ptérygo-maxillaire, avec l'arrière-fond;

En arrière, par les trous, petit rond et ovale, avec l'étage moyen de la base du crâne;

En dehors, par l'échancrure sigmoïde avec la région masséterine;

La fosse ptérygo-maxillaire loge les deux muscles ptérygoïdiens, l'artère et veine maxillaires et quelques-unes de ses branches, les branches du nerf maxillaire inférieur, quelques branches du nerf maxillaire supérieur, le ganglion optique.

FENTE PTÉRYGO-MAXILLAIRE. — Porte d'entrée de l'arrière-fond de la fosse ptérygo-maxillaire et de forme triangulaire à sommet inférieur, elle présente une lèvre antérieure verticale, formée par la tubérosité du maxillaire, une lèvre postérieure oblique en bas et en avant représentée par le bord antérieur de l'apophyse ptérygoïde. Elle se continue en haut avec la fente sphéno-maxillaire, et les deux fentes réunies constituent un fer à cheval qui dans sa concavité embrasse la tubérosité maxillaire.

Elle laisse passer l'artère et la veine maxillaire interne, qui se rendent dans l'arrière-fond, et des branches nerveuses qui viennent de cet arrière-fond.

ARRIÈRE-FOND. — Décrit par les auteurs sous le nom de fosse ptérygo-maxillaire, l'arrière-fond n'est qu'un diverticulum de la fosse ptérygo-maxillaire que nous venons de décrire.

Situé en arrière de la tubérosité maxillaire, il a la forme pyramidale; ses faces continuent celles de la fosse ptérygo-maxillaire.

La *face antérieure* est représentée par la partie la plus interne de la tubérosité maxillaire et un peu par l'ethmoïde dans sa partie supérieure.

La *face postérieure* est formée de haut en bas par la face antérieure de la racine des grandes ailes du sphénoïde, par le bord antérieur creusé en gouttière de l'apophyse ptérygoïde.

La *face interne* est constituée en haut par la face externe de l'apophyse sphénoïdale du palatin, et plus bas par la partie moyenne de la face externe de la lame verticale du même os.

Son *sommet* répond au trou sphéno-palatin.

L'arrière-fond montre sur ses parois de nombreux orifices : — *sur la face interne,* le trou sphéno-palatin laisse passer l'artère sphéno-palatine et les branches internes du ganglion de Meckel; — *sur la face postérieure,* le canal grand rond laisse passer le nerf maxillaire supérieur; plus bas et plus en dedans, s'ouvrent : *a)* le canal vidien, logeant le nerf vidien et l'artère vidienne; *b)* le canal ptérygo-palatin logeant le nerf de Bock et l'artère ptérygo-palatine; c) le canal sphéno-vomérien latéral laissant passer des veines ; — *sur la face externe,* la fente ptérygo-maxillaire, en bas le canal palatin postérieur logeant l'artère et le nerf palatins postérieurs.

ARTICLE QUATRIÈME

OS HYOIDE ET APPAREIL HYOIDIEN

OS HYOIDE. — Comme nous l'avons vu en étudiant le développement des arcs branchiaux, l'os hyoïde représente les vestiges d'un système d'arcs reliés à la base du crâne. Ces arcs, cartilagineux ou osseux, sont formés de plusieurs segments et réunis sur la ligne médio-ventrale par d'autres pièces appelées *copules :* chaque copule est en rapport avec deux paires d'arcs.

L'os hyoïde, rudiment de ce système, est un os impair et médian formé par une pièce centrale, le *corps,* qui représente la copule et par des prolongements ou *cornes,* rudiments ou vestiges des deux paires d'arcs.

Corps. — C'est une lamelle osseuse, de contour quadrilatère, à grand axe transversal, légèrement arquée en avant.

La *face antérieure,* convexe transversalement et de haut en bas, est décomposée par une crête transversale en deux plans : un plan supérieur qui regarde en haut et sur lequel on voit, de chaque côté de la ligne médiane, l'empreinte d'insertion du génio-hyoïdien ; — un plan inférieur, qui regarde en avant, et sur lequel descend, de chaque côté de la ligne médiane, l'empreinte du génio-

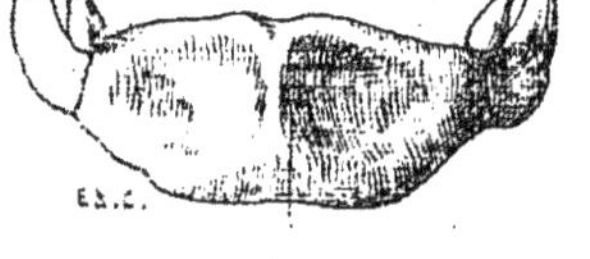

Fig. 451. — Os hyoïde, vue antérieure.

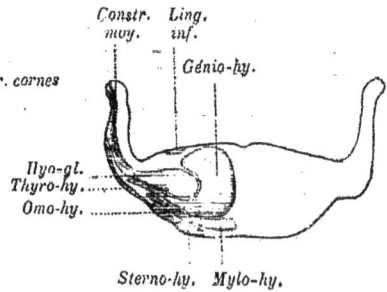

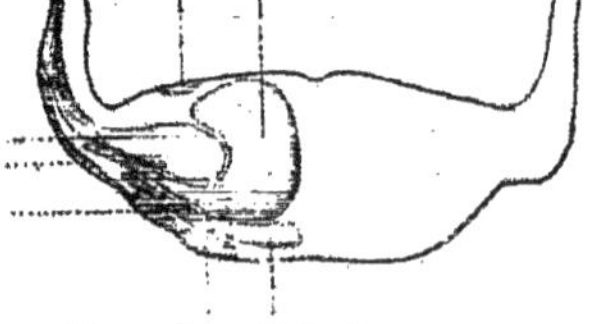

Fig. 452. — Os hyoïde, vue antérieure, insertions musculaires.

hyoïdien, déjà relevée sur le plan supérieur ; le fer à cheval, à concavité postérieure, dessiné par l'empreinte du génio-hyoïdien, forme la limite antérieure d'une dépression qui répond à l'insertion du muscle hyo-glosse ; au-dessous du génio-hyoïdien, près du bord inférieur, se trouve l'empreinte du mylo-hyoïdien. Sur la ligne médiane, la face antérieure présente une crête verticale, parfois très saillante ; à la rencontre de cette crête avec la crête transversale, on voit une saillie plus ou moins prononcée, le *tubercule hyoïdien.*

La *face postérieure,* concave transversalement et de haut et bas, représente une véritable fossette, pouvant recevoir la pulpe de l'index ; elle répond à la membrane thyro-hyoïdienne, dont la sépare un tissu séreux.

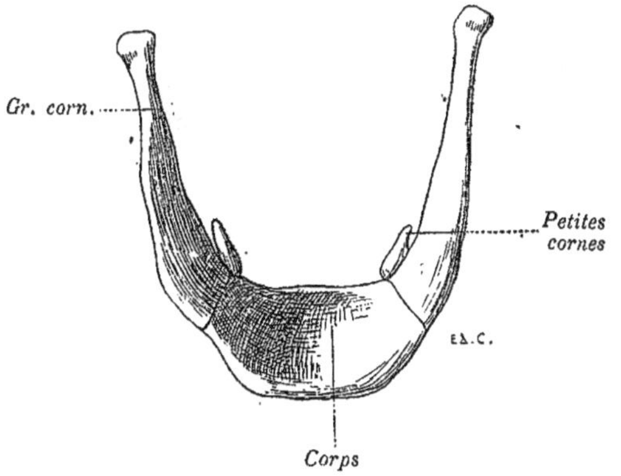

Fig. 453. — Os hyoïde, vue postérieure.

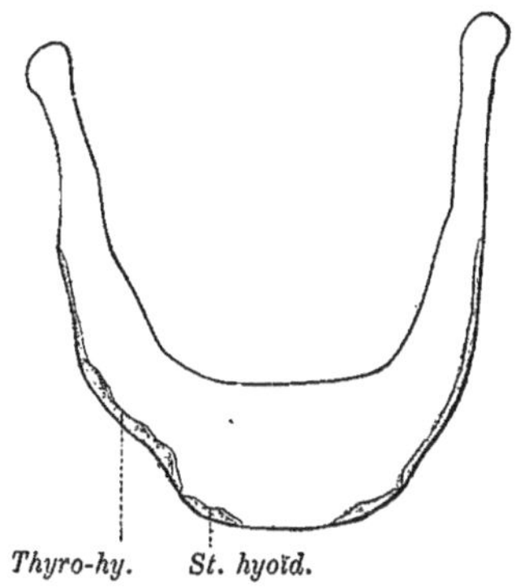

Fig. 454. — Os hyoïde, vue postérieure, insertions musculaires.

Le *bord supérieur,* concave en arrière, donne insertion par sa lèvre inférieure à la membrane thyro-hyoïdienne, et par sa lèvre supérieure à la membrane hyo-glossienne.

Le *bord inférieur,* plus épais, donne insertion aux muscles sterno-hyoïdien, omo-hyoïdien, et thyro-hyoïdien.

Grandes cornes. — Ce sont des lames osseuses qui se détachent du corps et se dirigent très obliquement en arrière et en haut. Larges d'abord, elles s'effilent ensuite pour se terminer par une extrémité renflée en forme de bouton. Aplaties de haut en bas, elles présentent une *face supérieure,* regardant légèrement en dehors, sur laquelle s'insèrent l'hyo-glosse et, en dehors de lui, le constricteur moyen du pharynx ; — et une *face inférieure,* lisse et concave,

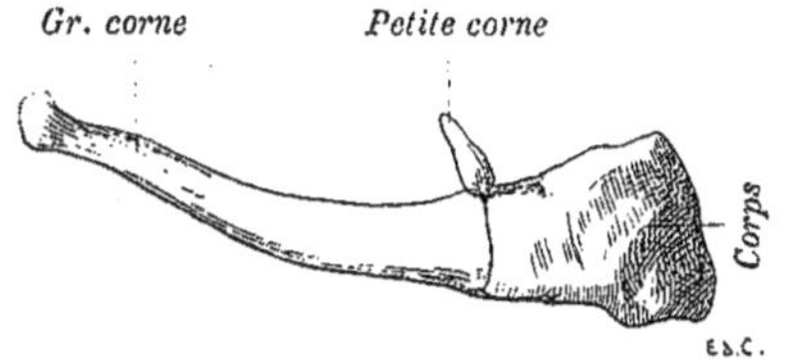

Fig. 455. — Os hyoïde, vue latérale.

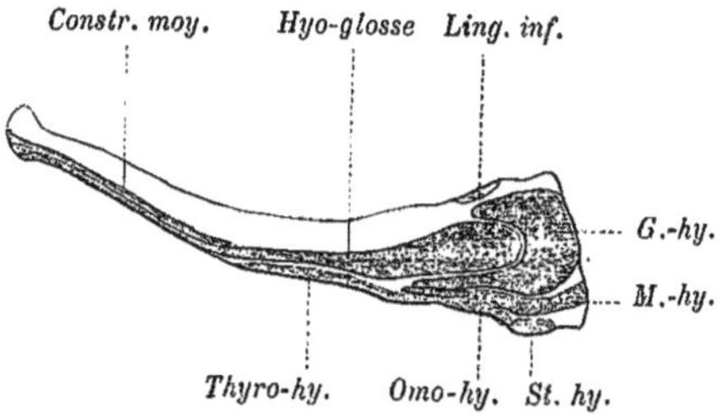

Fig. 456. — Os hyoïde, vue latérale, insertions musculaires.

regardant un peu en dedans, qui donne attache par son bord interne à la membrane thyro-hyoïdienne. — Le *bord externe,* convexe, plus épais que l'interne, donne insertion aux muscles thyro-hyoïdien, hyo-glosse et constricteur moyen. — L'*extrémité antérieure,* d'abord articulée avec le corps, se soude rapidement avec lui ; — l'extrémité postérieure donne attache aux bords postérieurs épaissis de la membrane thyro-hyoïdienne.

Petites cornes. — Grains d'orge ou d'avoine, articulées par leur *base* avec le corps de l'os, au niveau de la jonction du corps et de la grande corne, les petites cornes se dirigent presque verticalement en haut et en arrière, et se continuent par leur sommet avec le ligament stylo-hyoïdien. Par leur face antérieure, elles donnent insertion au muscle lingual inférieur.

Ossification. — Entièrement cartilagineux et en continuité complète avec l'apophyse styloïde du temporal dans les premiers mois de la vie intra-utérine, l'os hyoïde commence son ossification vers la fin de la grossesse. D'après Rambaud et Renault, un noyau osseux apparaît au milieu du cartilage de chaque grande corne pendant le neuvième mois de la vie intra-utérine. Vers la même époque, suivant Huschke, ou quelques jours après la naissance, suivant Rambaud et Renault, deux points latéraux apparaissent dans le cartilage du corps. Ces deux points latéraux se rapprochent et se soudent peu après leur apparition, dans la première année. Beaucoup plus tard, dans la quinzième ou seizième année, apparaissent les points du sommet des grandes cornes et ceux des petites cornes. Donc, au total, huit points d'ossification pour l'os hyoïde.

Architecture. — Plus résistant que son épaisseur et sa transparence ne le font prévoir, l'os hyoïde est surtout composé de tissu compact.

Appareil hyoïdien. — Chez les vertébrés inférieurs et la plupart des mammifères, l'appareil hyoïdien est complet, et sa pièce centrale, l'os hyoïde, est reliée au crâne par une double chaîne d'osselets articulés ou soudés entre eux.

Chez l'homme, l'appareil existe aussi, mais très atrophié ; anormalement il peut reparaître à l'état de parfaite intégrité : Serres, Huschke, Folet, Retterer, Nicolas, Debierre en ont rencontré de beaux exemples. J'en ai présenté avec mon élève et ami Meunier deux cas très complets à la Société anatomique (1887-1888); je reproduis ici (fig. 458) le dessin de l'un de ces cas sur lequel on pourra suivre l'énumération des pièces de l'appareil hyoïdien.

L'appareil entier se compose de neuf pièces osseuses : une pièce impaire et médiane, le *basi-hyal* (corps de l'os hyoïde), et huit pièces latérales, quatre de chaque côté; ce sont : le *stylhyal* (représenté chez l'homme par la moitié supérieure de l'apophyse styloïde) ; — l'*épihyal* (représenté chez l'homme par la moitié inférieure de l'apophyse styloïde); — le *cératohyal* (représenté par le ligament stylo-hyoïdien), et l'*hypohyal*, que représente la petite corne.

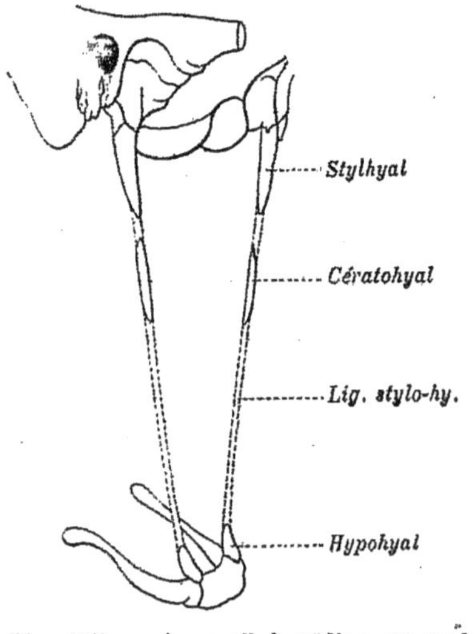

Fig. 457. — Appareil hyoïdien normal de l'homme, d'après Sappey.

Comme on le voit sur les neuf pièces qui constituent chez l'homme l'appareil hyoïdien, sept sont constamment représentées par des parties ossifiées, deux restent généralement à l'état ligamenteux (ligament stylo-hyoïdien). Il résulte de ces faits que l'apophyse styloïde n'appartient pas au crâne, mais à l'appareil hyoïdien et qu'elle résulte, comme l'a montré Geoffroy Saint-Hilaire, de la fusion de deux pièces, le stylhyal et l'épihyal.

L'*apophyse styloïde* naît sur la face exocrânienne postérieure du temporal en avant et en dehors du trou stylo-mastoïdien ; elle est obliquement dirigée de haut en bas, d'arrière en avant et un peu de dehors en dedans. Elle donne insertion aux muscles stylo-hyoïdien, stylo-glosse, et stylo-pharyngien, ainsi

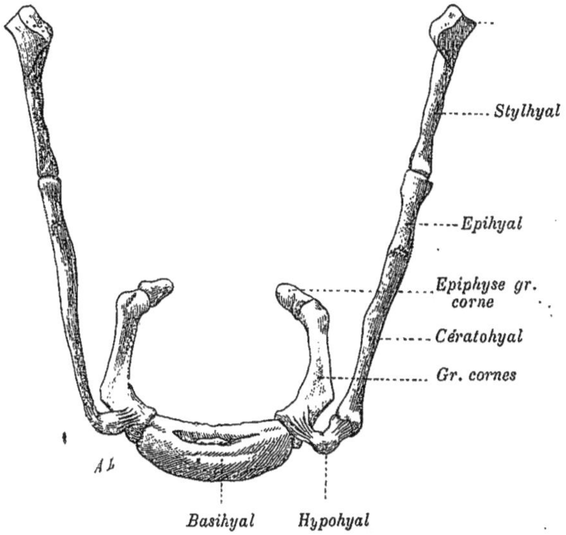

Fig. 458. — Appareil hyoïdien anormal de l'homme.

qu'aux deux ligaments stylo-hyoïdien et stylo-maxillaire. Elle est engaînée en avant par l'apophyse vaginale.

ARTICLE CINQUIÈME

APERÇU COMPLÉMENTAIRE CRANIOLOGIQUE ET SQUELETTOLOGIQUE

Nous résumons dans cet article, dû en grande partie à la plume compétente de M. Manouvrier, quelques notions élémentaires sur la crâniologie anthropologique. Comme on le verra, la terminologie, la méthode et les procédés d'étude sont ceux de Broca, dont les travaux font encore loi en crâniologie et en crâniométrie.

§ I. — POINTS DE REPÈRE, LIGNES ET INDICES CRANIOMÉTRIQUES (1)

Les notions suivantes sont insuffisantes pour permettre de se livrer utilement à des recherches crâniométriques, qui exigent une technique complexe et minutieuse à l'acquisition de laquelle la fréquentation d'un laboratoire approprié

(1). Paul Broca, Instructions crâniologiques et crâniométriques, soc. d'Anthrop. de Paris.

est indispensable. Elles suffisent toutefois pour permettre de comprendre la plupart des données acquises par la crâniologie comparative.

Les principaux points de repère ou points singuliers du crâne sont, sur la ligne médiane :

Le *point nasal :* Milieu de la suture fronto-nasale.

L'*ophryon :* Point médian de la *ligne sus-orbitaire* tangente à la face supérieure des voûtes orbitaires et séparant la région cérébrale du front de sa région faciale.

Le *point métopique :* Point médian entre les deux bosses frontales.

Le *bregma :* Point de rencontre de la suture sagittale avec la suture coronale.

L'*obélion :* Point médian sur la sutture sagittale entre les deux trous pariétaux. Ce point correspond extérieurement au tourbillon des cheveux.

Le *lambda :* Point de rencontre de la sutture sagittale avec la suture lambdoïde.

L'*inion :* Point médian externe correspondant à la protubérance occipitale interne. Il peut être situé au-dessus ou au-dessous de la protubérance occipitale externe. Il marque, sur la voûte du crâne, la séparation de la région cérébrale et de la région cérébelleuse.

Le *basion :* Point médian sur le bord antérieur du trou occipital.

L'*opisthion :* Point médian sur le bord postérieur de ce trou.

Le *point alvéolaire :* Point médian sur le bord inférieur de l'arcade alvéolaire.

Le *point spinal :* Point médian au niveau du bord inférieur de l'échancrure nasale.

Le *point stéphanique :* Point où la suture coronale cesse d'être dentelée pour devenir rectiligne (au niveau de la crête temporale).

Le *ptérion,* petite région située à la rencontre du frontal, du pariétal, de l'écaille du temporal et de la grande aile du sphénoïde ou ptère. Ordinairement l'écaille du temporal est séparée du frontal par un espace plus ou moins large mesuré par la suture pariéto-sphénoïdale. Cette suture forme alors la branche médiane d'un H dont les branches latérales sont constituées par la suture coronale et la suture écailleuse. Or il arrive parfois que l'écaille du temporal arrive jusqu'au contact de l'os frontal. Alors l'H décrite ci-dessus devient un K. Si le contact se fait sur une certaine étendue, les sutures forment encore une H mais dirigée en un sens opposé à celui de l'H normale. Le ptérion est dit alors *renversé.* Cette disposition est due, au moins le plus souvent, à un prolongement antérieur de l'écaille temporale sous forme d'un os wormien qui est d'abord isolé et qui se soude ensuite au temporal.

L'*astérion :* Point situé à la rencontre de l'occipital, du pariétal et de la portion mastoïdienne du temporal, ou des trois sutures qui partent de ce point.

Le *dacryon :* Point situé à la rencontre de la crête postérieure de la gouttière lacrymale ou de son prolongement avec la suture unguéo-frontale.

Le *point auriculaire :* Immédiatement au-dessus de la racine postérienre de l'apophyse zygomatique.

Le *point jugal :* à l'angle formé par l'inflexion du bord postérieur de l'os jugal.

§ II. MESURES

Les principales mesures du crâne sont :

Le *diamètre antéro-postérieur maximum :* Du point le plus saillant de la glabelle au point le plus reculé de l'écaille occipitale.

Le *diamètre antéro-postérieur métopique :* Du point métopique au point le plus reculé de l'occipital (ce diamètre évite le sinus frontal).

Le *diamètre transversal maximum.*

Le *diamètre bi-auriculaire :* D'un point auriculaire à l'autre.

Le *diamètre frontal minimum :* A la base du front. Distance minima des deux crêtes temporales du frontal.

Le *diamètre astérique :* D'un astérion à l'autre.

Le *diamètre vertical basio-bregmatique :* Du basion au bregma.

La *ligne naso-basilaire :* Du point nasal au basion.

La *courbe médiane antéro-postérieure :* Du point nasal à l'opisthion. Elle se subdivise en :

a) *Frontale sous-cérébrale :* Du point nasal à l'ophryon ;

b) *Frontale cérébrale :* De l'ophryon au bregma ;

c) *Pariétale ou sagittale :* Du bregma au lambda ;

d) *Sus-occipitale :* Du lambda à l'inion ;

e) *Sous-occipitale :* De l'inion à l'opisthion.

La *courbe transversale sus-auriculaire :* D'un point auriculaire à l'autre en passant par le bregma.

La *circonférence horizontale :* passant immédiatement au-dessus des bosses sourcillières et sur la partie la plus reculée de l'occipital. Elle se divise en :

Partie antérieure : en avant de la ligne sus-auriculaire passant par le bregma, et en

Partie postérieure : en arrière de cette ligne.

La *longueur et la largeur du trou occipital* (maximum).

Les principales mesures prises sur la face sont :

La *largeur bi-orbitaire externe :* la plus grande largeur au niveau des apophyses orbitaires externes sur leur bord externe.

La *largeur inter orbitaire :* D'un dacryon à l'autre.

La *largeur de l'orbite :* Du dacryon au niveau du bord externe dans la direction de l'axe transversal de l'orbite. Cet axe est tantôt complètement transversal, tantôt plus ou moins oblique.

La *hauteur de l'orbite :* Du milieu du bord inférieur au bord supérieur de l'orbite perpendiculairement à la direction précédente.

La *largeur bijugale :* D'un point jugal à l'autre.

La *largeur bizygomatique* (maximum).

La *hauteur totale de la face :* De l'ophryon au point alvéolaire.

La *longueur naso-spinale,* du point nasal au point spinal.

La *largeur maxima de l'ouverture* nasale.

La *longueur du bord externe de l'os nasal.*

La *largeur du nez :* La plus grande distance des bords externes des os nasaux.

La *hauteur spino-alvéolaire :* Du point spinal au point alvéolaire.

La *hauteur de la pommette* (minima) : Du bord inférieur de l'os malaire au bord inférieur de l'orbite.

La *longueur de la région palatine :* Du point médian du bord postérieur de l'arcade alvéolaire à la pointe de l'épine palatine.

La *largeur de la région palatine :* maximum entre les arcades alvéolaires.

La *largeur maxillaire* maxima entre les bords externes de l'arcade alvéolaire supérieure.

La *distance auriculo-orbitaire :* Du bord antérieur du conduit auditif au bord externe de l'orbite (minima).

La *distance de l'épine palatine au basion.*

§ III. — MÉTHODE DES INDICES

La forme d'un organe résultant du développement relatif de ses différentes parties peut être exprimée parfois numériquement avec une grande clarté par le rapport arithmétique d'une dimension à une autre prise comme unité.

La technique crâniométrique et anthropométrique en général une fois arrêtée, on conçoit que de tels rapports calculés sur des chiffres exprimant avec exactitude des dimensions bien déterminées, indiqueront parfaitement les for-

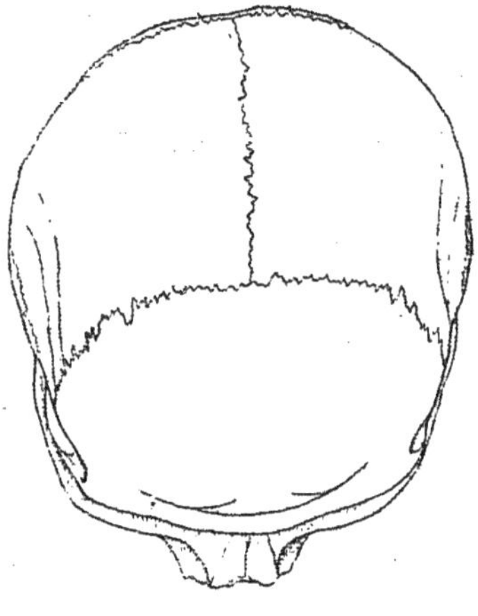

Fig. 458 *bis*. — Crâne brachycéphale (norma verticalis).

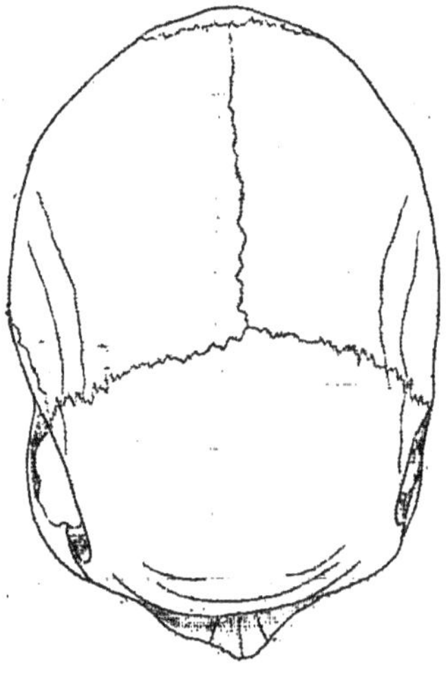

Fig. 459. — Crâne dolichocéphale (norma verticalis).

mes à décrire. La méthode des indices a été fort bien régularisée par Broca. On est convenu de rapporter toujours la plus petite mesure à celle qui est ordinairement la plus grande et d'exprimer la première en *centièmes* de la seconde. Il suffit pour cela de multiplier la petite par 100 et de diviser le produit par la grande, en poussant jusqu'à la première ou la deuxième décimale, suivant la précision des mesures. Ainsi, pour exprimer la forme du crâne vu d'en haut, forme plus ou moins arrondie ou allongée, on calculera un indice qui a reçu le nom d'*indice céphalique,* d'après la valeur des deux diamètres transversal maximum et antéro-postérieur maximum. Si ces deux diamètres mesurent sur un crâne, le premier 160, et le second 195 millimètres, l'indice céphalique sera $\frac{160 + 100}{195} = 82.05$, c'est-à-dire que le diamètre transverse sera au diamètre antéro-postérieur : : 82. 05 : 100. On procède de la même manière pour tous les indices.

L'échelle d'un indice est ordinairement assez étendue : on la divise en trois tronçons, comprenant les indices faibles, moyens et grands, ou *microsèmes* (σῆμα, signe), *mésosèmes* et *mégasèmes*. Ces trois dénominations s'appliquent à toutes les sortes d'indices. Pour certains d'entre eux, les plus usités, elles sont remplacées par des noms indiquant plus explicitement le fait morphologique dont il s'agit. C'est ainsi que, pour l'indice céphalique, la microsémie est appelée *dolichocéphalie* (δολιχὸς, allongé), la mésosémie *mésaticéphalie,* μεσάτιος, moyen), et la mégasémie *brachycéphalie* (βραχὺς, court), ces termes étant plus représentatifs. De même, pour l'indice nasal, les expressions générales de mégasème, mésosème, microsème, ont été remplacées par les termes de *platyrhinie, mésorhinie* et *leptorhinie,* signifiant nez large, moyen, et étroit (relativement à sa longueur). Quelques crâniologistes ont multiplié outre mesure les appellations de ce genre qui sont justifiées seulement lorsqu'il s'agit d'indices très usuels et importants.

Les indices les plus usités en crâniologie sont :

Indice $= \frac{100\ A}{B}$	A	B
Indice céphalique . . . , . . .	Diam. transversal max.	Diam. antéro-post. max.
— *vertical*	Diam. basio-bregmatique.	Idem.
— *transverso-vertical*. . .	Idem.	D.transversal max.
— *frontal*	D. frontal minimum.	Idem.
— *stéphanique*	Idem.	D. frontal max.
— *du trou occipital* . . .	Largeur du trou.	Longueur du trou.
— *facial*	Longueur de la face.	D. bizygomatique.
— *nasal*.	Largeur des narines.	Ligne naso-spinale.
— *orbitaire*.	Hauteur orbitaire.	Largeur orbitaire.
— *palatin*	Largeur palatine.	Longueur palatine.

Les divisions de l'échelle de chaque indice doivent être établies suivant des conventions bien arrêtées. Voici les conventions adoptées pour quelques indices :

	Microsèmes.	*Mésosèmes.*	*Mégasèmes.*
Indice facial	jusqu'à 65.99	de 66 à 68.99	69 et au delà.
— *orbitaire*	— 82.99	de 83 à 88.99	89 —
— *vertical*	— 71.99	de 72 à 74.99	75 —

Pour l'indice céphalique :

Dolichocéphalie.	jusqu'à 77.77
Mésaticéphalie	de 77.78 à 80
Brachycéphalie	80.01 et au delà.

Pour l'indice nasal :

Leptorhinie	jusqu'à 47.99
Mésorhinie	de 48 à 52.99
Platyrhinie	53 et au delà.

On appelle *plan horizontal du crâne* le plan tangent à la face inférieure des condyles de l'occipital et au point alvéolaire. C'est le plan de Broca, adopté par cet anatomiste comme étant d'une détermination facile et comme étant parallèle en général à la direction du regard horizontal, indiquée sur le crâne par une longue aiguille passant par le trou optique et par le centre de l'ouverture orbitaire. Pour les représentations graphiques ou photographiques du crâne et pour

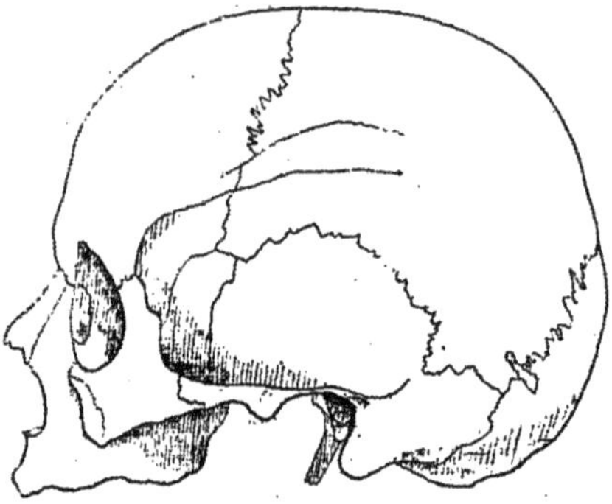

Fig. 460. — Crâne brachycéphale (norma lateralis).

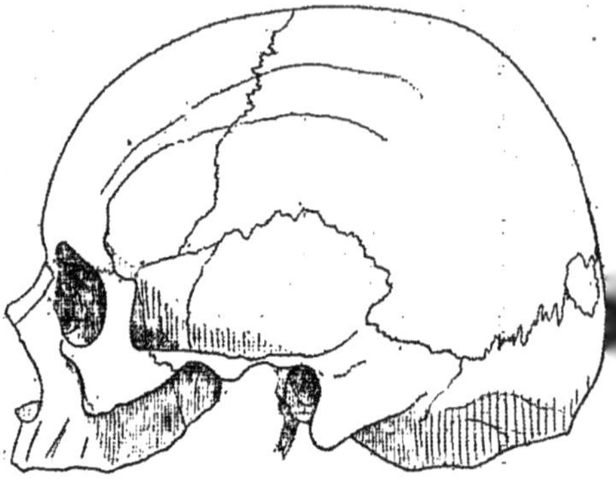

Fig. 461. — Crâne dolichocéphale (norma lateralis).

la mesure de certaines projections, il est indispensable que le crâne soit posé horizontalement.

On peut obtenir facilement au moyen du *stéréographe* de Broca des dessins de projections crâniennes mathématiquement exactes sur lesquelles on peut faire

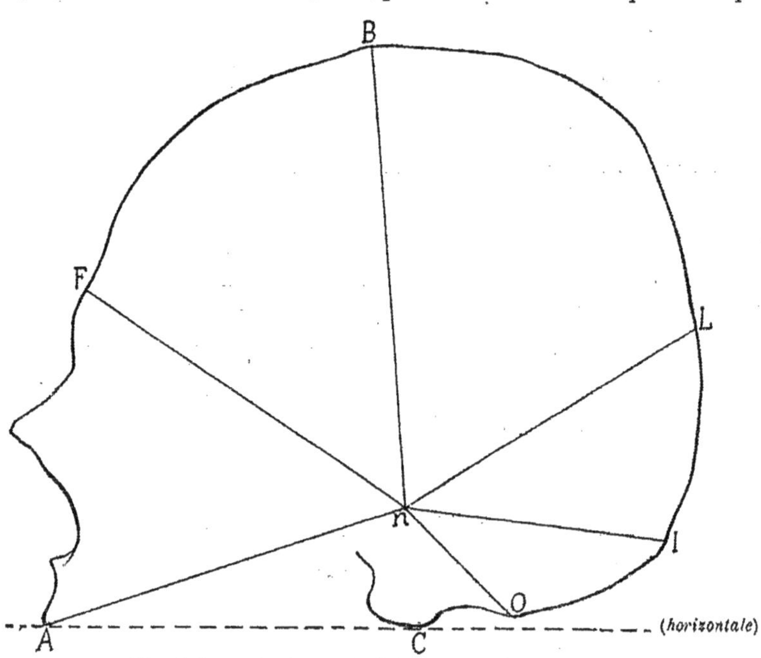

Fig. 462. — Angles auriculaires et plan horizontal de Broca.

une foule de constructions linéaires pour l'étude des caractères crâniologiques. C'est ainsi que l'on forme, par exemple, les *angles auriculaires* de Broca, servant à évaluer le développement relatif des diverses grandes régions du crâne.

Ces angles ont pour sommet commun le centre du trou auditif et sont formés par des lignes nommées *rayons auriculaires* aboutissant : 1° au point alvéolaire, 2° à l'ophryon, 3° au bregma, 4° au lambda, 5° à l'inion, 6° au basion. Les angles ainsi formés sont : l'angle facial, l'angle frontal, l'angle pariétal, l'angle occipital supérieur et l'occipital inférieur. Ils sont mesurés sur les dessins à l'aide du rapporteur. On mesure également la longueur des divers rayons auriculaires, alvéolaire, ophryen, bregmatique, lambdoïdien, iniaque et basial.

On peut tracer et mesurer sur les dessins stéréographiques divers angles ci-après qui peuvent être aussi mesurés sans le secours du dessin, au moyen de goniomètres spéciaux.

Situation et direction du trou occipital. Ce trou occupe une situation plus ou moins reculée sur le crâne. Il est situé chez l'homme dans la région moyenne du crâne et un peu plus en avant chez l'enfant que chez l'adulte. Chez les très jeunes anthropoïdes sa situation est à peu près la même que chez l'homme, mais chez les anthropoïdes adultes il se recule en même temps que l'os occipital tout entier de telle sorte que son plan qui était d'abord à peu près horizontal et même légèrement dirigé en haut et en avant arrive à être dirigé en bas et en avant. Le recul et le changement de direction du trou occipital sont deux faits corrélatifs l'un à l'autre dont la cause est l'allongement considérable que subit la

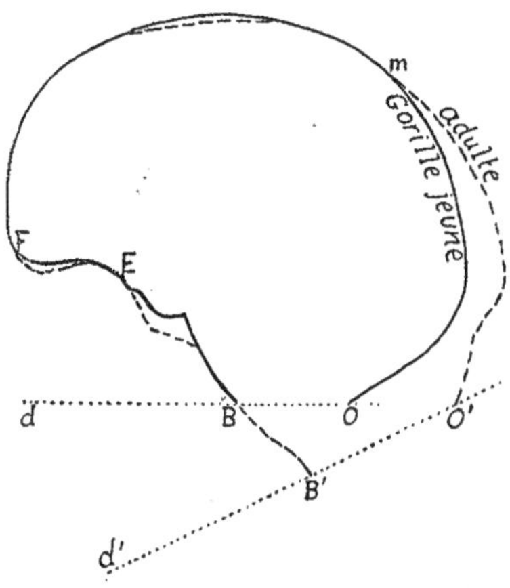

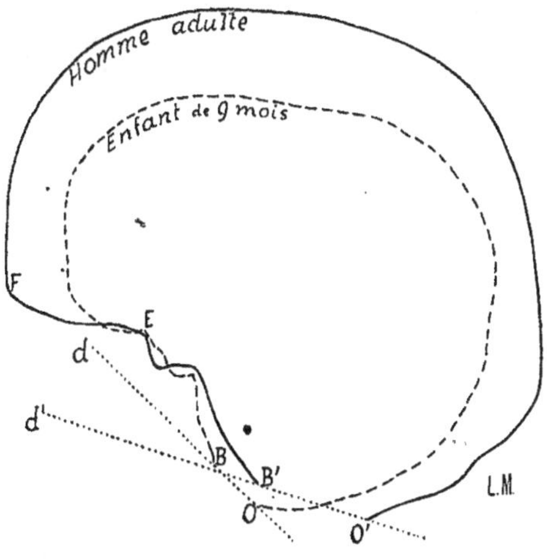

Recul et changement de direction du trou occipital :

Fig. 463. — Chez l'anthropoïde; arrêt précoce de la croissance de la région frontale.

Fig. 464. — Chez l'homme.

partie postérieure (E B) de la base du crâne, soit absolument, soit relativement à la partie frontale (E F) de cette base et à la voûte cranienne. M. Manouvrier a démontré ce fait en 1884 au moyen de la superposition de profils encéphaliques ou endocrâniens de plusieurs anthropoïdes jeunes et d'adultes de même espèce. Il a montré par ce moyen et par diverses mesures que la distance E F comprise entre la gouttière optique et la paroi antérieure interne du frontal est aussi grande chez le jeune anthropoïde de trois ou quatre ans que chez l'adulte tandis que la distance E O comprise entre la gouttière optique et le basion s'accroît beaucoup. La région frontale tout entière du jeune et celle de l'adulte sont superposables. La longueur de la voûte crânienne toute entière reste également fixe. Il résulte de ces faits et de l'agrandissement du trou occipital que ce trou se trouve reporté en arrière, qu'il change en même temps de direction et que la partie postérieure de la voûte crânienne subit une sorte de soulèvement grâce auquel les parties inférieures et centrales du cerveau peuvent s'accroître en volume, mais non le manteau cérébral. Les figures ci-dessus montrent ces faits dans toute leur évidence. La figure 464 fait voir qu'il en est autrement chez l'homme, où toutes les régions du crâne, sans exception, sont plus grandes chez l'adulte que chez l'enfant. M. Manouvrier a rapproché ces faits des différences dans le développement intellectuel entre l'enfant et l'adulte chez l'homme et chez les anthropoïdes. Ils ont été confirmés depuis 1885 par les recherches de Lissauer, de Tœrœk et de Deniker.

§ IV. — ANGLES CRANIOMÉTRIQUES

Angle facial. — On connaît l'angle facial au moyen duquel Camper représentait les variations du prognathisme. Cet angle C A O, formé par l'intersection de

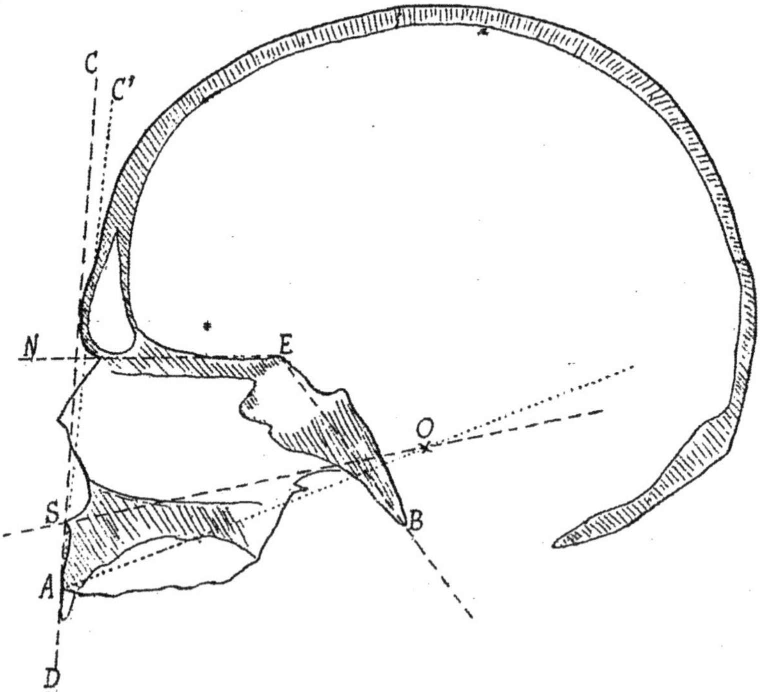

Fig. 465. — Angle facial de Camper; angle sphénoïdal de Welcker.

deux lignes, l'une dite *horizontale* passant par le trou auditif et le bord inférieur de la région nasale, l'autre dite *faciale* tangente au front et aux dents incisives, suffisait pour exprimer approximativement les grandes différences existantes sous ce rapport entre les animaux et l'homme, entre l'enfant et l'adulte, entre le nègre et l'Européen, différences d'ailleurs très sensibles à l'œil. Il était incapable, toutefois, de mesurer ces différences avec une précision suffisante et cette incapacité a survécu aux nombreuses tentatives faites par Cuvier, Cloquet, Jacquart, etc. pour le perfectionner. Il varie en effet non seulement d'après le degré de proéminence des mâchoires par rapport au crâne, mais encore d'après la hauteur verticale de la face et d'après la situation du trou auditif de telle sorte que des différences de plusieurs degrés dans cet angle peuvent exprimer des caractères anatomiques très divers qui doivent être étudiés séparément (L. Manouvrier). Cet auteur a montré que, dans le prognathisme, c'est-à-dire dans la proéminence de la face en avant du crâne cérébral, il importe de distinguer séparément, non seulement la proéminence de la région maxillaire et celle de

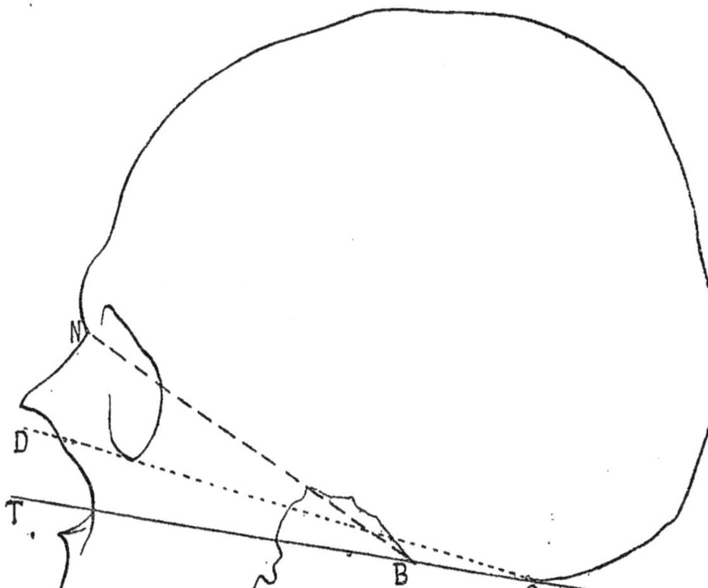

Fig. 466. — Angle de Daubenton et angle basilaire de Broca.

la région nasale, mais encore celle de la partie antérieure et inférieure de l'os frontal à laquelle s'attache la paroi antérieure de la face. — *L'angle de Daubenton* T O D a été destiné à apprécier numériquement la direction du trou occipital par rapport à une ligne supposée fixe passant par l'opisthion et par le bord inférieur de l'orbite. Broca a remplacé ce dernier point de repère, mal choisi, par le *point nasal* indépendant des variations de longueur de la face. *L'angle basilaire de Broca,* T B N, remplaçant avantageusement l'angle de Daubenton, a son sommet au basion (fig. 462).

L'angle basilaire de Broca et l'angle de Daubenton ont d'ailleurs la même signification. Ils peuvent être mesurés très rapidement au moyen du goniomètre occipital de Broca. Voici quelques chiffres de cet auteur indiquant les grandes variations de l'*angle basilaire :*

88 Auvergnats . . .	14°7	Max. 24°	Min.	2°
125 Parisiens modernes	17°4	— 28°	—	5°
48 Nègres	25°7	— 37°	—	12°

Singes anthropoïdes et pithéciens de 51°5 à 45°5.

L'angle sphénoïdal de Welcker (fig. 465) NEB exprime, par ses grandes variations, le développement relatif de la base du crâne, mais, comme l'angle facial de Camper, il varie sous l'influence de facteurs divers qui rendent ambiguës ses petites variations (L. Manouvrier). Voici quelques-uns des chiffres obtenus par Welcker :

30 hommes allemands	134°
6 — nègres	144°
4 anthropoïdes	167°
4 chats.	170°
3 chiens	161°

Cet angle ne possède pas une assez grande valeur analytique pour être employé tel quel en anthropologie.

L'angle pariétal de Quatrefages a servi à mesurer la largeur de la face par rapport à la largeur de la région frontale du crâne. Il indiquait si les arcades zygomatiques étaient invisibles ou plus ou moins visibles, le crâne étant vu par sa face supérieure (crânes cryptozyges et phénozyges). Mais il est bien plus simple d'exprimer ce caractère par le rapport du diamètre frontal maximum au diamètre bizygomatique = 100.

§ V. — CAPACITÉ DU CRANE

La mesure de la capacité du crâne est très importante comme fournissant les meilleurs renseignements sur le volume de l'encéphale. Mais cette mesure est assez difficile et ne donne des résultats exacts qu'entre des mains très expérimentées. Le cubage du crâne a été parfaitement régularisé par Broca ; il ne donne pas la capacité crânienne en centimètres cubes d'eau ou de mercure, mais en centimètres cubes de grains de plomb soumis à un tassement déterminé de telle sorte que les chiffres obtenus sont proportionnels à la capacité vraie du crâne. Il existe d'autres procédés que celui de Broca suffisamment exacts, mais les chiffres obtenus par des procédés différents ne sont pas comparables entre eux. Ces détails doivent être connus pour éviter des erreurs et des confusions. Les chiffres qui suivent ont été obtenus par Broca lui-même et par M. Manouvrier au moyen du même procédé très correctement suivi :

	Hommes.		Femmes.	
Parisiens modernes	77	1560cc	41	1338cc
Parisiens des catacombes	110	1560	62	1392
France (âge de la pierre)	58	1554	30	1423
— (époques gauloise et méroving.)	66	1577	36	1395
Auvergnats de Saint-Nectaire	42	1598	36	1445
Bas-Bretons	32	1565	26	1366
Bretons-Gallots	38	1599	26	1426
Basques	61	1563	39	1355
Hollandais	22	1530	22	1390
Chinois	16	1518	6	1384
Javanais	18	1500	6	1396
Polynésiens	24	1500	15	1381
Néo-Calédoniens	23	1460	23	1330
Nègres d'Afrique	31	1423	12	1247
Australiens	10	1347	6	1181

§ VI. — DIFFÉRENCES SEXUELLES DU CRANE

Ces différences constituent des caractères sexuels *secondaires*, c'est-à-dire indirectement liés à la sexualité.

Elles sont nombreuses et assez tranchées, en général, pour qu'un observateur

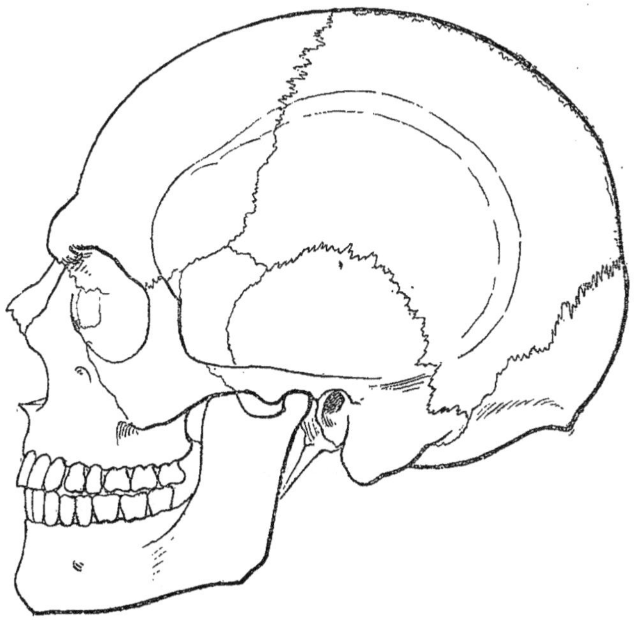

Fig. 467. — Type masculin.

un peu exercé puisse déterminer, d'après elles seules, le « sexe d'un crâne » avec un risque d'erreur qui ne dépasse guère 1/20, à la condition toutefois de déclarer le sexe *douteux* dans les cas ambigus dont la proportion est de 1/5 environ.

Les caractères féminins du crâne sont dus à deux causes générales, d'ailleurs liées entre elles : 1° l'infériorité de la femme sous le rapport de la masse squelettique et musculaire ; 2° sa supériorité sous le rapport du poids relatif de l'encéphale (L. Manouvrier) dont les preuves seront données plus loin. Ces caractères féminins sont : le faible poids et le moindre volume absolus du crâne bien que ce poids et ce volume soient plus considérables que chez l'homme, relativement au reste du squelette (Manouvrier), l'épaisseur moindre des parois, la surface plus lisse et la moindre saillie de toutes les crêtes, aspérités ou apophyses servant aux insertions musculaires : protubérance et crêtes occipitales externes, crêtes sus-mastoïdienne et temporales, apophyses mastoïdes, styloïdes, zygomatiques, orbitaires, etc. Les condyles de l'occipital sont aussi plus min-

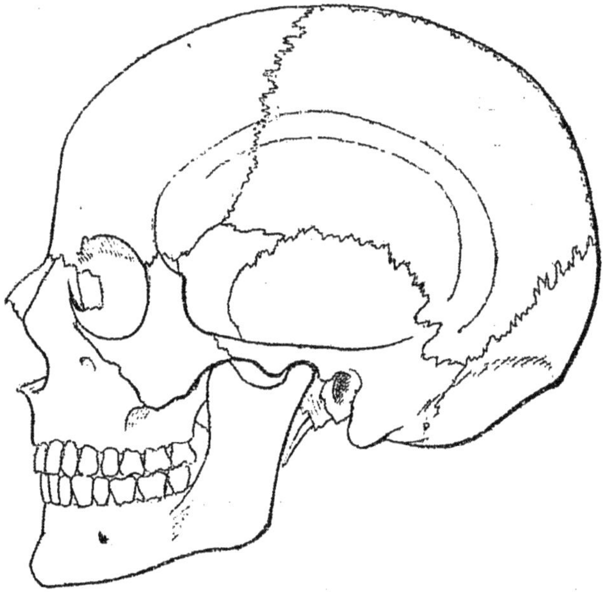

Fig. 468. — Type féminin.

ces. La glabelle et les bosses sourcilières sont plus ou moins complètement effacées. Les rebords orbitaires sont plus délicats : le rebord supérieur est presque tranchant et fait très souvent défaut du côté interne. La région inférieure et antérieure ou faciale de l'os frontal est moins haute que chez l'homme (P. Broca). Les sinus frontaux sont nuls ou petits. Le front s'élève plus verticalement, présente une courbure à plus petit rayon. La région du vertex est aplatie. Les bosses frontales et pariétales sont plus saillantes. Les crêtes temporales restent plus éloignées de la suture sagittale. Les contours et la surface de la région faciale sont aussi plus arrondis et plus lisses. Les fosses canines sont moins profondes. Les deux maxillaires ainsi que les dents sont moins volumineux. L'ensemble de la face est d'ailleurs plus petit, relativement au crâne, et la voûte crânienne est plus étendue relativement à la base. La région frontale est plus développée relativement à l'ensemble du crâne. Le prognathisme alvéolaire est souvent plus prononcé que chez l'homme (Topinard), mais c'est à cause de la moindre proéminence des régions nasale et frontale de la face. En décrivant ces derniers caractères sexuels, M. Manouvrier a montré que d'après l'étude comparative de l'évolution crânienne dans la série des vertébrés et dans l'espèce humaine, ils constituent une supériorité morphologique incontestable, en rapport avec la supériorité du développement relatif de l'encéphale dont l'interprétation sera donnée ultérieurement. Ces caractères de supériorité se retrouvent, il est vrai, en partie, quelques-uns même plus accentués chez l'enfant; mais il en est un qui domine tous les autres et qui existe chez la femme sans exister chez l'enfant; c'est le développement relatif de la région frontale par rapport au reste du crâne, la capacité intérieure de l'os frontal féminin arrivant à égaler absolument et par suite à surpasser relativement la capacité frontale de l'homme.

Tout cela est d'ailleurs en rapport avec l'infériorité de la taille féminine coïncidant avec l'égalité du développement intellectuel dans les deux sexes, ainsi qu'on le montrera dans le chapitre consacré au poids du cerveau.

Il faut ajouter ici que beaucoup de crânes masculins présentent certains caractères féminins plus ou moins nombreux et accentués, et vice versa. La description précédente s'applique seulement à la généralité des cas. Dans le diagnostic du sexe d'après le crâne, c'est sur plusieurs caractères à la fois qu'il faut se baser.

§ VII. — CARACTÈRES ETHNIQUES DU CRANE

On appelle ainsi les différences que présente le crâne suivant les races. Ces caractères, comme les caractères sexuels du crâne, doivent être établis par la méthode des moyennes, et les moyennes crâniologiques doivent être calculées chacune sur une série suffisante pour qu'elles soient *stables,* c'est-à-dire pour qu'elles ne puissent plus varier notablement par le fait de l'adjonction à la série étudiée d'un certain nombre de nouveaux cas. Broca a montré que, pour les mesures linéaires, des séries de 20 crânes peuvent fournir des moyennes stables à une ou deux unités près, à la condition que ces séries soient homogènes quant à l'âge et au sexe. Pour les mesures cubiques, il faut des séries plus fortes : 40 à 50 crânes sont à peine suffisants. Il est donc absolument incorrect de baser des conclusions sur des moyennes calculées sur des séries de quelques crânes ainsi qu'on le voit faire à chaque instant par des auteurs inexpérimentés. Il est indispensable, sauf pour quelques recherches spéciales, que les séries formées en vue de l'étude d'un sexe, d'une race, d'une population, d'une catégorie quelconque d'individus, soient composées en dehors de tout choix influencé par des idées préconçues. Mais il faut éliminer pourtant des séries normales tous les crânes déformés pathologiquement.

On peut dire que toutes les races humaines diffèrent entre elles crâniologiquement. Les caractères ethniques sont parfois assez prononcés et assez constants chez tous les individus d'une même race pour qu'il soit possible de diagnostiquer celle-ci à la seule inspection du crâne. C'est ainsi qu'il est assez facile de distinguer un crâne typique de nègre, d'Européen, de Chinois, d'Australien, voire même un crâne de nègre ouolof ou de boschiman. Mais il ne faut pas oublier que dans une même population existent la plupart du temps des races différentes plus ou moins mélangées entre elles, et que même dans une race donnée parmi les plus pures, il existe de nombreuses variétés individuelles très propres à induire en erreur. Il faut savoir aussi que certains caractères, parmi ceux qui servent à différencier les races, peuvent se rencontrer dansdes races très diverses d'ailleurs : exemple : la dolichocéphalie ou la brachycéphalie, la platyrhinie ou la mésorhinie, etc., etc. La différenciation des races doit donc être faite d'après plusieurs caractères anatomiques coexistants et non d'après un seul.

Caractères sériaires et hiérarchiques du crâne. — On appelle ainsi les caractères d'après lesquels on peut former des séries ordonnées conformément au degré du développement intellectuel. Dans une telle série viennent en tête les hommes supérieurs, puis les peuples civilisés, puis les sauvages, puis les microcéphales, les anthropoïdes, les singes inférieurs, les carnassiers, etc. Ces caractères sont, par exemple, ceux qui sont en rapport avec le développement absolu et relatif du lobe frontal, avec le développement du crâne par rapport à la face. Mais il est rare que les séries hiérarchiques ainsi formées soient satisfaisantes d'un bout à l'autre en vertu de l'insuffisance de l'analyse actuelle anatomo-physiologique. Elles n'en constituent pas moins un moyen d'investigation précieux en anatomie comparative.

§ VIII. — DÉFORMATIONS CRANIENNES

On distingue les déformations pathologiques et les déformations artificielles.

Déformations pathologiques. — Parmi les premières on peut citer la *micro-*

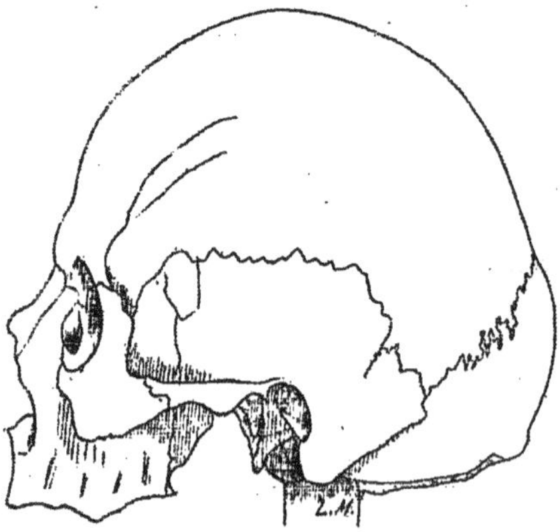

Fig. 469. — Acrocéphalie.

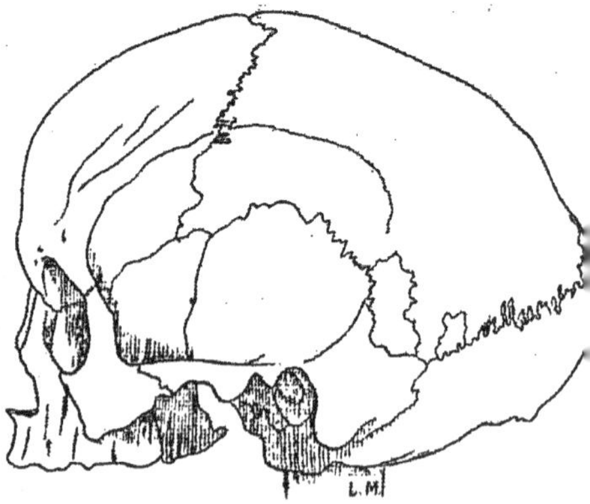

Fig. 470. — Scaphocéphalie.

céphalie et l'*hydrocéphalie* qui pourtant ne sont pas, à proprement parler, des déformations essentielles du crâne mais bien des difformités consécutives à l'arrêt de développement prématuré du cerveau et de l'hydropisie intra-crânienne. Nous traiterons de la microcéphalie à propos du poids de l'encéphale.

Les déformations pathologiques *essentielles* du crâne sont dues à la synostose prématurée de certaines sutures, entraînant l'arrêt de développement dans le sens perpendiculaire à la suture synostosée et un excès de développement compensateur dans la direction de cette suture (Virchow). Les deux principales déformations de ce genre sont la *scaphocéphalie* (σκαφος, bateau) produite par la synostose prématurée de la suture sagittale (fig. 469) et l'*acrocéphalie* produite par la synostose prématurée de la suture coronale (fig. 470). Ces deux déformations ne sont pas très rares et sont compatibles avec un développement intellectuel très complet. Une déformation du même genre, plus rare peut-être, est la *trigonocéphalie* produite par la synostose prématurée de la suture métopique ou médio-frontale, d'où résulte un rapprochement plus ou moins prononcé des bosses frontales, donnant au crâne vu d'en haut, dans les cas extrêmes, une forme triangulaire. La trigonocéphalie, intéressant la largeur du lobe frontal, entraîne l'infériorité intellectuelle.

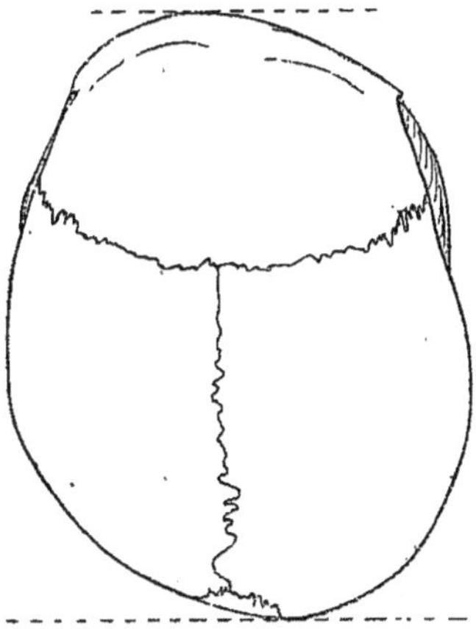

Fig. 471. — Plagiocéphalie.

La déformation crânienne la plus fréquente est la *plagiocéphalie* (πλαγιος, oblique) caractérisée par la prédominance de l'un des côtés du front et par la proéminence de l'occipital du côté opposé. Cette déformation (fig. 471) est compatible avec un développement intellectuel normal. On l'a attribuée à tort à des synostoses prématurées, car beaucoup de crânes très fortement plagiocéphales ont cependant toutes leurs sutures parfaitement libres. On l'a attribuée aussi à la compression prolongée de l'un des côtés du crâne au niveau de la région pariétale inférieure et postérieure par suite d'un défaut de variation dans la position de l'enfant au berceau, mais il n'y a pas de preuves à cet égard et M. Manouvrier a pu observer un cas formellement contradictoire.

Déformations artificielles. — Elles sont produites parfois intentionnellement par certains peuples et au moyen de compressions variées, exercées avec des appareils également variés, sur le crâne des enfants du premier âge. Telle est la macrocéphalie assez fréquente chez certains peuples anciens et même modernes du sud-est de l'Europe et signalée déjà par Hérodote. Les Indiens de la Bolivie, les anciens Aymaras produisaient une déformation très analogue. Chez les Mahuas, la déformation consiste dans un aplatissement du crâne de haut en bas.

En France, on a observé dans le Limousin, dans la région de Toulouse, dans les Deux-Sèvres, en Normandie, une déformation crânienne présentant une grande analogie avec la déformation macrocéphalique. Cette déformation est produite sous l'influence de différentes sortes de coiffure ayant toutes pour effet de comprimer la région frontale à sa partie antéro-supérieure, la région occipitale inférieure servant de point d'appui. De cette compression résulte un aplatissement de la région comprimée et un allongement compensateur dans le sens antéro-postérieur. Grâce à cette compensation spontanée la déformation toulousaine et limousine ne paraît pas altérer, du moins quantitativement, le développement cérébral et intellectuel. Il est possible que cette déformation du crâne, qui tend à disparaître ait été primitivement intentionnelle et le soit encore quelquefois, mais M. Manouvrier, d'après les renseignements recueillis par lui dans une partie du Limousin, s'est assuré que les enfants sont ainsi déformés contrairement à l'intention de leurs parents qui restent simplement fidèles à la mode de coiffure traditionnelle. On coiffe le nouveau-né d'un bonnet ou « serre-tête » attaché par un lien passant sous l'occiput, probablement dans le but de maintenir les os du crâne, et que l'on enlève ensuite rarement. Ce bonnet de dessous n'est pas d'abord trop serré, mais ne tarde pas à le devenir par suite de la croissance très rapide du cerveau à cet âge, et il en résulte que la tête, serrée circulairement suivant un plan sous-occipito-frontal, ne s'agrandit plus qu'en arrière.

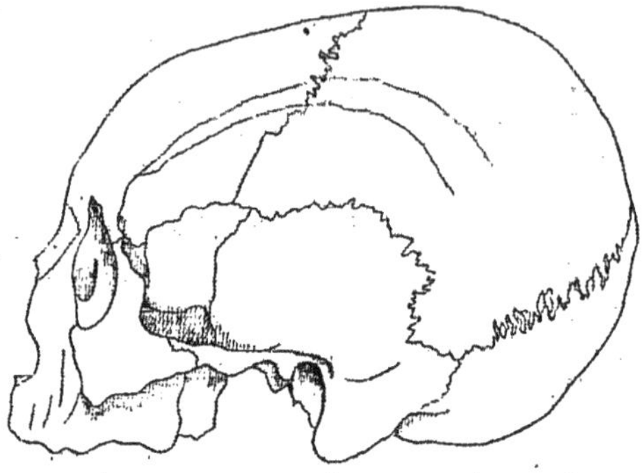

Fig. 472. — Déformation toulousaine et limousine.

§ VIII. — POIDS DES OS ET ANALYSE PONDÉRALE DU SQUELETTE

De longues recherches d'anatomie comparative sur le développement quantitatif des différentes parties du squelette ont été entreprises par M. Manouvrier en 1878. En raison des difficultés qui rendent difficilement mesurables le volume et la surface des divers os, il s'est adressé au poids, qui représente bien la masse totale de ces organes, qui permet de les comparer entre eux à ce point de vue sur chaque individu très exactement et qui permet même de faire un certain nombre de comparaisons suffisamment précises entre des os provenant de divers squelettes lorsque ceux-ci sont une fois bien desséchés.

Cet auteur a envisagé d'abord les trois parties du squelette qui lui ont paru avoir le plus d'intérêt comme se rattachant d'une façon suffisamment spéciale ou importante à trois grands ordres différents de fonctions : l'innervation, la nutrition, la locomotion. Ces trois parties ont été le crâne, la mandibule et les fémurs dont les variations pondérales ont été étudiées comparativement dans différentes espèces et surtout dans l'espèce humaine suivant l'âge, le sexe, la race, la taille, etc.

Extrayons d'abord du mémoire de M. Manouvrier (1) quelques chiffres bruts :

Poids absolu. — Le poids total du squelette entier après macération ordi-

(1) L. Manouvrier, *Rech. d'Anat. comparat. et philos. sur les caractères du crâne et du cerveau :* 1er mémoire : *sur le dévelop. quantitatif comp. de l'encéphale et de diverses parties du squelette* (thèse méd. Paris, 1882 et Soc. zool. de France).

naire et dessiccation s'est élevé en moyenne à 4400 gr. pour 10 hommes; le poids maximum a été de 5103 gr. pour un homme de forte taille, et le minimum de 3800. Le squelette d'une femme de taille un peu au-dessus de la moyenne a été de 3204 gr.

C'est le poids du fémur qui varie le plus parallèlement avec le poids total du squelette, si l'on considère des adultes. Il varie surtout à peu près parallèlement au poids du squelette des membres. Le poids du crâne et celui de la mandibule présentent au contraire des variations particulières extrêmement étendues.

Le poids des fémurs est très faible chez les enfants soit relativement au poids total du squelette, soit relativement au poids total du squelette des membres.

Le poids absolu du crâne à l'âge adulte, mesuré par plusieurs anatomistes sur des séries insuffisantes, a donné les moyennes suivantes d'après les mesures de Broca et de Manouvrier :

Parisiens du XIIe siècle. . .	61	hommes	613 gr.	42	femmes	546 gr.
— du XIIe au XVIIe . .	51	—	674	51	—	582
— modernes. . . .	77	—	644	42	—	555
Parisiens réunis	189	—	645	135	—	561
Assassins français	44	—	642			
Hommes distingués (coll. Gall.)	33	—	656			
Nègres d'Afrique.	52	—	683	11	—	580
Nègres d'Océanie	34	—	701	17	—	562
Bengalis (Hindous). . . .	48	—	588	17	—	542
Un géant français (2^{m}10). .			1285			
Un nain — (1^{m}04). .			585			

La seule influence manifeste sur le poids du crâne qui ait été ainsi démontrée est celle de la taille, ce mot étant employé avec sa plus large acception.

Sauvage, opérant sur les chiffres consignés dans les registres d'observations de Broca n'a pas trouvé de différence sensible entre la moyenne du poids du crâne chez les vieillards et celle des adultes, contrairement aux résultats obtenus par Tenon et par Dupuytren (1). Mais M. Manouvrier attribue ce fait à ce que le crâne subit, chez les vieillards, tantôt une atrophie et tantôt une éburnation qui maintient la moyenne sénile au niveau de celle des adultes.

Pour le poids absolu de la mandibule (dents comprises), voici quelques-unes des principales moyennes obtenues par cet auteur :

Parisiens	29	hommes : Moy. =	85 gr.2.	— 13	femmes : Moy. =	68 gr.3
(Assassins). . . .	26	—	—	94, 3.			
Hindous, Parias . .	20	—	—	85, 4.	— 10	—	—	74, 9
Nègres d'Afrique . .	39	—	—	103, 0.				
Id. d'Océanie . .	22	—	—	114, 6.	— 10	—	—	89, 3
Microcéphales adultes	3	—	—	61, 3.				
1 orang femelle . .				160.				
2 gorilles mâles				365, 0.	— 1 gorille femelle			247

(1) Sauvage, *Rech. sur l'état sénile du crâne.* (Thèse. méd. Paris, 1870).

Dans toutes les races la différence sexuelle du poids de la mandibule est très grande.

La taille influe sur les différences ethniques du poids mandibulaire. Mais à taille égale, les races inférieures ont un poids mandibulaire plus élevé que les races civilisées.

Les assassins ont en général une mandibule plus lourde que les hommes de même race.

Les microcéphales ont un poids mandibulaire élevé relativement à leur taille.

Les singes anthropoïdes ont une mandibule énorme relativement à leur taille, si on les compare à l'homme.

Comparaison du poids du crâne au poids du reste du squelette. — Rapport ou indice crânio-squelettique : — Le crâne est d'autant plus lourd par rapport au reste du squelette que l'âge est moins avancé. Chez le nouveau-né le crâne arrive à surpasser le poids du reste du squelette.

Sous ce rapport, comme sous beaucoup d'autres, la femme adulte se rapproche plus que l'homme du type de la jeunesse. Les hommes de faible stature occupent un rang intermédiaire entre les femmes et les hommes de forte taille.

Comparaison du poids du crâne au poids des fémurs. — Le rapport du poids des fémurs au poids du crâne = 100 constitue l'indice crânio-fémoral. Ce rapport a pu être calculé sur un nombre de cas beaucoup plus grand que le précédent ou indice crânio-squelettique. Il a d'ailleurs la même signification.

Dans chacune des races étudiées, l'indice crânio-fémoral a été toujours plus élevé chez les hommes grands que chez les petits et plus encore chez les hommes que chez les femmes.

La plupart des femmes (83 0/0) ont le crâne plus lourd que les fémurs. La plupart des hommes (81 0/0) ont au contraire les fémurs plus lourds que le crâne. L'indice crânio-fémoral fournit donc un caractère sexuel des plus tranchés.

Les différences ethniques de l'indice crânio-fémoral n'ont pu ressortir des recherches faites, se trouvant masquées par l'énorme influence de la taille.

L'indice crânio-fémoral s'est élevé, chez un géant de $2^{m}10$, à 132 et chez un nain de $1^{m}04$ il est descendu à 49. La moyenne de 40 hommes de diverses races a été de 123 et la moyenne de 20 femmes a été de 87.

Chez les anthropoïdes le poids des fémurs est plus grand que chez l'homme par rapport au poids du crâne, malgré l'addition à ce dernier poids d'un poids facial énorme. L'indice crânio-cérébral a été en moyenne 141.3 pour 4 gorilles mâles et 107.4 pour 2 femelles.

On peut poser, en somme, sur ce chapitre, les conclusions suivantes :

1° Le poids du crâne augmente en général avec le poids du squelette, mais non proportionnellement à ce dernier.

2° Le poids du crâne est d'autant plus grand par rapport au poids du squelette que celui-ci est moins élevé.

3° L'importance pondérale du crâne diminue suivant l'ordre de la série suivante : *Enfant, femme, homme de faible stature, homme de forte taille, anthropoïdes.*

Ces divers faits démontrent que le poids du crâne subit une influence considérable indépendante, au moins en partie, du développement général du squelette. Cette influence est celle du développement quantitatif de l'encéphale. Elle est si grande que, dans les conclusions précédentes, on pourrait remplacer le mot *crâne* par le mot *encéphale* sans altérer la réalité des faits.

Ici ressort bien l'utilité de l'étude pondérale du squelette et apparaît le parti que l'on peut tirer de cette analyse au point de vue physiologique. Nous montrerons, par le fait, dans le chapitre consacré à l'encéphale, comment les faits ci-dessus et ceux qui suivent ont servi de base à l'interprétation des variations du poids cérébral.

Comparaison du poids du crâne à sa capacité cubique ou au poids de l'encéphale. — Le rapport du poids du crâne à sa capacité = 100 constitue l'*indice crânio-cérébral*. Plus l'indice est élevé et plus le crâne est lourd par rapport à sa capacité et à son contenu.

Voici quelques chiffres à ce sujet :

1° RACES ET ESPÈCES :

Parisiens modernes.	70 hommes.	Moy. =	41.4.	— 30 femmes.	Moy. =	40. 1
Parias de l'Inde . .	20 —	—	42.0	—	—	
Nègres d'Afrique .	31 —	—	46.4	5 —	—	45. 9
Néo-Calédoniens	22 —	—	48.2	— 16 —	—	53. 0
3 Microcéphales			46.3 à 63.6			
2 Chimpanzés jeunes			60.4			
1 Orang femelle			98.5			
3 Gorilles mâles			132 à 179.7			

2° TAILLES ET AGES :

Nain de 1m04	44.1
Géant de 2m10.	64.2
Européens : 7 hommes de faible poids fémoral :	38.5
— 7 — de grand —	48.9
Nègres : 7 hommes de faible poids fémoral :	43.3
— 7 — moyen —	45.2
— 76 — grand —	48.1

Enfants nouveau-nés : 12.0
Garçon de 3 ans : 19.7
Enfants de 7 à 15 ans 20.8 à 34.8 .

En somme l'indice crânio-cérébral, comme l'indice crânio-fémoral, établit la série suivante : *Enfant, femme, homme de faible stature, homme de forte taille, Races sauvages, Microcéphales, Anthropoïdes.*

L'on voit d'ici le poids du crâne représenter, par rapport au volume de l'encéphale, le développement général du squelette, alors qu'il représentait, par rapport à ce dernier, le développement de l'encéphale. Cela signifie que le poids du crâne varie sous l'influence du développement encéphalique.

Divers autres chiffres ont montré, en outre, que si le développement du crâne est précoce relativement à celui du reste du squelette (à cause de ses relations avec le volume cérébral), il est en retard par rapport à celui de l'encéphale (à cause de ses relations avec la masse squelettique). Le poids du crâne continue à s'accroître notablement alors que l'encéphale a atteint à peu près son volume définitif. On verra dans le volume consacré au système nerveux combien ces diverses comparaisons servent à éclairer l'interprétation du poids relatif de l'encéphale en même temps que celle du poids du crâne.

Poids relatif de la mandibule. — On a vu plus haut que d'après le poids absolu de la mandibule on peut former la série suivante : Races civilisées, assassins, races sauvages, anthropoïdes. On a vu ensuite que le poids du crâne représente, dans une assez large mesure, le développement cérébral. Il était donc intéressant de comparer le poids de la mandibule au poids du crâne. Le rapport du premier poids au second = 100 constitue l'*indice crânio-mandibulaire.*

Voici quelques chiffres à ce sujet :

Parisiens	16	hommes,	Moy. =	13,4. —	13	femmes,	Moy. =	12,8
Assassins	26	—	—	14,8. —				
Races diverses mêlées	23	—	—	13,4. —	25	—	—	13,3
Parias de l'Inde . .	20	—	—	14,8. —	10	—	—	14,3
Nègres d'Afrique .	39	—	—	16,0. —				
— d'Océanie .	22	—	—	16,6. —	10	—	—	15,6
2 Microcéphales		—	—	24.0.				
4 Anthropoïdes.		—	—	40.4 à 46.				
4 autres singes .		—	—	35.0 à 45. 9				
Lion adulte . .		—	—	48.4.		—		
Caïman		—	—	68.5				

On voit que sans être aussi figuratifs que le fameux angle de Camper, ces rapports indiquent tout aussi bien et plus complètement l'augmentation relative des mâchoires par rapport au crâne quand on passe de l'homme civilisé à l'homme brutal, au sauvage, à l'idiot, au singe. On voit aussi que la mandibule est moins développée chez la femme que chez l'homme relativement au crâne et à fortiori relativement au cerveau, puisque celui-ci est plus développé par rapport au crâne dans le sexe féminin.

Mais il reste à parler d'une autre comparaison des plus intéressantes, instituée par le même auteur d'après la vue générale indiquée au début de ce chapitre et vérifiée jusqu'ici, à savoir que le poids relatif de certaines parties osseuses peut donner des indications sur le développement relatif des appareils auxquels appartiennent ces parties, et par suite sur le développement relatif des fonctions de ces appareils. Cette dernière comparaison a été faite entre le poids de la mandibule et le poids des fémurs.

Voici quelques chiffres indiquant les résultats obtenus quant au rapport du poids de la mandibule au poids des fémurs = 100 ou indice *mandibulo-fémoral.*

14 squel. europ. ordonnés d'après le poids croissant de fémurs : moy. = 11.0
7 premiers : moy. = 11. 5
7 derniers : moy. = 10. 5
20 squelettes de nègres ordonnés de la même façon. Moy. 12. 8
7 premiers : moy. = 14. 0
7 suivants : 12. 0
7 derniers : 11. 6
Un nain de 1m04 : 24. 0
Un géant de 2m10 : 10.5
Un gorille femelle : 39.0

D'après l'ensemble des recherches faites sur les squelettes féminins, l'indice s'élèverait, chez les femmes, à la moyenne de 13,5.

Enfin, chez les enfants, l'indice croît en sens inverse de l'âge.

On voit que la série établie par ce dernier indice est en sens inverse des séries précédentes: *Anthropoïdes. Enfant, femme, homme. Hommes de faible taille, hommes de forte taille. Sauvages, civilisés.* Pour abréger l'interprétation assez complexe de ce fait, nous dirons seulement que l'auteur rattache la supériorité relative du poids mandibulaire par rapport au poids fémoral à un développement de l'appareil digestif qui serait par suite plus développé chez la femme que chez l'homme, chez l'enfant que chez l'adulte, par rapport au développement de l'appareil locomoteur, ce qui, physiologiquement, s'explique assez bien. Mais chez la femme, la mandibule elle-même n'en reste pas moins plus légère que chez l'homme relativement au crâne et plus encore relativement à l'encéphale. Nous aurons à utiliser plus complètement ces faits lorsqu'il s'agira de l'interprétation du poids cérébral.

§ IX. — CORRESPONDANCE DES DIMENSIONS OSSEUSES ENTRE ELLES ET AVEC LA TAILLE

Longueur des os. — La longueur absolue et relative des grands os longs des membres présente des variations suivant l'âge, la stature, le sexe, la race et aussi de grandes variations individuelles en dehors des précédentes. Ces variations très importantes seront exposées à la fin de cet ouvrage où nous traiterons dans un chapitre spécial des proportions du corps. Nous indiquerons seulement ici la correspondance moyenne des longueurs osseuses entre elles et avec la taille d'après un récent mémoire de M. Manouvrier (1). Cet auteur s'est attaché à signaler et à faire disparaître les causes d'erreur qui rendaient inexacts les divers tableaux publiés antérieurement sur ce sujet par Orfila, Humphry, Topinard, Rollet, etc. Reprenant ensuite la mise en œuvre des mesures recueillies à Lyon par le Dr E. Rollet sur cent cadavres, il a dressé le tableau-barême suivant qui pourra être utilisé par les médecins-légistes dans les questions d'identifications, par les artistes pour obtenir des proportions moyennes des membres et de leurs segments, par les anthropologistes pour reconstituer la taille des populations préhistoriques et pour savoir, sans l'aide du calcul, si tel os est plus ou moins long par rapport à tel autre et s'écarte des proportions moyennes dans la population prise pour type.

(1) L. Manouvrier, *la Détermination de la taille d'après les grands os des membres.* (Mémoires de la Soc. d'Anthr. de Paris, 2e S., t. IV.)

Tableaux de M. Manouvrier, indiquant la correspondance moyenne des longueurs osseuses entre elles et avec la taille.

1° HOMMES						
PÉRONÉ	TIBIA	FÉMUR	TAILLE	HUMÉRUS	RADIUS	CUBITUS
318mm	319mm	392mm	1m 530	295 mm	213mm	227 mm
323	324	398	1 552	298	216	231
328	330	404	1 571	302	219	235
333	335	410	1 590	306	222	239
338	340	416	1 605	309	225	243
344	**346**	**422**	**1 625**	**313**	**229**	**246**
349	351	428	1 634	316	232	249
353	357	434	1 644	320	236	253
358	362	440	1 654	324	239	257
363	**368**	**446**	**1 666**	**328**	**243**	**260**
368	373	453	1 677	332	246	263
373	378	460	1 686	336	249	266
378	383	467	1 697	340	252	270
383	**389**	**475**	**1 716**	**344**	**255**	**273**
388	394	482	1 730	348	258	276
393	400	490	1 754	352	261	280
398	405	497	1 767	356	264	283
403	410	504	1 785	360	267	287
408	415	512	1 812	364	270	290
413	420	519	1 830	368	273	293
Coefficients moyens ultimes pour multiplier les longueurs osseuses *inférieures* aux chiffres les plus faibles de ce tableau :						
× 4.82	4.80	3.92	x	5.25	7.11	6 66
Coefficients moyens ultimes pour multiplier les longueurs osseuses *supérieures* aux chiffres les plus forts de ce tableau :						
× 4.37	4.32	3.53	x	4.93	6.70	6.26

Pour utiliser correctement ces tableaux, il faut d'abord savoir que les longueurs osseuses ont été mesurées sur des os frais, encore revêtus de leurs cartilages un peu desséchés, et que les tailles correspondantes ont été mesurées sur des cadavres. Si l'on opère sur des os secs, dépourvus de cartilages, il faudra donc ajouter à leur longueur 2 millimètres. On trouvera dans les tableaux ci-dessus, en face de la longueur ainsi obtenue, la taille cadavérique correspondante que l'on devra diminuer de 2 centimètres pour avoir la taille du vivant dans l'attitude verticale.

Si les longueurs osseuses obtenues ne sont pas comprises dans le tableau, on obtiendra la taille en multipliant ces longueurs par les coefficients correspondants, indiqués au bas des colonnes.

Il importe que les os soient mesurés exactement de la même façon que ceux qui ont servi à la confection des tableaux : tous les os doivent être mesurés en projection et suivant leur longueur maximum, à l'exception du tibia dont l'épine est négligée, et du fémur qui est mesuré *en position,* c'est-à-dire placé dans la direction qu'il affecte chez l'homme debout.

2° FEMMES

PÉRONÉ	TIBIA	FÉMUR	TAILLE	HUMÉRUS	RADIUS	CUBITUS
283 mm	284 mm	363 mm	1m 400	263 mm	193 mm	203 mm
288	289	368	1 420	266	195	206
293	294	373	1 440	270	197	209
298	299	378	1 455	273	199	212
303	304	383	1 470	276	201	215
307	**309**	**388**	**1 488**	**279**	**208**	**217**
311	314	393	1 497	282	205	219
316	319	398	1 513	285	207	222
320	324	403	1 528	289	209	225
325	**329**	**408**	**1 543**	**292**	**211**	**228**
330	334	415	1 556	297	214	231
336	340	422	1 568	302	218	235
341	346	429	1 582	307	222	239
346	**352**	**436**	**1 595**	**313**	**226**	**243**
351	358	443	1 612	318	230	247
356	364	450	1 630	324	234	251
361	370	457	1 650	329	238	254
366	376	464	1 670	334	242	258
371	382	471	1 692	339	246	261
376	388	478	1 715	344	250	264

Coefficients moyens ultimes pour multiplier les longueurs osseuses *inférieures* aux chiffres les plus faibles de ce tableau :

× 4.88	4.85	3.87	x	5.41	7.44	7.00

Coefficients moyens ultimes pour multiplier les longueurs osseuses *supérieures* aux chiffres les plus forts de ce tableau :

× 4.52	4.42	3.58	x	4.98	7.00	6.49

Il importe de ne pas oublier que tous les chiffres des tableaux représentent des moyennes et, par suite, les proportions les plus fréquentes, mais que ces proportions subissent des variations assez étendues, d'où peuvent résulter des écarts parfois considérables entre la taille reconstituée et la taille réelle dans chaque cas particulier. Le tableau suivant indique la fréquence approximative des écarts ou des erreurs que l'on est exposé à commettre inévitablement sur un nombre de 50 cas, en opérant sur un os. Les résultats sont à peu près les mêmes avec chacun des grands os ou avec plusieurs os réunis :

Erreurs de. . .	0 et 1cm	2 et 3	4 et 5	6 et 7	8 et 9	10 et 11
Sur 50 cas.	17	17	19	5	1	1

Telles sont les chances à courir dans les cas particuliers, le médecin-légiste doit évidemment être édifié à ce sujet. Lorsqu'on opère sur des séries suffisamment fortes, comprenant 50, 100 individus, alors la taille sera toujours reconstituée à un centimètre près. La détermination de la taille d'après les os longs comporte diverses questions techniques qui ne doivent pas être négligées et qui ont été étudiées dans le mémoire cité ci-dessus.

Grosseur des os. — Il n'est pas moins intéressant de connaître la grosseur des os que leur longueur. M. Manouvrier a institué dans ce but la technique suivante en ce qui concerne les gros os des membres :

Pour mesurer la tête du fémur et celle de l'humérus, il suffit de prendre le diamètre de ces parties, à peu près hémisphériques.

Pour la grosseur diaphysaire des grands os longs, il faut considérer la grosseur absolue et la grosseur de chaque os relativement à sa longueur totale.

Pour la grosseur absolue, on mesure la circonférence minimum de la diaphyse, à savoir :

Pour le fémur, au niveau de la bifurcation supérieure de la ligne âpre,

Pour le tibia, au-dessous de l'épanouissement inférieur du bord antérieur.

Pour l'humérus, au peu au-dessous de l'empreinte deltoïdienne.

Pour obtenir la grosseur relative (indice de section), on calcule le rapport de la circonférence minima de chaque os à sa longueur = 100, cette longueur étant mesurée conformément aux indications ci-dessus.

Voici, comme terme de comparaison, les moyennes obtenues récemment par M. Rahon à l'Ecole pratique de la Faculté de médecine de Paris, sur des os secs provenant de cadavres disséqués à cette école :

OS MASCULINS :

62 fémurs .	Longueur =	441mm.	Circ. =	88mm.	Indice de section :	19.9
53 tibias . .	—	377	—	74	—	19.6
44 humérus.	—	323	—	64	—	19.8

OS FÉMININS :

38 fémurs.	Longueur =	396mm.	Circ. =	79mm.	Indice de section :	19.9
26 tibias .	—	357	—	68	—	19.3
39 humérus	—	292	—	56	—	19.1

Diamètre de la tête de fémur :

62 hommes :	Max. =	54mm	Min. =	41	Moy. =	47
38 femmes :	—	45		37	—	41

Diamètre de la tête de l'humérus :

62 hommes :	Max. =	50	Min. =	40	Moy. =	46.
38 femmes :	—	45	—	35	—	39.

Le même auteur a obtenu sur la plupart des nombreuses séries d'ossements préhistoriques, mesurées par lui, des moyennes de circonférence et d'indices de section plus élevées que sur les os parisiens. Mais ce fait est imputable à ce que les ossements très anciens qui sont parvenus jusqu'à nous sans être brisés, étaient en général les plus résistants aux diverses causes de destruction, c'est-à-dire les plus gros, soit absolument, soit relativement à leur longueur.

LIVRE TROISIÈME

ARTHROLOGIE

Par PAUL POIRIER

On donne communément le nom d'*Arthrologie* à cette partie de l'anatomie qui traite des moyens d'union des os entre eux.

Le terme *arthrologie* ainsi employé est loin d'être parfait ; rigoureusement il devrait être réservé à l'étude des *articulations ;* c'est par extension qu'on l'a appliqué à l'étude de tous les modes d'union des os, même à ces articulations dites « à distance » dans lesquelles les os n'arrivent point au contact, mais sont seulement réunis par des ligaments ; pour ces dernières articulations, le terme de *syndesmologie* serait préférable.

CHAPITRE PREMIER

DÉVELOPPEMENT DES ARTICULATIONS

Par A. NICOLAS

On a vu, à propos du développement du squelette (V. t. I, p. 114), que les pièces cartilagineuses qui le constituent à l'origine apparaissent isolément au sein du mésenchyme par différenciation des éléments mésenchymateux et production d'une substance intercellulaire jouissant de caractères spéciaux. Les noyaux cartilagineux ainsi formés se trouvent séparés du ou des noyaux voisins par une zone plus ou moins épaisse du tissu mésenchymateux indifférent. Puis ils augmentent de volume, s'allongent suivant telle direction, s'épaississent suivant telle autre et ne tardent pas, finalement, à acquérir une configuration caractéristique pour chacun d'eux, rappelant bientôt de très près dans son ensemble celle qu'auront les pièces osseuses de l'adulte. Cet accroissement résulte, on le sait aussi, de l'activité formatrice d'une zone cellulaire, intermédiaire au mésenchyme indifférent dont elle dérive et au cartilage déjà produit, la *couche chondrogène,* qui entoure de toutes parts les cartilages et se reconstitue sans cesse, à mesure que de nouveaux dépôts cartilagineux s'ajoutent aux anciens.

Grâce à ce processus la distance qui séparait les cartilages diminue toujours davantage, la zone mésenchymateuse qui les isolait devient par suite, en certains endroits, de plus en plus mince. En un mot les segments cartilagineux tendent à venir au contact les uns des autres, par leurs extrémités, par leurs faces latérales, ou par quelque point déterminé de leurs bords, suivant qu'il s'agit d'un cartilage précurseur d'os long, d'os court, ou d'os plat.

Si l'on examine en ce moment une coupe intéressant à la fois deux cartilages voisins, on constate les faits suivants. Supposons, pour fixer les idées, qu'il s'agisse d'une coupe longitudinale passant par l'un des métacarpiens et la première phalange qui lui correspond (V. fig. 473).

La couche chondrogène *(c.ch)*, règne sur toute la périphérie de chacun des cartilages, aussi bien sur ses faces latérales que sur ses extrémités, partout avec les mêmes caractères. Il existe entre l'extrémité distale du métacarpien (M) et l'extrémité proximale de la phalange (P), tapissées l'une et l'autre par la couche chondrogène, un certain intervalle que comble une zone cellulaire *(c.m)*, en continuité de part et d'autre avec le mésenchyme ambiant dont elle a les caractères. Toute cette région *(z.i)*, intermédiaire aux extrémités cartilagineuses et constituée par trois couches : deux extrêmes chondrogènes, et une moyenne mésenchymateuse, a reçu des noms divers : *couche mésochondrale, bande articulaire*. L'expression de *zone intermédiaire* nous paraît suffisamment caractéristique. Toutefois, répétons-le, il ne s'agit pas là d'une formation propre, indépendante, puisque les trois couches qui la composent ne diffèrent en rien de celles qui recouvrent les faces latérales des pièces cartilagineuses.

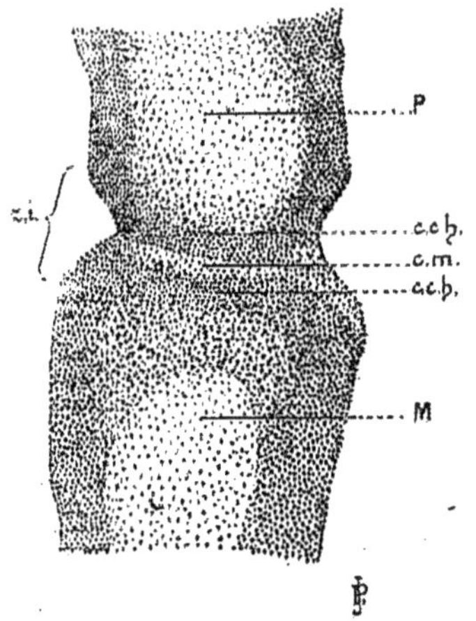

Fig. 473.

Coupe longitudinale d'un doigt (embryon humain de 27mm, passant par le métacarpien M et la première phalange P (d'après SCHULIN).

z.i, zone intermédiaire avec sa couche moyenne mésenchymateuse, *c.m*, et ses deux couches chondrogènes *c.ch*.

Toutes les articulations, à quelque catégorie qu'elles doivent appartenir plus tard, passent par ce stade. Les transformations ultérieures varieront nécessairement suivant les cas. Toujours les deux couches chondrogènes de la zone intermédiaire se transformeront cependant en cartilage, et contribueront par conséquent à allonger le segment, tout comme la couche chondrogène latérale contribue à l'épaissir. Quant à la couche mésenchymateuse moyenne, tantôt elle persistera et s'organisera en tissu fibreux, tantôt elle disparaîtra sans laisser de traces. Voyons dans une série de paragraphes les divers cas que l'on peut observer.

§ I. — SYNCHONDROSES

Les pièces cartilagineuses continuent à s'allonger, leurs extrémités se rapprochent de plus en plus (fig. 474, II), la couche mésenchymateuse s'amincit progressivement, employée qu'elle est à reconstituer les couches chondrogènes adjacentes. Il arrive un moment où celles-ci se touchent, puis se confondent (V. fig. 474; II) en une seule couche. Cette couche unique subit alors la transformation cartilagineuse, et en fin de compte les deux segments cartilagineux primitivement séparés sont intimement soudés (III). Il y a là cé qu'on appelle une *synchondrose* (articulation de la première côte avec le sternum, de l'apo-

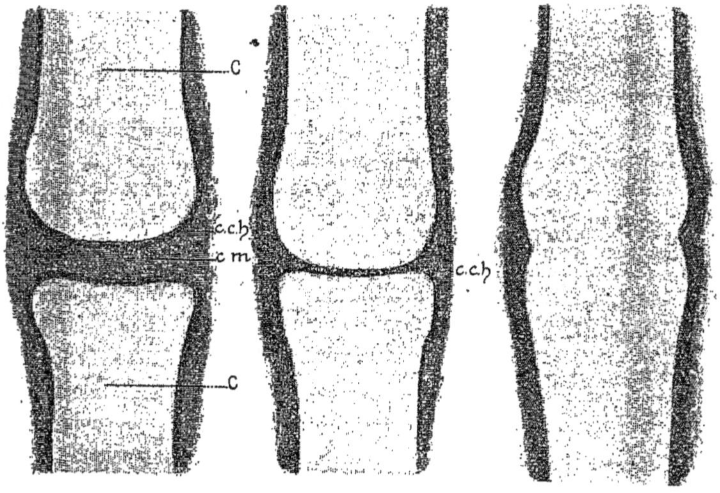

Fig. 474. — Schémas montrant le mode de formation d'une synchondrose.

C, pièces cartilagineuses : en *I*, elles sont séparées par la zone intermédiaire *cm; c.ch*, couche chondrogène ; — en *II*, elles se touchent ; — en *III*, leur fusion est complète.

physe styloïde avec la base du crâne... etc.), mais on voit que ce n'est pas à proprement parler une articulation: c'est, comme on l'a dit, une simple union sans articulation. Parfois cependant la fusion n'est pas complète et il se produit entre les deux cartilages, par un processus qui sera étudié dans un instant, une fente qui les isole plus ou moins complètement.

§ II. — AMPHIARTHROSES

Lorsque la formation de substance cartilagineuse aux extrémités des pièces squelettiques se fait avec lenteur, ou lorsque la distance qui sépare celles-ci est considérable, la couche moyenne mésenchymateuse de la zone intermédiaire s'organise en tissu fibreux ou en fibro-cartilage (V. fig. 475). Il en résulte que les cartilages ne peuvent arriver au contact l'un de l'autre et restent maintenus à distance par une couche résistante qui les unit solidement, et joue le rôle d'un *ligament interarticulaire* (par exemple l'articulation de la poignée avec le manche du sternum). Dans ces cas, la couche chondrogène se transforme, lorsque le développement est terminé, en une mince couche cartilagineuse

(V. fig. 475, *ca*) que l'on retrouve sur la surface dite articulaire de l'os adulte, entre la substance osseuse et la face correspondante du ligament interarticulaire.

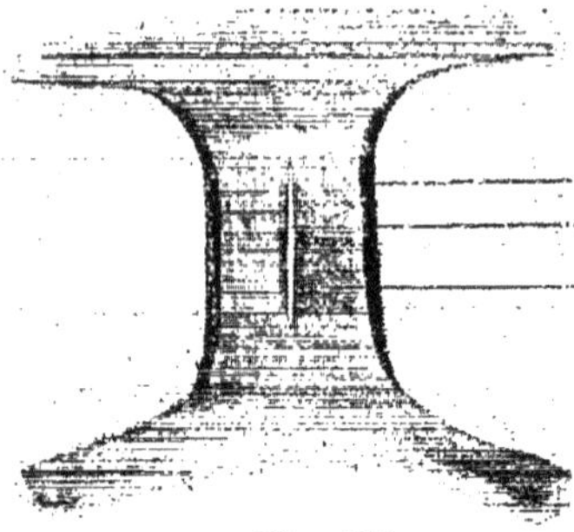

Fig. 475.

Formation d'une amphiarthrose.

Les pièces cartilagineuses restent écartées l'une de l'autre grâce à la persistance de la couche moyenne de la zone intermédiaire (ligament interarticulaire, *l. i.*); — lorsque l'ossification sera terminée, les os en présence se trouveront revêtus d'un cartilage d'encroûtement, *c.a*; — *f.a*, fente articulaire apparaissant dans certaines catégories d'amphiarthroses (diarthro-amphiarthroses) au milieu du ligament interarticulaire.

On donne aux articulations qui prennent naissance par ce processus le nom d'*amphiarthroses* ou articulations semi-mobiles. Il faut toutefois faire observer qu'ici, comme dans la première catégorie, il peut se produire primitivement, ou même secondairement, une fente creusée dans l'épaisseur même du ligament interarticulaire (V. fig. 475, *f.a*). C'est même ainsi que les choses se passent le plus souvent (symphyse pubienne, articulation sacro-iliaque, etc.), de telle sorte qu'entre l'amphiarthrose typique et la diarthrose on trouve des formes intermédiaires réunies sous le nom de *diarthro-amphiartroses*.

§ III. — DIARTHROSES

Dans la majorité des cas, les extrémités ou certains points de la surface des pièces cartilagineuses, jusqu'alors unies (et séparées en même temps) par la zone intermédiaire parviennent à se rencontrer avec les extrémités ou les surfaces correspondantes des pièces voisines, mais sans se fusionner en aucune façon avec elles. Il se forme en effet dans leur intervalle une sorte de fissure, la *fente articulaire*, qui assure l'indépendance complète des surfaces mises alors simplement en contact l'une avec l'autre (V. fig. 476, *f.a*). On conçoit que ces rapports des extrémités cartilagineuses leur permettent de glisser l'une sur l'autre. Nous avons affaire ici à des articulations parfaitement mobiles, à des *diarthroses*.

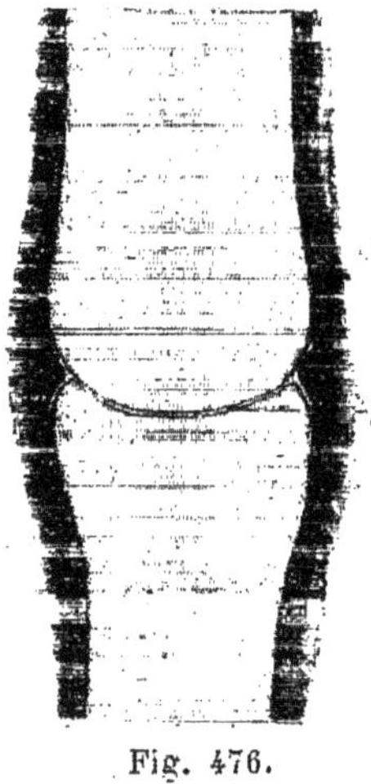

Fig. 476.

Schéma montrant comment la fente articulaire, *f.a*, se prolonge sur les côtés de l'interligne articulaire (*culs-de-sac synoviaux*) en s'insinuant dans l'épaisseur même du périchondre.

FENTE ARTICULAIRE. — Le mode de formation de la fente articulaire est encore un sujet de controverses. L'opinion qui paraît la plus acceptable (Kœlliker, Retterer), bien qu'elle soit passible d'objections et qu'elle ne rende pas nettement compte de tous les faits, est la suivante.

Nous avons vu précédemment que la couche chondrogène qui limite l'extrémité du cartilage subit la même évolution qu'en une autre région, c'est-à-dire forme, à ses propres dépens, du cartilage. Nous avons appris en outre que, par suite de ce processus, la couche mésenchymateuse moyenne s'amincit de plus en plus, différenciée qu'elle est, petit à petit, en couche chondrogène, puis disparaît. Les deux couches chondrogènes se juxtaposent, ou à peu près, séparées seulement par un mince liseré amorphe; enfin elles se transforment en substance cartilagineuse. C'est à ce moment que la fente articulaire commence à apparaître *sur les côtés*, dans l'interstice des deux couches chondrogènes (Schulin, Retterer); elle gagne ensuite le centre, et règne dès lors dans toute la largeur de l'intervalle intercartilagineux. En somme, la transformation de chacune des deux couches chondrogènes en substance cartilagineuse a eu pour résultat « une véritable rencontre de deux couches dures croissant à l'encontre l'une de l'autre et devenant contiguës (Retterer) »; d'où, production d'une fente quand le contact est établi.

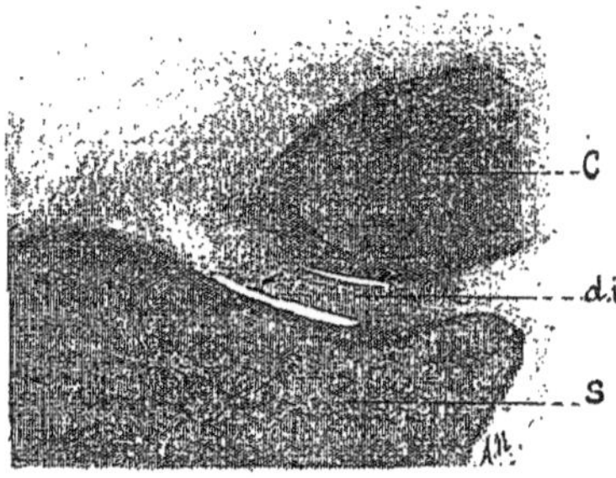

Fig. 477.

Coupe frontale passant par l'articulation sterno-claviculaire gauche d'un embryon humain de 45mm.

C, extrémité sternale de la clavicule. — *S*, poignée du sternum — *d.i*, ébauche du ligament interarticulaire séparé de chacune des pièces cartilagineuses par une fente. — On voit que la périphérie de ces pièces est revêtue d'une zone plus foncée (couche chondrogène) particulièrement épaisse au niveau de l'extrémité de la clavicule.

Il est vraisemblable que des influences extérieures interviennent, sinon pour déterminer, du moins pour favoriser l'apparition de la fente articulaire. Les muscles, par exemple, pour ne pas être sans doute très puissants à l'époque où elle commence à apparaître, n'en existent pas moins à l'état d'ébauches histologiquement différenciées. Selon toutes probabilités ils sont susceptibles de se contracter, par suite d'exercer des tractions, aussi faibles qu'on voudra, mais cependant efficaces, sur les extrémités articulaires des pièces squelettiques.

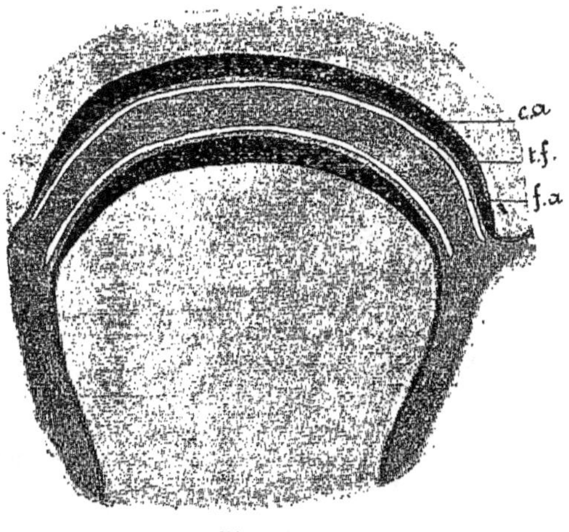

Fig. 478.

Figure schématique montrant comment dans certains cas les fentes articulaires, *f.a*, se produisent de telle sorte qu'il subsiste à la surface des cartilages d'encroûtement, *ca*, une mince lamelle, *t.f*, de la couche moyenne de la zone intermédiaire.

Tel est, esquissé dans ses traits essentiels, le mode de formation de la fente articulaire. Dans les cas les plus typiques, il n'y en a qu'une seule (articulation scapulo-humérale de la hanche...etc.), tandis qu'ailleurs il s'en développe deux. Ainsi quand la couche mésenchymateuse moyenne organisée en tissu fibro-cartilagineux est très épaisse, il se fait deux fentes (V. fig. 477), l'une entre l'extrémité de l'un des segments (*C*) squelettiques et la couche précédente, *d.i*, la seconde entre l'extrémité de l'autre segment (*S*) et la face correspondante de cette même couche.

Il y a, en un mot, deux cavités articulaires indépendantes l'une de l'autre, séparées par un *disque interarticulaire*. Celui-ci d'ailleurs peut être plus ou moins complet ; souvent il est perforé (secondairement) et les deux cavités articulaires communiquent ensemble.

Dans l'exemple que nous venons de considérer, la surface articulaire de chacun des os respectivement en rapport avec le disque interarticulaire est recouverte uniquement par du cartilage, mais il n'en est pas toujours ainsi. Dans certaines articulations (articulation du maxillaire inférieur avec le temporal, symphyse pubienne quand il se développe une fente articulaire), une partie de la couche mésenchymateuse moyenne est déjà organisée quand la fente, ou les fentes, font leur apparition. Elles se produisent alors (V. fig. 478) de telle sorte que le revêtement cartilagineux (*ca*) de la surface articulaire se trouve tapissé par une couche plus ou mons épaisse de tissu fibreux (*t.f*) qui le sépare de la cavité articulaire.

La série des phénomènes qui viennent d'être exposés n'aboutit pas à la constitution d'une articulation complète. La fente articulaire, isolant les pièces squelettiques aux endroits où elles viennent se juxtaposer, leur permet de se mouvoir les unes sur les autres, mais il est nécessaire que certains dispositifs assurent la solidité et la permanence de leurs connexions. Ce but est atteint par le développement des *capsules et ligaments périarticulaires*, des *bourrelets marginaux* et des *ménisques fibro-cartilagineux*.

CAPSULE ET LIGAMENTS PÉRIARTICULAIRES. — Sur une coupe passant par une articulation en voie de développement, on constate (V. fig. 479) sur les

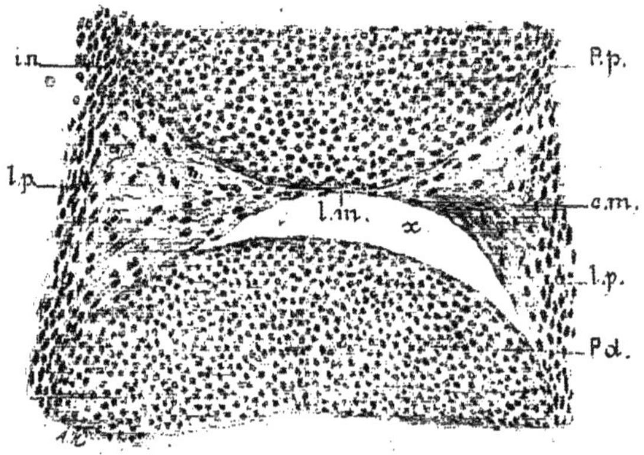

Fig. 479. — Coupe du gros orteil passant par l'articulation de la première phalange avec la seconde, chez un embryon humain de 45mm.

P.d, extrémité distale de la première phalange ; — *P.p*, extrémité proximale de la deuxième phalange, — *l.p*, ébauche de la capsule, — *in*, son insertion sur le cartilage. Les surfaces articulaires sont discordantes (toutes deux convexes) ; la couche chondrogène a disparu à leur niveau et il n'existe plus entre elles qu'une lamelle, *lm*, extrêmement mince de la couche moyenne de la zone intermédiaire, *c.m*, laquelle, sur les côtés, forme un amas triangulaire. La fente, *x*, résultant probablement des manipulations auxquelles a été soumis l'embryon rend particulièrement nette cette lamelle qui est restée appliquée sur la 2e phalange. Dans l'articulation métacarpo-phalangienne du même orteil il n'en existe aucune trace.

parties latérales de la zone intermédiaire l'existence d'une couche dense formée d'éléments cellulaires orientés d'un cartilage à l'autre (*l.p*), et assez distincte, en dehors, du mésenchyme ambiant en dedans, de la couche moyenne de la zone intermédiaire (*c.m*). Cette couche se continue de part et d'autre de l'articulation en partie avec la zone fibrillaire du périchondre, et, de plus, se fixe (*in*) sur la face externe des deux cartilages. C'est là l'ébauche de la *capsule articulaire*, c'est-à-dire d'un manchon fibreux, plus ou moins épais, fixé à chacun des deux cartilages (plus tard des deux os) qu'il maintient en contact. En certains endroits cette capsule s'organisera en bandelettes, en cordons fibreux, les *ligaments périarticulaires*, qui tantôt continueront à faire corps avec elle, tantôt s'en sépareront complètement. Il convient de ranger dans cette catégorie de ligaments ceux que l'on appelle interosseux (ligaments croisés du genou, par exemple) et qui en réalité sont également périarticulaires (V. 480, *l.c*).

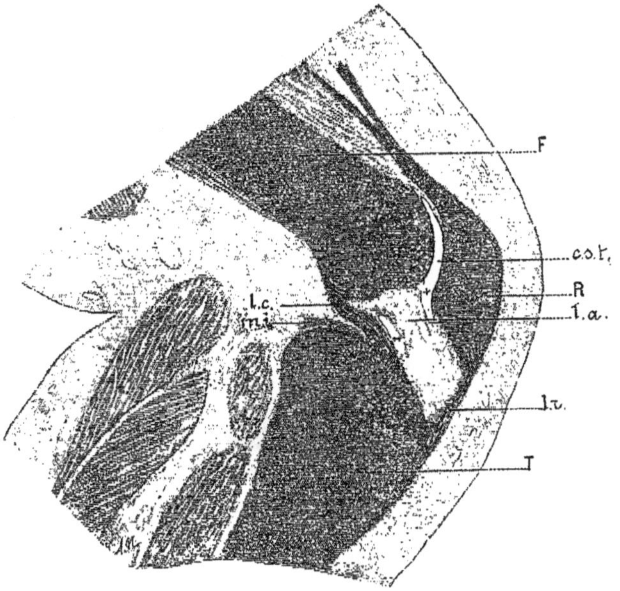

Fig. 480.

Coupe verticale d'une articulation du genou chez un embryon humain de 45mm; la coupe passe par l'espace intercondylien.

F, fémur — *R*, rotule dont l'extrémité supérieure se continue avec le tendon du triceps fémoral, et l'extrémité inférieure avec le ligament rotulien, *l.r.* — *T*. tibia. — Dans l'intervalle des trois os on voit : 1° la fente articulaire située en avant + et en arrière ++ d'une masse de tissu clair et peu riche en cellules, *l.a*, ébauche du ligament adipeux ; — 2° le cul-de-sac par lequel la fente se prolonge au-dessus de l'extrémité supérieure de la rotule pour former le cul-de-sac sous tricipital, *c.s.t.* ; — 3° l'ébauche du ligament croisé antérieur, *l.c.*, — 4° une partie du ménisque interarticulaire externe, *m.i.*

En même temps que la capsule, et aux dépens de sa couche la plus interne, se différencie une membrane dont l'importance est considérable et que l'on appelle la *synoviale*. Ses dispositions et ses limites sont du reste en relation étroite avec l'extension qu'acquiert la fente articulaire. Celle-ci en effet ne s'étend pas seulement (V. fig. 476, 480, 481) dans l'intervalle des extrémités articulaires, du moins dans la plupart des diarthroses ; mais, s'insinuant sur leurs faces latérales (V. fig. 480, 481), elle envoie suivant certaines directions déterminées des prolongements en forme de culs-de-sac plus ou moins étendus (*c.s.t*). D'ordinaire, la fissure ne passe pas entre la couche chondrogène et la zone fibrillaire du périchondre, mais dans l'épaisseur même de cette dernière de sorte qu'elle se trouve séparée de la couche chondrogène par une mince zone périchondrale. Les résultats de ce phénomène sont : l'agrandissement de la cavité articulaire ; en outre l'allongement du manchon capsulaire, dont les insertions en certains points se font maintenant à une distance beaucoup plus considérable du niveau de l'interligne articulaire ; enfin, pour les os en contact, la possibilité de se déplacer les uns sur les autres dans des limites beaucoup plus étendues, puisque l'espace (virtuel bien entendu) dans lequel ils jouent est plus développé.

La couche périchondrale qui limite du côté du cartilage (de l'os plus tard) les prolongements latéraux de la fente articulaire, d'une part, et celle qui répond

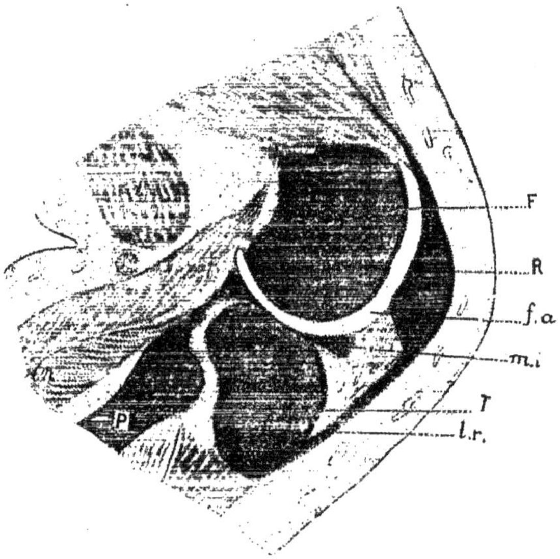

Fig. 481.

Coupe verticale d'une articulation du genou chez l'embryon de la fig. précédente ; la coupe passe par le condyle externe du fémur, et atteint en outre la rotule *R*.

T, tubérosité externe du tibia. — *P*, péroné, — *f.a*, fente articulaire — *l.r*, ligament rotulien dont la face profonde est doublée par le tissu lâche du ligament adipeux, visible complètement sur la coupe précédente. On remarquera que la convexité du condyle fémoral n'est en rapport avec la surface plane du plateau tibial que sur une faible étendue, et que, de chaque côté, il existe un amas triangulaire adhérant par sa pointe au tibia. Ces deux amas représentent la coupe du ménisque externe, *m.i*, atteint en avant et en arrière de sa circonférence.

à la capsule articulaire, d'autre part, continues d'ailleurs l'une avec l'autre, se différencieront pour donner naissance à la synoviale, laquelle dans tout son trajet juxtacapsulaire adhère étroitement à la capsule elle-même et ne peut en être séparée par la dissection. La synoviale est une membrane, dont nous verrons plus tard la constitution histologique, qui sécrète ou laisse transsuder un liquide visqueux, la synovie, qui lubréfie les surfaces cartilagineuses et en facilite le glissement.

BOURRELETS MARGINAUX ET MÉNISQUES INTERARTICULAIRES. — Lorsque les surfaces articulaires ne se correspondent pas, c'est-à-dire lorsque l'une d'elles est convexe et l'autre plane (V. fig. 481), elles s'écartent naturellement l'une de l'autre sur les côtés, limitant ainsi un espace de forme triangulaire à base périphérique, sur une coupe, en réalité une sorte de gouttière prismatique qui règne sur tout le pourtour de l'articulation. Cette gouttière se trouve comblée par la zone intermédiaire dont la couche moyenne est considérablement épaissie (V. fig. 481, *m.i*). La fente articulaire simple vers le centre de l'articulation, là où les deux surfaces articulaires sont tangentes, se prolongera en dehors de côté et d'autre de l'épaississement qui occupe la gouttière, entre chacune des couches chondrogènes et la couche moyenne, se bifurquera en quelque sorte pour isoler cette dernière entre deux diverticules (V. fig. 482). L'amas prismatique ainsi délimité s'organise en tissu fibreux ou fibro-cartilagineux et devient un *ménisque interarticulaire* (articulation du genou). On comprend aisément comment, grâce à cette disposition, la concordance entre les surfaces articulaires est rétablie, chacune d'elles coïncidant exactement avec la face correspondante du ménisque.

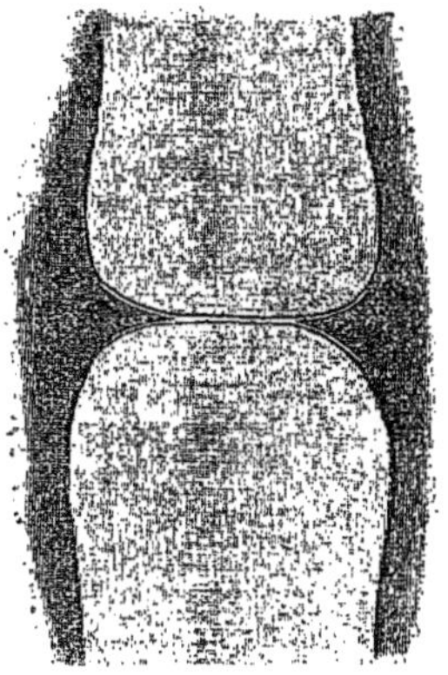

Fig. 482.

Figure schématique destinée à expliquer le mode de production des ménisques interarticulaires.

Dans d'autres cas et par un processus analogue, prennent naissance des *bourrelets marginaux*, isolés seulement d'un côté (bourrelets glénoïdien et cotyloïdien); ils rétablissent l'harmonie entre les surfaces articulaires, ou en augmentent l'étendue. D'autres fois enfin se développent de simples replis, des reliefs irrégulièrement configurés dont la signification est la même que celle des formations précédentes.

§ IV. — SYNARTHROSES

Il est une dernière catégorie d'articulations dont il convient d'indiquer le mode de développement: ce sont les *synarthroses*. Ces articulations s'observent exclusivement au crâne et à la face, c'est-à-dire entre les os qui ne sont pas précédés d'une ébauche cartilagineuse. Ces os, ainsi qu'on l'a vu, se forment et s'accroissent au sein d'une ébauche continue de nature conjonctive, indépendamment les uns des autres. Ils tendent donc à se rapprocher par leurs bords; à une certaine époque, ils arrivent tous à se juxtaposer. Alors certains d'entre eux se soudent, le tissu qui leur donne naissance et qui les séparait s'ossifiant complètement (os frontaux) ; d'autres restent accolés sans se fusionner et s'engrènent de diverses manières (sutures dentées, écailleuses, etc.). Ils sont maintenus dans leur situation réciproque non seulement grâce à la conformation spéciale qu'acquiert l'os sur ses bords, mais encore grâce à un vestige du tissu dans lequel ils se sont développés, qui persiste entre eux. Plus tard seulement, à une époque variable pour chacun d'eux, les os du crâne se fusionnent avec leurs voisins par suite de l'ossification du tissu qui les séparait.

Les divers phénomènes qui viennent d'être décrits se manifestent pendant le cours de la vie fœtale. L'apparition de la fente articulaire, qui marque le stade essentiel de la formation des diarthroses, a lieu à des époques différentes pour chaque articulation. Sur des embryons humains de trois mois et demi à quatre mois (parfois même à une époque moins avancée), toutes les articulations sont parfaitement constituées. Les surfaces articulaires possèdent les traits les plus caractéristiques de la configuration qu'on leur reconnaît chez l'adulte ; la cavité articulaire présente à peu de chose près la même extension, les mêmes limites, par rapport aux organes qu'elle isole, que celles qu'elle aura après son complet développement. Enfin les capsules, ligaments, ménisques.... etc., existent tous sous la forme et avec les rapports qu'ils gardent ensuite, seulement ils sont encore en voie de différenciation au point de vue histologique et n'acquèreront que beaucoup plus tard leur constitution définitive.

CHAPITRE DEUXIÈME

STRUCTURE

Un coup d'œil d'ensemble sur un squelette encore pourvu des parties molles, qui relient entre eux ses divers os, permet de voir que le mode d'union des os est des plus variables. Envisagé d'une façon générale, il apparaît sous deux formes principales : tantôt l'union est *continue,* c'est-à-dire que la *continuité* entre deux pièces osseuses est établie par un tissu intermédiaire plus ou moins apparent, de nature cartilagineuse ou conjonctive ; — tantôt, au contraire, l'union est *discontinue :* il y a seulement *contact* entre deux pièces osseuses, comme on le voit dans la plupart des articulations des membres, et le tissu qui réunit ces extrémités est disposé à leur périphérie, allant d'un os à l'autre, sous forme de manchon.

L'union des os *par continuité* s'établit de deux manières différentes : 1° par *synchondrose* quand le tissu intermédiaire aux deux os est *cartilagineux ;* 2° par *synarthrose* quand la continuité est établie par du tissu *conjonctif.* Nous avons vu par l'étude du développement que la synchondrose est le type primitif de la plupart des articulations ; je ne m'explique point qu'elle ait été considérée jusqu'à ce jour comme une variété de la synarthrose, alors qu'elle diffère de celle-ci par son développement, sa constitution et sa structure.

L'union discontinue, par *simple contiguïté,* est appelée *diarthrose.*

Des moyens d'union si différents comportent, on le comprend, une mobilité fort différente. Nulle dans la synarthrose, peu apparente dans la synchondrose, la mobilité devient très grande dans les diverses variétés de la diarthrose ; de là le qualificatif étrange d'*articulations immobiles,* donné aux synchondroses et aux synarthroses, tandis que les diarthroses sont dites *articulations mobiles.* Entre ces types extrêmes, il existe un type intermédiaire comprenant des articulations en partie *contiguës,* en partie *continues,* les *amphiarthroses.*

L'étude du développement nous a montré comment apparaissaient les parties constituantes des articulations.

Nous allons étudier successivement, au point de vue de leurs caractères généraux, de la structure de leurs éléments, et de leurs subdivisions en genres : 1° les *synchondroses ;* 2° les *amphiarthroses ;* 3° les *diarthroses ;* 4° les *synarthroses.*

§ I. — SYNCHONDROSES

La synchondrose est essentiellement constituée par des surfaces osseuses mises en continuité par un cartilage interposé ; elle n'a point de ligaments. Le cartilage interposé est du cartilage hyalin ; c'est généralement un reste de l'ébauche cartilagineuse primitive. Le périchondre épaissi est en continuité avec le périoste de chacun des deux os et contribue à assurer la solidité du contact.

Les principaux types de synchondrose sont : l'union de la première côte avec le sternum, celle de l'apophyse styloïde avec le rocher, celle de la lame perpendiculaire de l'ethmoïde avec le vomer.

La plupart des synchondroses sont *temporaires,* c'est-à-dire qu'avec l'âge elles disparaissent par ossification du cartilage intermédiaire. Sur le plus grand nombre, cette ossification ne se fait qu'à un âge avancé ; sur la synchondrose sphéno-occipitale la soudure des deux pièces osseuses se fait *normalement* et d'assez bonne heure.

§ II. — AMPHIARTHROSES

Les amphiarthroses, qui constituent le type intermédiaire aux synchondroses et aux diarthroses, sont parfois désignées sous les noms de *symphyses, articulations semi-mobiles, articulations mixtes*. Luschka les a décrites sous le nom de *halbgelenke* (demi-articulations) dans une monographie très remarquable (Luschka, *die Halbgelenke des menschlichen Kœrpers,* Berlin, 1858).

Les amphiarthroses présentent des surfaces osseuses planes ou légèrement déprimées vers le centre ; ces surfaces sont revêtues d'une couche de cartilage hyalin qui occupe leur partie centrale et les aplanit. Les moyens d'union sont représentés par des *ligaments interosseux* extrêmement résistants, et par des *ligaments périphériques* en général peu développés. Le centre de l'article est occupé par un tissu mou, de structure spéciale, circonscrivant une cavité toujours mal limitée et qui peut manquer.

Les *mouvements* des amphiarthroses sont peu étendus mais très variés : on y constate tous les mouvements, depuis le simple glissement jusqu'à la rotation.

Les amphiarthroses doivent être divisées en deux ordres : 1° les amphiarthroses *typiques,* représentées par les articulations des corps vertébraux entre eux ; 2° les amphiarthroses à un degré d'évolution plus avancé, qui les rapproche des articulations parfaites ou diarthroses : on les appelle pour cette raison *diarthro-amphiarthroses :* la symphyse sacro-iliaque est le type de celles-ci.

Je ne puis consentir à conserver le qualificatif d'*amphiarthrose imparfaite,* communément appliqué aux diarthro-amphiarthroses. Jamais qualificatif ne fut plus injustement appliqué, puisque les diarthro-amphiarthroses représentent un type plus avancé, *plus parfait* d'amphiarthrose.

STRUCTURE. — Les amphiarthroses offrent à étudier : 1° la couche cartilagineuse qui encroûte leurs surfaces articulaires ; — 2° la couche de tissu qui les unit, c'est-à-dire le ligament interosseux.

Cartilage d'encroûtement. — Ce cartilage appartient à la variété dite hyaline. Il n'est cependant pas rare que sa substance fondamentale, surtout la zone qui confine au ligament interarticulaire, soit fibrillaire (par exemple à la symphyse pubienne).

Ligaments interosseux. — Ces formations, que l'on observe au niveau de la symphyse pubienne, de l'articulation sacro-iliaque, entre les corps des vertèbres (disques intervertébraux), pour ne citer que quelques exemples, n'ont pas partout une constitution identique. Elles sont composées essentiellement par du fibro-cartilage; parfois cependant en certains points leur structure est exclusivement fibreuse. Nous les étudierons ici dans leur forme typique, à la colonne vertébrale. Les autres seront étudiées avec les articulations auxquelles elles appartiennent.

Disques intervertébraux. — Les disques qui unissent les faces inférieure et supérieure de deux vertèbres superposées sont formés : 1° de couches périphériques, lamellaires, fibro-cartilagineuses et conjonctives disposées en anneaux, complets ou non, emboîtés les uns dans les autres; 2° d'une zone centrale, molle (noyau gélatineux des auteurs) formée de fibro-cartilage (V. fig. 483).

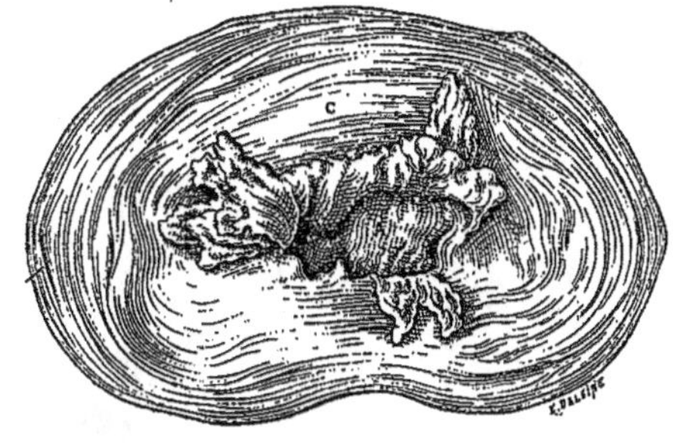

Fig. 483.

Coupe passant au travers du disque qui unit la 2e vertèbre lombaire à la 3e (homme de 30 ans) (d'après Luschka).

C, couches périphériques annulaires ; — A, noyau central ; — B, prolongements mous qui formaient en partie le noyau central et qui sont attirés au dehors de la surface de section.

Les couches annulaires périphériques sont déjà bien visibles sur des coupes fraîches, qui montrent des bandes alternativement blanches (tissu fibreux) et jaunâtres (fibro-cartilage). Les fibres dans chacune de ces bandes sont orientées dans des sens différents ; d'une façon générale elles sont dirigées de haut en bas, mais toujours plus ou moins obliques par rapport aux surfaces articulaires.

La figure 484 rend compte de l'aspect d'une coupe transversale d'un disque intervertébral, passant par la zone périphérique; elle ne montre que la moitié de l'épaisseur d'un disque. A la substance (*ov*) du corps de la vertèbre fait suite le cartilage d'encroûtement (*c.hy*) auquel succède le fibro-cartilage (*F.c*). Les fibrilles dont est composée presque exclusivement la substance fondamentale sont d'abord à peu près rectilignes et les cellules forment des séries plus ou moins nettes. Plus en dedans les faisceaux fibrillaires sont ondulés et comme enchevêtrés, puis ils s'écartent en ménageant dans leurs intervalles des interstices remplis par une substance fondamentale homogène et par des cellules.

Celles-ci sont beaucoup plus volumineuses que dans les zones plus rapprochées de la surface articulaire; elles sont isolées ou groupées et émettent des prolongements de longueur variable mais très fins.

La *zone centrale,* molle, du disque intervertébral est constituée, d'une part par du fibro-cartilage et du tissu conjonctif, d'autre part, par les vestiges de la corde dorsale (Voir Ostéologie, p. 275). Dans le jeune âge on rencontre au centre du disque une cavité piriforme remplie par des cellules de grande taille, vésiculeuses, groupées en amas ou agencées en cordons, et enfouies dans une substance intermédiaire amorphe et semi-fluide. Ces cellules dérivent des éléments de la corde dorsale, proliférant activement. Chez l'adulte, le noyau muqueux du disque intervertébral provient en partie de l'*amas cellulaire cordal primitif ;* il est contenu dans une cavité de forme irrégulière dont la paroi, de consistance très molle, est formée par une substance fondamentale fibrillaire renfermant des cellules cartilagineuses.

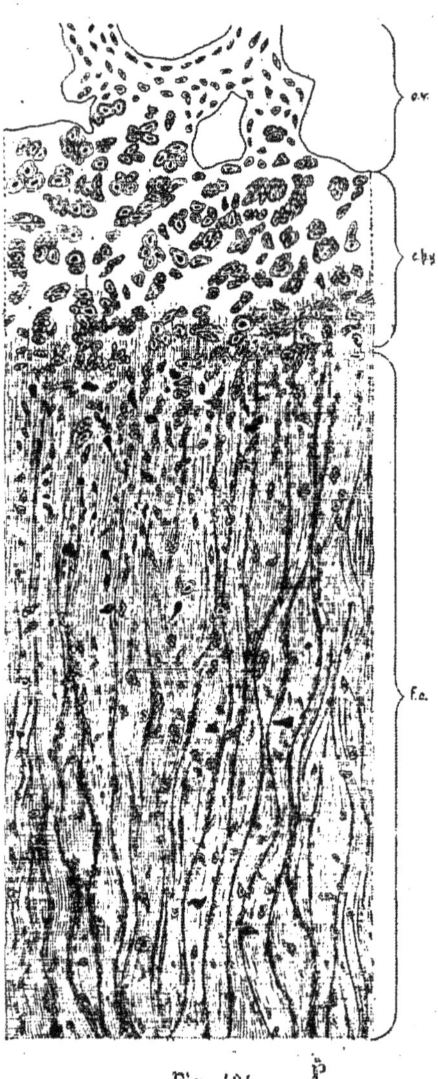

Fig. 484.
Coupe perpendiculaire à sa surface d'un disque intervertébral du veau.

ov, os (corps de la vertèbre) — *c.hy*, cartilage hyalin d'encroûtement — *F.c*, fibro-cartilage (d'après P. SCHIEFFERDECKER et KOSSEL).

Il est à remarquer que cette substance molle se mélange le plus souvent d'une façon assez intime avec les vestiges cordaux, de telle sorte que la cavité qui loge ceux-ci n'est pas, chez l'adulte, aussi bien limitée que chez l'enfant.

§ III. — DIARTHROSES

Les diarthroses constituent le type actuellement le plus parfait d'articulation : elles ont pour attributs principaux : des surfaces indépendantes, des moyens d'union rejetés à la périphérie et une cavité articulaire bien circonscrite par une membrane dite membrane synoviale.

Leurs parties constituantes indiquées schématiquement dans la figure 485 sont les suivantes : 1° les *cartilages articulaires* (*c.a*) qui recouvrent les surfaces en contact ; — 2° la membrane *synoviale* (*sy*) qui limite en partie la cavité articulaire ; — 3° la *capsule* (*c.p.a*) et les ligaments périarticulaires ; — 4° les *ménisques interarticulaires* et les *bourrelets marginaux.*

CARTILAGES ARTICULAIRES. — Les cartilages articulaires, appelés aussi *cartilages d'encroûtement,* forment à la surface de la substance osseuse une couche qui adhère solidement à cette surface dont elle reproduit la forme générale.

Conformation extérieure. — L'*épaisseur* du cartilage d'encroûtement n'est point uniforme ; elle varie en raison directe de la pression que supporte la surface articulaire dans ses différentes parties. Plus grande en général sur les articulations des membres inférieurs, elle varie de 4 mm. (centre des cavités glénoïdes du tibia) à 1/2 mm. (cavité glénoïde de la phalangette). La *loi de pression* qui règle l'épaisseur de ce revêtement cartilagineux ne paraît pas subir d'exception.

Il ne faut plus dire que l'épaisseur des cartilages varie suivant la forme de la surface articulaire, qu'elle est plus grande au centre sur les surfaces convexes, à la périphérie sur les surfaces concaves. Sappey a refuté cette erreur par des mensurations très précises, montrant que le revêtement cartilagineux de la tête fémorale et de la cavité cotyloïde est plus épais dans la moitié supérieure que dans l'inférieure. Morel et Duval remarquent également que dans les articulations métacarpo-phalangiennes, le cartilage d'encroûtement est plus épais vers la partie palmaire des condyles métacarpiens, *parce que* c'est dans la flexion que se font sentir les plus grands efforts dans ces articulations; tandis que dans les articulations métatarso-phalangiennes l'épaisseur maxima se trouve vers la partie dorsale des condyles métatarsiens, *parce que* c'est dans l'extension, par exemple quand on repose sur la pointe des pieds, que ces articulations subissent le maximum de pression.

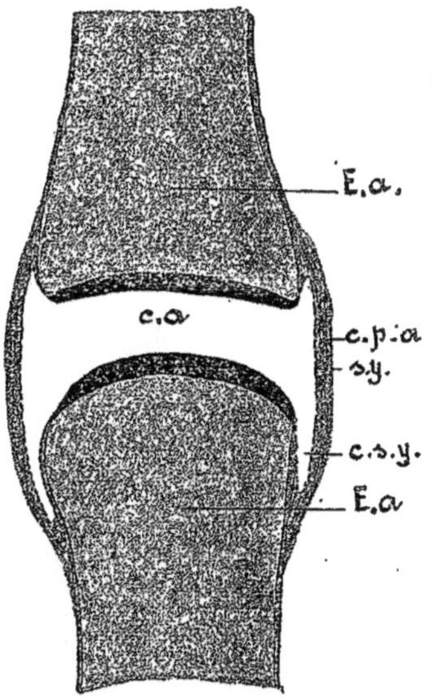

Fig. 485.
Coupe schématique d'une diarthrose.

E.a, extrémités articulaires des os, — *c a*, cartilages d'encroûtement; — *c.p.a.* capsule articulaire; — *sy*, synoviale (son trajet est indiqué par une ligne pointillée ; — *c.sy*, culs-de-sac synoviaux. On remarquera que la partie de la synoviale correspondante à l'os est doublée par un prolongement du périoste.
La cavité articulaire, normalement virtuelle est ici considérablement élargie pour les besoins du schéma.

L'*étendue* du revêtement cartilagineux est en rapport avec l'étendue des mouvements de la jointure et nullement en rapport avec l'étendue de la surface articulaire opposée. Comparez à cet égard le revêtement cartilagineux de la cavité glénoïde de l'omoplate à celui de là tête humérale.

La face adhérente des cartilages est unie de la manière la plus intime à l'os sous-jacent, avec lequel *le cartilage se continue*. La face libre est remarquable par l'extrême poli qu'elle présente : elle est humectée par un liquide filant de consistance onctueuse, la *synovie*. — A la périphérie les cartilages s'amincissent : à la couleur blanc laiteux de leur partie épaisse succède un liseré bleuâtre ou rosé dû à la transparence du cartilage qui, en couche mince, permet d'apercevoir l'os sous-jacent.

Structure. — Les cartilages d'encroûtement appartiennent à la variété dite cartilage hyalin ; ils sont formés par une *substance fondamentale*, creusée de cavités ou *chondroplastes*, ou capsules cartilagineuses, que remplissent des éléments cellulaires, les *cellules cartilagineuses*.

Comme on peut le voir sur une coupe perpendiculaire d'un cartilage diarthrodial et de la couche osseuse sous-jacente (V. fig. 486), les capsules cartilagineuses, plongées dans une substance fondamentale apparemment amorphe, diffèrent entre elles par leur forme, leurs dimensions et leur direction dans les divers points de l'épaisseur du cartilage. Dans la couche la plus superficielle, elles sont petites, aplaties ; leur grand axe est parallèle à la surface du cartilage ; — au-dessous de ces cellules aplaties on en trouve d'autres plus arrondies et plus volumineuses ; — plus profondément et jusqu'à l'os les capsules sont très longues, et leur grand axe est perpendiculaire à la surface osseuse. Il résulte de cette disposition de la couche profonde, que si l'on vient à briser un cartilage, sa tranche prend un aspect fibroïde, comme s'il était composé de fibres perpendiculairement implantées sur la surface osseuse.

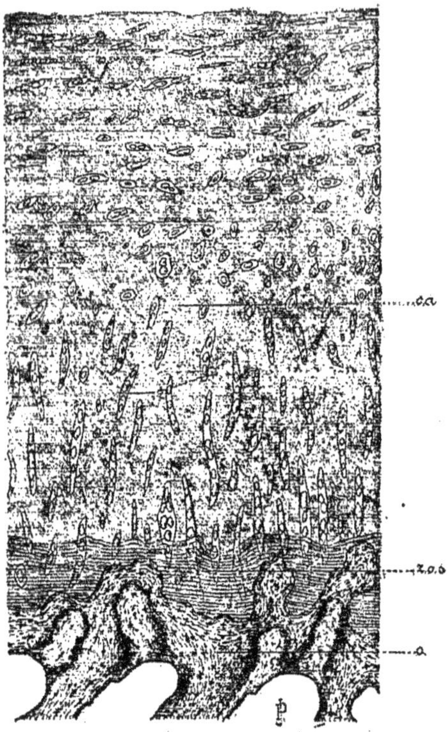

Fig. 486.

Coupe d'un cartilage diarthrodial (d'après Sappey).

c.a, cartilage articulaire ; orientation différente des capsules cartilagineuses suivant le niveau ; — z.os, zone ostéoïde ; — a, os spongieux.

Il ne convient point dans un traité d'anatomie descriptive d'insister sur les particularités de structure du cartilage, non plus que sur leurs propriétés de tissu. Toutefois il est une propriété qu'il importe de mettre en relief : je veux parler de l'*extrême élasticité* du cartilage d'encroûtement, élasticité telle que l'épaisseur d'un cartilage peut diminuer de moitié sous l'influence d'une pression pour reprendre ensuite ce que Poirier appelle l'*épaisseur de repos*.

Dans presque toutes les articulations, on trouve entre le cartilage articulaire et l'os une zone irrégulièrement épaisse (V. fig. 486, *z.os.*), constituée par de la substance osseuse incomplètement développée ; on l'a appelée pour cette raison *couche ostéoïde*. On y voit au sein d'une substance fondamentale grenue, incomplètement calcifiée, des corpuscules arrondis ou allongés, isolés ou groupés, qui ne sont autre chose que des cellules cartilagineuses, plus ou moins atrophiées, à capsule épaissie et infiltrée de sels calcaires.

Chez les sujets âgés, les cartilages sont souvent très diminués d'épaisseur, parfois même disparus ; il ne s'agit point là d'usure, mais bien d'ossification.

A la surface des cartilages articulaires (dans quelques articulations, dans la temporo-maxillaire, par exemple, peut-être aussi dans la sterno-claviculaire), on trouve une mince couche de tissu conjonctif qui s'épaissit avec les progrès de l'âge. Nous avons vu, par l'étude du développement, comment pouvait s'expliquer l'existence de ce revêtement.

On voit parfois en certains points d'une surface articulaire ou sur le bord réunissant deux facettes cartilagineuses, le cartilage d'encroûtement faire place à du fibro-cartilage. Sappey nous a montré que le long du bord par lequel les deux cavités sigmoïdes du cubitus s'unissent, le cartilage d'encroûtement était remplacé par du fibro-cartilage. J'ai vu qu'il en était de même sur le bord tranchant qui sépare la trochlée humérale du plan incliné qui descend vers le condyle. On trouvera plus loin (V. articulation scapulo-humérale) le résultat de mes recherches sur le revêtement cartilagineux de la glène scapulaire : au niveau de la tache que l'on rencontre parfois vers le centre de cette cavité, le cartilage d'encroûtement s'amincit et fait place à du fibro-cartilage. La découverte de ce détail m'a permis de montrer combien étaient erronées certaines assertions produites dans ces temps derniers sur la physiologie de cette articulation. En effet, le fibro-cartilage apparaît là où la pression ne s'exerce que temporairement ou faiblement, car, *toujours*, la loi de pression règle la production et l'épaisseur du cartilage d'encroûtement. Je ne doute pas que l'attention étant appelée sur ce point on n'arrive à trouver du fibro-cartilage en certains points de revêtements cartilagineux considérés jusqu'ici comme formés uniquement par du cartilage d'encroûtement (Poirier).

Les cartilages articulaires sont constamment, à l'état physiologique, privés de vaisseaux et de nerfs. — On a cependant observé chez le fœtus et même chez le nouveau-né, dans certaines articulations, des vaisseaux qui s'étendaient sur la surface des cartilages. Le fait est sans doute réel ; mais ces vaisseaux doivent être considérés comme appartenant à la couche moyenne de la zone intermédiaire et non au cartilage. En tous cas, chez l'adulte, il n'en reste plus la moindre trace.

Synoviales. — La disposition des membranes synoviales peut être comparée à celle d'un manchon cylindrique, dont les extrémités s'inséreraient au pourtour des surfaces articulaires, exactement à la limite de l'os et du cartilage d'encroûtement, sur lequel elles empiètent quelquefois légèrement.

Bichat, assimilant les synoviales aux grandes séreuses viscérales (plèvre, péritoine) les décrivit comme membranes closes de toutes parts, *sacs sans ouverture,* revêtant sans interruption toute la surface interne des cavités articulaires, capsule fibreuse et surfaces cartilagineuses. Cette façon de concevoir les synoviales fut longtemps adoptée ; cependant les travaux des histologistes modernes ont été impuissants à démontrer l'existence d'un revêtement quelconque, fût-ce une simple couche endothéliale à la surface des cartilages articulaires.

Lorsqu'une articulation présente un fibro-cartilage péri ou intra-articulaire, la membrane synoviale s'arrête toujours sur le bord adhérent du fibro-cartilage ; c'est ainsi que dans les articulations pourvues de ménisque, la synoviale ne revêt point les faces de celui-ci, pas plus qu'elle ne revêt les cartilages articulaires : elle subit une interruption au niveau du bord adhérent du fibro-cartilage et reprend son trajet sur le bord opposé.

Les membranes synoviales, après avoir tapissé la face interne de la capsule fibreuse, se réfléchissent pour s'appliquer aux os sur lesquels elles remontent jusqu'au pourtour du cartilage d'encroûtement. Dans cette réflexion, les synoviales forment des culs-de-sac dont la profondeur est réglée par l'étendue des mouvements de l'articulation. Souvent ces culs-de-sac se prolongent fort loin, à plusieurs centimètres de l'articulation : cette dernière disposition n'est point primitive : elle résulte en général de la fusion d'une bourse séreuse musculaire ou tendineuse, primitivement isolée, avec la synoviale articulaire.

Les membranes synoviales, minces et transparentes, sont en rapport par leur face externe avec la capsule fibreuse, et, au niveau de leur partie réfléchie, avec le périoste. A l'inverse des capsules fibreuses, qui sont quelquefois perforées ou réduites à quelques fibres clairsemées, comme aux points où les muscles viennent les doubler et pour ainsi dire les remplacer, les synoviales ne présentent *jamais d'ouvertures;* là où le manchon capsulaire manque, la membrane synoviale existe, mince, transparente, bouchant la perte de substance par laquelle on la voit faire hernie lorsque l'on vient à insuffler la cavité articulaire. Ces membranes sont tantôt soudées intimement à la surface interne de la capsule articulaire qui les renforce; tantôt elles quittent cette capsule pour s'appliquer, après s'être réfléchies, sur une surface osseuse à laquelle elles n'adhèrent que faiblement; tantôt enfin elles sont presque nues, à peine doublées par une mince couche conjonctive.

Structure. — Les membranes synoviales sont constituées (V. fig. 487) : 1° par une couche de tissu conjonctif (*c.j.*) renfermant de fines fibres élastiques, des vaisseaux et des nerfs ; — 2° par une couche interne (*c.e.*) qui confine immédiatement à la cavité de l'articulation et dont la nature est encore un objet de controverses, sans compter que son existence même a été mise en doute. Les uns prétendent qu'elle est formée par une seule couche de cellules aplaties, juxtaposées par leurs bords, comme les éléments d'un endothélium ; les autres décrivent un épithélium stratifié comprenant deux, trois ou quatre assises de grosses cellules aplaties pourvues d'un noyau arrondi (Kœlliker). Certains auteurs (Hermann et Tourneux) la considèrent comme étant de nature cartilagineuse :

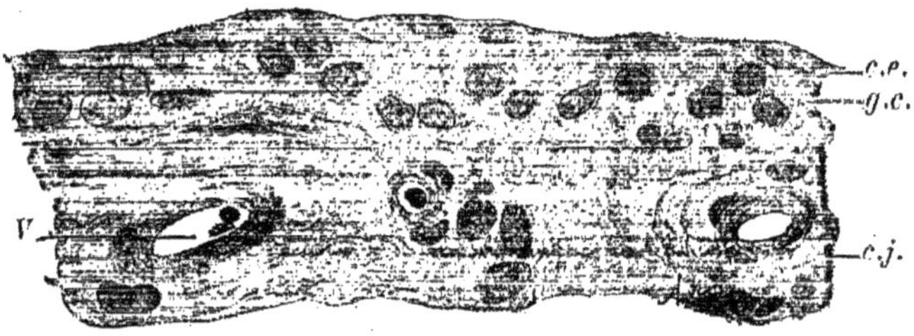

Fig. 487.

Coupe perpendiculaire à la surface de la synoviale du genou (homme adulte).

c.j, couche interne conjonctive ; — *c.e*, couche interne épithéliale ; — *g.c*, grosses cellules groupées et simulant par places un épithélium ; — *V*, vaisseaux.

elle serait alors constituée par une substance fondamentale homogène, légèrement granuleuse, englobant dans son épaisseur des cellules cartilagineuses modifiées. La coupe que représente la figure 487 montre nettement, tout à fait à la surface, une rangée, peut-être d'ailleurs discontinue, de cellules très aplaties ; au-dessous, plongées dans une substance amorphe, des cellules à noyau ovoïde, orientées d'une façon variable, ici rassemblées par groupes et simulant un épithélium irrégulièrement stratifié, là isolées complètement. Ces cellules peuvent tout aussi bien être considérées comme des éléments conjonctifs que comme des éléments cartilagineux. Leurs caractères se rapprochent même davantage de ceux qu'offrent plus profondément des cellules indiscutablement conjonctives.

Prolongements. — Les synoviales ne possèdent ni glandes ni papilles, mais elles sont souvent pourvues de prolongements. Les uns soulèvent la face interne des membranes synoviales : ils ont reçu, suivant leurs dimensions, les noms de *bourrelet adipeux, franges, villosités,* etc. ; — les autres s'insinuent entre les faisceaux fibreux des ligaments et affectent souvent la forme de petits follicules.

1° — *Saillies soulevant la face interne des membranes synoviales.* — Les saillies, qui soulèvent la face interne des membranes synoviales sont elles-mêmes de deux ordres : les *masses adipeuses* et les *villosités.*

a). — Les *masses adipeuses,* plus ou moins grosses, apparaissent aux points où dans les mouvements de l'article un écartement se produit entre les surfaces articulaires ; elles font l'office de masses de remplissage et servent, comme on dit, à combler le vide qui se produirait entre les surfaces articulaires dans certains mouvements. La plus grosse de ces masses se rencontre au genou où on la désigne sous le nom impropre de *ligament adipeux.* Mais il est peu d'articulations qui en soient dépourvues ; je citerai : les masses adipeuses que l'on trouve à chaque extrémité du sillon transversal de la grande cavité sigmoïde du cubitus ; le bourrelet adipeux qui capitonne, dit-on, l'arrière-fond de la cavité cotyloïde; cette autre masse, peu connue, qui s'interpose entre la cupule radiale et l'humérus quand, dans l'extension complète de l'avant-bras, la cupule n'est plus en contact avec le condyle; enfin une autre masse constante au niveau du point où la synoviale de l'articulation scapulo-humérale communique par un large orifice avec la bourse séreuse du sous-scapulaire, formant ainsi ce qu'on appelle communément le prolongement sous-coracoïdien.

b). — Les *franges* ou *villosités* sont, à mon avis, des prolongements de même ordre que les précédents ; ils en diffèrent seulement par leur volume beaucoup moindre ; ils apparaissent à la surface interne de toutes les membranes synoviales, nombreux surtout au niveau des culs-de-sac et des interlignes articulaires. Comme les précédents, ils paraissent en rapport avec la nécessité d'occuper la place que crée l'écartement des os dans certains mouvements et de l'abandonner quand l'os y revient.

Les plus fins de ces prolongements, auxquels on réserve le nom de *villosités,* sont lamelliformes ou filiformes, groupés parfois en bouquets; ils hérissent le bord libre des franges ou replis de la synoviale. On s'assure de leur multiplicité et de leurs infinies variétés en agitant une synoviale sous une mince couche d'eau.

Les prolongements synoviaux sont tantôt mous et jaunâtres, tantôt rouges, fermes et élastiques, différences qui s'expliquent par leur constitution essentiellement graisseuse dans un cas, leur richesse en vaisseaux et en tissu conjonctif dense dans l'autre. (Muller a décrit sous le nom de *lipôme arborescent des articulations* le développement anormal de la graisse dans les franges synoviales).

Les prolongements vasculaires renferment, en effet, outre les vaisseaux, artérioles, veinules et capillaires, outre la couche interne qui se prolonge sur leur surface, une masse fondamentale de tissu conjonctif dans laquelle se trouvent parfois des cellules cartilagineuses. Les villosités ne sont que rarement vascularisées et sont composées par un axe conjonctif, renfermant quelquefois des cellules cartilagineuses, et revêtu par la couche interne commune à toutes les régions de la synoviale.

Quelle est la signification de ces prolongements qui flottent sur la surface interne des membranes synoviales? Clopton Havers les considéra autrefois comme autant de glandes préposées à la sécrétion de la synovie. Lacauchie, en 1844, reprit cette opinion et les appela glandes en saillies.

Ce sont là opinions d'antan. L'avis général est « qu'ils servent à remplir les vides qui tendent à se produire par l'écartement des surfaces articulaires dans les mouvements. » C'est aussi mon opinion, bien que je la formule autrement.

Relativement à la forme villeuse des prolongements synoviaux internes, j'oserai aventurer l'hypothèse suivante : cette ténuité extrême, sorte d'effilochage des prolongements, n'est-elle point en rapport avec les répétitions incessantes des mouvements. Remarquons à l'appui que ces villosités se rencontrent dans les articulations qui sont le siège des grands mouvements, fréquemment répétés ; le genou est leur lieu d'élection. Je demanderai encore, bien que cela sorte un peu du sujet, si la même cause, répétition incessante de mouvements dans un milieu liquide ou gazeux, ne peut être invoquée pour expliquer la forme villeuse que prennent certaines tumeurs, vésicales, laryngées ou intestinales, lorsque leur structure le permet ; n'est-il pas vraisemblable que les papillomes des doigts se hérisseraient de prolongements s'ils flottaient dans un milieu liquide, au lieu d'être soumis aux frottements répétés comme à la main (Poirier).

2° — *Prolongements folliculaires.* — Les prolongements folliculaires, signalés par les Weber, ont été étudiés par Gosselin (*Recherch. sur les Kystes synoviaux de la main et du poignet, Mém. de l'Académ. de méd.*, t. XVI, p. 391). Dans la plupart des articulations, on trouve de petits culs-de-sac synoviaux qui s'engagent entre les faisceaux fibreux des ligaments, et même entre les faisceaux de certains fibro-cartilages. Ces prolongements bursiformes sont de volume variable : Gosselin les a désignés sous le nom de *cryptes* ou *follicules synovipares*, indiquant ainsi qu'ils jouent un certain rôle dans la production de la synovie. Je ne suis point de cet avis : ce sont des productions accidentelles, de simples prolongements de la synoviale entre les fibres éparses de la capsule fibreuse ou des fibro-cartilages ; ils sont rares chez les très jeunes sujets. Quant à leur rôle dans la pathogénie des ganglions, il est incontestable pour un certain nombre de ceux-ci ; mais il a été exagéré par Gosselin, car bon nombre de ganglions sont de véritables hernies synoviales (V. articulations du poignet).

Artères, veines et nerfs. — Les synoviales sont très riches en vaisseaux et en nerfs. Dans toute l'étendue de leur couche conjonctive existe un réseau à mailles serrées, dont les plus superficielles arrivent jusqu'au-dessous de l'épithélium (ou des cellules que l'on considère comme tel). Les capillaires de ce réseau ont parfois un calibre extrêmement réduit ; il en est (V. fig. 487) dont le diamètre excède à peine celui d'un globule sanguin.

Les franges synoviales sont très riches en vaisseaux, artérioles et veinules. Celles-ci, plus volumineuses que celles-là, sont flexueuses, s'enroulent et s'anastomosent entre elles. Les capillaires forment des anses à la périphérie du repli.

Dans l'épaisseur des synoviales, Krause a décrit des corpuscules nerveux ovoïdes situés sous l'épithélium ; il les considère comme différents des corpuscules de Paccini que l'on rencontre dans la capsule fibreuse.

Synovie. — Le liquide, la synovie, qui humecte constamment les surfaces articulaires pour en permettre le jeu, est clair, transparent, filant comme une huile épaisse. On constate, quand on l'examine au microcospe, qu'il renferme des éléments cellulaires aplatis et des noyaux libres plus ou moins déformés tenus en suspension dans un liquide incolore. Ces éléments ne peuvent provenir que de la couche interne (épithéliale) de la membrane synoviale, peut-être aussi de la surface cartilagineuse elle-même. On y voit également des gouttelettes graisseuses.

Au point de vue chimique la synovie est composée essentiellement par de l'eau (environ 940 pour 1000), de la mucine (2 à 5 pour 1000), une assez forte proportion de substances albuminoïdes (15 à 35 pour 1000), enfin des sels et très peu de corps gras. La teneur en mucine et en substances albuminoïdes augmente notablement quand l'articulation fonctionne activement.

L'origine de ces produits, élaborés partout ailleurs par des éléments glandulaires, est ici mal déterminée. On a prétendu qu'il y avait de véritables cellules mucipares dans l'épithélium de la synoviale, semblables à celles que l'on observe dans l'épithélium des muqueuses, mais le fait a été nié formellement de divers côtés. Ce que l'on sait du mécanisme de la sécrétion permet cependant d'affirmer que des éléments cellulaires prennent part à l'élaboration des substances organiques, mucine et albumine, dissoutes dans l'eau de la synovie.

CAPSULE FIBREUSE ET LIGAMENTS. — Dans toutes les articulations, un manchon fibreux va du pourtour d'une surface articulaire au pourtour de la surface opposée, formant ce qu'on appelle la *capsule fibreuse* de l'articulation.

La capsule fibreuse est constante ; mais son épaisseur est loin d'être uniforme ; en certains points elle est fort épaisse ; en d'autres, on la trouve amincie et composée seulement de quelques faisceaux clairsemés. Les points renforcés ont reçu le nom de *ligaments*. Il importe de bien spécifier que les ligaments ne sont, en général, que des points renforcés d'une capsule fibreuse, allant, à la façon d'un manchon, d'une extrémité articulaire à une autre ; ils constituent des parties différenciées de la capsule articulaire par leur fonction. Ils sont parfois disposés régulièrement, par paires, soit sur les côtés de l'articulation (ligaments latéraux), soit en avant et en arrière (ligaments antérieur et postérieur). Leur position est commandée par les mouvements de l'article.

Si, en général, les capsules fibreuses s'insèrent au pourtour des surfaces cartilagineuses, il peut arriver que l'insertion soit reportée un peu au delà, à une distance variable en rapport avec l'étendue des mouvements de la jointure. Parfois même, il semble que le manchon fibreux ne s'insère pas sur l'os mobile et forme autour de lui une collerette circulaire ou demi-circulaire (partie postérieure de l'articulation coxo-fémorale, articulation radio-cubitale supérieure) ; mais à y regarder de près, cette collerette circulaire n'est qu'une bande de renforcement ; au-dessous d'elle, on peut toujours retrouver des fibres très éparses représentant la capsule fibreuse.

Dans certaines articulations (scapulo-humérale, coxo-fémorale), la capsule garde l'aspect typique d'un manchon fibreux réunissant les deux segments articulaires ; dans d'autres (genou et cou-de-pied), les parties renforcées ou ligaments apparaissent seuls à première vue, car, en certains points, la capsule n'est plus représentée que par des fibres éparses entre lesquelles la membrane synoviale est visible et fait hernie.

Quelques auteurs modernes s'étant laissé abuser par cet aspect se contentent de décrire à ces articulations des ligaments et négligent de rappeler le manchon fibreux dont les ligaments ne sont que des points renforcés. Il faut se garder de tomber dans cette erreur, déjà relevée par Morel et Mathias Duval. La forme et la force de ces ligaments sont assez variables ; leur dissection n'est guère qu'une séparation artificielle du reste de la capsule ; aussi est-il souvent difficile de distinguer leur limite précise.

La longueur des capsules fibreuses est en rapport avec les mouvements de l'article ; il y a des articulations *lâches,* comme la scapulo-humérale, et des articulations *serrées,* comme le cou-de-pied et le coude ; on comprend que les luxations ou déplacements articulaires soient plus fréquentes dans les articulations lâches.

A côté de ces ligaments qui apparaissent nettement comme des renforcements de la capsule fibreuse, il en est d'autres qui se détachent plus ou moins de celle-ci et paraissent avoir une existence propre. A l'articulation du genou, le ligament latéral interne est, à n'en pas douter, un point renforcé de la capsule, tandis que l'externe paraît à première vue indépendant d'elle ; il lui appartient cependant, à mon avis ; mais l'interposition du tendon poplité et d'une partie du tendon bicipital lui ont donné une sorte d'autonomie ; on peut par une dissection attentive mettre en évidence, en certains points, sa continuité avec la capsule fibreuse articulaire. A l'épaule, le ligament coraco-huméral n'appartient pas à la capsule : il a une existence propre et paraît être le vestige d'un tendon qui, dans certaines espèces animales, va s'insérer jusqu'à la tête humérale, tandis que, chez l'homme, il est interrompu par l'apophyse coracoïde.

Ces faisceaux indépendants de la capsule, comme le ligament coraco-huméral, sont dits *ligaments accessoires* ou *auxiliaires ;* ils sont parfois situés assez loin de l'articulation, tels les ligaments sphéno et stylo-maxillaires. On doit cependant les décrire avec l'articulation, dans le mécanisme de laquelle ils jouent un rôle manifeste.

Pseudo-ligaments. — On trouve dans certaines articulations des tendons qui traversent la cavité de l'article, soit qu'ils fassent hernie sur l'une des parois, soit que, complètement dégagés, ils traversent librement l'intérieur de l'articulation ; tel le tendon du sous-scapulaire, à demi dégagé ; tel le tendon du biceps, complètement dégagé dans l'articulation scapulo-humérale : mais on ne saurait accorder à ces tendons le nom de ligaments.

Dans l'articulation coxo-fémorale, un ligament, le ligament rond, paraît inclus dans la cavité articulaire. Il a été longtemps décrit, en raison de l'apparence, comme ligament intra-articulaire : nous savons aujourd'hui qu'il n'est autre chose qu'un débris de tendon séparé chez l'homme de son corps musculaire, avec lequel il est en continuité chez beaucoup d'espèces animales.

Au genou, les ligaments croisés sont encore décrits par quelques anatomistes comme ligaments intra-articulaires. Or ils sont, malgré l'apparence, parfaitement en dehors de l'articulation ; ce ne sont, je le démontrai plus loin, que des faisceaux renforcés de la capsule avec laquelle ils sont en continuité ; ils représentent le renforcement du ligament postérieur de l'articulation.

Tous ces tendons ou ligaments, même ceux qui, librement dégagés, traversent l'article, comme le tendon du biceps, sont revêtus d'une enveloppe synoviale ; ils sont donc nettement *en dehors* de la cavité de celle-ci. Je ne connais de véritables ligaments intra-articulaires que dans les amphiarthroses.

Remarquons avec Gegenbaur que l'on donne souvent le nom de ligaments à des organes qui font office de ligaments, bien qu'ils n'en aient pas la valeur anatomique. Certains replis séreux, enveloppant des vaisseaux, comme on en rencontre dans le péritoine et les plèvres, sont désignés sous le nom de ligaments; dans d'autres cas, ce sont de simples bandelettes de tissu conjonctif tassées par les mouvements des organes voisins.

Parmi ces pseudo-ligaments, il faut comprendre des appareils ligamenteux provenant des aponévroses des muscles ; à mon avis, certaines *membranes interosseuses,* que tous les anatomistes considèrent comme des ligaments vrais, doivent être rangées également dans les *pseudo-ligaments;* ce sont surtout des membranes d'insertion : telles les *membranes obturatrices* qui ferment le trou sous-pubien.

Les *ligaments jaunes,* qui réunissent les arcs postérieurs des vertèbres, forment une catégorie à part dont il sera traité avec les articulations de la colonne vertébrale.

Rapports. — Par leur face interne, les capsules et leurs renforcements répondent à la synoviale et aux fibro-cartilages péri ou interarticulaires, dans les articulations où ceux-ci existent. — Par leur face externe, ils sont en rapport avec les muscles et les tendons. En général, les muscles adhèrent aux ligaments capsulaires par un tissu conjonctif assez lâche ; quelques-uns de leurs faisceaux viennent parfois se terminer sur la capsule, formant ce qu'on appelle les muscles tenseurs ou rétracteurs de la synoviale. — Les tendons, lorsqu'ils viennent au contact d'un ligament capsulaire, se confondent en partie avec celui-ci et le renforcent, tels les tendons des sus et sous-épineux à l'articulation scapulo-humérale. Là où il est suppléé par un tendon, le ligament capsulaire s'amincit ; parfois même il disparaît complètement et le tendon pénètre dans l'articulation, comme il arrive pour le tendon du sous-scapulaire dans la même articulation.

Structure. — Les capsules et les ligaments, périarticulaires ou interosseux, sont presque exclusivement formés par du tissu fibreux disposé en lames plus ou moins épaisses, ou en faisceaux parallèles. Leur structure rappelle de très près celle des tendons. Au milieu des faisceaux conjonctifs on trouve des fibres élastiques fines dont l'abondance varie selon les endroits et des cellules disposées en files isolées. Ce n'est que rarement, et au voisinage de l'insertion des capsules ou des ligaments sur les bourrelets marginaux (fibro-cartilagineux), que l'on observe, à côté des cellules de nature nettement conjonctive, des éléments cartilagineux.

Dans les capsules et les ligaments périarticulaires les vaisseaux sont très abondants. Sappey a beaucoup insisté sur leur richesse en éléments vasculaires et nerveux; grâce à sa méthode thermo-chimique, il a pu isoler ces divers éléments de la trame fibreuse, dans laquelle ils sont pour ainsi dire noyés; nous reproduisons ici la figure qui représente ces éléments dans le *Traité d'Anatomie* de Sappey.

Vaisseaux. — Les *artères* émanent des branches artérielles voisines; elles s'insinuent dans l'interstice des faisceaux fibreux, s'anastomosent et donnent naissance à des réseaux plus ou moins riches qui s'étendent dans la couche externe, conjonctive, de la synoviale, là où cette membrane adhère à la capsule.

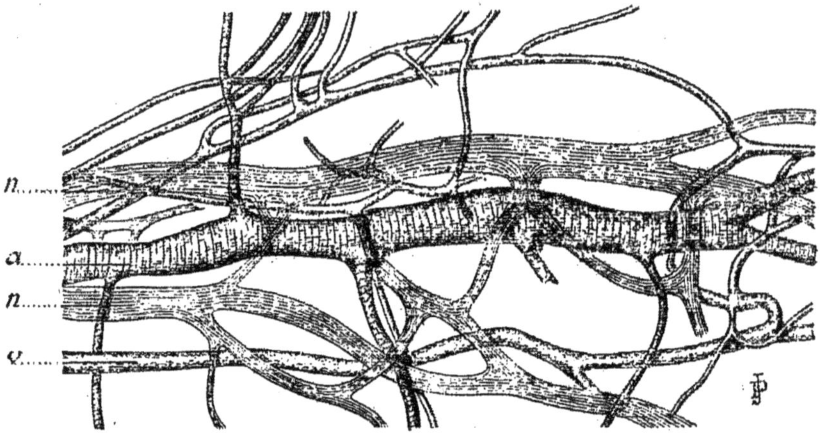

Fig. 488.
Vaisseaux et nerfs du ligament capsulaire de l'articulation coxo-fémorale, d'après Sappey (Grossiss. de 100 diamètres).
a, artère; — *v*, veine, satellite de l'artère; — *n*,*n*, filets nerveux suivant le trajet des vaisseaux.

Aux artérioles font suite des capillaires généralement disposés en arcades anastomosées, auxquels succèdent les veines. Celles-ci accompagnent les artères, au nombre de deux ou seulement de une seule par branche artérielle.

Nerfs. — Des nerfs se distribuent à toutes les parties fibreuses des articulations, accompagnant ou non les artères et les veines. Les uns sont vraisemblablement des nerfs vaso-moteurs, les autres des nerfs sensitifs; leur mode de terminaison n'est pas encore entièrement connu. On sait cependant qu'il existe sur leur trajet des corpuscules de Paccini (appelés aussi corpuscules de Vater). Les corpuscules sont particulièrement abondants sur la face de flexion des articulations. C'est l'articulation du coude qui en possède le plus (90); les articulations phalangiennes en ont chacune de 15 à 22; les articulations métacarpo-phalangiennes de 16 à 31; celles du carpe 10; l'épaule 8; le genou 10; la hanche 5.

FIBRO-CARTILAGES : BOURRELETS MARGINAUX ET MÉNISQUES. — On rencontre dans les diarthroses des fibro-cartilages : les uns sont disposés sur le pourtour des surfaces articulaires : ce sont les *fibro-cartilages périarticulaires* ou *bourrelets marginaux;* les autres sont situés entre les surfaces articulaires et constituent *les fibro-cartilages interarticulaires* ou *ménisques.*

Bourrelets marginaux. — Ces appareils fibro-cartilagineux se rencontrent sur un grand nombre d'articulations diarthrodiales : ils sont disposés sur le pourtour des cavités articulaires, sous la forme de bourrelets ou de croissants. A la hanche, à l'épaule, ils affectent la forme de bourrelets annulaires et prismatiques : on les trouve encore à l'extrémité supérieure de toutes les phalanges de la main et à l'extrémité postérieure de toutes les phalanges du pied. Quelle que soit leur forme, ils augmentent la cavité de réception dont ils prolongent les bords, devenus ainsi plus saillants ; aussi aux phalanges des doigts et des orteils les rencontre-t-on du côté où le mouvement est le plus étendu.

Ménisques. — On rencontre les fibro-cartilages interarticulaires dans certaines articulations, dont les surfaces articulaires ne se correspondent pas, comme au genou et à la temporo-maxillaire ; ils sont là, dit-on, pour rétablir la concordance entre les surfaces.

Cette explication de l'existence des fibro-cartilages interarticulaires est loin de me satisfaire. Il a été démontré, au moins pour l'un d'entre eux (V. Poirier, *la Clavicule et ses articulations*, *Journ. de l'Anat. et de la Phys.*, 1890) que telle n'était pas la signification de tous les ménisques et que certains étaient les vestiges d'éléments squelettiques disparus au cours de l'évolution dans le squelette humain. Je crois que la même signification sera accordée à plusieurs d'entre eux quand nous aurons mieux *comparé* notre anatomie à celle des autres espèces animales.

Pour d'autres, je vois leur raison d'être bien plus dans le mécanisme des mouvements de l'article que dans la nécessité de rétablir une concordance qui existerait si la nature des mouvements (glissement au genou, par exemple) ne s'était opposée à ce que l'os se modelât sur l'os opposé (V. articulation du genou).

Parmi les ménisques, il en est qui séparent complètement les surfaces articulaires à la façon de disques entiers ; d'autres sont perforés, ou au contraire épaissis en leur centre ; d'autres encore, plus incomplets et réduits à une partie de leur périphérie, affectent la forme de croissants ou de demi-lunes.

Les fibro-cartilages interarticulaires adhèrent par leur périphérie à la capsule fibreuse de l'articulation ; leurs faces répondent à la cavité de l'article et sont en contact avec les os. Ils ne sont point revêtus par la synoviale qui s'avance à peine de 1 ou 2 millimètres sur leur bord adhérent. Cependant on a trouvé à leur surface un revêtement analogue à un endothélium.

Structure. — Les fibro-cartilages péri et interarticulaires sont constitués par des faisceaux de tissu fibreux entrecroisés et très compacts, entre lesquels sont logées des cellules conjonctives souvent munies de prolongements, et des cellules cartilagineuses disséminées irrégulièrement ou agencées en séries linéaires, notamment dans les couches profondes. Ils renferment une notable proportion de cellules adipeuses qui se montrent surtout en grand nombre sur le trajet des artères et des veines ; vers le centre du cartilage, ces cellules deviennent plus rares ; sur les parties privées de vaisseaux, elles disparaissent (Sappey).

A la surface articulaire des bourrelets et sur les deux faces des ménisques on trouve une couche assez épaisse d'éléments cartilagineux, plongés dans une substance fondamentale vaguement fibrillaire. Cette couche, toutefois, se continue insensiblement avec la zone sous-jacente manifestement fibreuse. En somme, bourrelets et ménisques sont, d'après la plupart des auteurs, des organes fibro-cartilagineux.

Des observations récentes (Apolant) tendent cependant à prouver qu'il ne s'agit pas là de tissu fibro-cartilagineux vrai, mais d'un tissu que l'on peut désigner sous le nom de *tissu chondroïde,* intermédiaire au tissu tendineux et au tissu fibro-cartilagineux. Ce tissu chondroïde serait caractérisé ainsi : sa substance fondamentale est faite de fibrilles et les cellules comprises dans les interstices de celles-ci sont ovales ou sphériques, d'aspect vésiculeux, parfois munies de courts prolongements ; elles ressemblent beaucoup aux cellules cartilagineuses. La différence capitale qui sépare cette variété de tissu du fibro-cartilage, c'est que sa substance fondamentale est de nature collagène alors que celle du fibro-cartilage est chondrigène.

Vaisseaux et nerfs. — Les belles recherches de Sappey ont rectifié et complété nos connaissances sur la vascularisation et l'innervation des fibro-cartilages ; tous sont vasculaires, mais tous ne le sont pas au même degré.

Les divisions et les subdivisions des artères s'avancent jusqu'à la partie moyenne des fibro-cartilages, exceptionnellement jusqu'à leur bord tranchant ; ils se terminent là par des anses capillaires qui affectent des dispositions variées, et se continuent par les veines.

Les fibro-cartilages reçoivent des nerfs, qui accompagnent les vaisseaux en se divisant et se subdivisant, pénétrant ainsi jusqu'à la même profondeur. Leur volume égale et même surpasse celui des artères (Sappey).

CLASSIFICATION. — De nombreuses classifications des diarthroses ont été proposées ; la meilleure est sans contredit celle qui prend pour base la configuration des surfaces articulaires, encore est-elle imparfaite.

Prenant donc pour base la configuration des surfaces articulaires, nous rencontrons dans les diarthroses des genres divers :

1° L'*énarthrose,* constituée par deux surfaces ou segments de sphères, l'une convexe, l'autre concave (épaule, hanche, articulation métacarpo-phalangienne).

2° La *condylienne :* les surfaces articulaires sont deux segments d'ellipsoïde, l'un plein (condyle), l'autre excavé.

3° L'*emboîtement réciproque :* une surface articulaire est concave dans un sens et convexe dans le sens opposé ; l'autre inversement conformée s'emboîte dans la première : le cavalier est articulé avec sa selle par emboîtement réciproque ; c'est pourquoi l'on donne parfois à ce genre de diarthrose, le nom d'articulation en selle.

4° *La trochléenne,* dans laquelle deux condyles réunis par une gorge et formant ainsi une sorte de poulie, entrent en contact avec une surface présentant deux cavités pour les condyles et une crête mousse répondant à la gorge.

5° *L'articulation en pas de vis :* variété de l'articulation trochléenne dans laquelle la gorge articulaire affecte un trajet spiroïde. L'articulation du coude est la seule articulation de ce genre.

6° *La trochoïde,* dans laquelle deux surfaces en segments de cylindres se meuvent l'une sur l'autre.

7° *L'arthrodie* dans laquelle des surfaces planes glissent l'une sur l'autre.

Les articulations dont les surfaces ne se correspondent pas et dans lesquelles des fibro-cartilages interarticulaires établissent la contiguité sur une plus large surface doivent former un ordre à part ; — parmi elles nous citerons l'articulation temporo-maxillaire qui présente deux condyles coaptés par un ménisque, l'articulation du genou, la sterno-claviculaire.

§ IV. — SYNARTHROSES

Les synarthroses se rencontrent au crâne et à la face ; la plupart revêtent la forme de *sutures ;* aussi *suture* est-il devenu à peu près synonyme de synarthrose.

Les os qui s'articulent par synarthrose sont maintenus en contact par une bande étroite de tissu conjonctif, dont les faisceaux parallèles entre eux sont tendus d'un os à l'autre. Les éléments cellulaires conjonctifs logés dans leur intervalle sont assez abondants.

On distingue plusieurs variétés de sutures, suivant la configuration des surfaces en contact :

1° Lorsque les surfaces s'engrènent par de nombreuses aspérités ou dentelures, la suture est dite *dentée ;* telles les sutures interpariétales et pariéto-occipitales.

2° Si les os viennent en contact par des surfaces à peu près lisses, comme on le voit dans l'union des os du nez entre eux et avec la branche montante du maxillaire supérieur, la *suture* est dite *harmonique.*

3° Quand les surfaces se mettent en contact par un large biseau, la suture est dite *squameuse* ou *écailleuse ;* telles les sutures que l'on rencontre dans la fosse temporale : la suture temporo-pariétale en est le type parfait.

4° Une variété de synarthrose constituée par deux surfaces articulaires dont l'une entaillée en rainure reçoit l'autre conformée en crête mousse ou tranchante, a reçu le nom de *schindylèse ;* c'est une suture par enclavement. L'articulation de la base du vomer avec la crête médiane du sphénoïde est le type de la schindylèse.

§ V. — LYMPHATIQUES DES ARTICULATIONS

On n'a décrit jusqu'ici de vaisseaux lymphatiques macroscopiquement reconnaissables que dans les membranes synoviales. Tilmanns aurait réussi à les injecter avec du mercure ; il a constaté qu'ils prennent naissance au-dessous de l'épithélium, forment ensuite dans la couche conjonctive externe un réseau, et finalement aboutissent aux ganglions les plus proches. Nous avons vu dans le laboratoire de Poirier une injection au mercure des lymphatiques de la synoviale du genou ; pour notre collègue l'existence des lymphatiques de la synoviale n'est point douteuse.

Quant à la question des lymphatiques et des voies nutritives dans les annexes fibreuses, fibro-cartilagineuses et cartilagineuses des articulations, elle ne saurait être traitée ici, liée qu'elle est avec la question plus générale des origines du système lymphatique et de ses rapports avec les tissus conjonctifs.

§ VI. — MÉCANIQUE ARTICULAIRE

La forme spéciale qu'affectent les surfaces articulaires est en relation causale avec leur fonction ; c'est pourquoi considérées dans une même articulation, elles nous apparaissent avec des variétés qui s'écartent plus ou moins d'un type général, suivant que l'articulation a été plus ou moins conformée, déformée si l'on veut, par la répétition de mouvements spéciaux. L'étude attentive des articulations confirme pleinement la loi : la *fonction fait l'organe.*

En effet à côté des caractères généraux de forme qui se retrouvent identiques sur une même articulation chez tous les individus, on constate facilement des caractères spéciaux en rapport avec l'exercice auquel a été soumise la jointure. L'étendue des surfaces articulaires peut doubler chez certains individus par la répétition habituelle d'un même mouvement, comme le montre la dissection des articulations chez des bateleurs (*hommes caoutchouc* ou *désossés*).

Donc, à côté des traits généraux, *hérités,* résultant eux-mêmes d'actions physiologiques exercées pendant le cours des générations, nous trouverons chez les divers individus des caractères particuliers *créés par la fonction;* chez d'autres sujets, nous verrons même apparaître des articulations nouvelles.

Nous ne pouvons entrer davantage dans ces considérations générales sur la mécanique articulaire : elles sont plutôt du ressort de la physiologie. Les travaux de Duchenne de Boulogne ont élucidé en partie le fonctionnement de la mécanique humaine dont Marey a formulé les lois (E. D. Marey, *la Machine animale,* Paris, 1873).

A propos de chaque articulation, nous essaierons l'étude physiologique de ses mouvements. Les résultats que nous consignerons ne seront pas toujours en parfait accord avec les notions classiques de mécanique articulaire. La cause de ces divergences devra être cherchée dans ce fait que nous ne nous sommes point bornés à des expériences sur le cadavre, mais que nous y avons ajouté, à l'exemple de Gerdy et de Duchenne de Boulogne, l'observation du vivant. Nous sommes convaincus qu'il y a entre le ligament mort et le ligament vivant autant de différences que celles qui séparent le muscle dans ces deux états.

CHAPITRE TROISIÈME

ARTICULATIONS DES MEMBRES

Les articulations échelonnées sur le trajet des membres supérieur et inférieur unissent les leviers osseux qui entrent dans leur constitution ; toutes sont des articulations mobiles, des *diarthroses.*

ARTICLE PREMIER

ARTICULATIONS DU MEMBRE SUPÉRIEUR

§ I. — ARTICULATIONS DES OS DE LA CEINTURE SCAPULAIRE

Deux os se réunissent pour former la ceinture scapulaire, la clavicule et l'omoplate ; j'étudierai : 1° le mode d'union de ces deux os ; — 2° l'articulation de la ceinture elle-même avec le tronc.

UNION DE LA CLAVICULE AVEC L'OMOPLATE

Les deux os de la ceinture thoracique sont unis : 1° par une véritable articulation, l'*articulation acromio-claviculaire ;* — 2° par un appareil ligamenteux qui unit *à distance* l'apophyse coracoïde à l'extrémité externe de la clavicule, les *ligaments coraco-claviculaires.*

ARTICULATION ACROMIO-CLAVICULAIRE

C'est une arthrodie. La forme, l'étendue de ses surfaces et le développement de son appareil ligamenteux présentent quelques variétés.

Surfaces articulaires. — La clavicule et l'acromion entrent en contact par une facette ovalaire, à grand axe antéro-postérieur. La *facette claviculaire* regarde en dehors et en bas ; elle est taillée en biseau aux dépens de la face inférieure de l'os ; la *facette acromiale* regarde en dedans et en haut ; la *clavicule repose donc sur l'acromion ;* aussi les luxations en haut de la clavicule sont-elles plus fréquentes.

Ces deux facettes sont revêtues d'une couche de fibro-cartilage ; la surface de ce revêtement d'ordinaire rugueuse, inégale, villeuse, prend dans quelques cas très rares l'aspect lisse et luisant d'un véritable cartilage articulaire.

Appareil ligamenteux. — Les surfaces articulaires sont unies par une capsule fibreuse, qui ne s'insère point immédiatement sur le pourtour du revêtement fibro-cartilagineux, mais à quelques millimètres au delà. Plus lâche que dans la plupart des arthrodies, cette capsule est renforcée en haut et en arrière.

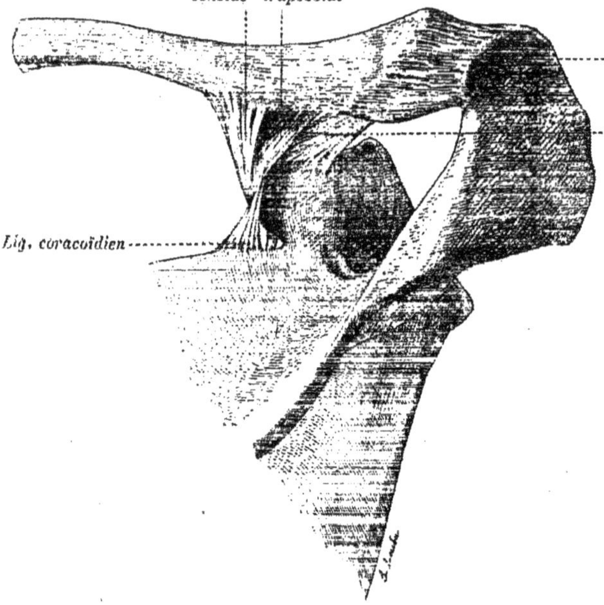

Fig. 489. — Union de la clavicule avec l'omoplate, vue postérieure.

Le *ligament acromio-claviculaire supérieur* est formé de fibres s'étendant transversalement de la face supérieure de la clavicule à la face supérieure de l'acromion ; des rugosités indiquent sur les deux os ses points d'insertion. Il forme une couche résistante, épaisse de 2 à 4 mm., dont les fibres postérieures sont plus fortes que les antérieures. Pour le bien voir, il faut disséquer avec soin les fibres tendineuses qui vont du trapèze au deltoïde et adhèrent fortement au ligament.

On décrit un autre faisceau de renforcement sous le nom de *ligament acromio-claviculaire inférieur ;* à vrai dire, cette partie de la capsule, loin d'être renforcée, ne forme même pas une couche continue ; par les interstices de ses faisceaux épars s'engagent de petits lobules graisseux et des culs-de-sac synoviaux. J'ai observé en ce point un ganglion d'origine synoviale.

Fibro-cartilage interarticulaire. — Les facettes claviculaire et acromiale en contact par leur moitié inférieure sont souvent séparées dans leur moitié supérieure par une lamelle fibro-cartilagineuse. Ce fibro-cartilage, signalé par

Winslow (1732), puis par Weitbrecht (1742), peut se présenter sous des aspects très divers : tantôt c'est une simple lamelle prismatique qui se détache du revêtement fibro-cartilagineux de la facette claviculaire, et descend en s'amincissant dans l'intérieur de l'articulation ; tantôt c'est une sorte de bourrelet saillant sur la face articulaire de la capsule et pénétrant de 1 ou 2 mm., dans l'interligne articulaire ; enfin, dans des cas très rares, c'est un véritable ménisque fibro-cartilagineux, occupant toute la hauteur de l'articulation, et divisant la cavité articulaire en deux chambres, qui peuvent rester séparées, ou communiquer par un trou creusé dans le centre du ménisque. Ce dernier cas est le plus rare : Gruber l'a rencontré seulement trois fois sur 400 cas ; je l'ai pour ma part vu deux fois sur environ 200 cas.

Synoviale. — Une synoviale revêt la face articulaire du manchon fibreux, et s'avance jusqu'au pourtour des surfaces cartilagineuses ; elle offre de nombreuses villosités au niveau de l'interligne. Lorsque le fibro-cartilage est complet, la synoviale est double.

Rapports. — L'articulation acromio-claviculaire est en rapport, en avant, avec le deltoïde, en arrière, avec le trapèze; sa face supérieure est sous-cutanée; sa face inférieure répond au ligament acromio-coracoïdien et, plus en arrière, à une couche cellulo-graisseuse qui la sépare du muscle sus-scapulaire.

Vaisseaux et nerfs. — Cette articulation reçoit de fines artérioles de la cervicale transverse et de l'acromio-thoracique. Elle est innervée par la branche sus-acromiale du plexus cervical superficiel.

Essai de mécanique articulaire. — Des mouvements de glissement dans tous les sens se passent dans l'articulation acromio-claviculaire. Assez limités en haut et en bas, ces mouvements ont une étendue notable en avant et en arrière ; ils sont combinés avec un léger mouvement de rotation et liés à l'ouverture et à la fermeture de l'angle omo-claviculaire. Ils sont limités par la tension des ligaments coraco-claviculaires, à propos desquels je reviendrai sur les mouvements de l'articulation acromio-claviculaire.

Varia. — J'ai vu, quatre ou cinq fois, la clavicule s'unir à l'acromion par deux articulations distinctes, l'une répondant à l'articulation normale, l'autre placée en arrière de celle-ci et généralement moins grande.

On peut encore observer dans cette région une articulation de l'acromion avec l'épine de l'omoplate par persistance de l'os acromial de Grüber; cette articulation anormale se présente à des degrés divers d'organisation, depuis la synchondrose jusqu'à l'arthrodie. J'ai déjà parlé de cette anomalie (V. Ostéologie, page 137) dont j'ai présenté un bel exemple à la Société anatomique.

LIGAMENTS CORACO-CLAVICULAIRES

D'ordinaire, la clavicule n'entre point en contact avec l'apophyse coracoïde ; l'union des deux os se fait au moyen d'un appareil ligamenteux subdivisé en deux parties : le *ligament trapézoïde* et le *ligament conoïde* (A).

Ligament trapézoïde. — Il unit la face claviculaire de l'apophyse coracoïde à la face inférieure de la clavicule.

Le ligament forme une double haie fibreuse, épaisse de 4 à 6 millimètres, qui s'insère à toute la largeur de la moitié postérieure de l'apophyse coracoïde ; de là, il se porte obliquement en haut et en dehors et va se fixer à la série de rugosités que j'ai décrite sur la face inférieure de la clavicule (V. Ostéologie, page 125). Entre les deux feuillets du ligament, vers son insertion coracoïdienne, on trouve constamment une bourse séreuse qui témoigne de l'étendue des mouvements qui se passent entre les deux couches ligamenteuses (B).

Par sa face supérieure, le ligament trapézoïde répond à la clavicule dont il est séparé par un tissu séreux ; par sa face externe, il répond au muscle sus-épineux dont il est séparé par un feuillet aponévrotique et une masse graisseuse. Son bord antérieur est libre ; le postérieur est séparé du ligament conoïde par un interstice celluleux plus ou moins net.

Ligament conoïde. — Il prend son insertion inférieure sur le tubercule que l'on voit à la base de l'apophyse coracoïde ; de là, il monte presque verticale-

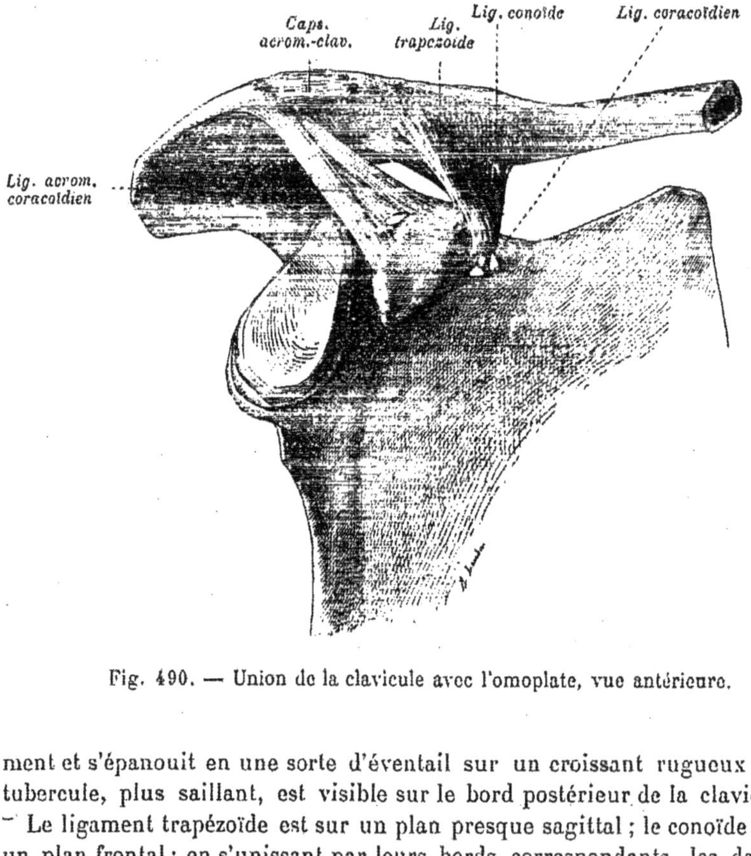

Fig. 490. — Union de la clavicule avec l'omoplate, vue antérieure.

ment et s'épanouit en une sorte d'éventail sur un croissant rugueux dont le tubercule, plus saillant, est visible sur le bord postérieur de la clavicule (C). — Le ligament trapézoïde est sur un plan presque sagittal ; le conoïde est dans un plan frontal ; en s'unissant par leurs bords correspondants, les deux ligaments ménagent avec la face inférieure de la clavicule une sorte de niche que remplit une masse cellulo-graisseuse dont les mouvements sont facilités par une large bourse séreuse. Souvent l'extrémité externe du muscle sous-clavier s'avance dans cette niche (D).

Quelques anatomistes (Bourgery, Henle) décrivent un troisième ligament coraco-claviculaire, le *ligament coraco-claviculaire interne*. C'est un trousseau fibreux, mince, qui se détache de la face supérieure de l'apophyse coracoïde ; de là, ses faisceaux se dirigent obliquement en haut et en dedans et vont s'insérer à la clavicule, sur la lèvre antérieure de la gouttière du muscle sous-clavier, où elles se confondent avec l'aponévrose de ce muscle (E).

Essai de mécanique articulaire. — Les ligaments trapézoïde et conoïde me paraissent en rapport avec la fonction de régler les mouvements d'ouverture et de fermeture de l'angle omo-claviculaire.

Lorsque l'épaule est portée en avant, les deux os tendent à se rapprocher : le ligament trapézoïde se tend et bientôt sa tension limite la fermeture de l'angle omo-claviculaire. Quand l'épaule est portée en arrière, les deux os s'écartent pour mieux embrasser le thorax, le ligament conoïde se tend et sa tension limite l'ouverture de l'angle. Ce rôle des ligaments trapézoïde et conoïde est des plus aisés à vérifier : une expérience de contrôle consiste à couper l'un après l'autre chacun des ligaments, l'angle se fermera ou s'ouvrira au delà de ses limites ordinaires, suivant que l'on aura coupé le trapézoïde ou le conoïde.

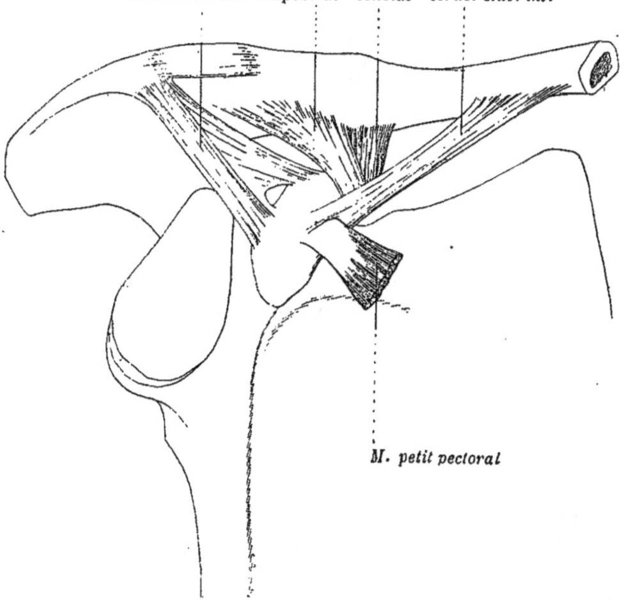

Fig. 491. — Ligaments coraco-claviculaires, vue antérieure.

Les mouvements de l'angle omo-claviculaire se passent dans l'articulation acromio-claviculaire, mais il serait inexact de croire que cette articulation en est le centre. Leur centre vrai est à l'insertion des ligaments conoïde et trapézoïde, sur l'apophyse coracoïde.

Si l'on observe ce qui se passe dans l'articulation omo-claviculaire quand l'épaule est portée en avant, on voit la clavicule glisser, d'avant en arrière, sur la facette acromiale ; l'inverse se passe lorsque l'épaule est portée en arrière.

Quand la clavicule s'abaisse, ces deux ligaments sont relâchés. Ils se tendent quand la coracoïde s'abaisse, comme dans les fortes tractions sur le membre supérieur ; alors le ligament conoïde, plus tendu que le trapézoïde, apparaît comme un *ligament suspenseur* de l'omoplate.

Quand une forte pression, exercée par l'intermédiaire du membre supérieur, tend à repousser l'omoplate vers l'axe du corps, si cette pression se fait de dehors en dedans, le ligament trapézoïde est tendu ; si la force agit d'avant en arrière, c'est le conoïde qui résiste.

Inversement, quand l'épaule tend à être attirée en dehors par une forte traction exercée sur le membre supérieur, le ligament coraco-claviculaire interne est tendu, mais l'action de ce ligament est bien faible ; dans ce cas, ce sont les ligaments de l'articulation sterno-claviculaire qui résistent.

Varia. — A. — Il n'est pas toujours facile de séparer et de limiter exactement les ligaments conoïde et trapézoïde ; on pourrait, à la rigueur, les considérer comme un ligament unique, s'ils n'avaient des fonctions nettement distinctes.

B. — La *bourse séreuse du ligament trapézoïde* existe deux fois sur trois ; elle mesure 12 à 15 millimètres dans son grand axe, parallèle à celui de la face claviculaire de la coracoïde. Pour la voir, il faut ouvrir l'articulation omo-claviculaire, faire basculer la clavicule en abaissant son extrémité sternale ; le ligament trapézoïde est ainsi fortement tendu ; en le coupant tranche par tranche, près de son insertion coracoïdienne, on ouvrira la bourse séreuse (P. Poirier, *la Clavicule et ses articulations, Journ. de l'Anat.*, mars-avril, 1890).

C. — Une *bourse séreuse*, plus petite que celle du ligament trapézoïde, est placée dans l'épaisseur du *ligament conoïde*, près de son insertion inférieure. Plus inconstante que la précédente, elle lui est parfois unie.

D. — 3 fois sur 10 environ, le *contact* s'établit entre la clavicule et l'apophyse coracoïde : une articulation véritable apparaît avec deux facettes articulaires, l'une sur la face inférieure de la clavicule, l'autre au point correspondant de l'apophyse coracoïde ; cette dernière est souvent remplacée par une sorte d'infiltration cartilagineuse du ligament trapézoïde. Il est plus rare de voir la facette claviculaire manquer et être remplacée par une infiltration cartilagineuse de l'insertion claviculaire du sous-clavier ; le professeur Panas a noté cette disposition que j'ai aussi rencontrée.

E. — Le développement du *ligament coraco-claviculaire interne* est des plus variables ; parfois il n'est qu'un faisceau renforcé de l'aponévrose clavi-coraco-axillaire. Le plus souvent son insertion coracoïdienne est distincte : elle se fait par deux feuillets entre lesquels pénètre le tendon du petit pectoral. La figure 491 qui montre ce ligament a été faite d'après une pièce appartenant à un cadavre de nègre chez lequel le ligament présentait une très grande résistance.

L'*ossification* des ligaments conoïde et trapézoïde est loin d'être rare : de nombreux exemples en ont été présentés à la Société anatomique par Poirier, Nicolas, etc., etc. — Dans un cas, que j'ai présenté à cette société le 8 juillet 1892, les deux ligaments, complètement ossifiés, avaient gardé leur forme et leurs rapports normaux ; l'ossification très régulière avait ménagé les bourses séreuses qui les séparent ; la clavicule était luxée dans son articulation acromio-claviculaire, qui présentait quelques lésions d'arthrite sèche ; l'omoplate et la clavicule étaient immuablement réunies par ces jetées osseuses.

LIGAMENTS PROPRES A L'OMOPLATE

On décrit sous le nom de ligaments propres à l'omoplate : 1° un large plan fibreux qui va de l'acromion à l'apophyse coracoïde, le *ligament acromio-coracoïdien ;* — 2° une bandelette fibreuse qui transforme en trou l'échancrure coracoïdienne de l'omoplate, *le ligament coracoïdien.*

Ligament acromio-coracoïdien. — C'est un éventail fibreux, de forme triangulaire ; par son sommet tronqué, il s'attache à la partie inférieure du sommet de l'acromion, quelquefois même sous la face inférieure de cette apophyse ; par sa base il s'insère à tout le bord acromial de la coracoïde. L'épaisseur de ce plan fibreux n'est pas uniforme ; elle est beaucoup plus grande vers son bord antérieur ; sa partie moyenne, amincie, est souvent perforée de trous par lesquels s'engagent de petits pelotons adipeux que les mouvements de l'articulation scapulo-humérale sous-jacente fait entrer et sortir.

La face supérieure du ligament acromio-coracoïdien répond au muscle deltoïde, auquel elle est unie par un tissu cellulaire dense ; la face inférieure répond à la capsule articulaire, dont elle est séparée par le tendon du muscle sus-épineux ; une large bourse séreuse dite *acromio-coracoïdienne,* s'interpose entre elle et la capsule humérale. Le bord antérieur du ligament, sensible au travers des parties molles, est continué par une lamelle fibreuse sous-deltoïdienne ; son bord postérieur, caché sous la clavicule, se continue avec l'aponévrose du muscle sus-épineux.

Le ligament acromio-coracoïdien comble l'échancrure comprise entre l'acromion et la coracoïde ; ainsi est formée une voûte ostéo-fibreuse qui surmonte et complète la cavité glénoïde si petite pour recevoir la grosse tête de l'humérus (V. articulation scapulo-humérale).

Ligament coracoïdien. — C'est une bandelette fibreuse qui convertit en trou l'échancrure coracoïdienne. Le trou ainsi limité est subdivisé en deux par un trousseau fibreux, plus petit, sus-jacent et antérieur au précédent. L'artère sus-scapulaire passe au-dessus du ligament supérieur ; le nerf passe entre les deux faisceaux ; sous le faisceau inférieur passe une grosse veine.

Le ligament coracoïdien se continue avec le ligament conoïde par ses fibres supérieures.

Weitbrecht (Syndesmologie, Tab. II, fig. 7, 1742) représente deux faisceaux au ligament coracoïdien ; cette description a été reprise par Henle, et dans une récente communication (Société anatomique, avril 1892), M. Paul Delbet a vérifié cette disposition.

Quelques anatomistes décrivent avec Henle un troisième ligament propre à l'omoplate, le *ligamentum transversum inferius* (Henle) : on rencontre, en effet, prolongeant en dehors le bord externe de l'épine une couche celluleuse qui va se perdre en dehors sur la capsule humérale : elle ménage avec le rebord de la cavité glénoïde un orifice par lequel passent des rameaux vasculaires. Cette couche celluleuse, qui ne me paraît pas mériter le nom de ligament, est fort bien représentée dans l'atlas de Fr. Arnold (Abbildungen der Gelenke und Bænder, Stuttgart, 1842).

Gruber a rencontré un autre faisceau ligamenteux, superposé au ligament coracoïdien, et allant du bord supérieur de l'omoplate au bord postérieur de l'extrémité externe de la clavicule.

Il n'est point rare d'observer l'ossification du ligament coracoïdien ; elle devient d'autant plus fréquente qu'on observe des omoplates ayant appartenu à des sujets plus avancés en âge ; sur trente omoplates de ma collection qui présentent des lésions d'arthrite sèche ou d'ostéite, je l'observe vingt-deux fois. Elle devient excessivement rare si on la recherche sur des sujets jeunes. Ce ne sont guère les caractères d'une anomalie réversive ; aussi je ne puis partager l'avis des anatomistes qui voient, avec Sutton, dans l'ossification du ligament coracoïdien, « le retour à une disposition ancestrale ».

UNION DE LA CEINTURE THORACIQUE AVEC LE THORAX.

La ceinture thoracique de chaque membre supérieur entoure la moitié correspondante du thorax ; des deux os qui la composent, l'omoplate reste mobile en totalité, n'étant fixé que par des muscles ; la clavicule seule s'articule avec le tronc, par l'*articulation sterno-claviculaire* qui devient ainsi le centre des mouvements du membre supérieur.

ARTICULATION STERNO-CLAVICULAIRE

L'articulation sterno-claviculaire, qui réunit l'extrémité interne de la clavicule à la première pièce du sternum, est une articulation par *emboîtement réciproque.*

Elle présente des surfaces articulaires qui ne correspondent pas et un fibro-cartilage interarticulaire qui rétablit la correspondance (Sappey, Henle, Cruveilhier). Je ne partage pas sur ce point l'opinion classique ; après de nombreuses dissections et expériences, dont les résultats ont été exposés dans un travail spécial (P. Poirier, *la Clavicule et ses articulations, Journ. de l'Anatomie,* mars-avril 1890), je suis arrivé à la conclusion suivante :

L'articulation sterno-claviculaire est une articulation par emboîtement réciproque, dont les surfaces se correspondent parfaitement, et dans laquelle la présence d'un ménisque interarticulaire n'est point explicable par la nécessité de rétablir une non-concordance qui n'existe pas. Nous verrons, en effet, au cours de la description, que la surface claviculaire est surtout convexe, la surface sternale, surtout concave, et que, dans l'ensemble, l'articulation sterno-claviculaire appartient plutôt au genre des énarthroses.

Surfaces articulaires. — L'*extrémité interne de la clavicule* déborde de tous côtés l'encoche sternale dans laquelle elle est reçue. La surface articulaire, allongée de haut en bas, n'occupe que les deux tiers inférieurs de cette extrémité, et s'étend même de 4 ou 5 mm. sur la face inférieure de l'os: elle présente toujours une *convexité frontale* très marquée, et parfois une concavité sagittale très légère. La facette articulaire est entourée de rugosités qui répondent à l'insertion des ligaments.

Du côté de l'*encoche sternale,* nous trouvons une facette articulaire, allongée aussi de haut en bas, avec une concavité frontale très nette, et une convexité sagittale très peu marquée (A). La facette claviculaire est plus large que la facette sternale (B).

Une couche de fibro-cartilage, notablement plus épaisse vers le centre, revêt les surfaces articulaires. Ainsi configurées, les surfaces représentent assez bien une articulation par emboîtement réciproque, la convexité de l'une étant reçue dans la concavité de l'autre, et inversement pour les courbures si légères que l'on constate dans le sens sagittal. Abstraction faite de ces dernières on peut comparer l'articulation sterno-claviculaire à une énarthrose.

Appareil ligamenteux. — Le manchon fibreux qui unit les deux os présente des renforcements en haut, en arrière et en avant; on peut donc décrire à cette articulation *trois ligaments* dits : *antérieur, supérieur* et *postérieur;* en bas, la capsule est mince : toutefois on peut considérer le *ligament costo-claviculaire* comme un faisceau de renforcement ou ligament inférieur (C). Enfin, un *ligament interclaviculaire* unit les deux clavicules.

Ligament antérieur. — Il s'insère à la partie antérieure du pourtour de la facette claviculaire; de là il descend sur la face antérieure de l'articulation, pour aller s'insérer au pourtour antérieur de l'encoche sternale; ses faisceaux moyens, presque verticalement descendants, sont les plus forts; souvent leur insertion sternale est indiquée par un tubercule. Le bord supérieur de ce ligament, presque horizontal, se confond avec le ligament supérieur; le bord inférieur, vertical, mince, est séparé du ligament costo-claviculaire, par un interstice celluleux par lequel se font des hernies graisseuses ou synoviales pendant les mouvements de l'articulation.

Ligament supérieur. — C'est un trousseau transversal, dont les fibres courtes unissent les rugosités qui surmontent les facettes articulaires du sternum et de la clavicule; ce ligament est confondu en partie avec le ligament interclaviculaire.

Ligament postérieur. — Il est formé de fibres courtes et fortes unissant transversalement la partie postérieure du pourtour des surfaces articulaires. Ses principaux faisceaux s'insèrent à l'angle postérieur, si saillant, de l'extrémité claviculaire et se tendent fortement quand l'épaule est portée en avant. Il affecte des rapports importants avec les muscles sterno-hyoïdien, et sterno-costo-thyroïdien : c'est l'obstacle aux luxations en arrière de la clavicule.

Ligament interclaviculaire. — Il unit la partie supérieure et postérieure des extrémités internes des clavicules, passant transversalement au-dessus de la fourchette sternale, dont il comble en partie la concavité; son plan continue celui de la face postérieure du sternum. Son bord supérieur, libre, tranchant et concave en haut, est tangible au travers des parties molles lorsqu'on déprime

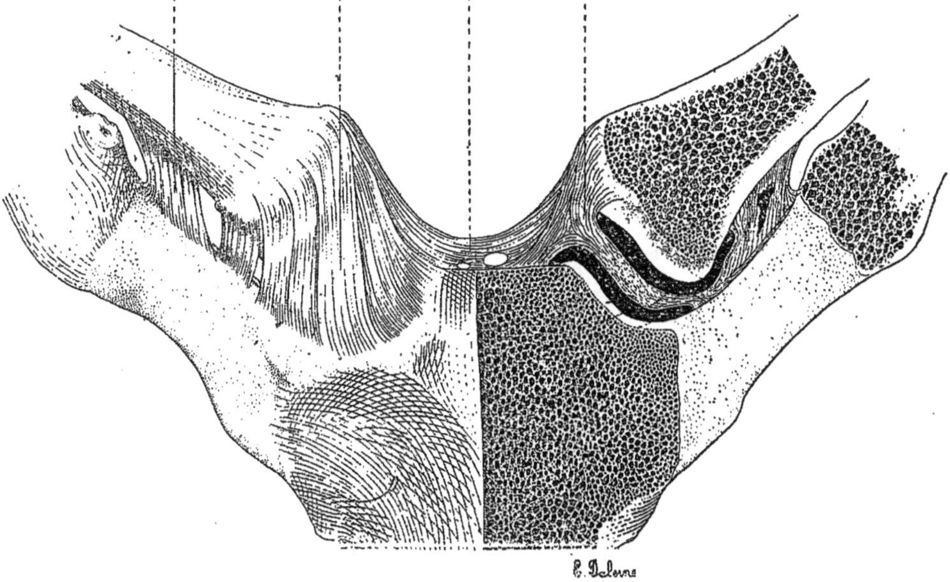

Fig. 492. — Articulation-sterno claviculaire, vue antérieure; la gauche a été sectionnée suivant une coupe frontale.

avec la pulpe de l'index le creux sus-sternal. Son bord inférieur adhère à la fourchette sternale, ménageant avec elle, ou dans l'interstice de ses propres fibres, un ou plusieurs orifices par lesquels s'engagent des vaisseaux.

La face postérieure de ce ligament répond au muscle sterno-costo-thyroïdien, sa face antérieure est recouverte par la peau.

Le développement du *ligament interclaviculaire* est des plus variables : tantôt il est très fort et prend la forme d'un prisme fibreux qui repose par une de ses faces sur la fourchette sternale; tantôt il est faible et formé seulement par une lame fibro-celluleuse allant de l'une à l'autre clavicule. Sa longueur varie comme la distance qui sépare les deux clavicules, de 15 millimètres à 4 centimètres (D).

Fibro-cartilage interarticulaire. — Il se présente sous des formes et avec des caractères si variables qu'il est impossible de lui assigner un type fixe ; le plus fréquemment, il est, comme l'a vu Sappey, très épais dans sa partie supérieure (4 à 5 mm.) et mince inférieurement; plus rarement il est plus épais à la périphérie qu'au centre où il peut même être perforé. Vers sa partie inférieure il s'incurve en dehors, suivant la courbure frontale des surfaces articulaires.

Ce ménisque est formé d'un tissu fibro-cartilagineux, dont les faisceaux superficiels sont parallèles aux faces qu'ils revêtent, tandis que les faisceaux profonds s'entrecroisent dans toutes les directions. Vers la périphérie, les cellules cartilagineuses disparaissent et les faisceaux fibreux vont se fixer, partie aux rugosités qui entourent la facette claviculaire, partie à l'appareil ligamenteux de l'articulation ; en bas, elles vont s'attacher assez solidement sur le cartilage de la première côte, se confondant avec les fibres d'un puissant ligament qui unit la première côte au sternum ; mais ses attaches sont surtout claviculaires, elles se font au-dessus de la surface cartilagineuse, sur une hauteur de 4 à 6 mm.; aussi dans les arrachements ou luxations, le ménisque accompagne-t-il d'ordinaire la clavicule (E).

Ainsi fixé par toute sa périphérie, dans la plupart des cas, à la capsule articulaire ou aux os, le fibro-cartilage divise la cavité articulaire en deux compartiments : l'un interne, ménisco-sternal, l'autre externe, ménisco-claviculaire.

Synoviales. — Au nombre de deux, elles sont complètement séparées quand le fibro-cartilage interarticulaire est complet. Le compartiment externe, ménisco-claviculaire, est plus grand que l'interne ; sa synoviale se prolonge entre la clavicule et le premier cartilage costal, jusqu'au ligament costo-claviculaire (V. articulation costo-claviculaire) ; elle est plus lâche que l'interne, disposition qui permet de prévoir que les mouvements les plus étendus se passeront entre la clavicule et le fibro-cartilage.

Rapports. — La face antérieure de l'articulation sterno-claviculaire répond au chef sternal du sterno-cléïdo-mastoïdien, dont elle est séparée par un tissu cellulaire lâche, quelquefois par une bourse séreuse. — Sa face postérieure répond aux muscles sterno-hyoïdien et sterno-costo-thyroïdien, qui la séparent de l'artère mammaire interne et du golfe de la jugulaire ; en arrière du golfe veineux se trouvent les nerfs pneumogastrique et phrénique ; à droite le tronc artériel brachio-céphalique et la grande veine lymphatique, à gauche la carotide primitive. Ajoutons pour les deux côtés les filets anastomotiques entre le phrénique et le nerf sous-clavier, qui entourent en boutonnière la veine sous-clavière.

Vaisseaux et nerfs. — Les artères de l'articulation sterno-claviculaire viennent de la mammaire interne. Ses nerfs lui viennent de la branche sus-claviculaire du plexus cervical superficiel.

Essai de mécanique articulaire — La clavicule s'élève et s'abaisse ; elle se porte en avant, en arrière, et dans toutes les directions intermédiaires ; mais elle ne peut faire de mouvement de rotation. Dans tous ces mouvements, dont l'axe est à l'insertion inférieure du ligament costo-claviculaire les deux extrémités de la clavicule se meuvent en sens inverse. L'insertion supérieure de ce ligament divise donc la clavicule en deux segments, l'un externe, très long ; l'autre interne, très court. Dans la circumduction les deux extrémités de la clavicule décrivent deux cônes opposés par leurs sommets.

Lorsque l'épaule s'abaisse, l'externe se porte en bas, tandis que l'interne tend à se porter en haut. On comprend aisément que le relèvement de l'extrémité interne soit peu sensible, le bras de levier à l'extrémité duquel il se passe n'ayant guère qu'une longueur de deux centimètres ; ce relèvement est très vite limité par la tension des ligaments supérieur et antérieur de l'articulation sterno-claviculaire. Coupez ces ligaments, après avoir suspendu un poids au membre supérieur ; vous verrez l'extrémité interne de la clavicule s'élever de près d'un centimètre, et l'externe s'abaisser de plusieurs ; la clavicule a basculé autour d'un axe antéro-postérieur passant par l'insertion inférieure du ligament costo-claviculaire.

Le développement de ces ligaments, qui font équilibre aux tractions exercées dans le sens vertical sur le membre supérieur, est en rapport avec la fonction ordinaire de ce membre.

Le ligament interclaviculaire intervient dans le même sens. Pour bien comprendre le rôle du *ligament interclaviculaire*, je conseille la manœuvre suivante : déprimez avec la pulpe de l'index la fossette sus-sternale, vous rencontrerez au fond le plan fibreux du ligament interclaviculaire, et si, pendant que le doigt est là, appuyant sur le ligament, vous élevez et abaissez alternativement l'épaule, vous sentirez très facilement le ligament se tendre lorsque l'épaule s'abaisse et se relâcher lorsqu'elle s'élève. Au point de vue de la physiologie des mouvements de l'épaule, ce ligament est donc fort intéressant. En revanche je ne saurais lui accorder en entier le rôle que Groult lui fait jouer « de relever le fragment interne dans les fractures de la clavicule ». Je ne pense pas qu'il puisse relever ce fragment, le faisceau cléido-mastoïdien suffit à cette besogne ; mais, à coup sûr, il doit lui imprimer quelques mouvements, lorsque l'épaule saine se meut. La petite expérience dont je viens de parler ne permet pas de doutes à cet égard ; et ce ne serait pas un mauvais conseil à donner aux individus atteints de fractures de la clavicule difficiles à contenir, que d'immobiliser au moins partiellement l'épaule saine.

L'articulation sterno-claviculaire se compose réellement de deux articulations contiguës, séparées seulement par le ménisque. Peut-on répartir les mouvements entre les deux articulations juxtaposées et dire : les mouvements dans le sens vertical ont surtout pour siège l'articulation ménisco-claviculaire, tandis que les mouvements antéro-postérieurs se passent surtout dans la ménisco-sternale.

Je ne pense pas qu'une pareille distinction puisse être faite ; les expériences que j'ai tentées en fixant le ménisque tantôt à la surface sternale, tantôt à la claviculaire, m'ont permis de constater : 1° que la fixation du ménisque à la facette sternale laisse intacts tous les mouvements : leur étendue est seulement un peu moins grande ; 2° que la fixation du ménisque à la facette claviculaire avait beaucoup plus d'influence, en ce sens que tous les mouvements de l'articulation étaient fort empêchés et voyaient leur amplitude diminuée dans une très large mesure.

Il faut, je crois, conclure que les deux articulations interviennent dans tous les mouvements, mais que ceux-ci se passent principalement dans l'articulation ménisco-claviculaire. L'étendue de la synoviale de cette articulation, comparée à la petitesse de la synoviale ménisco-sternale, est bien en rapport avec les résultats de l'expérimentation et de l'observation. L'articulation ménisco-claviculaire, avec sa surface claviculaire qui se prolonge sur la face inférieure de la clavicule, forme une ébauche d'énarthrose et est le lieu principal de tous les mouvements en haut et en arrière. Dès que le mouvement prend un peu d'amplitude, le glissement du ménisque sur la surface sternale se produit et le complète. On peut dire que les mouvements commencent dans l'articulation ménisco-claviculaire et s'achèvent dans la ménisco-sternale.

Malgaigne compare la clavicule au col du fémur séparé du reste de l'os ; devant l'anatomie, la comparaison ne tient pas ; mais elle devient très séduisante et à peu près exacte quand l'articulation scapulo-humérale est ankylosée ; alors, en effet, les mouvements très limités du bras se passent dans l'articulation sterno-claviculaire.

Varia. — A. — L'*encoche* dans laquelle est reçue la clavicule est souvent décrite sous le nom de facette sterno-costale : elle est purement sternale et pas du tout costale.

B. — La *facette sternale* regarde en dehors, en haut, et un peu en arrière ; on ne la voit point lorsqu'on regarde directement la face antérieure du sternum. Au contraire, la facette claviculaire regarde en dedans, en bas et légèrement en avant. On peut dire que les clavicules supportent la partie supérieure du sternum s'opposant à son enfoncement ; cette disposition facilite l'élévation et la projection en avant du sternum, dans la dilatation du thorax.

C. — On pourrait décrire le *ligament costo-claviculaire* comme ligament inférieur d'une articulation sterno-costo-claviculaire ; il m'a paru préférable de le décrire à part, comme ligament de l'articulation *costo-claviculaire*.

D. — Le *ligament interclaviculaire* doit être considéré comme l'homologue de l'épisternum de certains vertébrés.

E. — Parfois les faces du *fibro-cartilage* sont inégales et comme villeuses, présentant des altérations d'arthrite chronique.

Le fibro-cartilage peut manquer complètement ; j'ai constaté trois fois et montré à la Société anatomique l'absence complète du fibro-cartilage. En raison de son existence inconstante et de la variabilité extrême de ses formes, caractères propres aux organes rudimentaires, j'ai conclu avec Gegenbaur (loc. cit.) que le fibro-cartilage représente chez nous le vestige d'une pièce de l'appareil claviculaire, très développée chez certains vertébrés, l'*interclavicule*.

Quelques anatomistes, entêtés dans cette idée fausse que tout dans l'économie a son usage, que tout organe a son but et son utilité, ont attribué au ménisque le rôle de *tampon* destiné à atténuer les chocs ou pressions, et à prévenir leurs effets ; déjà Gosselin a réfuté l'erreur ; je pense qu'il n'y a pas lieu d'insister sur la réfutation d'une physiologie aussi fantaisiste.

UNION DE LA CLAVICULE ET DE LA PREMIÈRE COTE

Le plus ordinairement, la clavicule est unie à la première côte par un ligament à distance, très fort, le *ligament costo-claviculaire ;* — parfois les deux os sont unis par une véritable articulation.

Ligament costo-claviculaire. — Ce ligament est en réalité le ligament inférieur de l'articulation sterno-claviculaire ; cependant, en raison de son importance et parfois de son indépendance absolue, il mérite d'être décrit à part.

Le ligament costo-claviculaire est constitué par des trousseaux fibreux qui vont du premier cartilage costal à la clavicule. Il se présente sous la forme d'un cône tronqué ou d'un rhomboïde (lig. rhomboïdal de Lauth), dont le sommet s'attache sur le premier cartilage costal et un peu aussi sur la première côte, et dont la base obliquement dirigée en haut et en dehors va s'insérer à la face inférieure de la clavicule. Celle-ci présente, pour cette insertion, une empreinte, saillie ou dépression ovalaire, suivant les individus.

Ainsi logé dans l'angle que forme la clavicule avec la première côte, le ligament costo-claviculaire offre une direction oblique de bas en haut et de dedans en dehors ; aussi ses fibres internes sont-elles notablement plus courtes que les fibres externes. On peut distinguer dans ce ligament deux plans de fibres, un plan antérieur et un plan postérieur, dont l'indépendance physiologique détermine la formation d'un organe de glissement, logé dans le centre du cône fibreux entre les deux plans qui le composent : c'est la *bourse séreuse du ligament costo-claviculaire.*

Cet organe séreux est constant et très développé ; toutefois, bien que sa nature séreuse se révèle au premier coup d'œil, il revêt parfois un aspect un peu différent de celui des autres séreuses de l'économie ; c'est ainsi qu'on voit assez souvent sa surface interne présenter un aspect rougeâtre, tomenteux, au lieu de l'aspect lisse et brillant caractéristique des bourses séreuses.

Varia. — Une fois sur 10 environ, l'appareil de glissement est plus parfait et l'on trouve une véritable articulation avec deux facettes articulaires, l'une *claviculaire,* l'autre *costale.* Le ligament, dont les feuillets sont alors nettement séparés, forme la capsule de cette articulation costo-claviculaire.

J'ai vu la séreuse incluse dans le ligament costo-claviculaire communiquer avec la synoviale de l'articulation sterno-claviculaire.

Une fois aussi j'ai vu le ligament costo-claviculaire représenté par une grosse apophyse osseuse de la clavicule, qui affectait la forme du ligament lui-même et s'articulait inférieurement avec la première côte par une véritable articulation diarthrodiale. — Dans un autre cas l'apophyse se détachait tout à fait de la première côte à sa jonction avec le cartilage ; vraisemblablement il s'agissait d'une ossification analogue à celle que l'on rencontre si souvent dans les ligaments costo-claviculaires.

Les deux lames ou feuillets dont se compose le ligament costo-claviculaire répondent à des usages différents : le feuillet antérieur se tend lorsque l'épaule se porte en haut et en arrière ; lorsque l'épaule est portée en avant, c'est le feuillet postérieur qui se tend, tandis que l'antérieur se relâche. Lorsque l'épaule est élevée directement en haut, les deux feuillets sont également tendus, et le ligament, d'oblique qu'il était, tend à devenir vertical.

Dans tous ces mouvements un point est resté fixe : c'est l'attache inférieure, centre ou pivot de tous les mouvements.

§ II. — ARTICULATION SCAPULO-HUMÉRALE

L'articulation scapulo-humérale, formée par la tête de l'humérus et la cavité glénoïde de l'omoplate, appartient au genre des énarthroses.

SURFACES ARTICULAIRES. — **Tête humérale.** — La tête de l'humérus, lisse et arrondie, représente à peu près le tiers d'une sphère ; elle est plus étendue dans le sens transversal que dans le sens antéro-postérieur : sa courbure, dans le premier sens, appartient à un cercle de plus grand rayon. Supposant que le lecteur a relu et retenu les extrémités osseuses (V. Ostéologie, p. 133 et 143), je me contenterai de signaler ici, comme pour toutes les articulations, les modifications apportées à l'os sec par le revêtement cartilagineux et l'addition des parties fibreuses.

La tête humérale est revêtue par une couche de cartilage ; ce revêtement s'arrête sur le col anatomique, il est donc comme la tête elle-même plus étendu dans le sens transversal que dans le sens antéro-postérieur (A).

On dit communément que ce cartilage d'encroûtement est plus épais au centre qu'à lapériphérie : cela n'est qu'exceptionnellement vrai. Sappey a bien vu que l'épaisseur du revêtement cartilagineux est uniforme (2 mm. environ) sur toute la tête, et qu'il ne s'amincit qu'à la périphérie, au voisinage du col anatomique.

Au niveau de l'encoche qui surmonte la petite tubérosité de l'humérus sur l'os sec, le revêtement cartilagineux présente une échancrure plus ou moins profonde, répondant à l'insertion d'un faisceau renforcé de la capsule, que nous appellerons ligament sus-gléno-sus-huméral (B).

Cavité glénoïde. — C'est plutôt une simple dépression qu'une cavité. Elle garde sur l'os frais sa forme ovalaire, à grosse extrémité dirigée en bas. Son bord antéro-interne présente, vers sa partie moyenne, une échancrure, dite *échancrure glénoïdienne,* au-dessus de laquelle passe le bourrelet (V. plus loin).

J'ai déjà dit (V. Ostéologie, p. 134 et 138) que la cavité glénoïde, sur l'os sec, présentait dans son tiers inférieur une excavation en forme de croissant circonscrivant une éminence centrale très peu marquée, le *tubercule glénoïdien.* Ce tubercule n'a ni l'importance ni la signification que lui ont accordées des travaux récents.

A l'état frais, la cavité glénoïde est en effet revêtue d'un cartilage un peu plus mince au centre qu'à la périphérie : on peut voir sur des coupes (V. fig. 496 et 497) que l'épaisseur de ce cartilage augmente notablement dans le tiers inférieur *excavé* de la cavité et qu'elle est *minima au niveau du tubercule glénoïdien.*

Sur la cavité glénoïde revêtue de son cartilage, on voit parfois au niveau du tubercule glénoïdien une tache jaunâtre ou grisâtre. Cet aspect, dû à la minceur et à la translucidité de la couche cartilagineuse à ce niveau, reconnaît encore une autre cause. Dans ces cas, en effet, ce n'est plus du cartilage hyalin que l'on rencontre en ce point, mais du fibro-cartilage. J'ai souvent constaté ce fait sur des coupes histologiques. Il est d'ailleurs facile de s'assurer, en explorant le revêtement cartilagineux avec une pointe mousse, qu'il est beaucoup moins dur au niveau de la tache centrale que dans le reste de la cavité glénoïde (C). Cette constatation ne manque pas d'intérêt ; elle nous aidera à rejeter la théorie du contact polaire, à moins que l'on ne veuille admettre que le cartilage s'amincit et se transforme parfois en fibro-cartilage, là où la pression atteint son maximum ; cette assertion irait à l'encontre d'une des lois les mieux

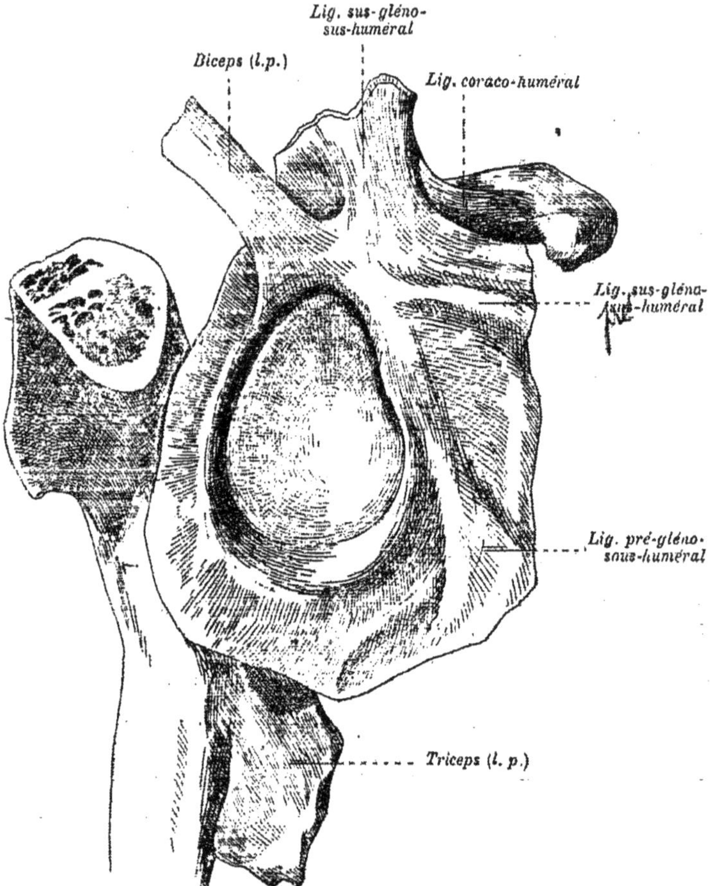

Fig. 493. — Cavité glénoïde, vue de face, avec sa collerette capsulaire.

établies dans l'anatomie générale des articulations, à savoir que l'épaisseur du cartilage croît avec le degré de pression.

BOURRELET GLÉNOIDIEN. — Il est impossible de n'être point frappé de la disproportion entre l'étendue de la tête articulaire et celle de la glène sur laquelle elle se meut ; la surface glénoïdienne représente à peu près le quart de la surface humérale. Un fibro-cartilage d'agrandissement, le *bourrelet glénoïdien*, compense en partie cette disproportion.

Ce bourrelet a la forme d'un prisme triangulaire enroulé autour de la cavité glénoïde. Par l'une de ses faces il adhère au pourtour glénoïdien ; par l'autre il prolonge la surface du col de l'omoplate, et donne insertion à la capsule ; la troisième face, libre, articulaire, encadre et continue la surface glénoïdienne.

Le bourrelet ne présente pas toujours le même aspect, ni les mêmes rapports avec la périphérie de la glène. Dans certains cas, le bourrelet adhère complètement à toute la périphérie. Dans des cas assez rares la séparation du bourrelet et de la glène se fait sur une assez grande étendue ; elle peut même occuper tout le pourtour de la cavité, de telle sorte que le bourrelet détaché et flottant apparaît sous l'aspect d'un véritable ménisque ; j'ai rencontré plusieurs fois cette disposition.

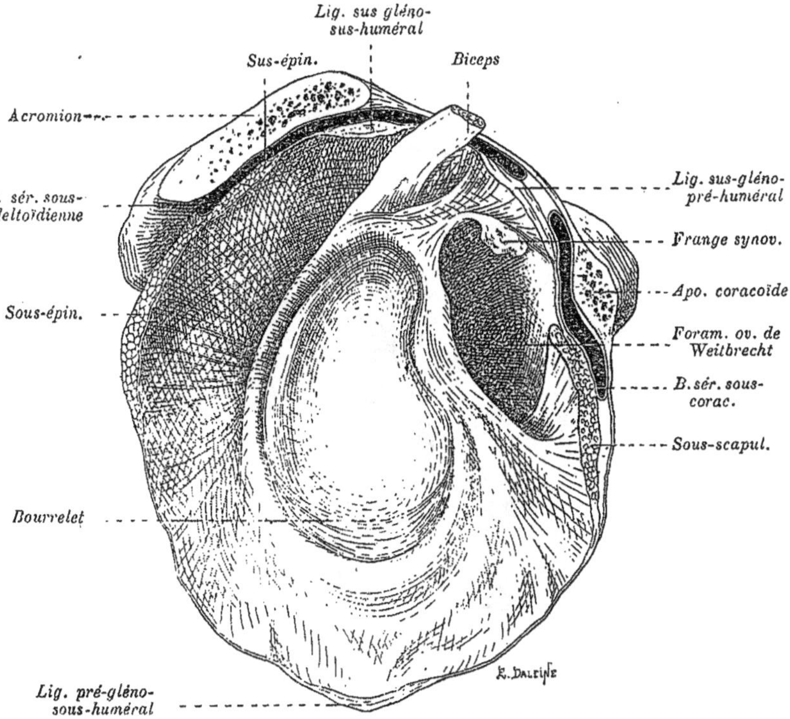

Fig. 494. — Cavité glénoïde, vue de face, avec sa collerette musculo-capsulaire.

Le bourrelet présente d'autres particularités qu'il importe de connaître.

Dans sa *partie supérieure,* il est le plus souvent séparé du cartilage qui tapisse la cavité glénoïde par un sillon que les auteurs disent : « fin et comme tracé avec la pointe d'une aiguille », mais qui est en réalité large et profond ; pour le bien voir, il suffit d'exercer une légère traction sur le tendon de la longue portion du biceps. Cette partie du bourrelet affecte d'importantes connexions avec le tendon bicipital ; tantôt le tendon adhère seulement au bourrelet ; le plus souvent, il paraît en former une partie importante, et l'on voit un trousseau tendineux, plus ou moins fort, se recourber pour se continuer avec la partie antérieure ou postérieure du bourreletet (D).

Les faisceaux supérieur et moyen de renforcement de la capsule, le sus-gléno-sus-huméral et le sus-gléno-pré-huméral, se détachent en partie du bourrelet ; cette disposition que j'ai fait représenter (V. fig. 493 et 494) s'observe très fréquemment.

Dans sa *partie antéro-interne,* le bourrelet passe à la façon d'un pont sur l'échancrure glénoïdienne, et ménage ainsi une fente ostéo-fibreuse par laquelle

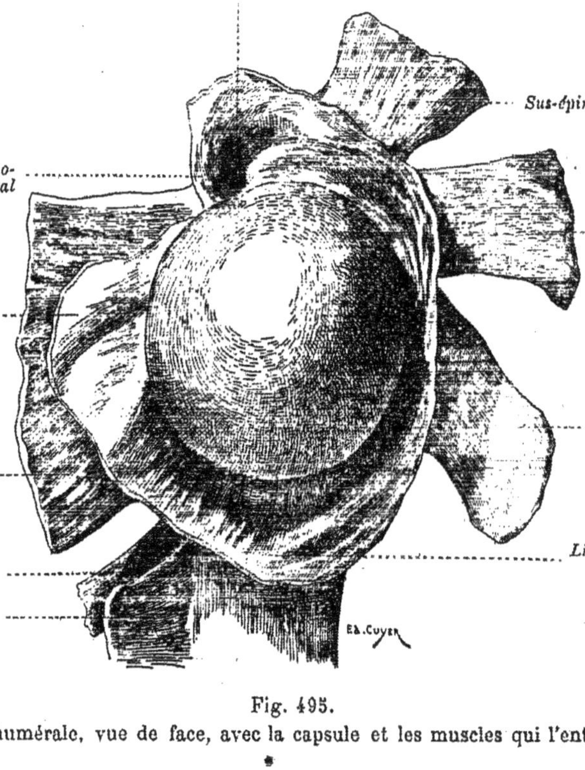

Fig. 495.
Tête humérale, vue de face, avec la capsule et les muscles qui l'entourent.

s'engage un prolongement synovial. Cette fente est considérée comme l'homologue de celle que nous étudierons au niveau de l'échancrure ischio-pubienne de l'os coxal (E).

Dans sa *partie inférieure,* le bourrelet glénoïdien empiète plus ou moins sur la surface osseuse ; il dessine là un croissant d'étendue variable qui peut occuper tout le tiers inférieur de la cavité. Il est aisé de reconnaître à sa couleur plus mate et à son aspect strié cette partie de la glène envahie par le tissu fibro-cartilagineux.

Tout le segment inférieur du bourrelet adhère intimement au tendon tricipital, et forme ce que j'appellerai le *coussinet élastique du bras.* Exceptionnellement le bourrelet reste libre à ce niveau.

Structure. — Le bourrelet glénoïdien est composé de fibres propres, incurvées concentriquement à la cavité, de fibres provenant du tendon bicipital, et de la longue portion du triceps, enfin de quelques fibres venues du vaste externe.

A ces éléments il faut ajouter quelques fibres élastiques, et des capsules cartilagineuses, d'autant plus nombreuses qu'on se rapproche davantage de sa face articulaire.

MOYENS D'UNION. — **Capsule.** — La capsule de l'articulation scapulo-humérale revêt la forme d'un cône fibreux dont le sommet tronqué s'attache sur le

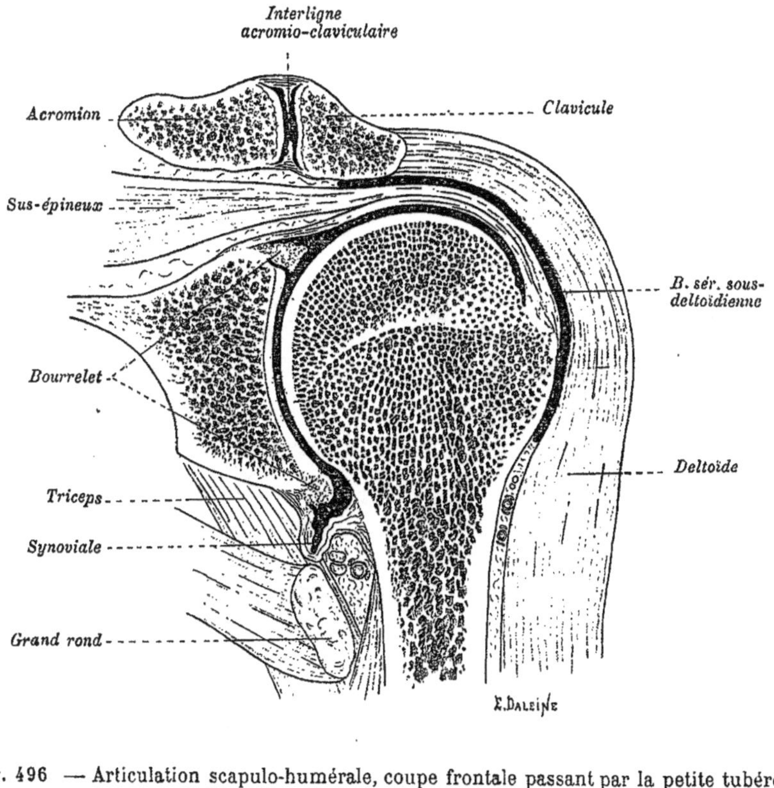

Fig. 496 — Articulation scapulo-humérale, coupe frontale passant par la petite tubérosité de l'humérus, le bras étant dans l'adduction.

pourtour de la cavité glénoïde et du bourrelet glénoïdien et dont la base va se fixer sur le col anatomique de l'humérus.

L'*insertion glénoïdienne* de la capsule se fait sur la face externe du bourrelet (F) et un peu sur le pourtour osseux ; cependant, à la partie supérieure de la glène la capsule, soulevée par le tendon du biceps, va s'insérer bien au delà, jusqu'à la base de l'apophyse coracoïde ; de même, au niveau de l'échancrure glénoïdienne, l'insertion capsulaire s'avance un peu sur l'os avec le périoste duquel elle se continue ; en bas, la capsule se confond avec le long chef du triceps.

L'*insertion humérale* du ligament capsulaire se fait à la lèvre externe du col anatomique, dans la portion de la tête qui confine aux deux tubérosités. En arrière elle s'étend au delà du col anatomique, laissant entre elle et le revêtement cartilagineux une bande osseuse de près d'un centimètre de large. En bas elle s'avance sur le col chirurgical et sur le bord interne de l'humérus ; en ce point la capsule est fort épaisse ; ses fibres superficielles descendent le long du bord interne de l'os, ses fibres profondes se recourbent pour remonter vers la surface cartilagineuse, formant dans l'intérieur de l'articulation des brides saillantes que revêt la synoviale (V. fig. 495). Il importe de noter qu'en ce point le périoste huméral fort épaissi renferme quelques cellules cartilagineuses : c'est cette partie du col chirurgical qui vient entrer en contact avec le coussinet élastique de la cavité glénoïde lorsque le bras est rapproché du tronc (V. fig. 496).

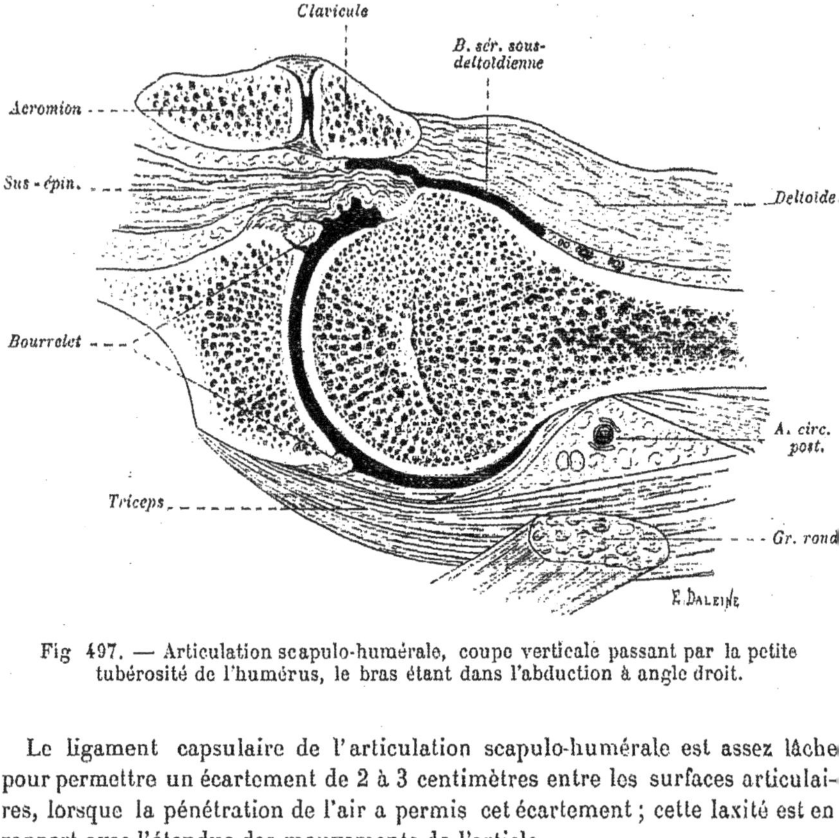

Fig 497. — Articulation scapulo-humérale, coupe verticale passant par la petite tubérosité de l'humérus, le bras étant dans l'abduction à angle droit.

Le ligament capsulaire de l'articulation scapulo-humérale est assez lâche pour permettre un écartement de 2 à 3 centimètres entre les surfaces articulaires, lorsque la pénétration de l'air a permis cet écartement ; cette laxité est en rapport avec l'étendue des mouvements de l'article.

D'une façon générale, la capsule est mince ; mais son épaisseur varie sur ses différentes parties. Elle s'amincit à l'extrême, au point de disparaître, là où des tendons viennent s'appliquer sur sa face externe ; dans l'intervalle de ceux-ci, elle se montre plus épaisse. Je décrirai successivement les tendons qui doublent la capsule et les épaississements qu'elle présente dans leur intervalle.

Structure. — Le ligament capsulaire est formé de fibres entrecroisées ; la plupart, s'étendant directement ou obliquement de l'omoplate vers l'humérus, forment une couche superficielle longitudinale ; d'autres fibres, circulaires, forment une couche profonde ; pour voir ces dernières, il faut étudier la capsule par sa face articulaire, en détachant avec précaution la synoviale qui la revêt.

Cône musculo-tendineux. — Les tendons des muscles de l'épaule qui se détachent de l'omoplate pour venir s'insérer sur les tubérosités humérales, s'appliquent à la plus grande partie du ligament capsulaire. En avant, le tendon élargi du sous-scapulaire, en haut, les tendons épanouis des muscles sus et sous-épineux ; en arrière, le tendon du petit rond doublent la capsule.

Au niveau des points où les tendons s'appliquent à la capsule, ils lui adhè-

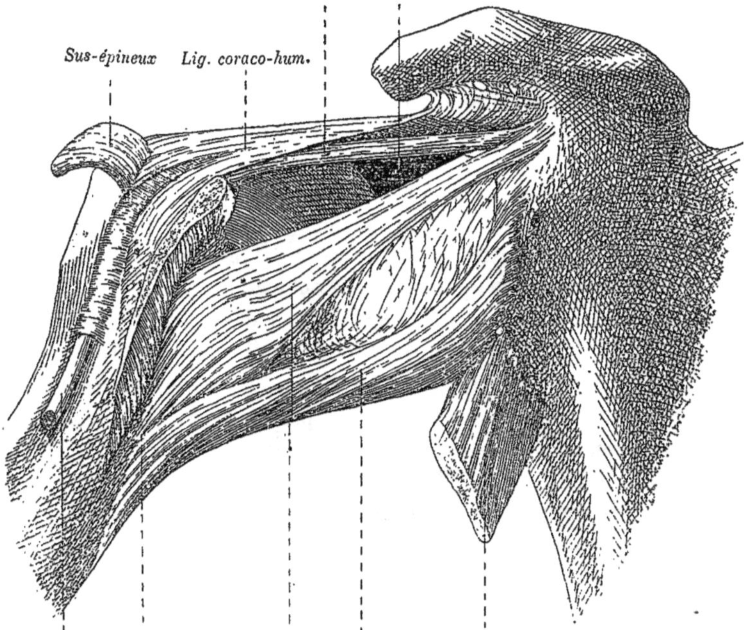

Fig. 498. — Articulation scapulo-humérale, vue antérieure.

rent fortement, et paraissent même en dehors se fusionner avec elle ; après les avoir isolés par une dissection attentive, on constate que la capsule est réduite à un mince feuillet. Cet amincissement est poussé à l'extrême au niveau du sous-scapulaire ; la paroi articulaire n'est plus représentée que par un feuillet synovial transparent, que l'on crève le plus souvent au cours de la dissection ; on voit alors le tendon pénétrer dans l'intérieur de l'articulation par un orifice ovalaire. Cet orifice, que limitent deux faisceaux renforcés de la capsule, a été décrit sous le nom de *foramen ovale* par Weitbrecht.

Pour résumer et répéter, disons : une coiffe musculo-tendineuse recouvre les parties antérieure, supérieure et postérieure de l'articulation. Là où la capsule est doublée par les tendons, elle s'amincit ou disparaît ; là où elle n'est point soutenue, elle apparaît épaissie et renforcée. On peut donc prévoir, par la disposition de la coiffe musculo-tendineuse, la disposition même des faisceaux de renforcement. A la partie inférieure du ligament capsulaire, qu'aucun tendon ne vient soutenir, nous rencontrerons, en effet, le plus large et le plus fort de ces faisceaux.

Faisceaux de renforcement. — *Ligament coraco-huméral.* — La capsule fibreuse est renforcée à sa partie supérieure, au niveau de l'intervalle que laissent entre eux le sus-épineux et le sous-scapulaire, par un faisceau qui a reçu le nom de *ligament coraco-huméral (faisceau coracoïdien, ligament accessoire, ligament suspenseur de la tête de l'humérus).*

C'est une lame fibreuse, longue et épaisse, qui s'attache en dedans au bord acromial et à la base de l'apophyse coracoïde, immédiatement au-dessous du ligament acromio-coracoïdien ; de là ses fibres se portent transversalement en dehors, et s'insèrent à la grosse tubérosité de l'humérus en se confondant avec la partie sous-jacente de la capsule (E). Au niveau de son insertion coracoïdienne, le ligament coraco-huméral est large de trois à quatre centimètres ; quelques fibres antéro-postérieures relient ses fibres transversales, ménageant avec l'apophyse coracoïde un trou par lequel un lobule adipeux émerge dans l'abduction du bras, entraînant avec lui un petit prolongement synovial.

Le bord antérieur de ce ligament se détache de la capsule dont il est séparé par un prolongement de la bourse séreuse sous-coracoïdienne (H). Son bord postérieur se confond avec la capsule qu'il paraît continuer (I).

Ligaments gléno-huméraux. — Les faisceaux de renforcement, qui répondent aux points où la capsule n'est point protégée par les tendons, sont au nombre de trois.

Fr. Schlemm a donné en 1853 dans les archives de Müller une description nette, précise et complète de ces renforcements déjà partiellement indiqués par Barkow (1841) (J).

Depuis cette époque, Morris, Farabeuf, Reynier, Carpentier ont contrôlé et reproduit la description de Schlemm, gardant le nom de *ligaments gléno-huméraux,* mais modifiant plus ou moins l'épithète qui caractérise chacun d'eux ; les dénominations données par Farabeuf ont l'avantage de rappeler les insertions de chaque faisceau.

Une préparation spéciale est nécessaire pour mettre en évidence ces faisceaux qui ne sont guère visibles sur la face extérieure de la capsule. Cette préparation, indiquée par Schlemm, est la suivante : après dissection du ligament capsulaire on résèque la plus grande partie de sa face postérieure. Par la fenêtre ainsi pratiquée, il est facile de faire sortir la tête de l'humérus, et d'abattre toute la surface articulaire par un trait de scie, passant à peu près au niveau du col anatomique. Grâce à cette large fenestration et à la résection de la tête, on peut facilement étudier, par sa face articulaire, tout ce qui reste de la capsule (V. fig. 499) (K).

a) Le *faisceau gléno-huméral supérieur* (*lig. coraco-brachiale* de Schlemm, *gléno-huméral supérieur* de Morris, *sus-gléno-sus-huméral* de Farabeuf) est formé de fibres qui se détachent du bourrelet glénoïdien et de la partie adjacente du rebord osseux, au niveau du pôle supérieur de la glène; ses fibres forment une bande étroite qui fait légèrement saillie à l'intérieur de l'articulation; elles se portent horizontalement en dehors et s'insèrent dans l'encoche creusée sur le col anatomique, au-dessus de la petite tubérosité. Parfois ce faisceau devient plus saillant à l'intérieur de l'articulation; il est alors enveloppé sur toutes ses faces par la synoviale (L).

Le faisceau gléno-huméral supérieur est bien *sus-gléno-sus-huméral.* Situé

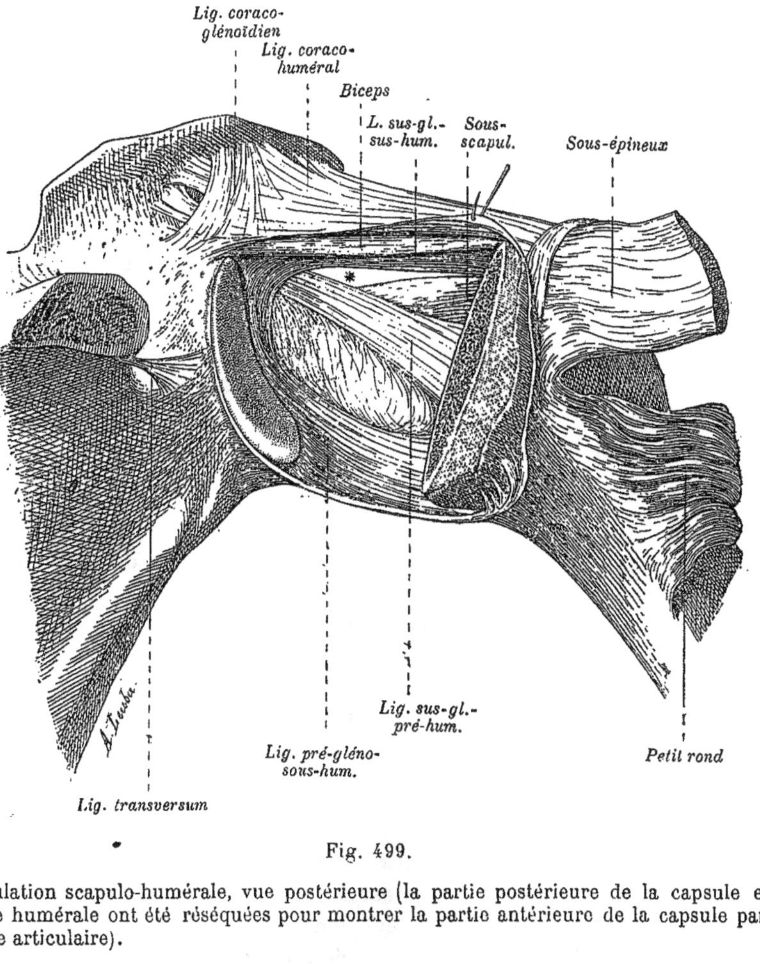

Fig. 499.

Articulation scapulo-humérale, vue postérieure (la partie postérieure de la capsule et la tête humérale ont été réséquées pour montrer la partie antérieure de la capsule par sa face articulaire).

en avant et un peu au-dessous du ligament coraco-huméral, il forme avec le bord postérieur de celui-ci, saillant également dans l'intérieur de l'article, une gouttière dans laquelle le tendon de la longue portion du biceps est logé et retenu (M). Au niveau de leur insertion humérale, les deux ligaments sont réunis par des fibres transversales qui forment avec la gouttière bicipitale un canal ostéo-fibreux dans lequel passe le long chef du biceps. C'est pourquoi quelques auteurs décrivent, après Schlemm, une bifurcation du *faisceau gléno-huméral supérieur,* dont un chef irait à la grosse tubérosité, et l'autre à la petite; cela est exact si l'on réunit dans un même ligament le coraco-huméral et le sus-gléno-sus-huméral.

b) — Le *faisceau gléno-huméral moyen (lig. glénoïdeo-brachiale internum* de Schlemm, *gléno-huméral moyen* de Morris, *sus-gléno-pré-huméral* de Farabeuf) se dégage de la partie antéro-supérieure du pourtour glénoïdien et du bourrelet, immédiatement à côté du faisceau précédent. Il se dirige obliquement en bas et en dehors vers la petite tubérosité, en s'écartant du sus-gléno-sus-huméral, avec lequel il limite le *foramen ovale.* Très variable dans son développement, il apparaît le plus souvent sous la forme d'une bande fibreuse oblique, qui s'élargit en descendant. Son bord supérieur, qui forme la lèvre inférieure du *foramen ovale,* est toujours très net; son bord inférieur se confond avec la capsule. Ce faisceau est recouvert par le sous-scapulaire (N).

c) Le faisceau gléno-huméral inférieur (lig. glénoïdeo-brachiale inferius seu latum de Schlemm, *gléno-huméral inférieur* de Morris, *pré-gléno-sous-huméral* de Farabeuf), renforce la partie inférieure de la capsule, laissée à découvert entre le sous-scapulaire et le petit rond. Beaucoup plus large et plus fort que les deux autres, il a des bords moins distincts. Il s'étend du bord interne et de la partie inférieure du pourtour glénoïdien à la partie interne du col de l'humérus. Peu oblique, presque transversal, souvent séparé du précédent par un espace large au niveau duquel la capsule est mince, il est autant *sous-gléno* que *sous-huméral;* Schlemm l'appelle *ligament large;* c'est le faisceau principal de renforcement.

SYNOVIALE. — La synoviale tapisse la face interne du ligament capsulaire; assez intimement unie à ce ligament, elle s'en détache seulement au voisinage des insertions de celui-ci pour s'avancer jusqu'au pourtour du revêtement cartilagineux de la tête humérale, et jusqu'à la face externe du bourrelet glénoïdien. Nous avons déjà vu qu'au pôle supérieur de la glène, l'insertion de la membrane séreuse est reportée avec celle de la capsule jusqu'à la base de l'apophyse coracoïde, par-dessus le tendon du biceps. Du côté de l'humérus, la synoviale est soulevée par des brides fibreuses, formant des replis synoviaux, sur lesquels on rencontre des franges d'ordinaire peu développées.

La synoviale présente un prolongement au niveau du point où le tendon du sous-scapulaire écarte les faisceaux du ligament capsulaire. La forme et le volume de ce prolongement sont très variables (O).

Un deuxième prolongement, constant, descend dans la coulisse bicipitale autour du tendon; ce prolongement, long de trois à cinq centimètres, se termine par un cul-de-sac circulaire qui descend plus bas sur la face osseuse du tendon. Dans cette partie de son trajet, le tendon bicipital présente souvent un méso-tendon très lâche, qui dédouble en partie le prolongement séreux.

Parmi les *prolongements inconstants* de la synoviale, il faut citer: 1° au niveau de l'échancrure glénoïdienne, un prolongement qui s'engage entre le fibro-cartilage et l'échancrure; ce prolongement, plus ou moins développé, communique quelquefois avec la bourse séreuse du sous-scapulaire; son orifice est souvent garni de franges synoviales; — 2° un *prolongement coracoïdien* qui se dégage par un trou ménagé dans l'insertion du ligament coraco-huméral à l'apophyse coracoïde ; ce prolongement appartient plus à la bourse du sous-scapulaire qu'à la synoviale même (P).

Rapports. — L'articulation scapulo-humérale est en *rapport immédiat* avec le cône musculo-tendineux que nous avons déjà décrit : rappelons que ce cône est formé par quatre muscles qui vont des faces de l'omoplate aux tubérosités de l'extrémité supérieure de l'humérus. Ces muscles sont : le sous-scapulaire qui recouvre la partie antérieure de la

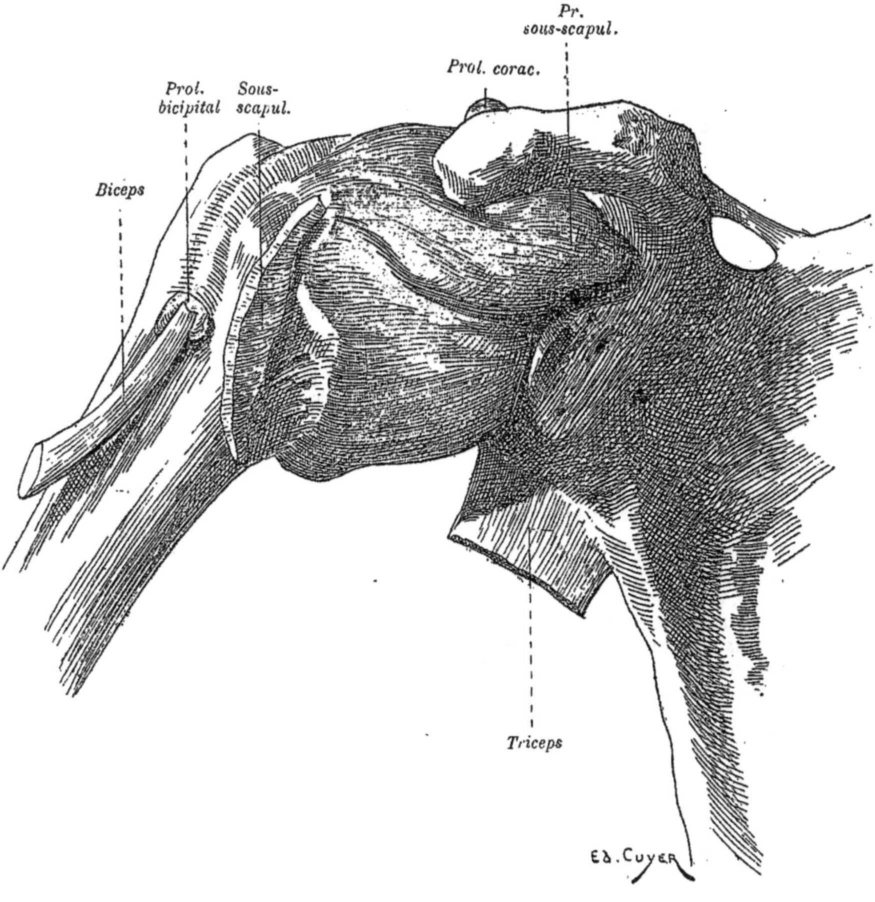

Fig. 500.

Articulation scapulo-humérale, vue antérieure, la synoviale a été injectée.

capsule et la pénètre ; le sus-épineux qui couvre sa partie supérieure ; le sous-épineux et le petit rond, qui revêtent sa partie postérieure.

Ainsi revêtue de sa coiffe musculo-tendineuse, la tête humérale entre en *contact* supérieurement avec la voûte ostéo-fibreuse que forment l'acromion et la coracoïde reliés par le ligament acromio-coracoïdien. Cette voûte surplombe comme un auvent la cavité glénoïde agrandissant par le fait la cavité de réception et de protection de la tête humérale. La voûte acromio-coracoïdienne est prolongée en dehors, en avant et en arrière par le triangle musculaire du deltoïde qui achève l'enveloppement de l'article. Au-dessous du muscle un mince feuillet aponévrotique continue le ligament acromio-coracoïdien. Toutes ces parties sont, je le répète, en contact immédiat avec l'articulation, et les frottements de la tête humérale sur cette enveloppe ont créé une grande séreuse, la bourse séreuse sous-deltoïdienne.

A ces rapports immédiats, il faut en ajouter d'autres; en avant, une éminence osseuse, la coracoïde, et un faisceau musculaire qui s'en détache, le coraco-biceps, répètent un rapport du même genre, établi là encore par l'intermédiaire d'une bourse séreuse quelquefois isolée, quelquefois réunie à la grande séreuse sous-deltoïdienne. Ainsi enveloppée en avant, en dehors, en haut et en arrière, l'articulation scapulo-humérale répond en dedans au creux de l'aisselle : là, sa paroi apparaît dans l'écartement des muscles sous-scapulaire, triceps et petit rond, et se met en rapport avec les vaisseaux et nerfs qui traversent le creux axillaire.

Notons aussi que la longue portion du triceps, croisée en avant par le grand rond, en arrière par le petit rond, limite un espace quadrangulaire par où passent les vaisseaux et nerfs circonflexes postérieurs qui contournent le col chirurgical de l'humérus.

Bourses séreuses de l'épaule. — La plupart nous étant déjà connues, il nous suffit de les rappeler en quelques mots :

1° La plus grande et la plus constante est la *sous-deltoïdienne*, située entre la face profonde du deltoïde, la voûte acromio-coracoïdienne, d'une part, les tubérosités de l'humérus et le manchon capsulaire, d'autre part; elle s'étend assez souvent plus en dedans sur la face supérieure du tendon sus-épineux; cette bourse peut communiquer exceptionnellement, avec la synoviale articulaire.

2° La *bourse séreuse du sous-scapulaire* est située entre la face profonde du tendon sous-scapulaire, le col de l'omoplate et la partie correspondante de la capsule; elle s'étend en dedans jusque dans la fosse sous-scapulaire sous la forme d'un prolongement digitiforme. Nous avons dit que cette séreuse communiquait le plus souvent, chez l'adulte, avec le prolongement sous-scapulaire de la synoviale au niveau du foramen ovale.

3° La *bourse sous-coracoïdienne*, souvent réunie à la précédente, s'étale entre l'apophyse coracoïde et le bord supérieur du sous-scapulaire; elle est créée par les frottements du tendon sur la face humérale de l'apophyse.

4° Une bourse séreuse, moins constante, est située entre la face antérieure du sous-scapulaire et la petite tubérosité et la face postérieure des tendons réunis du coraco-brachial et du biceps; elle s'étend en haut sous l'apophyse coracoïde. Elle communique souvent avec la grande séreuse sous-deltoïdienne.

Vaisseaux et nerfs. — Les artères de l'articulation scapulo-humérale sont fournies par les circonflexes antérieure et postérieure et la scapulaire inférieure, *branches de l'axillaire*, et par la sus-scapulaire, *branche de la sous-clavière*.

La sus-scapulaire distribue ses rameaux à la partie supéro-externe de la capsule. Les circonflexes décrivent autour du col chirurgical une arcade complète, d'où partent des branches ascendantes destinées à l'articulation; constamment, un rameau de la circonflexe antérieure remonte dans la coulisse bicipitale. Les branches terminales de la scapulaire inférieure se rendent en grande partie à la portion de la capsule qui avoisine la cavité glénoïde.

Il n'est pas rare que l'axillaire émette une branche articulaire directe, qui aborde la capsule à la hauteur du biceps et de la coracoïde. L'articulation reçoit en outre un grand nombre de rameaux des nombreuses artères musculaires de la région.

Les nerfs viennent du sus-scapulaire, du sous-scapulaire, et du circonflexe.

Essai de mécanique articulaire. — A l'état normal, le bras pendant le long du corps, la tête humérale n'entre en contact qu'avec les deux tiers supérieurs de la cavité glénoïde; le tiers inférieur de cette cavité répond à la partie interne du col. A ce niveau, le col, recouvert par les fibres récurrentes de la capsule et par un périoste épaissi, dans lequel on rencontre des éléments fibro-cartilagineux, entre en contact avec le segment inférieur du bourrelet glénoïdien, que j'ai appelé coussinet élastique du bras.

Comment s'établit le contact? — Il était universellement admis, il y a peu d'années, et la majorité des anatomistes admettent encore, que la cavité glénoïde et la tête humérale entrent en contact par toute l'étendue des parties mises en présence dans les divers mouvements.

On peut voir le contact ainsi représenté sur nos coupes (fig. 496 et 497), comme sur celles de Weitbrecht, Braune, Henle, Cruveilhier, et de tous ceux, anciens et modernes, qui ont bien voulu faire ces coupes et les reproduire fidèlement.

Actuellement quelques anatomistes nient ce *contact général*, et prétendent le remplacer par un *contact polaire central* ou *juxta-central*. Cette théorie, née, je crois, des spéculations géométriques d'Aeby, a été soutenue en France par M. Assaky (Soc. Biologie, juin 1885). Pour cet auteur, le tubercule central, que l'on rencontre parfois vers le centre de la glène osseuse, répond au point de pression maximum exercée le plus habituellement par la tête humérale. M. Assaky a présenté, à l'appui de sa théorie, des moules de cire qui, comprimés entre la glène et la tête, avaient pris la forme de ménisques plus minces au centre qu'à la périphérie. Ses conclusions furent les suivantes : dans l'articulation scapulo-humérale, le contact cartilagineux, sans interposition de synovie, n'est pas général, mais juxta-central pour la cavité glénoïde, et polaire pour la tête humérale.

A première vue, cette théorie nous apparaît en contradiction formelle avec les lois qui régissent la forme des os. Un tubercule répondant au point d'une cavité sur lequel porte la pression maxima d'une tête sphérique! Il semble que l'observation de l'anatomie tant normale que pathologique (pseudarthroses) permette de conclure que ce point en saillie doit répondre au minimum de pression.

Mais voyons les faits.

Une première expérience est tout à fait probante : faites, sur un sujet congelé, des coupes de l'articulation : toujours vous trouverez la cavité glénoïde en contact par *toute son étendue* avec la portion de la tête humérale qui était en rapport avec elle dans le mouvement où la congélation a surpris le membre. Variez les positions et les coupes ; toujours vous observerez un contact général et parfait. Cherchez, sur ces coupes, à obtenir un contact limité à un point, un contact polaire, vous n'y réussirez point.

Une autre expérience est non moins instructive : détachez la tête humérale par un trait de scie passant au voisinage du col anatomique, et appliquez-la sur la glène. Renversez alors cette sorte de bilboquet ; lorsque le sujet est frais, les surfaces cartilagineuses ayant gardé leur élasticité normale, la tête reste adhérente à la cavité glénoïde. Comment expliquer ce fait avec la théorie du contact polaire central ou juxta-central?

Mais, à défaut d'expériences, l'anatomie générale des articulations nous oblige à refuser tout crédit à la théorie nouvelle. Nous savons, en effet, que toujours l'épaisseur du revêtement cartilagineux est en rapport direct avec la pression ; or les coupes (fig. 496 et 497) nous montrent que l'épaisseur de ce revêtement est minima au centre de la glène scapulaire.

J'ai aussi insisté sur ce fait (V. page 571 et rem. C, page 585) qu'au niveau du tubercule central le revêtement n'est plus formé par du cartilage hyalin, mais par du fibro-cartilage, preuve nouvelle que la pression est moindre en ce point.

Ajoutons un dernier argument : lorsque deux surfaces articulaires n'entrent en contact que par un point de leur étendue, on voit à leur périphérie des ménisques ou des franges synoviales ; or, rien de tel n'existe à l'articulation scapulo-humérale. Dans cette articulation, au contraire, l'étendue du contact est encore augmentée sur le vivant par ce fait que le bourrelet glénoïdien est appliqué étroitement contre la tête humérale par la capsule qui s'attache à sa face externe.

Ces diverses constatations me semblent suffisantes pour s'en tenir à l'ancienne théorie du contact général, en la complétant de la façon suivante : *c'est au centre de la cavité glénoïde que la pression s'exerce avec moins de perfection et de force.*

Je n'aurais point apporté tant d'attention à la réfutation de la théorie du contact polaire, si elle n'avait obtenu le patronage scientifique du professeur Farabeuf. En la présentant, au nom de son auteur, à la Société de chirurgie (Séance du 12 mai 1886), M. Farabeuf admit comme démontré le contact polaire des surfaces, et annonça l'intention d'examiner ultérieurement si ce fait ne devait pas devenir le point de départ de l'énoncé d'une loi générale régissant la construction des énarthroses et des condyles.

Par quelle force est assuré le contact des surfaces articulaires? — Au dire de Weber et d'un grand nombre d'anatomistes le contact entre la tête humérale et la cavité glénoïde serait maintenu à l'épaule comme à la hanche par la pression atmosphérique.

Celle-ci, évaluée par Krause à 2 kg. 800, est manifestement insuffisante : il convient de lui ajouter la tonicité des muscles qui englobent l'articulation, allant de l'un à l'autre de ses segments. Quand la tonicité musculaire vient à disparaître, les surfaces s'abandonnent peu à peu et l'humérus tombe, comme on le vérifie aisément sur les bras atrophiés d'enfants atteints de paralysie infantile.

Mouvements. — Les mouvements qui se passent dans l'articulation scapulo-humérale sont étendus, mais pas autant qu'on le dit et qu'on pourrait le croire au premier abord. En effet, Duchenne de Boulogne, et plus récemment Cathcart d'Edimbourg (Journ. of Anatomy, 1884) ont montré que la ceinture thoracique prenait une très grande part aux mouvements de l'articulation scapulo-humérale.

D'ordinaire, c'est l'humérus qui prend son point d'appui sur l'omoplate et se meut avec elle et la clavicule sur le thorax ; plus rarement, c'est l'omoplate qui se meut sur l'humérus immobilisé.

Flexion et extension. — L'humérus peut se porter *en avant* et *en arrière* ; ces mouvements se font autour d'un axe qui, partant du centre de la glène, traverse la tête en s'inclinant un peu en bas et en avant; l'axe huméral correspond à celui du col anatomique, tel que le décrit Kraüse (V. Ostéologie, p. 148). Dans le mouvement en avant ou de flexion, la partie postérieure de la capsule se tend ainsi que le muscle petit rond qui la double. Le mouvement en arrière ou d'extension est beaucoup plus limité ; la partie antérieure de la capsule et le sous-scapulaire résistent. En étudiant ces mouvements sur un sujet vivant, on s'aperçoit que la flexion n'est point, comme on le dit, limitée par la rencontre de la petite tubérosité avec la coracoïde; à peine l'extrémité inférieure de l'humérus s'est-elle portée de dix centimètres en avant, que déjà l'omoplate suit le mouvement. En fait, la rencontre de la petite tubérosité avec la coracoïde ne peut s'obtenir sur le cadavre ou sur le vivant que par un mouvement communiqué, non physiologique.

Dans ces mouvements de flexion et d'extension, la capsule subit un commencement de torsion.

Abduction et adduction. — L'abduction est le mouvement par lequel l'humérus se porte en dehors; l'adduction, celui par lequel il se porte en dedans. Ces mouvements se font autour d'un axe antéro-postérieur passant par la tête humérale. Dans l'abduction, la tête se meut de haut en bas dans la cavité glénoïde ; lorsque le mouvement est porté à un certain degré (abduction à angle droit), la partie supérieure de la tête cartilagineuse entre en contact avec la cavité glénoïde, tandis que la partie inférieure vient se mettre en rapport avec le ligament capsulaire dans l'aisselle (V. fig. 497).

L'abduction est limitée, dit-on, par le contact de la grosse tubérosité avec l'acromion ou avec la partie supérieure du rebord glénoïdien. Cependant, il suffit d'observer sur le vivant, pour voir, comme Cathcart l'a bien remarqué, que l'omoplate se met en mouvement dès que l'abduction commence, et tant qu'elle dure. On a voulu faire le départ de ce qui revenait à l'humérus et à la ceinture thoracique dans ce mouvement si étendu d'abduction ; cela n'est guère facile, pour ne pas dire impossible.

L'adduction est rapidement limitée par la rencontre du bras avec le tronc : on peut même dire que l'adduction pure n'existe pas, puisqu'il y a, quand le bras pend au repos, contact du col huméral avec le coussinet élastique du bourrelet glénoïdien. Quand on force l'adduction pure, par exemple pour mettre le coude en contact avec le tronc, c'est l'omoplate qui se meut.

Il ne faut pas confondre les mouvements d'abduction et d'adduction avec ceux d'élévation et d'abaissement comme le font certains auteurs. Les mouvements d'élévation et d'abaissement ne peuvent exister dans l'énarthrose scapulo-humérale ; ils ne pourraient se faire que par glissement des surfaces : or, le glissement en haut est rendu impossible par le contact de la tête avec la voûte acromio-coracoïdienne.

Circumduction. — La circumduction est formée par la succession de ces divers mouvements en passant par les degrés intermédiaires. Dans ce mouvement, le bras décrit un cône dont la base regarde en dehors, en bas et en avant. La ceinture thoracique prend une grande part à la circumduction, et le sommet du cône, décrit par le membre, est bien plus à l'articulation sterno-claviculaire qu'à la scapulo-humérale.

Rotation. — Les mouvements de rotation *en dedans* et *en dehors* se font autour d'un axe vertical qui répond à peu près à celui de la diaphyse humérale. Ils sont très peu étendus et limités par la tension de la capsule et des muscles qui la doublent.

Mouvements de la ceinture thoracique complémentaires des mouvements de l'articulation scapulo-humérale. — Les mouvements de l'omoplate ont été étudiés par Duchenne de Boulogne : il distingue des mouvements *partiels* et des mouvements de *totalité* ou *en masse*. Dans les mouvements partiels, l'omoplate se déplace autour d'un axe antéro-postérieur placé au voisinage de l'un de ses angles. Ces mouvements ont été comparés à ceux que décrivent les deux branches d'une pièce métallique courbée à angle droit et fixée par cet angle. Dans l'omoplate, les angles supérieur et externe peuvent être pivots ; l'angle inférieur ne l'est jamais. Ces mouvements de l'omoplate commencent ainsi par un premier temps de mouvement partiel, auquel succède un mouvement de totalité qui déplace l'os en avant.

Ces mouvements de l'omoplate sont accompagnés de mouvements de glissement se passant dans l'arthrodie acromio-claviculaire. La clavicule, ainsi associée à l'omoplate, s'élève, s'abaisse, se porte en avant et en arrière.

Morris a décrit longuement ces mouvements de la ceinture scapulaire associés aux mouvements de l'articulation scapulo-humérale. Ils ont non seulement pour effet d'augmenter l'étendue des mouvements de l'épaule, mais ils servent aussi et surtout à *orienter* la cavité glénoïde de telle sorte qu'elle reçoive, sous l'incidence la plus favorable, les pressions qui lui sont transmises par le membre supérieur.

Varia. — A. — D'après des mensurations prises sur dix sujets, l'étendue de la surface cartilagineuse de la tête humérale de haut en bas est de 45 mm., et de 40 mm., d'avant en arrière.

B. — L'échancrure, que présente le revêtement cartilagineux de la tête humérale au-dessus de la petite tubérosité, s'avance plus ou moins sur la tête. Elle est quelquefois profonde de 5 à 7 mm., et son aspect rappelle celui de la fossette du ligament rond à la hanche. Welcker a signalé un cas dans lequel l'échancrure, devenue fossette, était située presque au centre de la tête humérale. J'ai présenté à la Société anatomique un cas tout à fait semblable dans lequel un véritable ligament interarticulaire, analogue au ligament rond de la hanche, venait s'insérer vers le milieu de la tête humérale. L'analogie était d'autant plus grande que le ligament se détachait du bourrelet au niveau de l'échancrure glénoïdienne; après un trajet de 3 cm., il gagnait la tête humérale, où son insertion était marquée par une excavation entourée de cartilage. Toute la partie de la glène, répondant à l'échancrure, était dépourvue de cartilage d'encroûtement, et présentait seulement quelques îlots de fibro-cartilage ; la ressemblance avec l'arrière-fond de la cavité cotyloïde était donc frappante.

C. — Le fibro-cartilage est d'autant plus abondant que la tache centrale de la cavité glénoïde est plus manifeste ; parfois même, les fibrilles sont dissociées, et la tache prend un aspect velvétique. Dans une récente constatation faite sur le cadavre frais d'un supplicié âgé de 21 ans, il y avait, au centre de cette tache fibro-cartilagineuse, un véritable abaissement de niveau en forme de cupule ; l'articulation ne présentait, bien entendu, aucune trace d'arthrite.

D. — Les connexions du tendon bicipital avec le bourrelet sont importantes ; la seule tonicité du biceps suffit sur le vivant pour détacher la partie supérieure du bourrelet et l'appliquer entièrement sur la partie contiguë de la tête humérale.

E. — Carpentier (Th. Lille, 1887) a vu une fois une branche artérielle grêle, venue de l'anastomose entre la scapulaire inférieure et la sus-scapulaire s'engager sous l'orifice ostéo-fibreux formé par l'échancrure glénoïdienne et le bourrelet ; sans doute cette artériole se rendait à une frange synoviale, d'aspect jaunâtre, que l'on rencontre en ce point quand le bourrelet est très détaché.

F. — L'insertion de la capsule à la face externe et au bord libre du bourrelet nous montre que le bourrelet peut être considéré comme un point de la capsule renforcé par des fibres circulaires périglénoïdiennes. Elle nous montre encore que le bourrelet n'est point absolument fixe, mais que sa partie périphérique, ce qu'on appelle son bord libre, est continue avec la capsule, se meut et se tend avec elle, de façon à toujours s'appliquer sur la tête humérale.

G. — Sappey décrit au ligament coraco-huméral deux faisceaux différents : l'un, superficiel, *coraco-huméral proprement dit*, presque horizontal, s'attache à toute la longueur du bord externe de l'apophyse coracoïde, et répond à la description que j'ai donnée ; l'autre, profond, *coraco-glénoïdien*, naît de la partie moyenne du bord externe de la coracoïde, où il est confondu avec le superficiel ; de là il se porte en dehors et en arrière vers le pôle supérieur de la cavité glénoïde, où ses fibres se confondent avec la capsule et le bourrelet. C'est une sorte d'arcade fibreuse que l'on peut voir sur la fig. 499.

H. — Quelques auteurs, à l'exemple de Schlemn (Fr. Schlemn, Arch. f. anat. und Phys. von Müller, 1853, p. 45), décrivent au *ligament coraco-huméral* deux couches ; il en est même qui, pour compliquer la question, séparent les deux couches et décrivent un ligament coraco-huméral superficiel, et un ligament coraco-huméral profond, à la suite duquel ils décrivent encore un faisceau sus-gléno-sus-huméral. Ces auteurs seraient fort embarrassés s'il fallait justifier par une dissection leur description, fruit de la compilation de textes incompris. La vérité est que Schlemm rattache au ligament coraco-huméral le faisceau sus-gléno-sus-huméral, et est ainsi amené à décrire un ligament coraco-brachial supérieur composé de deux couches. C'est pour n'avoir pas contrôlé sur le cadavre, qu'après avoir décrit, avec Schlemm, deux ligaments coraco-huméraux, les auteurs auxquels je fais allusion ont encore décrit un autre faisceau de renforcement supérieur, superposant ainsi trois ligaments. Les choses sont plus simples ; il y a : 1° le *ligament coraco-huméral*, couche fibreuse unique, confondue en arrière avec la capsule, détachée d'elle en avant ; — et 2° le faisceau de renforcement supérieur du ligament capsulaire, *ligament sus-gléno-sus-huméral*.

I. — Sutton pense que le *ligament coraco-huméral* représente l'insertion primitive du petit pectoral. On sait en effet que ce muscle, qui s'insère normalement au bord interne et à la face supérieure de l'apophyse coracoïde, glisse parfois sur cette apophyse, traverse le ligament acromio-coracoïdien, et va s'insérer sur la capsule articulaire, jusqu'à la grosse tubérosité de l'humérus. Cette anomalie n'est que la réapparition d'une disposition normale chez quelques animaux, notamment chez beaucoup de singes.

Le ligament coraco-huméral étant horizontal ne peut être *suspenseur* de la tête humérale ; il mérite ce nom quand, au cours de la dissection, on a laissé l'air pénétrer et l'humérus s'abaisser.

J. — L'ouvrage de Barkow (Syndesmologie, Breslau, 1841) dans lequel les faisceaux renforcés de la capsule sont mentionnés n'est point à la bibliothèque de la Faculté ; on le trouvera à la Bibliothèque Nationale, Ta, 22, 3.

K. — *Les faisceaux de renforcement gléno-huméraux*, fixes dans leur situation, sont très variables dans leur développement ; tantôt assez forts et nettement dessinés, ils sont dans d'autres cas à peine marqués et difficiles à distinguer du reste de la capsule. On a dit (thèse de Cavayé, 1882) que ces faisceaux pouvaient être assez forts pour fracturer par arrachement le col de l'omoplate. J'ai essayé de reproduire les expériences de Cavayé ; à chaque fois, j'ai obtenu un arrachement du bourrelet glénoïdien avec quelques parcelles osseuses ; mais je n'ai pu produire de fracture complète du col.

L. — La tendance du *faisceau sus-gléno-sus-huméral* à s'isoler et à devenir complètement libre dans l'intérieur de l'articulation, confirme l'opinion émise par H. Welcker que ce faisceau correspond homologiquement au ligament rond de l'articulation de la hanche. Dans trois mémoires successifs, dont le dernier a paru in Arch. f. Anat. u. Phy., 1878, p. 20, H. Welcker a montré les analogies qui rapprochent ces ligaments, en les étudiant sur un grand nombre de mammifères qui présentent des états divers depuis la forme sessile du faisceau jusqu'à son indépendance plus ou moins complète. — Sutton, étudiant l'anatomie comparée du faisceau sus-gléno-sus-huméral, est arrivé à la conclusion qu'il représentait un reste ancestral du tendon du muscle sous-clavier.

Je dois faire observer que cette homologie du ligament sus-gléno-sus-huméral cadre mal avec l'homologie établie entre l'échancrure glénoïdienne et l'échancrure cotyloïdienne. Le cas personnel dont j'ai déjà parlé (V. rem. B, p. 585) et dans lequel le ligament partait de l'échancrure pour se rendre à la fossette humérale, tendrait à établir que c'est le faisceau gléno-huméral moyen qui est l'homologue du ligament rond.

M. — *Immigration du tendon bicipital dans l'articulation de l'épaule.* — Welcker (die Einwanderung der Bicepssehne in das Schultergelenk, Arch. f. Anat. u. Phy., 1871, Anat. Abth., p. 20), a montré que, chez certains animaux (cheval) le tendon du biceps est accolé à la face externe du ligament capsulaire ; — que, chez d'autres, il tend à s'invaginer dans la capsule fibreuse, et à venir se mettre en rapport immédiat avec la membrane synoviale ; il la soulève et s'en enveloppe en restant adhérent par un méso (chauve-souris, mouton) ; — et qu'enfin, sur le plus grand nombre, il devient libre, comme chez l'homme. — Welcker a pu suivre sur l'embryon humain les différentes phases de l'immigration du tendon, d'abord extra-capsulaire, puis retenu par un méso, et enfin libre mais revêtu d'une gaîne synoviale. D'après les recherches de cet auteur, le tendon du biceps deviendrait libre vers le troisième ou le quatrième mois de la vie fœtale.

N. — Le *ligament sus-gléno-pré-huméral*, parfois peu apparent, tend, dans quelques cas au contraire, à se détacher comme faisceau distinct. Il est parfois divisé en deux faisceaux isolés. Très souvent, comme l'a bien vu Barkow, il paraît se détacher uniquement du bourrelet glénoïdien (V. fig. 493).

D'après Welcker il représenterait chez l'homme le ligament interarticulaire huméral de certains animaux.

O. — Tantôt le *prolongement sous-scapulaire* n'est qu'un simple mamelon ; le plus souvent c'est un prolongement digitiforme de plusieurs centimètres de long, qui se prolonge jusque dans la fosse sous-scapulaire. Ces différences tiennent à ce fait que dans le premier cas la hernie synoviale ne s'est pas encore ouverte dans la bourse du glissement du sous-scapulaire ; tandis que dans le second cas la fusion des deux séreuses s'est opérée. Chez les jeunes sujets, on constate le plus souvent l'indépendance de la bourse musculaire ; chez l'adulte, on la rencontre exceptionnellement. Au niveau du large orifice par lequel la communication s'établit avec la bourse musculaire, on trouve des franges synoviales ou un gros bourrelet adipeux.

P. — Quelques auteurs parlent d'un prolongement de la synoviale articulaire au niveau du sous-épineux ; je ne l'ai jamais rencontré ; il n'y en a pas trace sur les 12 synoviales injectées qui ont servi à ma description.

§ III. — ARTICULATION DU COUDE

(HUMÉRO-ANTIBRACHIALE)

Trois os, l'humérus d'un côté, le cubitus et le radius de l'autre, concourent à former l'articulation du coude.

Il importe de distinguer, dans cette grande articulation, deux articulations confondues en apparence, très distinctes en réalité, car elles sont en rapport avec des mouvements différents.

L'une de ces articulations est formée par l'humérus et le cubitus : c'est l'*articulation huméro-cubitale,* dans laquelle se passent les mouvements de flexion et d'extension de l'avant-bras, mouvements en rapport avec la forme et l'étendue des surfaces articulaires.

L'autre, *huméro-radiale,* formée par la rencontre de l'humérus et du radius, est liée aux mouvements de pronation et de supination : elle est comme surajoutée à la première.

Le radius n'appartient donc point à l'articulation du coude proprement dite, articulation de flexion et d'extension ; supprimez par arrachement le radius, les mouvements de flexion et d'extension ne sont en rien altérés, non plus que les mouvements de latéralité : le coude est devenu un genou.

Anatomiquement, ces deux articulations sont confondues en une seule, tant par la continuité des surfaces articulaires que par la communauté de la synoviale.

L'articulation huméro-cubitale a été décrite par la plupart des auteurs comme une articulation trochléenne ; beaucoup l'ont comparée à une charnière serrée réunissant le bras et l'avant-bras ; Morris la qualifie de *charnière absolue;* il eût mieux fait de dire *charnière disloquée,* car nous y constaterons un jeu assez lâche et des mouvements de latéralité dans toutes les positions. — A y regarder de près, l'articulation huméro-cubitale est une articulation en *pas de vis.*

Dans l'*articulation huméro-radiale,* les surfaces articulaires sont représentées par le condyle de l'humérus et la cupule radiale, entre lesquelles le contact s'établit seulement dans certains mouvements.

Il serait peut-être mieux de séparer tout à fait ces deux articulations et de les décrire à part : leur anatomie et leur physiologie si complexes seraient fort simplifiées. Je n'ai pas osé le faire; dans une anatomie destinée à des médecins et des chirurgiens, il faut les réunir comme elles le sont dans les luxations et arthrites, et comme on les trouve dans les opérations.

SURFACES ARTICULAIRES. — **Humérus.** — L'extrémité inférieure de l'humérus (V. Ostéologie, p. 144), aplatie et enroulée d'arrière en avant, est déjetée en avant, de sorte que l'axe prolongé de la diaphyse humérale traverserait sa partie postérieure (V. fig. 128). Elle n'est point exactement transversale : sa face antérieure s'incline en dedans ; sa face postérieure regarde en arrière et en dehors, de sorte que son axe transversal prolongé irait affleurer la partie postéro-latérale du tronc. Elle offre un diamètre transversal trois ou quatre fois plus grand que le diamètre antéro-postérieur.

L'extrémité antibrachiale de l'humérus présente de dedans en dehors une *trochlée* et un *condyle* séparés par un sillon.

La *trochlée* ou *poulie*, presque circulaire, s'articule avec la grande cavité sigmoïde du cubitus ; elle a pour parois ou jouès deux surfaces arrondies appartenant à des cônes dont les sommets tronqués se rencontreraient vers le fond de la gorge trochléenne. Le bord interne est plus long, plus proéminent et plus arrondi que l'externe qui est représenté par une *crête fibro-cartilagineuse tranchante.* — La trochlée est notablement plus large dans sa partie postérieure que dans sa partie antérieure : la différence varie de 2 à 4 mm.

L'axe de la trochlée est important à considérer : dans la partie antérieure, il est oblique de haut en bas et un peu de dedans en dehors ; dans la partie postérieure, il présente une obliquité dans le même sens, mais beaucoup plus prononcée. Donc, *la trochlée décrit autour de l'extrémité inférieure de l'humérus une sorte de spirale ou de pas de vis.* Cette spirale est interrompue par une mince lamelle osseuse qui sépare les cavités olécrânienne et coronoïdienne. La hauteur d'un tour complet de cette spire, autour de laquelle l'avant-bras monte et descend dans les mouvements de flexion et d'extension, est de 3 à 4 mm. La trochlée est la *gorge directrice* de l'avant-bras, dans sa montée ou sa descente autour de l'extrémité inférieure de l'humérus.

Le revêtement cartilagineux, d'épaisseur uniforme (1 à 2 mm.), s'avance moins dans le fond de la trochlée que sur ses parois ; en effet, il se termine en avant et en arrière par une courbe, concave en haut, dont la partie la plus déprimée répond à la gorge et reste à près d'un demi-centimètre des cavités olécrânienne et coronoïdienne De cette disposition du cartilage articulaire, on peut prévoir que ni le bec coronoïdien dans l'extrême flexion, ni le bec olécrânien, dans l'extension complète, ne sont en contact avec la poulie humérale.

Le *condyle,* situé en dehors de la trochlée, est une éminence à grand axe vertical : il représente un segment de sphéroïde aplati et regarde directement en avant. Le condyle s'articule avec la cupule radiale, mais seulement dans la flexion à angle droit ; *dans l'extension complète, il n'est en rapport qu'avec la partie antérieure de la cupule, dont la moitié postérieure perd tout contact articulaire.*

Le condyle est réuni à la trochlée par un plan *incliné ;* ce plan, demi-circulaire seulement, c'est-à-dire moins étendu que la trochlée, répond à ce que je vais appeler le *biseau radial.* On peut voir, sur une coupe de l'articulation du coude (V. fig. 508), que ce plan incliné continue en haut la surface articulaire de la petite cavité sigmoïde du cubitus, formant ainsi plafond au biseau radial.

Le revêtement cartilagineux du condyle a une épaisseur de 1 mm. 5.

Cubitus. — L'extrémité supérieure du cubitus circonscrit par ses deux apophyses, l'olécrâne et la coronoïde, une cavité articulaire, ouverte en avant, la *grande cavité sigmoïde,* qui reçoit, dans sa concavité demi-circulaire, la trochlée humérale (A).

Une saillie médiane, mousse, allant du bec coronoïdien au bec olécrânien, divise la grande cavité sigmoïde en deux versants ou facettes concaves : la saillie répond à la gorge de la trochlée humérale; les facettes répondent aux joues de cette trochlée. *La facette externe est elle-même décomposée en deux facettes,* dont la plus externe, libre dans la flexion, entre en contact dans l'extension avec la partie postérieure élargie de la trochlée. (Voy. F. 501.)

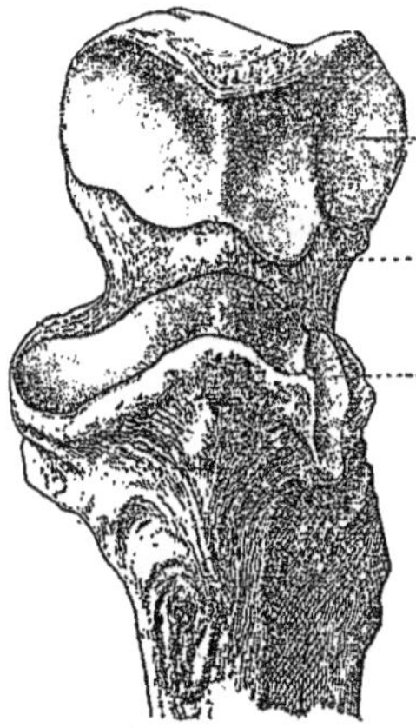

Fig. 501.
Cubitus, extrémité supérieure, surfaces articulaires.

A l'union des parties olécrânienne et coronoïdienne de la grande cavité sigmoïde, le revêtement cartilagineux est interrompu par un sillon transversal, plus large et plus excavé sur ses parties latérales, où il répond à des franges graisseuses que l'extension chasse de l'articulation et que la flexion y fait rentrer.

Le bord externe de l'apophyse coronoïde est excavé par une facette articulaire, dite *petite cavité sigmoïde du cubitus,* qui s'articule avec le pourtour de la tête radiale.

Au niveau de l'arête qui sépare la grande cavité sigmoïde de la petite, le revêtement cartilagineux se modifie ; il devient fibro-cartilagineux et très souple (Sappey), texture en rapport avec sa fonction qui est d'assurer le contact des surfaces voisines et non de supporter des pressions. J'ajouterai à cette intéressante remarque de Sappey qu'au niveau de la crête linéaire intermédiaire au plan incliné huméral et à la trochlée, le revêtement devient aussi fibro-cartilagineux.

Radius. — L'extrémité supérieure du radius, segment de cylindre, dit-on, est creusée d'une cupule par son contact avec le condyle huméral. Cette cupule radiale est limitée par un rebord épais, dont la moitié interne est large et taillée en biseau.

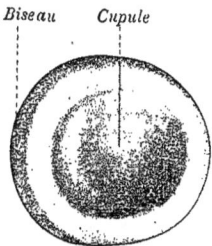

Fig. 502. — Cupule radiale, vue d'en haut.

Le *biseau radial* (V. fig. 502) s'articule avec le plan incliné, qui joint la lèvre externe de la trochlée au condyle huméral. L'addition du croissant (Sappey), formé par le biseau radial, élargit notablement la tête radiale dans le sens transversal ; elle est donc plus ovalaire que circulaire. Des mensurations précises sur vingt sujets m'ont démontré que le diamètre transversal l'emporte toujours de 1 à 2 mm. sur l'antéro-postérieur ; cette considération n'est pas à négliger pour le mécanisme de l'articulation radio-cubitale supérieure.

La partie interne du pourtour de la tête radiale présente une surface cartilagineuse, demi-cylindrique, haute de 4 à 6 mm. dans sa partie moyenne, effilée à ses extrémités. Cette surface répond à la petite cavité sigmoïde du cubitus. —

En dehors le revêtement cartilagineux de la cupule descend seulement de 2 à 3 mm. sur le pourtour de la tête radiale.

MOYENS D'UNION. — **Capsule fibreuse.** — Un manchon fibreux réunit les extrémités osseuses ; mince en certains points, il est renforcé en d'autres. La plupart des auteurs, surtout les plus récents, ne font point mention de la capsule et ne décrivent que des ligaments. (J'ai déjà appelé l'attention sur ce que cette façon de concevoir et de décrire les moyens d'union dans les diverses articulations avait de faux ; l'on a pu voir dans le chapitre consacré au développement que la gaine périostique allait comme un manchon continu d'un os à

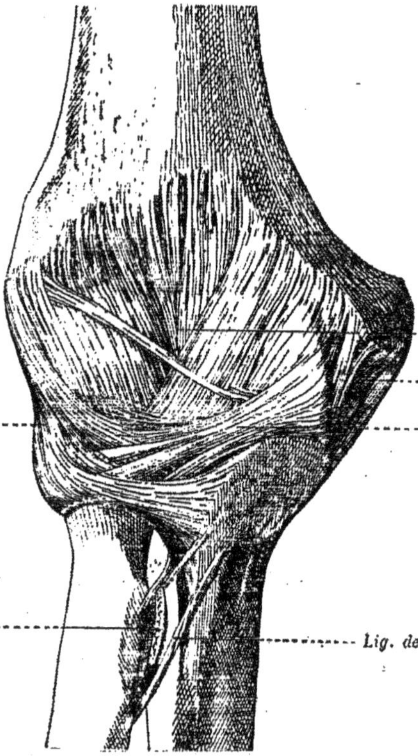

Fig. 503. — Articulation du coude, vue antérieure.

l'autre, et comment les ligaments devaient être considérés comme renforcements de cette gaine capsulaire, en rapport avec les mouvements usuels de la jointure). Henle, Morel et Mathias-Duval (*Manuel de l'anatomiste*, page 232) ne sont point tombés dans cette erreur, ils décrivent longuement et avec soin la capsule fibreuse.

L'*insertion humérale* du manchon capsulaire se fait : en avant, sur une ligne ondulée passant immédiatement au-dessus des cavités coronoïdienne et sus-condylienne ; — en arrière sur les bords de la cavité olécrânienne, là où ils continuent les lèvres de la trochlée, puis transversalement dans le fond de la cavité, dont la moitié supérieure reste ainsi extra-articulaire ; — en dehors, à la partie inférieure de l'épicondyle ; — en dedans, au bord inférieur de l'épitrochlée. Les insertions antérieures et postérieures de la capsule se font sur une large surface ; elles sont néanmoins peu solides, les fibres étant séparées par des masses adipeuses.

L'*insertion antibrachiale* de la capsule se fait sur le cubitus, aux bords de la grande cavité sigmoïde, tout près de son revêtement cartilagineux ; le radius ne reçoit au niveau de son col que quelques fibres clairsemées.

Ligaments ou faisceaux de renforcement. — La capsule de l'articulation du coude est renforcée en avant, en arrière et sur les côtés ; les renforcements latéraux sont de beaucoup les plus forts.

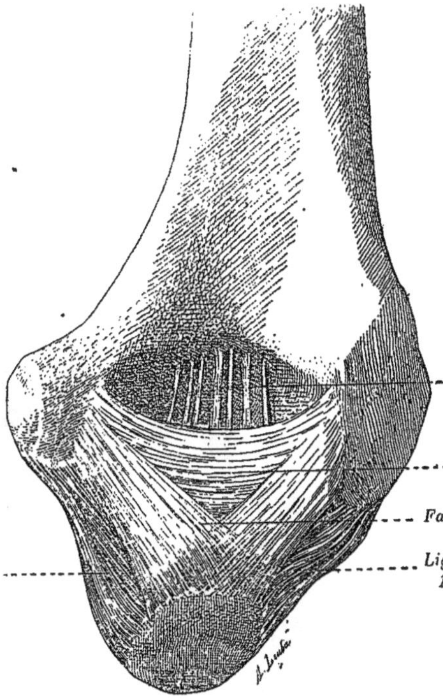

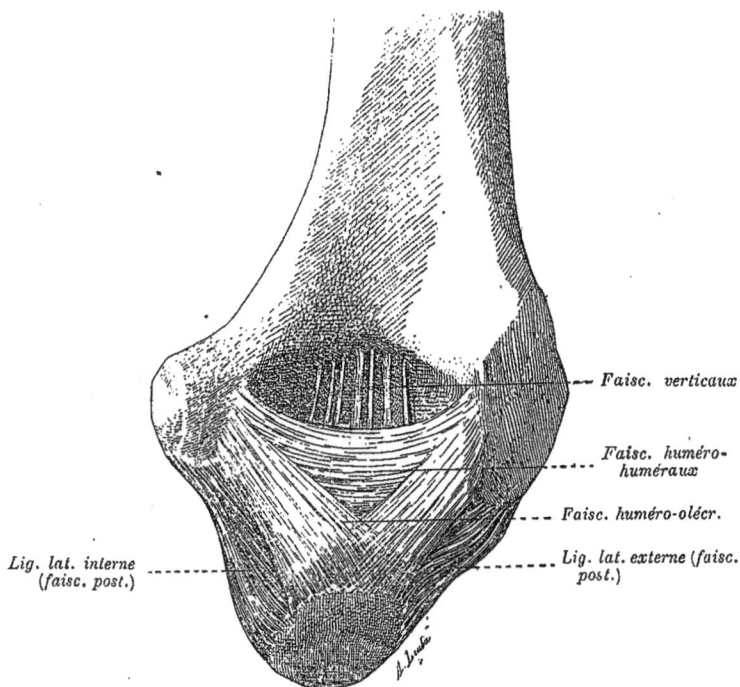

Fig. 504. — Articulation du coude, vue postérieure.

Ligament antérieur. — C'est un éventail, dont les fibres principales se détachent du pourtour des fossettes coronoïdienne et sus-condylienne et de la partie externe du condyle huméral. De là elles se dirigent en convergeant vers la face externe de l'apophyse coronoïde, à laquelle elles se fixent immédiatement au-devant de la petite cavité sigmoïde ; quelques-unes se perdent sur la coque fibreuse qui coiffe la tête radiale.

Un faisceau de ce ligament antérieur mérite une description spéciale. Il naît de la face antérieure de l'épitrochlée, bride la lèvre interne saillante de la trochlée, et va s'insérer en grande partie sur la coque fibreuse de la tête du radius. Ce faisceau *oblique antérieur* est constant : quelques-unes de ses fibres appartiennent aux muscles radiaux, surtout au deuxième; dans la fig. 503, on voit un trousseau fibreux, sectionné en dehors, qui donnait naissance à quelques fibres du deuxième radial.

Le ligament antérieur est recouvert par le muscle brachial antérieur; quelques fibres de ce muscle viennent se perdre sur ce ligament. Elles sont inconstantes et ne jouent certainement pas le rôle qu'on leur a attribué d'attirer en haut le ligament pendant la flexion.

Ligament postérieur. — En arrière la capsule fibreuse est renforcée dans sa partie inférieure par des faisceaux transversaux : les uns, *huméro-huméraux,* vont d'un bord à l'autre de la cavité olécrânienne, au-dessus de laquelle ils forment un pont fibreux; les autres, obliques, *huméro-olécrâniens,* vont aux bords latéraux de l'olécrâne. Quelques faisceaux verticaux renforcent encore

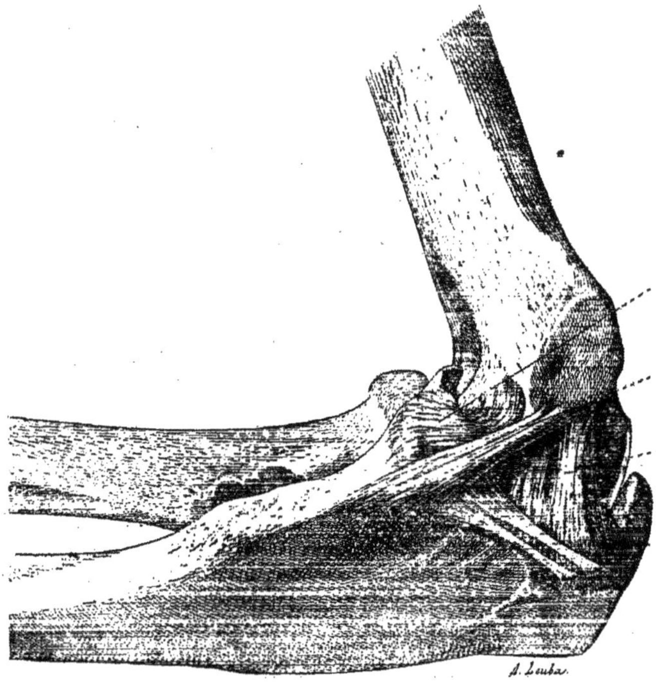

Fig. 505. — Articulation du coude, appareil ligamenteux interne.

cette partie postérieure de la capsule; grêles et épars ils sont difficiles à montrer au milieu du tissu cellulo-graisseux qui remplit la cavité olécrânienne; ils sont cependant constants et lorsqu'on vient à injecter la synoviale, ils creusent un sillon vertical sur son cul-de-sac postérieur (B).

Tout l'appareil ligamenteux postérieur du coude est recouvert par le muscle triceps et par l'anconé.

Ligament latéral interne. — Les fibres qui renforcent la partie interne de la capsule affectent la forme d'un éventail fibreux allant de l'épitrochlée au bord interne de la grande cavité sigmoïde, elles sont réparties en trois faisceaux.

a) *Le faisceau antérieur,* très faible, va de la partie antérieure de l'épitrochlée à la partie antéro-interne de l'apophyse coronoïde ; ce faisceau se continue en haut avec le faisceau oblique du ligament antérieur et, comme ce dernier, se tend fortement pendant l'extension.

b) *Le faisceau moyen,* beaucoup plus long et plus fort, est une lame fibreuse, épaisse, dont on ne voit guère que la tranche. Ce faisceau s'insère sur le bord inférieur de l'épitrochlée, d'où ses fibres descendent vers le tubercule coronoïdien sur lequel elles prennent leur insertion inférieure (C); quelques fibres, plus superficielles, descendent sur le bord interne du cubitus. Ce faisceau représente seul le ligament latéral interne ; indifférent aux mouvements de flexion et d'extension, il limite les mouvements d'abduction du coude.

c) *Le faisceau postérieur,* très résistant, s'insère en haut à la partie inférieure de la face postérieure de l'épitrochlée, et en bas au bord interne de l'olé-

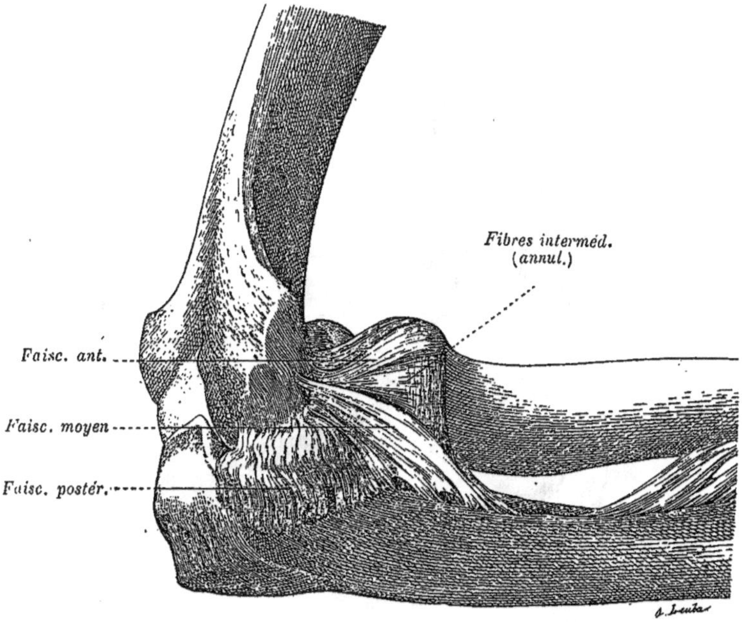

Fig. 506. — Articulation du coude, appareil ligamenteux externe.

crâne. Il se tend dans la flexion de l'avant-bras sur le bras. Il est quelquefois appelé ligament de Bardinet, depuis que le professeur de Limoges a appelé l'attention sur ce faisceau qui empêche l'écartement des deux fragments dans la fracture transversale de l'olécrâne (Collection in-8, I, 329).

A ces trois faisceaux il faut ajouter une mince lamelle superficielle, dite *ligament de Cooper,* formée de fibres arciformes allant de l'olécrâne à l'apophyse coronoïde. Ces fibres forment avec la partie interne du sillon sigmoïdien un trou par lequel on peut voir entrer et sortir, suivant qu'il est appelé ou chassé par les mouvements de l'article, un peloton graisseux très mobile (V. fig. 507).

Ligament latéral externe. — Le ligament latéral externe comprend comme l'interne trois faisceaux.

a) *Le faisceau antérieur* est assez résistant. Il va de la partie antéro-inférieure de l'épicondyle à l'apophyse coronoïde, sur laquelle il se fixe immédiatement en avant de la petite cavité sigmoïde. Son trajet est curviligne : il est soulevé par la tête du radius, sur laquelle il se réfléchit, en enserrant la moitié antérieure du col.

b) *Le faisceau moyen* naît du bord inférieur de l'épicondyle, descend soulevé par la tête radiale sur la partie postérieure de laquelle il se réfléchit, pour aller s'insérer à la crête si saillante qui limite en arrière la petite cavité sigmoïde; son insertion se prolonge encore sur le bord interosseux du cubitus. Ce faisceau est le faisceau principal de l'appareil ligamenteux externe : il répond au faisceau moyen ou principal de l'appareil ligamenteux interne.

c) *Le faisceau postérieur*, assez épais, est de forme quadrilatère; par son extrémité supérieure, il s'attache à la partie postérieure du pourtour cartilagineux du condyle; en bas, il s'insère à tout le bord externe de l'olécrâne.

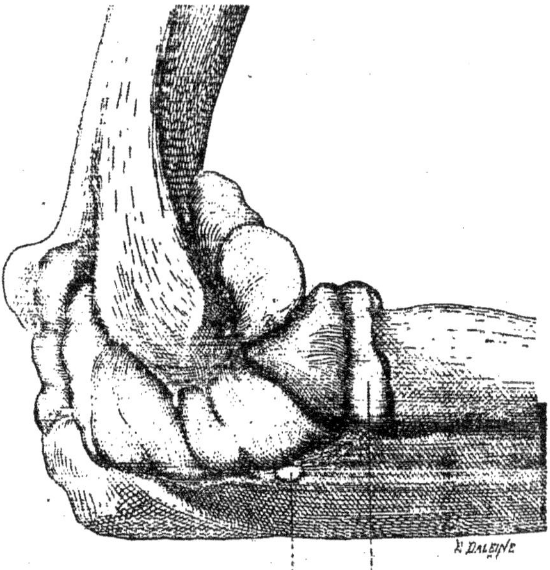

Fig. 507. — Articulation du coude, vue externe, la synoviale a été injectée.

Cette description du ligament latéral externe est basée sur un grand nombre de dissections : elle ne répond point aux descriptions classiques. Les auteurs (Sappey, Henle, etc.) affirment que la plus grande partie des fibres du ligament latéral externe embrassent le ligament annulaire du radius, et se terminent dans son épaisseur. Avec Morel et Mathias-Duval, qui paraissent avoir les premiers reconnu la part prépondérante qui revient aux faisceaux du ligament latéral externe dans la formation du ligament annulaire, je pense que ce sont ces faisceaux qui, contournant la tête du radius, et se réfléchissant sur le col radial pour gagner les deux extrémités de la petite cavité sigmoïde, *forment principalement le ligament annulaire*. — Quelques fibres seulement du ligament externe, intermédiaires aux faisceaux antérieur et moyen, vont se perdre sur le ligament annulaire. Je reviendrai sur ce point en traitant de l'articulation radio-cubitale supérieure.

La réflexion imposée aux faisceaux du ligament latéral externe par l'introduction de la tête du radius dans l'articulation, les rend difficiles à suivre ; mais une dissection attentive permet toujours de les suivre dans toute leur continuité, et de vérifier la description que j'ai donnée.

Les tendons du court supinateur, des radiaux et de l'extenseur commun adhèrent intimement au ligament latéral externe, et rendent plus difficile encore sa mise à nu complète.

SYNOVIALE. — La synoviale revêt la face profonde de la capsule ; elle se réfléchit au niveau de ses insertions pour s'avancer jusqu'au pourtour des cartilages d'encroûtement. Elle tapisse ainsi les fosses coronoïdienne, sus-condylienne et la partie inférieure de la cavité olécrânienne, formant ainsi un *cul-de-sac antérieur* et un *postérieur* (D). Le cul-de-sac postérieur, *sous-tricipital*, est plus prononcé, parce que, en ce point, la capsule fort àmincie bride moins la synoviale.

En bas et en dehors au niveau de l'orifice de la capsule fibreuse par lequel la tête radiale pénètre dans l'articulation, la synoviale descend du ligament annulaire sur le col du radius ; elle se réfléchit sur ce col pour venir se terminer à la limite du revêtement cartilagineux de la tête radiale et de la petite cavité sigmoïde du cubitus, formant ainsi un cul-de-sac annulaire qui cravate le col radial (V. fig. 507 et 508).

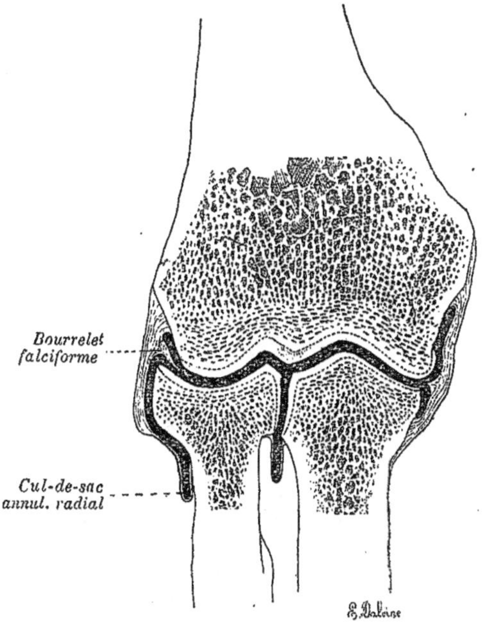

Fig. 508.
Articulation du coude, coupe vertico-transversale passant par l'épicondyle et l'épitrochlée.

Si l'on étudie la synoviale par sa face interne, on voit qu'au niveau de ses culs-de-sac antérieur et postérieur elle est soulevée par des masses adipeuses dont le développement est en rapport avec la profondeur des cavités olécrânienne et coronoïdienne, qu'elles viennent occuper dans les mouvements de l'article (Voy. fig. 509).

De même aux deux extrémités du sillon de la grande cavité sigmoïde on voit deux lobules adipeux dont le jeu est favorisé par de petits prolongements de la synoviale. L'injection au suif de la synoviale nous a permis de vérifier souvent cette particularité reproduite dans notre fig. 507 où ce petit prolongement synovial gonflé par l'injection apparaît par le trou que ménagent les fibres arciformes de Cooper.

Au niveau de l'interligne huméro-radial la synoviale est soulevée par une sorte de bourrelet falciforme, surtout prononcé en arrière où il forme une ébauche de ménisque, en rapport avec ce fait sur lequel j'ai déjà insisté que la capsule radiale et le condyle ne restent pas au contact dans l'extension du coude.

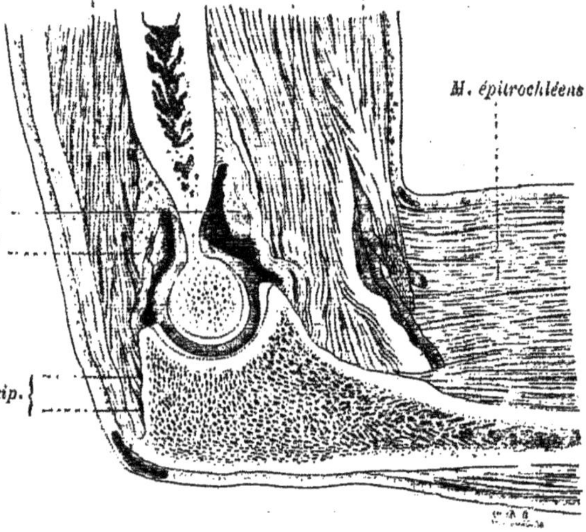

Fig. 509. — Articulation du coude, coupe verticale antéro-postérieure, passant par les becs olécrânien et coronoïdien.

Ce bourrelet falciforme existe toujours ; il est représenté sur la coupe transversale (fig. 508).

Rapports. — L'articulation du coude est recouverte en avant par une épaisse couche musculaire. Sur la ligne médiane, le muscle brachial antérieur recouvre le ligament antérieur de l'articulation, et est lui-même recouvert en partie par le biceps : cette masse musculaire médiane s'effile et s'enfonce entre deux masses charnues latérales formées : en dehors par les muscles épicondyliens, long supinateur et radiaux ; en dedans par les muscles épitrochléens, rond pronateur, grand palmaire, petit palmaire et fléchisseur superficiel.

Dans les branches du V ainsi formé par la rencontre de la masse musculaire médiane avec les masses latérales, cheminent des organes importants : ce sont, dans la branche externe, le nerf radial et la récurrente radiale antérieure ; dans la branche interne, le nerf médian, l'artère humérale et ses deux veines, plus profondément la récurrente cubitale antérieure. Superficiellement entre la peau et l'aponévrose antibrachiale, s'étend l'M veineux du coude, avec les divisions des nerfs musculo-cutané et brachial cutané interne. Ajoutons que l'aponévrose est traversée, au sommet du V du coude, par une veine communicante.

Ainsi masquée par des masses musculaires épaisses, l'articulation du coude échappe à toute exploration par sa face antérieure. Elle est plus accessible par sa face postérieure : là, le tendon tricipital seul prolonge sur la ligne médiane la saillie de l'olécrane.

L'anconé, les insertions tendineuses du cubital postérieur et des extenseurs, ainsi que l'artère récurrente radiale postérieure, répondent à l'interstice épicondylo-olécranien. Dans la gouttière épitrochléo-olécranienne transformée en canal par les faisceaux d'insertion du cubital antérieur, passe le nerf cubital et l'artère récurrente cubitale postérieure.

Vaisseaux et nerfs. — Les artères articulaires du coude naissent du riche plexus artériel formé par les récurrentes radiales et cubitales s'anastomosant entre elles et avec les branches descendantes de l'humérale (collatérales externe et internes).

Les nerfs de cette articulation viennent en avant du radial, du médian et du musculo-cutané, en arrière du nerf cubital et du rameau du radial destiné à la partie externe du tendon du triceps.

Essai de mécanique articulaire. — L'articulation du coude comprend deux articulations tant au point de vue anatomique que physiologique; j'ai déjà insisté sur ce point au début de ma description.

Dans l'articulation du coude proprement dite (huméro-cubitale) on observe principalement des mouvements de flexion et d'extension, accessoirement de très légers mouvements d'inclinaison latérale.

Flexion et extension. — Remarquons d'abord, avant de procéder à l'étude des mouvements de flexion et d'extension, qu'à l'état de repos, l'axe de l'avant-bras ne continue point l'axe du bras, mais forme avec lui un angle obtus ouvert en dehors. Exécutons lentement une flexion de l'avant-bras, nous constatons au cours du mouvement : 1° que cet angle varie; — 2° qu'il augmente peu à peu ; — 3° qu'à un moment donné, vers le milieu du mouvement, les axes du bras et de l'avant-bras se trouvent dans un même plan vertical : 4° — qu'à la fin du mouvement les deux os forment de nouveau un angle, tantôt à sinus interne, tantôt à sinus externe. — Cette excursion de l'avant-bras sur le bras vient confirmer les données anatomiques relevées au cours de la description des surfaces articulaires, à savoir que la trochlée humérale décrit *un pas de vis* autour de l'extrémité inférieure de l'humérus ; en effet les variations de l'angle n'existeraient pas si la charnière était absolue, comme le dit Morris.

Meissner a inscrit le trajet spiroïde du cubitus sur la trochlée humérale en relevant l'empreinte laissée sur l'une des surfaces par une pointe fixée dans l'autre. On peut encore, plus simplement, observer ce mouvement spiroïde sur une coupe sagittale du coude ; lorsqu'on vient à imprimer des mouvements de flexion ou d'extension à l'un des os, il s'élève ou s'abaisse, mais ne reste jamais sur le même plan que le segment immobile.

Henle et Lecomte ont affirmé qu'à la fin de la flexion, l'avant-bras faisait toujours avec le bras un angle à sinus interne. Ces auteurs ont été trompés par les mouvements simultanés qui se passent dans l'articulation scapulo-humérale. En effet, si l'on fixe solidement l'humérus dans un étau, on voit que, d'ordinaire, à la fin de la flexion, l'avant-bras forme avec le bras un angle aigu, ouvert en dehors et en haut. C'est donc à des mouvements de rotation, dont le siège est dans l'articulation scapulo-humérale, que l'avant-bras doit de se porter si facilement au-devant du corps ; cela tient également à ce fait que l'extrémité inférieure de l'humérus n'est pas dans un plan transversal, mais dans un plan oblique en bas, en arrière et en dedans. On peut dire que dans la flexion le cubitus descend le pas de vis trochléen et que, dans l'extension, il le monte.

Il ne saurait donc rester de doute sur l'excursion spiroïde de l'avant-bras autour du bras; (lire à ce propos les travaux de Duchenne, Lecomte, Koster, Heiberg, Cuénod, etc.)

L'étendue des mouvements de flexion et d'extension est d'environ 140° ; leur axe passe transversalement par l'extrémité inférieure de l'humérus, et se déplace à chaque temps de ces mouvements.

La flexion est limitée normalement par la rencontre de l'avant-bras avec le bras. Il est facile de vérifier sur des coupes que la flexion n'est point limitée par la rencontre du bec coronoïdien avec le fond de la cavité coronoïdienne; ce dernier contact peut s'observer accidentellement : le fond de la cavité et le sommet de l'apophyse sont alors revêtus d'une couche fibro-cartilagineuse. Dans la flexion, le ligament postérieur se tend, mais la ténuité et le nombre même de ses fibres verticales prouvent que ce n'est point là le véritable obstacle à une flexion plus grande.

Dans l'extension, le ligament antérieur et les faisceaux antérieurs des ligaments latéraux, fortement tendus, arrêtent le mouvement. En forçant un peu, on obtient le contact du bec olécrânien avec le fond de la cavité olécrânienne. Si le contact olécrânien se faisait normalement, les parties osseuses correspondantes n'en porteraient-elles pas les traces ? — Dans quelques cas, ce contact se fait : le bec de l'olécrâne et le fond de la cavité olécrânienne ont alors un revêtement fibro-cartilagineux.

Dans les mouvements de flexion, le *biseau radial* glisse sur le *plan incliné huméral*, et la cupule radiale, qui, dans l'extension, n'est point en contact avec le condyle huméral, vient le coiffer peu à peu.

Mouvements de latéralité. — Leur existence, niée par quelques auteurs, est facile à constater ; après avoir immobilisé l'humérus dans un étau, on voit qu'ils sont très limités dans l'extension complète, et qu'ils sont très sensibles à tous les degrés de la flexion. Les faisceaux moyens des ligaments latéraux interne et externe limitent les mouvements de latéralité (P. Poirier, *De l'entorse du coude, Progrès Médical*, 1888).

D'ordinaire les mouvements d'inclinaison latérale sont combinés avec ceux de flexion et d'extension; l'articulation huméro-cubitale est donc bien loin de ressembler à une charnière; ce n'est même pas une charnière disloquée, mais un pas de vis très libre. Il ne faut pas croire en effet que l'articulation du coude soit, à l'état vivant, aussi serrée que nous la trouvons sur le cadavre. Elle est en réalité assez libre, puisque pendant toute leur durée les mouvements de flexion et d'extension se combinent avec ceux de latéralité; de cette combinaison résulte une véritable rotation du cubitus, c'est-à-dire de l'avant-bras tout entier sur son axe, au cours des mouvements de flexion et d'extension. C'est en tenant compte de ces faits et de l'emboîtement réciproque des surfaces articulaires que Koster a pu définir, avec un peu d'exagération, l'articulation du coude une *articulation en selle.*

Je ne puis admettre le rôle prêté par Henle aux masses adipeuses dont nous avons remarqué la saillie dans les culs-de-sac synoviaux antérieur et postérieur. Au dire de cet auteur, « à côté de leur rôle nutritif et secréteur, ces masses serviraient encore à protéger la mince cloison qui sépare les cavités olécrânienne et coronoïdienne, contre le bord supérieur de l'olécrâne et contre le bord antérieur de l'apophyse coronoïde. » Le rôle de ces masses adipeuses, comme celui des masses analogues, est le suivant : elles comblent les vides laissés par les segments osseux dans leurs déplacements; au coude, la postérieure descend lorsque, dans la flexion, l'olécrâne a évacué la cavité olécrânienne.

Varia. — A. — Généralement la concavité de la *grande cavité sigmoïde du cubitus* ne dépasse jamais assez la demi-circonférence pour que l'on ne puisse disjoindre les deux os. Dans quelques cas cependant on éprouve une certaine difficulté à les séparer et à les réarticuler; il suffit de quelque ossification allongeant le bec olécrânien ou le bec coronoïdien pour que cette séparation devienne impossible.

B. — Dans sa *partie postéro-supérieure*, la *capsule* est d'une minceur extrême : elle n'est renforcée que par quelques fibres verticales bridant la synoviale, qui fait hernie de chaque côté, lorsqu'on vient à l'injecter ou à l'insuffler. C'est là le point faible de l'articulation.

C. — La saillie du tubercule coronoïdien (V. Ostéologie, page 154) est en rapport avec la force du *faisceau moyen du ligament latéral interne.*

D. — Il n'est pas rare de rencontrer chez les sujets âgés de minces tractus celluleux cloisonnant les culs-de-sac formés par la synoviale au niveau des cavités olécrânienne et coronoïdienne.

§ IV. — ARTICULATIONS RADIO-CUBITALES

Le radius et le cubitus sont articulés par leurs deux extrémités; de plus un ligament, *le ligament interosseux,* unit la diaphyse des deux os, et clôt l'intervalle compris entre eux.

ARTICULATION RADIO-CUBITALE SUPÉRIEURE

Cette articulation appartient au genre trochoïde.

Surfaces articulaires. — *a). La petite cavité sigmoïde du cubitus* représente un segment de surface cylindrique, le quart environ d'un cylindre creux, vertical, de 12 à 15 mm. de rayon; sa concavité regarde en dehors. Elle est un peu plus large au niveau de sa partie postérieure, qui finit par un bord droit, qu'à son extrémité antérieure légèrement effilée. Son revêtement cartilagineux se continue supérieurement avec celui de la grande cavité sigmoïde.

b). Du côté du radius, la surface articulaire est représentée par la *moitié* interne du pourtour de la tête. Dans cette partie articulaire du pourtour placée en regard de la petite cavité sigmoïde, la hauteur du cylindre radial est triple ou quadruple de ce qu'elle est dans la moitié externe de ce pourtour (A).

Cette surface radiale s'effile à ses deux extrémités où elle se continue avec le rebord cartilagineux de la cupule; en haut son cartilage d'encroûtement continue celui du biseau radial. La surface articulaire radiale s'étend sur un arc de 180 degrés; si l'on mesure l'arc décrit par la petite cavité sigmoïde, on voit qu'il ne dépasse guère 80 degrés : la facette radiale est donc beaucoup plus étendue que la cubitale.

Moyens d'union. — La capsule fibreuse de l'articulation radio-cubitale supérieure appartient à la capsule de l'articulation du coude, renforcée en ce

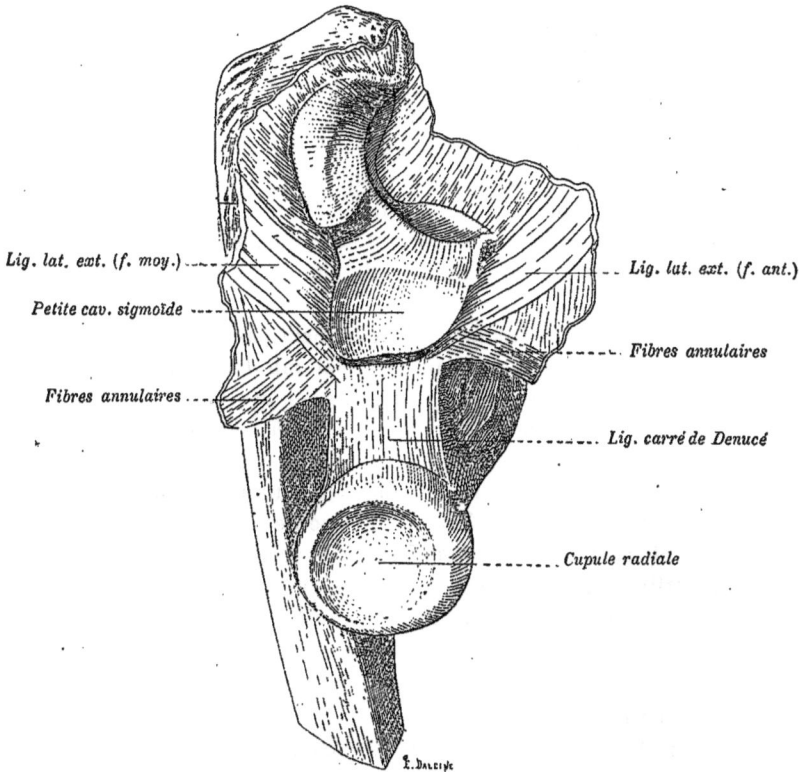

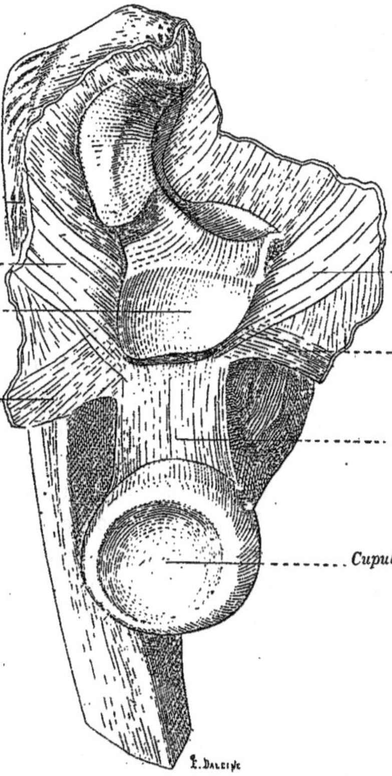

Fig. 510. — Articulation radio-cubitale supérieure.

La capsule a été sectionnée et le radius placé en travers sur la face antérieure du cubitus pour tendre et montrer le ligament carré de Denucé.

point d'une façon adéquate à sa fonction supplémentaire de contenir et de maintenir la tête radiale, tout en lui permettant de tourner librement. Au dire de tous les auteurs, le principal moyen d'union de l'articulation radio-cubitale supérieure est représenté par un ligament dit *ligament annulaire du radius :* ce ligament inséré aux deux extrémités de la petite cavité sigmoïde du cubitus complète l'anneau ostéo-fibreux dans lequel tourne la tête radiale : sa hauteur est d'un centimètre : son épaisseur et sa force sont considérables. Les dessins annexés à ces descriptions classiques ne permettent aucun doute sur l'existence et la force de ce ligament. Il n'en est pas de même des dissections : le scalpel le plus habile est incapable d'isoler dans l'appareil ligamenteux externe du coude le ligament décrit ou figuré.

En cherchant bien, on trouve un plan très mince formé de fibres propres allant de l'une à l'autre extrémité de la petite cavité sigmoïde du cubitus; encore est-il presque impossible d'isoler ces fibres dans tout leur trajet. Par contre, on constate que la *très grande majorité des fibres du ligament annulaire classique ne sont que des faisceaux réfléchis du ligament latéral externe de l'articulation du coude.*

Il est facile de vérifier cette disposition de l'appareil ligamenteux radio-cubital en le regardant par sa face articulaire.

Je conclus que les moyens d'union de l'articulation radio-cubitale supérieure sont représentés par une *coiffe* fibreuse dont les faisceaux principaux appartiennent au ligament latéral externe de l'articulation du coude : c'est la réflexion de ces faisceaux autour de la tête radiale qui forme surtout le ligament annulaire, qui n'a lui-même que peu de fibres propres. La dissection de cette coiffe est rendue fort malaisée par ce fait que les tendons des muscles radiaux, extenseurs et court supinateur renforcent et confondent en partie leurs fibres avec celles du ligament : avec un peu d'attention on arrive cependant à bien l'isoler.

Cette coiffe fibreuse se termine inférieurement par un bord net, au-dessous duquel la synoviale vient former un bourrelet annulaire recouvert par le court supinateur. Sur ce bourrelet on peut voir quelques petits trousseaux fibreux verticaux, lâches, clairsemés : ils appartiennent à la capsule et vont se rendre au col du radius (B).

A la partie interne de l'article, ces fibres capsulaires forment une lame quadrangulaire allant du bord inférieur de la petite cavité sigmoïde à la moitié interne du col radial; ces fibres, de force très variable, laissent libre le bord inférieur cartilagineux de la petite cavité sigmoïde, elles constituent ce que Denucé a appelé le *ligament carré radio-cubital.*

Synoviale. — La synoviale nous est déjà connue : commune avec la grande synoviale de l'articulation du coude, elle dessine un bourrelet annulaire autour du col radial (V. fig. 507). Signalons seulement la présence de fines villosités synoviales autour du col du radius, en regard de la petite cavité sigmoïde.

Rapports. — L'articulation radio-cubitale supérieure est en partie recouverte en avant et en dehors par le bord supérieur du court supinateur; par dessus ce premier plan musculaire, les insertions supérieures des muscles épicondyliens, extenseurs et radiaux se disposent circulairement. Entre ces deux plans les mouvements de la tête radiale ont déterminé la formation d'un organe séreux, intermédiaire le plus souvent au court supinateur et aux tendons extenseurs; c'est la bourse séreuse sous-épicondylienne profonde dont j'ai donné la description (V. Thèse Austric, 1889). La branche postérieure du nerf radial contourne par un trajet spiroïde la tête et le col du radius, traversant le court supinateur pour gagner la face dorsale de l'avant-bras.

En arrière, l'articulation est en rapport avec l'anconé que traverse l'artère récurrente radiale postérieure, branche de l'interosseuse.

Vaisseaux et nerfs. — Les artères de l'articulation radio-cubitale supérieure viennent : en arrière de l'humérale profonde et de la récurrente radiale postérieure qui s'anastomosent entre elles; en avant et sur les côtés de la récurrente radiale antérieure et de la récurrente cubitale antérieure.

Les nerfs ont les mêmes origines que ceux de l'articulation du coude ; la branche postérieure du nerf radial fournit quelques rameaux très fins à la partie antérieure de l'articulation radio-cubitale.

Varia. — A. — Le pourtour de la tête radiale n'est véritablement facette cartilagineuse que dans sa partie interne, c'est-à-dire dans celle qui entre en contact avec la petite cavité sigmoïde dans les mouvements de pronation et de supination. Dans sa partie externe on ne voit qu'un liseré cartilagineux répondant au frottement de cette partie sur la coiffe ligamenteuse par laquelle le ligament latéral externe s'adapte si étroitement à la tête du radius.

B. — D'après Henle, le ligament annulaire se compose surtout de fibres horizontales étendues de l'extrémité antérieure à l'extrémité postérieure de la petite échancrure sigmoïde : à côté de ces fibres, il faut signaler des fibres obliques soit ascendantes, soit descendantes, qui viennent de l'apophyse coronoïde en avant, de l'olécrâne en arrière.

J'ai déjà dit (V. Articulation du coude, page 594) que Morel et Mathias-Duval avaient indiqué l'origine vraie des fibres qui entrent dans la formation de l'anneau fibreux dans lequel tourne la tête radiale.

ARTICULATION RADIO-CUBITALE INFÉRIEURE

Comme la précédente, c'est une articulation pivotante.

Surfaces articulaires. — 1° — Le *cubitus* offre une surface articulaire décomposée en deux parties : la facette terminale de la tête, aplatie, demi-circulaire, par laquelle le cubitus s'articule avec la face supérieure du ligament triangulaire ; et, sur la partie latérale externe de la tête, une autre facette en forme de croissant, plus haute à sa partie moyenne qu'à ses extrémités, et plus étendue que la petite cavité sigmoïde du radius avec laquelle elle s'articule. Ces deux facettes cubitales sont en continuité par un bord arrondi, mousse.

2° — La tête cubitale, ainsi décomposée en deux facettes, entre en contact avec une cavité formée par la rencontre de la petite cavité sigmoïde du radius avec le *ligament triangulaire* de l'articulation radio-carpienne.

a) La *petite cavité sigmoïde du radius* est un segment de cylindre vertical, à concavité interne ; son grand diamètre sagittal mesure de 15 à 20 mm. ; sa hauteur atteint souvent jusqu'à un centimètre.

b) *Le ligament triangulaire*, horizontal ou à peu près, entre en rapport, par sa face supérieure, avec la facette terminale de la tête du cubitus, et par sa face inférieure, avec le semi-lunaire et le pyramidal. Fixé par sa base au bord inférieur de la petite cavité sigmoïde du radius, il continue en dedans la surface articulaire de celle-ci ; par son sommet, il va s'insérer dans la fossette qui occupe la moitié externe de la tête cubitale et à l'apophyse styloïde du cubitus.

D'ordinaire, le ligament triangulaire est décrit comme moyen d'union ; d'après ce que nous venons de dire, il est clair qu'il doit être considéré, à la fois, comme *surface articulaire*, puisqu'il complète, avec la petite cavité sigmoïde du radius, la grande cavité de réception de la tête cubitale ; et comme *moyen d'union*, puisque, fixé par sa base au radius, il va s'attacher solidement par son sommet au cubitus (A). Il est à remarquer que l'insertion radiale de la base du ligament paraît se faire par l'intermédiaire du cartilage d'encroûtement de cet os ; en effet, ce cartilage, loin de subir une interruption au niveau de cette insertion, y atteint son maximum d'épaisseur.

L'épaisseur du ligament triangulaire est variable comme sa constitution. Il est composé de trousseaux fibreux, irradiant de l'insertion cubitale vers l'insertion radiale et d'une portion cartilagineuse plus ou moins étendue, encadrée dans les trousseaux fibreux. La portion cartilagineuse répond à la base radiale du ligament triangulaire ; son épaisseur est des plus variables, elle varie de quelques dixièmes de millimètre à 2 millimètres ; parfois l'amincissement va jusqu'à la perforation, et les deux articulations communiquent par un orifice ovalaire ou en forme de fente.

L'interligne radio-cubital inférieur, ainsi formé, s'ouvre comme on peut le voir sur notre coupe (fig. 514) en dedans et en haut.

Les facettes radiale et cubitale sont revêtues d'une couche de cartilage hyalin par dessus laquelle s'étend une couche de fibro-cartilage (Sappey).

Moyens d'union. — La capsule fibreuse s'insère sur le pourtour des surfaces articulaires du radius et du cubitus et aux deux bords du ligament triangulaire où elle se continue avec la capsule de l'articulation radio-carpienne.

Cette capsule, assez lâche pour permettre un écartement de 1 cm. entre les surfaces articulaires, est surtout forte au niveau de son insertion radiale où elle acquiert une grande épaisseur ; en avant elle est moins épaisse étant recouverte et suppléée en quelque sorte par le carré pronateur qui lui est très adhérent.

Quelques faisceaux fibreux, obliquement descendants des bords de la cavité sigmoïde du radius vers le cubitus, renforcent la capsule en avant et en arrière ; ils ont été décrits par quelques auteurs comme ligaments antérieur et postérieur.

Synoviale. — Tantôt distincte, tantôt réunie à la synoviale radio-carpienne, elle dessine, lorsqu'elle a été injectée, un gros bourrelet semi-annulaire entre les deux os, au-dessus de la tête cubitale (V. synoviale radio-carpienne, et fig. 519 et 520).

La synoviale présente sur la paroi antérieure et sur la paroi postérieure deux traînées verticales de franges répondant au jeu de l'interligne radio-cubital dans les mouvements de pronation et de supination.

Rapports. — L'articulation radio-cubitale inférieure affecte des rapports importants : en avant avec le carré pronateur ; en arrière avec les tendons de l'extenseur propre du petit doigt et surtout avec le tendon du cubital postérieur. Autour d'elle est un tissu celluleux lâche : en arrière la tête cubitale est comme bridée par le ligament annulaire postérieur du carpe, et ses frottements sur cette gaîne fibreuse agrandissent les mailles du tissu celluleux, qu'ils transforment souvent en une bourse séreuse.

Vaisseaux et nerfs. — Les *artères* de l'articulation radio-cubitale inférieure sont fournies par les branches terminales des interosseuses antérieure et postérieure, et par quelques artérioles venues de l'arcade formée par les transverses antérieures du carpe, branches de la cubitale et de la radiale.

Les *nerfs* articulaires sont fournis par les nerfs interosseux antérieur et postérieur, branches du médian.

LIGAMENT INTEROSSEUX

Un ligament interosseux unit les deux os de l'avant-bras et ferme l'espace circonscrit par leurs diaphyses. En général assez mince à ses extrémités ce ligament est très résistant dans sa partie moyenne. Il s'insère au bord tranchant des deux os : toutefois les faisceaux moyens les plus résistants empiètent largement sur la face antérieure du radius. Il est formé de faisceaux larges obliquement descendants du radius vers le cubitus ; sur sa face postérieure, on voit quelques faisceaux très faibles qui s'entrecroisent avec les précédents. Le ligament interosseux finit à quelques centimètres au-dessous de la tubérosité bicipitale par un bord concave qui ménage avec les os voisins un orifice en partie fermé par le court supinateur, et qui livre passage à l'artère interosseuse postérieure.

Dans son tiers inférieur le ligament interosseux présente toujours un orifice elliptique ou mieux un canal qui le traverse très obliquement de haut en bas et d'avant en arrière, et par lequel s'engagent les branches postérieures de l'artère interosseuse antérieure.

Par son extrémité inférieure le ligament interosseux s'amincit à quelques centimètres au-dessus de l'articulation radio-cubitale inférieure et se transforme peu à peu en une lamelle fibreuse qui revêt la face postérieure du carré pronateur. Ordinairement un faisceau vertical se prolonge jusqu'au cul-de-sac de l'articulation radio-cubitale inférieure.

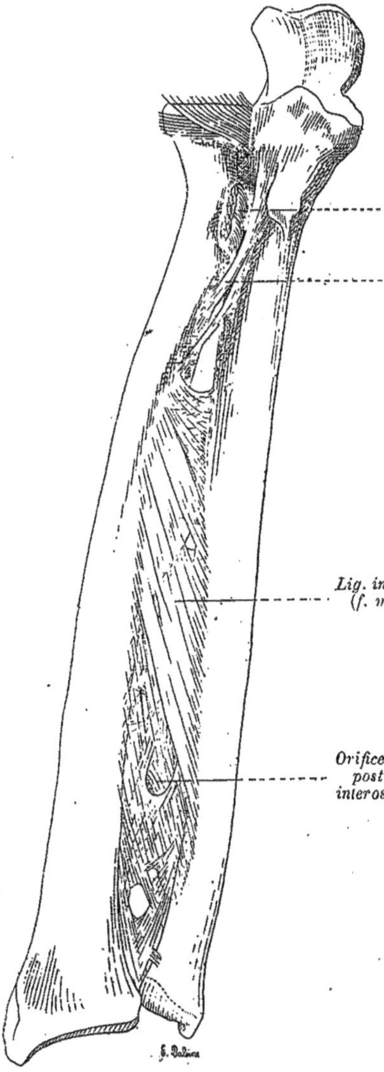

Fig. 511. — Ligament interosseux, vue antérieure.

Ligament de Weitbrecht. — On donne le nom de ligament rond ou ligament de Weitbrecht à un petit faisceau fibreux qui descend obliquement de la partie inférieure et externe de l'apophyse coronoïde vers la face antérieure du radius à laquelle il se fixe immédiatement au-dessous de la tubérosité bicipitale.

L'existence de ce faisceau est constante, mais sa force est très variable ; je ne l'ai jamais rencontré sous la forme de *ligament rond* que lui décrit Weitbrecht : c'est un petit ruban fibreux, le plus souvent très faible qui contourne le tendon et la tubérosité bicipitales. On a discuté la valeur et le rôle de ce ligament : Weitbrecht lui assigne pour fonction de limiter la supination : « hoc ligamentum, quod chordam cubiti transversalem voco, coercet radium *ne nimis resupinetur*. » Depuis ce rôle lui a été contesté ; il est en effet bien facile de s'assurer qu'il n'a aucune influence sur la supination. — Pourquoi chercher le rôle d'un ligament insignifiant, qui manque assez souvent et qui est remplacé parfois par une arcade fibreuse donnant insertion au fléchisseur propre du pouce ? J'y verrais plus volontiers le résultat d'une sorte de tassement du tissu voisin par le jeu du tendon bicipital, d'autant qu'il n'est pas très rare de trouver une deuxième « chorda transversalis » au-dessus du tendon bicipital (V. fig. 511), ménageant avec la première le canal celluleux dans lequel se meut le tendon du biceps.

Physiologie du ligament interosseux. — La plupart des anatomistes admettent avec Cruveilhier que cette membrane, assez improprement dénommée ligament interosseux, doit être considérée comme une aponévrose dont le principal usage est de servir à des insertions musculaires. En effet la face antérieure donne insertion au fléchisseur profond des doigts, au fléchisseur propre du pouce et au carré pronateur; sur sa face postérieure le long abducteur, le long extenseur du pouce et l'extenseur propre de l'index prennent aussi une partie de leurs insertions.

Weitbrecht, qui lui attribue le rôle de limiter la supination, et Sappey ont fait remarquer que ce ligament était aussi un moyen d'union s'opposant à l'écartement des deux os quand l'une des faces de l'avant-bras subit une pression. — Gegenbaur voit dans l'aponévrose interosseuse une « réminiscence de la juxtaposition immédiate primitive des deux os telle qu'elle existe chez les vertébrés inférieurs : c'est une masse fibreuse transformée en une membrane par suite de l'écartement progressif des deux os ».

A mon avis, la raison d'être, ou le rôle principal, si l'on préfère cette forme de langage, du ligament interosseux est toute différente. — A ceux qui répètent avec et après Cruveilhier que ce ligament n'est qu'une membrane d'insertion, je conseillerai de regarder de près, d'étudier la force des faisceaux qui le composent et la largeur de leur insertion. Ils pourront s'assurer que la force de ce ligament est considérable, que dans sa partie moyenne il est plus épais et plus fort, du double au moins, que la longue bandelette dont on a fait le ligament latéral interne de l'articulation du genou. A mon avis, la résistance et la disposition du ligament interosseux sont en rapport avec la fonction d'associer le radius au cubitus, et réciproquement, dans tous les cas où le membre supérieur est appelé à exercer une pression ou à supporter un effort.

Supposons le cas le plus simple et le plus fréquent : un individu fait un effort avec son bras droit étendu, la force, venant de l'omoplate, descend par l'humérus qui la transmet au cubitus, d'où elle passe à la main. Mais comment se fait cette dernière transmission ? Elle ne peut se faire par le cubitus qui ne s'articule avec aucun os du condyle carpien ; seul, le radius, articulé avec ce condyle, peut en être l'agent. Or, nous avons appris que dans l'extension du bras le contact du condyle huméral avec la tête du radius n'existe guère ; ceci étant, la force ne peut passer directement de l'humérus au radius. Il faut donc que cette force transmise par l'humérus au cubitus passe ensuite dans le radius qui la transmettra à la main ; inversement si la force vient de la main, elle prendra nécessairement le chemin radio-cubito-huméral.

Il nous reste à connaître quel peut être l'agent de cette transmission du radius au cubitus. Faut-il le chercher dans l'articulation radio-cubitale supérieure ? Non, la direction des surfaces articulaires en contact suivant un plan vertical ne permet pas de s'arrêter à cette idée. — L'articulation radio-cubitale inférieure avec son ligament triangulaire paraît à première vue plus en rapport avec cette fonction ; mais en la considérant de près on voit que le ligament triangulaire dont le contact avec le semi-lunaire et le pyramidal se fait suivant un plan très obliquement descendant ne peut être cet agent.

Seul de tous les moyens d'union radio-cubitaux le ligament interosseux nous montre des fibres allant très obliquement d'un os à l'autre, presque parallèlement aux os qu'elles unissent. Ces fibres qui semblent bien favorablement disposées pour la transmission d'une force d'un os à l'autre n'auraient-elles pas été disposées ainsi *par* l'incessante répétition de cette fonction ? L'expérience va nous le dire.

Voici comment il faut procéder : sur un avant-bras détaché, mettez à nu le ligament interosseux et cherchez à faire jouer les deux os l'un sur l'autre, dans le sens de leur longueur ; vous ne réussirez pas, quelle que soit la force employée. Sciez la tête radiale et la tête cubitale, de façon à ne laisser comme moyen d'union et d'association entre les deux os que le seul ligament interosseux, vous ne réussirez pas davantage à faire mouvoir, suivant leur longueur, les deux os l'un sur l'autre, et vous vous assurerez ainsi que le véritable trait d'union radio-cubital est le ligament interosseux.

Pour essayer d'obtenir des mouvements suivant la longueur du radius sur le cubitus, j'ai fixé le radius dans un étau et j'ai frappé à coups de maillet sur l'olécrâne : j'ai quelquefois brisé le radius, *je n'ai jamais pu déchirer ou désinsérer le ligament interosseux*.

Je conclus : le ligament interosseux est le trait d'union par lequel sont principalement transmises du radius au cubitus et réciproquement les forces cheminant dans le membre supérieur. C'est par la répétition de cette fonction que les fibres de ce ligament ont pris l'obliquité et la force qu'elles possèdent et qui seraient si peu en rapport avec la fonction de recevoir des insertions musculaires. Cette constatation, intéressante en physiologie, est aussi à prendre en considération dans le mécanisme de certaines fractures de l'avant-bras.

Essai deméçanique articulaire des articulations radio-cubitales ; pronation et supination. — Les trochoïdes radio-cubitales présentent une seule variété de mouvement, la *rotation*. C'est là, pour mieux dire, le mouvement essentiel et principal, car elles sont encore le siège d'un mouvement de glissement très léger.

Ces mouvements de rotation sont décrits, suivant le sens dans lequel la rotation s'exécute, sous les noms de *pronation* et de *supination*. Lorsque le membre supérieur est pendant le long du corps à l'état de repos, la face palmaire de la main regarde en dedans et le pouce est en avant ; la *pronation* est le mouvemement par lequel la face palmaire de la main est tournée en arrière, le pouce devenant interne ; la *supination* celui par lequel elle est tournée en avant, le pouce étant porté en dehors.

Ces mouvements, dont les agents musculaires sont au bras et à l'avant-bras, le biceps et le court supinateur pour la supination, le rond et le carré pronateur pour la pronation, se passent dans les articulations radio-cubitales. Leur mécanisme est des plus intéressants.

La pronation et la supination sont encore décrites dans les traités d'anatomie modernes, aussi bien en France qu'à l'étranger, comme de simples mouvements de rotation du radius sur le cubitus, dans lesquels l'extrémité supérieure du radius tourne sur place autour d'un axe vertical passant par le centre de sa cupule, tandis que son extrémité inférieure se déplace circulairement autour d'un axe passant par la tête du cubitus. En d'autres termes, dans l'articulation radio-cubitale supérieure, la tête du radius tourne dans la cavité sigmoïde du cubitus, tandis que dans la radio-cubitale inférieure, la cavité sigmoïde du radius tourne autour de la tête du cubitus. Dans tous ces mouvements, *c'est le radius qui se déplace, le cubitus reste fixe*.

Telle est la description classique des mouvements de pronation et de supination. En contradiction, à mon avis, avec l'observation et la réalité, cette théorie a rencontré des adversaires convaincus ; pour mon compte et après nombre de recherches et d'expériences variées, je ne puis l'accepter.

Elle a été combattue autrefois par Winslow et par Vicq d'Azyr qui admettaient que les deux os de l'avant-bras concouraient plus ou moins à la pronation et à la supination. — Dès cette époque, Vicq d'Azyr attribuait à une petite flexion et à une petite extension se produisant alternativement dans l'articulation huméro-cubitale, les mouvements de l'extrémité inférieure du cubitus ; il apportait à l'appui les expériences les plus convaincantes.

Il semble en effet, à première vue, que la mobilité des deux os soit indéniable. L'observation suivante nous paraît la démontrer péremptoirement.

Si, plaçant votre avant-bras en flexion et appuyant votre coude sur la table, vous suivez la tête du cubitus pendant les mouvements de pronation et de supination imprimés à votre main, vous constaterez nettement un déplacement de la tête cubitale dans un sens opposé au mouvement du radius. Vous verrez, s'il s'agit d'un mouvement de pronation que, pendant que le radius se porte en dedans, le cubitus se porte en dehors. — Variez les conditions de l'expérience, soit en vous plaçant devant une glace, soit, comme j'ai l'habitude de le faire dans mes cours, en mettant votre poignet au centre d'un cercle sur lequel vous marquez par un trait la position de la tête cubitale au commencement et à la fin du mouvement ; toujours vous arriverez au même résultat : le cubitus loin de rester immobile se déplace dans les mouvements de pronation et de supination. Cependant Bertin a prétendu « qu'il y avait là illusion de deux sens, de la vue et du toucher, » alléguant « que nous rapportions au cubitus une partie du mouvement qui appartient au radius, de la même manière que nous rapportons aux étoiles le mouvement des nuages qui les obscurcissent, et au rivage le mouvement de la barque », et depuis cette opinion a pour ainsi dire fait loi. Cependant il suffit d'opérer ces mouvements devant une glace, pour répondre aux objections de Bertin reproduites par Cruveilhier.

Vers 1828, Gerdy (Physiologie médicale didactique et critique) enseigna que les deux os sont mobiles : « que pendant que le radius décrit un demi-cercle, l'extrémité inférieure du cubitus en décrit un en sens inverse, en sorte qu'ils tournent tous les deux à la fois sur un axe commun qui passe par leur espace interosseux ». Il montra comment la main suivant le mouvement de l'avant-bras, le pouce et l'indicateur marchent dans le même sens que le radius, tandis que l'annulaire et le petit doigt suivent le mouvement du cubitus. Gerdy alla plus loin ; il observa les changements que l'on peut volontairement apporter dans l'axe de rotation commun aux deux os de l'avant-bras. « Appuyez successivement, dit-il, la main par le bout du doigt indicateur et ensuite du médius, puis de l'annulaire et enfin du petit doigt, contre un plan vertical, un mur par exemple, puis exécutez alternativement des mouvements de pronation et de supination sur le bout de chacun de ces doigts appliqués seul à seul ; vous verrez tour à tour chacun d'eux devenir l'axe de rotation de la main. Dans l'appui sur l'indicateur, l'arc de cercle décrit par le radius sera tout petit, tandis que celui décrit par le cubitus sera très grand ; ce sera l'inverse dans l'appui sur le petit doigt. »

Ce magnifique chapitre d'observation sur le vivant n'entraîna point la conviction des anatomistes. L'objection sérieuse qui fut faite est la suivante : si sur un avant-bras disséqué et dépouillé de ses muscles vous immobilisez le cubitus dans un étau, les mouvements de pronation et de supination restent possibles, bien qu'on ne puisse alors parler d'une mobilité quelconque du cubitus. Je répondrai : de ce fait que des mouvements de rotation du radius autour d'un cubitus immobilisé sont possibles, a-t-on le droit de conclure que les choses se passent ainsi physiologiquement sur le vivant, sur lequel on constate le mouvement indéniable du cubitus ? Non assurément. — Je vais plus loin : les mouvements obtenus dans cette expérience cadavérique ne ressemblent en rien aux mouvements de pronation et de supination que l'on observe sur le vivant. Si la supination ou la pronation étaient uniquement produites par la rotation du radius sur le cubitus fixe, la main, au lieu de tourner sur son axe fictif, pivoterait sur son bord interne et ne pourrait conserver ses rapports avec l'objet saisi, si celui-ci était fixé. Toutes les fonctions de la main, dans lesquelles celle-ci doit tourner sur son axe, comme dans l'action d'enfoncer une vrille, de mouvoir un tourne-vis ou un tire-bouchon deviennent impossibles.

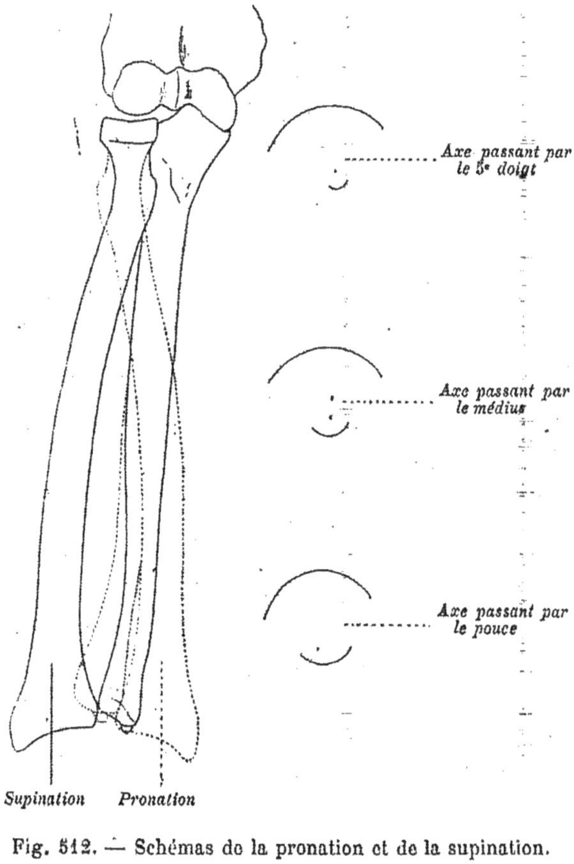

Fig. 512. — Schémas de la pronation et de la supination.

Sur le côté droit de la figure sont reproduits trois tracés inscrits par le radius et le cubitus dans les mouvements de pronation et de supination, en variant les axes (La grande courbe appartient au radius, la petite au cubitus).

Duchenne de Boulogne (Physiologie des mouvements, 1867) reprit la théorie de Gerdy, et apporta à l'appui l'expérimentation sur le cadavre, et l'observation sur le vivant à l'aide de la faradisation. Pour cet auteur le radius et le cubitus décrivent, dans les mouvements de pronation et de supination, des arcs de cercle en sens contraire et d'égale étendue, autour d'un axe fictif passant par le troisième métacarpien.

Duchenne donna une bonne analyse des mouvements de circumduction de l'extrémité inférieure du cubitus par une succession de mouvements de flexion et d'extension dans l'articulation huméro-cubitale. Dans ses expériences il a constaté que lorsqu'on imprimait un mouvement lent de pronation à une main placée en supination, le cubitus subissait un mouvement d'extension pendant le premier tiers du quart de cercle décrit par son extrémité inférieure, puis un petit mouvement de flexion dans le dernier tiers. Lorsque la main était ramenée lentement en supination les mêmes mouvements se reproduisaient en ordre inverse; dans l'articulation huméro-cubitale. En somme par la succession de ces mouvements et leur combinaison avec l'inclinaison latérale, l'extrémité inférieure du cubitus décrit un arc de cercle. Il vit aussi que l'axe de ces mouvements pouvait se déplacer soit en dedans soit en dehors suivant le *doigt point d'appui*. Il montra que dans ces mouvements le cubitus ne suivait pas passivement le radius, mais qu'il était mu aussi par des agents musculaires supinateurs et pronateurs, l'anconé et le carré pronateur.

Depuis, deux mémoires de Lecomte ont paru (Archives génér. de Méd., 1876 et 1877) confirmant les travaux de Gerdy et de Duchenne. A l'étranger les travaux de Koster (1882), d'Heiberg (1886) et le mémoire plus récent de Cuenod (Interna. Monatr. f. Anat. und Phy. 1888 B[d] 5 Heft, 10) ont conclu dans le même sens. Ils ont été l'objet de nombreuses critiques si bien qu'à l'heure actuelle, l'opinion ancienne d'un radius tournant autour d'un cubitus immobile est à peu près partout la doctrine classique.

Tout à fait séduit par la lecture des travaux de Gerdy et de Duchenne de Boulogne, j'ai entrepris un certain nombre de recherches et d'expériences dans le but de me faire une conviction sur le sujet. Ces expériences ont été faites dans mon laboratoire au cours de l'hiver 1888-1889, avec l'aide de mes élèves et amis MM. Meige et Meunier. Nous avons multiplié et varié les expériences, agissant tantôt sur des bras rattachés au tronc par leurs liens naturels, tantôt sur des bras isolés, et dans ce dernier cas, nous fixions solidement l'humérus dans un étau, de façon à éviter toute cause d'erreur de ce côté. Nous avons fait passer successivement l'axe par tous les doigts de la main; ayant fixé des stylets inscripteurs dans le cubitus et le radius nous avons pu recueillir quantité de tracés. Nos travaux ont confirmé le mécanisme donné par ces maîtres en observation. Je donne (fig. 512), avec un schema montrant la position des deux os de l'avant-bras en supination (trait plein) et en pronation (trait pointillé), trois tracés, reproduction fidèle, en des dimensions moindres, de ceux que nous avons obtenus. Dans le premier l'axe passe par le cinquième doigt, par le médius dans le second, par le pouce dans le troisième. Toujours et quel que soit l'axe, l'arc décrit par le radius appartient à un cercle de plus grand rayon que l'axe décrit par le cubitus.

On remarquera et le fait nous surprit fort, que dans tous les mouvements et quel que soit l'axe, les deux os sont mobiles, jamais on ne voit l'un d'eux tourner autour de l'autre resté fixe; mais tandis que l'un se déplace suivant une circonférence, l'autre, radius ou cubitus, tourne sur place. A cet égard mes résultats diffèrent quelque peu des résultats obtenus par ceux qui ont étudié ces mouvements avant nous.

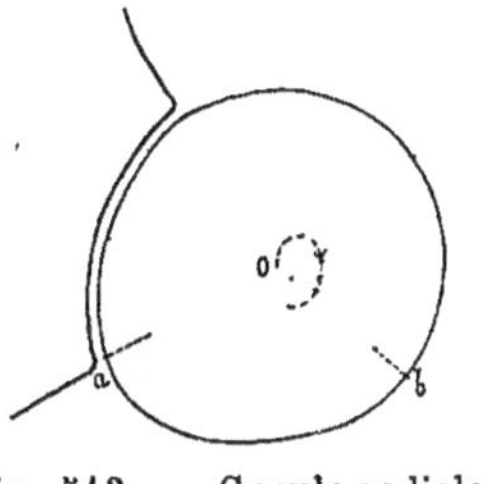

Fig. 513. — Cupule radiale.

o, centre géométrique de la cupule, se déplaçant suivant une spire dans le passage de la supination extrême à la pronation complète; *a*, *b*, points de repère destinés à mesurer la pronation; arc *ab* = 110°.

Physiologiquement, je veux dire sur le vivant, l'observation démontre que l'humérus prend part à ces mouvements de pronation et de supination. Lecomte et P. Richer (loc. cit.) ont étudié les mouvements de rotation de l'humérus dans son articulation avec l'omoplate, au cours des mouvements de pronation et de supination. Ils sont marqués surtout dans l'extension; dans la flexion de l'avant-bras sur le bras, la part prise par la rotation de l'humérus est moindre.

En ce qui concerne les mouvements des deux os, envisagés par leur extrémité supérieure, nous avons observé la flexion, l'inclinaison latérale et l'extension légère si bien relevées par Duchenne de Boulogne dans l'articulation huméro-cubitale.

De plus, nous avons vu qu'un point quelconque de l'extrémité supérieure du radius décrit de l'extrême supination à la pronation extrême un arc de 120° environ. Ayant coupé successivement le ligament interosseux, la bandelette de Weitbrecht et la coiffe radio-cubitale supérieure, nous avons pu vérifier que l'étendue de ces mouvements n'était en rien accrue; ainsi se confirme notre opinion que ce sont les fibres internes de la capsule (ligament de Denucé) qui, en s'enroulant autour du col radial, limitent les mouvements de pronation et de supination.

L'axe autour duquel tourne la tête du radius passe par le centre de la cupule, mais n'est point fixe; ce qui était à prévoir étant donné que le pourtour de la tête n'est point parfaitement circulaire, mais plutôt ovalaire; ce centre se déplace suivant la ligne représentée fig. 513. De plus dans la pronation la tête du radius se porte un peu en avant, et paraît se rapprocher du condyle, par une sorte de glissement dans l'articulation radio-cubitale supérieure, tandis que dans la supination elle se porte en arrière et tend à s'écarter du condyle.

Les articulations radio-cubitales supérieure et inférieure jouissent d'une grande indépendance physiologique; quelle que soit la position, j'entends position naturelle et non forcée, donnée à l'avant-bras sur le bras, les mouvements de pronation et de supination continueront de s'effectuer.

§ V. — ARTICULATIONS DU POIGNET.

Il convient de comprendre dans un même paragraphe les diverses articulations qui réunissent *les os de l'avant-bras au carpe*, les *articulations des os du carpe entre eux*, et l'*articulation des deux rangées carpiennes entre elles.*

Nous verrons en décrivant ces diverses articulations qu'elles forment, tant

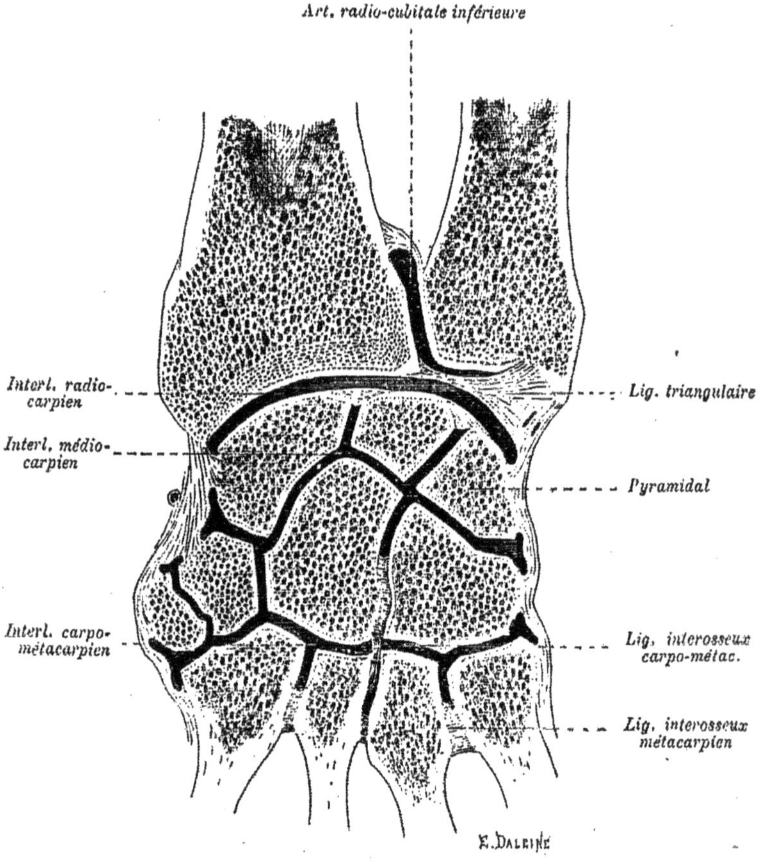

Fig. 514. — Coupe frontale des articulations radio-carpienne, carpienne et carpo-métacarpienne.

au point de vue anatomique qu'au point de vue physiologique, un ensemble articulaire.

ARTICULATION RADIO-CARPIENNE

L'articulation qui réunit l'avant-bras à la rangée supérieure des os du carpe est une diarthrose de la variété condylienne. — Elle est appelée *radio-carpienne,* parce que des deux os de l'avant-bras le radius seul y prend part; le cubitus, qui descend moins bas, n'arrive pas jusqu'au niveau de l'articulation;

il se trouve remplacé comme surface articulaire par le ligament triangulaire, déjà étudié à propos de l'articulation radio-cubitale inférieure.

SURFACES ARTICULAIRES. — *a). Du côté de l'avant-bras,* nous trouvons une cavité glénoïde peu profonde, ovalaire à grand axe transversal ; elle est formée dans ses deux tiers externes par la face carpienne de l'extrémité inférieure du radius et dans son tiers interne par la face inférieure du ligament triangulaire. Son grand axe transversal mesure environ 4 centimètres ; son petit axe, sagittal, atteint à peine 2 centimètres. Son bord postérieur descend un peu plus bas que son bord antérieur ; c'est pourquoi cette cavité ne regarde pas directement en bas, mais en bas et très légèrement en avant. A ses extrémités latérales, effilées, répondent les apophyses styloïdes, celle du radius descendant plus bas que celle du cubitus. Aussi peut-on voir sur la coupe frontale (V. fig. 514) que la courbe transversale de l'interligne articulaire regarde en bas et un peu en dedans. La concavité frontale de la glène antibrachiale est un peu moindre que sa concavité dans le sens sagittal (V. fig. 516).

La partie radiale de la cavité glénoïde est subdivisée en deux facettes secondaires par une crête mousse antéro-postérieure : la facette externe, triangulaire, répond au scaphoïde ; la facette interne, quadrilatère, répond au semi-lunaire *qui la déborde en dedans et se met en contact avec le ligament triangulaire.*

Le revêtement cartilagineux des surfaces radiales a une épaisseur moyenne de 1 mm. 5 ; il se continue avec le revêtement de la petite cavité sigmoïde du radius.

b). Du côté du carpe, nous trouvons : un condyle constitué, dit-on, par les trois premiers os de la première rangée du carpe et les ligaments qui les unissent, mais constitué en réalité par le scaphoïde et le semi-lunaire ; en effet le pyramidal, bien qu'il continue en dedans la saillie du condyle, n'entre point en rapport avec la glène antibrachiale, mais avec cette partie de la capsule qui constitue le ligament latéral interne (V. fig. 514). Il convient toutefois de remarquer avec Henle « que cette partie de la face interne de la capsule se trouve sur le prolongement de la glène antibrachiale ou paroi supérieure de l'article ». Il suffit d'ouvrir une articulation radio-carpienne pour voir comment le pyramidal, situé sur un plan bien inférieur, ne prend qu'une part insignifiante à la formation du condyle, formé surtout par le scaphoïde et le semi-lunaire réunis par un ligament encroûté de cartilage.

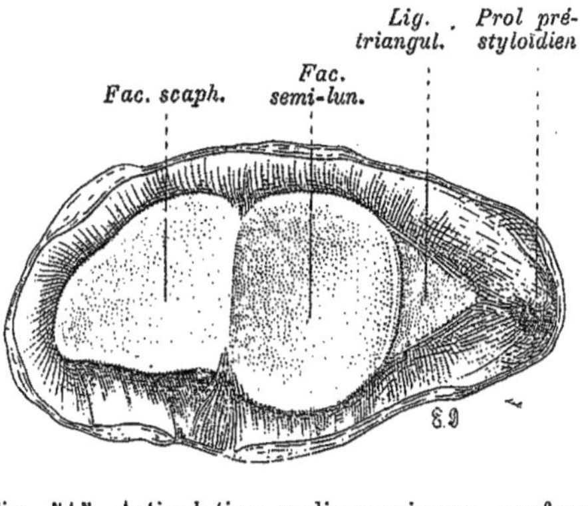

Fig. 515. Articulation radio-carpienne, surfaces articulaires antibrachiales, avec leur collerette capsulaire.

Le revêtement cartilagineux du condyle s'étend plus sur la face postérieure des deux os (scaphoïde et semi-lunaire) que sur leur face antérieure, si bien que dans l'ensemble l'éminence condylienne regarde en haut et un peu en arrière, opposant ainsi son orientation à celle de la cavité glénoïde, qui regarde en bas et un peu en avant.

MOYENS D'UNION. — **Capsule.** — Un manchon fibreux va du pourtour de la surface articulaire radiale et des bords du fibro-cartilage au pourtour du revêtement cartilagineux du condyle carpien. Cette capsule est épaisse et très serrée en avant, plus mince et plus lâche en arrière. Sur les côtés elle est renforcée par des trousseaux fibreux qui prennent insertion sur les apophyses styloïdes.

On peut lui distinguer plusieurs faisceaux de renforcement ou *ligaments*.

Ligaments antérieurs. — La partie antérieure de la capsule est renforcée par deux larges trousseaux fibreux très forts qui descendent du radius et du cubitus pour se rencontrer sur la ligne médiane au niveau de la tête du grand os. Réunis, ces deux ligaments antérieurs forment une arcade fibreuse à concavité supérieure : c'est en raison de cette apparence qu'on les a décrits sous le nom de *ligamentum arcuatum*. Mais à regarder de près, ces deux ligaments ont une direction différente : l'*antéro-externe* (radial) descend très obliquement vers la paume, l'*antéro-interne* (cubital) est moins oblique, presque droit : Weitbrecht les caractérise plus justement par les noms d'*obliquum* appliqué au premier et de *rectum* au second. Avec Sappey je les décrirai sous le nom de ligament antéro-externe et ligament antéro-interne.

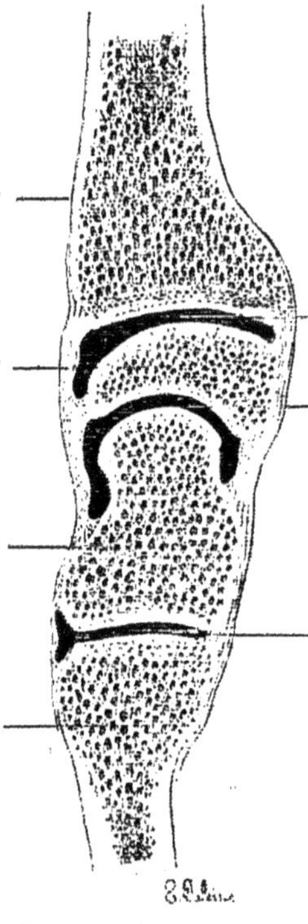

Fig. 516. — Coupe sagittale des articulations radio-carpienne, médio-carpienne, et carpo-métacarpienne.

a). *Le ligament antéro-externe* s'insère à la *face antérieure* de l'apophyse styloïde du radius, et au bord antérieur de l'extrémité inférieure du radius. Sur l'os sec la largeur et la profondeur de l'empreinte creusée par cette insertion témoignent de la force du ligament qui s'y insère. Ses faisceaux supérieurs presque transversaux passent obliquement sur le semi-lunaire, auquel se fixent les fibres profondes, tandis que les superficielles vont s'insérer au pyramidal. Ses faisceaux inférieurs, plus obliques, vont s'insérer sur le grand os.

Ces deux groupes de faisceaux, larges et resplendissants quand on a su les séparer du tissu cellulaire qui leur adhère, sont *toujours* séparés par un interstice dans lequel la synoviale fait hernie. La présence de ce prolongement synovial constant témoigne du mouvement de reploiement qui se passe entre les deux branches de l'éventail fibreux antéro-externe dans la flexion du poignet sur l'avant-bras. De même les fibres supérieures ménagent, avec le bord antérieur

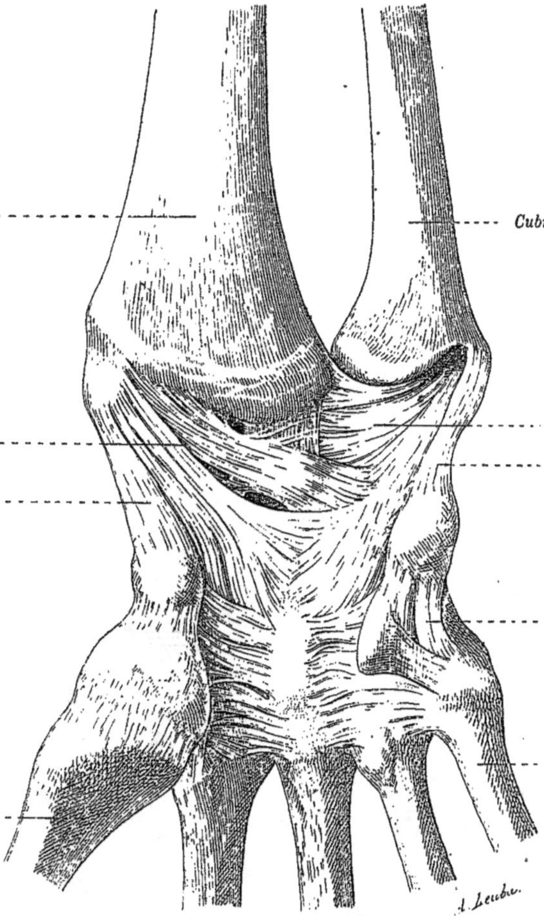

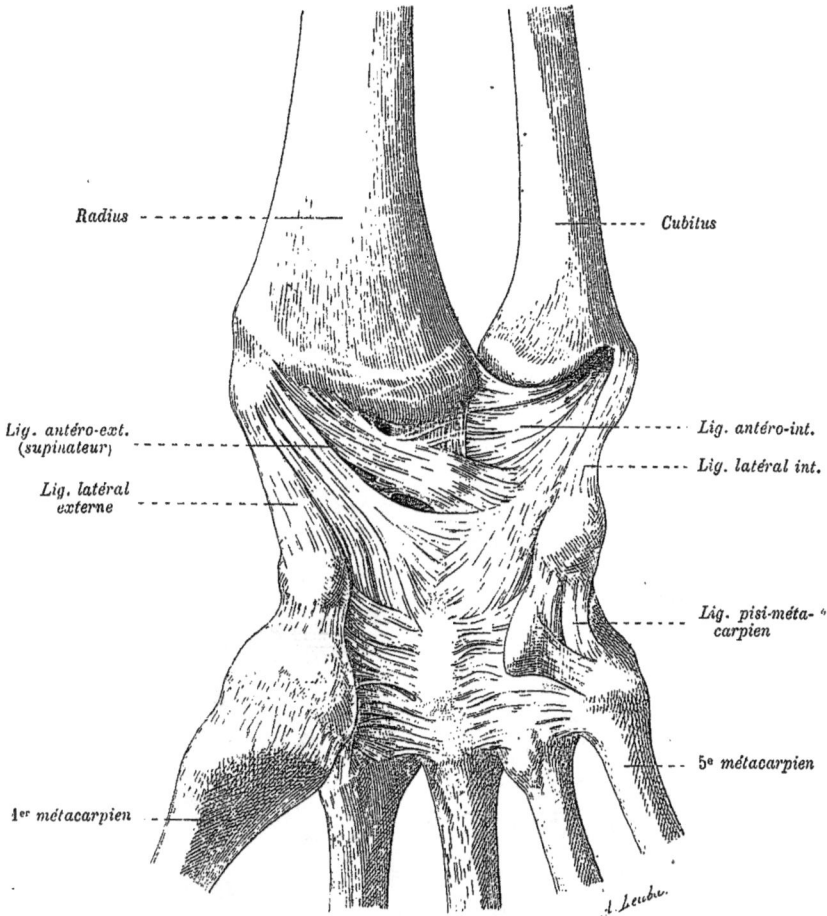

Fig. 517. — Articulations radio-carpienne, carpiennes, et carpo-métacarpienne, vue antérieure.

du radius, un petit orifice, également constant, par lequel s'échappe toujours, avec un lobule graisseux, un prolongement de la synoviale. Ces points, qui peuvent paraître de détail, ont leur importance.

b). *Le ligament antéro-interne,* moins net que le précédent, est formé de fibres qui se détachent du bord antérieur du ligament triangulaire et de la fossette creusée à la face externe de l'apophyse styloïde du cubitus. Les faisceaux internes de ce ligament descendent sur le pyramidal et même sur le grand os ; ses faisceaux externes, presque transversalement dirigés, s'engagent sous les faisceaux supérieurs du ligament antéro-externe et vont s'insérer au semi-lunaire.

Ligament postérieur. — A la face dorsale, la capsule fibreuse est renforcée par un ligament très large et très fort, *le ligament postérieur.*

Ce ligament s'insère au bord postérieur de l'extrémité inférieure du radius ; de là il se dirige très obliquement en bas et en dedans vers la face dorsale du pyramidal sur lequel se fait son insertion inférieure. De largeur variable, il s'insère quelquefois à tout le bord radial ; il est assez souvent divisé en deux

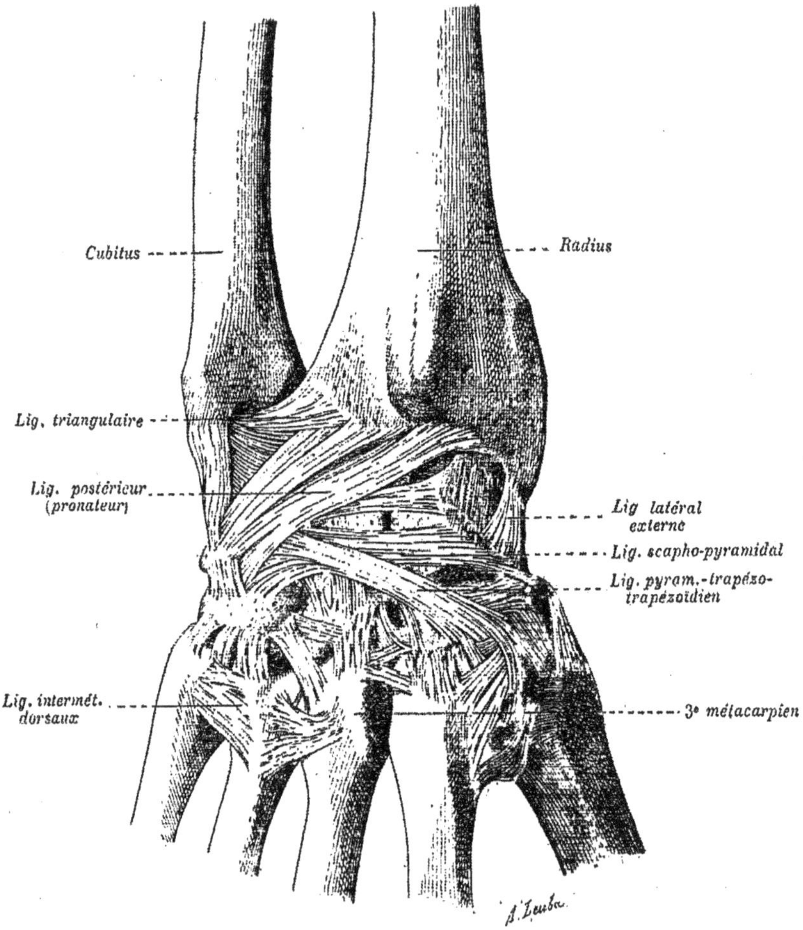

Fig. 518. — Articulations radio-carpienne, carpiennes, et carpo-métacarpienne, vue postérieure.

faisceaux (A). Au-dessous de ce renforcement la capsule fibreuse va insérer ses fibres clairsemées sur la face postérieure du scaphoïde et du semi-lunaire (B).

Ligament latéral externe. — Court, vertical, triangulaire, il s'attache par son extrémité supérieure au sommet de l'apophyse styloïde du radius, et par sa base au scaphoïde, immédiatement en dehors du revêtement cartilagineux. Les plus antérieures de ses fibres se prolongent jusqu'au tubercule du scaphoïde en se confondant avec la gaîne du long abducteur du pouce, dont il est très difficile de les séparer (C).

Ligament latéral interne. — On décrit ce ligament comme une sorte de tube ou de cylindre fibreux dont l'extrémité supérieure s'insère à la base de l'apophyse styloïde du cubitus, sans contracter d'adhérence avec le sommet de cette apophyse qui joue librement dans la cavité du ligament. La vérité est que le ligament latéral interne se présente bien rarement sous cette forme tubuleuse ; ordinairement son insertion prend et coiffe le *sommet* de l'apophyse cubitale, tandis que par son extrémité inférieure il va se fixer en partie sur le pyrami-

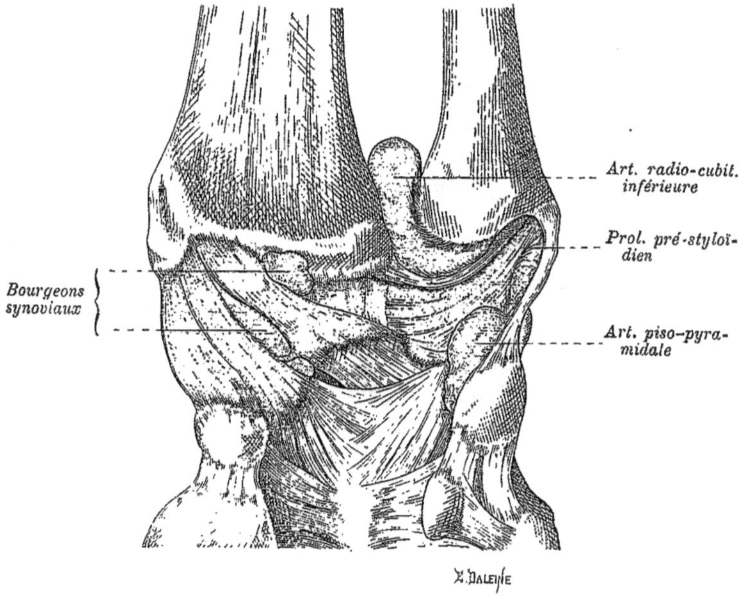

Fig. 519. — Synoviale de l'articulation du poignet, vue antérieure.

La synoviale radio-carpienne a été injectée ; sur la pièce qui a servi de modèle, elle communiquait avec les synoviales radio-cubitale inférieure et piso-pyramidale.

dal, en partie sur le pisiforme. C'est ainsi qu'on le trouve 16 fois sur 20 environ. L'erreur est venue de ce fait que la synoviale radio-carpienne envoie constamment un prolongement qui remonte à la partie antérieure de l'apophyse styloïde du cubitus (D).

SYNOVIALE. — Allant du pourtour du revêtement cartilagineux supérieur au pourtour cartilagineux du condyle, elle revêt la face profonde de la capsule, accentuant le relief des ligaments, de telle sorte que les deux ligaments antérieurs apparaissent plus distincts encore lorsqu'on les étudie par leur face articulaire.

Ses prolongements et ses anfractuosités n'ont pas tous été étudiés. Elle communique parfois (27 fois sur 67) avec la synoviale de l'articulation radio-cubitale inférieure par un orifice en forme de fente ou de croissant que l'on rencontre à la base du ligament triangulaire.

Dans plus de la moitié des cas (39 fois sur 70), la synoviale de l'articulation radio-carpienne communique avec la synoviale de l'articulation piso-pyramidale.

Un prolongement constant est celui qu'elle envoie au-devant de l'apophyse styloïde du cubitus : ce *prolongement pré-styloïdien* occupe l'intérieur du ligament latéral interne dans les cas où ce ligament revêt la forme cylindrique. — Ce prolongement pré-styloïdien me paraît répondre au contact qui s'établit entre le bord antérieur du ligament triangulaire et l'apophyse styloïde du cubitus dans les mouvements de pronation.

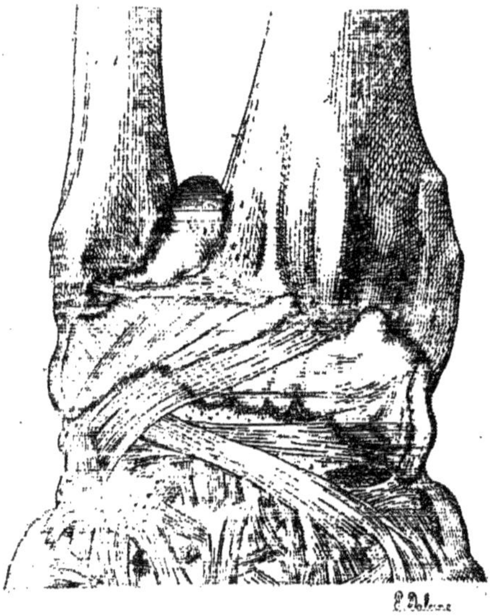

Fig. 520. — Synoviale de l'articulation radio-carpienne, vue postérieure.

La synoviale radio-carpienne injectée communiquait avec la synoviale radio-cubitale inférieure.

Un autre prolongement constant est celui qui émerge par le petit orifice que ménagent avec le bord antérieur de l'extrémité radiale, les fibres supérieures du ligament antéro-externe. J'ai toujours rencontré ce prolongement qui se présente après injection comme un champignon synovial à pédicule droit.

A *la face dorsale,* au-dessous du ligament postérieur, là où la capsule fibreuse va s'insérer par ses fibres clairsemées sur la face postérieure du scaphoïde et du semi-lunaire, la synoviale pousse entre ces fibres des prolongements ou logettes, qui peuvent être le point de départ de certains kystes synoviaux du poignet (E).

Signalons l'existence de deux replis falciformes répondant aux deux extrémités de l'interstice scapho-semi-lunaire sur le condyle carpien ; ces replis constants s'avancent plus ou moins dans la cavité articulaire ; ils sont représentés fig. 515.

Rapports. — L'articulation radio-carpienne est entourée de toutes parts par les tendons des muscles de l'avant-bras descendant vers la main. A la face dorsale de l'articulation, les tendons extenseurs et radiaux, étroitement bridés par le ligament dorsal du carpe, forment une couche unique immédiatement appliquée sur l'article. — En avant, les tendons fléchisseurs, répartis en plusieurs couches et logés dans la gouttière carpienne, sont plus lâchement unis aux ligaments antérieurs. — Sur les côtés, l'articulation montre ses apophyses styloïdes, la cubitale comprise entre les tendons cubital antérieur et cubital postérieur ; la radiale, accessible entre les tendons long extenseur, long et court abducteur du pouce, limitant la fosse dite *tabatière anatomique.*

L'artère radiale contourne l'apophyse styloïde du radius pour descendre dans la tabatière anatomique, en rapport immédiat avec le ligament latéral externe. L'artère cubitale a des rapports plus éloignés.

L'apophyse styloïde radiale descend plus bas que la cubitale ; la ligne qui joint leurs sommets passe à un bon centimètre au-dessous de l'interligne articulaire, curviligne à concavité inférieure. Même sur un poignet œdémateux, on peut en explorant les bords reconnaître les apophyses styloïdes et par suite tracer l'interligne. Ajoutons que c'est seulement par sa face dorsale et ses parties latérales que l'articulation radio-carpienne est accessible à l'exploration.

Vaisseaux et nerfs. — Les *artères* de l'articulation radio-carpienne sont fournies par la radiale et la cubitale. En avant, elles naissent de l'arcade transverse antérieure du carpe, de l'interosseuse antérieure, et d'une ou deux branches ascendantes de l'arcade palmaire profonde; en arrière, elles viennent de l'arcade transverse postérieure du carpe, de l'interosseuse du premier espace intermétacarpien, et de l'interosseuse postérieure; sur les côtés elles naissent directement du tronc même de la radiale et de la cubitale.

Le médian et le cubital innervent la partie antérieure de l'articulation ; le radial et la branche postérieure du cubital innervent sa partie postérieure.

Varia. — A. — Sappey, ayant remarqué que la disposition des faisceaux de renforcement postérieurs de la capsule radio-carpienne répétait celle des ligaments antérieurs, décrit un *faisceau postéro-externe,* qui répond à ce que j'ai appelé ligament postérieur; et un *faisceau postéro-interne* allant du bord postérieur du ligament triangulaire à la face postérieure du pyramidal. Sappey reconnait d'ailleurs que ce dernier ligament est très mince, membraneux, non fasciculé comme le faisceau postéro-externe. Il ne m'a pas paru que ce renforcement capsulaire méritât d'être mis à part comme ligament.

B. — Il faut remarquer l'obliquité très grande des ligaments radio-carpiens antérieur et postérieur. Le ligament antéro-interne, si puissant, et le ligament postérieur sont presque parallèles à l'interligne articulaire; ils sont de plus parallèles entre eux, l'un au-devant, l'autre en arrière de l'articulation, et radio-pyramidaux tous les deux. — Je me suis longtemps demandé le pourquoi d'une obliquité si marquée, telle qu'on n'en rencontre pas à un semblable degré dans aucune articulation. Il me semble qu'elle est en rapport avec l'exercice des mouvements de pronation et de supination dont le siège principal est à l'avant-bras dans les articulations radio-cubitales; la main suit passivement.

Des ligaments allant directement de l'une à l'autre des surfaces articulaires seraient suffisants bien que mal appropriés pour entraîner la main en pronation et en supination dans des conditions ordinaires. Mais si l'on considère que la résistance offerte par la main est parfois considérable, quand, par exemple, elle serre un objet très lourd, on comprend que des fibres se soient développées, par la répétition du mouvement, dans la direction la plus favorable pour l'application de la force.

J'ai souvent répété l'expérience suivante: ayant accroché à une main pendante un poids de 20 kilogr., j'imprimais à l'avant-bras des mouvements de pronation et de supination. Je voyais le ligament antéro-externe se tendre fortement pour entraîner la main en supination, tandis que le postérieur se tendait pour l'amener en pronation; lorsque je coupais ce dernier ligament la supination s'effectuait avec beaucoup plus de peine. J'ai conclu que le ligament antéro-externe répondait au mouvement de supination, et le ligament postérieur au mouvement de pronation: depuis longtemps, dans mes cours, j'appelle le premier *le supinateur,* et l'autre *le pronateur.*

C. — C'est bien à tort que les auteurs font insérer le *ligament latéral externe* au tubercule du scaphoïde. J'ai constaté un grand nombre de fois qu'il entoure immédiatement par sa base la pointe externe du revêtement cartilagineux scaphoïdien.

D. — Quelquefois la description classique du ligament latéral interne est réalisée, et l'on peut voir le sommet de l'apophyse styloïde jouant librement dans un cylindre fibreux qui loge un prolongement de la synoviale. Deux fois j'ai vu le sommet de l'apophyse cubitale, encroûté de cartilage, entrer en contact articulaire avec le pyramidal.

E. — Lorsque j'étais Prosecteur de la Faculté à l'école temporaire de la rue Vauquelin, j'ai injecté, pour un travail que je projetais sur les ganglions synoviaux du poignet, plus de cent articulations radio-carpiennes. J'ai encore soixante-sept de ces articulations ; le reste a été distribué çà et là dans nos pavillons. Voici les résultats que je constate: dix-huit fois, la synoviale radio-carpienne communique avec l'articulation radio-cubitale inférieure; vingt-sept fois, elle communique avec la synoviale de l'articulation piso-pyramidale. Neuf fois seulement j'ai trouvé la communication avec ces deux synoviales à la fois : il est même à remarquer qu'en général lorsque la communication de la synoviale radio-carpienne s'établit avec l'une ou l'autre des synoviales radio-cubitale et piso-pyramidale, elle ne communique pas avec l'autre; je donne le fait sans en rechercher l'explication. Dans trois cas seulement on ne constatait aucune communication avec une synoviale voisine. Sur cinq poignets, non seulement les synoviales radio-cubitale inférieure et piso-pyramidale communiquaient avec la synoviale radio-carpienne, mais encore celle-ci communiquait avec la synoviale de l'articulation médio-carpienne. — Deux fois, la radio-cubitale communiquait avec la radio-carpienne, et aussi avec toutes les articulations carpo-métacarpiennes. Dans un autre cas la communication ne s'étendait qu'à l'articulation carpo-métacarpienne du troisième métacarpien. Enfin sur un poignet présentant des lésions d'arthrite sèche, toutes les synoviales carpiennes et métacarpiennes, sauf celle du pouce, communiquaient entre elles.

Sur tous ces poignets les synoviales étaient injectées au suif par un trou pratiqué dans l'extrémité inférieure du radius. J'avais, ai-je dit, entrepris ce travail pour étudier la pathogénie des ganglions synoviaux du poignet. J'en ai donné verbalement les résultats à la Société anatomique ; je les résume ainsi : dans un grand nombre de cas, les ganglions se développent aux dépens des corpuscules sous-synoviaux si bien étudiés par Gosselin ; dans d'autres, ils se développent aux dépens de ces petits prolongements que la synoviale envoie entre les fibres clairsemées de la capsule fibreuse, sur la face dorsale du poignet. Il existe là des logettes synoviales dont le volume augmente quand augmente la quantité de synovie, ainsi qu'il arrive dans les articulations surmenées par un exercice quelconque.

Remarquons en effet que bien souvent les ganglions surviennent chez des adolescents après un exercice fatigant (le violon et le piano sont notés dans nombre des observations que j'ai recueillies) ; souvent l'augmentation de volume est brusque. Remarquons encore qu'il n'est pas rare de voir ces ganglions disparaître par le repos, et se reproduire sous l'influence de la même cause. La synovie peut ainsi s'enkyster dans ces logettes dont le pédicule est toujours étroit. Enfin dans quelques cas, sous l'influence d'une augmentation de pression une hernie synoviale apparaît brusquement au niveau d'un des points affaiblis de la capsule.

ARTICULATIONS CARPIENNES.

ARTICULATIONS DES OS DE LA PREMIÈRE RANGÉE ENTRE EUX.

Scaphoïde, semi-lunaire, pyramidal, pisiforme, sont réunis par trois articulations appartenant au genre arthrodie. Le scaphoïde, le semi-lunaire et le pyramidal sont unis latéralement par des articulations, qui ne sont point aussi serrées qu'on le dit, et forment un condyle brisé, dont les trois portions sont mobiles les unes sur les autres, le *condyle carpien ;* leurs interlignes sont dans des plans à peu près sagittaux. — Le pisiforme placé sur un plan antérieur s'unit avec le pyramidal par une articulation beaucoup plus lâche dont l'interligne occupe un plan frontal.

Articulations scapho-lunaire et pyramido-lunaire.

Surfaces articulaires. — Le scaphoïde, le semi-lunaire et le pyramidal s'opposent des facettes à peu près planes, de forme quadrilatère pour l'interligne scapho-lunaire, en croissant pour l'interligne luno-pyramidal. Ces facettes sont recouvertes d'un cartilage d'encroûtement d'épaisseur uniforme.

Moyens d'union. — Les trois os sont réunis : 1° par *des ligaments interosseux ;* 2° par des ligaments *palmaires et dorsaux.*

Les *ligaments interosseux* encadrent les facettes cartilagineuses dont le bord inférieur reste seul libre. Formés de faisceaux fibreux assez lâches pour permettre entre les os contigus un glissement assez étendu, ils vont l'un du scaphoïde au semi-lunaire, l'autre du semi-lunaire au pyramidal (V. fig. 521). Leur bord supérieur confine à la surface du condyle carpien à la formation duquel ces ligaments prennent part par leurs faisceaux superficiels devenus fibro-cartilagineux. Comme ils occupent toute l'épaisseur de l'interstice osseux, ils empêchent toute communication entre l'articulation radio-carpienne et la médio-carpienne.

Les *ligaments palmaires et dorsaux* sont représentés par de courts faisceaux, de direction transversale, en continuité avec les ligaments interosseux.

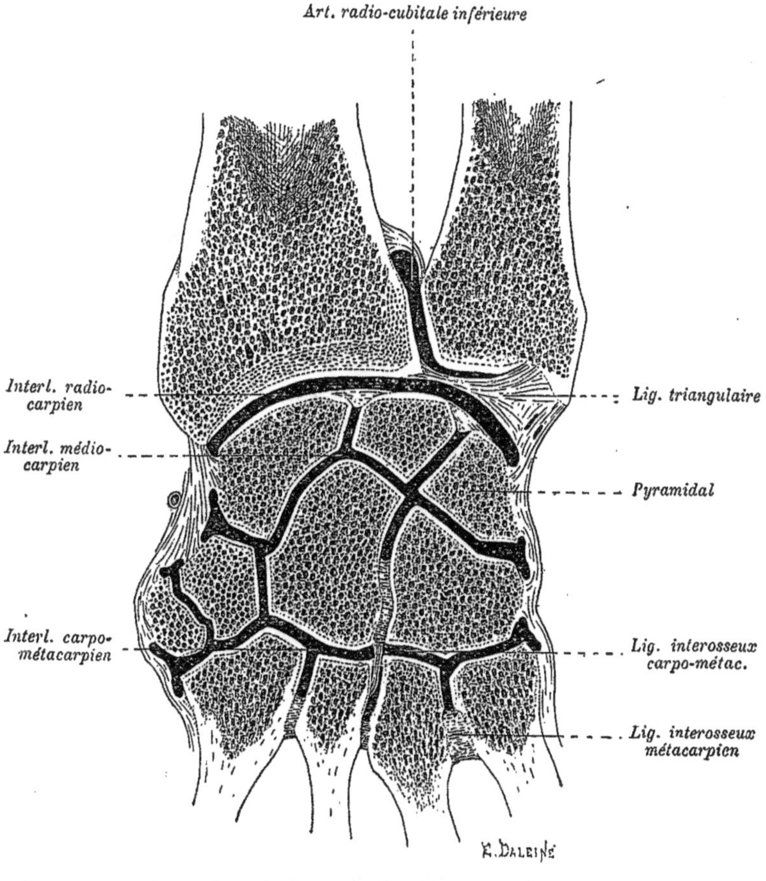

Fig. 521. — Coupe frontale des articulations radio-carpienne, carpiennes, et carpo-métacarpienne.

Synoviale. — Les synoviales des articulations scapho-lunaire et pyramido-lunaire sont des prolongements de la grande synoviale médio-carpienne.

Articulation piso-pyramidale.

Surfaces articulaires. — On dit d'ordinaire que les surfaces par lesquelles le pyramidal et le pisiforme s'articulent sont planes ; cela n'est pas exact. La facette articulaire du pyramidal, ovalaire, à grand axe vertical, est toujours convexe de haut en bas et transversalement ; la facette du pisiforme est toujours concave.

L'articulation piso-pyramidale est donc plus condylienne qu'arthrodiale.

L'une et l'autre surface articulaire sont revêtues d'une couche de cartilage hyalin.

Moyens d'union. — Une *capsule fibreuse* réunit les deux os ; elle s'insère au pourtour des facettes articulaires, excepté en bas où elle s'avance sur la face inférieure des os, laissant tout à fait libre l'extrémité inférieure des facettes.

Cette capsule est renforcée sur les parties latérales par des fibres transversales que l'on décrit sous le nom de ligaments palmaire et dorsal : le palmaire, quadrilatère, résistant, va de la face interne du pisiforme à la face palmaire de l'os crochu ; le dorsal, plus faible, unit les faces dorsales des deux os.

Les *véritables ligaments du pisiforme*, ceux qui limitent les déplacements si étendus de cet os en haut et en bas, ne sont point des renforcements capsulaires :

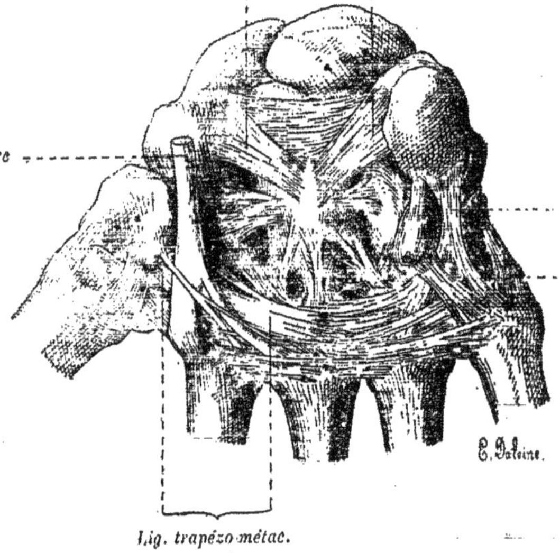

Fig. 522. — Articulations carpiennes et carpo-métacarpienne, vue antérieure.

on en compte trois : un supérieur, deux inférieurs. — Le *ligament supérieur* du pisiforme n'est autre que le faisceau pisiforme du ligament latéral interne de l'articulation radio-carpienne (V. fig. 517) ; et cependant il est faible étant efficacement suppléé par le tendon du cubital antérieur qui le double en avant.

Les *ligaments inférieurs* sont remarquablement forts : *a*) l'un, *pisi-unciformien (piso-hamatum* de Barkow) se présente comme un trousseau fibreux, court, trapu, descendant obliquement de l'extrémité intérieure du pisiforme au bord supérieur du crochet de l'unciforme ; ce ligament est, je le répète, très fort ; après que l'on a coupé tous les autres ligaments, les tractions les plus énergiques sont impuissantes à arracher le pisiforme (V. fig. 517 et 522).

b) L'autre, *pisi-métacarpien*, arrondi, plus faible que le précédent, descend verticalement de l'extrémité inférieure du pisiforme à la partie supéro-externe du tubercule du cinquième métacarpien, et par une division au quatrième métacarpien (V. fig. 517 et 522).

Ces deux ligaments inférieurs sont assez forts pour contrebalancer l'action du cubital antérieur, dont ils pourraient être considérés comme le tendon prolongé si le pisiforme était un os sésamoïde.

Synoviale. — La synoviale qui revêt la face interne du ligament capsulaire présente comme celui-ci une cavité en rapport avec l'étendue relativement considérable des mouvements du pisiforme. Elle communique (1 fois sur 3) avec la synoviale radio-carpienne par un orifice, en forme de fente, situé à sa partie supérieure (V. fig. 519).

ARTICULATIONS DES OS DE LA SECONDE RANGÉE ENTRE EUX.

Trapèze, trapézoïde, grand os, os crochu sont unis en une rangée transversale par trois articulations qui appartiennent au genre arthrodie.

Surfaces articulaires. — Les surfaces par lesquelles ces os entrent en contact présentent une forme et une étendue variables : losangiques pour l'articulation du trapèze et du trapézoïde ; — quadrilatères à grand axe antéro-postérieur pour l'articulation du trapézoïde et du grand os ; — ovalaires à grand diamètre vertical, et souvent subdivisées en deux pour l'articulation du grand os et de l'os crochu. Toutes celles de ces surfaces qui sont tournées vers le bord cubital de la main sont nettement concaves, tandis que les facettes opposées, tournées vers le bord radial, sont convexes. — Les interlignes articulaires formés par leur réunion continuent les interlignes formés par la réunion des os de la première rangée ; tous sont placés dans des plans sensiblement verticaux et antéro-postérieurs (V. fig. 521).

Ces facettes articulaires sont encroûtées de cartilage.

Moyens d'union. — Ils sont représentés par des *ligaments palmaires, dorsaux et interosseux.*

Les *ligaments palmaires,* difficiles à séparer du revêtement ligamenteux du canal carpien, sont représentés par des fibres allant transversalement d'un os à l'autre (V. fig. 523).

Les *ligaments dorsaux,* très nets et très forts, vont d'un os à l'autre, dans une direction à peu près transversale ; parfois ils sont divisés par un interstice en deux faisceaux divergents (V. fig. 524).

Les *ligaments interosseux,* au nombre de trois également, sont courts et très résistants. — Le ligament interosseux qui relie le grand os à l'os crochu, est le plus fort de tous : il comble toute la large fente qui sépare les deux os en avant. — Celui qui va du grand os au trapézoïde est rejeté vers la face dorsale des deux os et comble l'interstice qu'ils présentent. — Celui qui unit le trapèze et le trapézoïde est faible ; il unit les moitiés antérieures du bord inférieur des deux facettes (V. fig. 521).

Synoviales. — Les synoviales de ces articulations sont des prolongements de la grande synoviale médio-carpienne. Entre le trapèze et le trapézoïde, entre le trapézoïde et le grand os, le cloisonnement opéré par le ligament interosseux est incomplet, de sorte que par ces deux interstices une communication s'établit entre la synoviale médio-carpienne et la synoviale carpo-métacarpienne externe (V. fig. 521).

ARTICULATION DES DEUX RANGÉES DU CARPE ENTRE ELLES (MÉDIO-CARPIENNE).

L'articulation qui réunit les os de la première rangée du carpe, pisiforme excepté, aux os de la seconde rangée, est constituée par sept os. Elle est considérée en général comme formée de deux ou trois articulations continues, différemment classées suivant les auteurs : l'une condylienne, l'autre arthrodiale (Sappey) ; — une énarthrose médiane flanquée de deux arthrodies (Cruveilhier) ; — une énarthrose dédoublée (Henle) (A) ; — une double énarthrose (Morel et Mathias-Duval). — Ces divergences s'expliquent par la complexité apparente de l'articulation. Nous verrons, après avoir étudié les surfaces articulaires, qu'en envisageant cette articulation comme une *énarthrose double à surfaces continues* on se rapproche autant que possible de la vérité.

Surfaces articulaires (V. fig. 521). — Du *côté de la rangée antibrachiale*, nous trouvons de dedans en dehors : 1° une grande *cavité* formée par les faces inférieures du pyramidal et du semi-lunaire et par la face interne du scaphoïde ; — 2° une *petite tête* formée par la face inférieure du scaphoïde.

La *cavité* beaucoup plus excavée dans le sens transversal que dans le sens antéro-postérieur, est traversée par les interlignes résultant du rapprochement des trois os qui la constituent. — La *convexité* de la tête scaphoïdienne est, en général, assez peu marquée, mais elle est toujours subdivisée en deux plans par une crête mousse antéro-postérieure répondant à l'interligne du trapèze et du trapézoïde.

La rangée métacarpienne présente : 1° un *condyle* formé par la face supérieure de l'os crochu et du grand os ; — 2° une petite *cavité* formée par la face supérieure du trapézoïde et du trapèze.

Le condyle est brisé par l'interligne des deux os qui le forment ; ses bords ou faces latérales diffèrent beaucoup entre eux ; tandis que sa face externe formée par le grand os est située dans un plan vertical, sa face interne, formée par l'os crochu, descend très obliquement vers le bord cubital de la main et se termine par une *gorge* à concavité supérieure. Sur la convexité du condyle on trouve assez fréquemment un sillon anguleux dont le fond est formé par l'interligne du grand os et de l'os crochu ; ce sillon répond à la crête dont j'ai signalé l'existence sur la face inférieure du semi-lunaire.

La cavité qui répond à la tête scaphoïdienne est peu excavée et traversée par l'interligne du trapèze et du trapézoïde.

Cavités et têtes, dans cette articulation médio-carpienne, sont composées de plusieurs os *mobiles* les uns sur les autres : cette constatation est d'un grand intérêt au point de vue physiologique.

Toutes ces surfaces articulaires sont revêtues d'un cartilage d'encroûtement dont l'épaisseur atteint et dépasse 1 mm. sur la convexité du condyle.

Appareil ligamenteux. — La capsule fibreuse qui va de l'une à l'autre surface articulaire est mince surtout en arrière où les mouvements sont plus étendus. De nombreux faisceaux de renforcement ou ligaments lui sont surajoutés en avant, en arrière et sur les côtés.

Ligament antérieur. — Le ligament antérieur est formé de deux trousseaux fibreux, larges et forts qui s'insèrent tous deux sur la face antérieure du col du grand os, et se portent de là, en divergeant : l'externe au scaphoïde et au trapézoïde ; l'interne, plus fort, au pyramidal ; il n'y a point de branche moyenne pour le semi-lunaire.

Ce ligament en V doit être étudié par sa face profonde après que l'on aura ouvert l'articulation par sa face dorsale. On voit, par ce mode de préparation, des fibres transversales allant de l'une à l'autre branche du V, en dessous du semi-lunaire qui reste libre (B).

Ligament dorsal. — Il comprend deux faisceaux. Tous les deux naissent de la face postérieure du pyramidal ; l'un, *scapho-pyramidal,* se porte transversalement en dehors pour s'insérer sur la face postérieure du scaphoïde (V. fig.

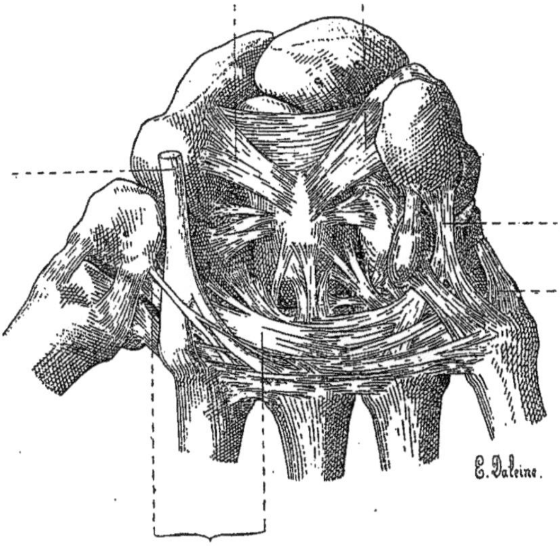

Fig. 523. — Articulations carpiennes et carpo-métacarpienne, vue antérieure.

524) ; l'autre descend obliquement en bas et en dehors, passant au niveau du col du grand os, pour aller s'attacher à la face dorsale du trapèze et du trapézoïde ; au-dessous de ces ligaments, les fibres clairsemées de la capsule laissent voir la synoviale fort lâche (V. fig. 518 et 520).

Le *faisceau scapho-pyramidal* est très remarquable autant par sa force que par son rôle. Bien qu'il appartienne aux articulations des os de la première rangée, puisqu'il va du scaphoïde au pyramidal, il doit être décrit à l'articulation médio-carpienne, car il consolide et complète la mortaise dans laquelle se meut le condyle formé par la seconde rangée carpienne. Il va de la face postérieure du scaphoïde à la face postérieure du pyramidal, passant transversalement sous le bord inférieur du semi-lunaire, sur le grand os. Lorsqu'on étudie ce ligament par sa face interne après ouverture de l'article (V. fig. 524) on constate qu'il forme une anse fibreuse, reliant solidement les deux os extrêmes de la mortaise antibrachiale et s'opposant très efficacement à l'écartement des parties latérales de cette mortaise. On voit aussi que par sa face profonde il continue la surface de la cavité articulaire; sur quelques sujets il prend même l'aspect fibro-cartilagineux que l'on rencontre ordinairement dans les fibro-cartilages glénoïdiens.

Ligament latéral interne. — Ce ligament rejeté vers la face dorsale va du pyramidal à l'apophyse de l'os crochu.

Le ligament latéral externe, court et fort, descend du tubercule du scaphoïde à la partie externe du trapèze.

Synoviale. — La synoviale de l'articulation médio-carpienne revêt la face interne du ligament capsulaire. Là où celui-ci est réduit à quelques fibres clairsemées, comme on le voit à la face dorsale sous le faisceau oblique du ligament postérieur, elle devient très lâche et envoie entre les faisceaux de nombreux

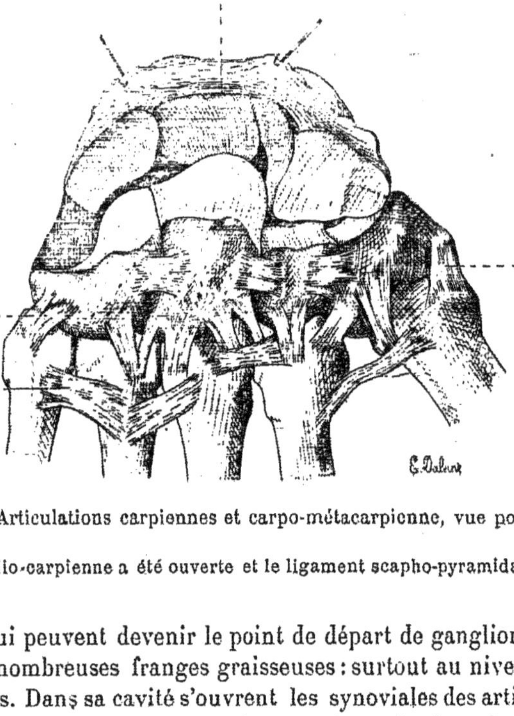

Fig. 524. — Articulations carpiennes et carpo-métacarpienne, vue postérieure.

L'articulation médio-carpienne a été ouverte et le ligament scapho-pyramidal a été relevé.

prolongements qui peuvent devenir le point de départ de ganglions synoviaux. Elle présente de nombreuses franges graisseuses : surtout au niveau des interlignes articulaires. Dans sa cavité s'ouvrent les synoviales des articulations qui réunissent les os de chaque rangée. La forme et la profondeur de ces prolongements synoviaux sont déterminées par la disposition des ligaments interosseux : il y en a deux en haut répondant aux interlignes de la première rangée, trois en bas répondant aux interlignes de la deuxième rangée (V. fig. 521). — Dans quelques cas très rares, la synoviale médio-carpienne communique avec la synoviale radio-carpienne.

ESSAI SUR LE MÉCANISME DES ARTICULATIONS DU POIGNET

La main, unie à l'avant-bras par l'intermédiaire du carpe, peut se fléchir et s'étendre sur l'avant-bras. On donne le nom de *flexion* au mouvement par lequel la face palmaire de la main s'incline vers la face antérieure de l'avant-bras; l'*extension* est le mouvement contraire, par lequel la face dorsale de la main s'incline vers la face dorsale de l'avant-bras.

La main peut encore se porter en dedans et en dehors : ces mouvements d'inclinaison latérale sont qualifiés *adduction*, quand la main se rapproche du tronc, *abduction*, quand elle s'en éloigne; il serait mieux de les appeler *inclinaison cubitale et inclinaison radiale*, car le mouvement d'inclinaison en dedans n'est un mouvement d'adduction que lorsque la main est en supination, et il devient un mouvement d'abduction si la main est mise en pronation ; je dirai donc avec Henle et d'autres : *inclinaison cubitale* et *inclinaison radiale*.

La combinaison et la succession de ces divers mouvements forment un mouvement de *circumduction*. — Enfin, il se passe dans ces articulations de légers mouvements de *rotation*.

Les deux articulations transversales du poignet, la radio-carpienne et la médio-carpienne prennent part à tous ces mouvements ; il n'en est pas un qui, dans le jeu physiologique du poignet, se passe dans l'une d'elles ; les mouvements de l'une sont toujours complémentaires de ceux de l'autre. Nous devons cependant essayer de déterminer la part qui revient à chacune d'elles.

Flexion et extension. — Dans l'articulation radio-carpienne, les mouvements de flexion et d'extension se font autour d'un axe transversal dont l'extrémité radiale s'incline en bas et en avant; aussi la flexion n'est-elle point directe; la main se fléchit, mais en même temps s'incline vers le bord radial de l'avant-bras.

Dans l'articulation médio-carpienne, la flexion s'accompagne d'une légère inclinaison vers le bord cubital de l'avant-bras. La combinaison du jeu des deux articulations est nécessaire pour produire la flexion directe.

Il en est de même, en renversant les termes, pour les mouvements d'extension.

Relativement à l'étendue des mouvements qui se passent dans ces articulations ou, en d'autres termes, à leur collaboration dans la flexion et l'extension de la main, voici ce qu'on observe : dans l'articulation radio-carpienne, le mouvement de flexion est assez vite limité par la tension des ligaments dorsaux ; par contre, le mouvement d'extension est assez étendu. Le contraire se passe dans l'articulation médio-carpienne où la flexion est plus grande que l'extension.

J'ai essayé de mesurer l'étendue exacte des mouvements de chaque articulation en immobilisant tour à tour l'une d'entre elles, pendant que des tiges, implantées perpendiculairement dans les os, accentuaient les mouvements et permettaient d'en mesurer l'étendue ; mes expériences n'ont pas été assez nombreuses pour me permettre de donner des résultats précis. Il est cependant un fait que ces expériences mettent bien en évidence, c'est que les mouvements de flexion et d'extension commencent dans l'articulation radio-carpienne et s'achèvent dans la médio-carpienne.

Les mouvements de flexion et d'extension s'accompagnent de mouvements dans le même sens de la tête cubitale qui s'abaisse dans la flexion et se relève dans l'extension ; le fait est constant et d'observation facile.

Inclinaison latérale. — Les mouvements d'inclinaison latérale se passent également dans les deux articulations ; ils sont limités par la tension des ligaments latéraux. Ils m'ont paru plus étendus dans l'articulation médio-carpienne que dans la radio-carpienne. Cependant, à première vue, il ne semble pas que des mouvements d'inclinaison latérale soient possibles dans la médio-carpienne, étant donné l'enclavement profond du grand os dans la mortaise formée par le scaphoïde, le semi-lunaire et le pyramidal ; mais ils sont rendus possibles par les modifications qui s'opèrent dans cette mortaise dont les trois segments glissent les uns sur les autres.

Les mouvements des os de la première rangée les uns sur les autres, sont des mouvements de glissement ; ils sont assez étendus. Ceux des os de la seconde rangée sont au contraire très limités. Ces mouvements partiels sont très intéressants ; sans leur existence le poignet serait peu mobile ; ils se produisent dans tous les mouvements du poignet, dont la forme se modifie à chaque instant ; mais c'est surtout au cours des mouvements d'inclinaison latérale et de rotation qu'ils s'effectuent.

Circumduction. — Dans le mouvement de circumduction, formé par la combinaison et la succession des mouvements autour de l'axe transversal et de l'axe antéro-postérieur, la main décrit un cône dont la base s'incline du côté cubital.

Rotation. — Il existe, dans les articulations du poignet, des mouvements de rotation ; ils sont très limités, ce qui se comprend, étant donnée l'étendue des mouvements de pronation et de supination. Toutes les articulations y prennent part, mais ils sont surtout manifestes dans l'articulation médio-carpienne où ils sont rendus possibles par les glissements des os de la première rangée les uns sur les autres.

Varia. — A. — Henle considère la première rangée du carpe comme une *tête articulaire* dont les parties latérales seules existent, et dont la partie moyenne est excavée pour recevoir un prolongement cylindrique né de la cavité formée par les os de la première rangée.

La tête se meut autour de ce prolongement comme autour d'un axe. — Cette conception fort originale n'est qu'en partie appuyée par les faits, car il est facile de reconnaître que la seconde rangée carpienne est plus condyle que cavité; néanmoins elle est fort intéressante et sert à éclairer la physiologie de l'articulation.

B. — Quelques auteurs considérant que du grand os se détachent encore des ligaments qui vont du troisième au quatrième et quelquefois au cinquième métacarpien, ont décrit, à la face palmaire du carpe, sous le nom de *ligamentum radiatum*, le soleil ligamenteux dont le centre est sur le grand os; les fibres supérieures de ce ligamentum radiatum vont au scaphoïde et au pyramidal; les fibres inférieures aux métacarpiens moyens; les fibres latérales au trapézoïde et à l'os crochu.

§ VI. — ARTICULATIONS DE LA MAIN

ARTICULATIONS CARPO-MÉTACARPIENNES.

L'articulation du carpe avec le métacarpe comprend trois articulations distinctes : 1° l'articulation commune aux trois métacarpiens moyens, deuxième, troisième, quatrième; — 2° l'articulation carpo-métacarpienne du pouce, ou *trapézo-métacarpienne ;* — 3° l'articulation carpo-métacarpienne du petit doigt, ou *unci-métacarpienne*. Les articulations des métacarpiens extrêmes diffèrent des articulations des métacarpiens moyens, tant par leur constitution que par l'étendue de leurs mouvements.

ARTICULATION COMMUNE AUX TROIS MÉTACARPIENS MOYENS.

Les trois métacarpiens moyens sont unis au carpe par une série d'articulations serrées que l'on classe d'ordinaire parmi les arthrodies, bien qu'elles se rapprochent plus, par la forme de leurs surfaces articulaires, des articulations par emboîtement réciproque. Ces articulations, communiquant entre elles, se succèdent en plans brisés et forment un interligne articulaire fort complexe.

Surfaces articulaires. — Elles sont ainsi constituées de dehors en dedans : *a*) la face interne du trapèze présente une petite facette rectangulaire qui s'unit à angle droit avec une facette semblable du trapézoïde, formant avec elle un angle dièdre dans lequel vient se loger l'apophyse externe du deuxième métacarpien. — *b*) La face inférieure du trapézoïde conformée en dos d'âne entre en contact avec la selle creusée sur l'extrémité supérieure du deuxième métacarpien. — *c*) L'apophyse interne du deuxième métacarpien juxtaposée à l'apophyse externe du troisième vient se loger dans une rainure dont les parois sont formées par le trapézoïde et le grand os. — *d*) La face supérieure du troisième métacarpien entre en contact par une facette quadrangulaire avec la face inférieure du grand os. — *e*) La face inférieure de l'os crochu subdivisée en deux facettes s'articule avec la face supérieure des deux derniers métacarpiens. Il faut ajouter que l'apophyse externe du quatrième métacarpien s'articule aussi par son versant radial avec la face inférieure du grand os. Aucune de ces surfaces articulaires n'est parfaitement plane, toutes décrivent des courbes plus ou moins accentuées (V. fig. 521).

Considéré dans son ensemble et par la face dorsale, l'interligne carpo-métacarpien, assez simple dans sa partie interne, est surtout brisé dans sa partie externe par la pénétration dans le carpe de l'apophyse externe du deuxième métacarpien; dans la première partie il décrit une courbe légère à concavité supérieure; dans la seconde il représente assez bien un M très aplati.

Moyens d'union. — Les os de la seconde rangée du carpe sont unis aux trois métacarpiens moyens par une capsule qui s'insère sur le rebord cartilagineux des deux surfaces articulaires; cette capsule est renforcée par des ligaments *palmaires, dorsaux* et *interosseux.*

Ligaments palmaires. — Les ligaments qui unissent en avant les os de la deuxième rangée du carpe aux trois métacarpiens moyens affectent la disposition suivante (V. fig. 523).

a) De la face palmaire du trapèze et non de la crête de cet os (A), part un faisceau large et puissant qui se dirige vers l'axe de la main et va s'insérer au deuxième et surtout au troisième métacarpien.

b) Un autre faisceau plus petit naît du trapézoïde et se rend au troisième métacarpien.

c) Du grand os se détachent trois faisceaux qui vont aux deuxième, troisième et quatrième métacarpiens; ces faisceaux, courts et profonds, sont beaucoup moins forts que les précédents.

d) De la base de l'apophyse unciforme de l'os crochu se détachent quelques faisceaux qui descendent très obliquement vers le troisième et le quatrième métacarpien. Ces faisceaux sont assez faibles étant suppléés par le ligament pisi-métacarpien.

Il convient d'ajouter comme moyens d'union carpo-métacarpiens : en dedans, le tendon bifurqué du grand palmaire qui va s'insérer par son tendon principal au deuxième métacarpien et par une expansion au troisième; — en dehors, le ligament pisi-métacarpien, dont j'ai déjà parlé, qui descend verticalement et se réfléchit sur l'apophyse unciforme pour aller se fixer par ses trois branches aux troisième, quatrième et cinquième métacarpiens; le ligament pisi-métacarpien est recouvert par le faisceau qui va de l'os crochu au cinquième métacarpien.

Ligaments dorsaux. — Courts et résistants, ils prennent insertion très près des surfaces articulaires et s'étendent plus ou moins obliquement des os de la deuxième rangée du carpe à la base des quatre derniers métacarpiens (V. fig. 524).

a) Le deuxième métacarpien est uni par de petits ligaments au trapèze et au trapézoïde.

b) Le troisième métacarpien est uni au carpe par deux ligaments qui se détachent de son apophyse et divergent vers le trapézoïde et le grand os; un autre ligament unit encore son extrémité supérieure au grand os. Ces ligaments sont recouverts par les tendons des deux radiaux.

c) Le quatrième métacarpien est uni au grand os et à l'os crochu par un ligament en V.

Ligament interosseux. — Le ligament interosseux situé entre le grand os, l'os crochu et le troisième métacarpien est, dit-on, une dépendance du ligament interosseux qui unit le grand os à l'os crochu; ce n'est pas ainsi que les dissections le montrent.

Ce ligament est constitué par deux faisceaux qui s'insèrent à la face interne du grand os et à la face externe de l'os crochu, au-dessous du ligament interosseux qui unit ces deux os. De cette origine le ligament se porte directement en bas, se dégage de l'interligne des deux os sous la forme d'un cordon fibreux, et traverse l'interligne articulaire pour s'engager dans l'intervalle des troisième et quatrième métacarpiens; là, il chemine dans le canal osseux que ménagent, en se juxtaposant, les quatre facettes adjacentes des deux os, et s'insère enfin sur la face externe de la base du troisième métacarpien.

Ayant pris à cœur d'élucider ce point trop négligé d'anatomie, j'en ai fait disséquer un certain nombre par M. Friteau; au cours de nos dissections, nous avons observé fréquemment qu'une des branches du ligament contourne par

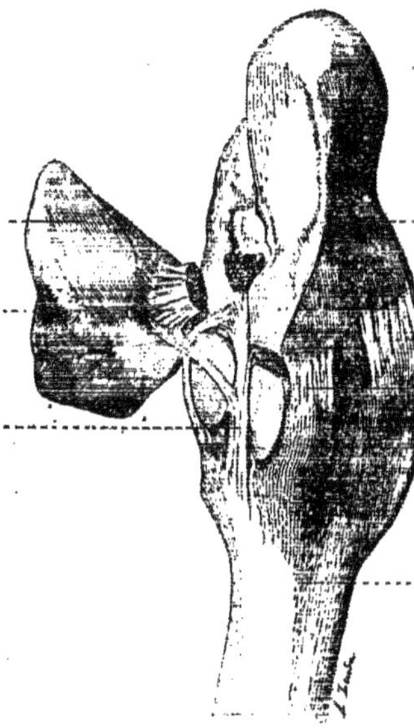

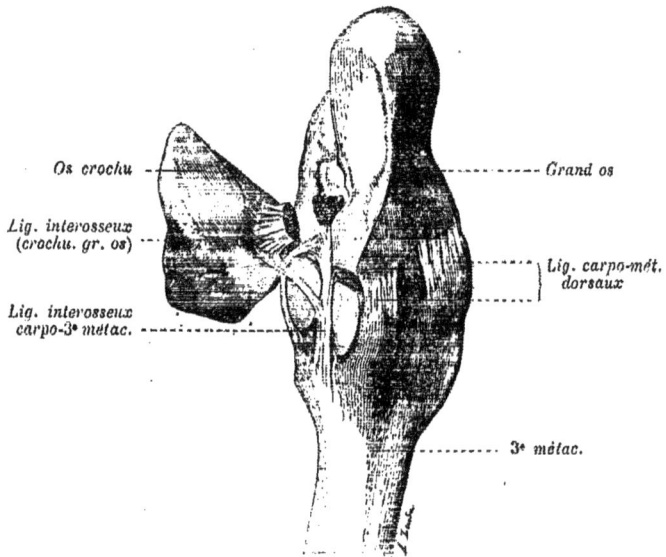

Fig. 525. — Ligament interosseux étendu entre le grand os, l'os crochu et le troisième métacarpien, vue postérieure.

Le ligament interosseux entre l'os crochu et le grand os a été sectionné pour permettre l'écartement des deux os.

un trajet curviligne la facette du troisième métacarpien. La figure 525 montre ce ligament sous sa forme ordinaire, en V à ouverture supérieure, telle que nous l'avons rencontré le plus souvent (B).

Synoviale. — La synoviale revêt la face interne de la capsule fibreuse : on la voit presque à nu entre les ligaments qui unissent les divers os : elle communique, entre le grand os et le trapézoïde, avec la synoviale médio-carpienne (C).

Les trois interlignes des os de la deuxième rangée carpienne, et les trois interlignes des quatre derniers métacarpiens forment autant de fentes s'ouvrant dans l'articulation carpo-métacarpienne, dont la cavité se prolonge entre ces différents os, jusqu'au niveau des ligaments interosseux qui les unissent.

Rapports. — Les articulations carpo-métacarpiennes moyennes sont en rapport en avant avec le contenu de la grande gouttière carpienne, en arrière avec les tendons extenseurs.

Mouvements. — C'est pour avoir rangé parmi les arthrodies les articulations carpo-métacarpiennes moyennes que l'on s'est accordé, chez nous du moins, à enseigner que ces articulations ne jouissaient que de mouvements de glissement peu étendus. Or, elles se rapprochent toutes, plus ou moins, de l'articulation par emboîtement réciproque. Les mouvements principaux que l'on y constate sont des mouvements de flexion et d'extension. Ces mouvements sont beaucoup plus étendus que ne le pourrait faire croire l'examen du cadavre, sur lequel les articulations apparaissent si serrées; ils sont particulièrement étendus sur le quatrième métacarpien; le médius est moins mobile; l'index est presque immobile. On constate aussi des mouvements de latéralité qui permettent le rapprochement des deux métacarpiens voisins.

La combinaison des mouvements de flexion avec ceux de latéralité permet le mouvement dans lequel les métacarpiens extrêmes se portent en avant et en dedans; la paume de la main s'excave, ses bords se relèvent, ainsi qu'il arrive lorsque nous voulons puiser de l'eau dans cette coupe que Morris appelle la coupe de Diogène.

Varia. — A. — De la crête du trapèze partent seulement, quoi qu'on en ait dit, des faisceaux fibreux appartenant à la gaîne du grand palmaire; ils ne peuvent être comparés comme force au puissant ligament qui va de la face palmaire du trapèze aux deuxième et troisième métacarpiens en passant sous le tendon du grand palmaire.

B. — Le *ligament interosseux* unissant l'os crochu et le grand os au troisième métacarpien, ne doit pas être confondu avec une cloison celluleuse qui, de l'intervalle des grand os et os crochu, descend sur la base du quatrième métacarpien, subdivisant cette base en deux facettes cartilagineuses dont l'interne, de beaucoup la plus grande, s'articule avec l'os crochu. Cette cloison celluleuse contient quelques fibres ligamenteuses qui laissent la trace de leur insertion sur la base du quatrième métacarpien. Beaucoup d'auteurs ont confondu cloison et ligament. Un repli de la synoviale tapisse les deux faces de cette cloison cellulo-fibreuse et enveloppe en même temps le ligament interosseux en V. Les auteurs qui parlent du ligament interosseux sans l'avoir vu ne lui accordent d'autre importance que de cloisonner la grande articulation carpo-métacarpienne, il n'en est rien: le ligament existe bien avec la forme et les dispositions que je lui ai décrites.

Ce ligament en V a été fort bien décrit par Weitbrecht (Syndesmologia, 1742, sectio secunda, ligamenta artuum superiorum, page 71): « soluto ac remoto osse metacarpi annularis, ad latus capituli ossis metacarpi medii internum, egregium *ligamentum rectum perpendiculare* conspicitur satis tenax et nonnunquam duplicatum; etc. ».

C. — La cloison cellulo-fibreuse, dont j'ai parlé dans la remarque précédente, est très rarement complète, comme on l'admet généralement; à ce niveau, la synoviale présente une frange rougeâtre qui va et vient dans les mouvements.

Depuis il n'en a plus été question si ce n'est dans le remarquable traité de Sappey; les autres le mentionnent comme une cloison cellulaire négligeable; d'aucuns représentent à sa place un ligament intermétacarpien transversal.

ARTICULATION CARPO-MÉTACARPIENNE DU POUCE (*Articulation trapézo-métacarpienne*).

C'est une articulation par emboîtement réciproque, complètement isolée des autres articulations carpo-métacarpiennes et remarquable par l'étendue de ses mouvements.

Surfaces articulaires. – La facette inférieure du trapèze, quadrilatère, allongée transversalement, regarde en bas, en dehors et un peu en avant; elle présente une convexité antéro-postérieure très prononcée, et une concavité transversale beaucoup moindre.

La facette du premier métacarpien revêt la forme d'un triangle à base postérieure, dont les angles sont très arrondis; elle présente une convexité transversale, notablement plus prononcée que la concavité transversale de la facette trapézienne; tandis que sa concavité antéro-postérieure paraît appartenir à une courbe de même rayon que la convexité antéro-postérieure de la facette du trapèze. La facette métacarpienne est beaucoup plus étendue que celle du trapèze sur laquelle elle se meut.

Chaque surface articulaire est revêtue de cartilage hyalin.

Moyens d'union. — Un *ligament capsulaire* s'étend du pourtour de la facette trapézienne au pourtour de la facette métacarpienne. On ne décrit point de faisceaux de renforcement à cette capsule ; seuls, Morel et Mathias Duval disent qu'elle est plus forte aux parties antérieure et postérieure qu'aux parties latérales.

Il existe cependant un *ligament postéro-externe*, très fort et très long ; il va du tubercule de la face postérieure du trapèze au tubercule médian de la face dorsale du métacarpien (V. fig. 518) ; c'est lui qui limite le mouvement d'opposition du pouce. En dedans de ce ligament, la capsule très amincie est doublée par les tendons extenseurs.

La capsule est encore renforcée en avant par quelques fibres allant de la face antérieure du trapèze au tubercule médian de la face antérieure du métacarpien; ce ligament antérieur se tend quand le pouce est porté en extension.

La partie interne de la capsule présente aussi quelques fibres de renforcement. En dehors, la capsule est mince, étant suppléée par le tendon du long abducteur du pouce ; ce tendon est séparé du ligament postéro-externe par une petite bourse séreuse qui communique quelquefois avec la synoviale articulaire.

Synoviale. — La synoviale qui double la capsule est lâche ; elle présente quelques franges au niveau de l'interligne articulaire.

Rapports. — L'articulation trapézo-métacarpienne est recouverte en avant par les insertions des muscles thénariens ; en arrière, par les tendons extenseurs du pouce ; en dehors, par le tendon du long abducteur ; en dedans, elle est en rapport avec l'insertion du premier interosseux dorsal et l'artère radiale qui traverse la base du premier espace interosseux pour gagner la paume de la main.

Mouvements. — Le premier métacarpien est de tous le plus mobile. Il peut se porter en dehors (abduction) et en dedans (adduction).

Le mouvement d'adduction, qui le rapproche du deuxième métacarpien est plus étendu que le mouvement d'abduction : un muscle puissant, l'adducteur du pouce, y préside ; au cours de ce mouvement, le premier espace interosseux devient plus étroit et les muscles qui le remplissent viennent faire saillie à la face dorsale et à la paume de la main ; au contraire, l'abduction agrandit le premier espace interosseux.

Le pouce peut encore se porter vers la paume de la main (flexion), ou en sens opposé (extension). A première vue, la flexion paraît très étendue ; il n'en est rien si l'on considère ce qui se passe uniquement dans l'articulation trapézo-métacarpienne. En effet, la flexion ayant pour siège cette articulation, est assez vite limitée par la rencontre du tubercule antérieur du métacarpien avec la crête du trapèze ; la flexion du pouce s'achève par un mouvement additionnel se passant dans l'énarthrose scapho-trapézienne.

La flexion combinée avec l'adduction constitue le mouvement d'*opposition*.

La *circumduction* est le résultat de la succession de tous ces mouvements.

ARTICULATION CARPO-MÉTACARPIENNE DU CINQUIÈME DOIGT

L'articulation du cinquième métacarpien avec la facette interne de la face inférieure de l'os crochu, trop souvent confondue dans une description commune avec les autres, doit être mise à part : elle présente de grandes analogies avec l'articulation carpo-métacarpienne du pouce. Comme celle-ci c'est une articulation par emboîtement réciproque.

Surfaces articulaires. — A la convexité frontale de la facette de l'os crochu répond une concavité frontale du cinquième métacarpien ; tandis qu'à la concavité sagittale de l'os crochu le métacarpien oppose une convexité sagittale.

Moyens d'union. — La capsule fibreuse de cette articulation est renforcée en dedans par un ligament partant de la face postérieure de l'os crochu pour gagner le tubercule interne du métacarpien (V. fig. 523 et 524). Le ligament pisi-métacarpien lui tient lieu de renforcement antérieur. En dehors, l'articulation communique largement avec l'articulation carpo-métacarpienne commune aux trois métacarpiens moyens.

Synoviale. — Elle est commune avec la grande synoviale carpo-métacarpienne.

Rapports. — L'articulation unci-métacarpienne est recouverte en avant par les muscles hypothénariens, en arrière par le tendon du cubital postérieur.

Mouvements. — Le cinquième métacarpien est, après celui du pouce, le plus mobile. Tandis que les métacarpiens moyens ont des mouvements de flexion et d'extension très limités, le cinquième peut se mouvoir dans tous les sens, sauf en dehors où ses mouvements sont limités par le contact avec le quatrième. Mais la flexion, l'extension, l'adduction et la circumduction ont une assez grande étendue.

CONNEXIONS DES MÉTACARPIENS ENTRE EUX

Les métacarpiens s'articulent entre eux par leurs bases; leurs extrémités antérieures ou têtes sont unies à distance par des ligaments qui empêchent leur écartement ; ces ligaments seront décrits avec les articulations métacarpo-phalangiennes.

ARTICULATIONS DES EXTRÉMITÉS CARPIENNES

Les bases des quatre derniers métacarpiens entrent en contact par des surfaces articulaires de forme et d'étendue variables. La ou les facettes par lesquelles les faces latérales des bases métacarpiennes s'articulent ont été décrites en détail (V. Ostéologie, p. 176, 177). Le cartilage d'encroûtement qui les revêt est continu avec le cartilage qui revêt les facettes carpiennes.

Des ligaments *dorsaux, palmaires* et *interosseux* s'ajoutent comme moyens d'union à une capsule fibreuse allant du pourtour d'une surface articulaire au pourtour de l'autre.

Les *ligaments interosseux*, au nombre de trois, sont très courts et très résistants.

Les *ligaments dorsaux* vont transversalement de la face dorsale des deuxième, troisième et quatrième métacarpiens à la face dorsale des troisième, quatrième et cinquième métacarpiens.

Les *ligaments palmaires* sont formés de trois petites bandelettes, allant de la face antérieure d'un métacarpien à celle du métacarpien voisin ; l'un unit le deuxième au troisième ; l'autre unit le troisième au quatrième, le dernier s'étend entre le quatrième et le cinquième. L'interligne des 4e et 5e, celui du 3e et du 4e sont dans des plans droits ; celui du 3e et du second est dans un plan curviligne à concavité externe.

Chaque articulation métacarpienne possède une petite synoviale prolongement de la grande synoviale carpo-métacarpienne ; ce prolongement descend jusqu'au ligament interosseux.

ARTICULATIONS MÉTACARPO-PHALANGIENNES

Ces articulations appartiennent au genre des énarthroses.

Surfaces articulaires. — *Chaque métacarpien* offre une tête en segment de sphéroïde, très aplatie sur les côtés; la surface articulaire est en forme de condyle à grand axe sagittal s'élargissant de la face dorsale vers la face palmaire, sur laquelle elle se prolonge davantage et où elle se termine par deux tubercules. De chaque côté cette tête aplatie offre un tubercule très saillant et au-dessous et en avant de celui-ci la large empreinte d'insertion des ligaments latéraux.

Du côté des phalanges, on trouve une cavité glénoïde, peu profonde, à contour ovalaire, à grand axe transversal; de chaque côté de celle-ci et vers la face palmaire, un gros tubercule qui marque l'insertion du ligament latéral.

En regardant de profil une tête de métacarpien on constate assez souvent

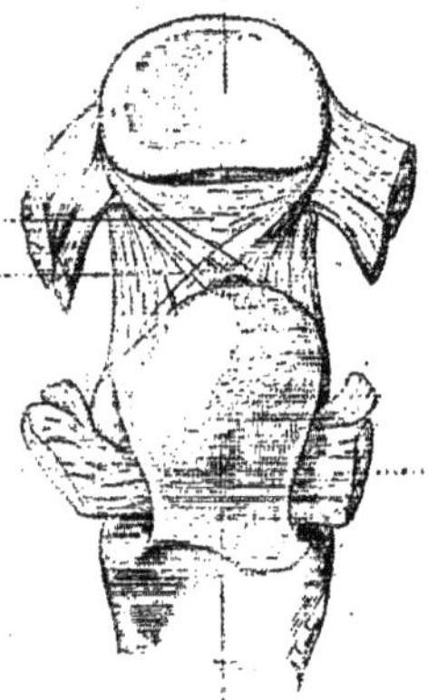

Fig. 526. — Articulation métacarpo-phalangienne.

La partie dorsale de la capsule a été réséquée et la phalange luxée pour montrer le fibro-cartilage par sa face articulaire.

qu'elle est décomposée en deux champs articulaires : l'un, qui répond à la cavité glénoïde de la phalange; l'autre à la portion glénoïdienne de la capsule. Cette conformation est parfois très accentuée, et l'arête qui sépare les deux territoires articulaires est très sensible. Le fait est intéressant pour la pathogénie de l'affection connue sous le nom de doigt à ressort.

Fibro-cartilage. — Un fibro-cartilage, décrit par Bichat et ses successeurs sous le nom de *ligament antérieur,* agrandit en bas et en avant la cavité de la phalange. Ce fibro-cartilage, en forme de croissant, circonscrit la partie palmaire de la cavité glénoïde; il s'insère sur les côtés de celle-ci par deux trousseaux fibreux très nets. En avant, il répond au bord palmaire de la glène, mais en reste séparé par un sillon profond dans lequel la synoviale envoie un prolongement.

Par sa face concave, il répond à la cavité articulaire ; — par sa face convexe, il répond à la gaine des tendons fléchisseurs et se fusionne de la manière la plus intime avec elle. — Sappey considère ce *ligament antérieur* comme un fibro-cartilage glénoïdien.

On peut concilier les opinions de Bichat et de Sappey ; en effet, s'il existe des fibres allant en anse d'un bord à l'autre de la cavité glénoïde, il en est d'autres, les plus externes, qui vont de la glène à la tête métacarpienne ; quelques-unes s'entrecroisent en X sur la ligne médiane et vont se joindre au ligament latéral du côté opposé (V. fig. 526).

Moyens d'union. — La *capsule* des articulations métacarpo-phalangiennes est lâche ; ses insertions, à la face dorsale, se font tout près du pourtour cartilagineux des surfaces articulaires ; à la face palmaire, elles se font à distance du revêtement, surtout sur le métacarpien ; sur les côtés, la ligne d'insertion s'arrête à l'empreinte des ligaments latéraux, c'est-à-dire à une notable distance du revêtement cartilagineux.

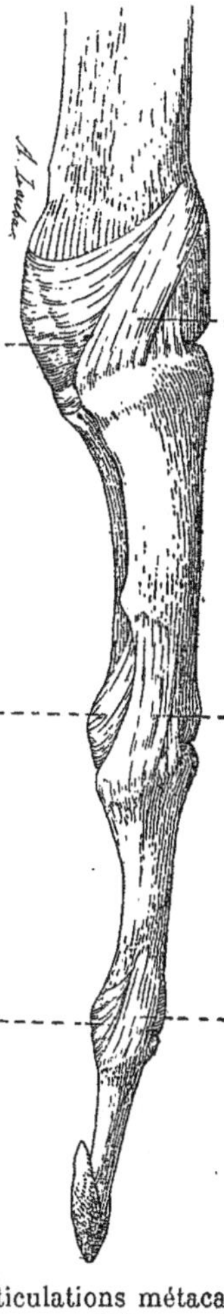

Fig. 527. — Articulations métacarpo-phalangienne et phalangiennes, ligaments latéraux.

La capsule présente latéralement des faisceaux de renforcement dits *ligaments latéraux ;* elle est doublée en avant par les tendons fléchisseurs et leur gaîne, en arrière par les tendons extenseurs.

Les *ligaments latéraux*, larges, épais et résistants, s'insèrent sur l'empreinte qui creuse latéralement les têtes métacarpiennes et sur le tubercule qui surplombe cette empreinte, vers la face dorsale du métacarpien. Cette insertion extrêmement large et forte, empiète notablement sur la face dorsale du métacarpien à l'index et au médius. — De cette insertion supérieure les ligaments latéraux descendent obliquement d'arrière en avant et de haut en bas pour se terminer sur le tubercule latéro-palmaire de la première phalange.

De la même facette métacarpienne naissent des faisceaux d'abord obliques puis horizontaux qui viennent s'entrecroiser avec ceux du côté opposé au niveau de la partie antérieure de la capsule ; quelques-uns se fixent sur l'appareil glénoïdien ; d'autres, les plus élevés, se continuent manifestement avec ceux du côté opposé et forment une sorte de jugulaire qui enserre étroitement la partie antérieure de la tête métacarpienne. Cette partie de l'appareil fibreux est décrite d'ordinaire sous le nom de *faisceau glénoïdien* des ligaments latéraux.

Ainsi renforcée au niveau de sa partie antérieure par le ligament glénoïdien et par le ligament transverse intermétacarpien palmaire, la capsule acquiert une grande épaisseur. Assez souvent des os sésamoïdes se développent dans son épaisseur du côté palmaire : ceux de l'index et du petit doigt peuvent être regardés comme constants ; il y en a toujours deux à l'articulation métacarpo-phalangienne du pouce. Ces os sésamoïdes développés dans l'épaisseur de la capsule du côté palmaire ont une face articulaire revêtue de cartilage hyalin (V. Ostéologie, p. 262).

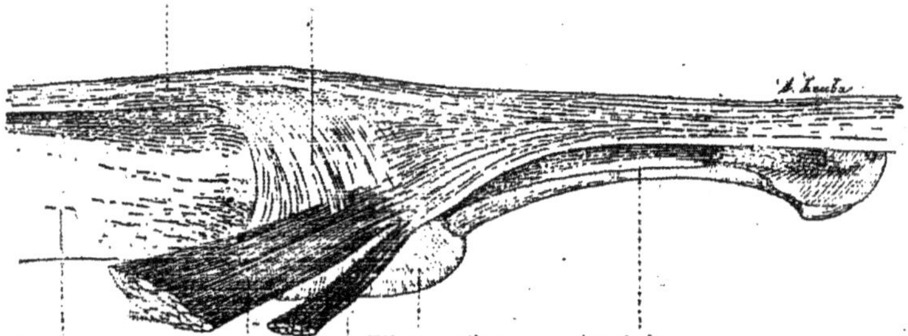

Fig. 528. — Articulation métacarpo-phalangienne, vue latérale.

En arrière, une lame épaisse, assez facile à séparer de la paroi capsulaire, et résultant de l'épaississement de la mince aponévrose qui recouvre les interosseux dorsaux, vient renforcer encore la capsule. Cette lame est distincte du tendon épanoui de l'extenseur, dont elle est parfois séparée par une bourse séreuse, jusqu'au point où elle descend se fixer sur la base de la première phalange.

Au niveau de l'espace interosseux, l'aponévrose dorsale se sépare en deux feuillets : l'un, prolongeant le revêtement aponévrotique des interosseux, va d'un métacarpien au métacarpien voisin, formant ainsi un mince ligament intermétacarpien dorsal ; l'autre descend sur les côtés de l'articulation métacarpo-phalangienne, sans contracter d'adhérences avec la capsule pour aller rejoindre l'aponévrose palmaire profonde des interosseux, devenue, à ce niveau, ligament transverse intermétacarpien palmaire. Les deux feuillets d'union des aponévroses palmaire et dorsale qui descendent dans un espace interosseux, limitent un canal dans lequel passent les muscles interosseux, séparés eux-mêmes par une mince couche celluleuse (V. fig. 529).

En avant, la capsule est encore renforcée par l'aponévrose palmaire profonde, ou aponévrose des muscles interosseux. Au niveau des articulations métacarpo-phalangiennes, cette aponévrose est renforcée par un grand nombre de fibres transversales, décrites sous le nom de *ligament transverse intermétacarpien.*

Ce ligament va du deuxième au cinquième métacarpien en passant sur la face antérieure des têtes métacarpiennes intermédiaires ; il s'unit intimement à la capsule par sa face postérieure, tandis que sa face antérieure, excavée en gouttière, fait partie de la gaîne des tendons fléchisseurs. Au niveau des espaces interosseux, le ligament transverse intermétacarpien forme un trait d'union entre deux métacarpiens voisins ; il reçoit là les expansions latérales venues de l'aponévrose interosseuse dorsale. Les rapports du ligament intermétacarpien avec les *aponévroses palmaires* ont été décrits dans un récent travail de Legueu et Juvara (Société anatomique, 1892). J'ai représenté dans le schéma (fig. 529), le trajet un peu compliqué de ces divers feuillets aponévrotiques.

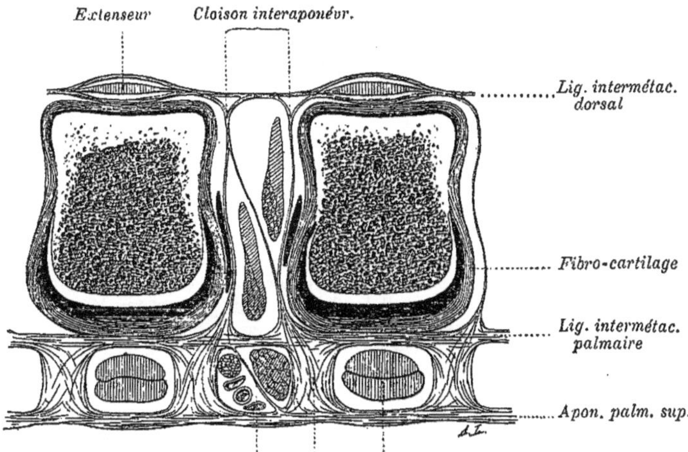

Fig. 529. — Articulation métacarpo-phalangienne.

Coupe frontale de deux métacarpiens passant par la tête métacarpienne, un peu au-dessous des tubercules d'insertion des ligaments latéraux.

Synoviale. — Chacune des articulations métacarpo-phalangiennes possède une synoviale, très lâche, surtout vers la face dorsale.

ARTICULATION MÉTACARPO-PHALANGIENNE DU POUCE

Semblable aux précédentes dans ses traits généraux, elle en diffère cependant par quelques détails.

La *surface articulaire du métacarpien* est en forme de trapèze à angles arrondis, dont la petite base est dorsale et la grande palmaire (Farabeuf). Ses tubercules palmaires, très prononcés, sont devenus des condyles, séparés par une échancrure intercondylienne ; chacun de ces tubercules est aplati par une facette répondant à un os sésamoïde. De cet aplatissement des tubercules résulte une sorte de crête mousse, divisant plus ou moins nettement la surface articulaire en deux territoires ou champs : un *champ phalangien* qui répond à la cavité glénoïde de la phalange, et un *champ sésamoïdien* répondant à la partie sésamoïdienne de la capsule. La décomposition de la tête phalangienne en deux champs se voit mieux en regardant le métacarpien de profil ; elle n'est pas constante.

Dans la partie antérieure de la capsule, on trouve constamment deux os sésamoïdes : l'externe est plus large et excavé ; Gillette l'a qualifié *scaphoïde ;* l'interne, plus épais, est *pisiforme.*

L'*appareil ligamenteux* présente ceci de particulier, qu'en raison de la présence et du volume des os sésamoïdes, les fibres latérales, que nous avons nommées faisceaux glénoïdiens de l'appareil latéral, sont devenues un véritable ligament, le *ligament métacarpo-sésamoïdien.* De telle sorte que l'on trouve sur chaque côté de l'articulation deux ligaments nettement dessinés, un *ligament métacarpo-phalangien,* et un *ligament métacarpo-sésamoïdien.* Weitbrecht a parfaitement décrit ces divers ligaments.

Farabeuf, qui a minutieusement étudié cet appareil ligamenteux pour en déduire la cause vraie de l'irréductibilité de certaines luxations du pouce, a montré que ces ligaments étaient plus résistants en dedans qu'en dehors. Il va sans dire cependant que les os sésamoïdes, logés dans l'épaisseur du ligament glénoïdien, qui est solidement fixé à la phalange, doivent être considérés comme inséparables de la phalange qu'ils accompagnent dans tous ses déplacements.

Rapports. — Les articulations métacarpo-phalangiennes sont en rapport en avant avec les tendons fléchisseurs et leur gaîne ; en arrière avec les tendons extenseurs, sur les côtés avec les muscles interosseux et lombricaux qui glissent sur la capsule par l'intermédiaire d'un organe séreux plus ou moins développé.

Elles reçoivent leurs artères des collatérales des doigts et des branches descendantes de l'arcade palmaire profonde. Leurs nerfs sont fournis par les collatéraux des doigts et les nerfs des muscles interosseux.

Mouvements. — Les doigts se fléchissent et s'étendent sur les métacarpiens ; ils ont aussi des mouvements d'inclinaison radiale et d'inclinaison cubitale très prononcés. Par la succession et la combinaison de ces mouvements le doigt peut décrire un mouvement étendu de circumduction. Enfin on observe encore dans les articulations métacarpo-phalangiennes des mouvements de rotation.

Tous ces mouvements, à l'exception du dernier, ont une grande amplitude, en rapport avec la laxité de la capsule.

Les mouvements de flexion et d'extension sont les plus étendus. Dans la flexion, les phalanges glissent d'arrière en avant sur la tête du métacarpien correspondant ; elles parcourent ainsi un arc de 90° environ et deviennent perpendiculaires aux métacarpiens, abandonnant la plus grande partie de la surface articulaire du métacarpien qui se trouve presque complètement recouverte par le tendon des extenseurs. Pour le pouce, le mouvement de flexion est moindre et ne dépasse guère 70°.

Dans le mouvement de flexion, les ligaments latéraux se tendent fortement dans leur faisceau phalangien, tandis que le faisceau glénoïdien se relâche. Cette tension des ligaments latéraux dans la flexion rend impossibles les mouvements d'inclinaison latérale et de rotation. — J'ai fait remarquer que la tension maximum de ces ligaments ne répond pas à la fin de la flexion, mais au moment où la phalange passe sur la crête qui sépare la tête métacarpienne en deux territoires articulaires. Quand les surfaces articulaires sont déformées, ou lorsque l'appareil ligamenteux est plus serré qu'à l'ordinaire, le passage de la phalange sur la crête est marqué par un temps d'arrêt suivi d'une brusque reprise du mouvement : c'est là le phénomène dit du *doigt à ressort.* On attribuait autrefois le mouvement de ressort à l'accrochement d'une nodosité développée sur un tendon fléchisseur ; je crois avoir démontré (P. Poirier, le doigt à ressort, Arch. gén. de médecine, août-septembre 1889) que la cause de ce phénomène doit être cherchée dans la configuration même des surfaces articulaires, et que le doigt à ressort n'est pour ainsi dire que l'exagération d'un phénomène physiologique.

Dans l'extension normale, c'est-à-dire lorsque la phalange continue en ligne directe l'axe du métacarpien, les ligaments latéraux sont allongés, mais nullement tendus ; cela est si vrai que, si l'on vient alors à exercer une forte traction sur la phalange, sa face articulaire abandonne celle du métacarpien et s'en éloigne de quelques millimètres. On entend alors un bruit de claquement sec et la pression atmosphérique déprime les tissus dans le sillon qui sépare les surfaces articulaires. Il est évident que ce mouvement ne pourrait se produire si les ligaments latéraux avaient été tendus, comme on le dit, dans l'un ou l'autre de leurs faisceaux. Cependant, il ne faudrait pas croire que l'écart obtenu entre les deux surfaces résulte du seul relâchement des ligaments dans l'extension : il y faut joindre un déplacement de la totalité de la phalange, qui porte celle-ci sur un plan postérieur à celui qu'elle occupait primitivement, tandis que le métacarpien est attiré sur un plan antérieur; faites craquer par décollement vos articulations métacarpo-phalangiennes et vous assisterez à ce déplacement de la phalange. En exagérant ce mouvement d'extension, on peut voir les surfaces articulaires se séparer en bâillant par la face glénoïdienne : nombre d'individus obtiennent ainsi et très facilement, en forçant un peu l'extension, le bruit ou claquement sec qui accompagne la séparation des surfaces articulaires.

ARTICULATIONS PHALANGIENNES

Ce sont des articulations trochléennes.

Surfaces articulaires. — L'extrémité inférieure des premières et des secondes phalanges, aplatie d'avant en arrière, présente une gorge trochléenne unissant deux éminences ou condyles. La surface articulaire va en s'élargissant de la

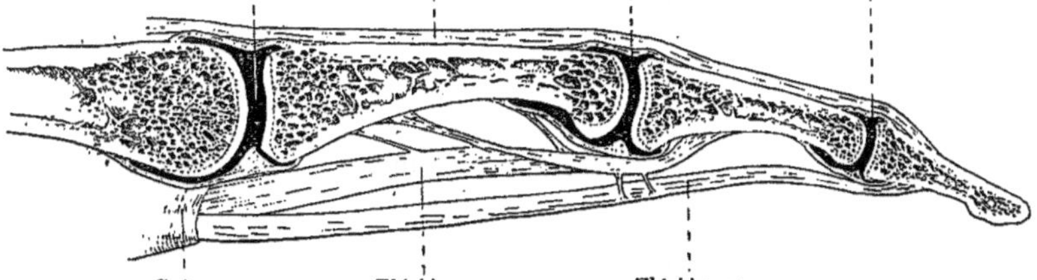

Fig. 530. — Coupe sagittale d'un doigt et de son métacarpien.

face dorsale à la face palmaire et la trochlée, à peu près demi-circulaire, s'étend plus vers la face palmaire que vers la face dorsale.

Sur les côtés, l'extrémité inférieure des premières et des secondes phalanges présente une empreinte d'insertion, analogue à celle que nous avons relevée sur les parties latérales des têtes métacarpiennes et répondant comme celle-ci à l'insertion des ligaments latéraux (V. Jarjavay, Archiv. de Méd., 1849).

L'extrémité supérieure des deux dernières phalanges également aplatie d'avant en arrière offre une surface articulaire formée de deux cavités glénoïdes séparées par une crête mousse, antéro-postérieure, répondant à la gorge trochléenne. Ces deux surfaces articulaires ont toutes les deux leur grand axe transversal ; leurs dimensions dans ce sens sont sensiblement égales. Par contre le diamètre antéro-postérieur de la surface trochléenne est notablement plus grand que celui de la surface opposée ; ainsi, dans l'extension, toute la portion palmaire des condyles entre en rapport avec le ligament capsulaire.

Moyens d'union. — Ils présentent la plus grande analogie avec ceux des articulations métacarpo-phalangiennes. La *capsule fibreuse* mince en arrière où elle est en quelque sorte suppléée par le tendon extenseur dont les languettes terminales viennent s'insérer à l'extrémité supérieure des deux dernières phalanges, se montre forte et épaisse en avant ; là elle présente un appareil glénoïdien qui sert à la fois de moyen d'union et de fibro-cartilage prolongeant le bord palmaire de la facette supérieure des seconde et troisième phalanges, et prenant part à la formation de la gaîne des tendons fléchisseurs.

Les *ligaments latéraux* présentent les mêmes dispositions que les ligaments latéraux des articulations métacarpo-phalangiennes. Là encore, des expansions venues des côtés du tendon extenseur descendent sur les parties latérales de l'articulation et vont rejoindre la gaîne du tendon fléchisseur. Jarjavay (loc. cit.) a bien étudié ces connexions de l'appareil ligamenteux avec les tendons.

Signalons la présence assez fréquente d'un os sésamoïde dans l'épaisseur du ligament glénoïdien de l'articulation des deux phalanges du pouce, et de l'articulation phalango-phalangienne de l'index.

Synoviale. — Il faut remarquer que sur la phalange supérieure les insertions de la capsule remontent très haut à la face palmaire ; en ce point, la *synoviale*, qui va du pourtour d'un revêtement cartilagineux au pourtour de la surface cartilagineuse opposée, forme un cul-de-sac.

Mouvements. — Les mouvements de flexion et d'extension sont tout à fait semblables à ceux des articulations métacarpo-phalangiennes. Les mouvements de latéralité existent également, mais très limités, car ces articulations sont beaucoup plus serrées que les précédentes.

ARTICLE DEUXIÈME

ARTICULATIONS DU MEMBRE INFÉRIEUR

§ 1. — ARTICULATIONS DU BASSIN

Les os iliaques, articulés en arrière avec la portion sacrée de la colonne vertébrale par l'*articulation sacro-iliaque*, sont encore réunis en avant sur la ligne médiane par l'*articulation bi-pubienne* ;— de plus deux ligaments, les *ligaments sacro-sciatiques* unissent à distance les os iliaques et les dernières portions de la colonne vertébrale.

ARTICULATION DES OS ILIAQUES AVEC LA COLONNE VERTÈBRALE

(Articulation sacro-iliaque)

Cette articulation, classée tour à tour parmi les articulations mobiles, semi-mobiles, et immobiles appartient aux diarthroses, classe des arthrodies.

SURFACES ARTICULAIRES — Elles sont constituées par les *facettes auriculaires* du sacrum et de l'os coxal. Ces facettes n'ont point, sur l'os sec, l'aspect lisse que l'on est accoutumé de rencontrer dans les surfaces articulaires ; elles sont mamelonnées, alternativement concaves et convexes ; d'étendue variable elles présentent de grandes variétés individuelles.

Leur direction est intéressante à étudier ; elles sont dirigées de telle sorte que les plans passant par les interlignes sacro-iliaques convergent en haut et en arrière comme on peut le voir sur la coupe (fig. 531) et dans le schéma des articulations du bassin (fig. 534). Si l'on achève par la pensée le coin compris entre ces deux plans, le *coin sacré,* on voit qu'il s'enfonce entre les deux os iliaques de bas en haut et d'avant en arrière. Ce n'est point la direction qui est généralement attribuée au sacrum, mais c'est celle qu'il affecte en réalité sur

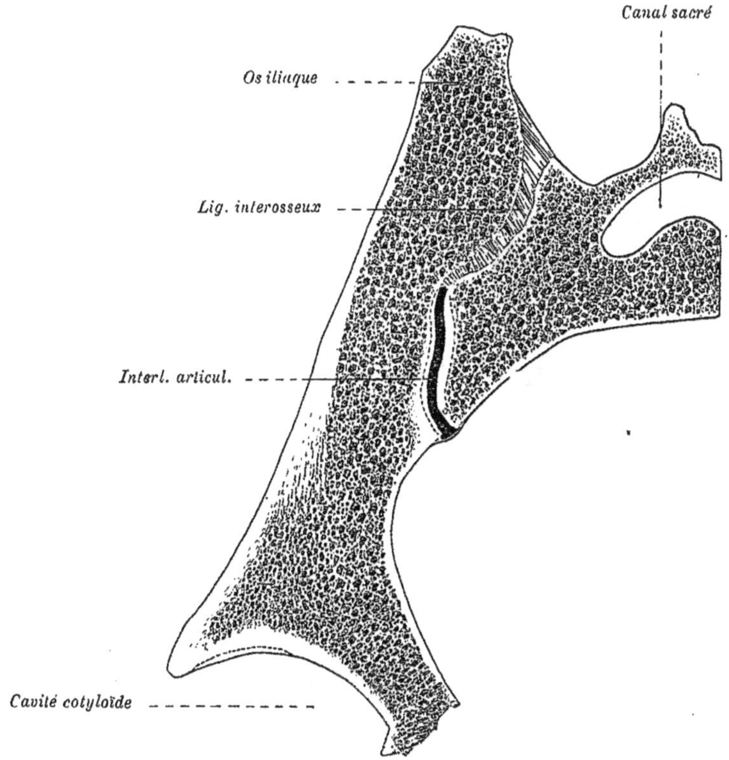

Fig. 531. — Coupe de l'articulation sacro-iliaque, faite parallèlement au plan du détroit supérieur et passant par la deuxième vertèbre sacrée.

un bassin mis en bonne position. Conclusion : une pression agissant de haut en bas sur la face postéro-supérieure du sacrum refoulerait dans la cavité pelvienne le coin sacré dont l'arête est tournée, je le répète, en arrière et en haut.

Indépendamment de cette direction générale des surfaces articulaires, il faut noter un engrènement entre ces deux surfaces. La facette iliaque, convexe de haut en bas et d'avant en arrière, pénètre dans la facette sacrée excavée dans ces deux sens ; d'autre part, l'angle antérieur de la facette sacrée est d'ordinaire reçu dans une excavation de l'os iliaque, contre lequel il vient buter au niveau de la ligne innominée. Cet engrènement des surfaces fait que les deux os s'appuient réciproquement l'un sur l'autre dans la station debout; dans la partie antérieure, c'est le sacrum qui s'appuie sur l'os iliaque, tandis que, dans la partie postérieure, c'est une avancée iliaque qui pénètre dans une concavité sacrée.

Le revêtement cartilagineux des surfaces articulaires est toujours beaucoup plus épais sur le sacrum que sur l'os iliaque : alors qu'il ne dépasse guère 1 mm. sur la facette iliaque, il n'est pas rare de le voir atteindre 2 et 3 mm. sur la face sacrée; c'est vers la partie antérieure de celle-ci que l'épaisseur atteint toujours son maximum.

La surface libre de ce revêtement cartilagineux ne prend que bien rarement l'aspect lisse et uni des cartilages diarthrodiaux; le plus souvent elle est d'un gris blanchâtre ou rougeâtre, mamelonnée, striée, et parfois munie de fins prolongements villiformes; le revêtement cartilagineux de la facette iliaque est granuleux, comme formé d'une myriade de petits tubercules juxtaposés et transparents.

Au point de vue de leur structure ces cartilages doivent être rangés parmi les fibro-cartilages : celui de l'os iliaque présente des faisceaux fibreux ramifiés, anastomosés, perpendiculaires à sa surface et dont les extrémités libres flottent dans l'articulation. Le cartilage du sacrum comprend une couche adhérente à l'os, exclusivement cartilagineuse, et une couche fibro-cartilagineuse, plus superficielle, extrêmement mince (Sappey).

MOYENS D'UNION. — **Capsule.** — Une capsule fibreuse va du pourtour d'une facette au pourtour de l'autre, en continuité avec le périoste du sacrum et de l'os iliaque. Il faut noter que sur la partie du contour qui confine à la cavité pelvienne l'insertion de cette capsule se fait à 1 ou 2 mm. au delà du revêtement cartilagineux, d'où la formation d'un petit cul-de-sac articulaire, comme on peut le voir sur la coupe (fig. 531).

Ligaments. — La capsule est renforcée par de nombreux faisceaux allant transversalement ou obliquement du sacrum à l'os coxal : ce sont les *ligaments sacro-iliaques*. A la partie antérieure de l'article, les ligaments se confondent avec la capsule qu'ils renforcent; à la partie postérieure, ils en sont détachés et constituent des ligaments sacro-iliaques extrinsèques : tels sont les *ligaments ilio-lombaire* et *sacro-iliaque postérieur*. Enfin un ligament très fort, occupant en arrière l'interstice des deux os, est décrit depuis Bichat sous le nom de *ligament interosseux,* dénomination qu'il convient de conserver en raison de la situation profonde de ce ligament.

Ligament sacro-iliaque antéro-inférieur. — Communément décrit sous le nom de ligament sacro-iliaque antérieur, il est antéro-inférieur quand le bassin est mis en position. Il est constitué par de nombreux faisceaux rayonnant de la base et des côtés du sacrum vers la face interne de l'os iliaque ; au niveau des pièces costales du sacrum ses fibres se disposent en travées rayonnantes qui rappellent le ligament rayonné costo-vertébral.

L'épaisseur de ce ligament diminue de haut en bas. Il est, dans l'ensemble, peu fort et formé de fibres courtes surajoutées au périoste des deux os (A).

Après la symphyséotomie sur le cadavre, lorsqu'on écarte les pubis de 3 centimètres, ce ligament se décolle avec le périoste au pourtour de l'interligne ; lorsque l'écartement dépasse 4 centimètres, le ligament se déchire et l'interligne articulaire bâille en avant : c'est ce que j'ai vu au cours de quatre symphyséotomies faites dans mon laboratoire avec MM. Tarnier, Bar et Tissier.

Ligaments sacro-iliaques postéro-supérieurs. — A la partie postéro-supérieure de l'articulation, l'appareil ligamenteux comprend deux parties fort dis-

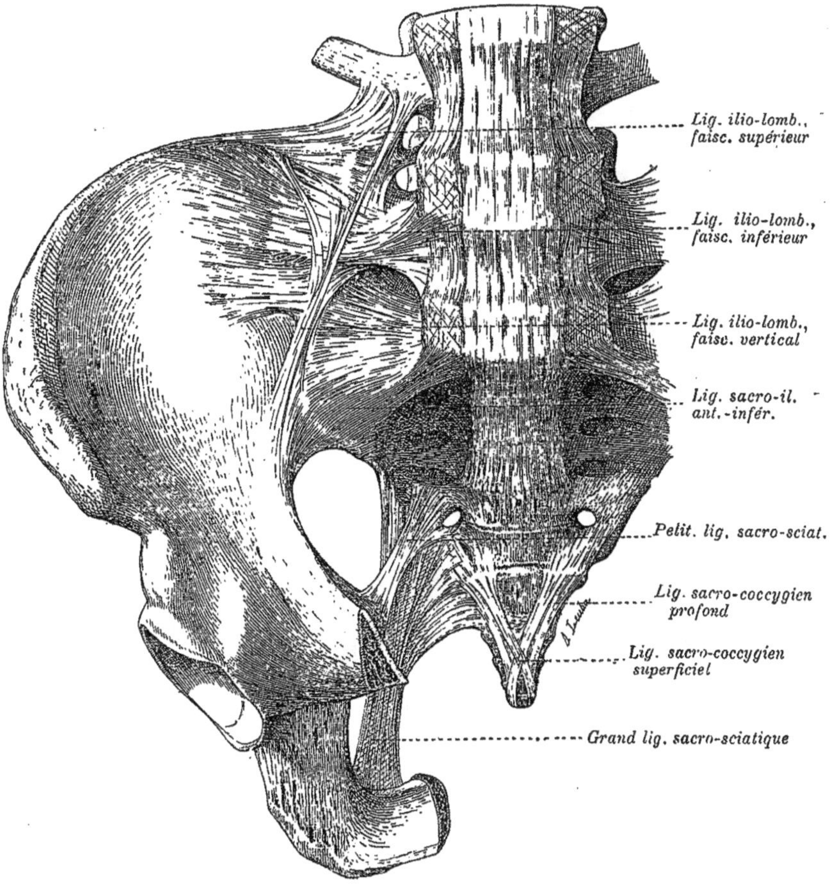

Fig. 532. — Articulation sacro-iliaque, vue antérieure.

Le pubis et l'ischion ont été en partie réséqués.

tinctes : 1° un *ligament sacro-iliaque postérieur ;* 2° un *ligament sacro-iliaque interosseux.*

Le *ligament sacro-iliaque postérieur* est un faisceau fibreux extrêmement fort, large au moins d'un centimètre. Il descend verticalement de l'épine iliaque postéro-supérieure vers un gros tubercule situé sur le bord latéral du sacrum en regard du troisième trou sacré. Ce faisceau superficiel, constant, très fort, est doublé d'un faisceau profond qui naît des deux épines iliaques postérieures et dont les fibres se portent obliquement en bas et en dedans pour aller se fixer aux tubercules sacrés postéro-externes répondant aux apophyses transverses des troisième, quatrième et cinquième vertèbres sacrées. Entre les insertions de ce faisceau profond aux deux épines iliaques existe toujours un conduit ostéo-fibreux par lequel s'engagent une artériole et de grosses veines.

Le faisceau superficiel, vertical, du ligament sacro-iliaque postérieur, a été décrit par Bichat sous le nom de *sacro-spinosum*. Sur le bord interne de ce

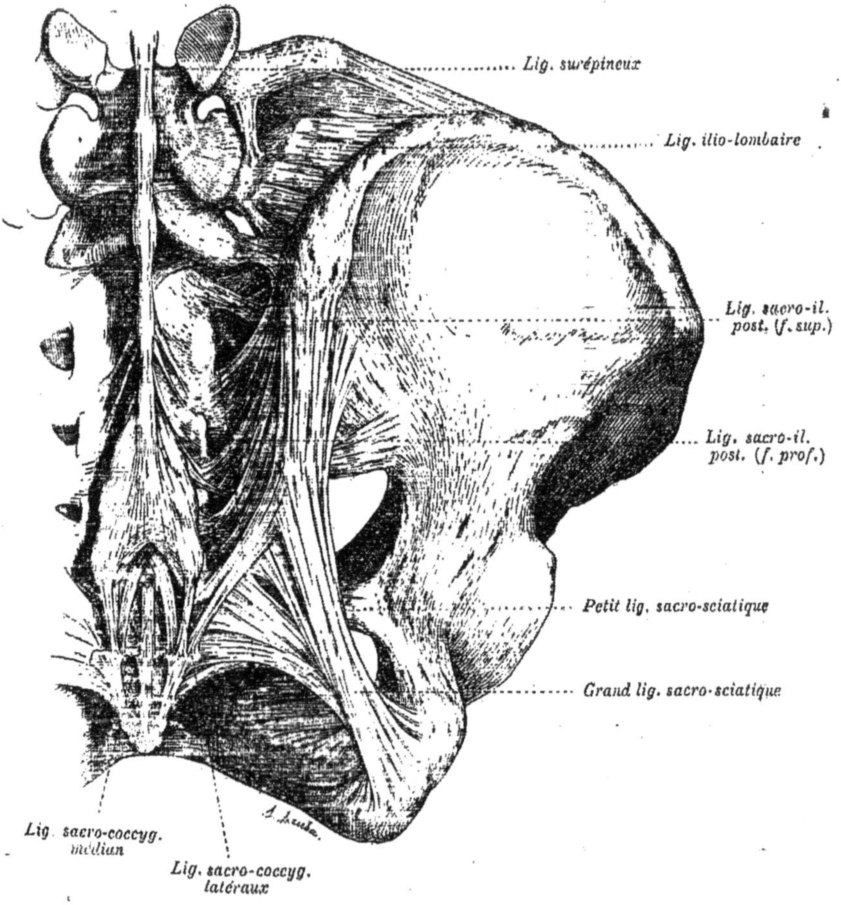

Fig. 533. — Articulation sacro-iliaque, vue postérieure.

ligament, ses fibres se continuent avec celles de l'aponévrose qui recouvre les muscles spinaux ; sur son bord externe viennent se perdre les fibres les plus élevées du grand ligament sacro-sciatique (C'est pour cette raison que quelques anatomistes décrivent, avec Henle, le ligament sacro-iliaque postérieur avec le grand ligament sacro-sciatique).

On trouve encore à la face postéro-supérieure de l'articulation quelques faisceaux fibreux qui, nés des apophyses articulaires des vertèbres sacrées, descendent obliquement vers la tubérosité iliaque; ils s'entrecroisent avec les fibres profondes du ligament sacro-iliaque postérieur.

Le *ligament interosseux,* difficile à séparer du précédent, dont il n'est, à vrai dire, que la couche profonde, occupe l'interstice qui sépare la face interne de la tubérosité de la face postéro-supérieure du sacrum ; il est formé de trousseaux fibreux d'autant plus courts qu'ils sont plus profonds; ces trousseaux entrecroisés ménagent entre eux des espaces remplis d'une graisse rougeâtre. Les plus solides vont s'insérer dans une fossette du sacrum située immédiatement en arrière de la facette auriculaire.

On peut, au milieu de l'intrication de ces fibres, distinguer une direction principale : la plupart descendent obliquement de l'os iliaque vers le sacrum, comme les fibres profondes du ligament sacro-iliaque postérieur dont il est malaisé de les séparer. Nous verrons en faisant le mécanisme des articulations du bassin que cet ensemble ligamenteux forme un appareil d'attache et de *suspension* du sacrum à la tubérosité iliaque (B).

Ligament ilio-lombaire. — Ce ligament, qui répond à la partie supérieure de l'articulation, serait mieux appelé lombo-iliaque. Il s'étend transversalement des apophyses transverses des deux dernières vertèbres lombaires à la lèvre interne de la crête iliaque et à la face interne de cet os. Il est formé de deux faisceaux principaux : celui qui se détache de la quatrième lombaire est le moins fort; il se dirige en bas et en dehors vers la crête iliaque ; le faisceau qui naît de l'apophyse transverse de la cinquième est plus important : pour la majorité des anatomistes ce dernier faisceau constitue seul le ligament ilio-lombaire (C).

Ce faisceau dont l'insertion interne coiffe le sommet de l'apophyse transverse de la cinquième vertèbre lombaire se dirige transversalement en dehors, non pas seulement vers la crête iliaque, mais vers une ligne rugueuse verticale qui descend de la crête iliaque vers le bord antérieur de la facette auriculaire et la face interne de la tubérosité.

Ce ligament, toujours très puissant, se présente le plus souvent sous la forme d'un cône fibreux dont le sommet tronqué engaîne le sommet de l'apophyse transverse de la cinquième vertèbre lombaire, tandis que la base, dirigée en dehors, en arrière et un peu en haut, gagne les parties postéro-supérieures de la tubérosité iliaque. L'intérieur du cône est rempli par un tissu cellulo-graisseux qui, dans les mouvements de l'article, vient émerger au niveau des trous dont est percé le ligament.

La forme et la longueur de ce ligament varient suivant la forme et la longueur de l'apophyse transverse de la cinquième lombaire. Il est rare de rencontrer deux bassins sur lesquels il offre une disposition identique. Ces variétés tiennent à ce fait, sur lequel j'ai déjà appelé l'attention, en traitant de la spondyloschise (V. Ostéologie, p. 329), que la cinquième vertèbre lombaire présente des caractères très inconstants.

Le ligament ilio-lombaire ménage entre ses deux faisceaux, dont le supérieur occupe un plan presque horizontal, une sorte de niche dans laquelle se font les insertions postéro-internes du muscle iliaque.

Au-devant du ligament ilio-lombaire on voit toujours descendre presque verticalement une lamelle mince qui vient se perdre sur le ligament sacro-iliaque antéro-inférieur ; ces fibres descendantes limitent en dehors les orifices par lesquels sortent les branches antérieures des quatrième et cinquième paires lombaires.

L'*aponévrose lombo-costo-iliaque* a été considérée par quelques anatomistes comme moyen d'union vertébro-iliaque (D).

SYNOVIALE. — La synoviale de l'articulation sacro-iliaque s'attache au pourtour des revêtements cartilagineux et recouvre la face interne de la capsule fibreuse. En avant de l'interligne, elle forme un petit cul-de-sac dont j'ai déjà parlé. Au niveau de l'interligne, on constate surtout en avant quelques petites franges synoviales.

Rapports. — L'articulation sacro-iliaque est en rapport en avant avec le psoas-iliaque, le pyramidal du bassin, les plexus lombaire et sacré. Son bord supérieur répond au carré des lombes ; sa face postérieure est recouverte par la masse sacro-lombaire.

Vaisseaux et nerfs — Les artères naissent des branches de l'iliaque interne par l'artère fessière, l'ilio-lombaire, et la sacrée latérale.

Les nerfs viennent des branches postérieures des premier et deuxième nerfs sacrés, du plexus lombaire par le nerf obturateur, du plexus sacré et du grand nerf lombo-sacré.

Mouvements. — L'articulation sacro-iliaque est le siège de mouvements peu étendus dont l'axe transversal passe vers le tiers postérieur des facettes auriculaires. On les a qualifiés mouvements de glissement ; je crois qu'il serait plus juste de dire que le *sacrum bascule*, son extrémité antérieure s'abaissant lorsque la postérieure se relève et inversement ; jamais cet os ne se meut en totalité dans le même sens, soit en bas, soit en haut c'est là du moins ce que l'on observe lorsque, le bassin étant fixé, on exerce des pressions par l'intermédiaire de la colonne vertébrale. — Ces mouvements sont peu étendus sur le cadavre ; nul doute qu'ils le soient davantage sur le vivant ils paraissent en rapport avec la fonction de transmettre plus élastiquement les forces arrivant au bassin par le tronc ou les membres inférieurs ; on comprend, en effet, que lorsqu'un choc est transmis des membres inférieurs au tronc ou inversement, les articulations du bassin absorbent, en le décomposant, une partie du mouvement.

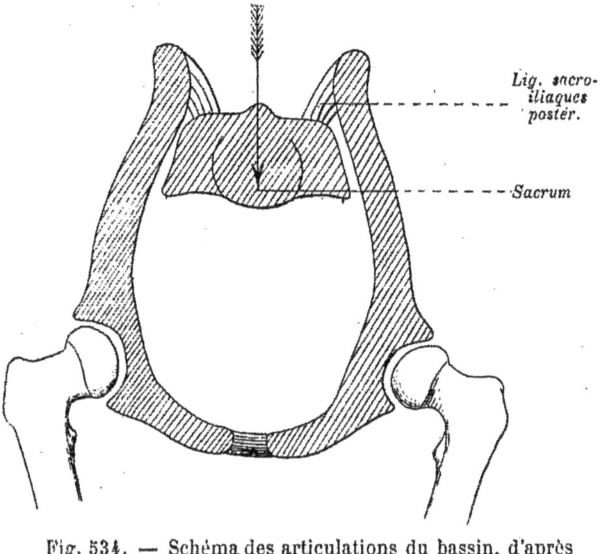

Fig. 534. — Schéma des articulations du bassin, d'après Morel et Mathias Duval.

Mode de transmission du poids du tronc à la ceinture pelvienne. — C'est par le sacrum articulé avec la colonne vertébrale que le poids du tronc est transmis au bassin et aux membres inférieurs. A en croire la majorité des auteurs, le sacrum est enfoncé entre les deux os iliaques comme un coin de haut en bas et d'avant en arrière, jouant ainsi l'office d'une clef de voûte interposée aux os iliaques. J'ai déjà rectifié, en décrivant les surfaces articulaires, la direction du coin sacré. Morel et Mathias Duval ont parfaitement décrit et représenté la disposition vraie du sacrum et le mode de transmission des forces du tronc à la ceinture pelvienne ; ils ont insisté sur ce fait que les nombreux et puissants ligaments sacro-iliaques postérieurs représentent de véritables liens *suspenseurs* du sacrum ; je reproduis ci-contre le schéma de ces auteurs.

Je dirai à propos de la symphyse pubienne ce que nous savons sur les mouvements des articulations du bassin à la fin de la grossesse et sur leur rôle pendant l'accouchement.

Développement. — Luschka a trouvé la cavité articulaire nettement formée sur un fœtus de vingt semaines ; il a constaté que, chez le nouveau-né, l'articulation est achevée et présente le même type que chez l'adulte. Très souvent il a constaté chez le nouveau-né un arrêt de formation caractérisé par ce fait que les surfaces articulaires sont réunies par des travées fibro-cartilagineuses.

Varia. — A. — Quelques anatomistes subdivisent le *ligament sacro-iliaque antéro-inférieur* en deux faisceaux : un sacro-iliaque antérieur allant de la base du sacrum à la partie attenante de l'os iliaque (ils disent, sacro-iliaque supérieur), et un autre inférieur (ils disent antérieur) allant des côtés du sacrum à l'os iliaque. — En raison de l'impossibilité de séparer nettement ces deux ligaments, il m'a paru préférable de les réunir en un seul sous le nom de ligament antéro-inférieur.

B. — J'ai déjà insisté sur l'engrènement des surfaces articulaires, j'ai montré la partie centrale convexe de la facette iliaque pénétrant dans l'excavation centrale de la facette sacrée. Cet engrènement des surfaces en rend la séparation très difficile ; on ne peut arriver à l'effectuer avec un bistouri ordinaire ; il faut procéder partie par section, partie par écartement ; or, en écartant les surfaces il arrive toujours que l'on arrache les insertions du ligament interosseux ; cet arrachement se produit même chez les jeunes sujets ; il est utile d'être prévenu de ces faits pour juger la méthode de cure par rapprochement des pubis, conseillée dans certains cas d'extrophie de la vessie.

C. — Bien qu'il soit en continuité par son faisceau supérieur avec l'aponévrose antérieure du carré des lombes, *le ligament ilio-lombaire* ne doit pas être considéré seulement comme une partie renforcée de cette aponévrose. Il sépare le carré des lombes du muscle iliaque et reçoit quelques insertions de ces deux muscles.

D. — *Ligament costo-lombo-iliaque.* — On comprend sous ce nom un solide feuillet aponévrotique tendu entre la dernière côte, les apophyses transverses des vertèbres lombaires et la crête de l'os iliaque : ce feuillet aponévrotique est formé de faisceaux verticaux qui continuent en dehors les ligaments intertransversaires, et de faisceaux transversaux irradiant en éventail du sommet des apophyses costales lombaires. En bas ce feuillet s'épaissit et, sur certains sujets, le trousseau qui se détache de la quatrième lombaire devient un véritable faisceau ligamenteux.

LIGAMENTS SACRO-SCIATIQUES.

Au nombre de deux de chaque côté, un grand et un petit, les ligaments sacro-sciatiques répondent à la face postérieure du bassin.

GRAND LIGAMENT SACRO-SCIATIQUE (*Sacro-tuberosum*). — Le grand ligament sacro-sciatique a la forme d'un éventail fibreux, dont le sommet s'attache à la tubérosité de l'ischion, et dont la base s'étend de la partie postérieure de l'os iliaque aux bords du sacrum et du coccyx. Par son sommet, le grand ligament sacro-sciatique s'insère à la lèvre interne de la tubérosité ischiatique, relevée en crête par cette insertion, immédiatement en dedans des tendons réunis du demi-tendineux et du biceps ; cette insertion ischiatique est plus étendue qu'elle ne le paraît à première vue ; elle se prolonge le long de la branche horizontale de l'ischion, sous la forme d'un repli falciforme à concavité supérieure, continu avec l'aponévrose du muscle obturateur interne.

Immédiatement au-dessus de cette large insertion, le ligament se rétrécit et condense ses fibres en un cordon épais, large d'un centimètre environ ; puis il monte en arrière en haut, et s'épanouissant en éventail, va s'insérer par ses fibres les plus élevées : 1° à l'extrémité postérieure de la lèvre externe de la crête iliaque et à l'épine iliaque postéro-supérieure ; — 2° aux bords du ligament sacro-iliaque postérieur ; — par ses fibres moyennes, au bord libre du sacrum ; — par ses fibres inférieures, au bord des deux premières vertèbres coccygiennes. L'étendue de cette large base d'insertion est assez variable : parfois elle ne dépasse pas les bords du sacrum ; dans d'autres cas, elle s'étend plus ou moins sur la lèvre externe de la crête iliaque.

Des trois bords de ce grand triangle fibreux : l'antérieur, vertical, aminci, se continue avec la mince lamelle celluleuse qui recouvre le pyramidal à sa sortie du bassin ; l'inférieur, mousse, concave, fait arcade du coccyx à l'ischion : il contribue à former le détroit inférieur de l'excavation pelvienne ; le bord interne, ou base ilio-sacro-coccygienne, nous est connu.

Au niveau du sommet un grand nombre de fibres du grand ligament se continuent directement avec les fibres du demi-tendineux et du biceps (A).

PETIT LIGAMENT SACRO-SCIATIQUE (*Sacro-Spinosum*). — Situé en avant du précédent dont il croise la direction, il est comme lui aplati et de forme triangulaire, mais moins grand et moins épais. Il est essentiellement constitué par des faisceaux mi-partie musculaires, mi-partie tendineux, qui du sommet de l'épine sciatique irradient vers les bords du sacrum, du coccyx et la face antérieure du grand ligament sacro-sciatique.

La face antérieure du petit ligament sacro-sciatique se confond avec le muscle ischio-sacro-coccygien dont il est impossible de la séparer nettement dans la plupart des cas. Sa face postérieure fusionnée avec la face antérieure du grand ligament sacro-sciatique, sur la plus grande partie de son étendue, devient libre seulement dans son tiers antérieur, où elle forme avec la face antérieure du grand ligament une gouttière fibreuse dans laquelle glisse le bord inférieur du muscle pyramidal.

La constitution et la force du petit ligament sacro-sciatique sont des plus variables : assez souvent il est formé en grande partie par les fibres et les tendons des muscles ischio-sacro-coccygiens. Dans d'autres cas, il est constitué par un plan nettement fibreux (B).

Rapports. — Le *grand ligament sacro-sciatique* ferme en bas la vaste échancrure comprise entre le bord postérieur de l'os iliaque, et les bords latéraux du sacrum et du coccyx ; le grand orifice ainsi formé est lui-même subdivisé en deux par le petit ligament sacro-sciatique. L'orifice supérieur, répondant à la grande échancrure sciatique, est de forme ovalaire, il livre passage aux vaisseaux et nerfs fessiers, au muscle pyramidal, au grand et au petit nerf sciatique, aux vaisseaux et nerfs ischiatiques et honteux internes. Par l'orifice inférieur, répondant à la petite échancrure sciatique, s'engagent l'obturateur interne et les vaisseaux et nerfs honteux internes.

La face postérieure du grand ligament sacro-sciatique donne insertion au muscle grand fessier, elle apparaît comme feuilletée par une multitude de lamelles qui s'en détachent pour se perdre dans l'épaisseur du muscle grand fessier. Dans son ensemble, le ligament est formé de feuillets fibreux superposés, séparés par des lames graisseuses et percés d'orifices qui donnent passage à un grand nombre de vaisseaux.

La face antérieure du grand ligament est en rapport dans ses deux tiers supérieurs avec le petit ; dans son tiers inférieur elle est libre.

Varia. — A. — Chez certains mammifères l'insertion supérieure des muscles biceps et demi-tendineux remonte jusqu'au sacrum et à la tubérosité iliaque ; d'où l'opinion soutenue par quelques auteurs (Macalister, Albrecht) que le grand ligament sacro-sciatique représente la portion supérieure de ces muscles devenue fibreuse par atrophie. En fait il est fort malaisé de séparer dans la masse fibreuse du grand ligament sacro-sciatique ce qui appartient en propre au ligament.

B. — Schwegel, cité par Henle, a vu un petit ligament sacro-sciatique naître d'une épine sciatique accessoire dont l'existence est rare (V. Ostéologie, page 197).

L'ossification partielle ou totale des ligaments sacro-sciatiques est loin d'être rare ; je l'ai rencontrée un certain nombre de fois et je la retrouve sur plusieurs bassins de ma collection ayant appartenu à des sujets morts à un âge avancé. Les lésions de même nature présentées par ces bassins dans leurs autres parties permettent d'affirmer qu'il ne s'agit point dans ces cas d'anomalies ataviques par réapparition de ces pièces osseuses que l'on rencontre normalement dans le petit ligament sacro-sciatique chez certains animaux.

DU MODE D'UNION DES PUBIS ENTRE EUX

(Articulation bi-pubienne, symphyse pubienne)

L'articulation des pubis entre eux, *articulation bi-pubienne,* a été classée tour à tour dans des genres très différents : *symphyse parfaite* pour les uns,

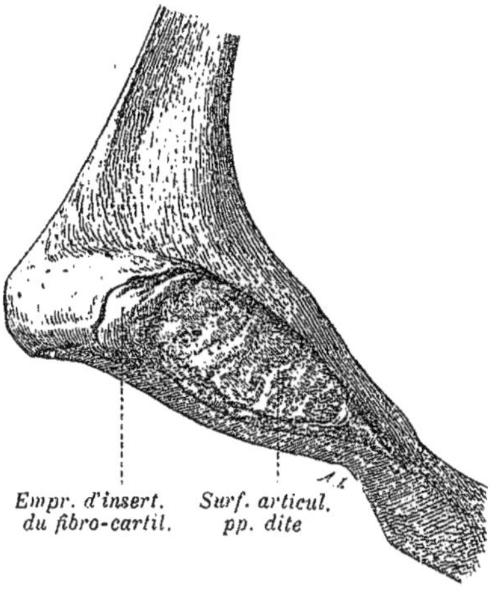

Fig. 535. — Surface articulaire pubienne, sur l'os sec.

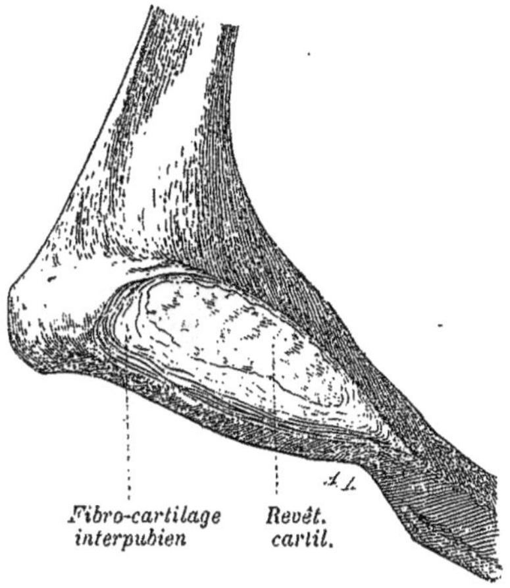

Fig. 536. — Surface articulaire pubienne, sur l'os frais.

arthrodie pour d'autres, elle est à la fois l'une et l'autre, car on peut la rencontrer à des degrés divers d'organisation.

Je résumerai dans une note l'histoire de cette articulation qui ne manque pas d'intérêt ; toutefois je tiens à dire dès maintenant que c'est à partir du remarquable mémoire que Tenon lut à l'Institut en 1774 que l'anatomie de l'articulation pubo-pubienne, sujet de tant de controverses, a été fixée. En effet, Tenon a établi le premier que cette articulation se présentait dans l'espèce humaine sous deux types différents : « l'un où l'article est à un seul cartilage, l'autre où il est à deux, et qu'il ne faut donner aucun de ces modes comme unique ».

L'articulation bi-pubienne se présente en effet à des états divers allant de la *symphyse parfaite* à l'*arthrodie parfaite,* en passant par des degrés intermédiaires.

SURFACES ARTICULAIRES. — Les deux pubis s'unissent par une *surface ovalaire,* à grand axe antéro-postérieur, obliquement dirigé en arrière et en bas. (V. Ostéologie, p. 201). Cette surface, mamelonnée sur l'os sec, est assez souvent parcourue par des crêtes ou collines parallèles, obliquement dirigées de haut en bas et d'arrière en avant. — Elle n'est point exactement dans le plan sagittal; par son bord antérieur et son extrémité inférieure, elle est légèrement déjetée en dehors, d'où il résulte que les deux facettes, très rapprochées en haut et par leur bord postérieur, qui fait saillie dans le bassin, sont séparées en avant et en bas par un espace triangulaire que le cartilage d'union vient occuper. Autour de cette facette, qui mesure en moyenne 30 mm. de hauteur sur 10 de largeur, on peut voir une *zone osseuse, rugueuse,* beaucoup plus obliquement dirigée en dehors que la facette elle-même; c'est l'empreinte d'insertion du ligament interpubien. — Cette conformation des extrémités pubiennes se retrouve à peu près identique sur tous les os iliaques à l'état sec; elle a été bien décrite et figurée par Tenon.

La nature du revêtement de ces surfaces et la constitution de leurs moyens d'union établissent les types articulaires que l'on rencontre dans l'espèce humaine.

1er type: articulation constituée en arthrodie. — Dans cette variété, chaque facette articulaire est revêtue en totalité ou en partie d'un cartilage d'encroûte-

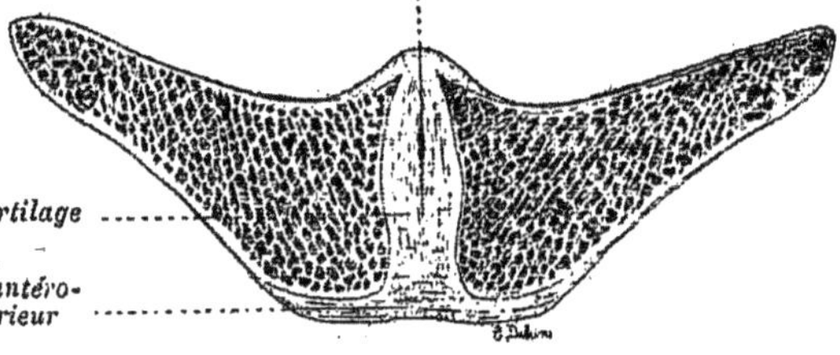

Fig. 537. — Articulation bi-pubienne, coupe transversale et horizontale.

ment qui appartient à la variété hyaline; la surface de ce cartilage est lisse, brillante, humide.

Un *fibro-cartilage interpubien* va d'une empreinte d'insertion à l'autre. Sa constitution rappelle celle des fibro-cartilages qui unissent entre eux les corps vertébraux; il se compose, comme ceux-ci, de lamelles concentriques, inclinées en sens divers; sa substance devient plus molle dans les couches profondes.

Le fibro-cartilage limite, avec les facettes articulaires, une cavité centrale, sorte de fente très étroite, à parois irrégulières; il est beaucoup plus épais en avant qu'en arrière, où il est seulement représenté par une mince lamelle, laquelle peut même ne pas exister. Sa forme est celle de l'interstice qu'il occupe; étroit là où il s'interpose aux facettes articulaires, il s'élargit en avant entre les empreintes, prenant ainsi une forme conique.

La cavité articulaire est, comme les facettes cartilagineuses qui la circonscrivent, plus rapprochée de la face pelvienne de l'article; elle échappe assez souvent à l'examen sur des coupes, lorsque celles-ci n'ont point passé assez près de la face postérieure du pubis. Ses dimensions sont des plus variables ; le plus ordinairement, ce n'est qu'une fente ; toutefois, dans certains cas, les surfaces peuvent s'écarter de 2 ou 3 millimètres.

On a constaté assez souvent des travées fibro-cartilagineuses traversant obliquement la cavité articulaire; Tenon, Luschka ont rencontré sa division en deux chambres distinctes par un fibro-cartilage vertical et médian ; Barkow l'a vue divisée en deux moitiés, l'une supérieure, l'autre inférieure, par un fibro-cartilage; sur une femme morte au septième mois de grossesse, j'ai noté un dédoublement imparfait de la cavité articulaire par un fibro-cartilage vertical et médian.

Henle, Luschka, Sappey, ont constaté que les parois de la cavité sont parfois inégales, anfractueuses et présentent notamment au niveau du bord postérieur des prolongements irréguliers qui résultent de la destruction partielle du fibro-

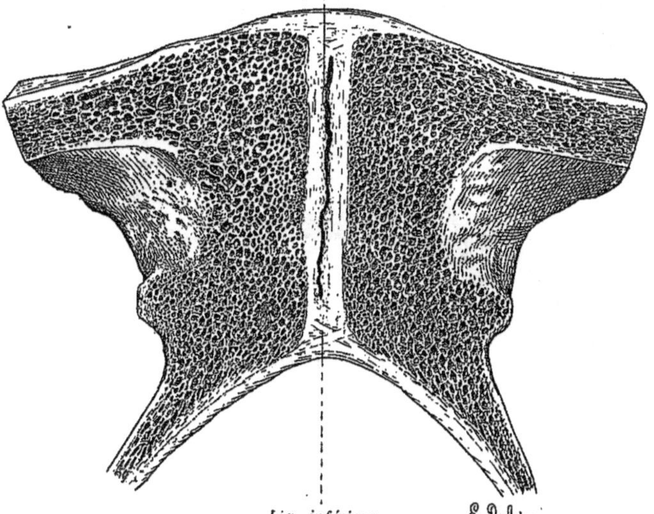

Fig. 538. — Articulation bi-pubienne, coupe transversale parallèle à la direction de la symphyse.

cartilage par fonte des cellules cartilagineuses, et rappellent assez par leur aspect les procès synoviaux. — Ces états divers représentent des degrés de cette transformation qui amène la symphyse à l'état d'arthrodie vers la fin de la grossesse.

2me type : articulation constituée en symphyse. — Un autre type, plus fréquent chez l'homme, est caractérisé par la disparition progressive du cartilage hyalin et l'envahissement du fibro-cartilage. Souvent le cartilage hyalin a complètement disparu, et les deux os sont réunis par un fibro-cartilage qui occupe toute l'épaisseur de l'interligne. Si l'on écarte alors les pubis sur une coupe transversale ou horizontale pour rechercher la fente articulaire, on obtient très facilement *le décollement* du fibro-cartilage, implanté directement sur les facettes osseuses. Dans ces cas, la cavité articulaire n'est plus représentée que par une sorte de fente médiane, irrégulière, quelquefois bifurquée; ou bien elle est remplie d'une matière jaunâtre; ou bien encore elle n'existe pas du tout.

Tels sont les deux types sous lesquels se présente le plus souvent l'union des deux pubis. C'est chez les femmes mortes peu après l'accouchement que l'on rencontre le type parfait de l'arthrodie, avec une cavité articulaire bien circons-

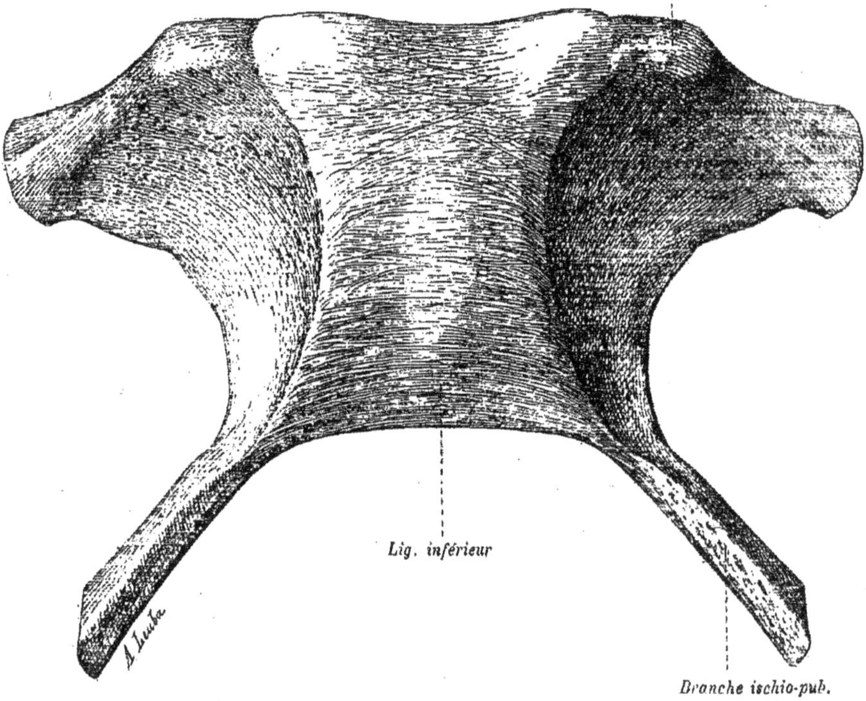

Fig. 539. — Articulation bi-pubienne, face antéro-inférieure.

crite et une synoviale munie de villosités. Lenoir et après lui Luschka, ont certainement exagéré en décrivant le type arthrodie, comme unique et constant. — Ayant examiné vingt-deux articulations bi-pubiennes chez des sujets des deux sexes et de tout âge, j'ai trouvé sept fois seulement le type arthrodie; il est vrai que mes recherches ont porté sur des sujets âgés.

MOYENS D'UNION. — Le principal moyen d'union est représenté par le *fibro-cartilage* que nous avons déjà étudié. De plus, l'articulation est enveloppée d'une *gaîne fibreuse* complète, plus épaisse en avant qu'en arrière, dans laquelle on trouve des *points renforcés* ou *ligaments*. Ceux-ci sont décrits sous les noms de ligaments antérieur, supérieur et inférieur, comme si la symphyse pubienne occupait un plan vertical. Etant donnée l'inclinaison de la symphyse, on doit donner à ces ligaments des noms en rapport avec leur situation véritable.

Ligament antéro-inférieur (lig. antérieur). — On rencontre au-devant de la symphyse pubienne une couche fibreuse dont l'*épaisseur atteint près d'un centimètre.* Cette couche est formée par l'entrecroisement des fibres tendineuses des muscles qui viennent s'attacher à cette portion du pubis ; on y reconnaît facilement les faisceaux descendants émanés du tendon des droits et pyramidaux de l'abdomen, les faisceaux du grand oblique qui viennent s'entrecroiser sur la ligne médiane et, plus profondément, une couche transversale appartenant à l'entrecroisement des adducteurs et du droit interne, enfin une couche formée par le périoste passant d'un os à l'autre. — La séparation de

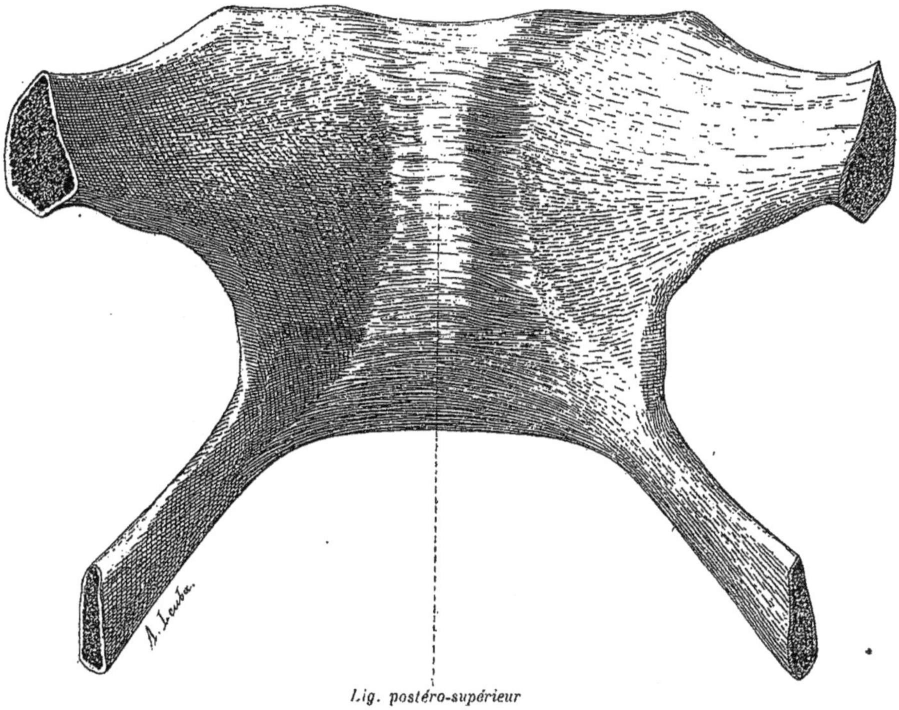

Fig. 540. — Articulation bi-pubienne, face postéro-supérieure.

ces diverses couches n'est pas impossible, bien qu'elles forment un feutrage dense et épais.

Ligament postéro-supérieur (lig. postérieur). — La face postéro-supérieure de l'articulation n'est guère recouverte que par le périoste ; celui-ci est cependant renforcé au niveau de l'interligne par des faisceaux transversaux, parfois un peu obliques, qui s'étendent d'un pubis à l'autre en passant sur la saillie que fait le bord postérieur des surfaces articulaires dans la cavité pubienne. Ce ligament répond immédiatement à la cavité articulaire ; sur quelques sujets, il présente deux ou trois trous par lesquels sortent et rentrent de petits lobules graisseux, quand on imprime des mouvements à l'articulation.

Ligament supérieur. — Prolongement du précédent, il est aussi formé par le périoste renforcé de fibres transversales; il s'épaissit graduellement et se confond avec le ligament antéro-inférieur. L'extrémité inférieure de la ligne blanche abdominale vient se perdre sur lui en s'épanouissant.

Ligament inférieur. — C'est le plus fort de tous les ligaments périphériques; il a été décrit sous des noms divers : *ligament sous-pubien, ligament triangulaire, ligamentum arcuatum, ligament arqué*, etc. Il se présente sous l'aspect d'un croissant fibreux prolongeant en arrière et en bas la symphyse pubienne qu'il sous-tend. Fixé par ses bords latéraux à la partie supérieure et interne de l'arcade pubienne, il se continue par son bord supérieur avec le fibro-cartilage, tandis que son bord inférieur, mince, tranchant, s'arrondit en arcade, l'arcade pubienne fibreuse. Ce ligament est formé par des faisceaux étendus obliquement d'un pubis à l'autre et entrecroisés à angle aigu.

Rapports. — La *face antéro-inférieure* de la symphyse est, comme je l'ai dit, revêtue d'une couche fibreuse, épaisse de près d'un centimètre, formée par l'entrecroisement des fibres tendineuses des muscles grands droits, pyramidaux, grands obliques, moyen adducteur, et droit interne. — Plus bas, dans la partie excavée formée par le ligament arqué, elle répond à la coudure des racines des corps caverneux chez l'homme et à celles du clitoris chez la femme. Dans l'écartement de ces racines, on trouve, chez la femme, les veines qui font communiquer les veines clitoridiennes avec celles du bulbe du vagin.

Le ligament suspenseur de la verge et celui du clitoris rattachent à la face antérieure de la symphyse ces organes qui en sont séparés par un tissu conjonctif lâche. — Superficiellement, la symphyse répond à la peau doublée d'un très épais pannicule graisseux et à la commissure supérieure des grandes lèvres chez la femme.

La *face postéro-supérieure* répond à la face antéro-inférieure de la vessie qui repose et se meut sur elle par l'intermédiaire d'une couche celluleuse lâche, sillonnée par de nombreuses veines. Près du bord inférieur de la symphyse cette loge prévésicale est fermée par la réflexion des fibres tendineuses de la vessie; dans les interstices de ces fibres tendineuses passent de nombreuses veines. — Sur la face postéro-supérieure de la symphyse on voit la crête médiane formée par la rencontre du bord postérieur des deux facettes articulaires, entre lesquelles est interposée une couche cartilagineuse en général très mince. Cette crête m'a paru plus constante et plus accentuée chez la femme que chez l'homme; je me suis assuré qu'elle augmentait beaucoup vers la fin de la grossesse; on la sent facilement par le toucher vaginal en explorant la face postérieure de la symphyse avec la pulpe de l'index; — elle constitue un point de repère précieux dans la symphyséotomie.

Dans sa partie antérieure le bord supérieur de la symphyse répond aux tendons des droits et des pyramidaux, et, entre ces derniers, à un triangle fibreux, attache inférieure de la ligne blanche; en arrière, il est libre.

Le bord inférieur formé par le ligament arqué est continué par l'aponévrose moyenne du périnée. Son bord tranchant est en rapport avec la paroi supérieure de l'urèthre au moment où ce canal perfore l'aponévrose moyenne du périnée. Ce rapport est intéressant pour la pathogénie de certaines ruptures de l'urètre qui sont en réalité des *coupures par le tranchant ligamenteux*.

Vaisseaux. — De nombreuses artérioles se répandent sur les deux faces de la symphyse pubienne, et viennent anastomoser leurs fins rameaux sur la ligne médiane. En avant, ces artères viennent surtout des honteuses externes et quelques-unes, profondes, de l'obturatrice. En arrière, les artères viennent surtout de l'obturatrice qui donne toujours un rameau transversal cheminant plus ou moins haut sur la face postérieure du pubis pour s'anastomoser sur la ligne médiane avec le rameau semblable venu de l'obturatrice de l'autre côté ; cette arcade rétro-pubienne immédiatement accolée à l'os est constante et parfois d'un calibre tel qu'elle peut nécessiter l'application de deux ligatures après sa section sur la ligne médiane. Une autre arcade artérielle, sus-pubienne, également constante, est formée par deux rameaux transversaux venus de l'épigastrique : ces rameaux passent parfois par le canal inguinal. De ces vaisseaux partent des branches qui s'enfoncent dans l'épaisseur du fibro-cartilage. Le volume de ces arcades doit augmenter dans les derniers mois de la grossesse, par un processus en rapport avec les modifications dont la symphyse est alors le siège. Il faut encore signaler une arcade veineuse, de calibre notable, suivant d'ordinaire le bord supérieur de la symphyse.

Aperçu historique. — Les médecins de l'antiquité connaissaient le relâchement de l'articulation bi-pubienne que l'on observe chez la femme dans les derniers mois de la grossesse et après l'accouchement; Hippocrate, Avicenne, Aetius en parlent. — Dans des temps plus rapprochés, Pineau, Morgagni, Paré, Riolan, Santorini, Spiegel, Duverney, Harvey, Louis, etc. ont constaté ce relâchement et en ont donné le mécanisme. Cependant Vésale, Colombus, Rodericus, Ménard, Voigt, Mauriceau ont nié l'écartement et même le relâchement des pubis au moment de l'accouchement.

L'articulation bi-pubienne fut longtemps mal connue; avec Vésale et Weitbrecht on la considérait comme une symphyse parfaite. Tenon, au travail duquel j'ai emprunté en partie les éléments de cet aperçu historique, donna le premier (février 1874) une description de cette articulation ; par de nombreuses dissections et coupes, faites avec l'aide de Pelletan et de Mme La Chapelle, il montra que chaque extrémité du pubis, parcourue par des sillons et des languettes parallèles, était *encrouée* d'une lame cartilagineuse. Il reconnut qu'il existe dans l'espèce humaine deux modes différents d'articulation des os pubis : l'un où l'articulation est à un seul cartilage, l'autre où elle est à deux et, que le *panneau de joint* était quelquefois renflé à sa partie centrale ou divisé en deux ou trois panneaux. — Dans un second mémoire lu à l'Institut national les 6 et 11 floréal an IX, Tenon conclut : qu'il ne faut donner aucun de ces modes comme unique et il applique ces données anatomiques à « l'*opération Sigaultienne* ».

Bonn publia en 1777 sur cette articulation un travail que je n'ai pu me procurer. Depuis, la plupart des anatomistes ont considéré l'articulation bi-pubienne comme une synchondrose en tout semblable aux synchondroses vertébrales.

Cependant Lenoir (mémoire lu à l'Académie de médecine, 1849 et reproduit dans le texte de l'atlas complémentaire de tous les traités d'accouchement), a rangé franchement cette articulation parmi les arthrodies, affirmant qu'il l'a trouvée ainsi sur les vingt-un sujets qu'il a disséqués. — Luschka (in Halbgelenke) a confirmé cette manière de voir par de nombreuses recherches histologiques. — Depuis, je ne crois pas qu'il ait paru d'autre travail original sur la question. A l'heure actuelle, les classiques, à l'exception de Henle, décrivent un seul type articulaire qu'ils qualifient symphyse.

Etant donné le regain de faveur qui vient de se produire en l'honneur de l'*opération Sigaultienne*, comme disait Tenon, j'ai essayé de présenter une anatomie aussi exacte que possible de l'articulation bi-pubienne. On a pu voir que les conclusions auxquelles m'ont conduit mes recherches sont identiques à celles de Tenon ; une reprise complète de l'étude, faite surtout au point de vue histologique, serait en ce moment nécessaire.

Développement. — D'après Luschka, la formation de la cavité articulaire commence dès l'âge fœtal; elle existe déjà chez le nouveau-né. En fait, je l'ai constatée sur deux sujets âgés de quelques mois, si l'on doit donner le nom de cavité à une lacune, de contour peu précis, dans le fibro-cartilage qui unit les deux os.

D'après Henle, jusqu'à la septième année, les deux surfaces articulaires sont unies dans toute leur étendue par une substance fibreuse, dans laquelle le microscope seul peut déceler des lacunes qui se réunissent plus tard pour former la fente de l'articulation adulte.

Différences sexuelles. — Comme nous l'avons déjà dit, la symphyse pubienne est plus haute mais moins large chez l'homme que chez la femme. Le cartilage d'union est moins épais chez l'homme. La présence d'une cavité est plus fréquente chez la femme, et la tendance à prendre l'aspect d'une articulation véritable est aussi beaucoup plus fréquente chez les sujets du sexe féminin.

De l'articulation bi-pubienne vers la fin de la grossesse, pendant et après l'accouchement. — Il a été de tout temps admis par la majorité des médecins accoucheurs que les articulations propres du bassin, qui ne permettent que de légers glissements dans l'état ordinaire de la vie, deviennent très mobiles pendant la grossesse et même s'écartent pendant l'accouchement dans le but de faciliter le passage du fœtus. Paré, Hunter, Morgagni, Riolan, Spiegel, Duverney, pour ne point parler des modernes, ont vu sur des femmes récemment accouchées « les pubis chevauchants et mobiles. » — Paré a constaté « l'écartement des os pubis en une femme qui avait été pendue quinze jours après être « accouchée. » — Tenon a trouvé « une articulation véritable, très mobile, sur une femme de « 35 ans morte le dix-neuvième jour après ses couches ».

Barkow dit n'avoir constaté la cavité que chez des femmes récemment accouchées.

Cruveilhier a vu chez une femme de 79 ans qui avait eu dix-neuf enfants une articulation véritable avec cartilage d'encroûtement et capsule fibreuse périphérique.

Les modifications subies par la symphyse pubienne au cours et à la fin de la grossesse sont bien décrites par Luschka (loc. cit), je ne sache point que de nouvelles études aient été faites sur ce sujet qui serait à reprendre. On trouve dans la thèse de Gotchaux (de la Symphyséotomie, Paris, 1892) les indications bibliographiques relatives aux constatations faites sur la femme et sur les femelles de divers animaux.

La très grande majorité des accoucheurs admettent aujourd'hui le relâchement des articulations du bassin à la fin de la grossesse; ils l'attribuent à une infiltration de sérosité qui ramollit et gonfle les ligaments et les cartilages de ces articulations ; les causes de ces modifications doivent être cherchées, non pas dans l'imbibition du cartilage par les eaux de l'amnios, comme le prétendait Fabrice d'Aquapendente, mais dans le mouvement fluxionnaire, qui active la nutrition de l'utérus et de ses annexes pendant tout le temps de la grossesse (Lenoir). — Luschka et Henle attribuent les modifications que subit la symphyse à une fonte progressive du fibro-cartilage, résultant apparemment des congestions périodiques dont le bassin est le siège chez la femme; apparaissant avec la puberté, cette disposition s'accentue avec l'âge.

Le mécanisme de cet élargissement naturel du bassin a été diversement interprété: Louis, dans un mémoire à l'Académie de chirurgie (tome IV) pense que les cartilages gonflés par infiltration de sérosité agissent à la manière des coins de bois sec que l'on place dans les fentes des rochers pour les faire éclater. Baudelocque nie l'épaississement des cartilages pendant la grossesse et place dans l'intérieur du bassin l'agent de cet écartement; pour lui, c'est l'utérus distendu par le produit de la conception, ou la tête même du fœtus pendant l'accouchement qui détermine l'écartement des surfaces de l'arthrodie. Lenoir pense qu'à un degré peu avancé ce relâchement tient uniquement à l'infiltration séreuse des ligaments du bassin, et l'infiltration à l'état de grossesse lui-même; cette infiltration rend l'écartement possible, et l'écartement se fait quand « la tête du fœtus ou toute autre cause vient à agir excentriquement sur les os qui forment les articulations ». A un degré plus avancé une hypersécrétion de synovie distend la cavité articulaire et écarte les os.

Quoi qu'il en soit des explications données, un fait est certain : c'est l'assouplissement, le relâchement qui se produisent dans les articulations du bassin pendant les derniers temps de la grossesse. Tous les accoucheurs l'ont constaté; j'ai eu l'occasion de m'entretenir à ce sujet avec le Professeur Tarnier, avec lequel j'ai fait souvent des expériences sur la symphyséotomie et ses résultats ; le savant maitre m'a appris que, sur la vivante, cette mobilité était variable, assez facile à reconnaitre et qu'on la rencontrait sur la très grande majorité des femmes dans les derniers temps de la grossesse, mais qu'on ne l'observait point sur toutes. — Assez souvent, il est possible d'introduire la première phalange de l'index entre les pubis écartés : et c'est au moment des contractions utérines que l'écartement atteint le maximum.

Cependant des faits négatifs ont été présentés. Hunter a noté l'absence de cavité sur une femme récemment accouchée. Tenon, sur une femme de 34 ans, morte le trentième jour après l'accouchement, trouva les pubis unis par un fibro-cartilage, sans fente articulaire. Aeby prétend que le relâchement de la synchondrose pubienne ne doit pas être rangé parmi les faits qui accompagnent la grossesse et précèdent l'accouchement. Quelle est la proportion des exceptions?

Le relâchement s'opère également dans les articulations sacro-iliaques où il a été moins étudié. Il faut tenir compte de ces modifications préparatoires dans l'appréciation des résultats cherchés par la symphyséotomie. Les limites assignées, d'après des expériences sur le cadavre, m'apparaissent comme limites minima. Car, comme je l'ai dit au début de cette arthrologie, le ligament du cadavre ne ressemble guère plus au ligament *en vie* que le muscle mort au muscle vivant.

Ossification des articulations du bassin. — J'ai lu, non sans étonnement, dans nombre d'observations de symphyséotomies, que l'opérateur avait été arrêté par l'ossification de la symphyse. Je pense, avec Hergott et d'autres, que cette ossification est très rare ; je ne l'ai jamais rencontrée bien que j'aie examiné un grand nombre de bassins.

Il n'en va pas de même pour l'articulation sacro-iliaque dans laquelle l'ankylose par ossification des ligaments périphériques paraît être assez fréquente. Sur dix bassins de la collection que j'ai rassemblée à l'Ecole Pratique, les articulations sacro-iliaques sont ankylosées par ossification des ligaments antérieur et inférieur; sur ces mêmes bassins, les pubis sont écartés de 2 à 4 millimètres par disparition du fibro-cartilage qui les réunissait.

§ II. — ARTICULATION COXO-FÉMORALE.

C'est le type des énarthroses.

SURFACES ARTICULAIRES. — **Tête fémorale.** — La tête du fémur, arrondie, représente à peu près les deux tiers d'une sphère (A). Sa surface articulaire, lisse, limitée par une ligne sinueuse, se prolonge en avant et en arrière sur le col fémoral. L'angle qu'elle forme sur la face postérieure du col est arrondi ; l'angle ou prolongement qui s'avance sur la face antérieure est variable ; il répond à cette empreinte osseuse à laquelle j'ai donné le nom d'*empreinte iliaque,* parce qu'elle résulte du contact de l'avancée osseuse qui supporte l'épine iliaque antéro-inférieure avec cette partie de la face antérieure du col, dans la flexion de la cuisse sur le bassin (V. fig. 549 et Ostéologie, p. 210 et rem. C, p. 220).

Le *cartilage d'encroûtement* qui revêt la tête fémorale s'avance plus ou moins sur cette empreinte. Il atteint son maximum d'épaisseur à la partie supérieure de la tête.

Au-dessous et en arrière de sa partie la plus saillante, la tête est creusée d'une fossette ovalaire ; cette fossette qui donne insertion dans sa partie antéro-supérieure au ligament rond est échancrée dans sa partie postéro-inférieure, plus large et moins profonde par le frottement de ce ligament (B).

Cavité cotyloïde. — A peu près hémisphérique, la cavité cotyloïde est limitée sur l'os sec par un bord saillant, presque tranchant, le *sourcil cotyloïdien,* avec ses deux dépressions, l'ilio-pubienne et l'ilio-ischiatique, et sa large échancrure ischio-pubienne (V. Ostéologie, p. 186). — A l'intérieur de cette cavité, un croissant articulaire, lisse, dont les extrémités ou *cornes* répondent aux bords de l'échancrure, entoure en fer à cheval l'arrière-fond, excavé à trois ou quatre millimètres au-dessous du niveau du croissant articulaire. Cet arrière-fond, *loge iliaque du ligament rond,* présente par places des orifices vasculaires plus ou moins nombreux.

A l'état frais, le *fer à cheval articulaire* est revêtu d'une couche de cartilage hyalin dont l'épaisseur augmente de la partie centrale vers la partie périphérique et atteint son maximum vers le pôle supérieur de la cavité. Sur ce cartilage on voit parfois (V. fig. 541), en continuité avec les dépressions du sourcil cotyloïdien, deux étranglements ou deux traînées grisâtres, vestiges de la réunion des trois os qui ont contribué à la formation de la cavité (ilion, ischion, pubis).

L'*arrière-fond* est tapissé par un périoste mince, assez facile à détacher et recouvert d'une masse graisseuse rougeâtre, presque fluide.

Bourrelet cotyloïdien. — Un bourrelet fibro-cartilagineux prismatique et triangulaire, le *bourrelet cotyloïdien,* s'applique au sourcil cotyloïdien qu'il surélève, augmentant ainsi de toute sa hauteur la profondeur de la cavité. Ce bourrelet, en forme d'anneau prismatique, répond et s'insère par l'une de ses faces, dite face adhérente ou base, au pourtour du sourcil ; par sa face interne, concave et unie, il continue la surface articulaire de la cavité cotyloïde, et entre ainsi en contact avec la tête fémorale ; par sa face externe, il donne insertion à la capsule articulaire.

Au niveau des dépressions ilio-pubienne et ilio-ischiatique, le bourrelet reste en général séparé de l'os par un sillon plus ou moins profond. J'ai vu ce sillon s'étendre à toute la moitié supérieure du bourrelet qui apparaissait détachée et flottante.

Au niveau de l'échancrure ischio-pubienne, le bourrelet s'insère aux deux extrémités de l'échancrure par deux trousseaux larges et épais, immédiatement en dehors des cornes du croissant articulaire ; quelques fibres, arciformes, allant

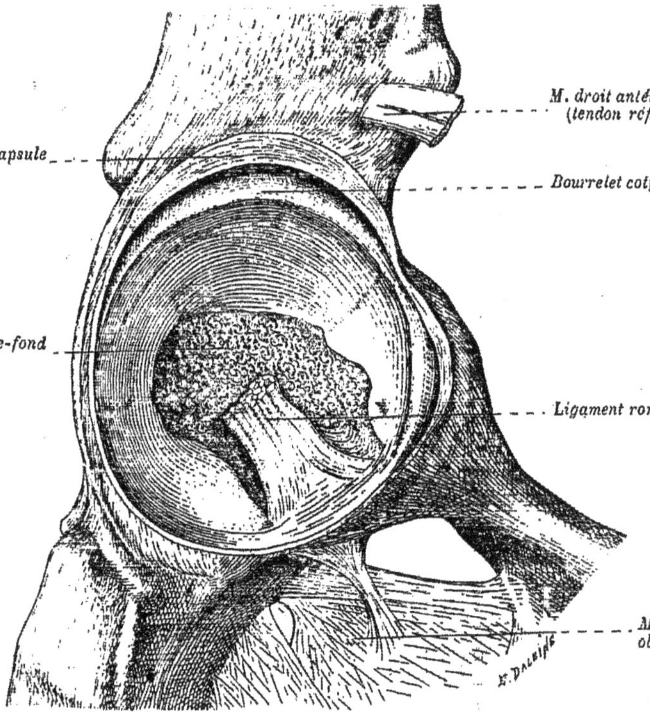

Fig. 541. — Cavité cotyloïde, vue de face, avec le bourrelet cotyloïdien entouré par la capsule articulaire.

d'une corne à l'autre, achèvent le pont fibreux qui transforme l'échancrure en trou, et qui porte le nom de *ligament transverse de l'acetabulum*.

Le bourrelet cotyloïdien est formé de faisceaux fibreux qui s'insèrent très obliquement sur tout le pourtour cotyloïdien, et s'incurvent pour décrire un trajet plus ou moins circulaire. A ces fibres, qui forment la partie principale du bourrelet, s'ajoutent des fibres annulaires ; on rencontre surtout ces dernières vers la face articulaire du bourrelet (C).

La hauteur du bourrelet cotyloïdien varie de 5 à 10 millimètres ; inégale sur les divers points du pourtour, elle est toujours plus grande en arrière et en haut qu'en avant et en bas.

Il faut remarquer que le tissu fibro-cartilagineux du bourrelet envahit la surface articulaire cotyloïdienne dans sa partie supérieure. Cet envahissement, analogue à celui que nous avons constaté dans le tiers inférieur de la cavité glénoïde de l'omoplate, n'est pas constant, bien qu'il se présente dans la majorité des cas. Sur l'os sec, les traces de cet envahissement sont indiquées par une différence d'aspect et de niveau de la région envahie.

J'ai vu sur un grand nombre de pièces le tissu fibro-cartilagineux s'avancer jusqu'à l'arrière-fond et même s'unir à celui-ci par l'intermédiaire d'une tache arrondie, au niveau de laquelle le revêtement n'est plus cartilagineux mais fibro-cartilagineux. J'ai fait représenter (V. fig. 542) cette disposition qui n'a point encore été signalée bien qu'elle soit assez fréquente.

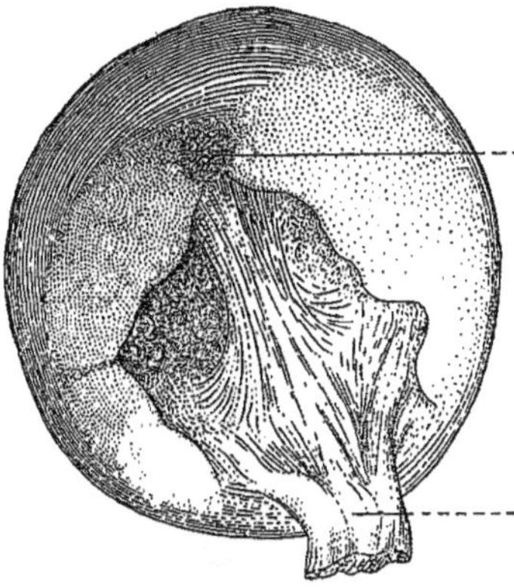

Fig. 542. — Cavité cotyloïde, vue de face, avec son revêtement cartilagineux.

L'arrière-fond est recouvert par la synoviale soulevée par le ligament rond.

MOYENS D'UNION. — Le fémur et l'os iliaque sont unis par une capsule fibreuse, présentant des faisceaux de renforcement; cette capsule forme un manchon épais ou mieux un cône fibreux tronqué, à sommet cotyloïdien. Accessoirement les deux os sont encore unis par un ligament, dit *ligament rond ou interarticulaire.*

Capsule. — Du côté de l'os iliaque, la capsule s'insère au pourtour osseux du sourcil cotyloïdien et à la face externe du bourrelet, dont elle laisse libre le bord tranchant, surtout à la partie postérieure de l'articulation. Au niveau de l'échancrure ischio-pubienne la capsule s'insère à la face externe et sur le bord libre du bourrelet; elle laisse ainsi libre le trou ostéo-fibreux qui donne accès dans l'arrière-fond de la cavité cotyloïde.

Du pourtour de la cavité articulaire, la capsule fibreuse se dirige en bas et en dehors pour aller prendre son insertion inférieure autour du col fémoral. En avant, elle vient s'insérer à l'angle antéro-supérieur du grand trochanter et de là à toute l'étendue de cette large ligne rugueuse, dite à tort *ligne intertrochantérienne antérieure,* car elle n'atteint pas le petit trochanter dont elle reste toujours séparée par une dépression, la *fossette prétrochantinienne* (D).

De l'extrémité inférieure de cette ligne, l'insertion capsulaire se recourbe à angle aigu et remonte suivant une ligne oblique qui passe en avant du petit trochanter pour gagner la face postérieure du col, qu'elle suit parallèlement à la *ligne intertrochantérienne postérieure,* mais à un travers de doigt en dedans de celle-ci, pour regagner l'angle antéro-supérieur du grand trochanter. — C'est une erreur bien répandue de dire que la capsule ne *s'insère pas* à la face postérieure du col, mais qu'elle s'y termine par un bord libre formant demi-anneau sur la surface postérieure du col auquel elle n'adhère que par l'intermédiaire de la synoviale. En effet, l'insertion à la face postérieure du col est réelle et constante; assez faible d'ordinaire, pour que le scalpel, suivant le bord très net de la zone orbiculaire, la détache facilement, elle est parfois assez forte pour laisser sur l'os une empreinte linéaire.

Comme on le voit, l'insertion fémorale de la capsule se fait ou paraît se faire à une assez grande distance du revêtement cartilagineux de la tête; cependant on peut voir que ses fibres profondes se réfléchissent sur le col et remontent sur lui en certains points jusqu'au pourtour de la surface articulaire. Ces faisceaux récurrents (V. fig. 543) soulèvent la synoviale, formant ainsi des replis, visibles surtout le long des bords du col; les anciens anatomistes ont décrit ces replis sous les noms de *plica, retinacula, frenula capsulæ*. C'est sur le bord inférieur du col que l'on rencontre les principaux de ces replis; l'un d'eux, principal et constant, mérite particulièrement l'attention; j'en parlerai plus loin à propos du ligament rond.

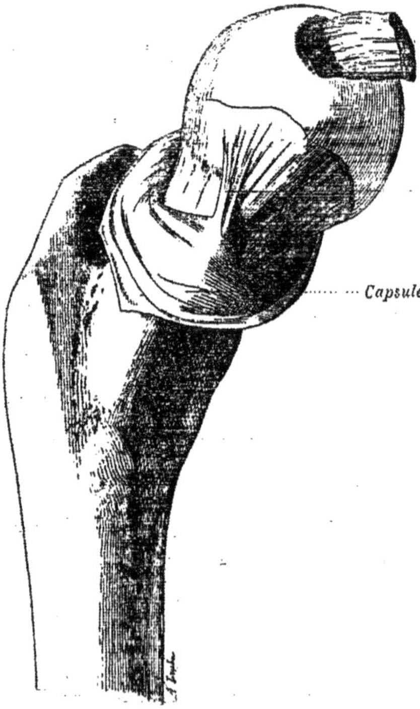

Fig. 543. — Extrémité supérieure du fémur avec sa collerette capsulaire, et le repli pectinéo-fovéal.

Dans l'ensemble, la capsule, remarquable par sa force et son épaisseur, représente un cône à base cotyloïdienne, dont le sommet tronqué enserre le col fémoral. Une disposition inverse se présente à l'épaule où la capsule forme un cône tronqué à base humérale, à sommet glénoïdien. Remarquons encore que la capsule fibreuse est moins lâche à la hanche qu'à l'épaule; cependant il faut se garder d'affirmer, comme on le fait communément, que cette capsule, très serrée, maintient solidement la tête du fémur dans la cavité cotyloïde. Cela n'est vrai que dans l'extension extrême, qui *tord* et par conséquent raccourcit la capsule; dans la flexion *moyenne*, la capsule coxo-fémorale est assez lâche pour permettre un écart d'un à deux centimètres entre les surfaces articulaires; à la hanche comme à l'épaule, la pression atmosphérique et la tonicité musculaire interviennent pour maintenir le contact (E).

Envisagée au point de vue de sa constitution, la capsule comprend un plan profond, mince, de *fibres annulaires* ou très obliques, et un plan superficiel beaucoup plus important, composé de *faisceaux longitudinaux* allant de l'os iliaque au fémur; les faisceaux longitudinaux sont décrits sous le nom de *ligaments* ou *faisceaux de renforcement;* la couche profonde forme la *zone orbiculaire.*

Ligaments ou **faisceaux de renforcement longitudinaux.** — Ils se détachent des trois parties de l'os iliaque et portent par suite les noms d'*ilio-fémoral, ischio-fémoral* et *pubo-fémoral.*

Ligament ilio-fémoral ou *ligament de Bertin.* — C'est le plus fort des liga-

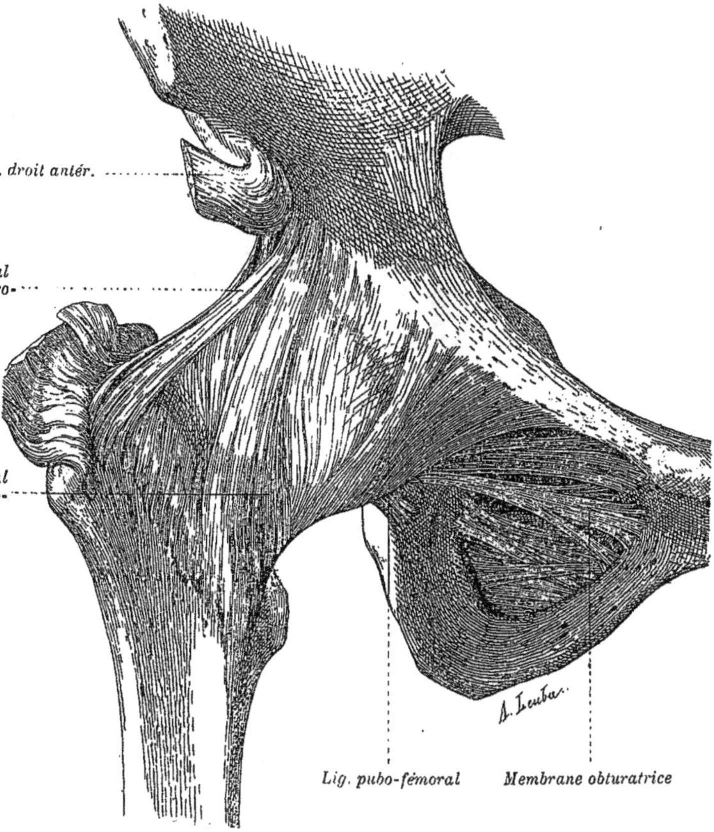

Fig. 544. — Articulation coxo-fémorale, vue antérieure.

ments de la hanche; il revêt la forme d'un éventail fibreux dont le sommet se fixe au-dessous de l'épine iliaque antéro-inférieure, et dont la base élargie s'attache à la ligne dite intertrochantérienne antérieure (F).

Dans cet éventail fibreux, il faut distinguer deux faisceaux :

1° Le *faisceau supérieur,* qui se porte en dehors, presque parallèlement à l'axe du col, et va s'attacher à un tubercule, situé en avant du grand trochanter, immédiatement en dedans de l'empreinte du petit fessier; c'est le *faisceau ilio-prétrochantérien*, le plus court, le plus fort, le plus épais des ligaments de la hanche. La largeur de son insertion iliaque au-dessous et en arrière de l'épine iliaque antéro-inférieure, au-dessus et au-dessous de la gouttière osseuse qui loge le tendon réfléchi du droit antérieur, la saillie toujours très accentuée du tubercule prétrochantérien, témoignent de la force de

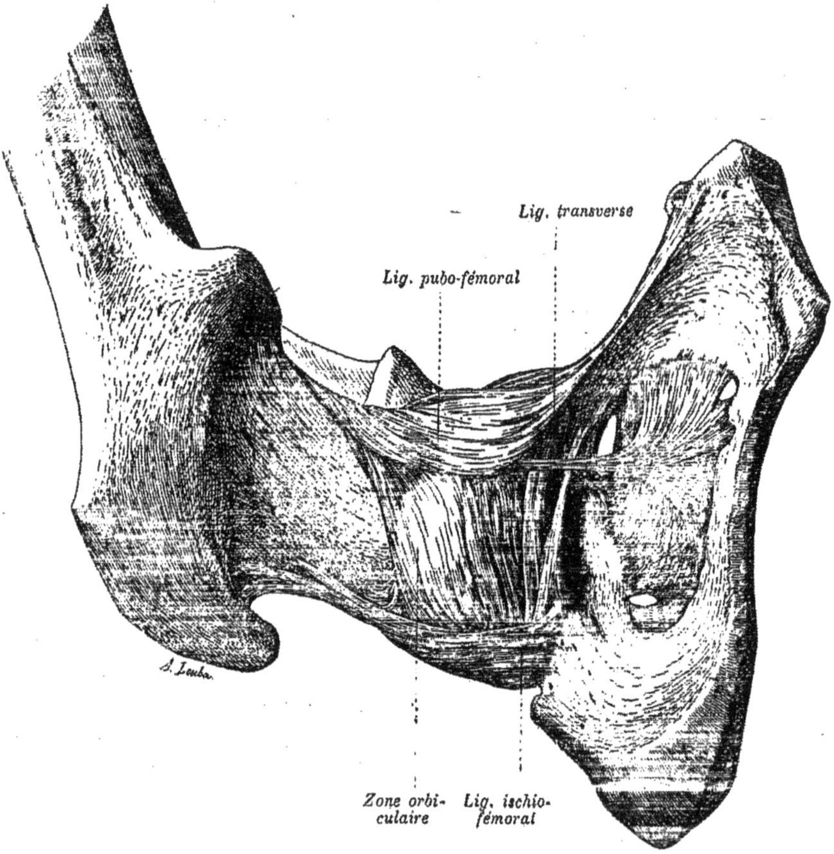

Fig. 545. — Articulation coxo-fémorale, vue d'en bas.

Le fémur est fléchi à angle droit sur l'os iliaque.

ce faisceau dont l'épaisseur atteint souvent et parfois dépasse un centimètre (de 7 à 14 mm.)

L'insertion iliaque de ce ligament s'étend presque toujours à 2 ou 3 centimètres en arrière sur le contour supérieur du sourcil cotyloïdien, où elle englobe le tendon réfléchi du droit antérieur.

Ce faisceau supérieur, ilio-prétrochantérien, du ligament ilio-fémoral limite l'adduction et la rotation en dehors; il contribue à limiter l'extension de la cuisse.

Souvent ce faisceau supérieur reçoit des expansions tendineuses, soit du petit fessier, soit du droit antérieur; parfois l'expansion tendineuse du droit antérieur va jusqu'au fémur et celle du petit fessier jusqu'au grand trochanter; je ne vois pas qu'il y ait lieu de décrire comme ligaments spéciaux ces expansions qui ne sont point d'ailleurs constantes.

2° Le *faisceau inférieur* du ligament ilio-fémoral (lig. anterius de Welcker, superius de Henke?) descend presque verticalement de l'insertion iliaque vers le

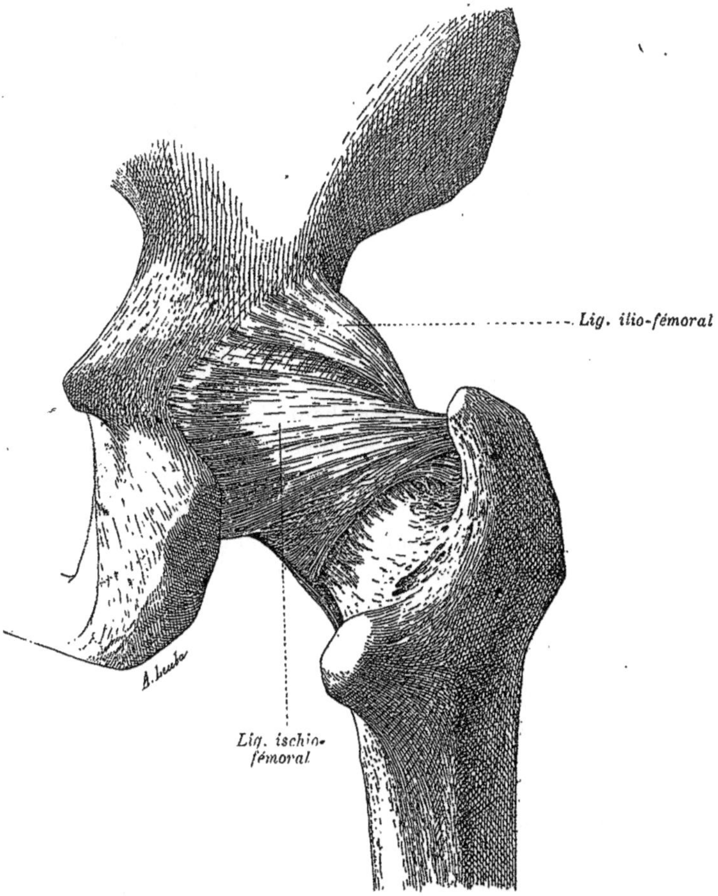

Fig. 546. — Articulation coxo-fémorale, vue postérieure.

tubercule inférieur de la ligne dite intertrochantérienne antérieure; comme ce tubercule est situé en avant du petit trochanter dont il est séparé par une fossette, j'appelle ce faisceau *ilio-prétrochantinien.* — Plus long que le faisceau supérieur, il est moins épais; son épaisseur ne dépasse guère un demi-centimètre; — il limite l'extension.

Entre ces deux faisceaux de renforcement, l'éventail ilio-fémoral, aminci, montre quelques faisceaux appartenant au système des fibres circulaires.

Ligament pubo-fémoral. — Il naît de la portion pubienne du rebord cotyloïdien, de l'éminence ilio-pectinée, et du bord inférieur de la branche horizontale du pubis; de là, il se dirige en bas, en dehors et un peu en arrière, pour aller s'attacher dans la partie antérieure de la fossette prétrochantinienne; il est donc *pubo-prétrochantinien.* — Il se tend dans l'abduction.

Il forme avec le faisceau vertical, ilio-prétrochantinien, du ligament ilio-fémoral, un V à pointe trochantinienne, ouvert en haut et en dedans. Welcker remarque que le ligament pubo-fémoral forme, avec les deux faisceaux de l'ilio-fémoral, un N.

Le ligament pubo-fémoral, recouvert en partie par le muscle pectiné, est renforcé par des faisceaux de l'aponévrose de ce muscle, et par d'autres faisceaux intermédiaires au pectiné et au psoas-iliaque. Son insertion se prolonge plus ou moins sur le bord inférieur de la branche horizontale du pubis, parfois jusqu'à l'épine pubienne; son bord tranchant, formé de feuillets superposés et séparés par des pelotons adipeux, donne insertion au tendon du muscle obturateur externe.

Entre les ligaments ilio et pubo-fémoral, la capsule, fort mince, est représentée par quelques faisceaux qui se détachent de la partie du sourcil cotyloïdien placée en regard de l'éminence ilio-pectinée. Là, la capsule répond au muscle psoas-iliaque: le frottement du tendon de ce muscle sur la capsule soulevée par la tête fémorale a déterminé la formation d'une large bourse séreuse qui se prolonge jusque vers l'insertion trochantinienne du psoas. Chez certains sujets l'amincissement de la capsule peut aller jusqu'à la perforation; alors la synoviale articulaire et la séreuse musculaire communiquent par un orifice arrondi plus ou moins grand; j'ai recherché sur une centaine de sujets cette communication; je l'ai rarement rencontrée chez les enfants au dessous de 10 ans; elle devient d'autant plus fréquente qu'on la cherche chez des sujets plus avancés en âge; à mon avis, elle résulte de l'usure de la capsule par la répétition des frottements.

Ligament ischio-fémoral. — De la partie du sourcil cotyloïdien qui répond à l'ischion et particulièrement de la gouttière sous-cotyloïdienne se détachent des faisceaux fibreux qui se portent très obliquement (presque horizontalement) en dehors, en haut et en avant, par-dessus le bord supérieur du col fémoral et vont s'attacher au-dessus et en avant de la fossette digitale, immédiatement en avant de l'insertion commune de l'obturateur interne et des deux jumeaux. Ce ligament, large à sa base ischienne, se rétrécit progressivement, et prend ainsi une forme triangulaire. — En raison de ce fait qu'il croise et contourne le bord supérieur du col fémoral, sur lequel il s'applique comme une bretelle sur une épaule, ce ligament peut être dit *ischio-sus-cervical.*

Quelques-uns des faisceaux du ligament ischio-fémoral, les inférieurs surtout, se terminent dans la couche des fibres circulaires (V. fig. 546); ces faisceaux sont décrits sous le nom d'*ischio-zonulaires* ou *capsulaires.*

Ces faisceaux ischio-zonulaires, plus ou moins nombreux, sont toujours beaucoup moins forts que les faisceaux qui se rendent au fémur, par-dessus le col de celui-ci; Henle a certainement exagéré en décrivant le ligament ischio-fémoral comme ischio-capsulaire (G).

Le ligament ischio-fémoral, en rapport immédiat avec le tendon de l'obturateur interne, limite la rotation en dedans du fémur.

Entre le bord inférieur du ligament ischio-fémoral et le ligament pubo-fémoral, la capsule très amincie montre ses faisceaux circulaires. Cependant quelques faisceaux longitudinaux, sans importance, venant des membranes obturatrices, viennent se perdre sur cette partie de la capsule que recouvre l'obturateur externe (V. fig. 545.)

Je crois devoir répéter, en finissant cette courte description des renforcements ou ligaments longitudinaux, que, dans l'extension qui est la position normale de la cuisse, tous ces ligaments légèrement tordus et tendus (V. fig. 547), vont de l'os iliaque au fémur en décrivant sur le col un trajet en spirale, et appliquent l'une contre l'autre les surfaces articulaires d'autant plus que l'extension est plus grande ; tandis que, dans une flexion modérée, ils se relâchent, se redressent (V. fig. 548), deviennent presque parallèles et permettent l'écartement des surfaces articulaires.

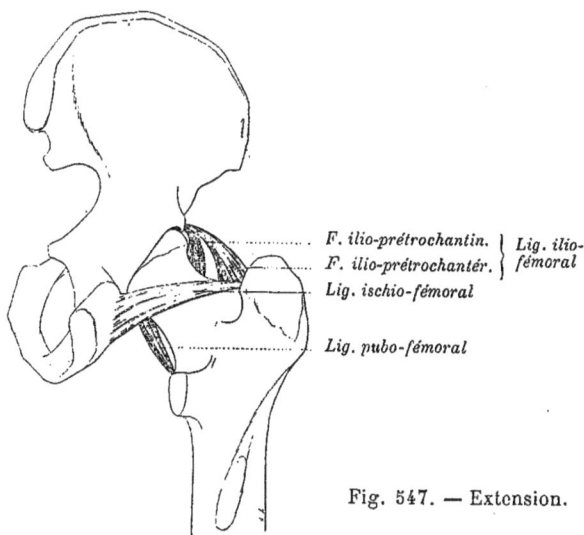

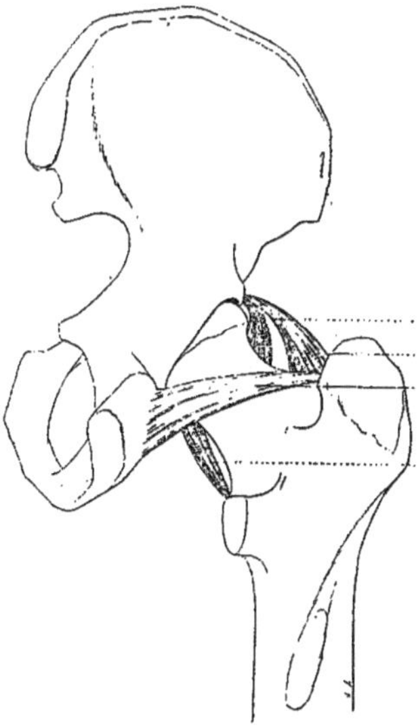

Fig. 547. — Extension.

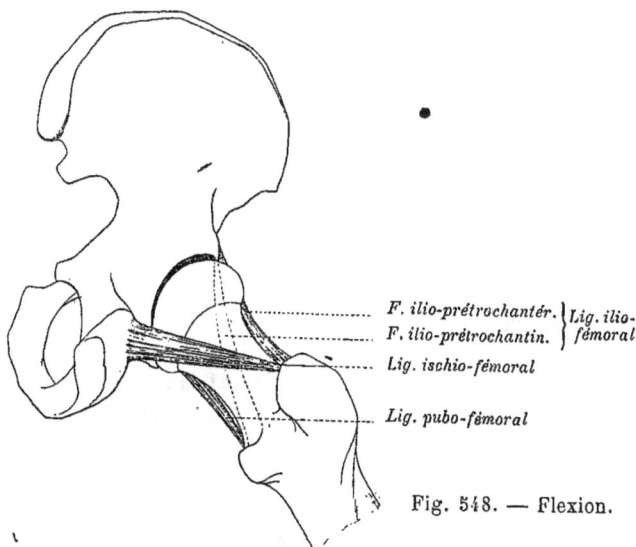

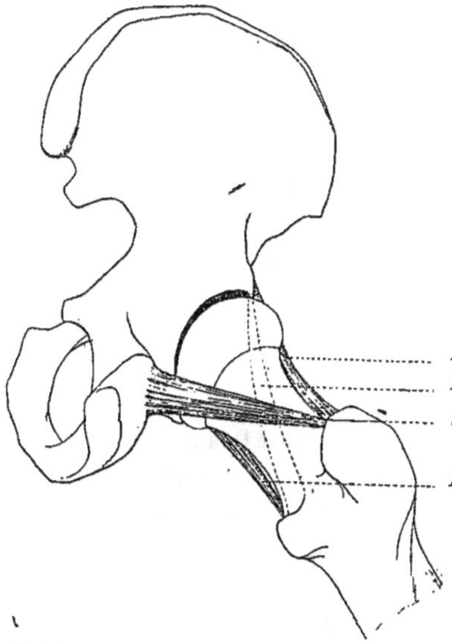

Fig. 548. — Flexion.

Schémas des ligaments de l'articulation coxo-fémorale, vue postérieure (imités de Welcker).

Faisceaux annulaires; zone orbiculaire. — Les faisceaux circulaires qui occupent la face profonde du ligament capsulaire ont été décrits de bien des façons diverses. A l'heure actuelle la disposition suivante, décrite par les Weber, est à peu près admise par tous : un trousseau fibreux se détache du sourcil et du bourrelet cotyloïdien, immédiatement au-dessous de l'insertion du ligament ilio-fémoral ; dès son origine ce faisceau se bifurque en deux branches qui, descendant l'une en avant, l'autre en arrière du col, enserrent celui-ci dans un véritable lacs (schlinge) fibreux dont le point d'attache est, comme je l'ai dit, à la partie supérieure du sourcil cotyloïdien ; ou, en d'autres termes, un faisceau fibreux parti du sourcil cotyloïdien fait le tour du col et revient s'attacher à son point de départ (H). — Henke, Langer ont donné des descriptions fort différentes. — Henle et, après lui, Welcker envisagent la zone orbiculaire comme formée de faisceaux annulaires propres, sans insertion osseuse. C'est ainsi qu'il faut, à mon avis, l'envisager en remarquant toutefois que, si les faisceaux annulaires sont indépendants et continuent sur la face profonde de la capsule la disposition des fibres annulaires profondes du bourrelet, il en est d'autres qui s'insèrent obliquement sur le sourcil cotyloïdien ; Welcker a bien vu ces derniers faisceaux auxquels il a donné le nom de *fibres accessoires.*

La partie amincie de la capsule, comprise entre les ligaments pubo et ischio-fémoral, est presque uniquement constituée par les fibres annulaires (V. fig. 545) ; quand la cuisse est en flexion, ces fibres unissent transversalement les deux ligaments devenus parallèles ; dans l'extension, elles s'appliquent à la face postérieure du col. Là, le bord de la zone orbiculaire est nettement visible, n'étant recouvert que par les fibres capsulaires, clairsemées, qui vont s'insérer à la face postérieure du col (I).

Ligament dit rond. — Le ligament interarticulaire si improprement appelé *ligament rond*, est en réalité un *ligament triangulaire* qui s'attache par sa base à l'échancrure cotyloïdienne et va se fixer par son sommet dans la fossette de la tête fémorale.

Ce n'est point sous cette forme de lame fibreuse triangulaire que l'on décrit d'ordinaire ce ligament, cylindre creux pour quelques anatomistes, cône fibreux ou prisme pour d'autres, frange synoviale pour Henle.

Ces divergences s'expliquent par ce fait qu'en pénétrant dans l'articulation le ligament rond soulève la synoviale en une sorte de tente dont la base s'attache au pourtour de l'arrière-fond de la cavité cotyloïde ; mais si l'on a soin, par une dissection, que la pince procédant par simple arrachement suffit à accomplir, de détacher la graisse et le repli synovial, on réduit vite le ligament à ce qu'il est réellement : une épaisse lame triangulaire qui se détache de la fossette fémorale, descend en s'enroulant et s'élargissant sur la tête fémorale pour gagner l'échancrure cotyloïdienne où elle se fixe de la façon que je vais dire.

A l'état normal, quand les surfaces articulaires sont en contact, le ligament rond occupe l'arrière-fond de la cavité cotyloïde, arrière-fond qui n'a d'autre raison d'être que l'existence du ligament.

Parti de son insertion à la portion antéro-supérieure de la fossette fémorale, le ligament, d'abord arrondi et épais, devient une lame triangulaire : les bords de cette lame, *racines* ou *branches* du ligament rond, vont se fixer aux deux extrémités ou cornes qui limitent l'échancrure cotyloïdienne, *en dehors de l'articulation.*

La *branche supérieure* ou *pubienne*, assez grêle, se dirige obliquement en bas et en avant et se fixe à la corne supérieure de l'échancrure, immédiatement en dehors du cartilage ; *la branche inférieure ou ischienne,* lame fibreuse très forte, sort de l'articulation et vient se fixer sur la face externe de l'ischion (V. fig. 549). La portion moyenne du ligament triangulaire plus mince s'attache à cette portion du bourrelet qui forme le pont acétabulaire.

Telle est l'insertion péri ou extra-articulaire du ligament rond. Je ne saurais consentir avec quelques auteurs à lui décrire une insertion au pourtour de l'arrière-fond de la cavité cotyloïde ; il n'y a là que quelques travées fibreuses, soulevant un repli synovial, que la pince arrache facilement.

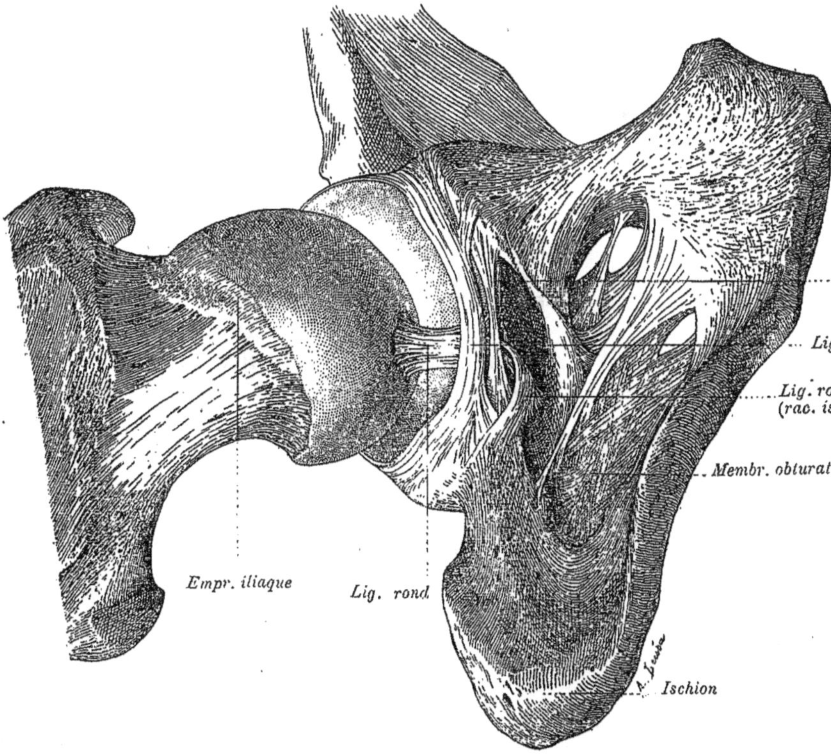

Fig. 549. — Articulation coxo-fémorale, vue d'en bas.

La capsule a été réséquée pour permettre l'écartement des surfaces articulaires. Le fémur a été placé en extension à angle droit sur l'os iliaque, de façon à montrer la face antérieure du col fémoral.

Cette lame triangulaire s'applique à la tête fémorale par sa face externe concave, tandis que par sa face interne convexe elle répond à la graisse qui capitonne l'arrière-fond de la cavité cotyloïde. Ces deux faces sont revêtues par la synoviale qui s'insère au pourtour de l'arrière-cavité.

La force du ligament rond est des plus variables : dans quelques cas rares c'est une simple bride fibreuse doublée d'une frange synoviale que la moindre traction peut arracher. D'ordinaire c'est un ligament assez fort pour résister à des tractions de 30 à 50 kilogrammes ; les deux réunis peuvent supporter une traction dans l'axe variant de 60 à 70 kilogrammes (expériences faites avec Gilis).

La *structure* du ligament rond, ainsi réduit à ce qu'il est réellement, ne diffère en rien de celle des autres ligaments articulaires.

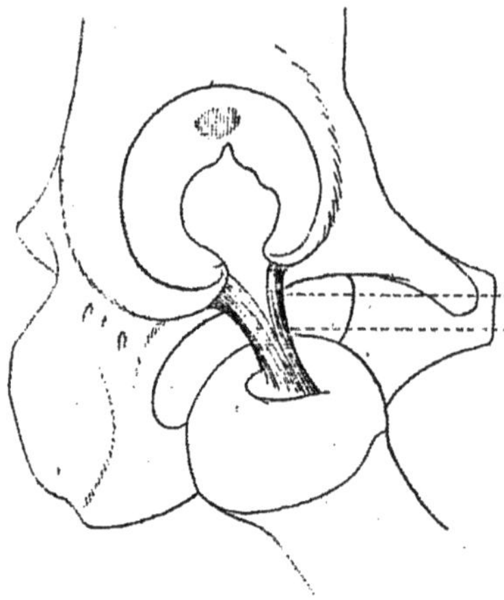

Fig. 550. — Figure schématique destinée à montrer les deux racines du ligament rond.

Dans la frange synoviale qui double sa face interne, frange que l'on peut comparer au ligament adipeux de l'articulation du genou, on trouve de gros vaisseaux en continuité ou non avec ceux de la tête fémorale ; le ligament proprement dit contient des vaisseaux comme tous les ligaments et ces vaisseaux sont en continuité avec ceux de l'os au point où se fait l'insertion ligamenteuse : il n'y a là rien de particulier au ligament rond.

Rôle du ligament rond. — Le mode d'action du ligament rond a été bien différemment apprécié. Considéré autrefois comme un agent mécanique limitant le mouvement d'adduction, ou comme suspenseur du tronc au fémur (Gerdy), le ligament rond devint plus tard avec Henle, Cruveilhier, Luschka, Sappey, etc , « une sorte de canal fibreux ayant pour usage principal de protéger les vaisseaux qui se portent à la tête du fémur. » — Les travaux modernes nous ont ramené à une conception plus juste du rôle et de la signification de ce ligament.

On ne saurait nier toutefois que des vaisseaux gagnent la tête du fémur par le ligament rond. A l'assertion de Hyrtl disant (Top. Anat., II, p. 121) que les injections fines lui ont démontré que les vaisseaux se recourbaient en anse près de l'insertion fémorale du ligament, on peut opposer les injections mieux réussies de Luschka (Anat. des Menschen, III, p. 364) et de Sappey ; ces auteurs ont vu les vaisseaux pénétrer dans la tête fémorale.

L'existence de ces anastomoses, d'ailleurs inconstantes, puisqu'elles manquent dans un tiers des cas environ, n'est point suffisante pour nous convaincre que le ligament rond est « un porte-vaisseau ». La dissection nous a montré que c'était un ligament semblable en tout aux autres ligaments articulaires : c'est donc dans les phénomènes mécaniques que nous devons chercher sa raison d'être.

L'opinion de Welcker qui fait du ligament rond une sorte de balai ou de pinceau destiné à étendre la synovie sur les surfaces articulaires, est à rejeter. Je ne puis accepter davantage l'opinion de Tillaux qui le considère comme un *ligament d'arrêt* « s'opposant à ce que la tête fémorale vienne presser et défoncer le fond de la cavité cotyloïde dans une chute sur le grand trochanter ». Il suffit de réfléchir que la sphère fémorale logée dans la demi-sphère cotyloïdienne de même rayon ne peut en aucun cas, même en l'absence du ligament, entrer en contact avec la partie excavée de cette demi-sphère avant d'avoir fait éclater celle-ci. La figure 230 de l'excellent traité de Tillaux montre à l'évidence que le contact de la tête avec l'arrière-fond n'est possible qu'après éclatement de la cavité.

C'est vers l'opinion ancienne d'un ligament rond se tendant au cours de certains mouvements que nous ramènent les travaux récents : les expériences de Morris, répétées par Gilis et par moi, expériences dans lesquelles une large fenestration de la cavité cotyloïde permet de vérifier la tension du ligament rond sous-tendu par un fil dans les divers mouvements de la hanche, ont mis hors de doute les faits suivants :

1° Le ligament rond, simplement allongé dans la station verticale, se tend lors de la flexion de la cuisse sur le bassin.

2° Dans la flexion, et seulement dans cette position, il contribue à limiter les mouvements d'adduction et de rotation en dehors.

J'ajouterai une restriction capitale : cette action mécanique est faible; en effet je me suis assuré que la section du ligament rond ne modifie ni la forme ni l'étendue des mouvements de la hanche. — D'ailleurs l'extrême variabilité dans le développement et la force de ce ligament, son absence congénitale parfois observée (Palletta, Moser) tendent à faire croire que le ligament rond de l'homme est en train de s'atrophier et de disparaître.

A l'appui de cette remarque, l'étude comparative du ligament rond chez les vertébrés nous montre ce ligament très développé et en partie musculaire chez un grand nombre de mammifères et d'oiseaux. Les travaux de Welcker, de Sutton, de Moser et de beaucoup d'autres prouvent que le ligament rond doit être considéré comme une partie de la capsule invaginée dans l'articulation, modification produite par le changement d'attitude. Moser (Uber das Ligamentum teres des Hüftgelenkes, Anat. Anz. 1892, n° 3, p. 82), montre, en conformité avec cette opinion, que le ligament rond de l'homme présente au cours de l'évolution embryonnaire les états divers sous lesquels on le retrouve dans la série : capsulaire d'abord, il proémine sur la face articulaire de la capsule, et reste pendant un certain temps sessile avant de s'isoler comme il se montre chez l'adulte.

Chez l'adulte même, on retrouve des traces de l'extériorité antérieure du ligament rond. Dans un travail récent, Amantini (di una men nota ripiegatura synoviale dell' articulazione dell' anca; Instituto anat. dell'Univ. di Perugia) rattache au ligament rond le repli constant qui soulève la synoviale sur le bord inférieur du col; il le montre situé sur la ligne unissant la fossette fémorale au petit trochanter; il considère ce repli qu'il appelle *repli pectino-fovéal* comme un vestige d'un muscle pubo-fémoral que l'on retrouve chez certains animaux et dont le ligament rond représente le tendon (V. fig. 543).

SYNOVIALE. — La synoviale, née du pourtour du bourrelet cotyloïdien, revêt la face articulaire de la capsule, se réfléchit au niveau des insertions fémorales de celle-ci pour tapisser la partie intra-articulaire du col et vient se terminer au pourtour de la surface cartilagineuse de la tête fémorale.

A cette grande synoviale il faut ajouter la tente synoviale que soulève le ligament rond. Le sommet de cette tente entoure la partie fémorale du ligament rond et tapisse cette partie de la fossette sur laquelle frotte le ligament dans les mouvements de la hanche; la base de la tente s'insère au pourtour de l'arrière-fond. C'est cette synoviale du ligament rond qui ferme le trou cotyloïdien par lequel on voit, après une injection réussie, émerger quelques bourgeons synoviaux. Ces bourgeons sont liés au jeu d'un peloton adipeux que l'abduction chasse de l'arrière-fond et que l'adduction y fait rentrer.

Parmi les culs-de-sac synoviaux, il faut signaler le bourrelet semi-annulaire que forme la synoviale débordant les fibres zonulaires sur la face postérieure du col. Au niveau de ce bourrelet, le mince feuillet synovial n'est doublé que par quelques fibres longitudinales; c'est invariablement en ce point que crève la synoviale quand l'injection est poussée avec trop de force.

Au point de sa réflexion de la capsule sur le col, la synoviale, soulevée par les fibres récurrentes (replis) de la capsule, forme des logettes de dimensions variables. L'une d'elles est constante et remarquable par son étendue; elle s'enfonce sous ce repli capsulaire qui suit le bord inférieur du col, *repli pectinéo-fovéal d'Amantini.*

Au niveau des dépressions du sourcil cotyloïdien, la synoviale s'enfonce dans le sillon intermédiaire au bourrelet et à la dépression ; j'ai vu assez souvent un gros cul-de-sac synovial s'engager sous la partie supérieure décollée du bourrelet. A ces détails se rattache la formation de ces petits kystes ou ganglions synoviaux dont la présence n'est point rare en cette articulation; j'en ai présenté des exemples à la Société anatomique.

Lorsqu'on injecte la synoviale, on constate que la cuisse se place en flexion, position qui répond au maximum de contenance de la cavité articulaire; c'est la position des arthrites avec épanchement, au moins à leur début.

Sur des pièces dont la synoviale a été injectée, on constate toujours un étran-

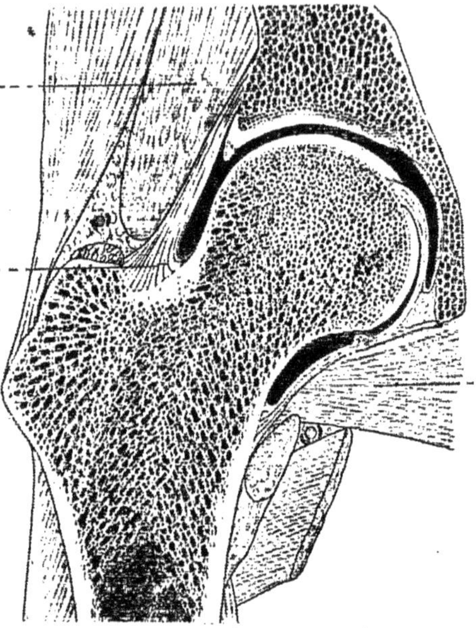

Fig. 551. — Articulation coxo-fémorale, coupe frontale passant au niveau de la fossette du ligament rond.

glement annulaire, qui donne à la synoviale injectée la forme d'un sablier bas; cet étranglement, qui répond aux fibres zonulaires, témoigne de la force de celles-ci.

J'ai déjà signalé la communication qui s'établit parfois entre la synoviale articulaire et la bourse séreuse du psoas.

Rapports. — Un manchon musculaire, plus complet que celui de l'articulation scapulo-humérale, double la capsule fibreuse de l'articulation de la hanche.

Sur la *face antérieure*, le psoas glisse sur la capsule amincie, parfois même perforée; le pectiné, placé en dedans, recouvre l'origine du ligament pubo-fémoral, tandis que le tendon direct du droit antérieur descend parallèlement au bord externe du psoas, contractant d'intimes adhérences avec le faisceau vertical du ligament de Bertin. Au fond de la gouttière formée par la rencontre du psoas et du pectiné cheminent l'artère et la veine fémorale. — A la *partie supérieure*, s'applique le petit fessier dont quelques fibres tendineuses se perdent dans la capsule articulaire. — Sur la *face postérieure*, s'épanouit un éventail musculaire formé par le pyramidal, l'obturateur externe, les jumeaux, et plus bas par le carré crural; en arrière de ces muscles, le grand nerf sciatique, le petit nerf sciatique et l'artère ischiatique descendent dans la gouttière ischio-trochantérienne. — L'obturateur externe croise obliquement la *face inférieure* de l'articulation suppléant à la minceur de cette partie de la capsule dans laquelle on ne voit guère que des fibres annulaires; le tendon de ce muscle bride la face postérieure du col sur laquelle il laisse parfois son empreinte.

Artères. — La fémorale profonde et l'iliaque interne fournissent toutes les artères articulaires de la hanche.

Les deux artères circonflexes, antérieure et postérieure, branches de la fémorale profonde, qui s'anastomosent autour du col en formant une véritable arcade artérielle, donnent à l'articulation de nombreuses branches. — La circonflexe postérieure donne une branche qui pénètre sous le ligament transverse et gagne le ligament rond. — La circonflexe antérieure donne une branche qui perfore le ligament ilio-fémoral, vers sa partie moyenne.

Les autres artères articulaires sont fournies par l'obturatrice, la fessière et l'ischiatique, branches de l'iliaque interne. — Celle qui naît de l'obturatrice passe sous le ligament transverse de l'acetabulum, et se divise en nombreuses branches dans le tissu adipeux qui tapisse l'arrière-fond de la cavité cotyloïde. — La fessière fournit quelques rameaux qui pénètrent la capsule après avoir traversé le petit fessier, près de son insertion trochantérienne. — Une branche de l'ischiatique donne quelques artères articulaires au moment où elle passe sous les jumeaux et l'obturateur interne.

Nerfs. — Les nerfs de l'articulation coxo-fémorale, bien décrits dans Beaunis et Bouchard, ont été l'objet de deux travaux récents.

D'après Chandelux (Lyon Médical, avril 1886, t. 51), la partie antérieure de la capsule est innervée par un rameau de la branche musculo-cutanée interne du nerf crural, ce rameau n'étant autre qu'une bifurcation de la branche qui va au pectiné ; — la partie postérieure est innervée, tantôt par un rameau qui se détache du premier nerf sacré, tantôt par un rameau qui naît tout près de l'origine du petit nerf sciatique, tantôt par un filet de la branche du muscle crural. Chandelux n'a jamais rencontré de filet nerveux fourni par l'obturateur.

Pour R. Duzéa (Lyon Médical, mai 1886, t. 52), les choses sont plus complexes. — La partie antérieure de la capsule reçoit ses nerfs du plexus lombaire : 1° *directement* par les branches articulaires et lombaires interne et externe ; — 2° *indirectement* par un rameau de l'obturateur et un rameau du crural. — L'obturateur donne encore une autre branche qui se rend, par l'échancrure ischio-pubienne, dans le ligament rond. — La partie postérieure de la capsule est innervée par le nerf ischiatique ou par le grand nerf sciatique ; la branche du sciatique vient tantôt du tronc même du nerf, tantôt du filet du muscle carré crural.

Essai de mécanique articulaire. — « La tête du fémur est un globe qui tourne sur lui-même, et le corps du fémur est une manivelle dont les muscles se servent pour faire tourner le globe osseux sur le centre de la cavité cotyloïde ; ce centre est aussi celui du mouvement de la tête du fémur. Quand le fémur est fixé, chaque cavité cotyloïde tourne alors autour du fémur, à peu près comme la roue d'une voiture tourne autour de son essieu. » C'est en ces termes que Bertin résume la physiologie mécanique de l'articulation de la hanche ; il me paraît difficile de mieux dire en moins de mots. En effet, l'articulation coxo-fémorale dans laquelle la tête fémorale, sphère pleine, se meut en tous sens dans la cavité cotyloïde, sphère creuse, est une véritable *articulation en genouillère* dont le fémur est bien *la manivelle*.

J'ai déjà dit que la cavité cotyloïde, surélevée par le bourrelet cotyloïdien, représente un peu plus d'une demi-sphère, si bien que la tête fémorale est réellement *contenue*, et, en quelque sorte, *retenue* dans la cavité cotyloïde. Henle fait remarquer que le rayon de la circonférence formée par le bord libre du bourrelet étant de 2 mm. plus petit que le rayon de la sphère fémorale, si le bourrelet cotyloïdien était osseux, on ne pourrait séparer les surfaces articulaires et les moyens d'union seraient par ce seul fait inutiles.

Le bourrelet étant au contraire élastique et extensible, on peut se demander quel est son rôle dans l'articulation. A mon avis, son rôle est celui de tous les appareils glénoïdiens : il agrandit les surfaces de contact et protège, contre les pressions, les bords de la cavité. Pourquoi chercher au bourrelet cotyloïdien un rôle différent du rôle joué par le bourrelet glénoïdien à l'articulation de l'épaule ? Cependant l'opinion unanime est que le bourrelet cotyloïdien est une soupape circulaire allant du sourcil à la tête fémorale pour empêcher l'air de pénétrer dans l'articulation. Il y a longtemps déjà que le regretté professeur Richet l'a comparé au manchon de caoutchouc qui termine la ventouse de Junod et s'applique étroitement sur le membre pour fermer l'entrée à l'air. Après lui, Henle le regarde comme une sorte de caoutchouc qui enserre le col fémoral et empêche l'entrée du liquide et de l'air dans l'articulation ; car il est bien entendu que c'est la pression atmosphérique qui est l'agent principal chargé de maintenir le contact des surfaces articulaires. A l'appui, tout le monde cite l'expérience fameuse des Weber : sur un cadavre suspendu, coupez les muscles péri-articulaires, les ligaments et le bourrelet cotyloïdien, les surfaces articulaires resteront en contact ; percez alors avec une vrille l'arrière-fond de la cavité cotyloïde, de façon à permettre à l'air de pénétrer dans la cavité, le membre inférieur tombera à l'instant même; réarticulez, bouchez le trou avec la pulpe d'un doigt, le contact est rétabli et se maintient; — levez le doigt, le membre tombe. — Evidemment l'expérience est très ingénieuse : elle démontre que deux surfaces correspondantes restent en contact solide tant qu'on ne permet pas l'accès de l'air entre elles, c'est-à-dire tant que la pression atmosphérique ne s'exerce que sur leurs faces externes. Mais je ne vois pas pourquoi on l'invoque à propos de l'articulation de la hanche plutôt que pour toute autre articulation, et je ne vois pas davantage ce que le bourrelet vient faire là-dedans. Répétez l'expérience à l'épaule, dans les mêmes conditions, répétez-la avec une articulation métacarpo-phalangienne; elle réussira toujours.

Evidemment la pression atmosphérique intervient pour le maintien du contact entre les surfaces articulaires, mais pas plus à la hanche qu'ailleurs. Et à la hanche, comme à l'épaule, les ligaments et les muscles interviennent également pour assurer ce contact.

Mouvements. — Le fémur se fléchit et s'étend sur le bassin ; il se rapproche de la ligne médiane (adduction) ou s'en écarte (abduction); de plus il effectue des mouvements de rotation et de circumduction.

Dans tous ces mouvements la *bille* fémorale se meut dans la *boîte* cotyloïdienne.

L'étendue des mouvements du fémur varie suivant l'état de tension ou de laxité de la capsule ; j'ai déjà dit que, dans l'extension, la capsule tordue appliquait énergiquement les surfaces articulaires l'une contre l'autre, et qu'au contraire, dans la flexion, par le fait du relâchement de la capsule, un écartement de 1 à 2 cent. était possible entre les surfaces articulaires. On comprend dès lors que les mouvements de rotation, par exemple, presque impossibles sur la hanche en extension, deviendront possibles et acquerront une certaine amplitude quand elle sera en flexion. De même que leur étendue, les axes de ces mouvements, on le comprend sans peine, varieront presque à l'infini. — Ceci dit, nous n'étudierons que les mouvements principaux.

Flexion. — Dans le mouvement de flexion qui rapproche la face antérieure de la cuisse de la paroi abdominale antérieure, la partie antérieure de la capsule se relâche, la partie postérieure se tend : la tête fémorale tend à sortir du cotyle. C'est la flexion extrême que conseille Lannelongue pour explorer la tête fémorale en arrière; c'est dans la flexion extrême que se font certaines luxations postérieures. En effet, dans sa partie postérieure et inférieure, la capsule, devenue mince, ne tarde pas à se déchirer, si l'on force la flexion. L'étendue du mouvement de flexion est considérable ; toutefois en étudiant ce mouvement, on verra qu'il serait arrêté à angle droit par le contact du sourcil cotyloïdien avec la face antérieure du col, si une légère rotation en dehors ne permettait au sourcil de glisser sur le col fémoral.

Extension. — C'est le mouvement inverse. Si l'on part de la position normale, celle de la station debout, on peut dire que l'extension est extrêmement limitée. En effet dans l'extension normale, sur l'individu debout, le ligament de Bertin est déjà très tendu, surtout dans son faisceau vertical. Paul Richer vient de démontrer (Société de Biologie, 1892) par l'étude du nu, que, contrairement à l'opinion généralement adoptée, les gros muscles extenseurs (fessiers) n'intervenaient point dans le maintien de l'attitude *debout* et que celle-ci était maintenue par la résistance élastique des ligaments à l'action de la pesanteur. Le mouvement d'extension est très vite limité par la tension du faisceau vertical ilio-prétrochantinien. Dès qu'on vient à forcer l'extension on voit s'accentuer la torsion de la capsule, appliquant l'une contre l'autre les surfaces articulaires, les soudant presque, rendant tout mouvement impossible, *ankylosant la hanche*.

L'axe de ces mouvements est transversal et légèrement oblique comme celui du col. D'après les calculs des Weber, corrigés par les expériences de Henke, l'étendue de ces mouvements serait d'environ 130°.

Abduction. — Dans ce mouvement la tête fémorale se meut de haut en bas dans la cavité cotyloïde ; tandis qu'en haut elle s'engage dans cette cavité, en bas elle en sort et vient se mettre en contact avec la partie inférieure si mince du ligament capsulaire, sous lequel on voit sa saillie se dessiner. Les mouvements d'abduction sont, dit-on, limités par la rencontre du col avec la partie supérieure du sourcil cotyloïdien; je ne le crois pas.

Je vois bien que les auteurs invoquent souvent la rencontre de deux surfaces osseuses pour expliquer l'arrêt d'un mouvement articulaire, mais la démonstration de cette commode assertion me paraît encore à donner. Il resterait certainement sur l'os, si malléable, quelque trace d'un contact si fréquemment renouvelé ; et sur le col fémoral, pas plus qu'en bien d'autres points où semblable contact a été invoqué, je ne vois rien. J'ai décrit sur la face antérieure du col une empreinte, l'empreinte iliaque, qui m'a paru répondre au contact fréquent de l'os iliaque avec le fémur ; on chercherait en vain quelque chose d'analogue sur le bord supérieur du col.

En réalité les limites de l'abduction sont très variables dans les diverses positions que le fémur peut occuper : dans l'extension extrême l'abduction est à peine possible, tant la capsule est tordue.

Dans l'extension normale l'abduction est vite limitée par la tension du faisceau ilio-prétrochantinien. Dans la flexion qui relâche ce faisceau, le mouvement d'abduction prend une grande étendue et il est limité par la tension du ligament pubo-fémoral, bien avant que les os aient pu se rencontrer.

Adduction. — La tête fémorale glisse de bas en haut dans la cavité cotyloïde. Ce mouvement, impossible dans l'extension normale, à cause du contact des deux membres inférieurs, reste d'ailleurs très limité quelle que soit la position donnée au fémur. Il est arrêté par la tension du faisceau supérieur, ilio-prétrochantérien, du ligament de Bertin suppléé, dans la flexion, par le ligament rond. — D'après les Weber, l'excursion du fémur de l'adduction à l'abduction serait de 90°. — L'axe antéro-postérieur passe par le centre de la tête fémorale.

Rotation. — Elle s'effectue soit en dehors, soit en dedans. L'étendue de ces mouvements est variable, un peu plus grande dans la flexion.

La *rotation en dehors* est rapidement limitée par la tension du faisceau supérieur du ligament de Bertin. La *rotation en dedans,* limitée dans l'extension extrême par la tension du faisceau inférieur du ligament de Bertin, est limitée dans la flexion par le ligament ischio-fémoral doublé de l'obturateur interne.

Circumduction. — Dans ce mouvement résultant de la succession des mouvements précédents, le fémur circonscrit un cône moins vaste que le cône décrit par le membre supérieur dans le même mouvement. Bertin a fait remarquer que dans ces mouvements la tête du fémur ne se meut point sur elle-même, qu'elle n'est pas le centre de ce mouvement en fronde, qu'elle décrit elle-même un petit cercle pendant que le membre en décrit un grand, et que le centre de ces mouvements répond à peu près au centre de la cavité cotyloïde.

Dans l'étude expérimentale des mouvements de l'articulation coxo-fémorale il faut prendre garde que la flexion et l'extension du genou modifient ces mouvements : on comprend que la corde solide formée par la tension des muscles qui s'insèrent à la grosse tubérosité arrête certains mouvements qui continueront dès que la flexion du genou aura relâché ces muscles.

Varia. — A. — La *tête fémorale* n'est pas régulièrement hémisphérique ; dans la plupart des cas, son diamètre vertical l'emporte de 1 mm. sur son diamètre transversal ; plus rarement, c'est le diamètre transversal qui est le plus grand. Ayant fait un grand nombre de mensurations, j'ai remarqué que, lorsque le diamètre transversal l'emporte sur le vertical, la tête a été déformée, soit par arthrite, soit par une cause fonctionnelle.

B. — Il faut distinguer dans la *fossette du ligament rond :* 1° la véritable fossette d'insertion ; — 2° une large échancrure creusée par les frottements du ligament. Cette dernière *loge* l'extrémité fémorale du ligament rond quand les surfaces articulaires sont en contact, comme l'arrière-fond de la cavité cotyloïde *loge* l'extrémité iliaque de ce même ligament. Ainsi est rendu possible le contact parfait de la *sphère pleine* et de la *sphère creuse.*

Le revêtement cartilagineux manque dans toute la fossette du ligament rond, aussi bien dans la partie qui répond à l'insertion que dans l'encoche produite par les frottements du ligament ; cette dernière partie est revêtue d'une couche cellulo-fibreuse avec de rares cellules cartilagineuses.

A l'état sec, on trouve, sur la plupart des fémurs, 3 sur 4 environ, au fond de la fossette, des orifices qui donnent passage à des veines.

C. — Les insertions des trousseaux fibreux superficiels du *bourrelet cotyloïdien* sont faciles à constater, bien que la plupart des auteurs considèrent avec Henle le bourrelet cotyloïdien comme formé pour la plus grande partie de fibres annulaires.

D. — La largeur réelle de l'*insertion capsulaire* en avant ne me permet d'admettre qu'avec les plus grandes restrictions l'assertion classique que les fractures du col sont plus souvent intra-capsulaires en avant qu'en arrière ; je serais heureux que quelques autopsies vinssent confirmer cette affirmation des auteurs.

E. — A l'encontre de certaines idées courantes dans la physiologie pathologique des arthrites coxo-fémorales, je pense que l'allongement du membre par écartement des surfaces articulaires est impossible, tant que le membre reste dans l'extension. Nous verrons, en étudiant la synoviale, que le premier effet d'un épanchement articulaire est de détordre la capsule et de placer la cuisse en flexion; dans cette position, la capsule étant détendue, ou mieux détordue, les surfaces articulaires peuvent s'écarter l'une de l'autre: en d'autres termes, l'allongement réel du membre, sous l'influence d'épanchement ou de fongosités, n'est possible que dans la flexion.

F. — La plupart des auteurs français réservent au *faisceau vertical du ligament ilio-fémoral* le nom de *ligament de Bertin* (Cruveilhier, Sappey); quelques-uns (Dict. encycl.) appellent ligament de Bertin le *faisceau supérieur, presque horizontal*, de ce même ligament. En fait, il faut comprendre sous le nom de *ligament de Bertin tout le ligament ilio-fémoral.* — Voici, en effet, ce que je trouve dans le traité d'ostéologie de Bertin (t. IV, p. 23): « le ligament orbiculaire de la hanche est fortifié antérieurement par un ligament que j'appelle *antérieur* et *supérieur*. Ce ligament est attaché au-dessous de l'épine antérieure et inférieure de l'os des îles et un peu plus inférieurement que cette épine, et s'insère à une ligne oblique placée sur la base du col du fémur. » Cela me paraît clair: l'éventail fibreux y est tout entier avec ses deux faisceaux: les Weber, Henke, Welcker n'ont fait que répéter en latin « ligamentum superius et anterius » la description de Bertin. Je trouve Bigelow assez peu fondé à affirmer « que le faisceau interne a seul été décrit par les anatomistes sous le nom de ligament de Bertin ». Bigelow a eu seulement le grand mérite de démontrer, après que Malgaigne et Tillaux eurent montré la voie, le rôle du ligament de Bertin dans les luxations, mais les deux branches de *son ligament ilio-fémoral en Y* avaient été nettement décrites par Bertin. — Déjà, avant Bertin, Winslow avait signalé « la force des deux portions ligamenteuses qui vont de l'épine iliaque antéro-inférieure aux deux bouts de la ligne rugueuse qui unit les trochanters et signalé l'arrangement en triangle qu'elles forment avec la ligne raboteuse qui termine la base du col ».

G. — Il n'est pas très rare d'observer une sorte de division du *ligament ischio-fémoral;* on voit alors les faisceaux inférieurs se séparer des *faisceaux sus-cervicaux*, qui poursuivent leur trajet ordinaire, et se porter isolément vers la partie moyenne de la face postérieure du col où ils s'insèrent *au-dessous* de la fossette digitale. Macalister a constaté cette division, qui est loin d'être rare, puisque je la retrouve sur trois des quinze pièces disséquées qui sont sous mes yeux.

H. — Luschka, Hyrtl, Heitzmann reproduisent la description de Weber. — Henke, dans une description qui ne brille point par la clarté et dans un dessin malaisé à comprendre, insère la *zone orbiculaire* aux parties antérieure et postérieure du sourcil cotyloïdien par deux branches qui contournent le col et viennent se rejoindre en avant de lui pour aller s'attacher à la partie inférieure de la ligne intertrochantérienne antérieure. — Langer envisage la zone orbiculaire comme une annexe des ligaments ischio et pubo-fémoraux, sorte de lacs suspenseur allant du pubis à l'ischion en passant sous le bord inférieur du col.

I. — Parfois, les *fibres annulaires* se rassemblent en faisceaux; un de ces faisceaux est presque toujours visible à la partie postérieure de l'articulation, lorsqu'on étudie la capsule par sa face articulaire. Au-dessus du col, les fibres annulaires forment d'ordinaire un autre faisceau, assez nettement dégagé et visible sous la synoviale.

§ III. — ARTICULATION DU GENOU

C'est une articulation étendue et compliquée qui met en contact des surfaces articulaires appartenant à trois os: le fémur, le tibia, la rotule.

A y regarder de près, on trouve dans la grande articulation du genou trois articulations: *une fémoro-rotulienne* qui est une *trochléenne*, et *deux fémoro-*

tibiales, qui sont des *condyliennes avec ménisques*. — Mais, par le fait de la continuité des surfaces articulaires que le fémur oppose à la rotule d'une part, aux cavités glénoïdes du tibia d'autre part, ces trois articulations se trouvent réunies en une articulation unique.

SURFACES ARTICULAIRES. — 1° **Fémoro-rotuliennes.**— *a) Fémur.* — L'extrémité inférieure du fémur présente en avant une *gorge* ou *trochlée;* en bas et en arrière, elle se renfle en deux saillies, les *condyles*, séparés par l'échancrure intercondylienne. Je ne puis reproduire ici la description de ces parties : on la trouvera aux pages 213, 214 et 215 de l'Ostéologie, qu'il est indispensable de relire.

Je rappelle seulement que la joue ou lèvre externe de la trochlée est plus large, plus saillante en avant et plus haute que l'interne ; j'ajoute que le revêtement cartilagineux de la trochlée est beaucoup plus épais au fond que sur les faces.

b) Rotule. — A la trochlée fémorale la rotule oppose la partie cartilagineuse de sa face postérieure, divisée en deux versants ou facettes par une crête médiane verticale; la facette externe est plus grande et plus concave que l'interne; cette dernière offre sur son bord libre un méplat plus ou moins accentué (troisième facette rotulienne) qui répond au contact de cette partie avec le bord du condyle quand la rotule vient s'enfoncer entre les condyles, comme il arrive dans l'extrême flexion.

Le cinquième inférieur de la surface articulaire rotulienne, revêtu par une couche très mince de cartilage, s'incline légèrement en avant : il n'entre pas en contact avec la trochlée fémorale, mais en reste toujours séparé par une grosse frange graisseuse, dépendance du ligament adipeux ; dans l'extrême flexion, il entre largement en rapport avec le ligament adipeux qui s'interpose alors entre lui et le tibia (A).

2° **Fémoro-tibiales.** — *a) Fémur.* — Les *surfaces condyliennes* qui continuent en arrière la trochlée fémorale, et s'articulent avec les surfaces glénoïdes du tibia, analogues à première vue, sont en fait assez dissemblables.

Le condyle interne, plus long que l'externe, est également plus déjeté en dedans : chez un homme de taille moyenne, la surface articulaire du condyle interne mesure environ 10 centim. d'avant en arrière, de la rainure intercondylienne au bord postérieur du cartilage; la surface articulaire du condyle externe ne mesure que 8 centim. D'où une intéressante conclusion qui dominera la physiologie de l'articulation du genou : le segment de roue représenté par le condyle interne, plus déjeté en dedans, plus excentrique que l'externe, aura un chemin de 2 centim. de plus à parcourir sur le plateau tibial.

Les condyles ne sont point parallèles, mais vont en divergeant d'avant en arrière, d'où il suit que l'axe transversal de l'articulation est plus grand en arrière qu'en avant.

Les surfaces condyliennes s'enroulent suivant une courbe spirale dont les rayons décroissent d'avant en arrière ; de 53 mm. au début, le rayon de courbure diminue jusqu'à 17 mm. d'après Weber. Non seulement la surface spiroïde décrite par le condyle interne est plus longue que celle du condyle externe, mais encore le rayon de courbure de ce dernier décroît plus vite d'avant en arrière que celui du condyle interne. — Dans le sens transversal les surfaces condyliennes sont convexes, et la courbe du condyle externe dans ce sens est de rayon un peu plus petit que celle du condyle interne.

Les deux condyles ne sont donc point de conformation identique ; ils ne peuvent pas être superposés exactement, ainsi que l'on peut s'en assurer par des coupes sagittales.

Crêtes et rainures intertrochléo-condyliennes. — Je détache ce titre pour mieux attirer l'attention sur ce détail important dans l'anatomie de l'extrémité articulaire du fémur. En effet, nos classiques n'ont point encore mentionné les rainures précédées d'une crête qui séparent les portions trochléenne et condylienne sur l'extrémité fémorale ; il en est qui vont jusqu'à dire que ces surfaces se continuent sans ligne de démarcation aucune. Il suffit cependant d'un coup d'œil jeté sur une extrémité inférieure du fémur (V. Ostéologie, fig. 205) pour voir la rainure à concavité postérieure, précédée d'une crête mousse, qui limite en avant chaque surface condylienne, séparant sur l'extrémité inférieure du fémur le territoire rotulien des territoires tibiaux. Rainure et crête, mieux marquées en général sur le condyle interne que sur l'externe, répondent à la pression du fémur sur le bord antérieur du fibro-cartilage dans l'extension de l'articulation (B).

Le cartilage d'encroûtement qui revêt les surfaces condyliennes atteint son maximum d'épaisseur (2 à 3 mm.) sur leur partie la plus saillante.

b) Tibia. — Des deux surfaces articulaires sur lesquelles le tibia reçoit les condyles fémoraux, l'interne, ovalaire, est plus longue que l'externe ; celle-ci, légèrement concave transversalement, présente d'ordinaire une convexité notable dans le sens antéro-postérieur, surtout en arrière, où elle descend à quelques millimètres sur la face postérieure du tibia. Terminées par un bord arrondi au pourtour du plateau tibial, ces deux surfaces *se relèvent en pointe vers le centre de ce plateau et forment ainsi ce qu'on appelle les épines du tibia.* Il faut cesser, en dépit des descriptions, de considérer ces épines, éminences pyramidales, comme tubérosités répondant à quelque insertion ; elles appartiennent bien à la surface articulaire qui devient ainsi concave transversalement par le relèvement de sa partie interne.

Si l'on articule un fémur avec le plateau tibial (V. fig. 352) on voit les épines s'engager entre les condyles et s'articuler par celle de leurs faces qui est tournée vers la périphérie de l'articulation, avec la face correspondante de chaque condyle. L'épine tibiale interne et le condyle interne entrent en contact par une *surface verticale,* sorte de *heurtoir* qui empêche le glissement du fémur en dehors du tibia ou en dedans ; l'épine tibiale externe et la face correspondante du condyle externe entrent en contact par une *surface convexe* appartenant à une section de cône, et c'est sur cette partie de l'épine tibiale externe que le condyle externe *roule* dans les mouvements de rotation de l'articulation.

Réunies, les deux épines tibiales forment une sorte de pivot conique autour duquel tournent les condyles fémoraux, en tout semblables aux roues conjuguées des anciens moulins à blé tournant autour d'un pivot horizontal en même temps qu'elles roulent autour d'un pivot vertical.

Le revêtement cartilagineux des surfaces tibiales atteint l'épaisseur de 4 à 5 millimètres au centre de ces surfaces ; il reste très épais sur la face articulaire des épines, puis diminue peu à peu vers la périphérie.

Fibro-cartilages semi-lunaires. — Le défaut de concordance entre les condyles fémoraux convexes et les cavités glénoïdes du tibia, l'une plane, l'autre plutôt convexe, est corrigé en partie par la présence de fibro-cartilages annexés à chacune de ces cavités. Il y a ainsi deux fibro-cartilages : un interne, l'autre

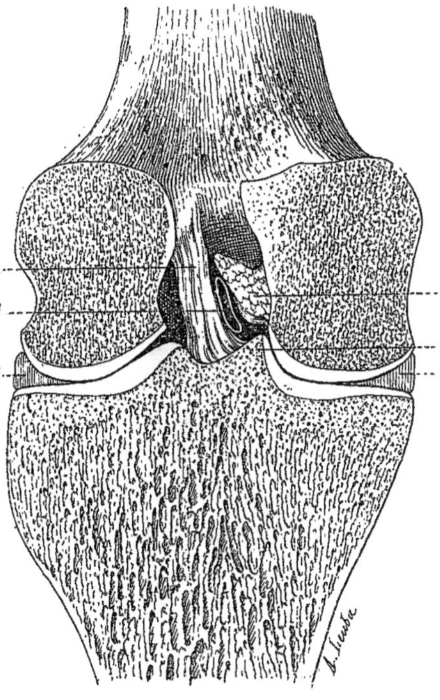

Fig. 552. — Articulation du genou, coupe frontale passant par les épines du tibia.

externe. Tous deux affectent la forme de lamelles prismatiques, triangulaires, curvilignes, dont l'arête confine à la partie centrale de chaque cavité, tandis que le bord externe ou base, épais, répond à la périphérie de la cavité dont elle relève les bords. Des deux faces de ces prismes, la supérieure, concave, s'adapte exactement à la surface convexe des condyles ; — l'inférieure, à peu près plane, s'adapte exactement au segment périphérique des surfaces glénoïdes du tibia.

La base ou face externe du prisme, convexe, adhère plus ou moins à la capsule fibreuse de l'articulation, qui vient s'insérer sur ses bords, tandis que le bord interne ou crête, concave, tranchant, répond à la région centrale de chaque cavité. Une coupe frontale de l'articulation du genou montre bien la surface de section triangulaire de ces prismes fibro-cartilagineux et les rapports de leurs faces (V. fig. 552).

La forme des deux fibro-cartilages n'est point identique : tandis que l'interne demi-circulaire, de grand rayon, affecte la forme d'un croissant très ouvert, l'externe décrit une circonférence presque complète, de rayon plus petit, interrompue seulement au niveau de l'épine tibiale. L'interne est un C très ouvert ; l'externe un C très fermé, presque un O.

L'épaisseur de ces fibro-cartilages, mesurée au niveau de leur face externe, varie de 6 à 8 millimètres ; elle est d'ordinaire un peu plus grande pour le cartilage semi-lunaire externe que pour l'interne.

Par leurs extrémités ou *cornes*, divisées en antérieure et postérieure, les fibro-cartilages interarticulaires sont fixés au tibia par des trousseaux fibreux souples et forts.

Les *ligaments des cornes du ménisque externe* viennent s'insérer immédia-

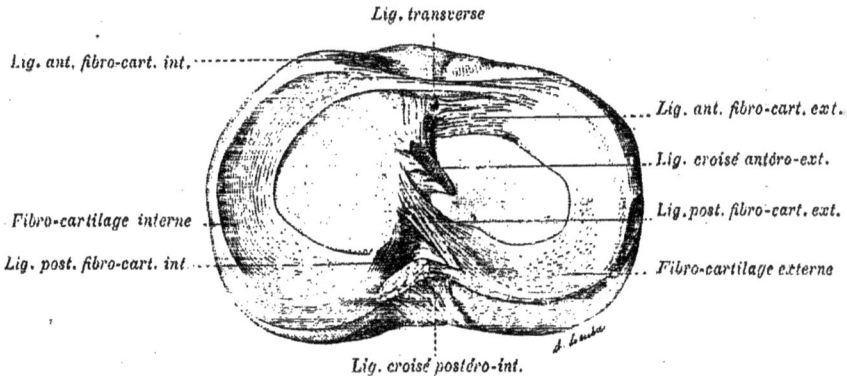

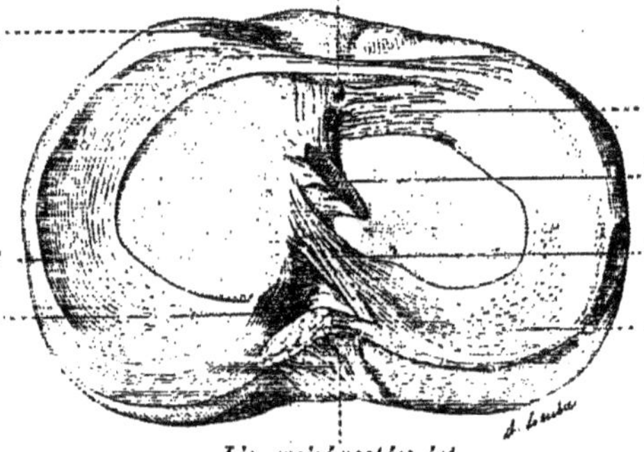

Fig. 553. — Cavités glénoïdes du tibia, avec les fibro-cartilages semi-lunaires.

tement en avant et en arrière des épines tibiales, dont la saillie seule interrompt le cercle fibro-cartilagineux. De la partie postérieure de ce fibro-cartilage externe se détache un gros trousseau fibreux qui monte obliquement sur la face postérieure du ligament croisé postérieur pour aller se fixer au condyle fémoral interne (C) (V. fig. 560).

Le *fibro-cartilage semi-lunaire interne*, beaucoup plus ouvert, s'attache par le ligament de sa corne antérieure au bord antérieur du plateau tibial, vers l'angle interne de la surface triangulaire antérieure ; le ligament de sa corne postérieure va s'insérer sur la surface triangulaire, entre l'attache postérieure du ménisque externe et l'insertion du ligament croisé postérieur (V. Ostéologie, fig. 230).

Les deux cartilages semi-lunaires sont réunis en avant par une bandelette fibreuse ; cette bandelette, *ligament jugal* ou *transverse*, large de 2 à 3 millimètres, longue de 4 à 5 centimètres, est recouverte par la masse adipeuse antérieure ; elle manque quelquefois.

Solidement attachés aux plateaux du tibia par leurs extrémités, adhérents par leur bord externe à la capsule, les fibro-cartilages ne doivent point être regardés comme des *organes de forme fixe;* ils sont au contraire remarquables par leur souplesse, leur mobilité et leur malléabilité. Nous verrons que la forme de ces cartilages varie à chaque temps des mouvements du genou.

MOYENS D'UNION. — L'appareil ligamenteux, très complexe, comprend une *capsule fibreuse* et des *ligaments.*

Capsule. — La capsule fibreuse unit les trois os en présence, formant à l'articulation un véritable surtout. Comme les autres capsules articulaires, c'est un manchon fibreux ; mais, au genou, la gaîne est interrompue ou plutôt remplacée en avant par la rotule au pourtour de laquelle elle s'insère ; elle est de nouveau interrompue sur les parties latérales par les ménisques qui divisent l'articulation en deux étages, troublant et compliquant le trajet de la gaîne fibreuse (D). — J'étudierai d'abord les insertions de la capsule, ensuite la disposition de ses fibres.

Insertions. — L'*insertion fémorale* de la capsule fibreuse se fait à une certaine distance du revêtement cartilagineux. — En *avant,* elle s'éloigne à plus d'un centimètre du cartilage qui revêt le fond de la trochlée, tandis qu'au niveau des angles elle s'en rapproche jusqu'à devenir contiguë au cartilage. — *Sur les côtés,* la ligne d'insertion (V. fig. 554, 555) se rapproche du cartilage au fur et à mesure que l'on descend sur la face externe des condyles, de telle sorte que, au niveau des tubérosités condyliennes, elle n'est guère à plus de 5 à 6 millimètres du revêtement cartilagineux. — *En arrière,* l'insertion capsulaire se fait à plus d'un centimètre au-dessus du bord postérieur de chaque condyle ; là, elle se confond avec l'insertion des jumeaux qui renforcent la capsule. Entre les deux condyles, la capsule ne franchit point l'espace intercondylien à la façon d'un pont, comme on le dit souvent ; *elle descend dans l'échancrure intercondylienne* et va se continuer avec la partie externe de chacun des ligaments croisés ; ces ligaments représentent la portion la plus profonde de l'invagination intercondylienne de la capsule.

L'*insertion tibiale* de la capsule se fait, *sur les côtés,* à 4 ou 5 millimètres au-dessous du revêtement cartilagineux des cavités glénoïdes du tibia : — *en avant,* elle s'avance un peu sur la surface triangulaire antérieure du plateau tibial, où elle se perd dans la masse adipeuse; — *en arrière,* la capsule s'avance en suivant exactement le bord cartilagineux des cavités glénoïdes jusqu'aux insertions des ligaments croisés avec lesquels elle se continue; ainsi la surface triangulaire postérieure du plateau tibial se trouve placée toute entière en dehors de l'articulation. Notons encore qu'au niveau du plateau tibial externe, l'insertion capsulaire descend très bas jusqu'au ligament interne de l'articulation péronéo-tibiale supérieure.

L'insertion rotulienne de la capsule se fait immédiatement au contact du revêtement cartilagineux sur les bords de la rotule, tandis qu'au niveau de la base de l'os, elle se fait à quelques millimètres du bord cartilagineux.

Constitution. — Ce manchon capsulaire est formé en majeure partie de fibres se dirigeant du fémur vers le tibia (V. les fig. 554, 555, où certaines portions de la capsule ont été ménagées). Ces fibres, très apparentes sur les côtés de l'articulation, sont plus malaisées à retrouver en avant et en arrière, où elles sont masquées par des renforcements ou perdues dans des masses adipeuses. De plus, la capsule présente de nombreux orifices par lesquels une communication s'établit entre la cavité articulaire et des bourses séreuses primitivement indépendantes.

En avant, la capsule fibreuse est fort lâche ; au-dessus de la rotule, elle est formée par un feuillet distinct, appliqué à la face postérieure du tendon qua-

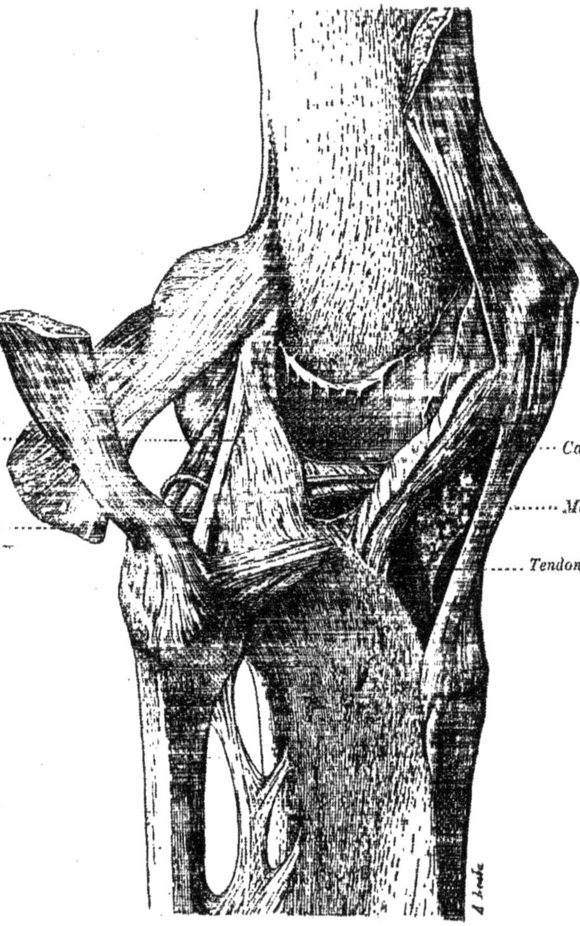

Fig. 554. — Articulation du genou, vue externe.

La capsule articulaire a été réséquée en partie pour montrer ses insertions.

dricipital, mais facile à séparer de ce tendon ; ce feuillet ne tarde pas à se réfléchir vers le fémur ; le vaste cul-de-sac sous-quadricipital ainsi formé est d'ordinaire perforé par un large orifice établissant une communication entre la synoviale articulaire et la grande bourse séreuse du quadriceps. Quelques fibres du muscle crural viennent se perdre sur ce cul-de-sac, formant le *muscle sous-crural* dit *tenseur de la synoviale*. — Au-dessous de la rotule, la capsule est formée de fibres qui se portent en bas vers le bord antérieur du plateau tibial ; ces fibres sont noyées dans la masse graisseuse dite ligament adipeux.

Sur les côtés de l'articulation, la capsule est représentée par des fibres descendant du fémur vers le tibia ; le trajet de ces fibres est interrompu par la face externe des ménisques sur lesquels elles se fixent, pour reprendre au-dessous leur trajet descendant vers le tibia. Ces parties latérales de la capsule sont masquées en partie par les ailerons rotuliens et les ligaments latéraux ; en dehors, la capsule est renforcée par le tendon du poplité.

Sur *la face postérieure de l'articulation,* la capsule est formée de deux *coques épaisses qui coiffent* les condyles fémoraux ; chacune de ces coques est recouverte et renforcée par le muscle jumeau correspondant. Dans la coque condylienne externe, on trouve d'ordinaire un noyau osseux, arrondi, saillant, du volume d'un pois ; il donne insertion à des fibres du muscle jumeau externe et est décrit sous le nom d'*os sésamoïde du jumeau externe.*

Entre les deux condyles, la capsule s'invagine dans l'échancrure intercondylienne pour atteindre les bords des ligaments croisés ; au niveau de ces derniers, elle cesse d'exister, étant remplacée par les ligaments croisés eux-mêmes. Cette invagination de la capsule dans l'espace intercondylien est facile à mettre en évidence par une dissection attentive sur une articulation insufflée ou injectée : toutefois, pour arriver au feuillet capsulaire proprement dit, il faut débarrasser peu à peu l'espace intercondylien de la masse cellulo-graisseuse qui le remplit : pour les uns, ce feutrage cellulo-graisseux représente la capsule ; d'autres le décrivent comme ligament postérieur ; en réalité, c'est un tissu de remplissage.

Ligaments. — *Tendon rotulien* (ligament antérieur). On décrit sous le nom assez impropre de ligament rotulien ou antérieur, le très large et très épais tendon du quadriceps qui, du sommet de la rotule, descend vers la tubérosité du tibia. Très légèrement oblique de haut en bas et de dedans en dehors, ce tendon, aplati d'avant en arrière, mesure 5 à 6 centimètres de longueur ; sa largeur, égale à 3 centimètres vers la rotule, se réduit à 25 mm. vers l'insertion tibiale ; aminci vers ses bords, il présente dans sa partie moyenne une épaisseur variant entre 6 à 8 mm. Logé dans un dédoublement de l'aponévrose fémorale, il répond à la peau par sa face antérieure, et par sa face postérieure à la masse dite ligament adipeux, et au-dessous de celle-ci, à l'extrémité supérieure du tibia sur laquelle le tendon glisse par l'intermédiaire d'une bourse séreuse.

Au niveau de l'extrémité rotulienne du ligament, on saisit nettement la continuité de ses fibres latérales et de quelques-unes de ses fibres antérieures avec la partie supérieure du tendon quadricipital ; ainsi, la rotule apparaît nettement comme un os sésamoïde, interrompant plus ou moins le tendon de l'extenseur de la jambe.

La structure du tendon rotulien est celle de tous les tendons ; elle ne rappelle en rien celle des ligaments ; c'est une raison de plus pour nous déterminer à conserver le nom de tendon rotulien.

Ligament latéral externe. — Le ligament latéral externe, isolé de ses connexions avec les feuillets fibreux voisins, apparaît sous la forme d'un cordon arrondi, long de 5 à 6 cent., épais de 3 à 5 mm., descendant de la tubérosité du condyle externe, sur laquelle son insertion frappe une empreinte intermédiaire à l'empreinte triangulaire du jumeau externe et à la fossette ovoïde du poplité, vers l'extrémité supérieure du péroné. Son insertion inférieure, enveloppée par l'insertion du tendon bicipital, se fait à la partie antérieure et externe de la tête péronéale, à plus d'un centimètre en avant de l'apophyse styloïde (V. Ostéologie, fig. 235); il est légèrement oblique de haut en bas et d'avant en arrière.

Le ligament latéral externe, fémoro-péronéal, est surajouté à la capsule, dont

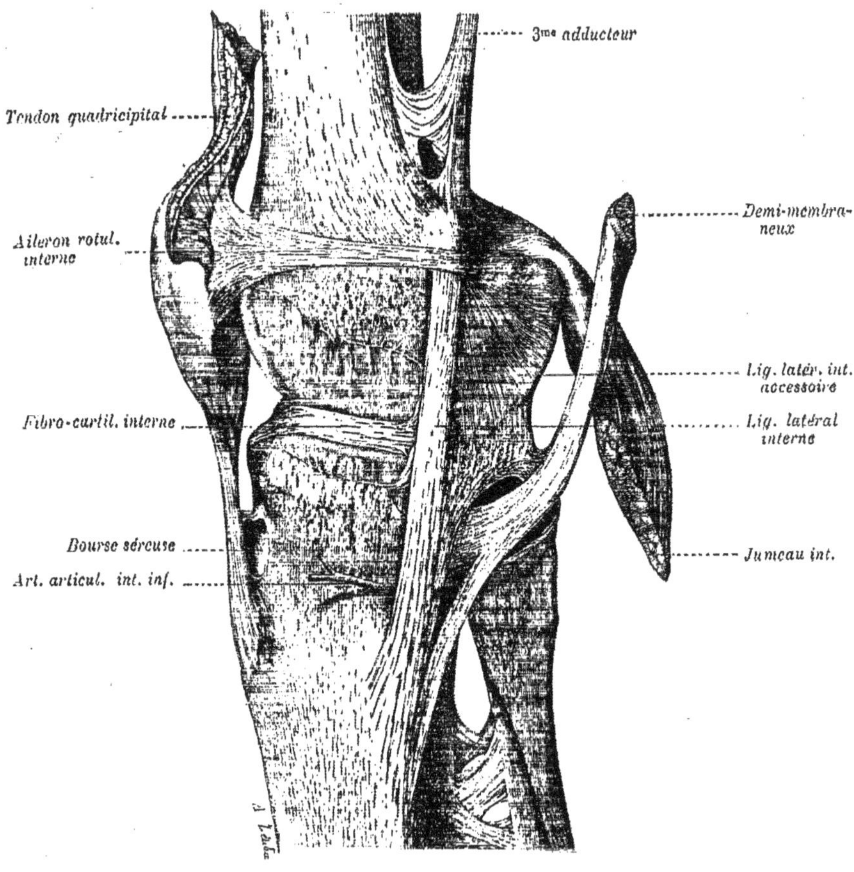

Fig. 555. — Articulation du genou, vue interne.

La capsule articulaire a été réséquée pour montrer ses insertions sur le fémur et le tibia.

il est quelquefois séparé par du tissu adipeux. Dans son tiers inférieur, ce ligament est enveloppé par le tendon du biceps fémoral; il faut fendre le feuillet externe de ce tendon pour dégager le ligament; ce faisant on ouvre une bourse séreuse née du frottement des deux parties.

Par sa face profonde, le ligament répond, dans sa partie supérieure, au tendon poplité, et, dans son tiers moyen, au ménisque interarticulaire externe et à l'artère articulaire externe inférieure qui passe entre le ligament et le ménisque.

Ligament latéral interne. — Ce renforcement capsulaire apparaît sous l'aspect d'une bandelette longue de 10 à 12 cent., qui va de la tubérosité du condyle interne à la face interne du tibia; il est très légèrement oblique en bas et en avant. — L'insertion supérieure se fait sur la crête de la tubérosité et à la fossette que cette crête limite en avant; elle est recouverte par l'insertion de l'aileron rotulien interne (V. fig. 555). — L'insertion inférieure se fait à la face interne du tibia, en arrière de l'insertion des muscles de la patte d'oie, presque sur la continuité du bord interne de l'os. — Le bord antérieur de cette longue bandelette, large de 15 mm. dans sa partie moyenne, est assez nettement limité ; le bord postérieur se continue avec la capsule très épaisse en ce point. — Quelques auteurs décrivent comme *ligament interne court* ou *accessoire* cette partie de la capsule qui, faisant suite au bord postérieur du ligament latéral interne long, vient s'insérer sur le ménisque et le bord du plateau tibial (E).

Le ligament latéral interne, recouvert dans sa moitié inférieure par les tendons des muscles de la patte d'oie qui glissent sur lui par l'intermédiaire d'une large bourse séreuse, s'applique par sa face profonde sur le fémur et le tibia ; dans les mouvements d'extension et de flexion, il se meut sur ces os, et ce frottement a déterminé l'apparition de deux petites bourses séreuses dont j'ai signalé l'existence (P. Poirier, *Bourses séreuses du genou, Arch. gén. de méd.* 1886). L'artère articulaire interne inférieure passe entre le ligament et le tibia; de même un tendon réfléchi du demi-membraneux, qui vient s'insérer dans la gouttière sous-glénoïdienne.

Ligament postérieur. — On décrit d'ordinaire, sous le nom de ligament postérieur de l'articulation du genou, un plan fibreux qui recouvre les saillies condyliennes et passe comme un pont sur l'échancrure intercondylienne. Ce plan fibreux, représenté fig. 556, serait formé : — 1° par les capsules ou coques fibreuses des condyles dont j'ai déjà parlé ; — 2° par des fibres venant, dans des directions diverses, des os et des muscles voisins. Parmi celles-ci, il faut citer : *a*) une large et brillante expansion qui se détache du tendon du demi-membraneux pour se porter par un trajet récurrent vers le condyle externe ; elle forme ce que l'on appelle le *ligament poplité oblique* (ligamentum popliteum obliquum) ; — *b*) des trousseaux fibreux qui, nés du tibia et du péroné, vont se perdre sur les coques condyliennes et dans l'espace intercondylien ; en convergeant l'un vers l'autre par leurs faisceaux en regard, ces trousseaux forment une arcade fibreuse, *ligamentum popliteum arcuatum*, sous laquelle s'engage le tendon du poplité.

Il suffit de réfléchir un instant pour voir que toutes les parties de cet appareil ligamenteux complexe n'ont pas la même dignité et ne méritent pas toutes également le nom de ligament postérieur; *seules les coques condyliennes représentent le ligament postérieur*. Ces coques, renforcées par les jumeaux, sont fixées, d'une part, au fémur, de l'autre, au tibia ; l'externe est de plus fixée à la tête du péroné par un ligament assez fort.

Je me suis efforcé de démontrer (P. Poirier, *Contribution à l'anatomie du genou, Progrès médical,* 1886) que toute la partie qui répond à l'échancrure intercondylienne, partie formée par les expansions tendineuses des muscles voisins doublées par du tissu cellulo-graisseux, ne pouvait être considérée comme ligament postérieur de la puissante articulation du genou. — En fait, cette articulation, unique et trochléenne en avant, est divisée en arrière en deux articulations condyliennes séparées par une large échancrure ; et *chacune de ces articulations a son ligament postérieur représenté par les coques condyliennes.* — Ainsi l'articulation du genou se rapproche de tous les ginglymes (par ex. : coude) dans lesquels les ligaments antérieur et postérieur sont surtout représentés par les muscles extenseurs et fléchisseurs.

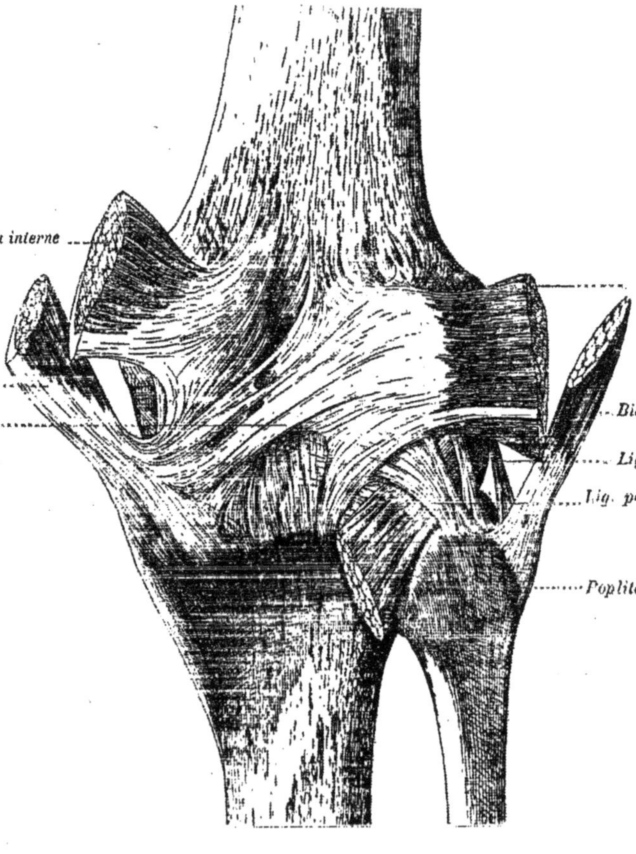

Fig. 556. — Articulation du genou, vue postérieure.

Ligaments croisés. — Les ligaments croisés, quelquefois dénommés, bien à tort, intra-articulaires, sont au nombre de deux. Profondément situés dans l'échancrure intercondylienne, ils ont été distingués, d'après leurs insertions tibiales, en antérieur et postérieur, et, d'après leurs insertions fémorales, en externe et interne.

L'un s'insère en haut sur le condyle externe, où son empreinte d'insertion, large et *verticale,* haute de 2 centimètres, répond à la partie la plus postérieure de la face intercondylienne ; de là, il se dirige en bas, en avant et légèrement en dedans vers la surface triangulaire antérieure du plateau tibial, où il s'insère en avant de l'épine interne. *Antérieur* par son insertion tibiale, *externe* par son insertion fémorale, il est désigné sous le nom de ligament croisé *antéro-externe,* AE.

L'autre s'insère en haut sur le condyle interne, où son empreinte d'insertion, longue de deux centimètres également, a son grand axe *horizontal ;* de là le ligament se dirige en bas, en arrière et un peu en dehors pour aller s'insérer dans l'échancrure interglénoïdienne du plateau tibial ; *postérieur* par son insertion tibiale, *interne* par son insertion fémorale, il est désigné sous le nom de

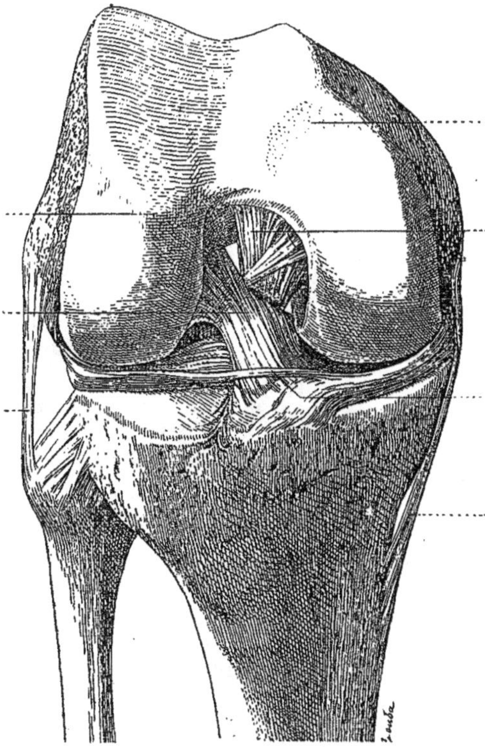

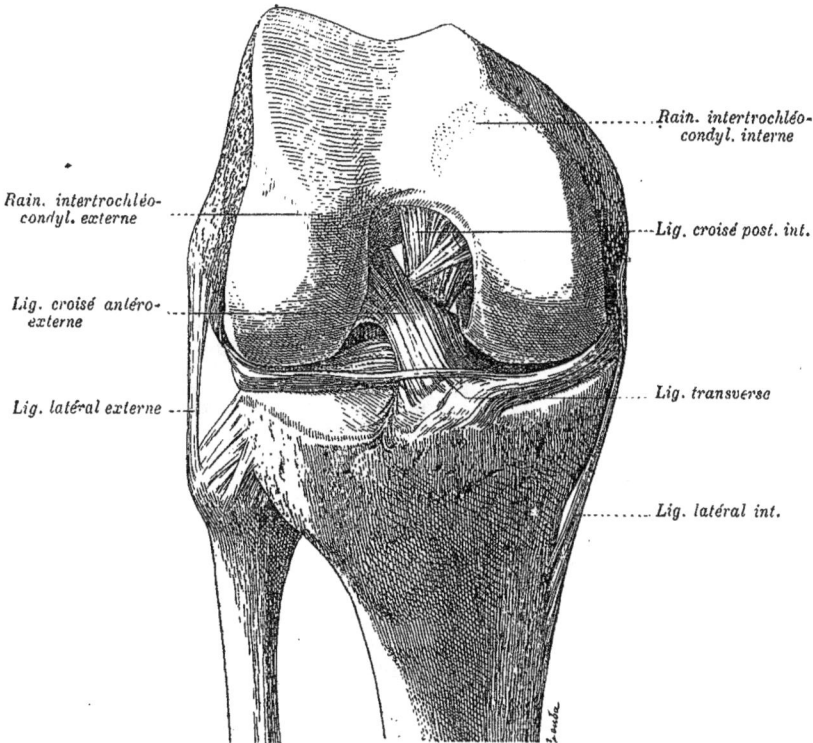

Fig. 557. — Ligaments croisés, vue antérieure.

Le fémur est fléchi à angle droit sur le tibia.

ligament croisé *postéro-interne, PI.* — La formule *AE PI* est donnée comme moyen mnémotechnique de rappeler les insertions des ligaments croisés.

Par le fait de leur double obliquité en sens inverse, ces ligaments s'entrecroisent dans le sens antéro-postérieur et dans le sens transversal ; ils méritent donc à double titre le nom de ligaments croisés. Ce sont de gros trousseaux fibreux, extrêmement forts et épais ; en contact par celui de leurs bords qui est le plus rapproché du centre de l'articulation, ils se continuent par leur autre bord avec la capsule fibreuse, comme nous l'avons déjà indiqué. Leur face postérieure répond au tissu de remplissage qui comble l'excavation intercondylienne ; leur face antérieure, revêtue par la synoviale, répond à la cavité articulaire.

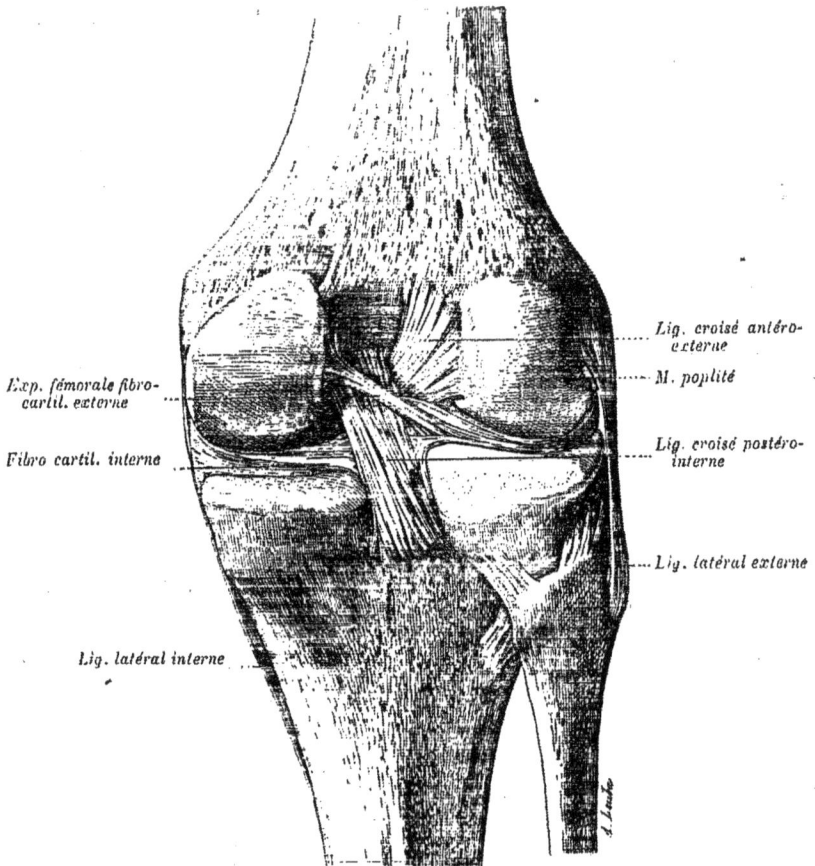

Envisagés dans leur ensemble, les deux ligaments croisés opèrent un commencement de séparation entre les deux articulations fémoro-tibiales ; parfois, lorsque la masse adipeuse persiste à l'état de cloison, cette séparation est complète ; le plus souvent, elle reste incomplète et les deux articulations fémo-

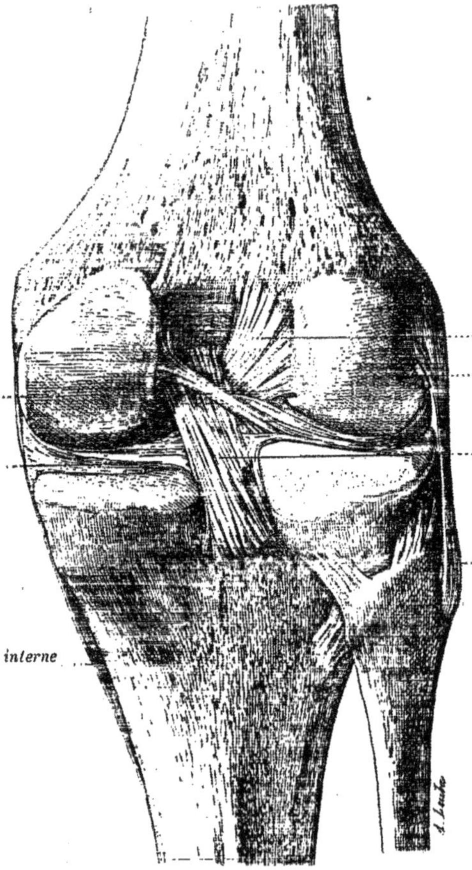

Fig. 558. — Ligaments croisés, vue postérieure.

ro-tibiales, séparées en arrière, communiquent largement entre elles et avec l'articulation fémoro-rotulienne en avant.

Si l'on examine avec attention la situation des ligaments croisés, on voit qu'ils occupent les parties latérales internes de chacune des articulations fémoro-tibiales, et qu'ils doivent être considérés comme *ligaments latéraux de ces articulations*. Ce n'est point là une vue de l'esprit : si l'on divise le fémur et le tibia pa- un trait de scie sagittal passant entre les deux ligaments croisés, on voit nettement la division de l'articulation fémoro-tibiale en deux articulations condyliennes, dont les ligaments latéraux sont formés par le ligament latéral et le ligament croisé correspondants (V. fig. 559 et 560). — L'étude du mécanisme viendra encore étayer cette façon d'envisager les ligaments croisés comme ligaments latéraux des articulations fémoro-tibiales.

Couches aponévrotiques antérieures. — Indépendamment des ligaments, la capsule fibreuse est renforcée dans sa partie antérieure par trois couches aponévrotiques ; ce sont, de la superficie vers la profondeur : 1° l'*aponévrose*

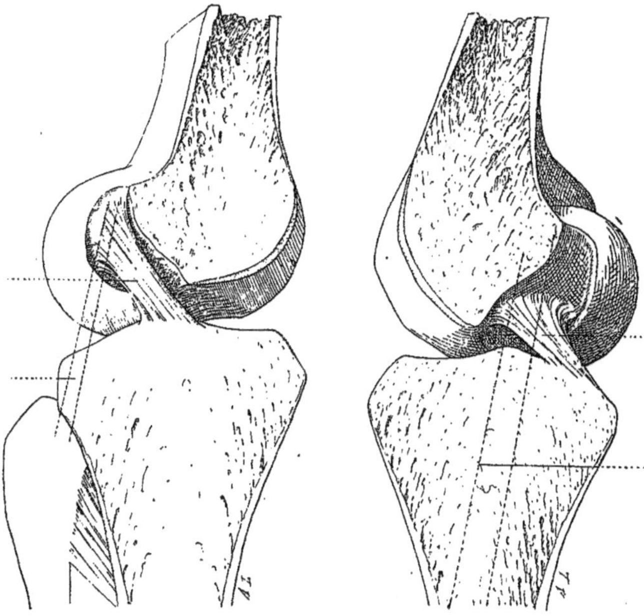

Fig. 559. — Articulation fémoro-tibiale externe.

Fig. 560. — Articulation fémoro-tibiale interne.

Les os ont été divisés par un trait de scie sagittal de façon à séparer chaque articulation fémoro-tibiale.

fémorale ; — 2° les *expansions tendineuses des vastes du quadriceps* ; — 3° les *ailerons rotuliens*.

L'*aponévrose fémorale* recouvre tout le genou, passant au-devant de la rotule et du ligament rotulien. En dedans, elle est mince et se fixe en partie au condyle interne du tibia, tandis qu'elle va, d'autre part, se confondre avec l'expansion du couturier et l'aponévrose jambière ; — en dehors, elle forme une couche très épaisse, qui représente le tendon du tenseur du fascia lata, et vient se fixer à la tête du péroné, au condyle tibial externe, et surtout au tubercule de Gerdy. Au-devant du tendon rotulien, ces parties externe et interne de l'aponévrose d'enveloppe s'unissent par des fibres arciformes qui brident le tendon sur lequel elles se meuvent par l'intermédiaire d'un tissu séreux, transformé en une séreuse véritable au niveau de la face antérieure de la rotule.

Au-dessous de l'aponévrose on trouve un deuxième plan fibreux formé par les *expansions des vastes*. Du bord inférieur de chacun des vastes, se détache un feuillet aponévrotique qui passe au-devant de la partie supérieure de la rotule, sur laquelle les deux expansions tendineuses s'entrecroisent pour aller se fixer, celle du vaste externe sur la partie interne du rebord tibial, celle du vaste interne sur la partie externe de ce rebord, au niveau du tubercule de Gerdy, et par quelques fibres directes à la partie interne du plateau tibial.

Ailerons rotuliens. — La troisième couche fibreuse est formée par des lamelles transversales qui vont des bords latéraux de la rotule à la face cutanée de chaque condyle; ces lamelles ont reçu le nom d'*ailerons rotuliens.*

L'*aileron externe*, peu distinct, difficile à séparer de l'expansion tendineuse qui le recouvre et lui adhère intimement, part du bord externe de la rotule et se confond, après un trajet d'un centimètre, avec l'expansion aponévrotique qui recouvre le condyle externe.

L'*aileron interne*, beaucoup plus fort, assez facile à dégager parce qu'il adhère moins à l'expansion qui le recouvre, rayonne du bord interne de la rotule vers la face cutanée du condyle interne sur laquelle il s'insère en arrière de l'insertion du ligament latéral interne; la figure 555 montre cette insertion au niveau de laquelle on rencontre parfois une petite bourse séreuse.

En réalité, les ailerons rotuliens ne sont pas tout à fait ces deux lamelles triangulaires qu'une dissection attentive isole artificiellement; leurs limites ne sont point aussi nettes; ils font partie d'une couche de fibres transversales rayonnant de la rotule vers les parties latérales du genou et renforçant la partie antérieure de la capsule.

SYNOVIALE. — Très étendue, la synoviale du genou affecte le même trajet que la capsule fibreuse dont elle revêt la face profonde. J'ai décrit cette capsule assez longuement pour n'y point revenir à propos de la synoviale; toutefois, une différence est à signaler : tandis que, en maints endroits, la capsule s'insère à quelque distance du revêtement cartilagineux, la synoviale, se réfléchissant en ces mêmes points, de la capsule sur l'os, vient se terminer au pourtour du revêtement cartilagineux.

Parce que la synoviale, comme la capsule, est interrompue sur les côtés par les fibro-cartilages semi-lunaires, quelques auteurs décrivent deux synoviales à l'articulation du genou, l'une supérieure ou fémorale, l'autre inférieure ou tibiale. Cette division, réelle sur les parties latérales, et qui répond bien à la séparation physiologique en articulations fémoro-méniscale et ménisco-tibiale, n'existe point en avant ni en arrière où le feuillet synovial descend directement du fémur vers le tibia. En somme, il n'y a qu'une cavité synoviale avec des cloisonnements répondant aux divisions que l'étude anatomique nous a révélées dans la grande articulation du genou.

Cul-de-sac sous-quadricipital. — Au-dessus de la rotule, la synoviale forme comme la capsule fibreuse qu'elle revêt, un cul-de-sac entre le fémur et le quadriceps; ce cul-de-sac, bilobé par le tendon du quadriceps en deux ventres qui s'étalent sous les vastes, est de plus percé d'un orifice par lequel la synoviale articulaire communique avec la bourse séreuse sous-quadricipitale.

La communication entre le *cul-de-sac* et la *bourse séreuse* existe environ sept fois sur dix; elle se fait d'ordinaire par un orifice en forme de diaphragme, plus ou moins largement perforé (V. fig. 562).

Masse adipeuse. — Au-dessous de la rotule, la synoviale rencontre une masse adipeuse qui répond par sa base au tendon rotulien qu'elle déborde sur

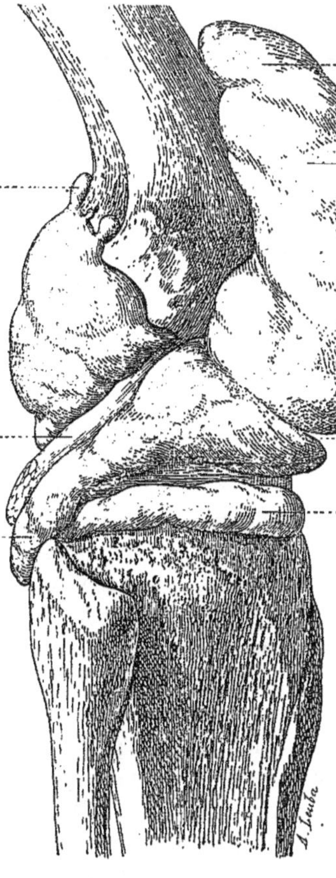

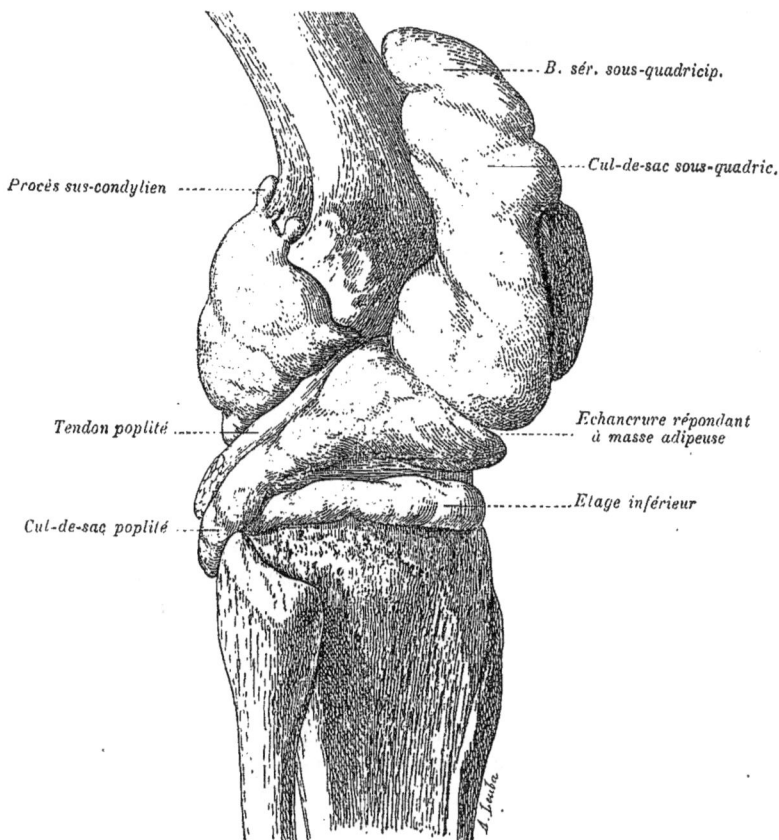

Fig. 561. — Synoviale de l'articulation du genou, vue externe

les côtés, pénètre à la façon d'un coin entre les condyles et le plateau tibial, et se prolonge par son sommet effilé jusqu'à la partie antérieure de l'espace intercondylien. La synoviale, descendant de la rotule vers le tibia, est soulevée par cette masse graisseuse; elle revêt aussi le filament qui prolonge celle-ci jusqu'à l'échancrure intercondylienne.

On a donné bien improprement le nom de *ligament adipeux* à cette masse graisseuse qui n'est qu'un *paquet de remplissage* analogue, avec des dimensions supérieures, à toutes les masses graisseuses que nous voyons à la périphérie des articulations, là où le jeu de l'article amène un grand écartement entre les surfaces articulaires Au genou, la masse graisseuse s'introduit dans le sinus que produit la flexion entre les condyles et le plateau tibial ; dans l'extension, elle est repoussée en avant et dessine sa saillie bilobée de chaque côté du tendon rotulien. Cependant la masse adipeuse du genou se distingue de celles que nous rencontrons dans d'autres articulations, non seulement par son volume et sa densité, mais encore par l'existence du prolongement effilé qui se détache de son sommet et va se fixer dans l'échancrure intercondylienne.

Je ne crois pas que l'on se soit jusqu'ici préoccupé de la signification de ce prolongement, auquel la masse adipeuse paraît redevable du titre de ligament qui lui a été si gratuitement attribué. Pourtant le terme de ligament ne convient en rien à cette frange synoviale effilée, parfois absente. Ayant étudié le pseudo-ligament adipeux sur un grand nombre de genoux, j'ai vu que, s'il manquait parfois, il était dans d'autres cas représenté par une cloison celluleuse complète, occupant dans un plan sagittal toute la hauteur des ligaments croisés et achevant la séparation des deux articulations condylo-tibiales interne et externe. Des recherches sur vingt cadavres d'enfants nouveau-nés m'ont montré que, dans plus de la moitié des cas, cette cloison existait soit complète, soit représentée encore par plusieurs filaments; j'ai conclu que le ou les filaments qui prolongent le sommet du pseudo-ligament adipeux représentaient chez l'adulte les vestiges de la cloison qui sépare primitivement les deux articulations condylo-tibiales.

Procès synoviaux sus-condyliens. — En arrière, la synoviale, partie du rebord cartilagineux des condyles, se réfléchit presque aussitôt pour revêtir la face articulaire des coques condyliennes. Le point de cette réflexion répond à l'insertion supérieure des jumeaux; là, la capsule fibreuse est fort mince, étant suppléée par les tendons des jumeaux, et l'on constate, sur plus de la moitié des sujets, que de petits prolongements synoviaux accompagnent les lobules adipeux qui jouent par les interstices des faisceaux d'insertion des jumeaux. J'ai donné le nom de *procès synoviaux sus-condyliens* à ces bourgeons, dont j'ai établi l'existence presque constante après les avoir étudiés sur plus de 25 genoux injectés au suif; la connaissance de ce petit détail anatomique m'a permis de donner la pathogénie d'une variété de kystes poplités. (P. Poirier, *Bourses séreuses du genou, Arch. gén. de médecine,* 1886).

La synoviale tapisse cette partie de la capsule qui forme les coques condyliennes et pénètre avec celles-ci dans l'échancrure intercondylienne pour passer au-devant des ligaments croisés qu'elle laisse ainsi en arrière d'elle *en dehors de la cavité articulaire.* Après avoir tapissé les coques condyliennes et la face antérieure des ligaments croisés, la synoviale descend jusqu'au tibia où elle se termine sur le pourtour du revêtement cartilagineux. En passant sur la face antérieure des ligaments croisés, elle envoie un petit prolongement entre ces deux ligaments; il m'a paru que ce petit cul-de-sac était le plus souvent indépendant, et représenté par une bourse séreuse intermédiaire aux deux ligaments (V. fig. 552).

Au niveau de la coque condylienne interne, on rencontre parfois un orifice ou une fente par lequel une communication s'est établie entre la synoviale articulaire et la bourse séreuse commune au jumeau interne et au demi-membraneux. Depuis le travail de Foucher, cette communication était considérée comme constante; j'ai montré que, loin d'être constante, elle n'existait *jamais chez l'en fant, une fois sur dix seulement chez l'adulte, et une fois sur cinq chez le vieillard.*

Au niveau de la gouttière fibro-cartilagineuse péronéo-tibiale sur laquelle glisse le tendon du poplité, la synoviale envoie un prolongement qui descend plus ou moins bas sous le muscle poplité, suivant qu'il communique ou ne communique pas avec la bourse séreuse propre à ce muscle. Ce *prolongement poplité* de la synoviale du genou occupe la partie la plus déclive de la synoviale articulaire ; il est parfois le point de départ de kystes qui descendent très bas dans le mollet.

C'est par l'intermédiaire du prolongement poplité que la synoviale du genou communique parfois avec celle de l'articulation péronéo-tibiale supérieure ; d'après Lenoir, cette communication existerait une fois sur dix ; elle serait un peu plus fréquente, une fois sur six, d'après mes recherches.

Franges synoviales. — Sur tout le pourtour de l'interligne fémoro-tibial, la synoviale est soulevée en franges graisseuses qui viennent combler l'écart entre les surfaces articulaires ; j'ai déjà signalé l'énorme frange adipeuse (faux ligament adipeux) que l'on rencontre à la partie antérieure où cet écart est si grand. D'autres franges, disposées en bourrelets horizontaux, se voient à la partie postérieure, parallèles au bord supérieur des cartilages semi-lunaires. Une petite masse graisseuse arrondie, analogue à celle que l'on rencontre au niveau du foramen ovale par lequel le tendon du sous-scapulaire pénètre dans l'articulation scapulo-humérale, se rencontre au genou au point de pénétration du tendon du poplité.

Sur les côtés de l'interligne fémoro-rotulien, on remarque deux franges disposées en bandes parallèles aux côtés de la rotule ; Morris a décrit sous le mauvais nom de *ligaments alaires* ces franges dont l'existence est en rapport avec l'écartement des surfaces dans les divers mouvements de l'articulation.

Rapports. — En avant et sur les côtés, l'articulation du genou, enveloppée par son surtout ligamenteux, est immédiatement sous-cutanée. En arrière et sur les parties postéro-latérales, nous trouvons de chaque côté les muscles qui forment les parois du creux poplité et les organes importants logés dans cette excavation. En dehors, le tendon du biceps descend vers la tête du péroné ; en dedans, le couturier et le droit interne se réfléchissent en suivant la courbe du condyle interne tandis que le demi-membraneux, plus profond, s'applique au jumeau interne. Le nerf sciatique poplité externe suit, sur le jumeau externe, le tendon du biceps ; la veine et le nerf saphène interne sous-cutanés, contournent le condyle interne.

Dans l'excavation poplitée, les saillies condyliennes soulèvent les muscles jumeaux ; plus bas, le triangle charnu du muscle poplité tapisse le fond de l'excavation, dans laquelle l'artère poplitée, la veine poplitée, et le nerf sciatique poplité interne s'étagent de la profondeur vers la superficie et de dedans en dehors ; quelques ganglions lymphatiques longent les vaisseaux poplités. En arrière et sur la ligne médiane, dans un dédoublement aponévrotique descend la veine saphène externe avec le nerf saphène tibial.

Artères. — Les artères de l'articulation du genou naissent de trois sources : la fémorale, la poplitée, la tibiale antérieure.

1° La grande anastomotique, qui naît de la *fémorale* dans le canal de Hunter, descend le long de la cloison intermusculaire interne donne une branche profonde qui fournit des rameaux à la partie supérieure et interne de l'articulation, au-devant de laquelle elle s'anastomose avec les articulaires supérieures interne et externe, et avec la récurrente tibiale antérieure.

2° La *poplitée* donne cinq artères articulaires : une moyenne et quatre latérales. — *a*) L'artère articulaire moyenne perfore la couche fibreuse qui ferme en arrière l'échancrure intercondylienne et se perd dans les ligaments croisés. — *b* et *c*) Les articulaires supérieures, interne et externe, contournent les faces correspondantes de l'extrémité inférieure du fémur et donnent de fins rameaux articulaires; au-devant de l'articulation, elles s'anastomosent entre elles, avec les articulaires inférieures et la grande anastomotique. — *d* et *e*) Les articulaires inférieures, interne et externe, passent sous les ligaments interne et externe, donnent des branches articulaires, et, à la partie antérieure de l'articulation, s'anastomosent l'une avec l'autre, avec les articulaires supérieures et la récurrente tibiale antérieure.

3° *L'artère tibiale antérieure* donne naissance à la récurrente tibiale antérieure, qui remonte vers l'articulation, à travers le muscle jambier antérieur; elle donne quelques branches à la partie antérieure et inférieure de l'articulation, et s'anastomose, au-devant et sur les côtés de la rotule, avec les artères articulaires.

En résumé il existe, à la périphérie de l'articulation du genou, un réseau artériel unis

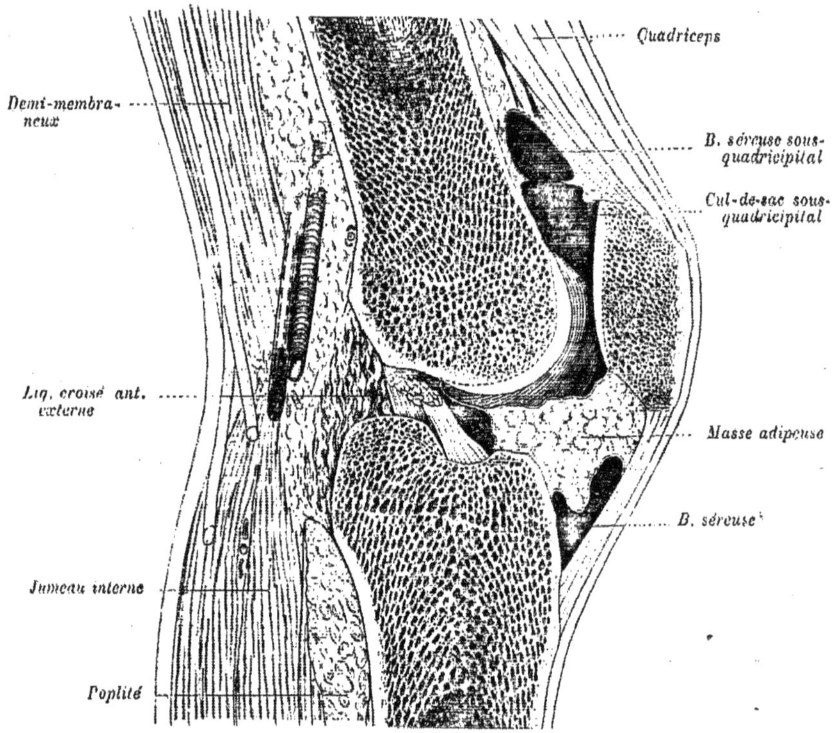

Fig. 562. — Coupe sagittale de l'articulation du genou, passant exactement par le milieu de l'échancrure intercondylienne.

sant la fémorale et la tibiale antérieur : ce réseau peut se développer et servir au rétablissement de la circulation en cas d'oblitération de la poplitée.

Nerfs. — A chaque artère articulaire répond un filet nerveux. Le sciatique poplité interne fournit les rameaux qui accompagnent les articulaires moyenne et internes. Le sciatique poplité externe fournit ceux qui accompagnent les articulaires externes et la récurrente tibiale antérieure. — Un filet du crural donne un rameau qui suit la grande anastomotique. De plus, le nerf du vaste externe donne un filet qui se perd dans la partie supérieure et externe de la capsule.

Mouvements. — On constate dans l'articulation du genou : — *a*) des mouvements de flexion et d'extension ; — *b*) des mouvements de rotation, tantôt combinés avec les précédents, tantôt indépendants ; — *c*) de légers mouvements de latéralité.

Flexion et extension. — Les mouvements de flexion et d'extension s'exécutent autour d'un axe transversal passant à peu près par les tubérosités condyliennes, c'est-à-dire pa l'attache fémorale des ligaments latéraux et des ligaments croisés : l'étendue de ces mouvements est grande : de la flexion à l'extension extrême, la jambe parcourt un arc de cercle de 140 à 150°.

Ces mouvements ne sont point aussi simples : il suffit d'examiner un genou auquel on commande ou imprime des mouvements lents pour voir que la flexion est toujours liée à une rotation de la jambe en dedans, et l'extension à une rotation de la jambe en dehors. Donc les mouvements de flexion et d'extension sont toujours combinés avec des *mouvements de rotation*. — Ces mouvements de rotation sont en rapport avec les différences de courbure et de longueur des deux condyles. Je rappelle que la surface articulaire du condyle interne est plus étendue que celle du condyle externe, et que le rayon de courbure du condyle externe augmente plus rapidement d'arrière en avant que celui du condyle interne. Ed. Bugnion, dans un excellent travail sur la physiologie de l'articulation du genou, fixe cette disparité des surfaces condyliennes et son résultat dans les mouvements par une ingénieuse comparaison : si l'on compare l'extrémité inférieure du fémur à un chariot à deux roues, d'inégale hauteur, roulant sur le plateau tibial, la roue interne étant plus basse que l'externe, le chariot dévie du côté interne dans le mouvement de flexion (Edouard Bugnion, mécanisme du genou, recueil inaugural de l'Université de Lausanne, 1892). — Il faut ajouter, pour mieux expliquer la nécessité des mouvements de rotation qui accompagnent les mouvements de flexion et d'extension, que les condyles ne se meuvent pas sur une surface plane, mais sur une sorte de chemin tournant *en forme de cône*, dont l'épine du tibia constitue le sommet.

Les Weber nous ont appris que les mouvements de flexion et d'extension se faisaient par le *roulement* et le *glissement simultanés* des surfaces articulaires l'une sur l'autre. Ces expérimentateurs, ayant marqué sur une articulation ouverte, mais encore pourvue de ses ligaments, les points par lesquels le fémur et le tibia se touchaient dans la flexion, puis dans l'extension, constatèrent que les surfaces articulaires entraient en contact par de nouveaux points, et que *ces points étaient plus éloignés* les uns des autres sur la surface des condyles que sur celle du tibia. Il est clair que, dans le cas de roulement parfait, dans le cas où les condyles se déplaceraient sur le plateau tibial comme une roue se déplace sur le sol, l'écartement des points de contact serait le même sur les deux surfaces.

L'observation démontre que ces deux mouvements sont combinés, et que le *mouvement de glissement l'emporte sur le mouvement de roulement*. En effet, le point de contact ne change guère de position dans les diverses situations du genou ; il en serait tout autrement si le roulement était prédominant : la roue fémorale avancerait ou reculerait sur le plateau tibial et ne tarderait pas à sortir de ce plateau beaucoup moins étendu dans le sens sagittal que les surfaces condyliennes.

Ces deux mouvements, roulement et glissement, se passent dans deux articulations différentes. Il y a en réalité dans l'articulation condylo-tibiale de chaque côté deux articulations : l'une, *fémoro-méniscale*, l'autre, *ménisco-tibiale*. Or, si l'on étudie les mouvements de flexion et d'extension sur une articulation dont les ligaments ont été conservés, la capsule ayant été enlevée, on voit que le roulement se passe dans l'articulation fémoro-méniscale, véritable énarthrose, et que le glissement se fait dans l'articulation ménisco-tibiale, véritable arthrodie. — Les deux mouvements sont du reste simultanés et sous la dépendance de la *tension successive* des fibres des ligaments croisés. En effet, les fibres des ligaments croisés sont disposées de telle sorte qu'à tout moment des mouvements de flexion et d'extension certaines d'entre elles se trouvant tendues, arrêtent le roulement et exigent un glissement qui rapproche leurs insertions et permet la reprise du mouvement de flexion ou d'extension.

Il faut remarquer que le mouvement de glissement se fait en sens inverse du mouvement de rotation ; quand le condyle roule d'avant en arrière, le ménisque glisse d'arrière en avant, de telle sorte que le point de contact varie peu. Henke compare ingénieusement le condyle à un individu courant sur un sol qui se déplace en sens inverse de la course et fait ainsi comprendre la fixité relative du point de contact.

Le ligament latéral externe se tend dans l'extension, surtout par le fait de la rotation terminale qui entraîne en arrière son insertion inférieure ; il se relâche dans la flexion par le fait de la rotation du tibia en dedans, et son relâchement augmente l'étendue des mouvements de rotation indépendants.

Le *ligament latéral interne* comprend, comme nous l'avons vu, deux parties : la longue bandelette qui constitue à proprement parler le ligament latéral interne est tendue dans l'extension, tandis que le faisceau court se tend légèrement dans la flexion qui le plisse et l'étire de telle sorte que ses fibres s'engagent au-dessous du faisceau long et viennent se montrer en avant de l'insertion fémorale de ce dernier.

En résumé, les deux ligaments latéraux sont tendus dans l'extension ; l'externe est relâché dans la flexion, tandis que l'interne reste tendu, assurant ainsi le contact des surfaces.

Dans les mouvements de flexion et d'extension, la rotule se meut dans la trochlée fémorale ; dans l'extension extrême, sa base déborde le bord supérieur de la trochlée ; dans la flexion extrême, la rotule, abandonnant la trochlée fémorale qui se trouve occupée par le tendon du quadriceps, se met en rapport avec les condyles par sa partie supérieure, tandis que sa moitié inférieure répond au ligament adipeux qui la sépare du tibia. Les mouvements du sésamoïde rotulien dans la gouttière qu'il s'est creusée sur le fémur sont d'ailleurs sans influence sur les mouvements de l'articulation fémoro-tibiale. Supprimez la rotule, la physiologie de l'articulation du genou n'est en rien modifiée.

Il ne faut pas, dans l'étude des mouvements articulaires, se borner à l'expérimentation sur le cadavre : en effet, nos articulations ne peuvent être assimilées à des machines dans lesquelles les surfaces en contact gardent constamment une forme et des courbures identiques ; il en est tout autrement sur le vivant où les surfaces changent de forme suivant les pressions qu'elles subissent, grâce à la malléabilité du revêtement cartilagineux. C'est aussi par le fait de cette facilité à se déformer et à modifier leurs courbures que nos arti-

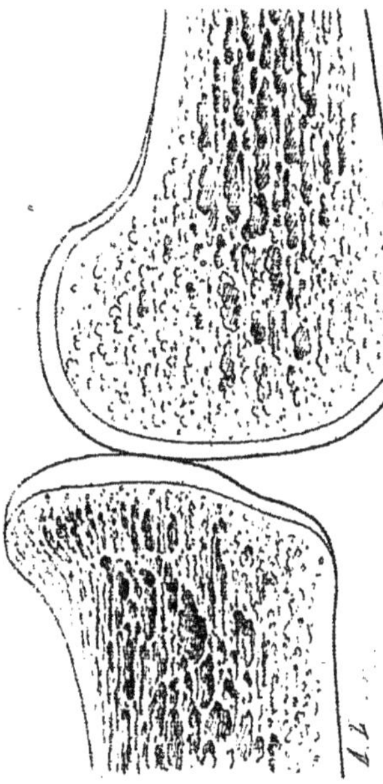

Fig. 563. — Sans pression.

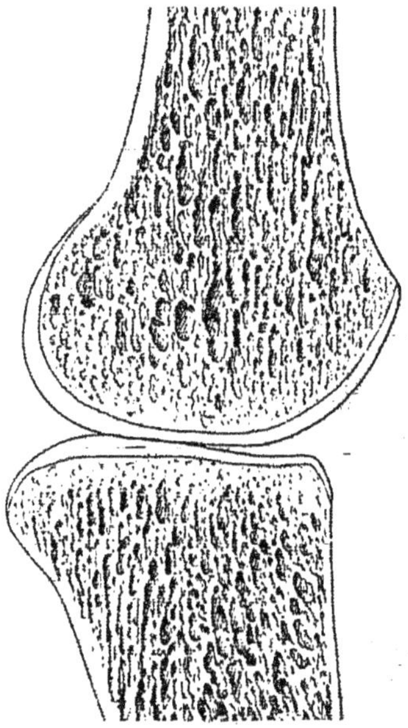

Fig. 564. — Avec pression.

Coupes sagittales de l'articulation du genou, passant par le condyle externe, montrant l malléabilité des cartilages articulaires (d'après les photographies de Braune).

culations peuvent exécuter, sous l'influence de violences extérieures, des mouvements plu étendus que les mouvements normaux provoqués par l'action musculaire.

Braune et Fischer (Die Bewegungen des Kniegelenkes am Lebenden Menschen gemes sen, Leipsig, 1871) ont mis en évidence par d'ingénieuses expériences ces modification des surfaces articulaires sous l'influence des pressions. Je représente ci-contre deux plan ches, reproduction fidèle des photographies présentées dans le travail de Braune : ce sor deux coupes sagittales passant par le condyle externe du fémur et la tubérosité tibia correspondante ; ces coupes ont été faites après congélation et fixation du segment d membre dans un moule plâtré ; sur l'une, la congélation a saisi le genou dans le décubit horizontal, l'on peut voir que *le contact est très limité.* — Sur l'autre, la congélation saisi le genou pendant que les deux segments étaient appliqués l'un sur l'autre par un pression égale à celles qu'ils supportent sur le vivant dans la station verticale ou par l fait de la contraction musculaire ; on peut voir, dans ces conditions, que la couche cart lagineuse a diminué d'épaisseur, qu'elle s'est étalée et qu'elle permet ainsi un contact bea coup plus étendu.

Braune et Fischer, s'appuyant sur ces faits, se demandent si c'est bien la loi de pressio qui régit l'épaisseur des cartilages et si ce ne serait pas plutôt la nécessité de permett un plus large contact par l'accommodation de surfaces articulaires mal conformées pour s'adapter.

Rotation. — Les mouvements de rotation, impossibles dans l'extension de la jambe par le fait de la tension des ligaments latéraux et croisés, apparaissent dès qu'un début de flexion a relâché partiellement ces ligaments; leur amplitude atteint son maximum dans la flexion moyenne, à cause du relâchement général des ligaments, et diminue vers la fin du mouvement de flexion. Leur étendue varie de 30 à 40°.

Les deux tubérosités du tibia ne prennent pas une part égale à ce mouvement : l'externe dont les deux ligaments (ligament latéral externe et ligament croisé antéro-externe) sont relâchés, jouit d'une mobilité beaucoup plus grande que l'interne dont les deux ligaments sont toujours plus tendus. Cependant il n'est pas exact de dire que l'axe vertical des mouvements de rotation passe par la tubérosité interne du tibia; en fait, les deux tubérosités se meuvent en sens inverse autour d'un axe vertical passant par le *pivot conique* que forment les épines du tibia; tout au plus peut-on dire que l'axe se rapproche davantage de l'épine interne que de l'externe.

Dans la rotation du tibia en dedans, les ligaments croisés se croisent davantage, pressent l'un contre l'autre et arrêtent bientôt ces mouvements ; ils se décroisent dans la rotation en dehors qui est surtout limitée par les ligaments latéraux.

Latéralité. — Si l'on fixe le fémur dans un étau, on constate que, dans la *demi-flexion*, on peut imprimer à la jambe des mouvements d'inclinaison latérale ; ces mouvements sont rapidement limités par la tension des ligaments latéraux; à peu près nuls dans la flexion extrême, ils disparaissent tout à fait dans l'extension qui tend les ligaments latéraux.

Rôle des cartilages semi-lunaires. — Ils agrandissent à la façon des bourrelets glénoïdiens les surfaces glénoïdiennes du tibia, qui deviennent ainsi de véritables cavités dans lesquelles sont reçus les condyles. Solidement fixés par leurs extrémités, les fibro-cartilages semi-lunaires, mobiles et malléables, changent de situation et de forme à chaque temps des mouvements de flexion et d'extension. L'agent de ces modifications est le condyle lui-même qui presse sur le fibro-cartilage, et accommode la courbure de celui-ci à la sienne. Dans la flexion, les fibro-cartilages glissent sur le tibia, l'externe recule de plus d'un centimètre, laissant à découvert la partie antérieure de la cavité glénoïde correspondante ; dans l'extension, ils glissent au contraire d'arrière en avant. De plus, par suite de la divergence des condyles en arrière, les fibro-cartilages s'écartent l'un de l'autre dans la flexion et se rapprochent dans l'extension.

Enfin les fibro-cartilages, solidement attachés par les ligaments de leurs cornes, *calent* les roues condyliennes : c'est ainsi qu'ils limitent absolument le mouvement d'extension, comme en témoignent les empreintes, crêtes et rainures intertrochléo-condyliennes, d'autant plus accentuées qu'on les étudie sur des sujets d'un âge plus avancé.

Rôle des ligaments croisés. — Les ligaments croisés sont disposés et insérés de telle sorte qu'à tout moment de la flexion ou de l'extension certaines de leurs fibres sont tendues et assurent le contact entre les deux os; ils deviennent ainsi par la tension successive de leurs fibres le pivot et les agents du mouvement de glissement qui permet la reprise du mouvement de roulement.

Le ligament croisé antérieur, plus oblique que le postérieur, est relâché dans la flexion qui rapproche ses insertions et tendu vers la fin de l'extension. — Le ligament croisé postérieur, tendu dans la flexion, mais seulement par ses faisceaux postérieurs, est tendu dans l'extension.

Ligaments latéraux internes des articulations condyliennes, les ligaments croisés sont tendus par les mouvements de rotation qu'ils contribuent à limiter. C'est ainsi que le ligament croisé antérieur et le ligament latéral externe, relâchés au maximum pendant la flexion, permettent les mouvements si étendus de rotation que l'on constate dans l'articulation fémoro-tibiale externe. — Pour limiter ces mouvements de rotation, le ligament croisé antérieur s'associe au ligament latéral interne, et le ligament croisé postérieur au ligament latéral externe de même direction ; ainsi le ligament croisé antérieur se tend en même temps que le ligament latéral interne, tandis que le postérieur s'associe au ligament latéral externe auquel il est sensiblement parallèle.

Varia. — A. — Il importe d'observer que la configuration de la face articulaire de la rotule est assez variable ; toujours convexe en arrière dans le sens transversal, elle offre parfois une concavité verticale assez marquée ; dans ce cas, la surface rotulienne et la gorge trochléenne s'emboîtent bien. Dans d'autres cas la surface rotulienne, toujours convexe transversalement, se trouve être plane, parfois même légèrement convexe de haut en bas au niveau de sa crête médiane ; lorsque la rotule présente cette convexité, le contact avec le fond de la gorge trochléenne, convexe dans le même sens, ne parait s'établir que par un point très limité. Il ne faut pas se laisser tromper par cette apparence et croire à un contact aussi peu étendu. En réalité, sur le vivant, le contact entre ces surfaces qui s'opposent des courbures inverses, s'établit assez largement par le fait de la malléabilité du cartilage d'encroûtement qui les tapisse.

J'ai déjà insisté longuement sur la compressibilité et la malléabilité des cartilages articulaires ; je répète ici que les surfaces articulaires n'ont pas toujours sur le cadavre des courbures identiques à celles que leur donne sur le vivant le contact avec pression.

B. — Les *rainures et crêtes intertrochléo-condyliennes*, déjà indiquées par Weitbrecht, décrites et expliquées par Meyer, puis par Hueter, ont été étudiées sur 50 sujets par Mikulicz : cet auteur les a trouvées également marquées dans 31 cas ; dans 16, celle du condyle interne était plus marquée, et celle du condyle externe plus accusée dans trois seulement. Terrillon *(Journ. de l'Anatomie*, 1879) et Bruce (*Memoirs and memoranda in Anatomy*, vol. I, p. 147-158, 1 Taf.) ont rappelé l'attention sur ce point.

C. — J'ai rencontré deux fois un *fibro-cartilage externe* à l'état de ménisque complet, plus mince seulement vers sa partie centrale. — L'attache du ménisque externe au condyle interne du fémur est constante et très forte ; on l'a considérée comme un troisième ligament croisé (ligamentum cruciatum tertium). Parfois elle est dédoublée en deux trousseaux dont l'un passe en avant, l'autre en arrière du ligament croisé postérieur. — Dans certains cas, un trousseau très grêle se détache de la corne antérieure et s'unit au ligament croisé antérieur.

D. — A l'exception de Morel et Math. Duval, nos classiques ne décrivent point la *capsule fibreuse* de l'articulation du genou ; ils signalent, comme seuls moyens d'union, des ligaments artificiellement isolés de l'ensemble ligamenteux ; Mouret a donné récemment une description complète de cette capsule (Thèse Montpellier, 1892).

E. — On a encore distingué au *ligament latéral interne* une couche superficielle, formée par la bandelette que nous avons décrite, et une couche profonde dont les fibres, moins longues, sont interrompues au niveau du ménisque ; à mon avis, ces fibres profondes appartiennent à la capsule fibreuse.

§ V. — ARTICULATION DES OS DE LA JAMBE ENTRE EUX

Le tibia et le péroné, séparés à leur partie moyenne par un large espace interosseux, sont contigus et articulés entre eux à leurs extrémités.

Nous étudierons successivement : 1° l'*articulation péronéo-tibiale supérieure ;* — 2° l'*articulation péronéo-tibiale inférieure ;* — 3° le *ligament interosseux.*

ARTICULATION PÉRONÉO-TIBIALE SUPÉRIEURE.

Cette articulation est une arthrodie.

Surfaces articulaires. — *a*) *Tibia.* — La facette tibiale est située sur la face postérieure de la tubérosité externe du tibia, à la jonction de cette face postérieure avec la face externe, à 15 mm. environ au-dessous du plateau tibial. De forme ovalaire, à grand axe transversal, parfois triangulaire, elle regarde *en bas* et *en arrière.*

b) *Péroné.* — La facette péronéale, de forme correspondante, mais plus allongée transversalement, regarde en *haut et en avant ;* sa partie la plus élevée répond à l'apophyse styloïde.

Ces deux facettes sont à peu près planes ; toutefois, à bien regarder, la facette tibiale, légèrement convexe, repose dans une légère concavité de la facette péronéale.

Une couche de cartilage hyalin épaisse de 1 à 2 mm. revêt ces deux facettes.

Moyens d'union. — *Capsule.* — Une capsule fibreuse, en forme de manchon, s'insère sur le pourtour des surfaces articulaires ; toutefois, à la partie antéro-supérieure, elle s'avance d'environ 5 mm. au delà du rebord cartilagineux de la facette tibiale.

Ligaments. — La capsule est renforcée en dehors et en dedans par deux ligaments : le ligament externe et le ligament interne.

Le *ligament péronéo-tibial externe* (antérieur des auteurs) est formé de gros trousseaux fibreux qui se dirigent horizontalement, d'arrière en avant, du péroné vers la face externe de la tubérosité externe du tibia (V. fig. 557 et 558). Il est masqué par les tendons péronier et tibial du muscle biceps, et par les faisceaux supérieurs de l'extenseur commun des orteils. A travers les interstices de ses faisceaux jouent des pelotons adipeux.

La force du ligament péronéo-tibial externe est extrême ; elle surprend de prime abord, et n'est certes point en rapport avec la fonction de limiter les mouvements si peu étendus de l'articulation ; je n'y vois guère d'autre raison que la résistance à l'action du biceps, muscle puissant, dont les contractions tendraient à séparer le péroné du tibia.

Le *ligament péronéo-tibial interne* (postérieur des auteurs), beaucoup plus faible que le précédent, mais occupant comme lui un plan sagittal, est formé de quelques trousseaux descendant de la partie supérieure et interne du contour de la facette tibiale vers la partie correspondante du contour de la facette péronéale (V. fig. 554). Il est recouvert et renforcé par un des faisceaux d'insertion du soléaire.

En haut, l'interligne articulaire répond à la gouttière péronéo-tibiale, dans laquelle glisse le tendon du poplité ; en cet endroit la capsule, d'une minceur extrême, n'est souvent représentée que par la paroi synoviale ; parfois celle-ci présente en ce point un orifice en forme de fente par lequel une communication s'établit entre la synoviale de l'articulation péronéo-tibiale supérieure et la grande synoviale du genou. — *En bas,* la capsule, renforcée par quelques trousseaux fibreux, infiltrés de graisse, répond à la partie supérieure du ligament interosseux.

Synoviale. — La synoviale, qui revêt entièrement la capsule fibreuse, présente toujours un cul-de-sac antérieur sous le ligament péronéo-tibial externe.

Rapports. — L'articulation est en rapport en avant avec les fibres supérieures du jambier antérieur et du long péronier latéral ; en arrière, avec le muscle poplité et le soléaire ; rappelons que le col du péroné est contourné par le sciatique poplité externe, et que le biceps enveloppe la tête péronéale.

Vaisseaux et nerfs. — L'articulation péronéo-tibiale supérieure reçoit ses artères de la poplitée par l'articulaire inférieure externe, et de la tibiale antérieure par la récurrente tibiale antérieure. — Elle reçoit des rameaux du nerf sciatique poplité externe.

Mouvements. — Les mouvements de cette articulation sont surtout des mouvements de glissement transversal : ils sont liés aux mouvements si intéressants de l'extrémité inférieure du péroné.

ARTICULATION PÉRONÉO-TIBIALE INFÉRIEURE

L'union de l'extrémité inférieure du tibia et du péroné se fait par un mode tout particulier qui se rapproche de l'amphiarthrose.

Surfaces articulaires. — Les auteurs s'accordent à décrire deux facettes allongées d'avant en arrière, l'une, tibiale, concave, recevant l'autre, péronière, convexe. Voici ce qui est : à la gouttière verticale et rugueuse, creusée sur la face externe de l'extrémité tibiale, la malléole péronière oppose une surface plane ou même légèrement excavée, de sorte que le contact entre ces surfaces, ainsi conformées, ne peut s'établir directement qu'au niveau de leurs bords ; entre leurs parties centrales, existe un interstice que viennent combler des ligaments et une grosse frange synoviale. A leur partie inférieure seulement, ces surfaces restent libres, sur une hauteur de quelques millimètres, et là elles sont simplement revêtues d'un périoste mince sur le tibia, plus épais sur le péroné ; un prolongement de la synoviale tibio-tarsienne tapisse cette portion inférieure (V. fig. 565).

En somme, l'articulation péronéo-tibiale inférieure représente un simple diverticule de l'articulation tibio-tarsienne. Henle la définit bien : « une bourse séreuse à parois osseuses ».

Dans des cas très rares, un revêtement cartilagineux apparaît à la partie antérieure des deux facettes, qui restent toujours séparées dans leurs deux tiers postérieurs par un espace large de 1 ou 2 millimètres dans lequel joue une grosse frange synoviale.

Moyens d'union. — Au nombre de trois, les ligaments entourent d'une capsule épaisse les parties antérieure, postérieure et supérieure de cette articulation, largement ouverte par sa partie inférieure dans l'articulation tibio-tarsienne.

Ligament antérieur. — Epais et nacré, ce ligament est formé de trousseaux fibreux qui s'attachent sur le tibia au bord antérieur de la gouttière péronière, où leur insertion, large, empiète sur la face antérieure de l'os ; de là, les fibres descendent obliquement en dehors vers la face antérieure de la malléole externe sur laquelle elles se fixent.

Ligament postérieur. — Plus large et beaucoup plus épais que l'antérieur, il se compose de trousseaux fibreux qui s'attachent au bord postérieur de la gouttière tibiale et sur la face postérieure du tibia ; cette insertion, haute et large de près de deux centimètres, occupe tout l'angle externe de l'extrémité tibiale. De là, les fibres se dirigent obliquement en dehors et vont s'insérer à toute la largeur de la face postérieure de la malléole péronière ; les faisceaux superficiels sont plus longs que les faisceaux profonds (V. fig. 565). On peut juger de la force de ce ligament par son épaisseur qui atteint près d'un centimètre.

Ces deux ligaments antérieur et postérieur masquent l'interligne tibio-péronier ; inférieurement ils le débordent, surtout en arrière, formant là une paroi fibreuse qui complète la mortaise tibio-péronière ; nous constaterons bientôt que c'est la portion profonde si épaisse du ligament postérieur qui biseaute par frottement le bord externe de la poulie astragalienne (V. fig. 565).

Ligament interosseux. — Interposé aux deux os et empêchant tout contact direct entre eux, il est formé de trousseaux fibreux, descendant très obliquement des rugosités qui forment le fond de la gouttière tibiale vers la face interne de la malléole péronière sur laquelle ses fibres s'avancent jusqu'au cartilage de la facette astragalienne ; quelques fibres, descendant du péroné vers le tibia, s'entrecroisent avec les précédentes. L'épaisseur de ce ligament est celle des surfaces en présence ; son tissu dense est de couleur rougeâtre par mélange de vaisseaux et de graisse. Bien qu'il continue le ligament interosseux de la jambe, il ne lui ressemble en rien et mérite d'être décrit à part comme moyen d'union propre à l'articulation péronéo-tibiale inférieure.

Synoviale. — C'est un simple cul-de-sac de la synoviale tibio-tarsienne ; il s'élève à une hauteur de 10 à 12 millimètres entre les deux os. Ce cul-de-sac est généralement subdivisé en deux chambres (V. fig. 570) par une grosse frange adipeuse, rougeâtre, qui se détache de la facette péronière, occupe l'espace laissé libre entre les deux os, surtout à leur partie postérieure, et vient faire saillie dans l'angle externe de la mortaise tibio-péronière. Le jeu de cette frange synoviale est intéressant à étudier.

Rapports. — L'articulation péronéo-tibiale inférieure est en rapport en avant avec le tendon du péronier antérieur, et en arrière avec les tendons des péroniers latéraux.

Vaisseaux et nerfs. — Les artères de l'articulation péronéo-tibiale inférieure sont des branches de la péronière antérieure, de la péronière postérieure et de la tibiale antérieure. Les nerfs viennent du tibial antérieur et du nerf saphène externe.

Mouvements. — Fléchissez le pied au maximum, vous constaterez que la mortaise tibio-péronière s'élargit par la pénétration du coin astragalien, coin à base antérieure ; le tibia et le péroné s'écartent, les ligaments péronéo-tibiaux inférieurs sont tendus et la grosse frange synoviale rentre dans l'interligne péronéo-tibial. Au contraire, si par un mouvement d'extension forcée, vous amenez dans la mortaise tibio-péronière la partie la moins large du coin astragalien, la mortaise se rétrécit, le péroné se rapproche du tibia, les ligaments péronéo-tibiaux inférieurs sont relâchés, et la frange synoviale, expulsée de l'interligne péronéo-tibial, vient faire saillie dans l'angle externe de la mortaise.

Ainsi, la mortaise tibio-péronière, élastique, s'accommode aux dimensions de l'astragale, assurant ainsi dans toutes les positions le contact entre les surfaces articulaires de l'articulation tibio-tarsienne. Au point de vue providentiel, on peut dire que cette mortaise élastique court moins de risques qu'une mortaise formée d'une seule pièce. — Les mouvements de glissement dans l'articulation péronéo-tibiale supérieure sont liés à ces mouvements d'*écartement* et de *rapprochement* qui se passent dans l'articulation péronéo-tibiale inférieure.

LIGAMENT INTEROSSEUX DE LA JAMBE

Analogue au ligament interosseux qui unit les os de l'avant-bras, mais notablement moins épais, il occupe l'espace ovalaire à grosse extrémité supérieure, qui sépare ceux-ci. Fixé par son bord interne au bord externe du tibia, et par son bord externe à la crête longitudinale qui sépare en deux versants la face interne du péroné, il est surtout formé de faisceaux descendant obliquement du tibia vers le péroné.

A son extrémité supérieure, au-dessous de l'articulation péronéo-tibiale supérieure, il est percé d'un large orifice par lequel s'engagent les vaisseaux tibiaux antérieurs. Cet orifice est souvent limité en bas par une bandelette propre, dont quelques auteurs ont fait un ligament particulier : *ligamentum capituli fibulæ* de Barkow, *ligamentum malleoli externi superius* d'Arnold.

A son extrémité inférieure qui s'effile en pointe, pour se continuer avec le ligament interosseux de l'articulation péronéo-tibiale inférieure, le ligament interosseux présente un autre orifice, oblique, plus petit pour les vaisseaux péroniers antérieurs.

Rôle. — Le ligament interosseux de la jambe ne saurait jouer le rôle d'agent de transmission des forces que nous avons assigné au ligament interosseux de l'avant-bras, puisque le tibia et le péroné sont très solidement unis par les ligaments de leurs articulations. A la jambe, son rôle, très réduit comme moyen d'union, est celui d'une cloison interosseuse fournissant une surface d'insertion aux muscles des régions antérieure et postérieure de la jambe : jambier antérieur, extenseur commun des orteils, extenseur propre du gros orteil, en avant ; — jambier postérieur et long fléchisseur propre du gros orteil, en arrière.

§ VI. — ARTICULATION DE LA JAMBE AVEC LE PIED

(ARTICULATION TIBIO-TARSIENNE)

C'est une trochléenne.

Surfaces articulaires. — *a) Mortaise tibio-péronière.* — Le péroné et le tibia, solidement unis, forment, par leur extrémité inférieure, une mortaise à grand axe transversal : le tibia et sa malléole forment la paroi supérieure et la paroi interne de cette mortaise, dont la paroi externe est constituée par la malléole péronière.

La *paroi supérieure* de la mortaise, concave d'avant en arrière (V. fig. 565) présente dans le sens transversal une légère convexité qui s'accommode à la concavité de la trochlée astragalienne.

La *paroi interne,* formée par la malléole tibiale, a peu de hauteur ; triangulaire à base antérieure, elle est plane ou très légèrement concave et répond à la facette interne de l'astragale ; elle continue la paroi supérieure en formant avec elle un angle arrondi qui dépasse un peu l'angle droit.

La *paroi externe,* formée par la malléole péronière, triangulaire, à grand axe vertical, à sommet inférieur, est *convexe* de haut en bas ; elle *repose* en partie sur la concavité de la facette astragalienne avec laquelle elle entre en contact. Cette paroi externe est unie à la paroi supérieure par un angle droit, au fond duquel on aperçoit l'hiatus de l'articulation péronéo-tibiale inférieure, fente bouchée par une grosse frange synoviale (V. p. 695, fig. 565 et 570). Au niveau de l'union des deux os, la mortaise est complétée en avant et en arrière par deux petits triangles fibreux, appartenant au bord inférieur des ligaments péronéo-tibiaux antérieur et postérieur : le ligament postérieur, fermant en arrière l'angle tibio-péronier, prend surtout part à la formation de la mortaise.

La mortaise tibio-péronière, large et évasée en avant, où elle mesure en moyenne 40 mm. transversalement, diminue de largeur en arrière où elle mesure environ 35 mm. — Son revêtement cartilagineux n'atteint pas 2 mm. d'épaisseur sur la paroi supérieure, et ne dépasse guère 1 mm. sur les parois malléolaires; la considération est intéressante : elle conduit à se demander de nouveau si c'est bien la loi de pression qui règle l'épaisseur des cartilages d'encroûtement.

b) *Surfaces astragaliennes.* — Dans la mortaise tibio-péronière, joue un *tenon astragalien*, véritable segment de poulie, formé par trois facettes articulaires continues.

La *facette supérieure*, qui forme la *gorge trochléenne*, occupe les trois quarts postérieurs de la face supérieure de l'astragale ; convexe d'avant en arrière, elle présente une concavité transversale très légère, qui répond à la convexité transversale relevée sur la paroi supérieure de la mortaise (A). Cette surface trochléenne, quadrilatère, est, comme la mortaise, plus large à sa partie antérieure qu'à sa partie postérieure; la différence de largeur en avant et en arrière est de 4 à 5 mm. — De ses bords latéraux, dont chacun représente un arc de cercle,

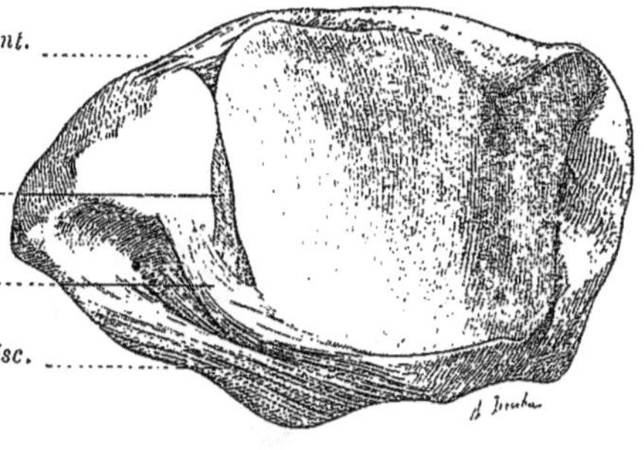

Fig. 565. — Mortaise péronéo-tibiale, vue d'en bas.

l'interne est mousse et plus bas que l'externe; ce dernier, tranchant dans sa partie moyenne, est *biseauté à ses deux extrémités* par le frottement du bord inférieur des ligaments péronéo-tibiaux ; ce biseautage transforme la partie postérieure du bord externe en une véritable facette, le *biseau astragalien*, dont les limites sont nettement tranchées sur l'os revêtu de son cartilage.

Des *facettes latérales* de l'astragale, l'une, *interne*, répondant à la facette malléolaire interne, est, comme celle-ci, triangulaire, étroite, à grand axe antéro-postérieur; — l'autre, *externe*, répondant à la malléole péronière, est, comme celle-ci, triangulaire, à sommet inférieur; elle présente de haut en bas une concavité qui répond à la convexité de la facette péronière.

L'axe de la trochlée, comme celui de la mortaise, n'est point dans un plan parallèle au plan sagittal; cet axe est dirigé très obliquement d'arrière en avant et de dedans en dehors, comme la position du pied, normalement dévié en dehors, permettait de le prévoir.

La courbe décrite par la surface astragalienne appartient à un cercle, ou mieux à un *pas de vis*, dont le rayon est d'environ deux centimètres. La longueur de l'arc trochléen est d'à peu près 120° ; la longueur de l'arc décrit par la mortaise ne dépasse guère 80°, de telle sorte que, dans toutes les positions de la jambe sur le pied, une partie de la surface astragalienne reste libre de tout contact osseux et entre en rapport avec la capsule articulaire.

Le revêtement cartilagineux des trois facettes astragaliennes atteint à peine 2 mm. d'épaisseur.

Moyens d'union. — Ils sont représentés par une *capsule fibreuse* renforcée par des *ligaments*.

Capsule. — La capsule fibreuse qui s'étend, comme un manchon, du pour-

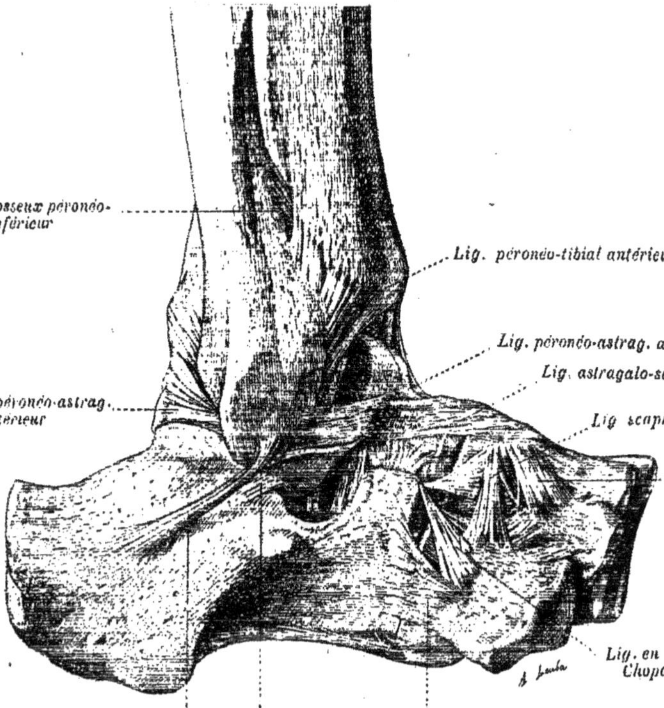

Fig. 566. — Articulation tibio-tarsienne et articulations tarsiennes, vue externe.

tour de la mortaise au pourtour de la poulie astragalienne, est très serrée sur les côtés de l'articulation, très lâche au contraire en avant et en arrière. Ses insertions se font exactement au rebord des surfaces articulaires, si ce n'est à la partie antérieure où elles s'éloignent à près d'un centimètre du bord cartilagineux, tant sur la face supérieure du col astragalien que sur la face antérieure de l'extrémité tibiale. Nous avons déjà signalé que le revêtement cartilagineux envahissait parfois ces points.

En avant, la capsule est renforcée par des fibres qui descendent obliquement de dedans en dehors du tibia, vers l'astragale. Le faisceau principal va de la face antérieure de la malléole interne à la partie externe du col de l'astragale. La constitution de cette partie antérieure de la capsule, que quelques auteurs décrivent comme ligament antérieur, est particulière : elle est formée de feuillets superposés séparés par des couches graisseuses ; sur les côtés, elle se continue avec le faisceau antérieur des ligaments latéraux, et, comme ceux-ci, elle offre une couche superficielle qui dépasse l'astragale et va se fixer jusqu'au scaphoïde.

A la *partie postérieure,* la capsule plus mince est seulement renforcée par

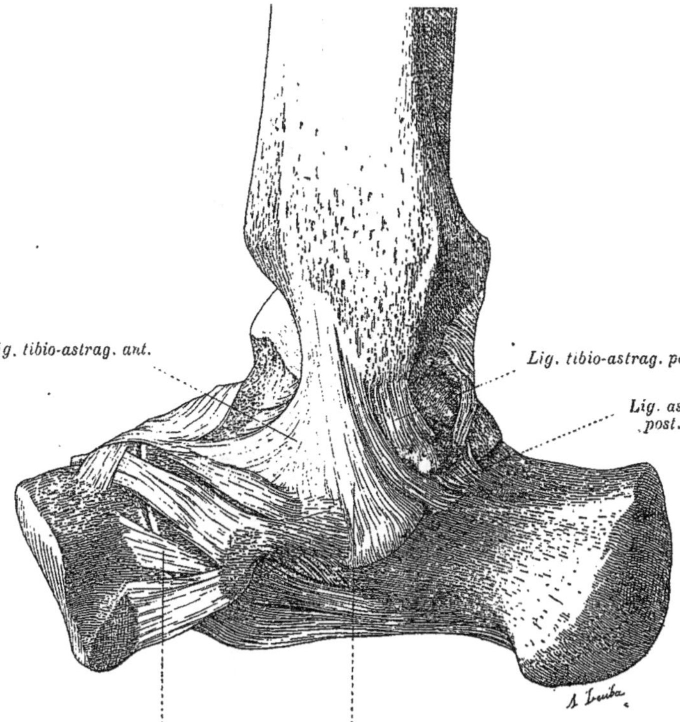

Fig. 567. — Articulation tibio-tarsienne et articulations tarsiennes, vue interne.

quelques trousseaux fibreux, obliques du tibia vers le péroné, intermédiaires au ligament péronéo-tibial postérieur et au ligament péronéo-astragalien postérieur. Entre ces faisceaux, la paroi articulaire n'est guère formée que par la synoviale dont nous décrirons plus loin les saillies bourgeonnantes (B).

Ligament latéral externe. — Il est formé de trois faisceaux, nettement distincts, qui se détachent de la malléole péronière pour se porter en divergeant, l'antérieur et le postérieur vers l'astragale, le moyen vers le calcanéum.

Le *faisceau antérieur, péronéo-astragalien antérieur,* aplati, quadrilatère, souvent divisé en deux faisceaux inégaux, se détache de la partie moyenne du bord antérieur de la malléole péronière, et va se fixer à l'astragale, non sur le col, mais immédiatement en avant de la facette péronière de cet os.

Le *faisceau moyen, péronéo-calcanéen*, cordon aplati, long de 3 à 4 centimètres, large de 5 millimètres, s'attache, non au sommet de la malléole, mais *au bord antérieur et à la face externe de la malléole, près du sommet*, sur lequel il se réfléchit (G) pour se porter presque horizontalement en arrière et en bas vers la face externe du calcanéum, où son attache laisse une empreinte visible sur l'os sec (V. Ostéologie, fig. 253 et 254).

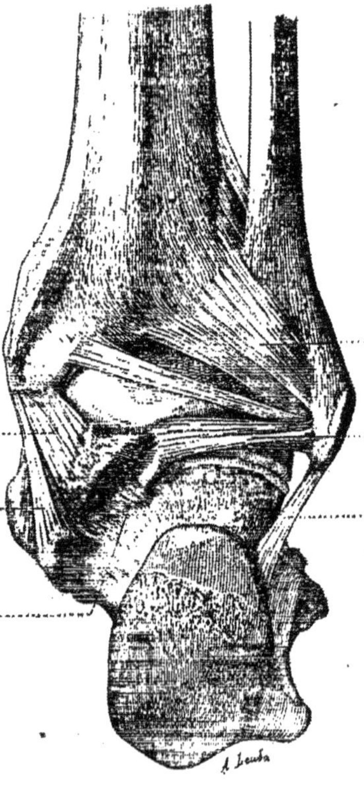

Fig. 568. — Articulations tibio-tarsienne et péronéo-tibiale inférieure, vue postérieure.

Le faisceau postérieur, péronéo-astragalien postérieur, horizontal et transversal, très fort, trapézoïde, visible seulement par la face postérieure de l'articulation, se détache de la partie inférieure de la fossette que l'on remarque sur la face articulaire de la malléole péronière, immédiatement en arrière du revêtement cartilagineux, et va se fixer par sa base élargie à la face postérieure de l'astragale jusqu'au gros tubercule (os trigone) qui limite en dehors la gouttière du fléchisseur propre du gros orteil. Ce faisceau, profondément situé, est extrêmement fort; pour le bien voir, il faut dégager les tendons péroniers et leur gaîne; encore n'aperçoit-on que la tranche ou bord postérieur de ce trapèze ligamenteux situé dans un plan horizontal.

Ligament latéral interne. — En forme de Δ, d'où son nom de ligament deltoïde, c'est un éventail fibreux, irradiant de la malléole interne pour aller se fixer par sa base élargie, curviligne, au scaphoïde, à l'astragale, au calcanéum et au ligament calcanéo-scaphoïdien inférieur. Disposé suivant le même type que le ligament latéral externe, il présente aussi trois faisceaux : moins distincts qu'en dehors, ils sont cependant faciles à reconnaître.

Le *faisceau antérieur, tibio-astragalien antérieur,* large, mince, quadrilatère, part du bord antérieur de la malléole interne, et va se fixer par ses fibres superficielles à la face supérieure du scaphoïde, et par ses fibres profondes à la face externe de l'astragale, tout près de la facette tibiale ; il est ainsi divisé en deux plans séparés par une couche graisseuse.

Le *faisceau moyen, tibio-calcanéen,* se détache de la face cutanée de la malléole, tout près du sommet, et va s'attacher à la petite apophyse du calcanéum. Les fibres antérieures de ce faisceau se fixent sur le ligament calcanéo-scaphoïdien inférieur ; ses fibres postérieures descendent, en arrière de la petite apophyse du calcanéum, jusque dans la gouttière calcanéenne. Sous le faisceau moyen et séparée de lui par un peu de tissu graisseux, se trouve la capsule fibreuse, dont quelques-uns ont fait une couche profonde du ligament.

Le *faisceau postérieur, tibio-astragalien postérieur,* se fixe solidement à la large empreinte que présente le sommet bifurqué de la malléole interne; de là, il se dirige en dehors, en bas et un peu en arrière pour prendre son attache inférieure sur l'empreinte ovalaire que présente la face interne de l'astragale au-dessous de la facette tibiale (V. fig. 245, 246 et 568).

Le faisceau tibio-astragalien postérieur, homologue du péronéo-astragalien postérieur, transversal comme lui, est le plus fort des trois faisceaux du ligament latéral interne: sa largeur est de deux centimètres, et son épaisseur d'un centimètre et demi. Il est décrit dans nos classiques comme couche profonde du ligament latéral interne : à vrai dire, il continue le plan deltoïdien commencé par les deux autres faisceaux, et, comme ceux-ci, il apparaît dès qu'on a enlevé la gaîne du jambier postérieur qui lui adhère intimement. Point n'est besoin de recourir à une section du tibia pour prendre complète connaissance de ce faisceau, situé sur le même plan que les autres, mais beaucoup plus épais.

On voit que les deux ligaments latéraux, construits sur un même type, présentent trois faisceaux homonymes par leur situation et leurs insertions :

un faisceau antérieur	péronéo tibio	astragalien.
un faisceau moyen	péronéo tibio	calcanéen.
un faisceau postérieur	péronéo tibio	astragalien.

Synoviale. — La synoviale qui s'attache au pourtour des revêtements cartilagineux forme en avant et en arrière, sous les parties lâches de la capsule, deux culs-de-sac.

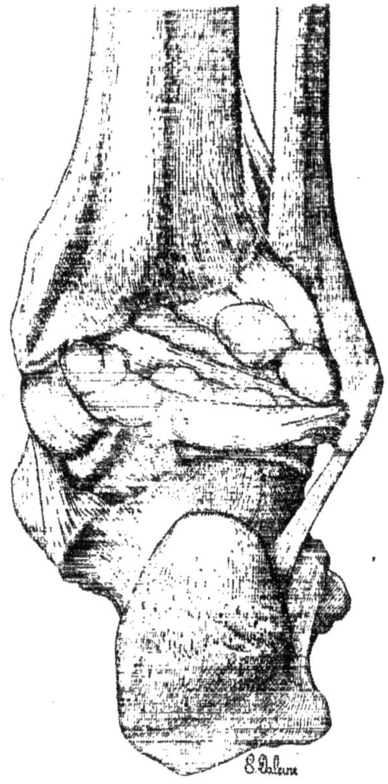

Fig. 569. — Synoviale de l'articulation tibio-tarsienne, vue postérieure.

Le *cul-de-sac antérieur* est parfois subdivisé en deux ou trois gros bourgeons par des fibres capsulaires profondes ; quand l'injection a été faite sur une pièce entière, il présente deux bourgeons latéraux répondant au bord antérieur des deux malléoles, tandis que sa partie moyenne est bridée et déprimée par les tendons du jambier antérieur et des extenseurs des orteils.

Le *cul-de-sac postérieur* apparaît, après injection, hérissé de gros bourgeons sortis par l'interstice des fibres capsulaires postérieures ; j'ai constaté maintes fois la communication de ces bourgeons avec les gaînes synoviales des tendons fléchisseurs et péroniers.

Sur les parties latérales, la synoviale, bridée par la capsule, n'entre point en rapport avec le faisceau moyen des ligaments latéraux.

J'ai déjà parlé du cul-de-sac que la synoviale envoie entre le péroné et le tibia, et montré (V. fig. 565) la fente par laquelle il s'ouvre dans la cavité articulaire.

En avant, une masse adipeuse soulève la synoviale en une grosse frange parallèle à l'interligne.

Rapports. — L'articulation tibio-tarsienne est en rapport *en avant* avec les tendons des muscles jambier antérieur, extenseur propre du gros orteil, extenseur commun des orteils et péronier antérieur, glissant dans leurs gaînes synoviales, bridés par le ligament annulaire antérieur du tarse. Entre l'extenseur propre et l'extenseur commun cheminent le nerf tibial antérieur et l'artère homonyme qui prend le nom de pédieuse à partir de l'interligne. — *En dehors*, l'articulation répond aux tendons des muscles péroniers latéraux qui passent sur le faisceau moyen du ligament latéral externe ; — *en dedans*, elle répond au jambier postérieur qui glisse sur les faisceaux postérieur et moyen du ligament latéral interne ; — *en arrière*, elle entre en rapport avec le fléchisseur commun des orteils et le fléchisseur propre du gros orteil entre lesquels cheminent les vaisseaux et le nerf tibial postérieur.

Artères. — L'artère tibiale antérieure fournit trois ou quatre petites branches qui abordent la face antérieure de l'articulation. La malléolaire interne (branche de la tibiale antérieure) donne des rameaux qui traversent le faisceau tibio-astragalien antérieur. — La tibiale postérieure fournit quelques branches qui perforent les faisceaux moyen et postérieur du ligament latéral interne. — La péronière postérieure vascularise la partie postérieure de l'articulation. — Enfin la malléolaire externe, ou la péronière antérieure, envoient de petits vaisseaux à la partie antéro-externe de la capsule.

Nerfs. — Ils viennent du saphène interne (plexus lombaire) et du tibial antérieur (plexus sacré).

Essai de mécanique articulaire. — L'articulation du pied avec la jambe et les articulations des principaux segments du pied entre eux, montrent une grande solidarité dans les mouvements : toutes concourent plus ou moins à l'exécution des mouvements d'ensemble que présente le segment terminal du membre inférieur.

Le pied possède, dit-on, trois mouvements fondamentaux : 1° des mouvements de rotation autour d'un axe transversal, par lequel le pied s'étend ou se fléchit sur la jambe ; 2° un mouvement de rotation autour d'un axe vertical par lequel la pointe du pied se porte en dedans (adduction) ou en dehors (abduction) ; — 3° un mouvement de rotation autour d'un axe antéro-postérieur par lequel ses bords s'élèvent ou s'abaissent.

Mais, en étudiant avec attention les mouvements sur un pied vivant on s'aperçoit vite qu'il est impossible d'obtenir une adduction pure, j'entends sans élévation du bord interne, et réciproquement que l'élévation du bord interne est toujours accompagnée d'un mouvement d'adduction de la pointe : en d'autres termes, on constate que les mouvements de latéralité (adduction et abduction) sont toujours combinés avec les mouvements de rotation autour de l'axe antéro-postérieur. On est alors obligé de conclure que ces mouvements ont été artificiellement isolés, et qu'il convient de les réunir en un mouvement unique. Le nom qui m'a paru le meilleur pour désigner ces mouvements du pied, résultant de la combinaison des mouvements d'abduction et d'élévation des bords, est celui de *mouvements de torsion en dedans et de torsion en dehors*.

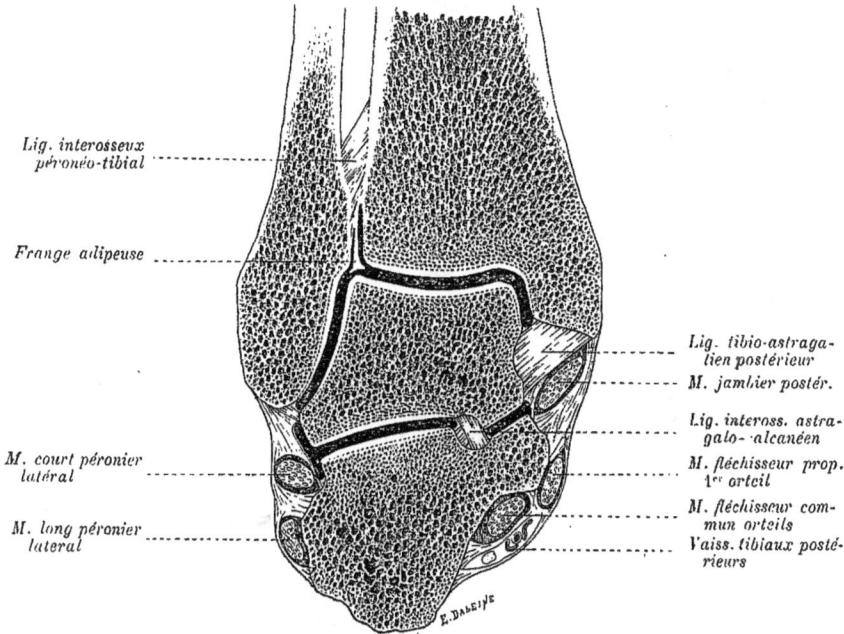

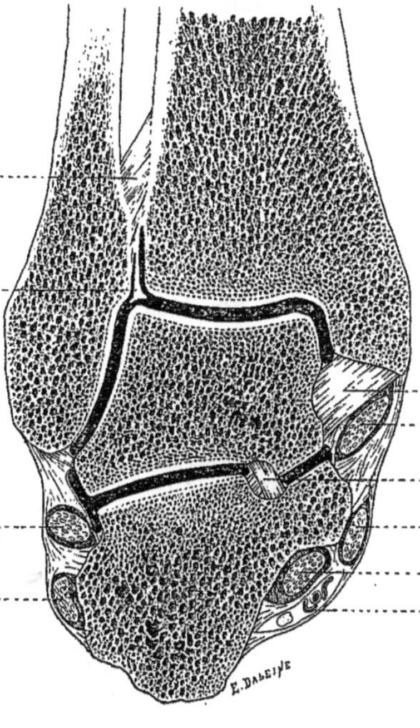

Fig. 570. — Coupe frontale des articulations tibio-tarsienne et astragalo-calcanéenne.

Il semble cependant que si l'on vient à prendre appui sur l'un des bords du pied, l'autre bord puisse s'élever sans que cette élévation soit accompagnée d'adduction de la pointe ; ce n'est là qu'une apparence : en étudiant de près ce mouvement, on pourra s'assurer que la rotation s'exécute alors, mais comme elle ne peut plus se faire dans le pied fixé par son contact avec le sol, elle se fait dans la jambe ; on voit, quand le bord interne du pied s'élève, la malléole interne se porter en avant.

En somme, les mouvements du pied se réduisent à deux : des mouvements de flexion et d'extension, et des mouvements de torsion en dedans ou en dehors. Ces mouvements se passent dans deux articulations distinctes : les premiers dans la tibio-tarsienne, les seconds dans les articulations sous-et pré-astragaliennes.

Aux deux mouvements fondamentaux du pied, il en faut ajouter un troisième, *mouve-*

ment de circumduction dans lequel la pointe du pied décrit un cercle : ce mouvement résulte de la combinaison des deux mouvements de flexion et de torsion ; il est impossible sans le concours des deux articulations dans lesquelles se passent ces mouvements. Pendant la circumduction, le pied passe de l'extension extrême à la flexion extrême, en même temps que ses bords s'élèvent alternativement.

Si l'on compare les articulations de la main avec l'avant-bras et les articulations du pied avec la jambe, on voit qu'au poignet comme au cou-de-pied, il y a deux articulations principales répondant à deux mouvements principaux ; mais, tandis qu'à la main, les deux articulations prennent une part presque égale aux deux variétés de mouvements, au pied les deux mouvements sont répartis dans deux articulations : dans la tibio-tarsienne, se passent les mouvements de flexion et d'extension à l'exclusion de tous les autres ; dans les articulations sous-astragaliennes se passent uniquement les mouvements de torsion.

Mouvements qui se passent dans l'articulation tibio-tarsienne.— Les seuls mouvements qui se passent dans cette charnière *toujours serrée* sont des *mouvements de flexion et d'extension*. Dans la flexion, la poulie astragalienne glisse d'avant en arrière et s'enfonce dans la mortaise tibio-péronière, et la face dorsale du pied se rapproche de la face antérieure de la jambe. Dans l'extension, la poulie astragalienne glissant d'arrière en avant tend à sortir de la mortaise.

Ces mouvements s'effectuent autour d'un axe transversal qui passe par le corps de l'astragale et répond à l'axe du cylindre ou pas de vis auquel appartient la poulie astragalienne. — J'ai déjà fait observer que cet axe n'était point exactement transversal mais qu'il s'inclinait un peu en dehors et en arrière par son extrémité externe ; c'est pour cette raison que le plan des mouvements du pied, perpendiculaire à cet axe, n'est point exactement sagittal. — L'étendue de ces mouvements est assez grande : de la flexion à l'extension extrême le pied décrit un arc qui varie de 70 à 90 degrés.

Dans les mouvements *d'extension*, les fibres antérieures de la capsule et les faisceaux antérieur et moyen des ligaments latéraux sont tendus : c'est la tension de ces faisceaux qui limite le mouvement. Dans l'extrême extension le bord postérieur de la mortaise vient entrer en contact avec la face supérieure du tubercule externe (os trigone) de la face postérieure de l'astragale : lorsque, par suite de la conformation des surfaces, ce contact s'établit, la face supérieure du tubercule devient intra-articulaire et apparaît revêtue d'une épaisse couche de fibro-cartilage.

Le mouvement de *flexion* est limité par la tension des faisceaux postérieurs des ligaments latéraux ; dans ce mouvement le faisceau moyen du ligament latéral interne est aussi tendu. — On répète beaucoup que la flexion est limitée par le contact du bord antérieur de la mortaise avec la face supérieure du col astragalien ; rien n'est moins exact : lorsque ce contact entre les deux os se produit, comme cela arrive quelquefois, ce contact répété fait apparaître les facettes cartilagineuses dont j'ai signalé la présence anormale sur la face supérieure du col astragalien et sur la face antérieure du tibia. (V. Rem. A, p. 705). Je saisis à nouveau cette occasion de répéter que ce ne sont point des contacts osseux qui limitent les mouvements articulaires, mais la tension des ligaments et souvent avant celle-ci la distension de certains muscles, véritables ligaments actifs. C'est ainsi qu'à la tibio-tarsienne le mouvement de flexion est normalement limité par la tension du triceps sural, qui est tendu bien avant les faisceaux postérieurs des ligaments ; il est facile de s'assurer du fait sur une jambe dont on aura disséqué les articulations en ménageant le triceps.

Dans la station debout, le pied faisant angle droit avec la jambe, la mortaise tibio-péronière repose sur le segment moyen, le plus élevé, de la poulie astragalienne. Par quel artifice l'homme peut-il garder comme il le fait, longtemps et sans fatigue, une telle position, alors que le moindre déplacement du centre de gravité suffit pour faire osciller la jambe en avant ou en arrière sur cette roue astragalienne. Sont-ce les faisceaux postérieurs distendus des ligaments latéraux de l'articulation tibio-tarsienne, qui empêchent la jambe de glisser en avant ? Non, car l'observation démontre que ces ligaments sont relâchés ; et le fait que la flexion peut aller au delà de l'angle droit vient à l'appui de l'observation. — Sommes-nous, redevables du maintien de cet équilibre instable à une lutte éveillée et incessante entre les muscles extenseurs et fléchisseurs, ou bien à la contraction active de l'un de ces groupes ? Non encore, car cette contraction, d'ailleurs facile à constater, amènerait rapidement la fatigue. — Si l'on tient compte : 1° que, pendant le sommeil, le pied forme avec la jambe un angle très ouvert en avant ; et 2° que cette position moyenne, répond au repos parfait des muscles extenseurs et fléchisseurs, on est amené à conclure que, dès que nous mettons pied à terre, le pied se plaçant à angle droit sur la jambe, les muscles fléchisseurs (jumeaux et soléaire) subissent une distension qui les allonge et met en jeu leur élasticité. *C'est cette distension passive des muscles fléchisseurs qui s'oppose à la chute du corps en avant et permet de garder la station verticale.*

Varia. — A. — D'ordinaire, la *surface articulaire de la poulie astragalienne* se termine sur la face supérieure du col astragalien par un bord concave en avant ; quelquefois le revêtement cartilagineux s'avance sur le col ; dans ces cas, on voit aussi le cartilage du tibia déborder sur la face antérieure de l'os ; ces deux avancées cartilagineuses entrent en contact dans la *flexion* extrême.

B. — Il ne m'a pas paru que les faisceaux qui doublent les parties antérieure et postérieure de la capsule tibio-tarsienne méritassent d'être détachés sous les noms de ligaments antérieur et postérieur.

La réflexion et le glissement du *faisceau péronéo-calcanéen* sur le sommet de la malléole ont déterminé l'apparition d'une toute petite bourse séreuse en ce point.

§ VII. — ARTICULATIONS DU PIED

Les articulations du pied comprennent : 1° celles des os du tarse entre eux ou *articulations tarsiennes ;* — 2° celles du tarse avec le métatarse ou *articulations tarso-métatarsiennes ;* — 3° celles des métatarsiens entre eux ou *articulations métatarsiennes ;* — 4° celles du métatarse avec les premières phalanges, ou *articulations métatarso-phalangiennes ;* — 5° celles des phalanges entre elles, ou *articulations phalangiennes.*

ARTICULATIONS TARSIENNES

ARTICULATIONS DU TARSE POSTÉRIEUR OU ASTRAGALO-CALCANÉENNES.

(Articulations sous-astragaliennes).

L'astragale et le calcanéum s'articulent par quatre facettes articulaires qui, opposées deux à deux, forment deux articulations distinctes, séparées par un canal osseux, le *sinus du tarse* (V. Ostéologie, p. 244). De ces deux articulations, l'une est *postérieure, articulation astragalo-calcanéenne postérieure ;* — l'autre est *antérieure, articulation astragalo-calcanéenne antérieure,* et sa cavité continue en arrière, par ses surfaces articulaires, l'articulation astragalo-scaphoïdienne.

Articulation astragalo-calcanéenne postérieure

On la range généralement parmi les arthrodies ; cependant ses surfaces articulaires en segment de cylindre la rapprochent davantage des trochoïdes.

Surfaces articulaires. — La *face inférieure de l'astragale* présente, dans sa partie postéro-externe, une large facette articulaire, limitée en avant par la gouttière astragalienne. Cette facette articulaire offre des formes et des dimensions très variables, au milieu desquelles on peut cependant trouver un type plus constant ; elle est, en général, de contour ovalaire, à grand axe transversal ; elle représente assez bien un segment de cylindre creux, d'un rayon d'environ 3 cm., dont l'axe traverserait très obliquement le calcanéum d'arrière en avant et de dehors en dedans, croisant l'axe antéro-postérieur du pied suivant un angle qui varie de 25 à 30°. Comme le pied est normalement dévié en dehors, l'axe du cylindre astragalien est à peu près antéro-postérieur. La concavité de la facette regarde en bas et un peu en arrière.

La *face supérieure du calcanéum* présente dans sa partie moyenne, en arrière de la gouttière calcanéenne, une large facette articulaire ; c'est un segment de cylindre plein, qui vient se loger dans le segment de cylindre creux astragalien ; de contour en général assez irrégulier, la facette postéro-externe du calcanéum a une forme analogue à celle de la facette astragalienne. La convexité, opposée à la concavité de la facette astragalienne, regarde en haut et un peu en avant.

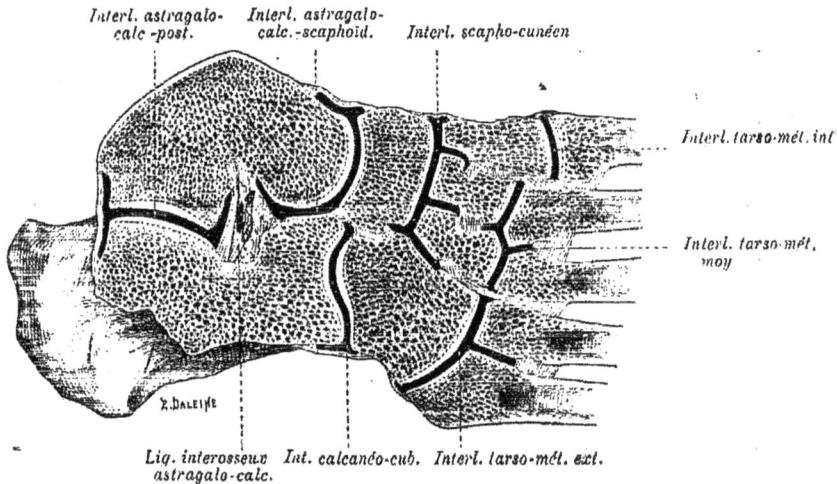

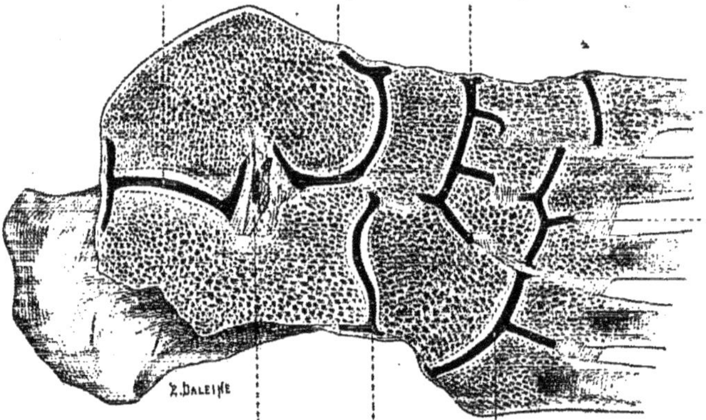

Fig. 571. — Coupe du tarse et du métatarse parallèle au plan dorsal du pied.

Un cartilage d'encroûtement, épais d'environ 2 mm. recouvre ces surfaces articulaires.

Moyens d'union. — Une *capsule*, très mince, unit les deux os ; elle s'insère immédiatement sur le bord du cartilage d'encroûtement, excepté en arrière et en dehors, où son insertion descend sur le calcanéum à près d'un centimètre au delà du bord cartilagineux. Elle présente trois renforcements ou ligaments de développement variable.

Le *ligament astragalo-calcanéen externe*, faible en général, est formé par quelques faisceaux descendant obliquement de l'astragale vers le calcanéum ; il est situé au-dessous et un peu en avant du ligament péronéo-calcanéen de l'articulation tibio-tarsienne sur lequel se fixent quelques-unes de ses fibres (V. fig. 566).

Le *ligament astragalo-calcanéen postérieur*, plus fort que le précédent, s'insère sur l'astragale au bord inférieur et au tubercule externe de la gouttière du long fléchisseur du gros orteil, et descend vers le calcanéum sur lequel il se fixe à 5 ou 6 mm. du rebord cartilagineux, à l'union des faces supérieure et interne de l'os (V. fig. 568).

Le *ligament astragalo-calcanéen interosseux*, commun aux deux articulations astragalo-calcanéennes, extrêmement fort, occupe le sinus du tarse. Il se compose de trousseaux fibreux, aplatis, réunis en lamelles que sépare du tissu adipeux ; ses faisceaux se détachent du fond de la gouttière calcanéenne, et montent, les uns verticaux, les autres obliques, vers le fond de la gouttière astragalienne (V. fig. 570 et 571). On peut reconnaître au ligament interosseux deux couches et le comparer à une double haie fibreuse, dont chaque feuillet confine à chacune des deux articulations astragalo-calcanéennes.

Les fibres qui répondent à la partie interne du sinus tarsien sont plus courtes que celles qui répondent à la partie externe. En effet, au niveau de l'excavation calcanéo-astragalienne, embouchure du sinus, les deux couches du ligament interosseux, nettement séparées, forment deux gros trousseaux montant de la face supérieure de la grande apophyse du calcanéum vers les faces inférieure et externe du col astragalien. Le faisceau postérieur, comme la haie postérieure, appartient à l'articulation astragalo-calcanéenne postérieure dont il forme le ligament antérieur ; le faisceau antérieur, continuation plus ou moins directe de la haie antérieure, appartient à l'articulation astragalo-calcanéenne antérieure, dont il renforce la partie postérieure et externe (A).

On rencontre assez souvent entre les deux feuillets du ligament interosseux astragalo-calcanéen une petite bourse séreuse (V. fig. 571).

Synoviale. — La synoviale déborde en dehors et en arrière l'interligne articulaire, formant à ce niveau un gros cul-de-sac qui communique parfois avec le cul-de-sac postérieur de l'articulation tibio-tarsienne.

Vaisseaux et nerfs. — Les *artères* sont fournies : 1° par une branche de la tibiale postérieure qui pénètre dans le sinus tarsien ; 2° par une branche de la dorsale du tarse ; 3° par des rameaux de la malléolaire externe et de la péronière. — Les *nerfs* sont fournis par le tibial postérieur ou une de ses branches de bifurcation.

Varia. — A. — Les deux faisceaux externes du *ligament interosseux astragalo-calcanéen*, visibles dans l'excavation calcanéo-astragalienne, ont été décrits comme ligaments distincts des ligaments interosseux par nombre d'auteurs, Krause, Henle, etc. Il m'a paru préférable de les rattacher à ce ligament avec les feuillets duquel ils sont souvent en continuité.

Articulation astragalo-calcanéenne antérieure

Les surfaces articulaires de l'articulation astragalo-calcanéenne antérieure, tant du côté du calcanéum que du côté de l'astragale, sont continues avec celles de l'articulation astragalo-scaphoïdienne. La séparation de ces deux articulations est donc tout à fait artificielle. En effet, l'articulation astragalo-calcanéenne antérieure, fermée en arrière et sur les côtés, s'ouvre largement en avant dans l'articulation astragalo-scaphoïdienne avec laquelle elle forme une seule articulation, aussi bien au point de vue anatomique qu'au point de vue physiologique.

Surfaces articulaires. — Du côté de *l'astragale,* nous trouvons une facette convexe, en forme de *semelle* étranglée vers sa partie moyenne, à grand axe obliquement dirigé en avant et en dehors. Taillée en partie sur la tête de l'astragale, cette facette s'étend aussi sur la face inférieure du col. Son revêtement cartilagineux continue en avant celui de la tête astragalienne. Très souvent cette facette est subdivisée en deux parties par un sillon répondant à un gros faisceau du ligament calcanéo-scaphoïdien inférieur (V. fig. 575).

Du côté du *calcanéum,* nous trouvons une facette concave, oblongue, à grand diamètre dirigé en avant et en dehors, séparée de la facette postérieure par la gouttière calcanéenne. Son extrémité postérieure, qui est la plus large, repose sur la petite apophyse du calcanéum. Souvent cette facette est subdivisée en deux facettes nettement séparées par un large sillon dans lequel s'attache un fort trousseau du ligament calcanéo-scaphoïdien inférieur.

Moyens d'union. — La *capsule* fibreuse, continuation de la capsule astragalo-scaphoïdienne, se fixe au pourtour de la facette calcanéenne, tandis que, du côté de l'astragale, elle gagne le fond de la gouttière osseuse, s'éloignant à 4 ou 5 mm. du revêtement cartilagineux. — Elle est renforcée par un ligament postérieur et par deux ligaments latéraux.

Le *ligament postérieur* et le *ligament externe* sont représentés : le premier, par le feuillet antérieur du ligament interosseux astragalo-calcanéen ; le second, par le trousseau fibreux qui continue en dehors ce ligament dans l'excavation astragalo-calcanéenne.

Le *ligament interne* est représenté par le ligament calcanéo-scaphoïdien inférieur (V. p. 710).

Synoviale. — La synoviale est commune avec la grande synoviale astragalo-scaphoïdienne.

Vaisseaux et nerfs. — Des branches de l'artère plantaire interne et de la dorsale du tarse vascularisent l'articulation astragalo-calcanéenne antérieure. — Ses nerfs viennent le plus souvent de la branche externe du tibial antérieur.

MOUVEMENTS DES ARTICULATIONS DU TARSE POSTÉRIEUR

Les mouvements qui se passent dans les articulations astragalo-calcanéennes ne peuvent être séparés des mouvements qui ont pour siège l'articulation médio-tarsienne que nous décrivons plus loin.

Au point de vue physiologique l'astragale nous apparaît, en effet, comme articulé d'une part avec la jambe, d'autre part avec le reste du tarse. Dans les mouvements de flexion et d'extension, l'astragale fait corps avec le pied et tous les mouvements se passent entre lui et la jambe ; au contraire dans les mouvements de latéralité et de rotation, l'astragale fait corps avec la jambe et tous les mouvements se passent entre lui et le reste du pied. Morel et Math. Duval ont fixé cette intéressante remarque en comparant fort à propos le rôle physiologique de l'astragale dans les mouvements entre la jambe et le pied au rôle que joue l'atlas dans les mouvements entre la colonne vertébrale et la tête.

Les articulations, sous-astragaliennes et médio-tarsienne, inséparables au point de vue physiologique, sont le siège de ces mouvements combinés de latéralité et de rotation que j'ai réunis sous le nom de mouvements de torsion en dedans et en dehors. Ces mouvements ont pour complément indispensable des mouvements dans l'articulation calcanéo-cuboïdienne qui intervient dans les mouvements de l'articulation astragalo-scaphoïdienne, au même titre complémentaire que les mouvements de l'articulation astragalo-calcanéenne postérieure. On voit combien est complexe le mécanisme de ces mouvements de torsion qui se passent à la fois dans un si grand nombre d'articulations ; il est difficile et bien artificiel de donner les éléments séparés de cet ensemble physiologique.

Je reviendrai sur l'ensemble après avoir décrit l'articulation médio-tarsienne.

La partie des mouvements de torsion qui se passe dans les articulations astragalo-calcanéennes comprend des mouvements de glissement entre les surfaces cylindriques emboîtées de ces deux articulations. Ces mouvements, si on les limite exactement par l'immobilisation des articulations voisines, ont peu d'étendue. Ils se font en sens inverse : quand l'astragale glisse en dehors sur le cylindre calcanéen postérieur, il glisse de dedans en dehors dans le cylindre calcanéen antérieur; les deux extrémités de l'astragale se meuvent donc en sens inverse. Ces mouvements s'exécutent autour d'un axe antéro-postérieur; leur centre répond à l'insertion du ligament interosseux dans la gouttière calcanéenne. Les deux lames entrecroisées de ce ligament se comportent au cours de ces mouvements à peu près comme les ligaments croisés dans les mouvements de rotation du genou. Ces mouvements sont limités par la tension du faisceau moyen des ligaments latéraux de l'articulation tibio-tarsienne : la torsion du pied en dehors est arrêtée par la tension du faisceau tibio-calcanéen, la torsion en dedans est arrêtée par la tension du ligament péronéo-calcanéen.

ARTICULATION MÉDIO-TARSIENNE. (*Articulation de Chopart*).

L'articulation médio-tarsienne unit le tarse postérieur au tarse antérieur ; elle est en réalité formée de deux articulations séparées et placées côte à côte : l'astragale articulé avec le scaphoïde en dedans ; le calcanéum articulé avec le cuboïde en dehors. Je décrirai séparément ces deux articulations composantes de la grande articulation médio-tarsienne.

Articulation astragalo-scaphoïdienne

Formée par la tête de l'astragale reçue et tournant dans la concavité du scaphoïde, cette articulation appartient au genre des énarthroses.

Surfaces articulaires. — La *tête de l'astragale,* éminence arrondie, allongée, à grand axe presque transversal, plus étendue que le scaphoïde avec lequel elle s'articule, s'aplatit dans sa partie inférieure et s'allonge d'avant en arrière en une facette qui répond à la facette antéro-interne du calcanéum. Entre ces deux portions, l'une scaphoïdienne, l'autre calcanéenne, la tête astragalienne présente, dans sa partie moyennne, un méplat qui répond au ligament calcanéo-scaphoïdien inférieur. — Un revêtement cartilagineux continu, d'épaisseur variable, est appliqué sur ces trois champs de la tête astragalienne (*champ scaphoïdien, champ ligamenteux, champ calcanéen*) séparés seulement par des crêtes émoussées.

Du côté du *scaphoïde,* nous trouvons une cavité, formée par la face postérieure de cet os ; assez profonde, oblongue à grand axe obliquement dirigé en bas et en dedans, cette cavité répond au champ scaphoïdien de la tête astragalienne.

La cavité de réception de la tête astragalienne est continuée et complétée en arrière : 1° par le ligament calcanéo-scaphoïdien, 2° par la facette calcanéenne antérieure. Ces trois parties de la cavité répondent aux trois champs de la tête astragalienne. — J'ai déjà insisté, en traitant de l'articulation astragalo-calcanéenne antérieure, sur la communauté et la continuité de cette articulation avec l'articulation astragalo-scaphoïdienne.

Moyens d'union. — La *capsule* dont l'insertion empiète de près d'un centimètre sur les faces supérieure et interne du col astragalien est renforcée par quatre ligaments.

Le *ligament calcanéo-scaphoïdien postérieur* nous est déjà connu : ce n'est autre chose que le feuillet antérieur du ligament interosseux astragalo-calcanéen, dont le faisceau le plus externe, visible dans l'excavation astragalo-calcanéenne, s'élève du calcanéum vers la face externe du col astragalien.

Le *ligament astragalo-scaphoïdien dorsal* est un plan fibreux large et mince; ses fibres parallèles, un peu obliques en avant et en dedans, naissent de la face supérieure et externe du col de l'astragale, s'enroulent et brident la tête astragalienne qui tendrait à sortir de sa cavité quand l'avant-pied s'abaisse et se porte en dedans; elles vont se fixer d'autre part, sur la face dorsale du scaphoïde, à quelque distance du revêtement cartilagineux.

Le *ligament calcanéo-scaphoïdien inférieur,* en forme de gouttière à concavité supérieure, remarquable par sa force et son épaisseur, unit le calcanéum

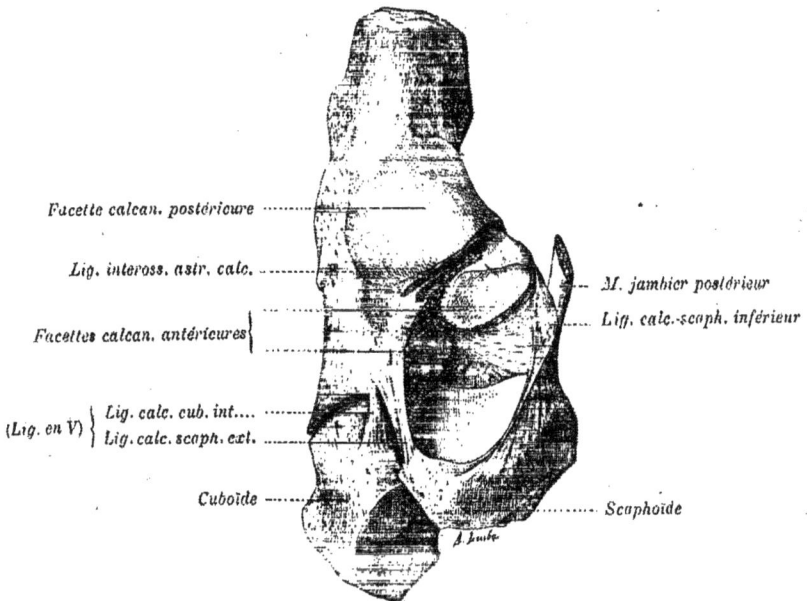

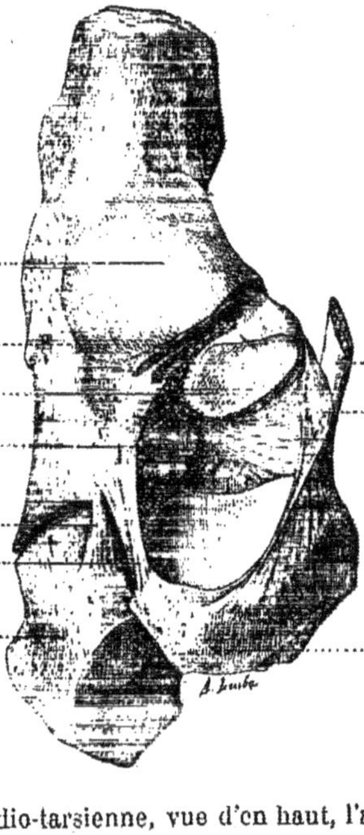

Fig. 572. — Articulation médio-tarsienne, vue d'en haut, l'astragale ayant été enlevé.

au scaphoïde et prend part à la formation de la cavité dans laquelle est reçue la tête de l'astragale (V. fig. 572). Il s'attache en arrière à la petite apophyse du calcanéum et dans l'excavation qui sépare cette apophyse de la facette cuboïdienne; de là, ses fibres vont en irradiant s'attacher à la face interne du scaphoïde, près du tubercule de cet os. Epais dans sa partie inférieure, ce ligament devient plus épais encore dans sa partie interne où il répond au bord interne du pied; dans cette partie formée par les fibres allant de la petite tubérosité du calcanéum à la face interne du scaphoïde près du tubercule, le ligament reçoit un grand nombre de fibres appartenant au faisceau moyen du ligament latéral interne de l'articulation tibio-tarsienne. Ses faisceaux inférieurs, divergents, ménagent des orifices par lesquels jouent de gros lobules adipeux qui font saillie dans l'articulation sous la forme de franges synoviales. Dans la partie qui répond au bord interne du pied, le ligament calcanéo-scaphoïdien inférieur présente d'ordinaire un noyau fibro-cartilagineux, qui répond par sa face externe au tendon du jambier postérieur, et par sa face articulaire à la facette moyenne de la tête astragalienne. Morris insiste sur le rôle du jambier postérieur venant renforcer cette portion ligamenteuse de la cavité qui reçoit et soutient la tête astragalienne.

Le *ligament calcanéo-scaphoïdien externe,* moyen d'union appartenant en propre à l'articulation astragalo-scaphoïdienne, est un trousseau ligamenteux épais, qui se détache de la partie la plus antérieure de la face supérieure de la grande apophyse du calcanéum, et va se fixer à la partie externe du contour de la facette scaphoïdienne ; cloison sagittale, plus ou moins haute et que l'on ne peut voir dans son entier qu'après avoir enlevé l'astragale, ce ligament forme la branche interne du ligament en Y, ou mieux en V, que l'on désigne sous le nom de *clef de l'articulation de Chopart* (V. fig. 572).

Synoviale. — Elle s'insère au pourtour du revêtement cartilagineux, et forme à la partie supéro-interne un cul-de-sac demi-circulaire ; j'ai déjà indiqué les grosses franges synoviales qu'elle présente à la partie inférieure entre les faisceaux du ligament calcanéo-scaphoïdien inférieur; par l'insufflation ou l'injection on met en évidence de petits prolongements synoviaux, qui s'engagent avec des lobules graisseux dans les interstices du ligament.

Articulation calcanéo-cuboïdienne

Cette articulation, qui forme la moitié externe de l'articulation médio-tarsienne, n'est point une arthrodie, mais une articulation par emboîtement réciproque.

Surfaces articulaires. — *a*) La *facette du calcanéum* qui comprend toute la face antérieure de cet os est convexe de haut en bas et concave transversalement ; son grand axe est transversal ; son extrémité interne s'allonge en une saillie qui donne attache aux ligaments calcanéo-scaphoïdien et calcanéo-cuboïdien, les deux branches du ligament en V de Chopart ; parfois le sommet de cette saillie s'aplatit en une facette étroite par laquelle le calcanéum s'articule avec le scaphoïde.

b) Du côté du *cuboïde,* nous trouvons une facette inversement conformée comprenant toute la face postérieure de l'os, convexe transversalement, concave de haut en bas : parfois cette concavité verticale est très marquée par le fait d'une apophyse, sorte de *bec* cuboïdien, qui se prolonge sous la face inférieure du calcanéum.

Moyens d'union. — La *capsule* fibreuse qui s'insère immédiatement au pourtour cartilagineux, sur la partie interne de l'articulation, s'en éloigne vers la partie externe, où ses insertions se font à 3 ou 4 mm. de l'interligne, tant sur le calcanéum que sur le cuboïde. Donc, serrée en dedans, l'articulation est lâche en dehors; le contraire s'observe dans l'articulation astragalo-scaphoïdienne dont la capsule serrée en dehors devient lâche en dedans.

La capsule est renforcée en haut, en dedans et surtout en bas.

Le *ligament calcanéo-cuboïdien dorsal* unit la face dorsale des deux os : c'est un trousseau fibreux, aplati, de largeur variable, formé de fibres parallèles dont les plus inférieures descendent sur la face externe du calcanéum.

Le *ligament calcanéo-cuboïdien interne* forme la branche externe du liga-

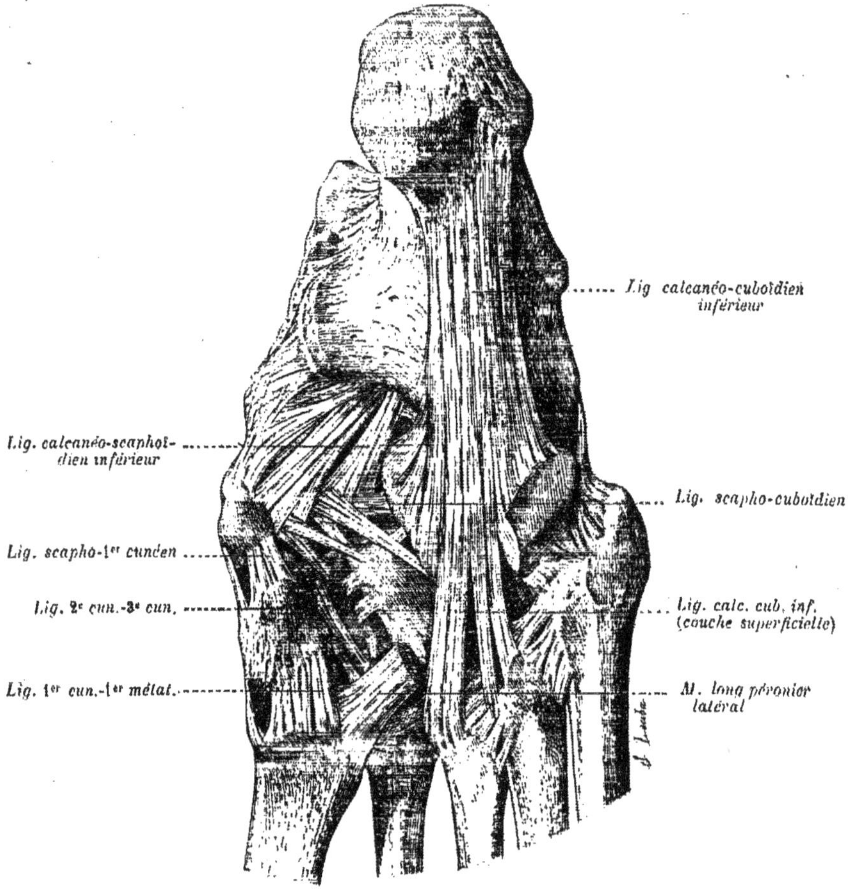

Fig. 573. — Articulations tarsiennes et tarso-métatarsiennes, vues par leur face plantaire.

ment en V de l'articulation médio-tarsienne. Il se détache de l'extrémité interne de la facette calcanéenne et va s'insérer après un très court trajet à la face interne du cuboïde. Sur le calcanéum son insertion se rapproche de celle du ligament calcanéo-scaphoïdien externe, tandis qu'en avant les deux ligaments divergent à la façon des deux branches d'un V (V. fig. 572).

Le *ligament calcanéo-cuboïdien inférieur* (grand ligament de la plante) présente l'aspect d'une large bande à fibres nacrées, étroite en arrière, plus large en avant, étendue de la face inférieure du calcanéum à l'extrémité postérieure des trois derniers métatarsiens.

Le grand ligament plantaire comprend deux couches séparées par un peu de tissu cellulo-graisseux : la *couche superficielle* répond à ce que nous venons de décrire : fixée à toute cette partie de la face inférieure du calcanéum qui est en avant des tubérosités postérieures, elle franchit l'interligne calcanéo-cuboïdien, adhère par quelques-unes de ses fibres au sommet de la crête oblique du cuboïde, et va, par ses fibres les plus superficielles, s'attacher sur la base des trois ou quatre derniers métatarsiens; elle transforme ainsi la gouttière du cuboïde en canal ostéo-fibreux, le *canal du long péronier latéral.*

La *couche profonde,* plus épaisse, plus courte et plus forte, s'attache à la tubérosité antérieure de la face inférieure du calcanéum d'une part et va se fixer d'autre part à la face postérieure de la crête oblique du cuboïde et à toute la partie de la face inférieure du cuboïde qui est en arrière de la crête.

Remarquons que le ligament calcanéo-cuboïdien inférieur est continué en dedans par le ligament calcanéo-scaphoïdien inférieur : le rôle de ce plan ligamenteux si épais et si large est des plus importants comme soutien de la voûte plantaire.

Synoviale. — Un peu moins lâche que celle de l'articulation astragalo-calcanéenne, elle forme cependant dans sa partie externe un cul-de-sac qui, après injection, dessine sa saillie sur le bord externe du pied.

Vaisseaux et nerfs. — Les *artères* de l'articulation médio-tarsienne sont fournies par la tibiale antérieure, par des branches qui viennent des anastomoses entre la dorsale du tarse et la dorsale du métatarse, enfin par la plantaire interne. — Les *nerfs* sont ordinairement fournis par la branche externe du tibial antérieur.

Mouvements. — Les trois articulations astragalo-scaphoïdienne, astragalo-calcanéenne postérieure, et calcanéo-cuboïdienne, sont parfaitement solidaires; elles forment un ensemble articulaire dont les diverses parties sont inséparables. J'ai l'habitude de les réunir en une seule articulation que j'appelle : *articulation de l'entorse.* L'articulation médio-tarsienne a été artificiellement séparée : c'est une articulation chirurgicale.

Ces trois articulations sont le siège des mouvements de torsion en dedans et en dehors.

Le mouvement de torsion en dedans est notablement plus étendu que le mouvement de torsion en dehors; dans la torsion en dedans, l'excavation calcanéo-astragalienne bâille; elle se ferme et ses parois viennent au contact dans la torsion en dehors.

Les mouvements qui se passent dans l'articulation calcanéo-cuboïdienne sont complémentaires des mouvements de l'articulation astragalo-scaphoïdienne au même titre que les mouvements de l'articulation astragalo-calcanéenne postérieure; quand le pied est tordu en dedans, le cuboïde glisse de haut en bas et de dehors en dedans, comme le scaphoïde, dégageant l'extrémité antérieure du calcanéum qui vient faire saillie sur la face dorsale du pied.

L'axe de ce mouvement d'ensemble n'est point exactement antéro-postérieur; il passe par le centre de la tête astragalienne, puis par la partie moyenne du sinus tarsien; il est donc oblique d'avant en arrière et de haut en bas. — Dans ces mouvements, les extrémités des parties en présence, pied d'une part, astragale d'autre part, se meuvent en sens inverse; dans la torsion en dedans, quand la pointe du pied s'élève et se porte en dedans, l'extrémité postérieure du calcanéum s'abaisse et se porte en dehors; le déplacement du calcanéum, qui se renverse avec tout le pied, est moins sensible que celui de la pointe du pied à cause de la longueur différente des deux leviers. Réciproquement, lorsque la jambe se tord sur le pied fixé, la tête de l'astragale se meut en sens inverse de son extrémité postérieure.

ARTICULATIONS DU TARSE ANTÉRIEUR

Les articulations qui réunissent entre eux les cinq os de la deuxième rangée du tarse sont toutes extrêmement serrées : elles appartiennent au genre des arthrodies ; leurs ligaments, très courts, témoignent du peu d'étendue de leurs mouvements. Le tarse antérieur, ainsi formé de pièces juxtaposées et étroitement unies, forme un ensemble solide en même temps qu'élastique.

Ces articulations sont au nombre de sept.

Articulation scapho-cuboïdienne

Surfaces articulaires. — Sur la face externe du *scaphoïde,* est une facette étroite à grand axe vertical, dont le cartilage est continu avec celui qui revêt la facette par laquelle le scaphoïde s'articule avec le troisième cunéiforme. — On trouve, d'autre part, sur la face interne du *cuboïde,* une facette, de même forme, dont le revêtement cartilagineux est aussi continu avec celui de la facette par laquelle le cuboïde s'unit au troisième cunéiforme. — Accidentellement le scaphoïde et le cuboïde restent à distance ; il ne s'établit point de contact direct entre eux et l'union se fait seulement au moyen de ligaments.

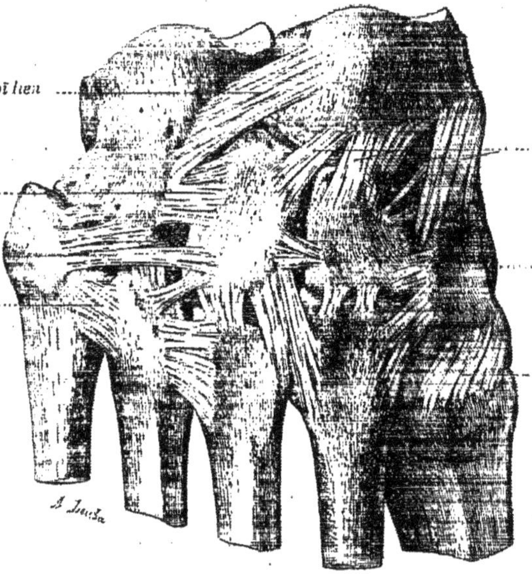

Fig. 574. — Articulations du tarse antérieur et tarso-métatarsiennes, vues par leur face dorsale.

Moyens d'union. — Le *ligament scapho-cuboïdien dorsal,* triangulaire, se détache de la face dorsale du scaphoïde et va se fixer par sa base élargie sur le tiers moyen de la face dorsale du cuboïde ; il passe sur l'angle du troisième cunéiforme auquel il envoie parfois quelques faisceaux.

Le *ligament scapho-cuboïdien plantaire* est un trousseau fibreux, très développé, qui unit la face plantaire des deux os.

Le *ligament scapho-cuboïdien interosseux,* fort et épais, occupe toute la hauteur de l'espace interosseux, et quelquefois toute la largeur de cet espace lorsque les deux os n'entrent point en contact direct.

Articulations scapho-cunéennes

Surfaces articulaires. — La *face antérieure du scaphoïde,* légèrement convexe en avant, est articulaire dans toute son étendue; deux crêtes mousses, verticales, légèrement concaves en dehors, la subdivisent en trois facettes dont chacune répond à la base d'un cunéiforme; la forme de ces facettes reproduit exactement la forme de la face postérieure du cunéiforme avec lequel elles entrent en contact : la facette interne, qui répond au premier cunéiforme, est triangulaire à base inférieure ; la facette moyenne est trapézoïde ; l'externe est de forme ovalaire.

Moyens d'union. — La capsule est renforcée par : — *a*) des *ligaments dorsaux,*

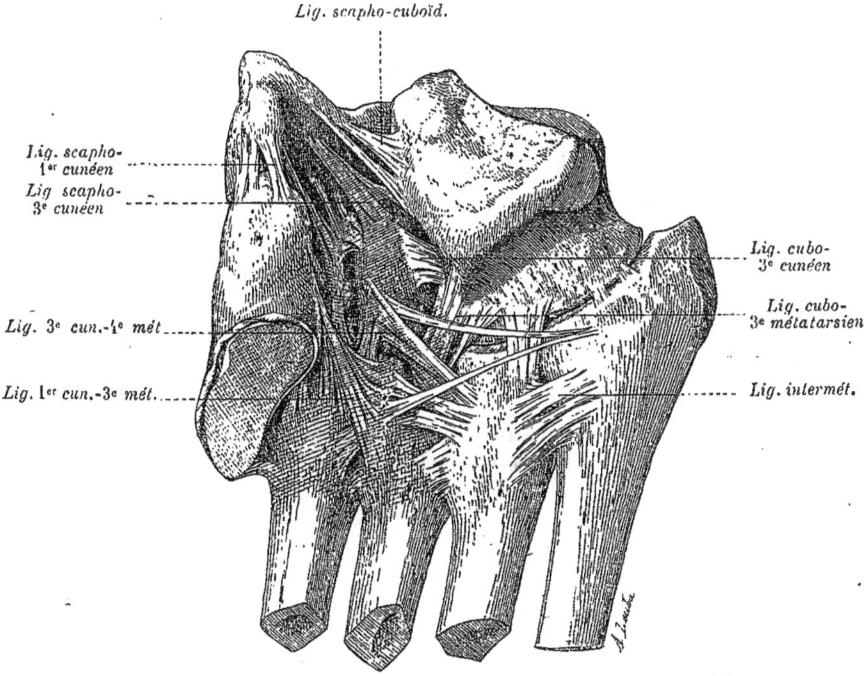

Fig. 575. — Articulations du tarse antérieur et tarso-métatarsiennes, vue plantaire.

bandelettes assez minces, plus ou moins nettement séparées, se rendant obliquement de la face dorsale du scaphoïde à la face dorsale de chacun des cunéiformes; — *b*) par des *ligaments plantaires;* plus ramassés que les précédents, surtout l'externe et l'interne, ils unissent la face plantaire du scaphoïde aux faces plantaires des cunéiformes; ils sont masqués par les expansions du tendon jambier postérieur. Ces expansions, de même que les ligaments scapho-cunéens plantaires, se dirigent obliquement en avant et en dehors.

Un ligament *scapho-cunéen interne,* très épais, va du tubercule du scaphoïde à la face interne du premier cunéiforme.

Articulations intercunéennes et cunéo-cuboïdienne

Surfaces articulaires. — Le premier et le deuxième cunéiforme s'articulent par une facette longue et étroite, en forme d'équerre, longeant le bord supérieur et le bord postérieur des faces correspondantes des deux os. — Dans le reste de leur étendue, ces faces, rugueuses, donnent attache à un ligament interosseux qui unit les deux os.

Le deuxième et le troisième cunéiformes s'articulent par une facette étroite, rétrécie en son milieu, longeant le bord postérieur des faces correspondantes des deux os; dans quelques cas, ils s'articulent encore par une autre facette très petite, répondant à l'angle antéro-inférieur des faces en regard. Dans le reste de leur étendue, ces faces, rugueuses, donnent insertion à des ligaments interosseux.

La face externe du troisième cunéiforme présente une facette triangulaire répondant à son angle postéro-supérieur ; une facette de même forme se rencontre à l'angle postéro-supérieur de la face externe du cuboïde, immédiatement en avant de la facette par laquelle cet os s'articule avec le scaphoïde. Dans le reste de leur étendue, les deux faces en présence présentent les rugosités d'insertion d'un ligament interosseux.

Moyens d'union. — La capsule fibreuse de ces articulations est renforcée : *a*) par des *ligaments dorsaux ;* au nombre de trois, ils sont dirigés transversalement, unissant les cunéiformes entre eux et le troisième cunéiforme au cuboïde ;

b) par des *ligaments plantaires,* au nombre de deux : l'un, très fort, naît du premier cunéiforme et se dirige obliquement en avant et en dehors pour aller se fixer au sommet du deuxième ; l'autre, plus faible, oblique en avant et en dedans, unit le cuboïde au troisième cunéiforme.

c) par des *ligaments interosseux;* ces ligaments, très épais, occupent toute la hauteur des faces en présence ; attachés sur toute la partie de ces faces qui n'est point occupée par la facette articulaire, ils confinent, en haut, aux ligaments dorsaux, en bas aux ligaments plantaires.

Synoviale du tarse antérieur. — Les synoviales des articulations scaphocuboïdienne, intercunéennes et cunéo-cuboïdienne sont de simples culs-de-sac de la grande synoviale scapho-cunéenne. Lorsque, ce qui est l'ordinaire, le ligament interosseux qui unit le premier cunéiforme au deuxième n'occupe pas toute la hauteur des faces en regard, la grande synoviale du tarse antérieur communique avec la synoviale tarso-métatarsienne moyenne. Elle communique aussi parfois avec la synoviale tarso-métatarsienne interne.

Vaisseaux et nerfs. — Les articulations du tarse antérieur sont vascularisées par les artères plantaires et la dorsale du métatarse : elles sont innervées par le tibial antérieur et les nerfs plantaires interne et externe.

Mouvements. — Les mouvements des articulations du tarse antérieur sont très limités. Ce sont de simples mouvements de glissement : on peut dire d'une façon générale que leur étendue croît au fur et à mesure qu'on envisage une articulation plus éloignée de l'axe du pied : c'est ainsi que le troisième cunéiforme est moins mobile que le premier et que le cuboïde. Si peu étendus qu'ils soient, ces mouvements donnent au tarse son élasticité.

ARTICULATION TARSO-MÉTATARSIENNE

(Articulation de Lisfranc).

Cette articulation, dont l'interligne s'étend transversalement d'un bord à l'autre du pied, unit les trois cunéiformes et le cuboïde aux cinq métatarsiens.

Interligne. — La *surface tarsienne* est formée par les faces antérieures des trois cunéiformes et la face antérieure du cuboïde ; la *surface métatarsienne* est constituée par les faces postérieures des bases des métatarsiens, disposées comme les surfaces précédentes, en série transversale. L'interligne ainsi formé traverse obliquement la face dorsale du pied ; son extrémité interne est à plus de 2 cm. en avant de l'externe (Sappey) ; il dessine une courbe dont la concavité regarde en arrière et un peu en dedans ; la régularité de cette courbe est troublée par la pénétration du deuxième métatarsien dans une mortaise formée par les trois cunéiformes. — Par contre, le troisième cunéiforme déborde légèrement le deuxième et le cuboïde, pénétrant ainsi dans le métatarse. — Donc, les deux rangées en présence se pénètrent réciproquement : hâtons-nous d'ajouter que la pénétration du deuxième métatarsien dans le tarse est plus profonde que la pénétration du troisième cunéiforme dans le métatarse, cette dernière étant presque négligeable.

Surfaces articulaires. — Les facettes articulaires par lesquelles chaque métatarsien s'articule avec le ou les os correspondants du tarse nous sont connues (V. Ostéologie, p. 255-257).

La facette par laquelle le *premier métatarsien* entre en contact avec le *premier cunéiforme* est, comme la facette de celui-ci, semi-lunaire ou mieux réniforme, à grand axe vertical et à concavité externe ; elle est parfois étranglée en son milieu ou présente les traces d'une division transversale; ajoutons qu'elle est très légèrement concave dans le sens transversal, la facette cunéenne étant un peu convexe dans ce sens.

Le *deuxième métatarsien*, qui pénètre dans la *mortaise* formée par le retrait du deuxième cunéiforme, présente : *a*) une facette occupant la face tarsienne de sa base, triangulaire à sommet plantaire ; — *b*) une facette latérale interne, ovalaire, petite, répondant à une facette semblable taillée sur le tiers antérieur de la face externe du premier cunéiforme ; ces deux facettes sont situées vers la partie dorsale des faces en présence ; — *c*) deux petites facettes latérales externes, séparées par un sillon rugueux, et qui entrent en contact avec deux facettes semblables taillées sur la face interne du troisième cunéiforme.

Le *troisième métatarsien* entre en contact avec le *troisième cunéiforme* par une facette triangulaire, à base supérieure.

Dans ces articulations des trois premiers métatarsiens, la facette métatarsienne présente toujours une très légère concavité, répondant à une convexité de la facette tarsienne correspondante.

La face antérieure du *cuboïde* présente, pour son articulation avec les *quatrième et cinquième métatarsiens*, deux facettes : l'une, interne, quadrangulaire, l'autre externe triangulaire, à angles très arrondis ; les facettes des quatrième et cinquième métatarsiens ont une forme correspondante.

Dans cette dernière partie de l'interligne tarso-métatarsien, les facettes méta tarsiennes présentent une convexité légère, répondant à une légère concavit des facettes tarsiennes ; nous avons noté une disposition inverse dans la parti interne.

Moyens d'union. — La capsule fibreuse qui unit ces divers os est renforcé par des ligaments dorsaux, plantaires et interosseux.

Ligaments dorsaux. — Au nombre de sept, ils sont, en général, courts e assez minces. — Le premier va de la face interne du premier cunéiforme à l face interne de la base du premier métatarsien. — Les trois suivants rayonner de la base du deuxième métatarsien vers les trois cunéiformes. — Les suivant unissent le troisième cunéiforme et le cuboïde aux trois derniers métatarsien (V. fig. 574). — Tous s'insèrent près du rebord cartilagineux des facette articulaires en présence.

Le *premier métatarsien* est uni au premier cunéiforme par un large fais ceau s'étendant sur la face dorsale et la face interne ; il est souvent divisé e plusieurs faisceaux par des interstices au travers desquels la synoviale fa hernie.

Le *deuxième métatarsien* est uni au premier cunéiforme par un faisceau qu drangulaire qui, né de l'angle supéro-externe du premier cunéiforme, se dirig obliquement en avant et en dehors vers le bord interne de la base du deuxièm métatarsien ; — *b*) au deuxième cunéiforme par une lame fibreuse quadrilatè occupant toute la largeur du deuxième cunéiforme ; — *c*) au troisième cuné forme par un trousseau ligamenteux qui se dirige de l'angle supéro-interne d troisième cunéiforme vers l'angle externe de la base du deuxième métatarsie

Le *troisième métatarsien* est uni au troisième cunéiforme par une lamel fibreuse quadrangulaire insérée au voisinage des rebords cartilagineux corres pondants. Il n'est pas rare de voir partir de l'angle externe du troisième mét tarsien un faisceau qui se dirige vers l'angle interne de la face supérieure d cuboïde.

Les *deux derniers métatarsiens* sont unis au cuboïde par des trousseau ligamenteux d'autant plus résistants qu'on se rapproche plus du bord externe d pied. Enfin, on voit le plus souvent, partant de la partie antérieure du bo externe du troisième cunéiforme une lame fibreuse qui, dirigée presque transve salement en dehors, vient se fixer sur le quatrième et le cinquième métatarsie ce dernier faisceau recouvre en partie les faisceaux cubo-métatarsiens.

Ligaments plantaires. — Le premier cunéiforme et le premier métatarsi sont unis par un faisceau aplati, dont les fibres superficielles se continuent arrière avec celles du ligament scapho-cunéen inférieur. — De la partie inférieu de la face externe du premier cunéiforme, près de son extrémité antérieur part un gros trousseau fibreux, qui se dirige en avant et en dehors, et vie s'insérer à la partie la plus reculée de la face plantaire des deuxième et troisièn métatarsiens.

Le deuxième métatarsien est en outre uni au deuxième et au troisième cun forme par de petites languettes fibreuses, profondément cachées sous le ligame précédent. — De la partie plantaire du troisième cunéiforme naissent de petites languettes qui vont s'insérer l'une sur le deuxième et le troisième métatarsien, l'autre sur le troisième et le quatrième métatarsien. — Enfin la capsule qui unit la face inférieure des deux derniers métatarsiens présente un ou deux faisceaux de renforcement qui répondent à l'union du cuboïde et du cinquième métatarsien. — Souvent une ou deux languettes unissent transversalement le cinquième métatarsien au troisième cunéiforme et au troisième métatarsien (V. fig. 575).

Ligaments interosseux. — a) Ligament de Lisfranc. — Sur la face externe du premier cunéiforme au-dessous de la facette articulaire pour le deuxième métatarsien, et au-dessous de la partie antérieure de la facette articulaire pour le deuxième cunéiforme, s'insère un trousseau fibreux qui se dirige obliquement en dehors et en avant. Il vient se fixer sur les deux tiers inférieurs de la face interne de la base du deuxième métatarsien. Ce ligament est très résistant, sa hauteur est de plus d'un centimètre et son épaisseur dépasse un demi-centimètre. Sa section est un temps difficile de la désarticulation de Lisfranc : elle permet d'abaisser l'avant-pied. Ce ligament est en rapport, en bas avec le ligament plantaire unissant le premier cunéiforme au deuxième métatarsien, et au-dessous avec le tendon du long péronier latéral.

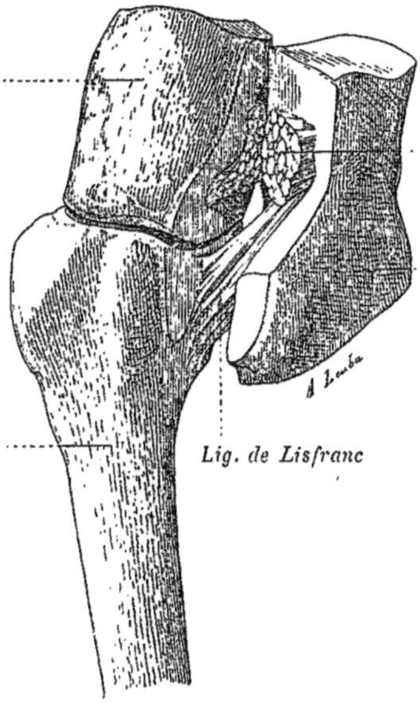

Fig. 576. — Ligament de Lisfranc, ou ligament interosseux allant du premier cunéiforme au deuxième métatarsien, vue dorsale.

Le ligament intercunéen a été sectionné pour permettre l'écartement des os.

— *b) Ligaments interosseux étendus entre le deuxième et le troisième cunéiforme et le deuxième et le troisième métatarsien.* — De la face externe du deuxième cunéiforme, immédiatement en avant du tubercule d'insertion du ligament interosseux intercunéen, part un trousseau ligamenteux tantôt aplati, tantôt arrondi, qui se dirige directement en avant, se loge dans la gouttière qui sépare les deux facettes latérales externes du deuxième métatarsien, et vient se fixer à des rugosités qui limitent en avant cette gouttière. — Sur la face interne du troisième cunéiforme, immédiatement au-dessous du même ligament interosseux intercunéen, naît un autre cordon plus petit qui se dirige en avant, se loge dans la gouttière qui sépare les facettes articulaires de la face interne du troisième métatarsien et prend attache à des rugosités qui terminent la partie antérieure de cette gouttière. — De l'insertion cunéenne de ces faisceaux partent presque constamment (V. fig. 57 deux cordons fibreux qui s'entrecroisent en X au niveau de l'interligne tars métatarsien et viennent se confondre avec les insertions métatarsiennes d ligaments précédemment décrits.

Ces ligaments interosseux sont enveloppés par la synoviale.

La disposition que nous avons représentée est loin d'être constante. A m avis, elle existe dans la plupart des cas, mais l'un ou plusieurs des faiscea sont réduits à de simples tractus fibreux ; celui qui manque le plus souvent e le faisceau entrecroisé qui va du troisième cunéiforme au deuxième métatarsie

c) Ligament interosseux entre le troisième cunéiforme, le cuboïde, le tro sième et le quatrième métatarsien. — De la face externe du troisième cuné

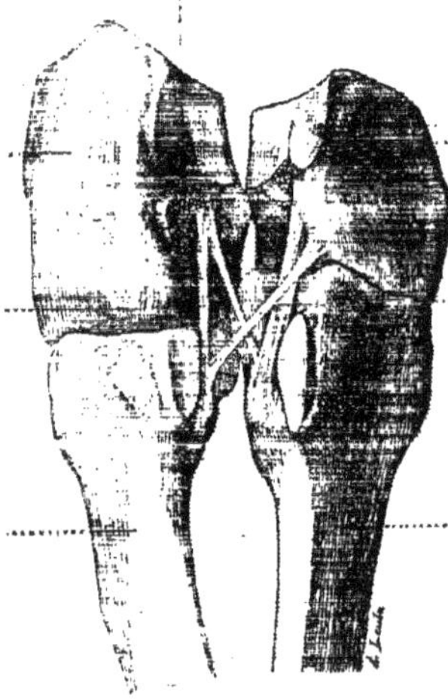

Fig. 577. — Ligaments interosseux étendus entre les deux derniers cunéiformes et deuxième et troisième métatarsiens, vue dorsale.

Le ligament interosseux intercunéen a été sectionné et l'interosseux métatarsien arrac pour permettre l'écartement des os.

forme, près de son bord antérieur, naît une lame fibreuse haute d'un centimèt qui se dirige horizontalement en avant et vient s'insérer à un tubercule sit au-dessous de la facette articulaire externe du troisième métatarsien.

Souvent un faisceau supplémentaire unit le troisième cunéiforme à la fa interne du quatrième métatarsien. J'ai rencontré fréquemment une lame fibreuse unissant la face interne du cuboïde à la face interne du quatrièm métatarsien et quelquefois à la face externe du troisième.

Ces ligaments interosseux tarso-métatarsiens sont soumis à d'extrêmes vari tions de force et de disposition : c'est avec peine que l'on peut, au milieu ces variations, trouver un type qui réponde à la majorité des cas. — Ils sont p connus et mal décrits : je me suis attaché à en donner une description sati faisante et répondant à la généralité des cas, après avoir étudié leurs dispos tions diverses sur plus de quarante pièces préparées dans mon laboratoire p M. Friteau.

Synoviale. — La cavité de la grande articulation tarso-métatarsienne n'est point unique : elle est toujours subdivisée en trois chambres synoviales distinctes. C'est en se basant sur ce fait que Morris subdivise l'articulation tarso-métatarsienne en trois articulations : — la synoviale interne répond à l'union du premier cunéiforme et du premier métatarsien, elle est indépendante ; — la synoviale moyenne répond à l'union des deux derniers cunéiformes et des deuxième et troisième métatarsiens ; elle communique en arrière avec la synoviale scapho-cunéenne ; — la synoviale externe, cubo-métatarsienne, est séparée du reste des articulations tarsiennes et tarso-métatarsiennes : elle envoie un prolongement en avant pour l'articulation de la base du quatrième et du cinquième métatarsien.

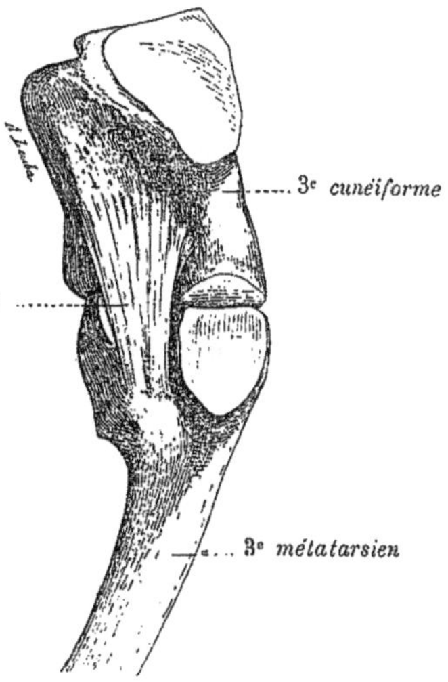

Fig. 578. — Ligament interosseux étendu entre le troisième cunéiforme et le troisième métatarsien, vu par sa face externe.

Vaisseaux et nerfs. — Les *artères* viennent de la pédieuse, de la dorsale du métatarse et de l'arcade plantaire profonde. — Les *nerfs* sont fournis par le tibial antérieur et les plantaires externe et interne.

Mouvements. — Les mouvements principaux sont des mouvements de flexion et d'extension : bien que très limités et consistant en de simples glissements, ces mouvements apparaissent nettement si l'on considère l'extrémité antérieure des métatarsiens. On observe encore des mouvements de latéralité, manifestes surtout dans les métatarsiens extrêmes. — Le premier métatarsien, malgré l'assertion contraire de Cruveilhier, le quatrième et le cinquième jouissent de mouvements plus étendus que les autres ; le troisième métatarsien est déjà moins mobile ; le deuxième, enclavé dans la mortaise cunéenne, est celui qui présente les mouvements les plus réduits. La mobilité plus grande des métatarsiens extrêmes a pour résultat l'effacement de la voûte plantaire quand le pied repose sur le sol.

CONNEXIONS DES MÉTATARSIENS ENTRE EUX

Au niveau de leur *extrémité postérieure,* les métatarsiens sont unis entre eux par de véritables articulations, qui appartiennent au genre des arthrodies.

Au niveau de leur *extrémité antérieure,* les métatarsiens ne sont point en contact ; ils sont réunis à distance par un ligament, dit *ligament transverse du métatarse,* qui sera décrit avec les articulations métatarso-phalangiennes.

ARTICULATIONS DES EXTRÉMITÉS TARSIENNES

Surfaces articulaires. — Les bases des quatre derniers métatarsiens présentent sur leurs faces latérales des facettes articulaires, revêtues de cartilage hyalin, par lesquelles les métatarsiens entrent en contact. Seul, dans la très grande majorité des cas, le premier métatarsien ne présente point de facette articulaire latérale pour le deuxième métatarsien dont il est séparé, et auquel il n'est uni que par de faibles tractus fibreux.

La face latérale externe du deuxième métatarsien présente deux facettes ovalaires, l'une supérieure, l'autre inférieure, séparées par une gouttière qu'occupe le ligament interosseux tarso-métatarsien correspondant; ces deux facettes s'articulent avec deux facettes semblables, situées sur la face latérale interne du troisième métatarsien. — Le troisième et le quatrième métatarsien entrent en contact par une large facette ovalaire, répondant à la partie dorsale des faces en présence. — Le quatrième et le cinquième métatarsien s'articulent par une facette de forme et de dimensions variables.

Moyens d'union. — Les bases des métatarsiens sont unies par des ligaments dorsaux, plantaires, et interosseux.

Les *ligaments dorsaux,* au nombre de trois, sont de minces lames fibreuses quadrilatères, transversalement dirigées, unissant les bases des métatarsiens voisins; le plus fort est celui qui va du quatrième au cinquième métatarsien les deux autres unissent le deuxième au troisième, et le troisième au quatrième.

Les *ligaments plantaires,* également au nombre de trois, sont beaucoup plus forts que les précédents; ce sont des trousseaux fibreux, allant transversalement d'un métatarsien à l'autre, et unissant le deuxième au troisième, celui-ci au quatrième, et le quatrième au cinquième.

Les *ligaments interosseux* sont des trousseaux fibreux, très denses, très résistants, insérés aux rugosités que présentent les faces latérales des métatarsiens en avant et au-dessous de leurs facettes articulaires; l'interne va du second au troisième; le moyen, du troisième au quatrième; l'externe du quatrième au cinquième métatarsien.

Synoviales. — Les synoviales des articulations des bases des métatarsien sont des prolongements des synoviales moyenne et externe tarso-métatarsiennes.

Mouvements. — Les mouvements de ces articulations consistent en glissements : plus prononcés sur les premier, quatrième et cinquième métatarsiens, ils contribuent à modifier la forme et la hauteur de la voûte plantaire, donnant au pied une plus grande élasticité et lui permettant de s'adapter aux irrégularités du sol.

UNION DES EXTRÉMITÉS ANTÉRIEURES.

Les têtes métatarsiennes sont unies par un ligament, dit *ligament transverse du métatarse,* dont la disposition rappelle celle du ligament transverse intermétacarpien. (V. Arthrologie, p. 633). Il va du premier au cinquième métatarsien en passant sur les têtes métatarsiennes intermédiaires; sa face supérieure adhère à la capsule de chaque articulation métatarso-phalangienne, et sa face inférieure, excavée en gouttière, fait partie de la gaîne des tendons fléchisseurs.

ARTICULATIONS MÉTATARSO-PHALANGIENNES.

Ce sont des énarthroses, conformées sur le même type que les articulations métacarpo-phalangiennes.

Surfaces articulaires. — L'extrémité antérieure (distale) de chaque métatarsien présente la forme d'une tête aplatie transversalement : sa surface articulaire s'étend plus du côté plantaire (flexion) que du côté dorsal (extension); sa ses parties latérales, cette tête présente l'empreinte et le tubercule d'insertion des ligaments latéraux.

L'extrémité postérieure (*proximale*) de chaque première phalange présente une cavité glénoïde ovalaire, à grand axe transversal, peu profonde, beaucoup moins étendue que la tête métatarsienne sur laquelle elle se meut.

Un *fibro-cartilage* circonscrit la partie plantaire de la cavité glénoïde : ce fibro-cartilage est ici, comme à la main, à la fois un *bourrelet glénoïdien* agrandissant la cavité articulaire, et un *moyen d'union,* car ses fibres latérales vont des côtés de la glène aux côtés de la tête métatarsienne. Je ne puis mieux faire à ce propos que de renvoyer à la description et à la représentation du fibro-cartilage glénoïdien des articulations métacarpo-phalangiennes (V. Arthrologie, p. 630

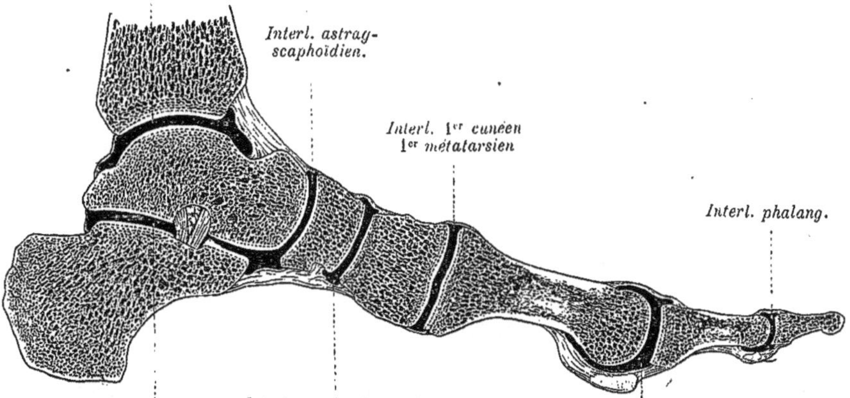

Fig. 579. — Coupe verticale et antéro-postérieure du pied, passant par le gros orteil.

et fig. 526). Dans l'épaisseur de ce ligament glénoïdien on trouve de petits os sésamoïdes ; ils sont constants à l'articulation du gros orteil ; on en rencontre parfois au niveau de l'articulation du deuxième orteil, et de celle du cinquième.

Moyens d'union. — La *capsule* fibreuse, très lâche, s'attache près du pourtour cartilagineux des facettes articulaires à la face dorsale, tandis que sur les côtés et à la face plantaire du métatarsien elle s'éloigne à 5 ou 6 mm. du rebord cartilagineux. Elle est renforcée dans sa portion dorsale par le tendon extenseur dont les expansions s'unissent sur les parties latérales aux lombricaux et aux interosseux.

Sur les côtés, la capsule est renforcée par des *ligaments latéraux :* ceux-ci, épais et résistants, s'étendent de la crête et de la surface d'empreinte relevées sur chaque côté de la tête métatarsienne, aux tubercules latéraux de la première phalange. Par leur bord inférieur, ils s'unissent aux fibres externes du fibro-cartilage ; d'autres fibres passent sous la tête métatarsienne et vont se continuer avec des fibres homologues du ligament latéral opposé : c'est le *faisceau glénoïdien des ligaments latéraux*, sorte de jugulaire cravatant la tête métatarsienne. Cette partie inférieure de la capsule, ainsi épaissie et renforcée par sa fusion avec le ligament glénoïdien et le faisceau glénoïdien des ligaments latéraux, est encore renforcée par le *ligament transverse intermétatarsien.* Au niveau des espaces intermétatarsiens le ligament transverse forme une épaisse lame fibreuse, trait d'union solide entre chaque métatarsien. Les connexions de ce ligament avec les aponévroses plantaires et dorsale sont celles que nous avons décrites (V. Arthrologie, p. 633) à propos des aponévroses palmaires et des ligaments intermétacarpiens.

Synoviale. — La synoviale, très lâche, forme, après injection, un gros cul-de-sac répondant à la portion plantaire du col de chaque métatarsien.

ARTICULATION MÉTATARSO-PHALANGIENNE DU GROS ORTEIL

Semblable aux autres dans ses traits généraux, elle en diffère : 1° par l'étendue plus grande de ses surfaces ; — 2° par la présence constante de deux os sésamoïdes dans le fibro-cartilage ; — 3° par des modications de la tête métatarsienne et de l'appareil ligamenteux en rapport avec la présence des sésamoïdes.

La tête du premier métatarsien, aplatie de haut en bas, est divisée dans sa partie plantaire en deux gouttières séparées par une crête : la gouttière interne, répondant au sésamoïde interne, est plus large et plus profonde que l'externe. La face articulaire des sésamoïdes, concave d'avant en arrière et convexe transversalement, s'accommode à la gouttière correspondante de la tête métatarsienne comme la rotule à la trochlée fémorale. — Les faisceaux glénoïdiens des ligaments latéraux viennent se fixer sur les sésamoïdes, devenant ainsi les ligaments métatarso-sésamoïdiens; d'autre part, les sésamoïdes, unis entre eux par les fibres du ligament glénoïdien dans l'épaisseur duquel ils se sont développés, ménagent entre eux une sorte de gouttière dans laquelle glisse le tendon du long fléchisseur propre du gros orteil. Les os sésamoïdes développés dans l'épaisseur du ligament glénoïdien sont, au pied comme à la main, plus solidement unis à la phalange et la suivent dans ses déplacements. — On rencontre parfois un petit os sésamoïde intermédiaire aux deux autres.

Rapports. — En rapport par leur face dorsale avec les tendons extenseurs et par leur face plantaire avec les tendons fléchisseurs, les articulations métatarso-phalangiennes sont en contact par leurs parties latérales avec les muscles interosseux qui passent au-dessus du ligament transverse. Les lombricaux qui passent au-dessous du ligament transverse intermétatarsien répondent aux intervalles qui séparent les articulations (V. Arthrologie, fig. 529). Signalons les rapports de la portion plantaire de chaque capsule, sauf celle du gros orteil, avec les digitations de l'abducteur transverse du gros orteil.

Mouvements. — Ce sont principalement des mouvements de flexion et d'extension. Il existe aussi quelques mouvements de latéralité. La combinaison de ces deux variétés de mouvements permet un mouvement de circumduction.

Le mouvement de flexion est très limité ; par contre le mouvement d'extension est très étendu : c'est, comme on le voit, le contraire de ce qui se passe dans les articulations métacarpo-phalangiennes.

ARTICULATIONS PHALANGIENNES

Ce sont des articulations trochléennes, analogues aux articulations phalangiennes des doigts, dont elles ne diffèrent que par l'étendue moindre de leurs surfaces articulaires et de leurs mouvements.

Surfaces articulaires. — L'extrémité antérieure des premières et des secondes phalanges, aplatie de haut en bas, présente une surface trochléenne qui va en s'élargissant de la face dorsale à la face plantaire sur laquelle elle se prolonge davantage. — La surface de l'extrémité postérieure des deux dernières phalanges, ovalaire, à grand axe transversal montre une crête mousse séparant deux cavités glénoïdes peu profondes.

Dans les articulations des deuxièmes phalanges avec les troisièmes, il faut noter que la gorge trochléenne étant peu profonde, la crête qui lui répond est à peine marquée, si bien que les surfaces se rapprochent plus de la forme cylindrique que de la forme trochléenne.

Moyens d'union. — La *capsule* fibreuse, très mince sur la face dorsale où elle est doublée par le tendon extenseur, est beaucoup plus épaisse à la face plantaire où elle présente un appareil glénoïdien en tout semblable à celui que nous venons de décrire aux articulations métatarso-phalangiennes ; en effet, il joue, comme celui-ci, le double rôle de cartilage d'agrandissement et de moyen d'union ; par sa face plantaire, excavée en gouttière, il prend part à la formation de la gaîne des tendons fléchisseurs.

Sur les côtés, la capsule est renforcée par des *ligaments latéraux* très forts, mais plus courts que ceux des articulations métatarso-phalangiennes dont ils reproduisent la disposition.

Synoviale. — Elle double la face interne du manchon capsulaire ; elle est plus lâche et plus étendue dans les articulations des premières avec les secondes phalanges que dans les articulations de celles-ci avec les troisièmes. L'ankylose de ces dernières articulations n'est point rare.

Mouvements. — Ce sont des mouvements de flexion et d'extension : par le fait de l'emprisonnement prolongé des orteils dans les chaussures, ces mouvements sont très limités, parfois même les mouvements spontanés d'extension ont disparu complètement.

CHAPITRE QUATRIÈME

ARTICULATIONS DU TRONC

Le squelette du tronc, se composant de la colonne vertébrale et du thorax, nous étudierons successivement : 1° les *articulations de la colonne vertébrale ;* — 2° les *articulations du thorax.*

ARTICLE PREMIER

ARTICULATIONS DE LA COLONNE VERTÉBRALE

Les articulations de la colonne vertébrale comprennent : 1° les articulations des vertèbres entre elles, *articulations vertébro-vertébrales,* ou articulations *intrinsèques ;* — 2° les articulations de la colonne vertébrale avec les pièces squelettiques des parties voisines, tête, bassin ou articulations *extrinsèques.* L'articulation de la colonne avec le bassin a été précédemment décrite (V. Ostéologie, p. 636).

Les articulations vertébro-vertébrales, faites sur un type uniforme, se montrent à peu près semblables sur toute l'étendue du rachis ; nous les comprendrons donc dans une description commune. Cependant, les articulations des vertèbres extrêmes méritent une description à part ; telles l'articulation du sacrum et du coccyx, et celle des deux premières vertèbres cervicales entre elles. Nous reporterons la description de cette dernière dans laquelle se passent la plus grande partie des mouvements de la tête sur la colonne au paragraphe consacré à l'étude de l'union de la colonne vertébrale avec la tête.

§ I. — ARTICULATIONS DES VERTÈBRES ENTRE ELLES

Les vertèbres s'articulent entre elles : 1° *directement* par leur corps et leurs apophyses articulaires ; 2° à *distance,* par leurs lames et leurs apophyses épineuses.

ARTICULATIONS DES CORPS VERTÉBRAUX

Elles représentent le type parfait des amphiarthroses.

SURFACES ARTICULAIRES. — Elles sont formées par les faces supérieure et inférieure des corps ; ces faces (V. Ostéologie, p. 284) présentent à leur périphérie un bourrelet compact, saillant, entourant une partie centrale, spongieuse et légèrement excavée. Il résulte de cette concavité des faces vertébrales que, mises en présence, elles interceptent entre elles un espace lenticulaire plus ou moins épais, espace occupé, à l'état frais, par le ménisque interarticulaire. Toutefois cette concavité est fort atténuée par la présence d'une mince lame de cartilage hyalin.

Dans la *colonne cervicale,* plus mobile que les autres segments du rachis, les faces en présence, concaves et convexes en sens opposé, présentent un commencement d'emboîtement réciproque; de plus, on rencontre, dans cette région, sur les parties latérales des corps vertébraux, de véritables arthrodies entre les apophyses semi-lunaires et les échancrures correspondantes (V. page 730).

MOYENS D'UNION. — Ils sont représentés : 1° par des *ligaments interosseux* ou *ménisques,* interposés aux faces des corps vertébraux ; — 2° par un manchon fibreux représenté en avant et en arrière par deux larges bandes, les *ligaments vertébraux communs antérieur et postérieur.*

Ligaments interosseux (*disques intervertébraux*). — Les disques intervertébraux interposés entre les faces opposées de deux corps vertébraux voisins prennent la forme de lentilles biconvexes, moulées sur la très légère concavité des faces vertébrales en regard. Ils présentent exactement la même configuration et les mêmes dimensions que les faces terminales de ces corps; c'est ainsi que cylindriques avec échancrures postérieures à la colonne dorsale et lombaire, ils se rapprochent de la forme cubique à la colonne cervicale.

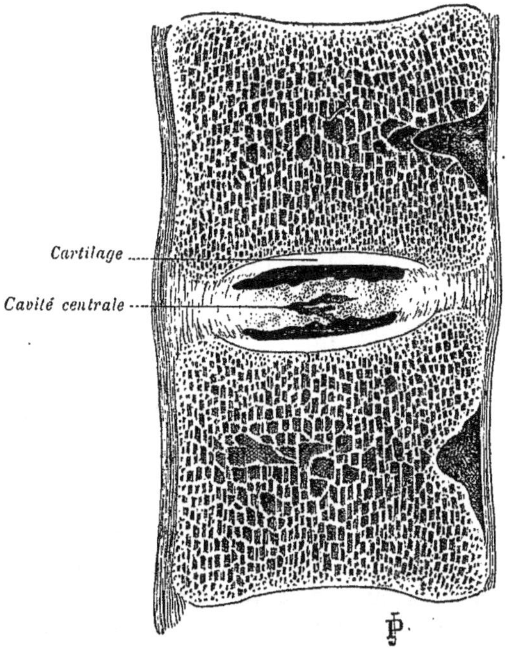

Fig. 580. — Coupe sagittale de deux corps vertébraux de la région lombaire.

Par ses faces, le disque s'insère sur la large bande osseuse qui circonscrit la face terminale de chaque corps vertébral. En arrière, il adhère fortement au ligament vertébral commun postérieur, et contribue à former la paroi antérieure du canal rachidien et des trous de conjugaison ; par le reste de sa circonférence, il répond aux faces antérieure et latérales de la colonne vertébrale sur lesquelles les stries blanches des ménisques alternent avec les corps vertébraux.

La hauteur des disques intervertébraux est fort variable sur les divers points de la colonne : elle est minima entre la 3me et la 7me dorsale ; au-dessus de cette région elle va en augmentant, mais fort peu le long de la colonne cervicale ; au-dessous elle augmente progressivement et atteint son maximum sur les derniers disques lombaires. Si l'on compare la hauteur des disques à celle des corps vertébraux, on voit qu'au niveau de la colonne cervicale la hauteur du disque est égale au quart de la hauteur du corps, qu'elle devient égale au tiers de la hauteur du corps sur la colonne dorsale, et enfin qu'elle dépasse la moitié de cette hauteur sur la colonne lombaire.

On ne saurait donner une moyenne de la hauteur des disques : entre la 3e et la 6e dorsale cette hauteur ou épaisseur ne dépasse jamais 4 millimètres : elle atteint 15, 18 et 20 mm. sur les derniers disques lombaires.

L'épaisseur des disques n'est pas la même en avant et en arrière : elle est plus élevée en avant au cou et aux lombes, là où la colonne décrit une courbe à convexité antérieure ; elle est plus élevée en arrière sur la colonne dorsale qui décrit une courbe à convexité postérieure. Il ne faut pas croire cependant que les courbures de la colonne soient dues exclusivement à des différences de hauteur des disques. Les corps présentent des différences analogues et contribuent, eux aussi, à la formation de ces courbures. La part que prend chacun de ces éléments au développement des courbures est variable suivant les régions.

Au cou, les corps offrent partout la même hauteur ; les disques, au contraire, épais en avant de 5 à 6 mm., sont réduits en arrière à 2 ou 3 mm. La courbure cervicale est donc entièrement causée par les disques.

Au dos, l'épaisseur des disques est sensiblement la même en avant qu'en arrière, tandis que les corps, surtout ceux des vertèbres moyennes (Sappey), sont plus épais en arrière ; la courbure dorsale a donc pour cause la conformation des corps.

Aux lombes, le disque est un peu plus épais en avant qu'en arrière, les corps vertébraux sont aussi plus épais en avant qu'en arrière ; corps et disques prennent donc une part à peu près égale à la formation de la convexité antérieure de la colonne lombaire (A).

Structure. — Les disques intervertébraux se composent de deux portions : l'une périphérique, fibreuse ; — l'autre centrale, molle, gélatineuse.

La *portion périphérique* est formée de faisceaux fibreux, disposés en lames concentriques. La lame la plus extérieure descend de la face inférieure d'un corps vertébral à la face supérieure du corps sous-jacent ; ses faisceaux sont tous dirigés obliquement dans le même sens, de gauche à droite, par exemple. Les faisceaux de la deuxième lame ont une direction inverse, de droite à gauche ; ils s'entrecroisent en sautoir avec ceux de la lame précédente. Ceux de la troisième lame et des suivantes s'entrecroisent également ; leur direction devient d'autant plus oblique que l'on se rapproche davantage de la portion centrale, molle, du disque.

Lorsqu'on regarde une coupe horizontale des ménisques, la couche périphérique présente des cercles inégalement colorés : à un cercle blanc nacré succède immédiatement un cercle blanc mat ; si on regarde la coupe du côté opposé, le cercle mat apparaît nacré, et le nacré apparaît mat : il y a là un phénomène de polarisation qu'expliquent l'obliquité et l'entrecroisement des lames fibreuses qui composent la portion périphérique des ménisques. Ces faisceaux fibreux sont mélangés de fibres élastiques, d'autant plus nombreuses qu'on se rapproche du noyau central ; souvent ces fibres élastiques forment des cloisons très fines, horizontales ou obliques, séparant chaque couche fibreuse. Entre les faisceaux de fibres élastiques, surtout au niveau des cloisons qu'ils forment, on rencontre des cellules de cartilage, dont le nombre augmente en se rapprochant du noyau gélatineux central. Examinés sur une coupe horizontale, les disques apparaissent comme formés d'une série de tubes emboîtés les uns dans les autres ; tandis que, examinés sur une coupe verticale, ils se montrent formés de stries longitudinales, souvent divisées perpendiculairement à leur direction.

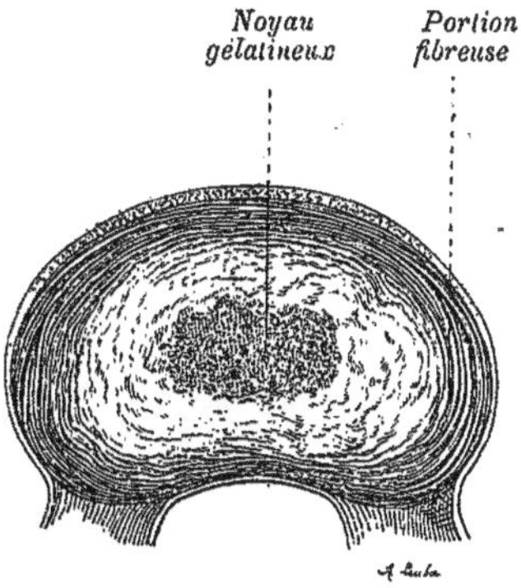

Fig. 581. — Coupe horizontale d'un disque intervertébral dorsal.

La *portion centrale* est représentée par une masse de substance molle, blanchâtre, plus rapprochée du bord postérieur du disque que de son bord antérieur. Blanche, gélatineuse et très développée chez l'enfant, cette substance durcit, devient jaunâtre et moins volumineuse chez le vieillard.

Ce noyau central, débris de la corde dorsale, se compose de faisceaux fibreux et élastiques entrecroisés dans tous les sens, de cellules conjonctives et de cellules cartilagineuses énormes.

La partie centrale envoie des prolongements dans l'intérieur du disque; on voit quelquefois un de ces prolongements s'étendre jusqu'au ligament vertébral postérieur. Elle fait hernie à la surface d'une coupe horizontale ou verticale des ménisques; immergée dans l'eau froide elle double de volume : plongée dans l'eau bouillante, elle n'augmente pas de volume, mais elle acquiert une densité rappelant celle des fibro-cartilages interarticulaires (Sappey). Desséchée, elle se réduit à une lame dure, très mince, qui se gonfle rapidement dans l'eau froide. Examinée sur une coupe verticale, elle présente une cavité anfractueuse irrégulière, envoyant de tous les côtés de très nombreux prolongements, sortes de villosités ; certains auteurs ont vu dans cette cavité un rudiment de la synoviale que l'on trouve normalement dans les articulations des corps vertébraux des poissons (Cruveilhier). — Très souvent on rencontre, indépendamment de la cavité centrale ou en communication avec elle, une ou deux cavités entre le noyau central et le cartilage qui revêt les faces terminales des corps vertébraux. — Je possède une pièce sur laquelle on peut voir la substance d'un ménisque se prolongeant dans un corps vertébral : j'ai présenté à la société anatomique cette pièce rare recueillie sur une colonne d'adulte.

Varia. — A. — J'ai mesuré avec soin la hauteur des disques interosseux sur trois sujets, deux hommes et une femme : la hauteur moyenne des disques lombaires est de 12 mm. 6 chez l'homme et de 10 mm. 6 chez la femme ; la hauteur moyenne des disques dorsaux est de 5 mm. 1 chez l'homme ; 3 mm. 8 chez la femme ; la hauteur moyenne des disques cervicaux est de 4 mm. 5 chez l'homme et 4 mm. 8 chez la femme. — Si l'on additionne les hauteurs de tous les disques d'une même colonne, on voit qu'elle s'élève à 15 centimètres chez l'homme, à 13 chez la femme. Comme la hauteur totale de la colonne atteignait 63 cm. 8

et 62 cm. 2 sur les deux sujets mâles et 53 cm. sur le sujet féminin, on voit que les disques représentent à peu près le quart de la hauteur de la colonne vertébrale. — Ces résultats obtenus par un procédé long et minutieux diffèrent peu de ceux que Sappey obtint par un procédé différent et qui le conduisirent à admettre que : « les disques formaient de la quatrième à la cinquième partie de la hauteur totale du rachis. »

ARTICULATIONS LATÉRALES DES CORPS VERTÉBRAUX DE LA RÉGION CERVICALE. — Indépendamment de l'amphiarthrose qui unit la face inférieure d'un corps vertébral à la face supérieure du corps sous-jacent, il existe à la

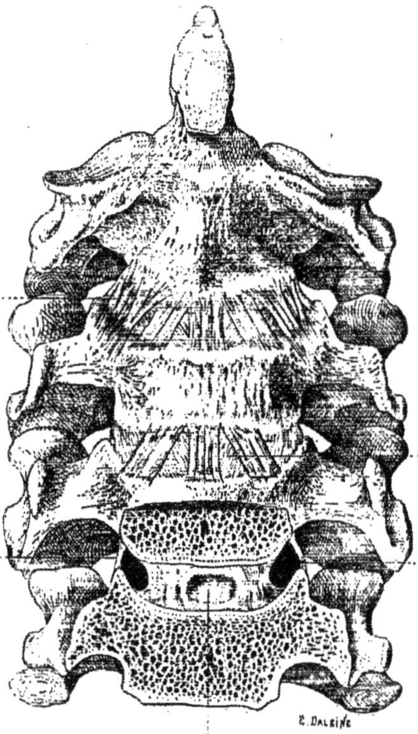

Fig. 582. — Articulations latérales des corps vertébraux de la région cervicale, vue antérieure.

colonne cervicale des diarthroses, unissant les apophyses semi-lunaires aux échancrures de la face inférieure du corps sus-jacent.

Ces articulations latérales, entrevues par Barkow, ont été très bien étudiées par Luschka (Die Halbgelenke des Menschlichen Kœrpers, Berlin, 1858). Tout récemment Trolard (Alger, 1892), rappelant l'attention sur ce point d'anatomie, généralement ignoré, a décrit ces articulations sous le nom d'*unco-vertébrales*.

Surfaces articulaires. — La face supérieure de chaque corps vertébral présente de chaque côté deux prolongements en forme de crochets (apophyses semi-lunaires) qui viennent se loger dans des échancrures creusées sur les parties latérales de la face inférieure du corps vertébral sus-jacent (V. Ostéologie, p. 286). Apophyses semi-lunaires et échancrures sont revêtues à l'état frais de cartilage d'encroûtement. Ce cartilage dont la structure diffère d'après Luschka de celle du cartilage qui revêt les faces terminales des corps vertébraux a une épaisseur moyenne de un millim. et demi. Les disques intervertébraux au niveau de ces articulations viennent se terminer en s'amincissant, et les surfaces osseuses entrent en contact, par leur revêtement cartilagineux.

Moyens d'union. — Les surfaces de ces petites arthrodies sont maintenues en présence par une capsule fibreuse ; cette capsule présente en avant un renforcement étendu du bord antérieur et supérieur du crochet, au bord inférieur et antérieur de l'échancrure. Ce trousseau ligamenteux dont la disposition rappelle celle des ligaments rayonnés costo-vertébraux s'étend quelquefois jusque sur la face antérieure de l'apophyse transverse.

Synoviale. — Une synoviale lâche, dont quelques prolongements font hernie à travers les fissures de la capsule lorsqu'on imprime à la colonne cervicale des mouvements de latéralité, revêt la face interne de la capsule.

La signification morphologique de ces articulations a été bien établie par Luschka. Cet auteur assimile l'apophyse semi-lunaire à une tête costale qui viendrait se loger dans l'échancrure du corps vertébral sus-jacent. Nous avons déjà vu en ostéologie que l'apophyse semi-lunaire se développe par un point d'ossification spécial; le faisceau de renforcement de la capsule est analogue aux ligaments radiés costo-vertébraux ; enfin le développement anormal d'une côte cervicale, anomalie assez fréquente, vient confirmer cette analogie.

LIGAMENT VERTÉBRAL COMMUN ANTÉRIEUR. — C'est une longue bande fibreuse, rubanée qui s'étend de l'apophyse basilaire de l'occipital jusqu'au sacrum, sur la partie moyenne de la face antérieure des corps vertébraux. Il se comporte différemment dans chacune des régions de la colonne.

Au cou, il affecte la forme d'un triangle, dont le sommet répond, à première vue, au tubercule antérieur de l'atlas. Mais, en réalité, le ligament se prolonge jusqu'à l'apophyse basilaire, où il s'insère immédiatement en avant du ligament occipito-atloïdien antérieur. Dans cette partie supérieure, le ligament prend la forme d'un cordon mince, séparant les muscles longs du cou, et confondu en arrière avec l'appareil ligamenteux qui ferme l'espace compris entre l'arc antérieur de l'atlas et le crâne. Quelques fibres, émanées du tubercule antérieur de l'atlas en avant du ligament atloïdo-axoïdien, renforcent cette portion cervicale du ligament, qui s'élargit ensuite, en descendant, jusqu'à la septième cervicale. Ce triangle ligamenteux, à sommet effilé, occupe l'interstice des muscles longs du cou : il recouvre la partie moyenne des corps vertébraux et des disques, et répond au pharynx qui se meut sur lui par l'intermédiaire d'un tissu cellulaire fort lâche.

La plupart des auteurs terminent ce ligament au niveau du corps de l'axis ; Weitbrecht le suit jusqu'au tubercule de l'atlas. Or, une dissection attentive, décollant le ligament de bas en haut, *permet de le suivre jusqu'à l'apophyse basilaire,* et montre que ses fibres les plus superficielles franchissent l'atlas, sans y adhérer; on trouve même le plus souvent une bourse séreuse séparant cette couche superficielle du tubercule de l'atlas (V. fig. 507). Le point n'est pas d'importance, puisque, dans cette partie supérieure, le ligament n'est plus qu'un mince cordon, parfois même une lamelle; je n'insiste que pour légitimer l'étendue que j'ai cru devoir assigner au ligament.

Dans la *région dorsale*, le ligament vertébral commun antérieur se présente sous un aspect différent; jusqu'à la deuxième ou troisième dorsale, la bande cervicale, toujours logée entre les bords internes des muscles longs du cou, garde sa largeur primitive; mais, à partir de ce niveau, la bande médiane est flanquée, de chaque côté, par une bandelette fibreuse revêtant les parties latérales des corps vertébraux. Le ligament, notablement élargi, peut être alors

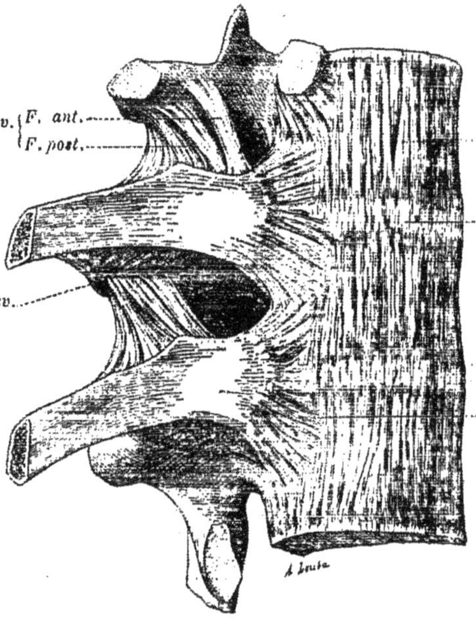

Fig. 583. — Articulations des corps vertébraux, et articulations costo-vertébrales, vue antéro-latérale.

divisé en une *partie médiane,* épaisse, nacrée, continue en haut avec la portion cervicale, et des *parties latérales,* plus minces, percées de fissures ou d'orifices par lesquels passent des veines issues des corps vertébraux. Quelquefois, les parties latérales sont nettement séparées de la bande médiane par une fente verticale, au fond de laquelle apparaît le corps vertébral et par laquelle émergent des vaisseaux.

Dans sa partie supérieure, la portion dorsale du ligament commun antérieur répond à l'œsophage; à partir de la quatrième dorsale elle entre en rapport intime avec l'aorte, les artères intercostales, les veines azygos et le canal thoracique.

Les faisceaux externes des bandelettes latérales s'entrecroisent avec les ligaments rayonnés costo-vertébraux.

Dans la *région lombaire,* la partie médiane acquiert une largeur de 3 à 4 centimètres ; moins épaisse qu'au dos et percée de fissures qui laissent passer de grosses veines, elle est renforcée, au niveau de la deuxième et de la troisième vertèbre lombaire par les piliers du diaphragme. Elle répond à droite à la veine cave, à gauche et sur la ligne médiane, à l'aorte abdominale. — Par contre, les bandelettes latérales disparaissent ou plutôt sont remplacées par les arcades fibreuses du psoas. Ces arcades, de force variable suivant les sujets, s'étendent d'un ménisque au ménisque sous-jacent, passant comme un pont fibreux sur les gouttières qui creusent la partie latérale des corps vertébraux, et les convertissent en un canal ostéo-fibreux, dans lequel passent les artères et veines

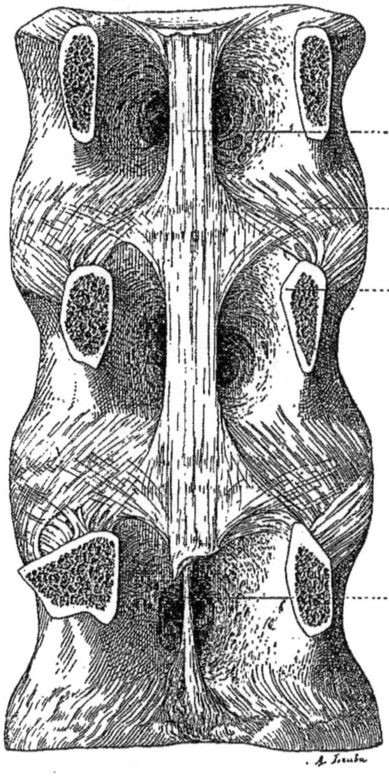

Fig. 584. — Face postérieure de deux corps vertébraux de la région lombaire.

lombaires ; elles donnent insertion par leur face externe aux fibres charnues du psoas.

Le ligament vertébral antérieur franchit la symphyse sacro-iliaque, et vient se terminer en éventail sur le tiers antérieur de la face pelvienne du sacrum (V. fig. 533) ; généralement il prend fin sur la deuxième vertèbre sacrée, mais il n'est pas très rare de le voir se prolonger en s'effilant jusqu'au coccyx.

Les faisceaux fibreux qui constituent le ligament vertébral commun antérieur présentent une direction longitudinale et parallèle. Les faisceaux superficiels, longs, s'étendent sur le corps de plusieurs vertèbres (4 ou 5) ; les profonds, plus courts, vont d'une vertèbre à la vertèbre suivante, ils se confondent avec le périoste.

L'épaisseur de cette longue bande ligamenteuse varie dans les diverses régions de la colonne ; assez mince au cou et aux lombes, où le rachis est plus mobile, elle atteint son maximum à la région dorsale, particulièrement sur la ligne médiane.

Le ligament nivelle la face antérieure de la colonne vertébrale sillonnée transversalement sur le squelette par les gouttières des corps vertébraux alternant avec les saillies des ménisques. Si l'on décolle le ligament par traction, ce qui est possible, on arrache en même temps le périoste des corps vertébraux

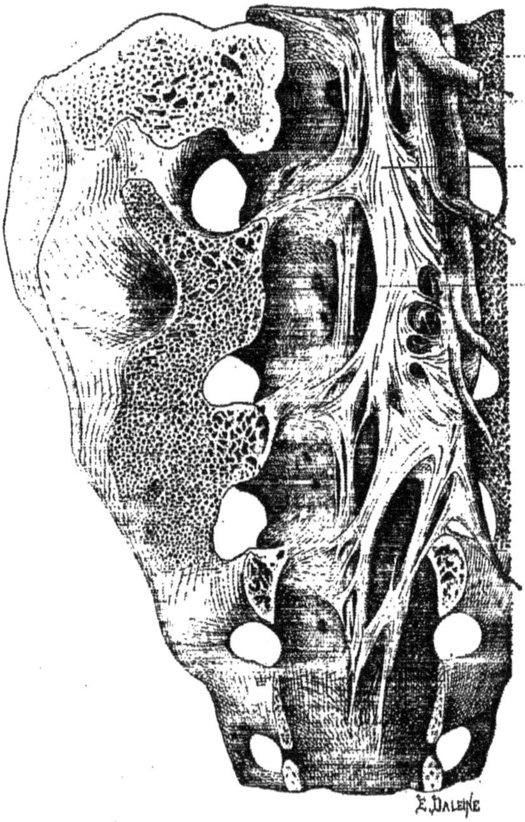

Fig. 585. — Ligament vertébral commun postérieur dans le canal sacré.

La paroi postérieure du canal a été réséquée, la cavité dure-mérienne injectée, et rejetée à droite.

intimement confondu avec le ligament; on constate que l'adhérence, très forte au niveau des vertèbres, est faible sur les disques, contrairement à ce qu'a dit Cruveilhier; on obtient ainsi une longue bandelette mince et transparente au niveau des disques, plus épaisse et opaque au niveau des corps vertébraux.

LIGAMENT VERTÉBRAL COMMUN POSTÉRIEUR. — C'est une large bande fibreuse, allant de l'occipital au sacrum, le long de la face postérieure des corps et des ménisques vertébraux.

Dans *la région cervicale,* il est large et rectangulaire ; par son extrémité supérieure il s'attache à la face endocrânienne de l'apophyse basilaire, en avant du trou occipital ; à ce niveau le ligament adhère à la dure-mère crânienne. De là le ligament descend obliquement en bas et en arrière, uni à la face postérieure du ligament occipito-axoïdien postérieur, puis il devient vertical et suit la courbure de la colonne. Il adhère au niveau des ménisques et s'attache sur les bords supérieur et inférieur des corps vertébraux et un peu à leur face postérieure sur la ligne médiane, restant séparé de leurs parties latérales par des plexus veineux très abondants. Les bords latéraux du ligament postérieur adhèrent aux pédicules des vertèbres, et aux gaînes que la dure-mère donne aux nerfs rachidiens.

Dans *les régions dorsale et lombaire,* la bande ligamenteuse, devenue plus étroite, présente deux couches : une *couche superficielle,* et une *couche profonde* passant comme un pont, en arrière de la fossette veineuse dont est creusée la face postérieure des corps vertébraux. Large au niveau des ménisques, étroit au niveau des corps, le ligament apparaît *festonné.* Dans le canal ostéo-fibreux formé par la face postérieure des corps et la couche profonde du ligament, chemine un plexus veineux très riche.

Dans le *canal sacré,* sa partie moyenne se réduit à un cordon filiforme que l'on peut suivre sautant d'un ménisque à l'autre jusqu'à la base du coccyx, il est renforcé par le ligament sacro-dure-mérien.

Comme l'antérieur, le ligament vertébral commun postérieur est composé de fibres longues, superficielles, s'étendant à quatre ou cinq vertèbres, et de fibres courtes, allant d'un ménisque à l'autre. Il renferme un assez grand nombre de fibres élastiques, caractère qui le rapproche des ligaments jaunes (Sappey).

ARTICULATIONS DES APOPHYSES ARTICULAIRES

Ce sont des arthrodies : la forme et l'étendue de leurs surfaces varient dans les diverses régions de la colonne vertébrale.

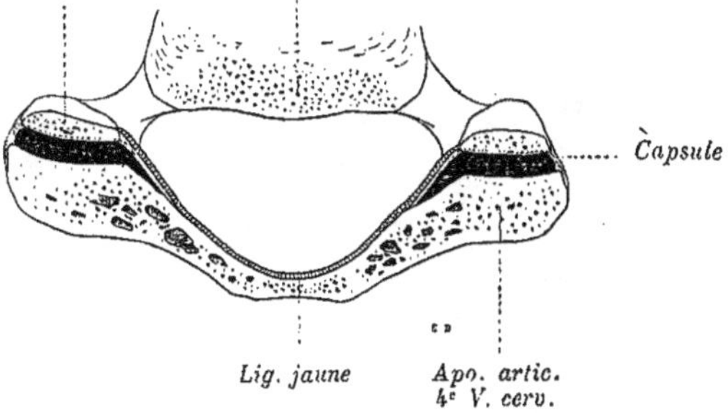

Fig. 586. — Segment inférieur d'une coupe horizontale passant par le disque qui sépare la quatrième de la cinquième vertèbre cervicale.

Région cervicale. — Les *surfaces articulaires,* régulièrement planes, sont de forme ovalaire : l'inférieure regarde en arrière, en haut et un peu en dedans ;

la supérieure regarde en avant, en bas et un peu en dehors. Elles sont revêtues d'une mince couche de cartilage hyalin, plus épaisse vers la partie centrale.

Elles sont unies par une *capsule fibreuse*, mince et lâche. Plus épaisse en arrière qu'en avant, cette capsule est renforcée en dedans par les ligaments

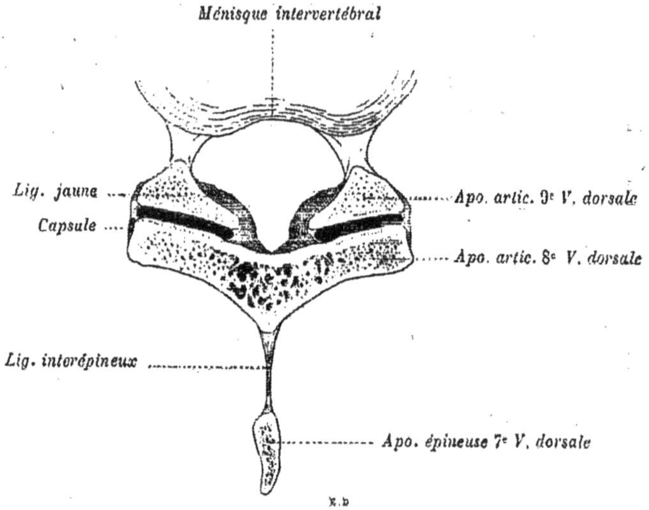

Fig. 587 — Segment inférieur d'une coupe horizontale passant par le disque qui sépare la huitième de la neuvième vertèbre dorsale.

jaunes. Sa face interne est tapissée par une *membrane synoviale* qui envoie un court prolongement entre les ligaments jaunes et les ligaments interépineux.

Région dorsale. — Planes et ovalaires comme à la région cervicale, les *sur-*

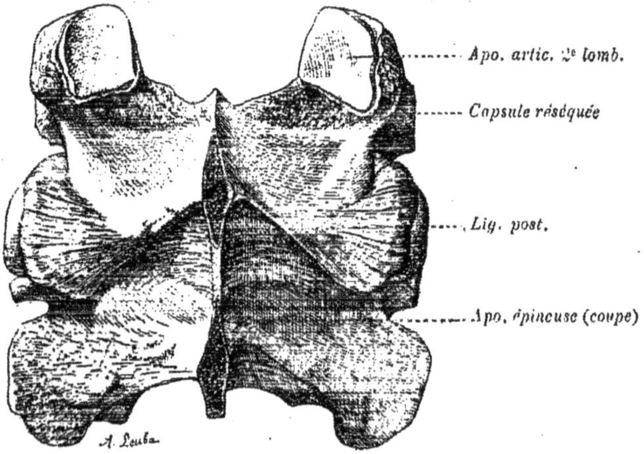

Fig. 588. — Articulations des apophyses articulaires, région lombaire, vue postérieure. (Les apophyses épineuses ont été réséquées à leur base.)

faces articulaires ont une une orientation différente : l'inférieure regarde en arrière et en dehors ; la supérieure en avant et en dedans. Elles sont revêtues d'une mince couche de cartilage hyalin.

La *capsule articulaire,* plus serrée qu'à la colonne cervicale, est renforcée en avant par le bord externe des ligaments jaunes, qui recouvre la moitié antéro-interne des surfaces articulaires ; la partie postérieure de cette capsule présente un léger faisceau de fibres blanches, que l'on a appelé *ligament postérieur.*

Une *synoviale* lâche tapisse la face interne de la capsule.

Région lombaire. — Les *surfaces articulaires* représentent des segments de cylindre : l'inférieure, concave, regarde en dedans et très peu en arrière ; la supérieure, convexe, regarde en dehors et très peu en avant. Elles sont recouvertes par une couche de cartilage, qui, sur une coupe verticale, apparaît plus épais vers sa partie moyenne.

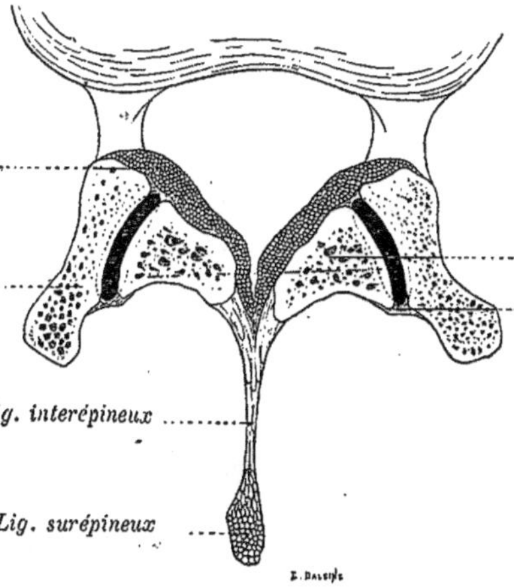

Fig. 589. — Segment inférieur d'une coupe horizontale passant par le disque qui sépare la deuxième de la troisième vertèbre lombaire.

Ces surfaces sont unies par une *capsule* fibreuse, très solidement renforcée en avant par la partie externe des ligaments jaunes, et en arrière par des faisceaux fibreux, véritable *ligament postérieur,* insérés à la partie postérieure des apophyses articulaires en présence.

La *synoviale* forme cul-de-sac aux parties inférieure et supérieure de l'articulation.

Rapports. — Dans chacune de ces régions la capsule est en rapport en avant avec le canal de conjugaison, en arrière avec les muscles transversaires épineux ; en dedans avec le bord externe des ligaments jaunes.

UNION DES LAMES VERTÉBRALES

Les lames sont unies entre elles par des ligaments très élastiques, auxquels leur coloration a valu le nom de *ligaments jaunes.* Chaque lame est reliée à la lame voisine par un ligament jaune ; chaque espace intervertébral est donc fermé en arrière par deux ligaments jaunes placés symétriquement.

Transversalement étendu des apophyses articulaires à la base de l'apophyse épineuse, chaque ligament jaune se réunit sur la ligne médiane à celui du côt opposé en formant avec lui un angle obtus ouvert en avant.

Plus épais en dedans qu'en dehors, ils ont des dimensions variables ; leu largeur diminue de haut en bas, tandis que leur hauteur augmente dans l même sens. Ils sont au nombre de 23 de chaque côté, car ils manquent ou d moins sont très modifiés entre l'occipital et l'atlas, et entre cette vertèbre e l'axis.

De forme irrégulièrement quadrilatère, les ligaments jaunes présentent à étu dier deux faces et quatre bords.

La face antérieure répond à la dure-mère dont elle est séparée par un plexu veineux très riche. — La face postérieure répond aux muscles des gouttière vertébrales. L'orientation des faces dépend du degré de la courbure de la colonne

Leur bord supérieur, concave et taillé en biseau aux dépens de la face posté rieure, s'insère sur la face antérieure des lames, à une hauteur variable suivar les régions.

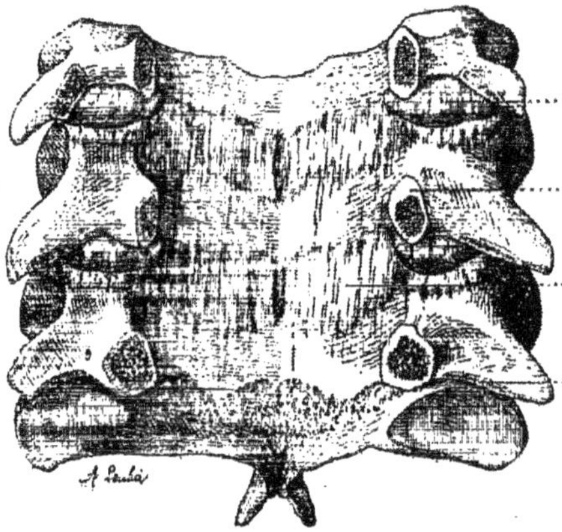

Fig. 590. — Ligaments jaunes, région cervicale, vue antérieure.

Les synoviales des apophyses articulaires ont été injectées pour montrer le bourrelet qu'ell forment sous le bord inférieur des pédicules.

Leur bord inférieur s'attache sur le bord supérieur des lames de la vertèb sous-jacente.

Le bord interne répond sur la ligne médiane à la base de l'apophyse épineu et au bord correspondant du ligament du côté opposé, dont il est séparé par un fente, qui donne passage à des veinules.

Par leur bord externe, les ligaments jaunes se prolongent au-devant des ar culations des apophyses articulaires, dont ils renforcent la capsule.

Dans la *région cervicale,* les ligaments jaunes sont larges de deux centim tres et ont une hauteur moyenne de un centimètre. — Le *bord supérieur,* rec ligne, s'insère sur une empreinte horizontale, qui occupe le *tiers moyen* la face antérieure des lames : cette insertion ne descend pas jusqu'au bord inf rieur des lames, qui reste libre ainsi que la partie de la face antérieure q avoisine ce bord. — Le *bord inférieur* s'insère sur le bord supérieur, tranchan et un peu sur la partie avoisinante de la face postérieure des lames sous-jacentes. — La *face antérieure* dure-mérienne, orientée comme la face correspondante des lames, regarde en bas et en avant. — La *face postérieure,* inversement dirigée, est moins haute que l'antérieure, à cause du biseautage du bord supérieur. Dans son tiers supérieur, elle répond aux lames ; dans ses tiers inférieurs elle répond aux muscles spinaux, dont elle est séparée en dehors par un prolongement de la synoviale des apophyses articulaires. Dans la région cervicale les ligaments jaunes ferment l'espace laissé libre entre les lames vertébrales : cet espace, qui augmente dans la flexion, disparaît dans l'extension par le rapprochement et l'intrication des lames.

Dans la *région dorsale,* la largeur et la hauteur des ligaments jaunes sont en

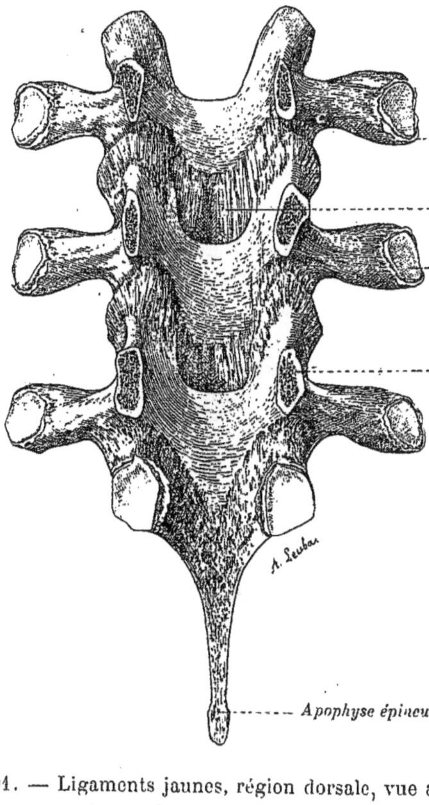

Fig. 591. — Ligaments jaunes, région dorsale, vue antérieure.

moyenne de 1 cm. 3. — Le *bord supérieur,* légèrement concave, s'insère sur une empreinte rugueuse, située sur la face antérieure des lames, dont le bord inférieur reste libre comme celui des lames cervicales. — La *face antérieure* est moins inclinée qu'à la région cervicale. — La *face postérieure* est complètement cachée par les lames vertébrales et les apophyses épineuses ; sur la ligne médiane, elle répond au ligament interépineux.

Dans la *région lombaire,* les ligaments jaunes, plus épais que ceux des autres régions, ont une hauteur moyenne de 2 cm., et une largeur de 1 cm. 5. — Le *bord supérieur*, légèrement convexe, s'insère au bord inférieur de la face antérieure des lames, et à une empreinte rugueuse que présente la face interne des apophyses articulaires inférieures. — Le *bord inférieur*, épais, est fixé au bord supérieur des lames et à des rugosités occupant le tiers supérieur de la face postérieure des lames. — Le *bord externe* s'étend jusqu'au niveau des canaux de conjugaison. — Les *deux faces* sont verticales : la postérieure, qui ferme l'espace losangique donnant accès dans le canal rachidien entre deux arcs vertébraux, répond directement aux muscles transversaires épineux.

Structure. — Les ligaments jaunes sont composés de fibres élastiques, anastomosées entre elles, auxquelles s'ajoutent quelques fibres de tissu conjonctif ;

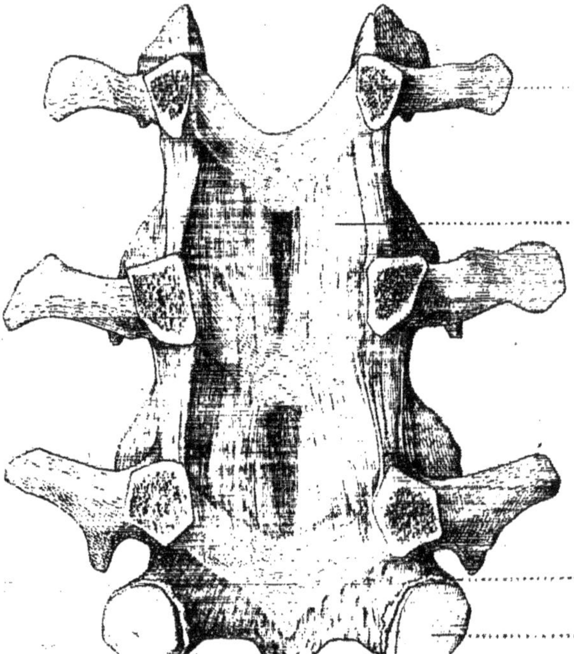

Fig. 592. — Ligaments jaunes, vue antérieure, région lombaire.

la plupart de leurs faisceaux sont verticaux. Il n'est point rare de voir des fibres d'un ligament aller se confondre avec celles du ligament sous-jacent en passant sur la face antérieure de la lame qui les sépare. On rencontre dans leur épaisseur quelques vaisseaux capillaires ; mais l'élément nerveux y fait complètement défaut (Sappey).

Usages des ligaments jaunes. — Pour se faire une idée de l'élasticité de ces ligaments, il faut séparer et disjoindre quelques arcs vertébraux postérieurs, en ménageant seulement les ligaments jaunes ; on constatera alors par des tractions sur les deux extrémités du fragment de colonne qu'il peut s'allonger de quelques millimètres et qu'il revient à sa longueur première si l'on vient à cesser les tractions. C'est ainsi qu'agissent les ligaments jaunes distendus par écartement des arcs postérieurs dans les mouvements de flexion de la colonne. Dans les mouvements d'inclinaison latérale, une moitié seulement de chaque ligament, la moitié opposée au côté vers lequel le tronc s'incline est tendue ; de même dans les mouvements de torsion. — Les ligaments ainsi distendus contribuent par leur réaction élastique à ramener la colonne dans sa position normale. — Je pense aussi que l'élasticité de ces ligaments est un facteur important dans le maintien de la situation verticale de la colonne, maintien par lequel on ne saurait faire intervenir les contractions des muscles vertébraux.

Les ligaments jaunes complètent et aplanissent en arrière la paroi du canal rachidien ; étant très élastiques, ils ne forment point de plis susceptibles de venir au contact de la dure-mère spinale.

UNION DES APOPHYSES ÉPINEUSES

Les apophyses épineuses sont unies entre elles : 1° par un ligament reliant leurs sommets, le *ligament surépineux ;* — 2° par des ligaments unissant leurs bords, les *ligaments interépineux.*

Ligament surépineux. — On décrit sous le nom de *ligament surépineux* une longue bande fibreuse reliant les sommets des apophyses épineuses. Sim-

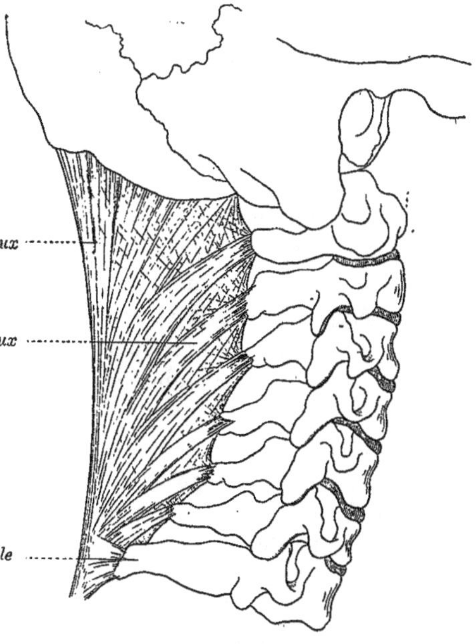

Fig. 593. — Ligament cervical postérieur, vue latérale.

ple épaississement du bord postérieur du ligament interépineux, au niveau des lombes, le ligament interépineux prend au dos l'aspect d'un cordon arrondi tendu entre les apophyses épineuses. A la région dorsale comme à la région lombaire, c'est une sorte de raphé, d'intersection fibreuse entre les muscles du dos.

Dans la *région cervicale* le ligament surépineux prend l'aspect d'une lame fibreuse, triangulaire, antéro-postérieure dont la base s'insère sur la protubérance occipitale externe et la crête qui la continue en bas, et dont le sommet est fixé au sommet de la sixième ou de la septième apophyse épineuse. C'est le *ligament cervical postérieur*. Cloison sagittale de la nuque, ce ligament répond par ses faces aux muscles extenseurs de la tête et du cou.

Le *bord antérieur* du ligament cervical se fixe sur les apophyses épineuses cervicales, excepté sur celle de l'atlas, par autant de faisceaux distincts, qui se bifurquent pour s'insérer sur le côté interne des deux tubercules épineux. Entre les apophyses épineuses, il se continue avec les ligaments interépineux.

Son *bord postérieur*, plus épais, répond à l'interstice des muscles de la nuque et est formé par l'entrecroisement des fibres aponévrotiques des muscles trapèze, splénius, rhomboïde, et petit dentelé supérieur.

Le ligament cervical postérieur est formé en partie de fibres propres, en partie par l'accolement des aponévroses des muscles postérieurs du cou ; notre figure, demi-schématique, montre bien ses faisceaux de renforcement qui se détachent du sommet des apophyses épineuses.

Le ligament cervical postérieur, ainsi réduit à l'état de cloison aponévrotique, représente chez l'homme un ligament très développé chez les mammifères quadrupèdes en raison de la fonction qui lui incombe de maintenir la tête et le cou. Chez l'homme, bipède, l'organe, devenu à peu près inutile, s'est atrophié.

Ligaments interépineux. — Ce sont des cloisons fibreuses placées verticalement dans l'intervalle qui sépare deux apophyses épineuses voisines. Leurs *faces* répondent aux muscles des gouttières vertébrales. — Leur *bord supérieur* s'insère sur le bord inférieur de l'apophyse épineuse qui est au-dessus ; — leur *bord inférieur* est fixé au bord supérieur de l'apophyse épineuse de la vertèbre sous-jacente ; — leur *bord antérieur* répond à l'angle de réunion des ligaments jaunes ; — leur *bord postérieur* répond aux ligaments interépineux.

Dans la *région cervicale*, ils sont très amincis et se continuent en arrière avec le ligament cervical postérieur. Leurs faces répondent aux muscles interépineux, dont ils représentent l'aponévrose de séparation.

Dans la *région dorsale*, les ligaments interépineux sont petits, triangulaires à pointe postérieure, dans les premiers espaces ; au niveau des vertèbres dorsales moyennes, ils sont très réduits et infiltrés de graisse.

Dans la *région lombaire*, ils sont irrégulièrement quadrilatères, avec un bord supérieur horizontal. — Souvent les dimensions des ligaments interépineux sont fort réduites à la région lombaire. Il n'est point rare, surtout chez les sujets âgés, de voir les apophyses épineuses arriver au contact et s'articuler par de véritables facettes, encroûtées de cartilages constituant des arthrodies. Ces modifications me paraissent en rapport avec les déformations que subissent les corps vertébraux dans cette région, d'où le contact, le frottement, l'usure et parfois la fracture des arcs vertébraux : je pense que certains cas de spondylochise ne reconnaissent pas d'autre origine.

ARTICULATION SACRO-VERTÉBRALE

Le sacrum s'unit à la dernière vertèbre lombaire : 1° par *son corps* ; 2° par ses *apophyses articulaires*.

L'*union du corps* du sacrum avec la face inférieure du corps de la cinquième lombaire est une amphiarthrose qui ne diffère en rien des autres amphiarthroses lombaires. Nous y trouvons en effet un ménisque plus haut en avant qu'en arrière et comme moyens d'union, la partie inférieure des grands ligaments vertébraux communs antérieurs et postérieurs.

L'*union des apophyses articulaires* est une arthrodie en tout semblable à celles des vertèbres lombaires ; la capsule y présente les mêmes faisceaux de renforcement que nous avons décrits aux lombes.

Le sacrum est encore uni à la colonne lombaire par deux ligaments jaunes, un ligament surépineux et un ligament interépineux.

ARTICULATION SACRO-COCCYGIENNE

L'articulation sacro-coccygienne est une amphiarthrose.

Surfaces articulaires. – Le sommet du sacrum présente une facette ovalaire à grand axe transversal, légèrement convexe ; cette facette est reçue dans une facette concave de même forme creusée sur la base du coccyx.

Un *ligament interosseux,* dont l'épaisseur varie entre deux et cinq millimètres chez l'enfant, unit ces surfaces articulaires. Ce ligament analogue aux disques intervertébraux est rapidement envahi par l'ossification, de sorte que vers quarante ans cette articulation, d'après Sappey, est complètement ossifiée. Sa structure varie chez les différents individus : tantôt le noyau gélatineux central est très développé, l'articulation est alors très mobile ; dans d'autres cas c'est la partie fibreuse qui prédomine, l'articulation est alors moins mobile. Il me paraît vraisemblable que cette articulation doit subir dans les derniers mois de la grossesse des modifications analogues à celles que nous avons notées dans les articulations du bassin : je n'ai pas eu l'occasion de m'en assurer.

Ligaments. — Les ligaments sacro-coccygiens se divisent en antérieurs et postérieurs. — Les *ligaments sacro-coccygiens antérieurs* présentent deux ordres de fibres : les superficielles vont de la cinquième vertèbre sacrée à la pointe du coccyx et s'entrecroisent au niveau de la troisième vertèbre coccygienne avec celles du côté opposé ; les fibres profondes, plus externes, vont du sommet du sacrum à la troisième vertèbre coccygienne (V. fig. 532).

Les *ligaments sacro-coccygiens postérieurs* comprennent deux faisceaux superficiels et un faisceau profond. Les faisceaux superficiels ferment en partie l'ouverture du canal sacré ; ils naissent de la terminaison de la crête sacrée et se dirigent après s'être entrecroisés vers les parties latérales de la deuxième pièce coccygienne. — Le faisceau profond, médian, qui ne serait d'après Luschka que la terminaison de la dure-mère spinale, unit la dernière pièce du sacrum à la première pièce coccygienne.

Les cornes du sacrum et du coccyx sont unies en arrière par deux bandelettes ligamenteuses qui forment les *ligaments sacro-coccygiens latéraux* (V. fig. 533).

MOUVEMENTS DES ARTICULATIONS DE LA COLONNE VERTÉBRALE

La colonne vertébrale présente des mouvements de *flexion* et *d'extension,* des mouvements de *rotation* ou de torsion, des mouvements *d'inclinaison latérale,* et un mouvement de circumduction résultant de la combinaison de ces divers mouvements.

Chaque articulation vertébro-vertébrale a ses mouvements propres, variables dans chaque région, et les mouvements d'ensemble des divers segments de la colonne, comme les mouvements si étendus de la colonne entière, ne sont que la résultante ou pour mieux dire la totalisation des mouvements si limités de chacune des articulations vertébro-vertébrales. Il convient donc d'étudier d'abord les mouvements qui se passent dans chacune de ces articulations.

Les *disques intervertébraux* sont les centres et les organes des mouvements qui se passent dans chaque articulation vertébro-vertébrale. La partie centrale, molle, de ces disques représente à la fois la cavité et le pivot sur lequel se meuvent deux vertèbres adjacentes ; la partie périphérique, fibreuse, du disque, joue le rôle d'un ligament qui limite les divers mouvements. Le noyau central, comprimé entre les surfaces articulaires et l'anneau fibreux, réagit par son élasticité. Monro considère ce noyau central comme un pivot mobile, un point d'appui liquide, sur lequel tournent les corps vertébraux : d'après cet auteur l'élasticité de la colonne serait due aux déplacements du noyau central (Cruveilhier).

Si l'on examine ce qui se passe sur une colonne vertébrale mise à nu, voici ce que l'on constate : dans le mouvement de flexion, on voit les corps vertébraux, par une sorte de bascule, se rapprocher les uns des autres en avant, tandis qu'ils s'éloignent en arrière ; alors les ménisques, comprimés, diminuent de hauteur en avant, se rident et dessinent une saillie transversale, tandis qu'en arrière leur hauteur augmente et ils paraissent comme étirés : le grand ligament antérieur est plissé, le postérieur est tendu. — Si l'on vient à répéter les mêmes mouvements sur deux colonnes ayant subi l'une une coupe sagittale, l'autre une coupe frontale, on voit les déplacements et les déformations du noyau pulpeux et l'on constate en même temps que ce noyau vient faire sur la surface de la coupe une saillie qui témoigne de l'état de compression dans lequel il se trouve momentanément.

L'étendue des mouvements de chaque articulation vertébro-vertébrale est en raison de la hauteur du ménisque par rapport à la hauteur et à l'étendue en surface des corps vertébraux qu'il unit.

Il est aisé de comprendre que les mouvements d'articulations ainsi constituées ayant pour centre le noyau pulpeux peuvent s'effectuer dans toutes les directions ; en avant (flexion), en arrière (extension), latéralement (inclinaison) et dans toutes les directions intermédiaires. De plus à ces divers mouvements, s'ajoute un mouvement de *rotation* ou *torsion* : ce mouvement dont l'axe vertical passe par le centre des disques et des corps vertébraux est très limité dans chaque articulation : il est d'ordinaire combiné avec le mouvement d'inclinaison latérale. Ajouté à ceux des articulations voisines il se traduit par un mouvement de torsion d'ensemble très appréciable.

Mais les vertèbres ne sont point unies que par leurs corps ; elles sont encore articulées par leurs *apophyses articulaires :* ce sont ces articulations des apophyses articulaires, articulations mobiles, vraies diarthroses qui règlent le sens et l'étendue des mouvements dans chacune des régions de la colonne vertébrale ; nous allons le voir en étudiant les mouvements dans chacune des régions de la colonne.

La *région cervicale* jouit d'une mobilité étendue dans tous les sens ; elle le doit à la hauteur relative de ses disques et à la direction des facettes de ses apophyses articulaires planes et situées dans un plan transversal obliquement descendant en bas et en arrière : ce plan se rapproche d'autant plus de l'horizontale qu'on l'envisage sur une vertèbre plus inférieure.

Dans la région cervicale, tous les mouvements existent et ont tous une assez grande étendue : on remarquera que le mouvement d'extension est plus étendu que le mouvement de flexion. L'inclinaison latérale est plus étendue que dans toute autre région. Les mouvements de rotation ou de torsion sont également fort étendus surtout dans la partie inférieure de la région. Par contre les mouvements sont très limités entre la deuxième et la troisième vertèbre, ce qui est dû à la minceur du disque qui unit ces deux vertèbres. La grande mobilité de la colonne cervicale est due également à l'existence des articulations latérales que nous avons décrites.

A la *région dorsale*, les mouvements sont en général peu étendus, comme permettait de le prévoir la faible hauteur des disques intervertébraux : cependant les parties extrêmes participent à la mobilité des régions voisines. Les surfaces des apophyses articulaires, planes dans un plan frontal, s'opposent à tout mouvement de glissement en avant ou en arrière ; par contre leur conformation permet le glissement dans le plan frontal, c'est-à-dire l'inclinaison latérale, d'ailleurs rapidement arrêtée par la rencontre des côtes. Je viens de dire que les surfaces articulaires étaient planes dans un plan frontal, cela n'est point tout à fait exact ; en réalité l'interligne très légèrement concave en avant appartient à un cercle dont le centre serait vers le centre du corps vertébral correspondant ; aussi observe-t-on un mouvement de rotation assez étendu dans la région dorsale. Ce mouvement de torsion s'associe à l'inclinaison latérale dans la scoliose.

Dans la *région lombaire*, les mouvements de flexion et d'extension sont très étendus, surtout entre la troisième et la quatrième, et entre la quatrième et la cinquième; les mouvements de latéralité sont aussi possibles; par contre les surfaces articulaires des arcs postérieurs, emboitées l'une dans l'autre, paraissent s'opposer à toute espèce de mouvement d'inclinaison latérale ou de rotation. Morris a prétendu que ces mouvements étaient possibles, grâce à la laxité extrême des capsules des apophyses articulaires « dont les surfaces ne sont pas en contact, dit-il, des deux côtés à la fois ». Or, je viens de vérifier ce fait sur trois colonnes vertébrales (deux hommes, une femme): après avoir immobilisé la colonne dorsale et l'articulation sacro-iliaque, je n'ai pu constater le moindre mouvement de rotation dans la colonne lombaire; de plus, des coupes pratiquées à différents niveaux m'ont montré que le contact dans les articulations des apophyses articulaires était parfait des deux côtés et simultanément.

Les mouvements de l'*articulation sacro-vertébrale* sont identiques à ceux qui se passent entre deux quelconques des vertèbres lombaires; ils sont seulement plus étendus, surtout les mouvements de flexion et d'extension, en raison de l'épaisseur plus grande du disque. Les changements d'inclinaison du bassin qui se produisent quand on passe de la station *debout* à la position *assis* ont surtout pour centre cette articulation.

Dans la station debout, la colonne est raccourcie par le tassement des ménisques; on remarquera que les articulations des apophyses articulaires présentent un allongement dans le sens vertical, en rapport avec ce mouvement : cela est surtout marqué à la colonne lombaire où la synoviale offre un cul-de-sac supérieur très développé.

J'ai déjà insisté sur les modifications que l'atrophie des corps vertébraux amène dans l'union des arcs au niveau de la colonne lombaire; de même que l'on voit survenir, par le fait de ce tassement, de véritables articulations entre les apophyses épineuses, de même les articulations des apophyses articulaires subissent une sorte de déplacement, de descente qui les conduit à empiéter sur les lames vertébrales. Ces modifications se remarquent chez la plupart des sujets âgés; elles sont en rapport avec les modifications de courbure que l'âge et l'exercice de certaines fonctions déterminent dans la colonne vertébrale.

§ II. — UNION DE LA TÊTE AVEC LA COLONNE VERTÉBRALE

(ARTICULATIONS DE L'OCCIPITAL, DE L'ATLAS ET DE L'AXIS)

Les articulations de la partie supérieure de la colonne vertébrale s'éloignent de la disposition générale. Ces modifications sont en rapport avec l'union solide et néanmoins très mobile, de la tête avec la colonne.

La tête s'articule par l'un de ses os, l'occipital, avec les deux premières vertèbres cervicales : nous décrirons donc l'union : *a*) de l'*occipital* et de *l'atlas*; 2° de l'*occipital* et de l'*axis*. — De plus, les deux premières vertèbres s'articulent par un mode tout particulier, formant l'*articulation atloïdo-axoïdienne*.

UNION DE L'OCCIPITAL ET DE L'ATLAS

Par ses masses latérales, l'atlas s'articule avec les condyles de l'occipital, formant l'*articulation occipito-atloïdienne proprement dite;* en outre, les arcs de ces deux os sont unis à distance par les *ligaments occipito-atloïdiens antérieur* et *postérieur*.

ARTICULATION OCCIPITO-ATLOIDIENNE

Surfaces articulaires. — Ce sont, d'une part, les condyles de l'occipital, de l'autre, les cavités glénoïdes de l'atlas.

Les *surfaces condyliennes*, à peu près elliptiques, convexes dans tous les sens, regardent en bas et en dehors; leur grand axe est obliquement dirigé d'arrière en avant et de dehors en dedans ; leur petit axe, transversal, est oblique en bas et en dedans.

Les *cavités glénoïdes,* concaves, regardent en haut et en dedans ; leur grand diamètre est orienté comme celui des condyles, mais plus court que lui. Les extrémités des grands diamètres des cavités glénoïdes sont séparées par une distance moyenne de 25^{mm} en avant, de 30^{mm} 5 en arrière (V. Ostéologie, p. 327 et 384). — Sappey a fait remarquer que ces surfaces représentent des segments de sphère : que les condyles rapprochés forment une tête ; que les cavités glénoïdes rapprochées constituent une cavité, et enfin que cette articulation humaine rappelle l'énarthrose unique à laquelle la tête des oiseaux est redevable de sa grande mobilité.

Les surfaces articulaires sont revêtues d'une couche mince de cartilage, dont l'épaisseur est moins considérable sur l'occipital que sur l'atlas.

Moyens d'union. — Une capsule fibreuse, fort lâche, insérée sur le pour-

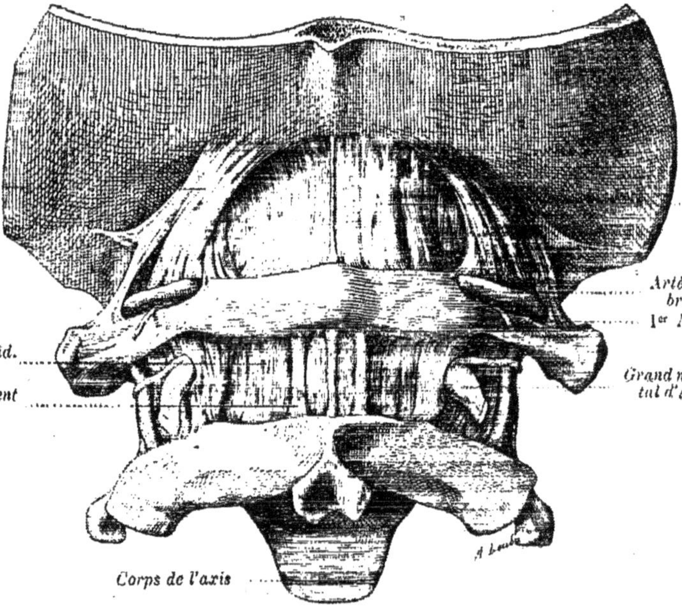

Fig 594. — Ligaments occipito-atloïdiens et atloïdo-axoïdiens postérieurs.

tour des surfaces articulaires, les maintient en contact (A). Très mince en dedans, elle est le plus souvent renforcée en dehors et en arrière par quelques trousseaux fibreux qui ont été décrits sous le nom de *ligaments occipito-atloïdiens latéraux.* J'ai fait représenter (fig. 594) un faisceau ligamenteux inséré en arrière de la fosse condylienne postérieure et allant à la base de l'apophyse transverse ; quelques fibres se détachent du bord externe de ce faisceau, pour s'insérer sur le sommet de l'apophyse transverse ; les fibres profondes ménagent entre elles et la capsule articulaire un orifice par lequel passent le premier nerf cervical et l'artère vertébrale, à sa sortie du canal transversaire de l'atlas. —

Luschka décrit encore des fibres allant de la fosse condylienne postérieure à l'apophyse jugulaire de l'occipital, protégeant ainsi les veines qui émergent du trou condylien postérieur.

La capsule se confond en avant avec le ligament occipito-atloïdien antérieur, en arrière avec le ligament occipito-atloïdien postérieur.

Synoviale. — Une synoviale lâche tapisse la face interne de chaque capsule; elle envoie en dedans un prolongement qui recouvre le bord supérieur du ligament transverse, près de son insertion, et qui comble la fossette située à la face interne des masses latérales, en arrière du tubercule d'insertion de ce ligament.

Rapports. — La capsule occipito-atloïdienne est en rapport en dehors avec le muscle droit latéral, en arrière avec le muscle petit oblique, en dedans et en bas avec les fibres externes du ligament vertébral commun postérieur et les ligaments occipito-odontoïdiens latéraux.

Varia. — A. — L'insertion de la capsule occipito-atloïdienne présente quelques particularités. Sur l'atlas, par exemple, elle se fait sur la lèvre externe d'un sillon parallèle au bord externe des cavités glénoïdes (V. Ostéologie, p. 289), tandis qu'en arrière elle s'insère à une très petite distance (1 ou 2 mm.) du rebord cartilagineux. Ces insertions ont été véri-

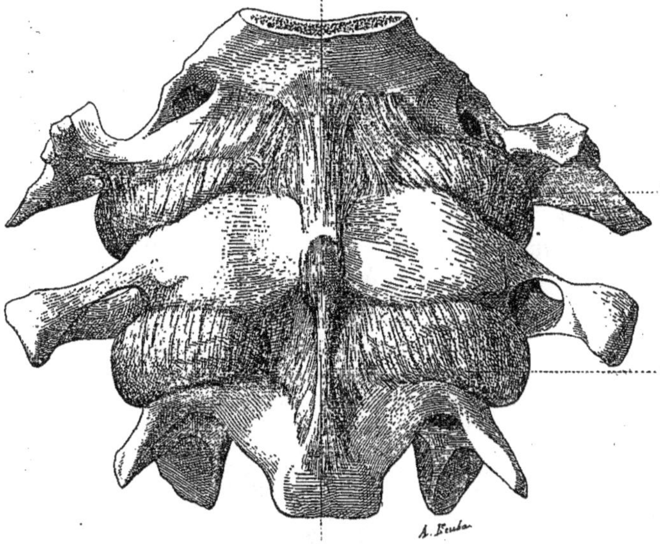

Fig. 595. — Ligaments occipito-atloïdiens et atloïdo-axoïdiens antérieurs.

fiées avec soin, car elles ne sont point conformes aux descriptions qui en sont généralement données, puisque l'on décrit ordinairement, comme intra-articulaire, la partie des masses latérales, située au-dessus de l'arc postérieur de l'atlas ; il suffit, pour vérifier ma description, de regarder un os sec : on voit la lèvre externe du sillon se rapprocher en arrière de la surface articulaire pour se confondre avec son bord postérieur.

LIGAMENTS A DISTANCE OCCIPITO-ATLOIDIENS

Les arcs antérieur et postérieur de l'atlas sont unis à distance par un appareil ligamenteux : les *ligaments occipito-atloïdiens antérieur et postérieur.*

Ligament occipito-atloïdien antérieur. — Il s'insère, en avant du trou occipital, sur la couche fibro-cartilagineuse qui tapisse la face antérieure de l'apophyse basilaire, et, d'autre part, sur le bord supérieur de l'arc antérieur de l'atlas. Très mince sur les côtés, où il mérite le nom de *membrane obturatrice antérieure*, sous lequel il a été décrit, il est renforcé sur la ligne médiane par une bande fibreuse, qui unit le bord antérieur du trou occipital au versant supérieur du tubercule antérieur de l'atlas. Ce faisceau médian est recouvert par un cordon fibreux, qui naît de l'occipital en avant de lui et passe sur le tubercule de l'altas sans s'y insérer, constituant ainsi l'origine du ligament vertébral commun antérieur; une couche celluleuse, parfois une petite bourse séreuse, sépare les deux ligaments (V. fig. 597).

Rapports. — La face antérieure du ligament occipito-atloïdien antérieur est recouverte, de chaque côté, par le muscle petit droit antérieur de la tête. — Sa face postérieure est séparée par du tissu cellulo-graisseux du ligament suspenseur de la dent et de la capsule atloïdo-odontoïdienne, sur la ligne médiane, et des ligaments occipito-odontoïdiens latéraux, sur les parties latérales. — En dehors le ligament se confond avec la capsule articulaire occipito-atloïdienne.

Rôle. — Dans les mouvements d'extension de la tête, le faisceau médian se tend bien avant les faisceaux latéraux; son développement témoigne d'ailleurs du rôle qu'il doit jouer pour limiter ces mouvements.

Ligament occipito-atloïdien postérieur. — C'est une mince lamelle fibreuse, décrite encore sous le nom de *membrane obturatrice postérieure*, allant du bord postérieur du trou occipital au bord supérieur de l'arc postérieur de l'atlas. Elle se confond en dehors avec la capsule occipito-atloïdienne et forme à ce niveau une voûte fibreuse sous laquelle passe l'artère vertébrale pénétrant dans la cavité rachidienne, et le premier nerf cervical, sortant au-dessous et en dehors de l'artère.

Plus mince que l'antérieur, le ligament occipito-atloïdien postérieur ne présente aucun faisceau de renforcement; il est de couleur jaunâtre et renferme de nombreux faisceaux élastiques interstitiels (A).

Rapports. — La face profonde du ligament occipito-atloïdien postérieur est séparée de la dure-mère par une mince couche de tissu cellulaire, visible surtout dans la moitié inférieure du ligament. — La face profonde est en rapport de chaque côté avec les muscles petit droit, grand droit, et petit oblique postérieurs de la tête.

Rôle. — Le rôle de ce ligament dans les mouvements de l'occipital sur l'atlas semble être nul : on arrive seulement à le tendre lorsque, les ligaments occipito-atloïdiens ayant été coupés, on fait subir à la tête une flexion exagérée ; sur le vivant ce ligament ne peut donc servir en aucune façon à limiter les mouvements de flexion, dont l'étendue est du reste très restreinte.

Varia. — A. D'après Henle et Humphry, le ligament occipito-atloïdien postérieur ne contient pas de lamelles élastiques.

UNION DE L'OCCIPITAL ET DE L'AXIS

L'occipital et l'axis, qui n'ont entre eux aucun contact articulaire, sont unis à distance par de très forts ligaments.

Ces ligaments contenus dans le canal rachidien, dont ils tapissent la paroi antérieure, peuvent être divisés en deux groupes : les uns, allant de l'occipital au corps de l'axis, constituent le *ligament occipito-axoïdien ;* — les autres unissant l'occipital à l'apophyse odontoïde, portent le nom de *ligaments de la dent* ou *occipito-odontoïdiens.*

LIGAMENT OCCIPITO-AXOIDIEN

C'est une large couche fibreuse tapissant toute la paroi antérieure du canal rachidien entre l'occipital et le bord inférieur du corps de l'axis ; il est situé immédiatement en avant du ligament vertébral commun postérieur, dont il forme la couche profonde. Il s'insère, en bas, sur toute la face postérieure du corps de l'axis, et, de là, se divise en trois faisceaux : le *faisceau moyen,* très épais, large d'un centimètre, est formé de fibres verticales qui vont s'insérer dans le fond de la gouttière basilaire, à un centimètre au-dessus du trou occi-

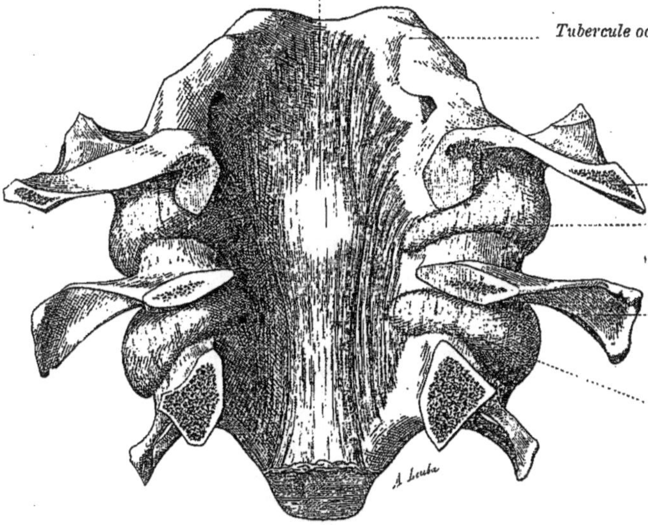

Fig. 596. — Ligament occipito-axoïdien.

Les arcs postérieurs ont été réséqués pour montrer la paroi antérieure du canal rachidien ; d'autre part, les synoviales occipito-atloïdiennes et atloïdo-axoïdiennes ont été injectées.

pital ; — les *faisceaux latéraux* sont formés de fibres obliquement ascendantes, qui vont s'attacher à la face interne des condyles, immédiatement au-dessous de l'orifice interne du *canal condylien antérieur.*

Rapports. — Le ligament occipito-axoïdien est en rapport par sa face postérieure avec le ligament vertébral commun postérieur. — Sur la ligne médiane, sa face antérieure répond de bas en haut : 1° à la branche inférieure du ligament cruciforme ; 2° à la branche horizontale (ligament transverse) de ce ligament, dont il est séparé par une bourse séreuse ou par une couche celluleuse ; 3° à la branche supérieure du même ligament, et au tissu cellulo-adipeux qui comble l'espace compris entre l'atlas, l'apophyse odontoïde et l'occipital. — Sur les parties latérales, cette face antérieure est en rapport avec les ligaments occipito-odontoïdiens latéraux, et les capsules occipito-atloïdiennes et atloïdo-axoïdiennes.

Rôle. — Le ligament occipito-axoïdien se tend fortement dès que la tête se fléchit sur la colonne : si on le coupe au niveau de ses insertions supérieures, on constate que la flexion est plus étendue.

LIGAMENTS OCCIPITO-ODONTOIDIENS

(Ligaments de la dent)

Cet appareil ligamenteux comprend un faisceau médian, *ligament occipito-odontoïdien médian*, et deux gros faisceaux latéraux, *ligaments occipito-odontoïdiens latéraux*.

Ligament occipito-odontoïdien médian (ligament suspenseur de la dent,

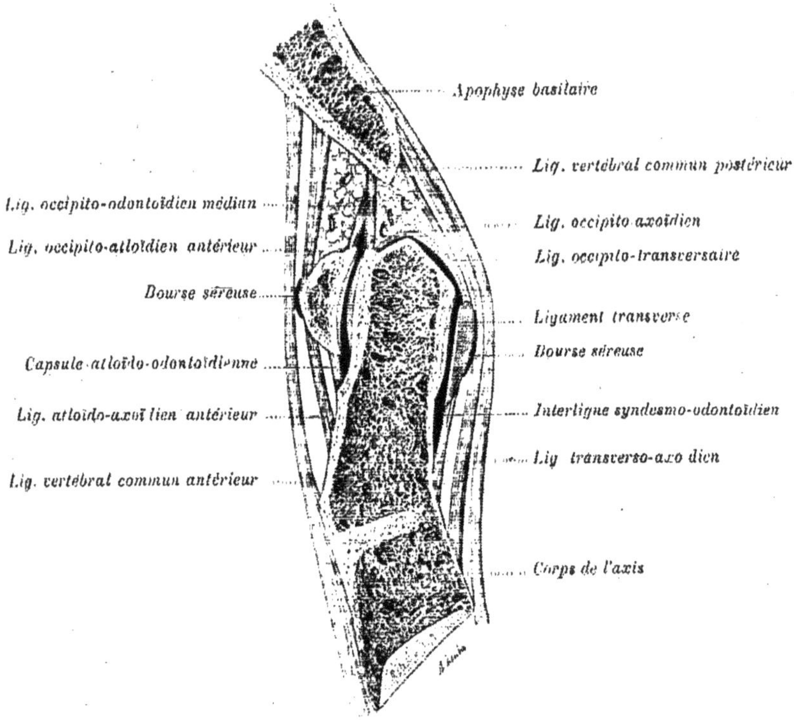

Fig. 597. — Coupe sagittale des articulations de la tête avec la colonne vertébrale.

ligamentum suspensorium posterior dentis de Luschka). — C'est un faisceau cylindrique, long de 10 à 12 millimètres, large de 2 à 5, allant du bord supérieur de la facette articulaire antérieure de l'apophyse odontoïde à la face antérieure de l'apophyse basilaire, immédiatement en avant du trou occipital. — Le développement de ce ligament présente de grandes variétés. Parfois réduit à quelques tractus celluleux, il se présente dans d'autres cas sous la forme d'un cordon épais de 3 à 4 millimètres, véritable ligament suspenseur de la dent ; il se confond en avant avec les fibres supérieures de la capsule atloïdo-odontoïdienne (A)

Rapports. — Le ligament occipito-odontoïdien médian est en rapport en avant avec la partie supérieure de la capsule atloïdo-odontoïdienne qui se confond avec lui, et s'en sépare plus bas en laissant un espace angulaire occupé par un prolongement de la synoviale de cette articulation. Une couche cellulo-graisseuse, contenant quelques veines, sépare cette couche ligamenteuse du ligament occipito-atloïdien antérieur. — En arrière, le ligament occipito-odontoïdien médian est séparé de la branche supérieure du ligament cruciforme par du tissu cellulo-adipeux renfermant quelques veines.

Rôle. — Le ligament occipito-odontoïdien médian est formé de tissu conjonctif riche en fibres élastiques ; il contient parfois, chez l'adulte, un cylindre cartilagineux, particularité sur laquelle H. Muller s'est appuyé pour faire de ce ligament le vestige du disque intervertébral, séparant la dernière vertèbre céphalique du corps de l'atlas, représenté par l'apophyse odondoïde.

Varia. — A. — On rencontre assez fréquemment un autre petit faisceau, inséré, en avant du précédent, près du bord supérieur de la facette articulaire de l'apophyse odontoïde, et se terminant, soit sur l'occipital, soit sur le ligament occipito-atloïdien antérieur. Ce faisceau a été décrit par Barkow sous le nom de ligamentum dentis anticum, et par Luschka sous le nom de ligamentum suspensorium dentis anterior ; il ne me paraît être autre chose que la partie supérieure de la capsule atloïdo-odontoïdienne.

Ligaments occipito-odontoïdiens latéraux (ligamenta alaria dentis). — Au

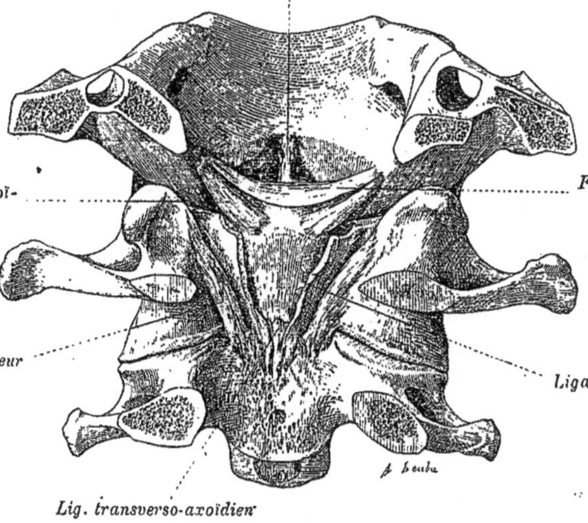

Fig. 598. — Ligaments occipito-odontoïdiens, vue postérieure.
Le ligament transverse a été réséqué en partie.

nombre de deux, ces ligaments sont de gros cordons fibreux, courts et puissants, insérés sur une facette qui occupe les parties latérales de la moitié supérieure de l'apophyse odontoïde ; ils se dirigent presque transversalement en dehors pour aller s'attacher sur la face interne des condyles occipitaux, où leur insertion laisse une empreinte remarquable que nous avons étudiée en ostéologie (A).

Rapports. — Les ligaments occipito-odontoïdiens latéraux répondent : en avant, à l'articulation atloïdo-odontoïdienne, et au tissu cellulo-adipeux qui les sépare de la membrane obturatrice antérieure ; — en arrière au bord supérieur et à la branche supérieure du ligament transverse, et au ligament occipito-axoïdien ; — en bas et en dehors à la capsule occipito-atloïdienne.

Rôle. — Ces ligaments, dont l'épaisseur est considérable, limitent les mouvements de rotation de la tête et de l'atlas sur l'axis : lorsqu'en effet on tourne la tête d'un côté ou de l'autre, le ligament opposé au côté vers lequel le menton est dirigé se tend et empêche une rotation plus étendue. D'après Humphry, ils contribuent en outre à maintenir la tête et à empêcher ses inclinaisons sur la colonne. Nous avons également constaté que, dans les mouvements de l'occipital sur l'atlas, le ligament occipito-axoïdien ayant été sectionné, les ligaments occipito-odontoïdiens latéraux interviennent pour limiter la flexion.

Varia. — A. — La *face postérieure de l'apophyse odontoïde* peut être divisée en trois plans : l'inférieur, regardant franchement en arrière, est articulaire et répond au ligament transverse ; les deux supérieurs, convergeant en arrière et en haut vers une crête mousse, médiane, sont occupés par des facettes lisses, irrégulièrement circulaires, d'un diamètre moyen de 7 millimètres. Ces facettes répondent à l'insertion des ligaments odontoïdiens latéraux : leur bord antérieur est séparé de la surface articulaire antérieure de l'odontoïde par une dépression ou de très légères rugosités, qui marquent l'insertion de la capsule atloïdo-odontoïdienne.

Quelques fibres, nées de l'occipital au-dessus des ligaments occipito-odontoïdiens latéraux, passent au-dessus de l'apophyse odontoïde, et vont s'insérer au point correspondant du côté opposé, décrivant une arcade à concavité supérieure au-dessus des ligaments latéraux (V. fig. 598). Ce *faisceau occipito-occipital* n'est pas constant : tantôt il reste en contact avec les ligaments odontoïdiens latéraux, tantôt il s'en détache vers la ligne médiane, laissant au-dessus du sommet de l'apophyse odontoïde une fente comblée par une fine toile celluleuse.

UNION DE L'ATLAS ET DE L'AXIS

Les deux premières vertèbres cervicales sont unies entre elles : 1° *sur la ligne médiane ;* — 2° *sur les parties latérales.*

1° Sur la ligne médiane, le corps de la première vertèbre cervicale, représenté par l'apophyse odontoïde, est reçu dans un anneau ostéo-fibreux, formé par l'arc antérieur de l'atlas, et par un ligament étendu d'une masse latérale à l'autre, le *ligament transverse.* L'apophyse odontoïde s'articule en avant avec la portion osseuse, en arrière avec la portion fibreuse de l'anneau. Nous aurons donc à étudier dans l'union de la première vertèbre cervicale et de son corps : *a)* l'articulation entre l'arc antérieur de l'atlas et la face antérieure de l'odontoïde, ou articulation *atloïdo-odontoïdienne ; — b)* le *ligament transverse,* et son articulation avec la face postérieure de l'odontoïde, ou articulation *syndesmo-odontoïdienne.*

2° Sur les parties latérales, l'atlas entre en contact par les surfaces articulaires inférieures de ses masses latérales avec les apophyses articulaires supérieures de l'axis, constituant ainsi l'articulation *atloïdo-axoïdienne proprement dite.*

Enfin les deux vertèbres sont unies par des ligaments à distance que nous décrirons sous les noms de *ligaments atloïdo-axoïdiens antérieur* et *postérieur.*

ARTICULATION ATLOIDO-ODONTOIDIENNE

L'articulation de l'arc antérieur de l'atlas avec la face antérieure de l'apophyse odontoïde est une trochoïde.

Surfaces articulaires. — La face postérieure de l'arc antérieur de l'atlas présente, sur sa partie moyenne, une facette articulaire ovalaire, légèrement concave, à grand axe transversal.

La face antérieure de l'apophyse odontoïde présente de son côté une facette articulaire, de dimensions plus grandes que celle de l'atlas; elle est ovalaire, légèrement convexe, à grand axe vertical.

L'une et l'autre de ces surfaces sont encroûtées de cartilage; l'épaisseur de celui-ci est plus grande sur l'apophyse odontoïde que sur l'atlas, elle atteint environ un millimètre. D'après Luschka ce revêtement cartilagineux se composerait de deux couches : l'une superficielle fibro-cartilagineuse, l'autre profonde formée de cartilage hyalin.

Moyens d'union. — Une *capsule* lâche réunit les surfaces en présence; elle s'insère sur tout le pourtour des facettes articulaires, si ce n'est au pôle supérieur

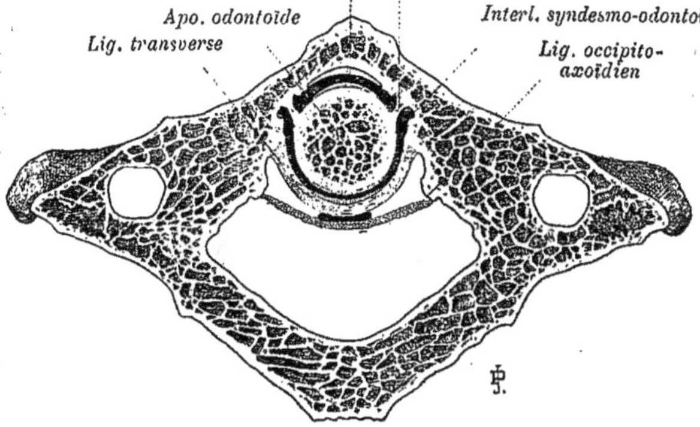

Fig. 599. — Coupe horizontale des articulations atloïdo-odontoïdienne et syndesmo-odontoïdienne.

de la facette odontoïdienne, où elle remonte sur le ligament suspenseur de la dent avec laquelle elle se confond.

Synoviale. — Une synoviale tapisse la face interne de cette capsule ; en haut et en dehors elle répond à la capsule occipito-atloïdienne; plus bas elle n'est séparée de la synoviale syndesmo-odontoïdienne que par l'épaisseur de la capsule.

ARTICULATION SYNDESMO-ODONTOIDIENNE.

Ligament transverse ou demi-annulaire. — Le ligament transverse forme la partie fibreuse de l'anneau qui enserre l'apophyse odontoïde; étendu d'une masse latérale de l'atlas à l'autre, il s'insère par ses deux extrémités sur le tubercule que j'ai décrit sous le nom de tubercule du ligament transverse (V. Ostéologie, p. 290). Ce ligament, cylindrique au niveau de ses insertions, s'aplatit d'arrière en avant en se rapprochant de la ligne médiane; c'est alors une véritable bande avec une face antérieure concave, une face postérieure convexe, et deux bords : un supérieur et un inférieur.

La *face antérieure,* concave transversalement, est en rapport par sa partie moyenne avec la facette articulaire postérieure de l'apophyse odontoïde; ces deux surfaces en contact sont revêtues d'une couche cartilagineuse, épaisse de 6 à 8 dixièmes de millimètre.

La *face postérieure* est en rapport avec les fibres profondes du ligament occipito-axoïdien ; elle en est séparée sur la ligne médiane par une bourse séreuse constante, mais de dimensions variables (V. fig. 597 et 599).

Du *bord supérieur* du ligament transverse se détachent des fibres qui se réunissent en un faisceau aplati. Ce faisceau, décrit par certains auteurs comme formant la couche profonde du ligament vertébral commun postérieur, est en réalité formé de fibres propres appartenant au ligament transverse et mérite bien, d'après ses insertions, le nom d'*occipito-transversaire*. Il s'insère, en effet, à la face postérieure de l'apophyse basilaire, tout près du bord antérieur du trou occipital. Il n'est pas rare de voir ce faisceau s'arrêter au sommet de l'apophyse odontoïde : je possède deux cas de cette anomalie : dans l'une toutes les fibres

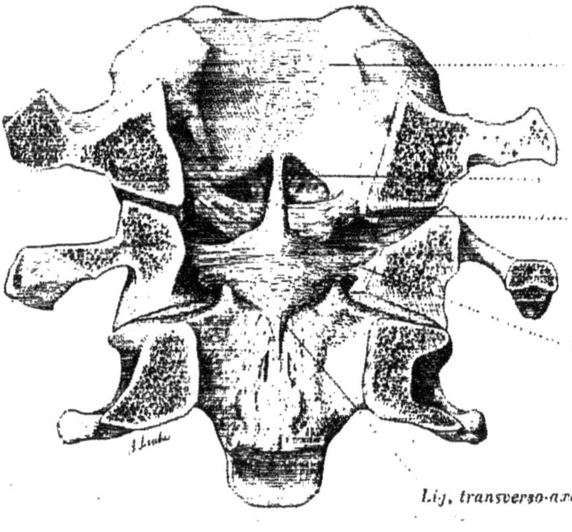

Fig. 600. — Ligament transverse, vue postérieure.

s'arrêtent à ce sommet ; dans l'autre elles forment deux faisceaux, le faisceau postérieur se continuant jusqu'à l'occipital. C'est sur cette pièce que j'ai pratiqué la coupe représentée fig. 597.

Du *bord inférieur* du ligament transverse se détache une languette fibreuse qui vient s'insérer à la partie moyenne de la face postérieure du corps de l'axis. C'est le *ligament transverso-axoïdien*.

Ces deux ligaments forment avec le ligament transverse une sorte de *croix*, ce qui explique pourquoi on donne à cet appareil ligamenteux le nom de *ligament cruciforme ;* on décrit alors les ligaments occipito-transversaire et transverso-axoïdien sous les noms de *branches supérieure* et *inférieure* du ligament cruciforme.

Remarquons que le ligament transverse forme avec la face postérieure de l'arc antérieur de l'atlas une sorte d'entonnoir évasé en haut, dans lequel est reçue l'apophyse odontoïde.

Synoviale. — La synoviale s'insère là où se termine le cartilage; elle affecte la forme d'un vaste sac qui se prolonge sur les faces latérales de l'apophyse odontoïde et qui vient se réfléchir sur la capsule qui la sépare de la synoviale atloïdo-odontoïdienne. — Il est fréquent de voir cette synoviale communiquer par un trou arrondi avec la synoviale des articulations atloïdo-axoïdiennes. — Henle signale également un prolongement supérieur, qui m'a semblé constant dans les cas où tout ou partie de la branche supérieure du ligament cruciforme va s'insérer au sommet de l'apophyse odontoïde. — J'ai également observé la communication de la synoviale syndesmo-odontoïdienne avec la synoviale atloïdo-odontoïdienne.

ARTICULATION ATLOIDO-AXOIDIENNE.

Cette articulation est une diarthrose du genre arthrodie.

Surfaces articulaires. — Elles sont formées par les facettes articulaires inférieures des masses latérales de l'atlas, et par les apophyses articulaires supérieures de l'axis.

Les surfaces articulaires de l'atlas regardent en bas et en dedans; sur un os frais, revêtu de son cartilage, elles sont légèrement concaves dans le sens transversal et *nettement convexes dans le sens antéro-postérieur;* le revêtement cartilagineux accentue cette convexité sagittale qui existe aussi sur l'os sec.

Les surfaces articulaires de l'axis, tournées en haut et en dehors, sont, sur l'os frais, *franchement convexes d'avant en arrière* et très légèrement convexes dans le sens transversal.

La convexité antéro-postérieure des surfaces articulaires est due à une crête mousse transversale qui divise chaque surface en deux versants ou pentes. Il résulte de cette disposition que les surfaces ne se correspondent pas ; de plus, contrairement à ce qui se passe d'ordinaire dans l'économie humaine, la concordance n'est point rétablie par un ménisque fibro-cartilagineux. Lorsque la tête regarde directement en avant, les surfaces articulaires se touchent uniquement par leur crête transversale, semblables à deux bateaux renversés reposant l'un sur l'autre par leur quille (V. fig. 601); elles sont séparées en avant et en arrière par un intervalle haut de 2 à 5 mm. Lorsque l'atlas exécute un mouvement de rotation sur l'axis, l'une des crêtes atloïdiennes descend le versant antérieur de la surface axoïdienne, tandis que l'autre crête descend le versant postérieur de la surface axoïdienne du côté opposé. D'après Henke, les deux segments en contact décrivent un mouvement en pas de vis, dont l'un s'enroule de droite à gauche, et l'autre de gauche à droite.

Les surfaces articulaires sont revêtues par une couche de cartilage, dont l'épaisseur, plus considérable vers le centre, atteint 1 centimètre 1/2 à 2 centimètres.

Moyens d'union. — Une *capsule* fibreuse, lâche, maintient ces surfaces en contact. Elle prend ses insertions à distance du rebord cartilagineux, s'avançant en dehors, tant sur l'atlas que sur l'axis, jusqu'à la base des apophyses transverses.

En dedans cette capsule est renforcée par une bande fibreuse, allant de la partie postérieure de la face interne des masses latérales de l'atlas à la partie supérieure de la face postérieure de l'axis ; cette bande fibreuse appartient en réalité au ligament occipito-axoïdien ; elle est connue sous le nom de *ligament latéral inférieur d'Arnold* (V. fig. 598).

Synoviale. — Une synoviale tapisse la face interne de la capsule. Elle envoie quelquefois un prolongement qui communique avec la synoviale de l'articulation syndesmo-odontoïdienne. Nous avons presque constamment observé un autre prolongement qui s'étalait au-devant du col de l'apophyse odontoïde, jusqu'à la rencontre de la capsule atloïdo-odontoïdienne. Des replis synoviaux pénètrent en avant et en arrière dans l'intervalle que laissent entre elles les surfaces articulaires. — Quelquefois la synoviale communique avec la synoviale syndesmo-odontoïdienne.

Rapports. — La capsule se confond en avant avec le ligament atloïdo-axoïdien antérieur, et en arrière avec le ligament atloïdo-axoïdien postérieur. — Elle est en rapport en dehors avec l'artère vertébrale, en avant avec le muscle long du cou, en dedans avec le ligament vertébral commun postérieur

LIGAMENTS A DISTANCE ATLOIDO-AXOIDIENS.

Ligament atloïdo-axoïdien antérieur. — L'arc antérieur de l'atlas est uni à la face antérieure du corps de l'axis par une lame fibreuse très mince, qui s'insère en haut sur le bord inférieur de l'arc de l'atlas, en bas sur la face antérieure du corps de l'axis. Sur la ligne médiane, cette sorte de membrane obturatrice présente un renforcement, de forme triangulaire à sommet supérieur, né du versant inférieur du tubercule antérieur de l'atlas ; latéralement elle vient se confondre avec les fibres des capsules atloïdo-axoïdiennes.

Ce ligament répond en avant au muscle long du cou dont le sépare une couche celluleuse.

Ligament atloïdo-axoïdien postérieur. — Ce ligament se présente sous la forme d'une mince couche fibreuse étendue du bord inférieur de l'arc postérieur de l'atlas aux lames et à la base des apophyses épineuses de l'axis.

De chaque côté de la ligne médiane, ce ligament est renforcé par une bande de tissu élastique, reconnaissable à sa couleur jaunâtre et représentant le premier des ligaments jaunes. Plus en dehors il est perforé par le deuxième nerf cervical : grand nerf sous-occipital d'Arnold (V. fig. 594).

Par sa face antérieure, il répond à la dure-mère dont il est séparé par les plexus veineux intrarachidiens ; en arrière il répond au grand oblique, et au grand droit postérieur. — Sur les parties latérales il se confond avec les capsules de l'articulation atloïdo-axoïdienne.

MÉCANISME DES ARTICULATIONS DE LA TÊTE AVEC LA COLONNE VERTÉBRALE

Les mouvements si variés et si étendus de la tête sur la colonne vertébrale sont répartis entre deux articulations, l'occipito-atloïdienne et l'atloïdo-axoïdienne.

Mouvements de l'articulation occipito-atloïdienne. — Les mouvements principaux de cette articulation sont *la flexion* dans laquelle la tête s'abaisse vers le thorax et *l'extension* qui relève le front et le menton. Ces mouvements se passent autour d'un axe transversal qui répond à peu près au centre de courbure des condyles occipitaux ; ils sont *peu étendus.* —

Le mouvement de flexion ne dépasse guère 20°, car il est rapidement limité par les ligaments occipito-axoïdiens et par les ligaments occipito-atloïdiens latéraux. — Le mouvement d'extension atteint environ 30°, d'après des expériences faites sur trois têtes. — Ce peu d'étendue des mouvements propres de l'articulation occipito-atloïdienne (flexion et extension) nous amène à conclure que c'est surtout par les mouvements d'ensemble de la colonne cervicale que nous pouvons amener le menton au contact du sternum.

A ces mouvements principaux il faut ajouter des mouvements notables de *glissement latéral*. Dans ces mouvements qui s'effectuent autour d'un axe antéro-postérieur intracrânien, répondant au centre d'une courbe passant par le sommet de la convexité transversale des deux condyles, les condyles glissent latéralement sur les cavités glénoïdes, l'un se rapproche de l'axe vertical médian, tandis que l'autre s'en éloigne. — L'inclinaison de la tête peut aller jusqu'au point que tout le poids se porte sur une seule articulation occipito-atloïdienne, comme il arrive à l'articulation coxo-fémorale dans l'*attitude penchée*.

La combinaison des mouvements latéraux avec les mouvements de flexion et d'extension permet un très léger mouvement de rotation et un mouvement assez étendu de circumduction.

Mouvements de l'articulation atloïdo-axoïdienne. — Le mouvement principal et l'on peut presque dire unique de cette articulation, c'est la *rotation*. Dans ce mouvement l'atlas, faisant corps avec la tête, tourne sur l'axis autour de l'apophyse odontoïde. L'axe vertical

Schémas des mouvements des articulations de l'atlas et de l'axis.

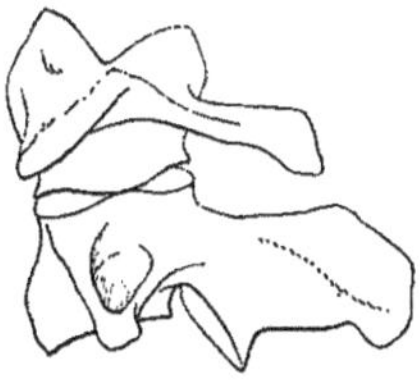

Fig. 601. — Vue latérale, le visage étant tourné directement en avant.

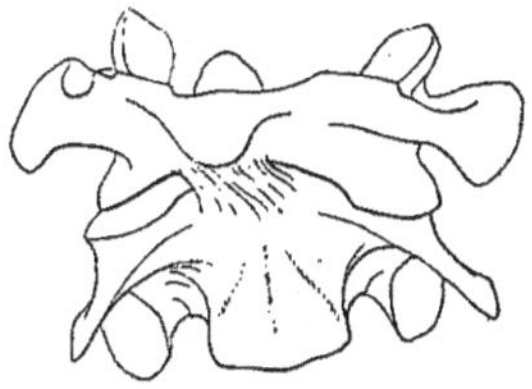

Fig. 602. — Vue antérieure, le visage étant tourné vers la droite.

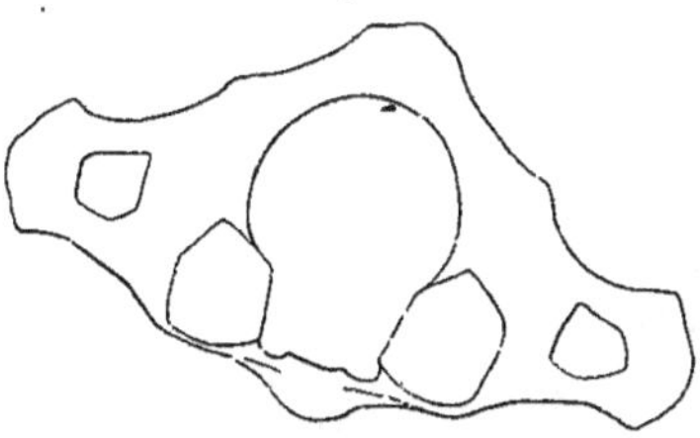

Fig. 603. — Vue d'en haut, le visage étant tourné vers la droite.

de ce mouvement passe par l'apophyse odontoïde autour de laquelle l'anneau syndesmo-atloïdien tourne comme une roue autour de son essieu, suivant la juste comparaison de Cruveilhier. Le plan du mouvement n'est pas horizontal : il s'incline à la fois en avant et en arrière et l'on ne saurait mieux le comparer qu'à une hélice à deux branches. Nous avons vu en effet que les surfaces articulaires, lorsque le visage est tourné directement en avant, entrent en contact par une crête transversale répondant à leur partie moyenne, tandis qu'en avant et en arrière de cette crête elles restent à distance l'une de l'autre (V. fig. 601). Dans ces conditions, lorsque l'atlas vient à tourner sur l'axis, il glisse et descend sur les versants de la crête axoïdienne : comme le centre du mouvement est à l'apophyse odontoïde, le mouvement a lieu en sens inverse de chaque côté : ainsi, si nous tournons la tête vers la droite, la masse latérale gauche de l'atlas descend le versant antérieur de la facette axoïdienne du même côté, tandis que la masse droite descend le versant postérieur de la facette axoïdienne droite ; ce mouvement est représenté dans le schéma (V. fig. 602). On comprend que dans ce double mouvement de descente l'atlas et par suite la tête s'abaissent d'autant plus que le mouvement de rotation est plus prononcé. Dans les mouvements de rotation la tête s'abaisse ; elle atteint sa hauteur maxima lorsque le sujet regardant en face, les surfaces articulaires entrent en contact seulement par leur crête transversale. Sappey a donné de ce fait la démonstration expérimentale.

Nous avons noté la grande laxité de la capsule qui se prête à tous ces mouvements et la présence des franges synoviales qui comblent l'espace angulaire qui sépare les surfaces articulaires en avant et en arrière.

A côté du mouvement de rotation, mouvement principal de l'articulation atloïdo-axoïdienne, il faut noter de très légers mouvements en avant et en arrière analogues à ceux qui se passent entre les autres vertèbres de la région cervicale. Bichat et après lui Cruveilhier ont certainement exagéré en niant totalement les mouvements de flexion et d'extension : l'enclavement de l'apophyse odontoïde dans sa bague ostéo-fibreuse n'est point aussi serré qu'ils l'ont dit et permet de très légers mouvements de flexion et d'extension. Dans ces mouvements on voit l'espace anguleux qui sépare les surfaces en avant se fermer dans la flexion et s'ouvrir dans l'extension tandis que le postérieur fait le contraire.

Ce sont les ligaments odontoïdiens latéraux qui limitent les mouvements de rotation : le droit limite la rotation de la tête à droite, le gauche la rotation à gauche : ce sont de véritables freins d'arrêt.

Henke et Krause ont défini plus exactement les articulations atloïdo-axoïdiennes en les considérant comme appartenant à deux pas de vis, ou à deux spires enroulées en sens inverse autour d'un même axe vertical qui répond à l'apophyse odontoïde, pivot articulaire ; à la spire enroulée à droite, appartiennent les surfaces articulaires qui entrent en contact lorsque la face tourne du côté droit, à savoir la partie postérieure de la facette gauche de l'atlas, en contact avec la partie antérieure de l'axis d'une part ; la partie antérieure de la facette droite de l'atlas en contact avec la partie postérieure de la facette droite de l'axis, d'autre part. — L'inverse a lieu pour la spire enroulée à gauche.

Il est important de remarquer que ces mouvements que nous venons d'étudier séparément en les localisant dans leur articulation principale, se combinent, et sont solidaires à cause de la communauté de certains ligaments : aussi le mouvement de rotation qui tend un ligament odontoïdien latéral détermine par ce fait un glissement latéral dans l'articulation occipito-atloïdienne, et le mouvement de flexion qui tend les ligaments odontoïdiens diminue l'étendue des mouvements de flexion.

Il ne faut pas localiser dans la seule articulation atloïdo-axoïdienne la totalité du mouvement par lequel la face est tournée vers la droite ou vers la gauche ; en effet le mouvement de rotation limité à l'articulation atloïdo-axoïdienne ne dépasse guère 30° de chaque côté ; or nous savons que dans son mouvement de rotation la tête décrit près d'un demi-cercle, soit 190° ; c'est qu'à la rotation dans l'articulation atloïdo-axoïdienne, s'ajoute la somme des rotations effectuées dans les divers segments de la colonne vertébrale.

Les mouvements de flexion et d'extension de la tête, surtout le premier, se passent surtout dans la colonne cervicale. Les mouvements d'inclinaison latérale, si limités dans l'articulation occipito-atloïdienne, nuls dans l'articulation atloïdo-axoïdienne, se passent presque exclusivement dans la colonne cervicale.

Equilibre de la tête sur la colonne vertébrale. — Les expériences des Weber, répétées par Humphry, ont montré que la tête est en équilibre sur les condyles, et que les muscles de la nuque n'interviennent point pour le maintien de la tête dans cette situation.

La position ordinaire de la tête sur la colonne vertébrale est telle qu'elle repose en équilibre parfait sur les condyles occipitaux ; il faut noter que, dans cette situation, le regard n'est point tout à fait horizontal, mais légèrement dévié en haut ; dans la position du regard horizontal, le centre de gravité tombe un peu en avant et provoque une distension des muscles de la nuque qui suffit au maintien de cette situation sans que leur contraction soit nécessaire. De même, lorsque le regard s'incline en bas, ce sont encore les muscles de la nuque qui interviennent, non, comme on le dit, par contraction, mais seulement par distension passive, agissant à la façon de ligaments actifs.

ARTICLE DEUXIÈME

ARTICULATIONS DU THORAX

Les articulations du thorax sont réparties en deux groupes : un *groupe postérieur* comprenant les articulations des côtes avec la colonne vertébrale, et un *groupe antérieur* comprenant les articulations des arcs costaux avec la colonne sternébrale.

§ I. — ARTICULATIONS POSTÉRIEURES DU THORAX

Les côtes s'articulent : — *a*) par leurs têtes avec les parties latérales du corps des vertèbres dorsales, *articulations costo-vertébrales* proprement dites ; — (*b* par leur tubérosité avec le sommet des apophyses transverses, *articulations costo-transversaires* ; — *c*) de plus, des ligaments *unissent à distance* leur col à l'apophyse transverse, aux lames et aux pédicules.

ARTICULATIONS COSTO-VERTÉBRALES

D'après Sappey, elles appartiennent au groupe des diarthro-amphiarthoses, c'est-à-dire qu'elles participent à la fois des articulations mobiles et des articulations semi-mobiles.

Surfaces articulaires. — La *tête de chaque côte* présente deux facettes articulaires, planes, séparées par une crête antéro-postérieure ; la facette supérieure d'autant plus petite qu'on l'examine sur une côte plus inférieure, regarde en dedans et en haut ; la facette inférieure, dont les dimensions varient en raison inverse de celles de la précédente, regarde en dedans et en bas.

Chaque tête costale, ainsi configurée en coin, s'articule avec une cavité anguleuse formée par la rencontre des facettes costales des corps vertébraux, cavité dont le fond est constitué par le disque intervertébral correspondant.

A la facette supérieure de la tête costale répond la facette articulaire du corps de la vertèbre sus-jacente ; à l'inférieure, répond celle de la vertèbre sous-jacente ; à la crête mousse et transversale correspond le disque intervertébral. Les variations des facettes vertébrales sont en rapport avec celles des facettes costales.

Chacune de ces surfaces articulaires est tapissée par une couche de fibro-cartilage dont l'épaisseur varie de un demi à un millimètre ; d'après Sappey, ce revêtement se composerait : *a*) d'une mince couche de cartilage hyalin, adhérente à l'os ; — *b*) d'une couche superficielle, fibro-cartilagineuse, plus épaisse.

Moyens d'union. — Ils sont représentés par une capsule fibreuse, renforcée en avant et en arrière, et par un ligament dit interosseux.

Capsule. — La capsule mince maintient les surfaces en contact ; elle présente en avant des faisceaux de renforcement dont l'ensemble forme le ligament costo-vertébral antérieur ou rayonné.

Ligament antérieur ou *rayonné*. — Ce ligament est formé par une série verticale de festons ou petits éventails fibreux, dont chacun se détache de la tête d'une côte pour rayonner par sa base épanouie sur les parties antéro-latérales des vertèbres adjacentes. Chaque éventail est divisé en trois faisceaux : un supérieur, oblique en haut et en dedans, se fixe sur les parties latérales du corps de la vertèbre sus-jacente, à quelque distance de la facette articulaire ; un moyen, horizontal, plus mince et plus profond, quelquefois très réduit, s'attache sur le disque intervertébral : un inférieur, oblique en bas et en dedans, s'insère sur les parties latérales de la vertèbre sous-jacente et se prolonge, ainsi que le moyen, sous les bandelettes latérales du ligament vertébral commun antérieur.

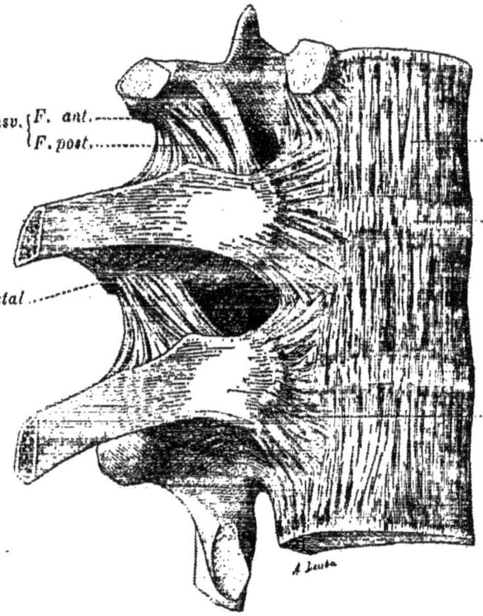

Fig. 604. — Articulations des corps vertébraux, et articulations costo-vertébrales, vue antéro-latérale.

Dans la région cervicale le ligament rayonné est représenté par des faisceaux qui, du corps de deux vertèbres voisines et du ménisque qui les sépare, convergent vers le tubercule antérieur de l'apophyse transverse appartenant à la vertèbre inférieure. — Nous avons décrit ce faisceau comme renforcement de la capsule des articulations latérales des corps cervicaux.

A la colonne lombaire, le ligament rayonné est représenté par des faisceaux analogues allant à la base de l'apophyse costiforme.

En arrière, la capsule est renforcée par quelques faisceaux qui vont de la tête au voisinage des facettes vertébrales correspondantes et à la face externe des pédicules sus et sous-jacents. — En bas et en haut, deux petits cordons fibreux, l'un supérieur, l'autre inférieur, distincts de la capsule, vont des bords correspondants de la tête costale au voisinage des facettes vertébrales ; ces ligaments contribuent à limiter le canal de conjugaison.

Ligament interosseux. — On donne assez improprement ce nom à une lame fibro-cartilagineuse, courte, mince, étendue horizontalement de la crête saillante que présente la tête de la côte au disque intervertébral correspondant, avec lequel elle se continue. Cette lame, fort épaisse en avant, où elle est recouverte par le ligament rayonné, s'aplatit en arrière ; comme elle s'insère à toute la largeur de la crête costale, elle divise l'articulation en deux compartiments. Dans les articulations extrêmes, ce fibro-cartilage interosseux est quelquefois réduit à une simple languette ; il est toujours beaucoup plus épais dans la partie antérieure de l'articulation ; assez souvent il manque dans la partie postérieure, ou bien se trouve réduit à quelques inégalités villiformes ; alors les deux cavités communiquent en arrière et il n'y a qu'une synoviale. C'est ainsi, comme le remarque Trolard, que se peuvent expliquer les opinions différentes des anatomistes sur l'unité ou la dualité de la synoviale costo-vertébrale.

Synoviale. — Le plus souvent double, elle est parfois unique, comme je viens de le dire.

CARACTÈRES PROPRES A QUELQUES ARTICULATIONS COSTO-VERTÉBRALES. — Les articulations costo-vertébrales, placées aux extrémités de la série, se distinguent des autres par des caractères particuliers. Dans la première, la onzième et la douzième, la tête costale présente une seule facette articulaire répondant à un seul corps vertébral. — Les ligaments subissent par cela même des modifications : ainsi le faisceau moyen du ligament rayonné manque, et le ligament interosseux est très rudimentaire.

Vaisseaux et nerfs. — Les articulations costo-vertébrales sont vascularisées par des rameaux venus des artères intercostales, et innervées par des filets détachés des branches antérieures des nerfs spinaux.

Mouvements. — Chaque côte est fixée à la colonne vertébrale par une véritable charnière, l'articulation costo-vertébrale, qui permet des mouvements très étendus *d'abaissement* et *d'élévation*. Sur le thorax entier, ces mouvements sont très limités parce que les côtes sont fixées par ailleurs aux apophyses transverses et au sternum, et entre elles par les muscles intercostaux. L'axe antéro-postérieur de ces mouvements d'abaissement et d'élévation répond à l'insertion du ligament au ménisque intervertébral.

A côté de ces mouvements principaux, on constate des mouvements de glissement en avant et en arrière ; ainsi, quand la côte s'élève, elle glisse légèrement en avant et tend à sortir de l'encoche vertébrale ; dans l'expiration, elle s'abaisse et rentre dans la cavité. Les ligaments costo et cervico-transversaires et les faisceaux inférieurs du ligament radié sont tendus dans l'élévation. En même temps que ces mouvements, on peut remarquer un très léger mouvement de rotation autour d'un axe transversal passant par le col de la côte.

La première et la deuxième côte sont moins mobiles que les suivantes ; les deux dernières, dites côtes flottantes, sont les plus mobiles.

Varia. — D'après Trolard, le ligament interosseux s'attache fréquemment au-dessous de la crête costale ; le même auteur a rencontré des articulations costo-vertébrales à deux facettes sans ligament interosseux. Barkow a rencontré parfois une véritable synchondrose unissant les côtes à la colonne.

Trolard a étudié le développement des articulations costo-vertébrales ; il a constaté que chez le fœtus et chez l'enfant, la tête costale répond au disque intervertébral, dont le prolongement comble tout l'espace compris entre la tête et les facettes vertébrales. Avec l'âge, des vacuoles se montrent dans l'épaisseur du disque ; elles se développent et se fusionnent pour former les deux cavités synoviales qui restent séparées par cette partie persistante du disque que nous avons décrite sous le mauvais nom de ligament interosseux.

ARTICULATIONS COSTO-TRANSVERSAIRES

La tubérosité de la côte est unie à l'apophyse transverse par une arthrodie.

Surfaces articulaires. — La *facette costale,* légèrement convexe, à peu près circulaire, occupe la partie interne de la tubérosité (V. Ostéologie, p. 340) ; elle regarde presque directement en arrière sur les cinq premières côtes ; sur les côtes inférieures, elle regarde en arrière et en bas ; elle se rapproche d'autant plus du bord inférieur de la côte qu'on l'envisage sur une côte plus inférieure.

Les *facettes transversaires,* légèrement concaves, ont une orientation qui

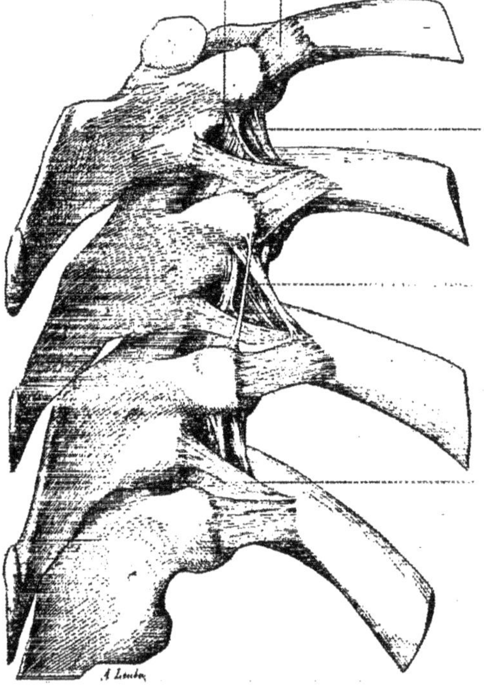

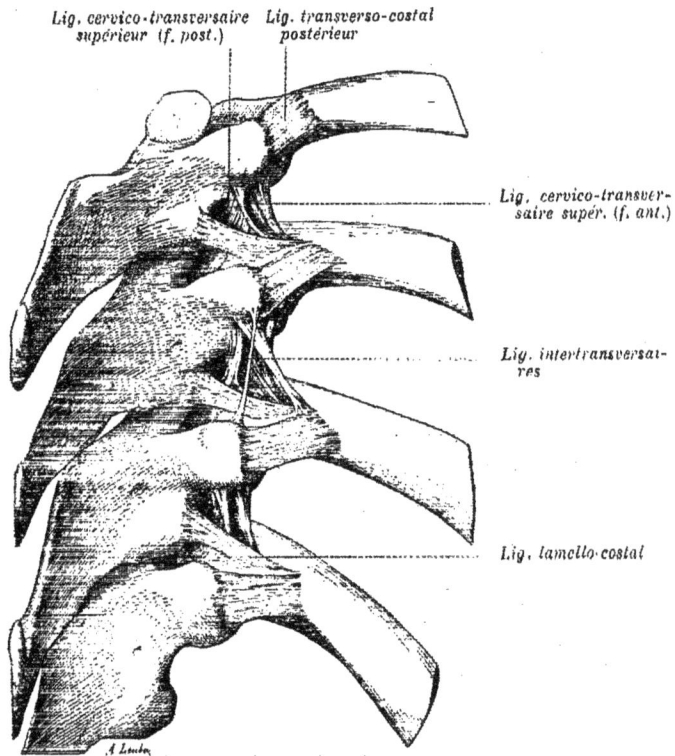

Fig. 605. — Articulations costo-transversaires, vue postérieure.

correspond à celle des facettes tubérositaires ; elles regardent par conséquent d'autant plus en haut qu'elles sont plus inférieures.

De cette situation des surfaces en présence, il suit que, si l'on regarde un thorax par sa partie postérieure, les apophyses transverses débordent les côtes en haut et sont débordées par elles en bas.

Ces surfaces articulaires sont recouvertes d'une mince couche de cartilage, de fibro-cartilage d'après Sappey.

Moyens d'union. — Une *capsule* fibreuse mince maintient les surfaces en contact; elle s'insère au pourtour des facettes articulaires.

Elle est renforcée en arrière par un ligament large de 1 cent., long de 1 cent. 1/2 à 2 cent., allant de la partie postérieure du sommet de l'apophyse transverse, à la partie supéro-externe, rugueuse, de la tubérosité costale; c'est le *ligament transverso-costal postérieur*. Transversalement dirigé sur les premières côtes, il devient d'autant plus oblique en haut et en dehors que l'on se rapproche des fausses côtes. (V. fig. 605).

A la première côte, ce ligament, très peu développé, est recouvert par le muscle intercostal externe qui s'avance jusqu'au corps vertébral.

A sa partie supérieure, la capsule présente souvent un autre épaississement, qui se confond en dehors avec le muscle surcostal correspondant.

En avant, la capsule est renforcée par un ligament: *ligament tranverso-costal inférieur* (V. fig. 604). Large, mais peu épais, il monte obliquement du bord inférieur de l'apophyse transverse vers le bord inférieur de la côte : vers la partie interne, il s'étend au delà de l'articulation unissant le bord inférieur de l'apophyse transverse à la gouttière costale.

Ces deux ligaments appartiennent nettement à l'articulation costo-transversaire ; je ne sais pourquoi l'usage a prévalu de ne décrire à cette articulation qu'un seul ligament, le transverso-costal postérieur, et de placer l'autre, le transverso-costal inférieur, parmi les ligaments qui unissent le col de la côte à l'apophyse transverse. Le contraire, c'est-à-dire grouper ces ligaments autour de l'articulation costo-transversaire, eût été plus juste et plus anatomique.

Synoviale. — Une synoviale très réduite tapisse la face interne de la capsule.

Vaisseaux et nerfs. — Les artères viennent des intercostales et les nerfs des branches postérieures des nerfs spinaux correspondants.

Mouvements. — Ce sont des mouvements de glissement; en raison de l'obliquité du plan articulaire, lorsque les côtes s'élèvent dans l'inspiration, le glissement des côtes se fait de bas en haut et un peu en arrière ; il se fait en sens inverse quand la côte s'abaisse dans l'expiration. Dans ces mouvements, les tubérosités costales décrivent un arc de cercle très court dont le centre est situé à l'articulation costo-vertébrale.

Varia. — Les deux et quelquefois les trois dernières côtes ne présentent pas d'articulation costo-transversaire.

LIGAMENTS UNISSANT LE COL DES COTES A LA COLONNE VERTÉBRALE

Un certain nombre de ligaments unissent à distance le col des côtes à la colonne vertébrale. Les uns, *cervico-transversaires,* vont du col aux apophyses transverses (je dis cervico-transversaires et non costo-transversaires pour indiquer leur insertion sur le col de la côte et ne point les confondre avec les ligaments costo-transversaires que nous venons de décrire). — Un autre unit le col costal à la lame vertébrale correspondante, nous l'appellerons *lamello-costal.* — Enfin un dernier va du col au disque intervertébral et mérite le nom de *ménisco-costal.*

Ligament cervico-transversaire interosseux. — Le col des côtes est séparé de la face antérieure de l'apophyse transverse par un interstice que comblent de courts faisceaux fibreux allant d'un os à l'autre : l'ensemble de ces faisceaux forme le *ligament cervico-transversaire interosseux,* dit encore *transverso-costal antérieur* (V. fig. 606). Là où le col de la côte se trouve en regard

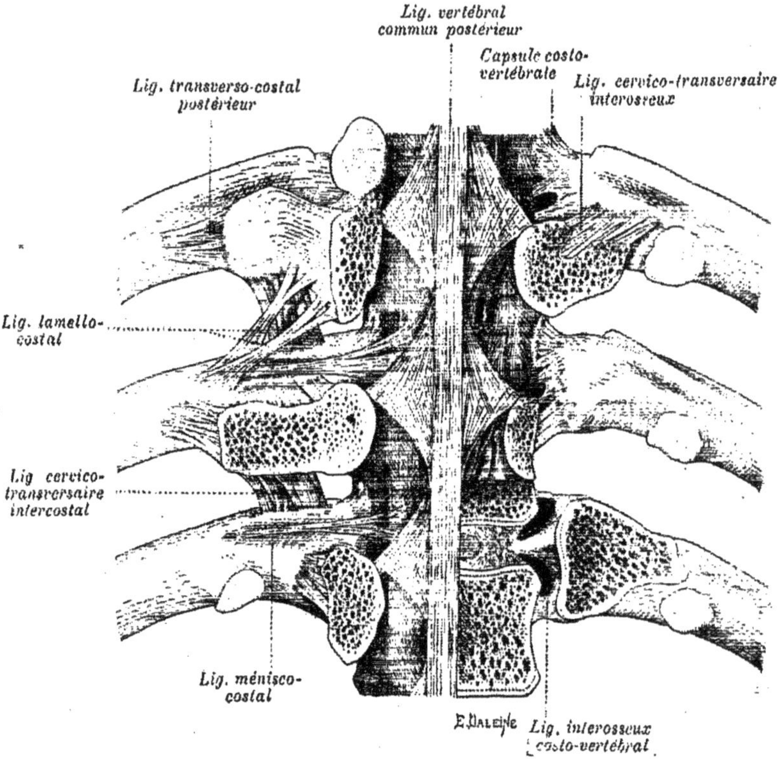

Fig. 606. — Articulations des côtes avec la colonne vertébrale, vue postérieure.

(La paroi postérieure du canal rachidien a été réséquée, et des coupes ont été pratiquées à différents niveaux pour bien montrer les ligaments de ces articulations).

et presque au contact du pédicule de la vertèbre, les faisceaux du ligament interosseux sont remplacés par un tissu cellulaire lâche, formant une sorte de séreuse à cette articulation rudimentaire.

Ligament cervico-transversaire intercostal. — Je décris sous ce nom le ligament décrit ordinairement sous le nom de *transverso-costal supérieur :* ce ligament s'étend, à travers l'espace intercostal, d'une apophyse transverse à la côte *située au dessous,* et non à la côte avec laquelle cette apophyse transverse s'articule (V. fig. 604). Cette seule considération légitime la dénomination que je crois devoir adopter dans le but d'éviter la confusion. Ce ligament revêt la forme d'un plan fibreux losangique dont les faisceaux se dirigent obliquement du bord inférieur et de la face postérieure d'une apophyse transverse au bord supérieur du col costal sous-jacent. Il est épais et presque toujours dédoublé en deux plans : un plan antérieur dont le bord interne limite avec le corps vertébral correspondant un orifice par lequel émerge le nerf rachidien sortant du canal de conjugaison, et un plan postérieur qui se sépare de l'antérieur en bas et se dirige plus obliquement en dehors pour gagner la tubérosité de la côte.

La hauteur des ligaments cervico-transversaires intercostaux est de 8 à 10 mm.; leur largeur de 12 à 15. Leur bord interne délimite avec le corps vertébral un orifice, par lequel émerge le nerf rachidien dont le faisceau intercostal passe en avant du ligament, tandis que le faisceau dorsal passe en arrière. Le bord externe est continu avec une aponévrose qui se perd entre les muscles intercostaux externe et interne.

Au niveau du dernier espace intercostal, le feuillet antérieur s'étend sous forme d'une lame aponévrotique dans toute la longueur de l'espace.

Entre la dernière côte et l'apophyse costiforme de la première vertèbre lombaire, ce ligament est représenté par une lame assez épaisse; plus bas, il s'étend comme une lame transversale entre les apophyses costiformes et est renforcée à sa partie postérieure par le faisceau intertransversaire. En dehors ce ligament se continue avec un ligament résistant, le *ligament lombo-costal,* formé de faisceaux transversaux qui se détachent du sommet des apophyses costiformes et de faisceaux verticaux ou obliques, qui, nés du bord inférieur de la onzième et de la douzième côte, descendent vers la crête iliaque et le ligament ilio-lombaire.

Henle désigne les faisceaux horizontaux qui paraissent prolonger en dehors les apophyses transverses sous le nom de *côtes fibreuses.* On peut dire, pour compléter l'analogie, que les faisceaux verticaux représentent les muscles intercostaux; ce ligament lombo-costal est recouvert en avant par le carré des lombes.

Ligament lamello-costal de Trolard (lamello-transversaire de Bourgery et Jacob). — C'est un faisceau ligamenteux, quelquefois double, qui, né de la partie inférieure de la lame, se dirige transversalement en dehors et vient s'insérer sur la face postérieure du col de la côte, immédiatement au-dessus du ligament interosseux cervico-transversaire (V. fig. 606).

Ligament ménisco-costal. — Il se détache de la face postérieure du col de la côte et se dirige horizontalement en dedans, parallèlement au bord supérieur de l'apophyse transverse, pénètre dans le canal vertébral, par le trou de conjugaison et se fixe sur la face postérieure du ménisque correspondant. Son insertion sur la côte se fait entre les insertions des ligaments cervico-transversaires et interosseux. De force très variable, il est situé sous la face profonde du ligament vertébral commun postérieur (V. fig. 606); parfois il se continue avec celui du côté opposé. — Je ne crois pas que ce ligament ait été décrit chez nous; Meyer l'a étudié dans la série animale; Luschka lui a donné le nom de *ligamentum colli costæ posticum.*

Ligaments intertransversaires (articulo-transversaire de Bourgery). — Ce sont des trousseaux fibreux de force très variable allant d'une apophyse transverse à l'apophyse transverse sous-jacente (V. fig. 605); ces trousseaux fibreux, dits *intertransversaires*, sont confondus avec les tendons d'origine du muscle transversaire épineux.

Trolard insiste sur la force de ces ligaments à la colonne lombaire, où ils forment de véritables cordons descendant de la base d'une apophyse transverse au tubercule mamillaire de la vertèbre sous-jacente.

§ II. — ARTICULATIONS ANTÉRIEURES DU THORAX

Les articulations antérieures du thorax comprennent les articulations : *a)* des pièces sternales entre elles ; — *b)* du sternum avec les cartilages costaux ; — *c)* des cartilages costaux avec les côtes ; — *d)* des cartilages costaux entre eux.

ARTICULATIONS STERNALES

Le sternum de l'adulte est composé de trois pièces : poignée ou manubrium, corps, appendice xiphoïde, qui sont le plus souvent articulées entre elles ; ce sont ces articulations que nous décrirons sous le nom d'*articulations sternales*.

ARTICULATION STERNALE SUPÉRIEURE. — La première pièce du sternum est unie au corps par une articulation qu'il convient de classer avec Sappey au nombre des diarthro-amphiarthroses ; elle se présente en effet à des degrés divers de développement : tantôt amphiarthrose analogue à l'union des corps vertébraux, tantôt diarthrose de la variété arthrodie. Maisonneuve, dans un excellent travail (Recherches sur la luxation des deux premières pièces du sternum, Arch. gén. Paris, juillet 1842, p. 249), a établi ces divers états de l'articulation sternale supérieure.

L'interligne transversal répond à l'union des deuxièmes cartilages costaux avec le sternum.

Les surfaces articulaires planes, ovalaires, à grand diamètre transversal, revêtues d'une couche de cartilage hyalin, d'épaisseur variable, sont unies par un fibro-cartilage. Ce fibro-cartilage, comparable aux disques invertébraux, présente, surtout vers sa partie centrale, une consistance plus molle, un aspect lamelleux, et une couleur blanchâtre, tranchant nettement avec la couleur bleuâtre du cartilage de revêtement. Il se continue en dehors avec le ligament interosseux de la deuxième articulation chondro-sternale.

Dans une seconde variété, il existe, entre les revêtements cartilagineux hyalins des facettes de la poignée et du corps, une cavité articulaire, en forme de fente ; dans ces cas, plus fréquents chez la femme et chez les sujets d'âge avancé (Maisonneuve), l'articulation présente les caractères d'une arthrodie véritable.

Un manchon fibreux, qui n'est autre que le périoste se continuant d'une pièce sternale à l'autre, sert de capsule à l'articulation ; il est renforcé par des faisceaux appartenant aux ligaments chondro-sternaux, qui s'entrecroisent en avant et en arrière de l'articulation.

Mouvements. — Les deux premières pièces sternales forment en s'unissant un angle très obtus, saillant en avant : c'est l'angle de Louis. On observe dans cette articulation de légers mouvements d'inflexion en avant et en arrière : les premiers *diminuent* l'ouverture de l'angle, augmentée par les seconds. Ces mouvements, liés à l'ascension du thorax et à la projection en avant du sternum dans l'inspiration, sont surtout remarquables chez la femme. — Maisonneuve a pu réunir six cas de luxation de la seconde pièce du sternum sur la première.

Varia. — Luschka a constaté que, chez le nouveau-né, le fibro-cartilage intermédiaire est constitué principalement par des faisceaux élastiques et ne contient point de cellules cartilagineuses; celles-ci n'apparaîtraient que vers la huitième année. — L'ankylose par ossification de l'articulation sternale supérieure est assez rare : elle ne survient que dans l'extrême vieillesse.

ARTICULATION STERNALE INFÉRIEURE. — L'appendice xiphoïde primitivement cartilagineux s'ossifie assez tard; lorsque l'ossification est complète, vers cinquante et soixante ans, l'appendice est soudé au corps du sternum. Chez l'adulte, une mince lame cartilagineuse subsiste entre les deux pièces, créant ainsi une synchondrose.

ARTICULATIONS CHONDRO-STERNALES.

Les cartilages costaux des vraies côtes viennent s'unir avec les bords latéraux du sternum par des articulations qui se présentent à des degrés divers d'organisation et appartiennent à l'ordre des diarthro-amphiarthroses. Ces articulations sont au nombre de sept, de chaque côté.

Surfaces articulaires. — Du côté du *sternum,* nous trouvons, sur les bords de l'os, les *échancrures costales,* cavités anguleuses formées par la convergence de deux facettes, au fond desquelles on retrouve les cartilages de soudure des pièces qui composent primitivement l'os. Au nombre de sept de chaque côté, elles sont séparées par les échancrures intercostales. Comme la hauteur de celles-ci diminue très rapidement de haut en bas, les échancrures costales inférieures sont très rapprochées; les trois dernières sont contiguës. Ces échancrures sont d'abord nettement anguleuses ; à l'âge adulte, quand les pièces sternales sont complètement fusionnées, les échancrures inférieures deviennent des excavations plus ou moins arrondies ; la deuxième, qui répond à la soudure de la poignée avec le corps du sternum, garde toujours sa forme anguleuse. C'est cette articulation du deuxième cartilage avec le sternum qui doit être prise comme type pour la description de ces articulations.

Du côté des *cartilages costaux,* nous trouvons une tête anguleuse, formée de deux versants séparés par une crête ; cette tête est reçue dans l'angle rentrant formé par les échancrures costales.

Un fibro-cartilage, mince, revêt les facettes articulaires.

Moyens d'union. — Ils sont constitués par une capsule que des ligaments viennent renforcer en avant et en arrière, et par un ligament intraarticulaire.

Capsule. — C'est un manchon fibreux constitué par la continuité du périchondre costal avec le périoste sternal ; ses faisceaux principaux sont parallèles au grand axe de la côte ; elle est renforcée en avant et en arrière par des ligaments.

Ligament rayonné antérieur. — Il est formé de faisceaux qui divergent de l'angle cartilagineux vers le pourtour de l'échancrure sternale ; les fibres supérieures et inférieures s'entrecroisent avec celles des ligaments voisins ; les fibres moyennes vont s'entrecroiser sur la ligne médiane avec les ligaments du côté opposé. Les faisceaux du ligament rayonné, entremêlés avec les fibres tendineuses des grands pectoraux, forment avec le périoste épais du sternum une couche fibreuse épaisse de plusieurs millimètres sur la face antérieure de cet os, surtout dans sa moitié inférieure.

Sur la *face postérieure* des articulations chondro-sternales, on trouve aussi quelques trousseaux fibreux passant du cartilage sur le sternum et s'entrecroi-

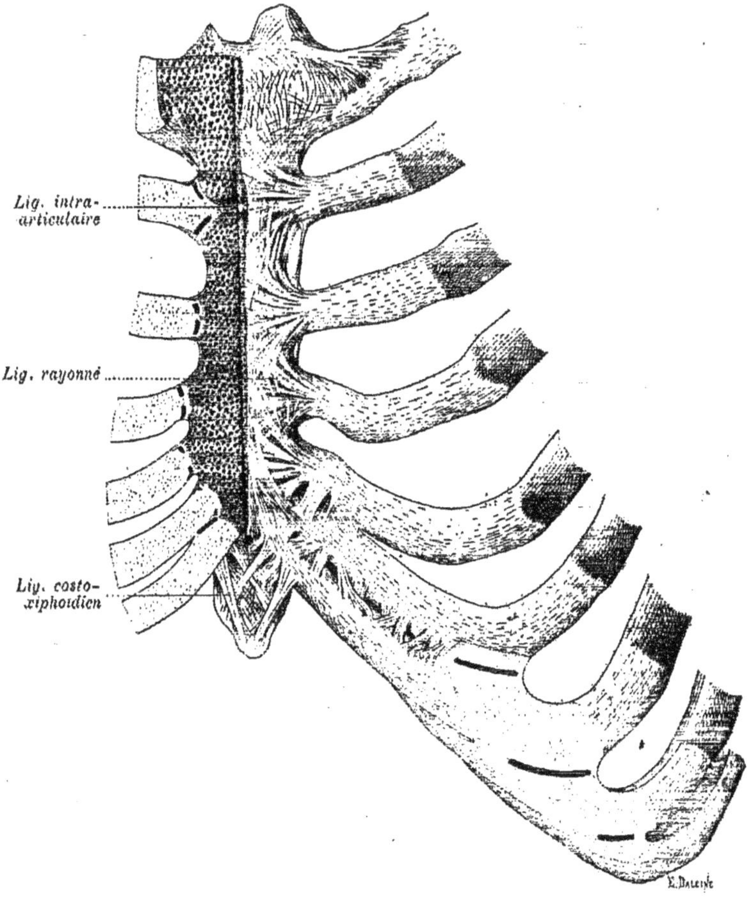

Fig. 607. — Articulations antérieures du thorax.

sant avec les faisceaux verticaux du périoste. Je pense avec Sappey que ces renforcements postérieurs ne méritent guère le nom de *ligament rayonné postérieur* qui leur a été donné quelquefois.

Je ne crois pas devoir rattacher à ces articulations les ligaments intercostaux décrits sous des noms divers (lig. intercartilaginea, propria cartilaginum costalium, s. corruscantia, s. nitentia) ; leur développement très variable suivant la force et l'épaisseur des muscles intercostaux ne permet pas de les séparer de ces muscles.

Ligament intraarticulaire (dit interosseux). — C'est une lame fibro-cartilagineuse qui s'étend de la crête costale au cartilage qui forme le fond de l'échancrure costale. Il divise ainsi la cavité articulaire en deux chambres, l'une supérieure, l'autre inférieure. Ce ligament est plus ou moins épais, et par suite les cavités articulaires qu'il sépare sont plus ou moins grandes ; souvent les deux cavités sont inégales et l'une d'elles peut même disparaître ; parfois il est incomplet et n'est plus représenté que par de minces tractus ; parfois au contraire il s'élargit et comble l'interligne : la double arthrodie devient ainsi une amphiarthrose. C'est dans l'articulation du deuxième cartilage costal qu'on le retrouve le plus souvent sous la forme typique de lame horizontale séparant deux cavités articulaires.

On ne manquera pas de remarquer l'extrême analogie qui rapproche les articulations costo-vertébrales et les articulations chondro-sternébrales.

CARACTÈRES PROPRES A QUELQUES ARTICULATIONS CHONDRO-STERNALES.

La *première articulation chondro-sternale* diffère des autres en ce qu'elle est constituée par la continuité directe du cartilage costal avec le sternum dans une large échancrure duquel il est reçu ; elle peut être assimilée, comme le remarque Sappey, à toutes les articulations chondro-costales. Le même auteur rattache à cette articulation deux petits ligaments qui, suivant le bord supérieur du cartilage en avant et en arrière, complètent avec lui et consolident l'échancrure chondro-sternale dans laquelle est reçue l'extrémité interne de la clavicule (V. fig. 607) ; ces ligaments sont toujours très développés, on peut les comparer aux ligaments antérieur et postérieur de l'articulation péronéo-tibiale inférieure, fermant et consolidant la mortaise tibio-péronière. Rarement il existe une cavité articulaire.

Les *cinquième, sixième et septième articulations chondro-sternales* n'offrent plus la forme anguleuse que l'on retrouve sur les articulations supérieures ; les contours de l'angle cartilagineux et de l'échancrure qui le reçoit sont arrondis ; leurs cavités articulaires disparaissent assez fréquemment. A la septième appartiennent quelques trousseaux fibreux, les *ligaments costo-xiphoïdiens*, qui descendent obliquement de l'extrémité sternale du septième cartilage costal sur la face antérieure de l'appendice xiphoïde où les fibres internes s'entrecroisent avec celles du côté opposé (V. fig. 607).

Il n'est point très rare de voir les deux dernières côtes passer au-devant de l'appendice xiphoïde et venir s'articuler entre elles sur la ligne médiane. J'ai présenté une pièce de ce genre à la société anatomique.

Vaisseaux et nerfs. — Les branches perforantes de la mammaire interne vascularisent les articulations chondro-sternales, qui reçoivent leur innervation des nerfs intercostaux.

Mouvements. — Analogues à ceux des articulations costo-vertébrales, ils sont toutefois beaucoup plus réduits.

ARTICULATIONS COSTO-CHONDRALES.

L'extrémité antérieure de chaque côte s'unit au cartilage correspondant d'une façon toute particulière, *par continuité.*

L'extrémité costale présente pour cette union une fosse semi-ovoïde, à grand axe vertical, à surface inégale. L'extrémité correspondante du cartilage pénètre dans cette fossette.

La continuité du périoste avec le périchondre achève cette union.

ARTICULATIONS DES CARTILAGES COSTAUX ENTRE EUX
(Articulations chondro-chondrales.)

Les cartilages des sept premières côtes vont s'articuler avec le sternum et restent en général indépendants, étant séparés par les espaces intercostaux. Les cartilages des cinq dernières côtes se comportent différemment : ceux des huitième, neuvième et dixième côtes se portent en haut et en dedans vers la ligne médiane et, rejoignant par leur extrémité effilée le cartilage sous-jacent, forment le rebord cartilagineux du thorax. En même temps qu'ils s'unissent ainsi par leurs extrémités au moyen d'un tissu fibreux, les cartilages s'articulent entre eux par leurs bords.

Ces articulations chondro-chondrales sont, en général, au nombre de trois : la première unit le sixième au septième ; — la deuxième unit le septième au huitième ; — la troisième unit le huitième au neuvième. Mais il n'est point rare de rencontrer une quatrième articulation entre le neuvième et le dixième.

Les surfaces articulaires de ces articulations sont formées par les bords cartilagineux aplatis : chaque cartilage s'élargit au niveau du point où il rejoint le cartilage voisin, en même temps que son bord s'aplatit par contact avec ce cartilage. Dans d'autres cas, on voit une sorte d'apophyse se détacher du bord inférieur du cartilage et se porter vers le bord du cartilage sous-jacent avec lequel elle s'articule par son extrémité aplatie.

Le périchondre, passant d'un cartilage à l'autre, forme une capsule articulaire, laquelle est tapissée intérieurement par une membrane synoviale.

A la place de ces articulations, on ne trouve dans certains cas qu'un tissu fibreux assez lâche pour permettre des mouvements entre les cartilages qu'il unit.

Mouvements. — Ces articulations, dont l'existence peut être regardée comme constante, témoignent de l'étendue et de l'incessante répétition des mouvements de glissement qui se passent entre les cartilages costaux dans la dilatation et le retrait du thorax. Dans l'inspiration, le cartilage inférieur glisse en avant et un peu en haut : dans l'expiration, le glissement a lieu en sens inverse.

MOUVEMENTS D'ENSEMBLE DU THORAX

Formée d'arcs ostéo-cartilagineux articulés en arrière et en avant avec deux colonnes osseuses, la cage thoracique présente entre ces différentes pièces des mouvements dont le résultat principal est d'augmenter ou de diminuer sa capacité. Ces mouvements, en rapport avec le changement de volume des poumons, s'effectuant d'ordinaire sans l'intervention de la volonté, se distinguent de ceux des autres parties du corps par le caractère rythmique qu'ils présentent et parce qu'ils se continuent sans interruption depuis la naissance jusqu'à la mort.

Tous les mouvements partiels des diverses articulations du thorax se fondent en deux mouvements principaux : la *dilatation,* qui répond à l'inspiration, et le *resserrement* qui répond à l'expiration. — La *dilatation* est le résultat de l'élévation des côtes : étant donné que les côtes viennent s'articuler obliquement sur l'axe vertébral, le premier effet de leur élévation sera l'agrandissement des espaces qui les séparent et la projection en avant de leur extrémité antérieure ou sternale ; il est en effet démontré que lorsque deux tiges parallèles, implantées obliquement sur un axe, sont redressées, l'espace qui les sépare est accru et l'extrémité de chaque tige s'éloigne de l'axe.

Ainsi les dimensions du thorax sont accrues dans le sens vertical et dans le sens antéro-postérieur. Comme d'ailleurs le plan des arcs costaux, articulés à leurs extrémités avec deux colonnes osseuses, forme avec le plan sagittal médian un angle aigu ouvert en bas, l'élévation de chaque arc agrandissant cet angle pour le rapprocher de la perpendiculaire au plan médian, éloigne de ce plan médian chacun des points de l'arc et agrandit ainsi le diamètre transversal du thorax.

Ainsi par le seul fait du jeu des côtes les dimensions du thorax sont accrues dans les trois diamètres : transverse, vertical et antéro-postérieur.

Le mouvement inverse, abaissement, resserre la cage dans ses trois diamètres.

Dans ces mouvements d'ensemble, la colonne dorsale seule reste fixe ; on ne la voit guère se redresser que dans les inspirations forcées.

La courbure de l'arc costal lui-même subit des modifications au cours de ces mouvements : quand le sternum est projeté en avant, dans l'inspiration, la distance qui sépare les articulations costo-vertébrales des articulations chondro-costales est accrue, ce qui ne saurait se faire sans un certain redressement de l'arc costal. Ce redressement est surtout manifeste au point de jonction des portions osseuses et cartilagineuses de chaque arc ; l'angle obtus que forme la côte obliquement descendante avec le cartilage obliquement ascendant s'ouvre plus largement ; donc, dans chaque arc costal, la courbure suivant les faces et la courbure suivant les bords diminuent dans l'inspiration.

On voit combien sont compliqués les mouvements d'ascension, d'excentricité et de redressement des arcs costaux.

CHAPITRE CINQUIÈME

ARTICULATIONS DE LA TÊTE

Les articulations des os du crâne et de la face entre eux nous sont connues : nous avons exposé, dans l'ostéologie, les *sutures harmoniques, dentelées* ou *écailleuses*, par lesquelles les bords des os s'accolent ou s'engrènent ; notons toutefois qu'au niveau de ces sutures les surfaces osseuses n'entrent pas directement en contact, mais restent séparées par une mince couche fibreuse.

Il nous reste à étudier l'articulation de la mâchoire inférieure avec le crâne, ou *articulation temporo-maxillaire.*

ARTICULATION TEMPORO-MAXILLAIRE

L'articulation temporo-maxillaire de l'homme omnivore est une articulation complexe, qui met en présence par l'intermédiaire de fibro-cartilages les condyles du maxillaire inférieur et les condyles du temporal.

Surfaces articulaires. — Du côté du temporal, elles sont constituées par la *cavité glénoïde* et la racine transverse de l'apophyse zygomatique ou *condyle temporal ;* du côté de la mâchoire inférieure, par le *condyle maxillaire.*

Temporal. — La *cavité glénoïde,* semi-ellipsoïde, est assez profonde ; son grand axe n'est point exactement transversal, mais légèrement oblique en dedans et en arrière. Cette cavité est divisée en deux parties inégales par la scissure de Glaser : le segment antérieur, *pré-glaserien,* est seul intra-articulaire ; le segment postérieur, *rétro-glaserien,* formé par l'os tympanal, représente à la fois la paroi postérieure de la cavité glénoïde et la paroi antérieure du conduit auditif externe.

En avant, la cavité glénoïde se continue directement avec le condyle temporal ; — par son extrémité interne, elle confine à l'épine du sphénoïde ; — en dehors, elle échancre le bord inférieur de la racine postérieure de l'apophyse zygomatique. Cette échancrure glénoïdale est limitée en avant par le gros *tubercule zygomatique,* tandis qu'en arrière et plus profondément elle est limitée par un tubercule, plus petit *le tubercule zygomatique postérieur,* ou préauriculaire qui, accolé à l'os tympanal, consolide et défend la paroi antérieure du conduit auditif externe dans la rétropulsion du maxillaire inférieur : c'est une sorte de heurtoir contre lequel vient buter le condyle maxillaire.

Le *condyle temporal* (racine transverse de l'apophyse zygomatique), forme une éminence transversale, convexe d'avant en arrière, très légèrement concave de dehors en dedans. Son grand axe est parallèle à celui de la cavité glénoïde, dont il forme la paroi antérieure. — En avant le condyle se continue avec le plan sous-temporal, dont il est parfois séparé par un petite sillon répondant à l'insertion de la capsule articulaire.

Le condyle temporal, *seul*, est pourvu d'un mince revêtement fibro-cartilagi-

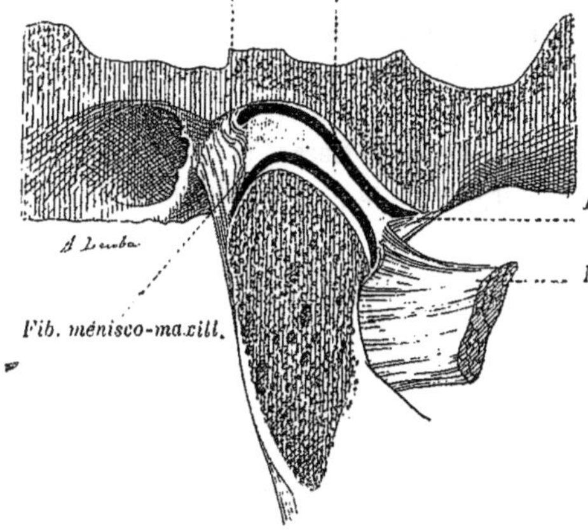

Fig. 608. — Coupe sagittale de l'articulation temporo-maxillaire, la bouche étant fermée.

neux ; le fond de la cavité glénoïde n'est recouvert que par un périoste très mince (V. fig. 608 et 612).

Maxillaire inférieur. — Le *condyle*, éminence ellipsoïde, supportée par une partie rétrécie ou col, surmonte le bord postérieur de la branche montante du maxillaire inférieur. Il est convexe transversalement et aussi d'avant en arrière. Son grand axe, comme celui de la glène et du condyle temporaux, n'est point exactement transversal, mais légèrement oblique de dehors en dedans et d'avant en arrière. Cette obliquité est variable : d'ordinaire elle est telle que les axes prolongés des condyles iraient s'entrecroiser vers le tiers antérieur du trou occipital ; toutefois, il n'est point très rare de rencontrer des condyles dont le grand axe est exactement transversal, ou même s'incline en avant par son extrémité interne.

Le condyle est situé tout entier en dedans du plan passant par la face externe de la branche montante ; aussi fait-il surtout saillie sur la face interne de l'os.

La partie intra-articulaire du condyle, conformée en dos d'âne, présente un versant antérieur, convexe, et un versant postérieur, aplati, qui descend obliquement pour se continuer avec le bord postérieur de l'os. Les deux versants sont intra-articulaires, mais le versant antérieur et la crête qui le surmonte sont *seuls revêtus d'un fibro-cartilage,* et doivent être seuls considérés comme surfaces articulaires.

Le *col* du condyle maxillaire, légèrement incurvé en avant, aplati d'avant en arrière, présente dans la partie interne de sa face antérieure l'empreinte d'insertion du muscle ptérygoïdien externe.

On remarquera que les surfaces articulaires, revêtues de fibro-cartilage, sont étroites dans le sens antéro-postérieur, puisqu'elles sont limitées au versant postérieur et à la face inférieure du condyle temporal d'une part, au versant antérieur et à la crête du condyle maxillaire, d'autre part (V. fig. 608 et 612).

La cavité glénoïde forme en arrière de la surface articulaire du condyle une cavité de réception pour la partie postérieure si épaisse du ménisque ; bien que intra-articulaire, elle ne fait point partie des surfaces articulaires et il faut cesser de lui décrire un revêtement fibro-cartilagineux, qu'elle n'a pas.

Il y a déjà bien longtemps que Bérard (Leçons de Physiologie) a établi ce point oublié depuis, à savoir que : « la partie culminante du condyle et la cavité glénoïde se correspondent par des parties non articulaires ; la partie antérieure du condyle et la racine transverse de l'apophyse zygomatique se correspondent par des parties articulaires ».

Ménisque. — Le contact entre les surfaces articulaires s'établit par l'intermédiaire d'un fibro-cartilage interarticulaire ou ménisque, lentille biconcave, de contour elliptique, à grand axe transversal. — La face inférieure de ce ménisque, concave dans les deux sens, s'applique au versant antérieur du condyle maxillaire et coiffe la crête en dos d'âne qui le sépare du versant postérieur. Sa face supérieure, concave d'avant en arrière, présente une très légère convexité transversale, répondant à la concavité de même sens du condyle temporal.

Ce fibro-cartilage est plus mince à sa partie centrale qu'à sa périphérie ; on dit même qu'il est parfois perforé en son centre ; cette perforation doit être bien rare ; Sappey ne l'a point rencontrée et je l'ai cherchée en vain sur plus de 50 sujets dont la plupart étaient d'âge très avancé. La circonférence de ce fibro-cartilage est beaucoup plus épaisse en arrière qu'en avant ; son épaisseur qui ne dépasse pas 2 mm. en avant s'élève à 3 ou 4 mm. en arrière.

A l'état de repos, le ménisque n'est point horizontalement placé entre les surfaces articulaires, mais dirigé très obliquement de haut en bas et d'arrière en avant ; son bord postéro-supérieur, si épais, occupe le fond de la cavité glénoïde qu'il exhausse de toute son épaisseur (V. fig. 608).

Les extrémités du fibro-cartilage s'infléchissent en bas vers les extrémités du condyle maxillaire auxquelles elles sont fixées par des trousseaux fibreux assez résistants ; le ménisque ainsi fixé par ses extrémités latérales oscille sur le condyle d'avant en arrière et d'arrière en avant, en l'accompagnant dans tous ses mouvements (Sappey).

Moyens d'union. — Ils sont représentés par une capsule fibreuse, renforcée sur les parties latérales.

Capsule. — La capsule, assez lâche, s'insère en bas au pourtour de la partie articulaire du condyle maxillaire ; mais, tandis qu'en avant, elle s'attache immédiatement à la limite de la surface cartilagineuse, en arrière, elle descend sur le versant postérieur du condyle et va s'insérer à 5 mm. au-dessous du bord postérieur du revêtement cartilagineux. — En haut, l'insertion se fait d'une façon analogue ; c'est-à-dire qu'en avant elle se fixe sur le bord antérieur du condyle temporal, tandis qu'en arrière, elle recule jusqu'à la lèvre antérieure de la scissure de Glaser ; quelques fibres horizontales, allant d'un tubercule zygomatique à l'autre, ferment en dehors l'échancrure glénoïdale. — Ainsi, le versant postérieur du condyle et le fond de la cavité glénoïde, qui ne doivent point, je le répète, être considérés comme surfaces articulaires puisqu'ils ne sont point revêtus de cartilage, sont néanmoins intra-articulaires. En dehors, la

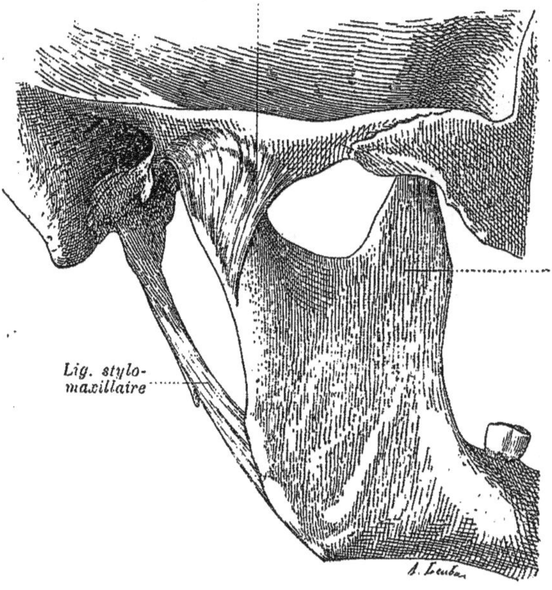

Fig. 609. — Articulation temporo-maxillaire, vue externe.

capsule se fixe au tubercule zygomatique ; en dedans à la base de l'épine du sphénoïde.

Dans l'ensemble, la capsule offre quelque ressemblance avec un cône fibreux dont la base s'insère sur le temporal et dont le sommet, largement tronqué, va s'insérer au pourtour du condyle maxillaire. Dans son trajet du maxillaire vers le temporal, la capsule adhère à toute la périphérie du ménisque, de telle sorte que la cavité articulaire est divisée par le ménisque en deux compartiments.

Il n'est point très difficile de décomposer ce manchon fibreux en deux plans de fibres, dont les superficielles, longues, descendent directement du temporal vers le maxillaire, tandis que les profondes, courtes, sont interrompues par le contour du ménisque ; nous avons relevé le même détail dans la disposition de la capsule articulaire du genou.

La *partie antérieure* de la capsule est mince ; ses fibres ne vont point directement du maxillaire vers le temporal ; leur trajet est interrompu par l'extrémité antérieure du ménisque : cette partie de la capsule et le bord antérieur du ménisque donnent insertion à quelques fibres du muscle ptérygoïdien externe. Morris attribue aux fibres qui vont du condyle temporal au ménisque le rôle de *frein méniscal antérieur;* il faut reconnaître que ce frein est bien mince : la raison de sa faiblesse est son inutilité.

La *partie postérieure* de la capsule, très épaisse, comprend, ainsi que l'a bien montré Sappey, deux plans de fibres : un plan superficiel, dont les fibres s'attachent en haut à la scissure de Glaser, et en bas au bord postérieur du maxillaire ; et un plan profond, formé de faisceaux irréguliers qui se détachent de la scissure de Glaser et vont se fixer au bord postérieur du fibro-cartilage (V. fig.

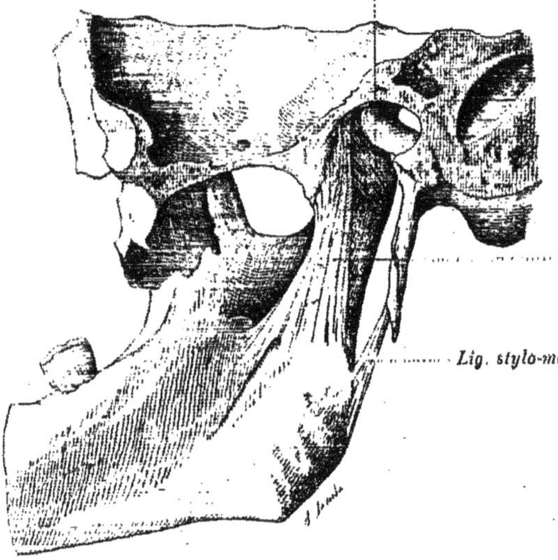

Fig. 610. — Articulation temporo-maxillaire, vue interne.

608). Sappey a noté que ce faisceau profond, constitué surtout par des fibres élastiques, contribue, d'une part, à limiter le déplacement en avant du fibro-cartilage, et de l'autre à ramener ce fibro-cartilage en arrière, lorsque le condyle reprend sa situation ordinaire : c'est le *frein méniscal postérieur.*

En dehors et en dedans, la capsule est renforcée par deux ligaments.

Ligament latéral externe. — La capsule est renforcée en dehors par un ligament triangulaire, court et épais.

Le ligament latéral externe s'insère par son extrémité supérieure au bord inférieur du zygoma : ses faisceaux les plus forts s'insèrent sur le tubercule zygomatique, mais d'autres faisceaux prennent insertion en avant et en arrière de ce tubercule. De là, les fibres se dirigent en bas et en arrière, les antérieures très obliquement, les postérieures presque verticalement, pour aller s'insérer à la partie externe du col condylien et, en s'enroulant, à la face postérieure de ce col.

Dans sa portion moyenne, ce ligament acquiert une épaisseur de 3 ou 4 mm. : il est donc très fort et constitue le principal moyen d'union de l'articulation temporo-maxillaire. Relâché dans l'état de repos (fermeture de la bouche) il permet les déplacements étendus du condyle ; s'il peut limiter la propulsion par la tension de ses fibres postérieures, il limite surtout la rétropulsion par la tension de ses fibres antérieures, obliques en bas et en arrière, et s'oppose ainsi à l'enfoncement de la paroi antérieure du conduit auditif externe.

Ligament latéral interne. — En dedans, la capsule est renforcée par un ligament symétriquement placé par rapport au précédent et présentant comme lui une forme triangulaire : il s'insère par sa base au bord interne de la cavité glénoïde et à la base de l'épine du sphénoïde ; de là, ses fibres, en majeure partie obliques en bas et en arrière, convergent vers la partie postéro-interne du col condylien (Voy. fig. 610).

Ce ligament latéral interne est beaucoup moins résistant que l'externe : quelques auteurs omettent de le signaler ; d'autres (Henle, Morris) le décrivent comme couche profonde du ligament sphéno-maxillaire dont je parlerai plus loin. Je ne saurais admettre cette façon de voir : le ligament latéral interne adhère à la capsule qu'il renforce en dedans, et n'a rien à faire avec ce qu'on appelle si mal à propos le ligament sphéno-maxillaire.

Tels sont les moyens d'union, capsule et ligaments, appartenant en propre à chaque articulation temporo-maxillaire.

Synoviales. — Elles sont au nombre de deux : la supérieure, *ménisco-temporale,* plus étendue et plus lâche que l'inférieure, *ménisco-maxillaire.*

Ligaments accessoires, extrinsèques. etc. — On décrit sous ces noms, tous impropres, des bandelettes aponévrotiques interposées aux divers organes de la région maxillo-pharyngienne. Ces bandelettes sont au nombre de trois : aucune d'elles ne mérite, ni par sa structure, ni par son rôle, ce nom de ligament que je conserve, peut-être à tort.

Ligament sphéno-maxillaire. — C'est une lame aponévrotique, longue, mince et large, qui se détache de la face externe de l'épine du sphénoïde, et va s'attacher sur la face interne de la branche montante du maxillaire, à l'épine de Spix et au pourtour de l'orifice supérieur du canal dentaire. Au-dessous de cet orifice, elle passe sur le sillon mylo-hyoïdien et le transforme en conduit ostéo-fibreux. En avant et en arrière, les limites de cette bande aponévrotique sont vagues, et c'est artificiellement que l'on taille dans cette aponévrose la bandelette représentée fig. 610.

Au niveau de son attache supérieure, à l'épine du sphénoïde, le ligament sphéno-maxillaire est en contact avec le ligament latéral interne, mais il s'en sépare aussitôt, limitant avec lui un orifice par lequel passent l'artère maxillaire interne, le plexus veineux qui l'accompagne et le nerf auriculo-temporal ; plus bas, il s'engage entre les deux muscles ptérygoïdiens. L'artère et le nerf dentaire inférieurs sont appliqués à la face externe du faux ligament sphéno-maxillaire : c'est pourquoi l'on dit que le rôle de ce ligament est de protéger ces organes. En fait, le nom d'aponévrose interptérygoïdienne conviendrait mieux à cette lame aponévrotique que rien n'autorise à considérer comme un ligament articulaire.

Ligament stylo-maxillaire. — C'est une languette aponévrotique qui se détache de l'apophyse styloïde, près de son sommet, et va se fixer, d'autre part, en s'élargissant sur le bord postérieur de la branche montante du maxillaire, au voisinage de l'angle (V. fig. 609 et 610). Cette lame, qui sépare la glande parotide de la glande sous-maxillaire, donne insertion par son bord inférieur à des fibres du stylo-glosse ; il faut cesser de la décrire comme ligament de l'articulation temporo-maxillaire.

Ligament ptérygo-maxillaire. — Etendu du crochet de l'aile externe de l'apophyse ptérygoïde à l'extrémité postérieure de la ligne mylo-hyoïdienne, ce n'est autre chose qu'une intersection aponévrotique entre le buccinateur et la portion correspondante du constricteur supérieur du pharynx.

Rapports. — *En dehors,* l'articulation temporo-maxillaire répond immédiatement à la peau doublée de son pannicule graisseux ; parfois, le bord supérieur de la parotide recouvre la moitié inférieure du ligament latéral externe. Dans le sillon auriculo-condylien, montent l'artère et la veine temporales, avec le nerf auriculo-temporal, d'ordinaire plus rapproché du tragus. C'est au niveau du tragus que se trouve le ganglion préauriculaire. — *En dedans,* l'articulation répond aux branches du nerf maxillaire inférieur, au dentaire, au lingual, rejoint plus bas par la corde du tympan, à l'artère maxillaire interne qui donne à ce niveau la dentaire inférieure et la méningée moyenne. — *En arrière,* une couche de tissu cellulo-graisseux, parfois même un prolongement de la parotide, sépare la face postérieure du condyle de la paroi antérieure du conduit auditif, mobilisée dans sa portion cartilagineuse par les mouvements de l'article. C'est vers la face postérieure du col condylien que la carotide externe se bifurque : sa branche maxillaire interne, entourée de son plexus veineux, contourne le col pour aller s'engager entre les ptérygoïdiens. Le nerf auriculo-temporal, se dégageant de la profondeur, vient aussi contourner la face postérieure du col. — *En avant,* l'articulation est en rapport avec le ptérygoïdien externe qui prend insertion sur la capsule et le ménisque ; au delà, elle répond à l'échancrure sigmoïde par laquelle passent les vaisseaux et nerfs massétérins.

Le rapport avec l'étage moyen du crâne est important à signaler : une mince lamelle, osseuse, transparente, forme seule le fond de la cavité glénoïde.

Artères. — Elles viennent : — *a)* de l'artère temporale superficielle par la temporale moyenne ; — *b)* de la maxillaire interne, par la tympanique, la méningée moyenne, et la temporale profonde postérieure ; — *c)* de la faciale, par la palatine ascendante ; — *d)* de l'auriculaire postérieure, par ses branches parotidiennes ; — *e)* de la pharyngienne ascendante.

Nerfs. — Cette articulation est innervée par le nerf maxillaire inférieur : *a)* par sa branche massétérine ; — *b)* par les filets auriculaires de l'auriculo-temporal.

Essai de mécanique articulaire. — La mâchoire inférieure effectue des mouvements

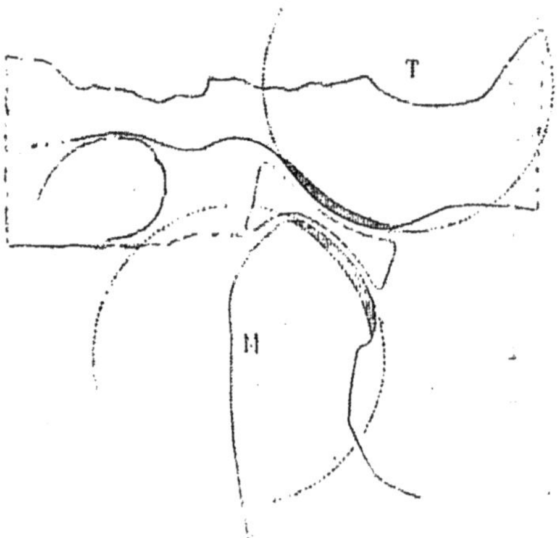

Fig. 611. — Schéma des deux articulations ménisco-condyliennes de l'articulation temporo-maxillaire.

divers : *a)* elle s'abaisse et se relève, mouvements qui répondent à l'ouverture et à la fermeture de la bouche ; — *b)* elle peut se porter en avant ou en arrière ; — *c)* enfin elle peut se mouvoir de droite à gauche et de gauche à droite, mouvements de latéralité.

Nous avons vu que chacune des deux articulations temporo-maxillaires était en réalité double, comprenant une articulation ménisco-temporale et une articulation ménisco-maxillaire. Ces deux articulations prennent part aux divers mouvements de l'os; il se passe dans chaque articulation temporo-maxillaire quelque chose d'analogue à ce que nous avons constaté dans le genou où les mouvements résultent des mouvements combinés des deux articulations ménisco-fémorale et ménisco-tibiale. Nous étudierons d'abord les mouvements propres à chacune de ces articulations.

L'articulation *ménisco-temporale* considérée à tort par Morris comme une arthrodie, est une articulution condylienne : le ménisque, partie mobile, se meut sur le condyle temporal autour d'un axe transversal passant par le centre de courbure de ce condyle (V. fig. 611, T.), quand ce mouvement s'effectue d'arrière en avant, le ménisque s'abaisse et se porte en avant; sa direction se rapproche de l'horizontale; la mâchoire s'abaisse, suivant le mouvement du ménisque abaissé et porté en avant. Ce mouvement est limité par la tension du frein méniscal postérieur.

L'articulation inférieure, *ménisco-maxillaire,* est aussi une condylienne. Le condyle se meut sur le ménisque qui représente la partie fixe, autour d'un axe passant par son centre de courbure (V. fig. 611, M.); ce centre répond à peu près au niveau de l'insertion des ligaments latéraux sur le col. Cette rotation du condyle sur le ménisque amène l'ouverture de la bouche quand elle s'effectue d'arrière en avant, et la fermeture, lorsqu'elle s'effectue en sens inverse.

Les deux articulations prennent part aux mouvements d'ensemble de la mâchoire.

Abaissement et élévation (ouverture et fermeture de la bouche). — Ces mouvements

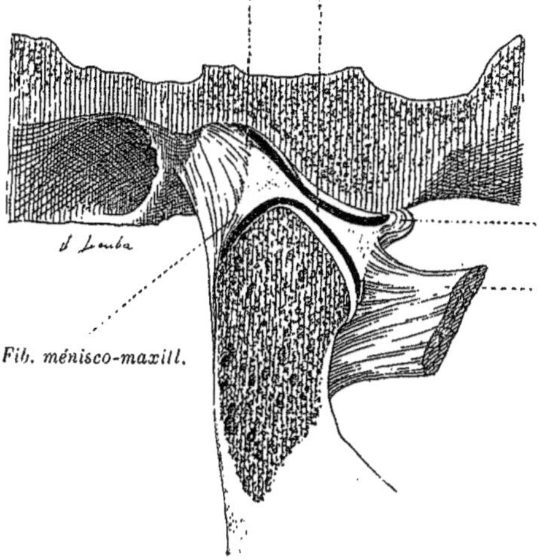

Fig. 612. — Coupe sagittale de l'articulation temporo-maxillaire.

Cette coupe a été faite sur une tête dont la bouche avait été préalablement ouverte et fixée dans cette position.

résultent du mouvement d'abaissement et de propulsion qui se passe dans l'articulation ménisco-temporale, et du mouvement d'ouverture et de fermeture qui se passe dans l'articulation ménisco-maxillaire. Henke et plus récemment Luce (Boston, méd. journ. 1889) ont démontré, le premier par le calcul géométrique, le second par le tracé photographique, l'existence de ces mouvements combinés de propulsion et d'abaissement. Ces mouvements ne se passent point en deux temps successifs : ils s'effectuent *simultanément.* En même temps que le ménisque se déplace d'arrière en avant sous la racine transverse, entraînant avec lui la mâchoire inférieure qui s'abaisse et saille en avant, le condyle maxillaire, tout en obéissant au mouvement de translation, tourne sur le ménisque autour de son axe propre, et la mâchoire inférieure abaissée et propulsée s'écarte de la supérieure. — Dans la fermeture de la bouche, les mêmes mouvements s'effectuent en sens inverse.

Mouvements en avant et en arrière. — Ces mouvements se passent presque exclusivement dans l'articulation ménisco-temporale. Nous les avons déjà étudiés, en même temps que les mouvements d'abaissement et d'élévation auxquels ils prennent part. L'axe de ces mouvements est, je le répète, l'axe transversal des condyles temporaux.

Mouvements de latéralité. — Dans ces mouvements, les deux articulations temporo-maxillaires sont le siège de mouvements différents : tandis que l'un des condyles coiffé de son ménisque avance et recule, l'autre pivote sur place autour d'un axe vertical passant par son col.

La combinaison de ces divers mouvements produit un mouvement de *circumduction* ; ce dernier mouvement dans lequel l'abaissement et l'élévation sont combinés aux déplacements latéraux, a été bien étudié par Sappey. C'est lui que nous employons pour le broiement et la trituration des aliments.

Tels sont les mouvements ordinaires dans lesquels la mâchoire inférieure mobile se meut sur la mâchoire supérieure immobile, un peu comme un marteau sur une enclume ou comme un pilon dans un mortier. Dans certaines circonstances, les rôles sont renversés : c'est la mâchoire supérieure mobile, qui se meut sur l'inférieure immobilisée. Ainsi, lorsque nous broyons un aliment, le coude fixé sur une table et le menton dans la paume de la main, la mâchoire inférieure est alors immobile et tous les mouvements sont effectués par la mâchoire supérieure, c'est-à-dire par la tête. Ces mouvements de la tête sur la mâchoire inférieure résultent de la combinaison de mouvements se passant simultanément dans les articulations occipito-atloïdienne et temporo-maxillaire.

Muscles moteurs. — *Élévateurs,* très puissants : temporal, masséter, ptérygoïdien interne.

Abaisseurs, plus faibles que les élévateurs : digastrique (ventre antérieur), génio-hyoïdien, les faisceaux inférieurs du génio-glosse, mylo-hyoïdien, agissant après que les muscles sous-hyoïdiens ont fixé l'os hyoïde ; enfin le peaucier.

Propulseurs. — Le ptérygoïdien externe est le principal ; le ptérygoïdien interne et le masséter peuvent aussi porter la mâchoire en avant, après que le condyle a été abaissé.

Rétracteurs. — Fibres postérieures, horizontales, du temporal.

Dans les mouvements de latéralité intervient principalement le ptérygoïdien interne et accessoirement le masséter.

TABLE DES MATIÈRES

DU TOME PREMIER

LIVRE PREMIER

NOTIONS D'EMBRYOLOGIE

LIVRE DEUXIÈME

OSTÉOLOGIE

CHAPITRE PREMIER

CONSIDÉRATIONS GÉNÉRALES

ARTICLE PREMIER

ARTICLE DEUXIÈME

ARTICLE TROISIÈME

ARTICLE QUATRIÈME

ARTICLE CINQUIÈME

CHAPITRE DEUXIÈME

DES MEMBRES

ARTICLE PREMIER

ARTICLE DEUXIÈME

ARTICLE TROISIÈME

ARTICLE QUATRIÈME

CHAPITRE TROISIÈME

SQUELETTE DU TRONC

ARTICLE PREMIER

CHAPITRE QUATRIÈME

SQUELETTE DE LA TÊTE

ARTICLE PREMIER

ARTICLE DEUXIÈME

ARTICLE TROISIÈME

ARTICLE QUATRIÈME

ARTICLE CINQUIÈME

LIVRE TROISIÈME

ARTHROLOGIE

CHAPITRE PREMIER

DÉVELOPPEMENT DES ARTICULATIONS

CHAPITRE DEUXIÈME

STRUCTURE

CHAPITRE TROISIÈME

ARTICULATIONS DES MEMBRES

ARTICLE PREMIER

ARTICLE DEUXIÈME

CHAPITRE QUATRIÈME

ARTICULATIONS DU TRONC

ARTICLE PREMIER

ARTICLE DEUXIÈME

CHAPITRE CINQUIÈME

ARTICULATIONS DE LA TÊTE

DIJON, — IMPRIMERIE DARANTIERE, RUE CHABOT-CHARNY, 65